肿瘤超声诊疗学

主　编　魏　玺

天津出版传媒集团
天津科技翻译出版有限公司

图书在版编目（CIP）数据

肿瘤超声诊疗学 / 魏玺主编. — 天津 : 天津科技翻译出版有限公司, 2024.6
ISBN 978-7-5433-4445-7

Ⅰ. ①肿… Ⅱ. ①魏… Ⅲ. ①肿瘤—超声波诊断 ②肿瘤—诊疗 Ⅳ. ①R730.41②R73

中国国家版本馆CIP数据核字（2024）第051168号

出　　版：天津科技翻译出版有限公司
出 版 人：方　艳
地　　址：天津市南开区白堤路244号
邮政编码：300192
电　　话：（022）87894896
传　　真：（022）87893237
网　　址：www.tsttpc.com
印　　刷：山东临沂新华印刷物流集团有限责任公司
发　　行：全国新华书店
版本记录：889mm×1194mm　16开本　27.5印张　775千字
2024年6月第1版　2024年6月第1次印刷
定价：288.00元

编者名单

主　编

魏　玺　　天津医科大学肿瘤医院

主　审

梁　萍　　中国人民解放军总医院

张　晟　　天津医科大学肿瘤医院

经　翔　　天津市第三中心医院(南开大学附属第三中心医院)

编　者(按姓氏汉语拼音排序)

白银鹏　　天津医科大学肿瘤医院

常璐晨　　天津医科大学肿瘤医院

丁建民　　天津市第三中心医院(南开大学附属第三中心医院)

冯一星　　天津医科大学肿瘤医院

侯文静　　天津医科大学肿瘤医院

胡晓萌　　天津医科大学肿瘤医院

李春香　　天津医科大学肿瘤医院

李德毅　　天津医科大学肿瘤医院

梁　轩　　天津医科大学肿瘤医院

刘　洁　　天津市中心妇产科医院

刘　勋　　天津市第五中心医院(北京大学滨海医院)

毛怡然　　天津医科大学肿瘤医院

穆　洁	天津医科大学肿瘤医院
穆佳丽	天津医科大学肿瘤医院
石春兰	天津医科大学肿瘤医院
王　欣	天津医科大学肿瘤医院
王俊广	天津医科大学肿瘤医院
王晓庆	天津医科大学肿瘤医院
王笑一	天津医科大学第二医院
王雅飞	天津医科大学肿瘤医院
魏　玺	天津医科大学肿瘤医院
魏雪晴	天津医科大学肿瘤医院
徐魏军	天津市儿童医院(天津大学儿童医院)
杨　凡	天津医科大学肿瘤医院
杨高怡	杭州市第一人民医院
杨泽胜	天津市儿童医院(天津大学儿童医院)
袁小聪	深圳大学
岳　兵	天津医科大学肿瘤医院
张　岱	天津医科大学肿瘤医院
张　杰	天津医科大学总医院
张　坦	天津医科大学肿瘤医院
张　莹	杭州市红十字会医院(浙江省中西医结合医院)
赵　静	天津医科大学肿瘤医院
赵利辉	天津医科大学肿瘤医院
朱佳琳	天津医科大学肿瘤医院
邹洪庆	天津市南开医院(天津市中西医结合医院)

序言一

当前，恶性肿瘤严重威胁着人们的健康。肿瘤的正确诊断是肿瘤患者得到及时、恰当治疗的先决条件。超声诊断作为无创、低风险且应用广泛的技术手段，在肿瘤诊断中发挥着重要作用。本书围绕这一主题展开详细论述。

随着医学科技的不断进步，肿瘤医学影像诊断技术领域也在以前所未有的速度发展。从最早的X射线到如今的超声、磁共振、计算机断层扫描、正电子发射计算机断层显像等多种影像诊断技术，我们对于肿瘤的认知和检测手段已经发生了翻天覆地的变化。其中，超声诊断作为一项安全、实用且广泛适用于临床的技术，成为目前肿瘤影像诊断的重要手段之一。本书汇集了魏玺教授团队的智慧和临床经验，旨在为广大读者提供一个系统而全面的肿瘤超声诊断技术学习的参考，使读者能更好地了解这一领域的相关知识与技能。

本书深入讲解了各种病理类型肿瘤的超声影像特征，详细阐述了如何从超声图像中鉴别不同类型的肿瘤，以及如何进行定量分析和评估。同时，本书也介绍了肿瘤超声引导下的穿刺技术，为临床操作提供有力支持。此外，本书还涵盖了人工智能及其他国内外超声领域的最新研究成果，是一部内容丰富、实用性强的学术著作。

肿瘤诊断技术的发展是一个不断提高和完善的过程，希望本书能为临床医生普及肿瘤超声诊断技术提供参考，为广大医务人员的学习和实践提供有力支持，以利于为患者提供更精准的诊疗服务。

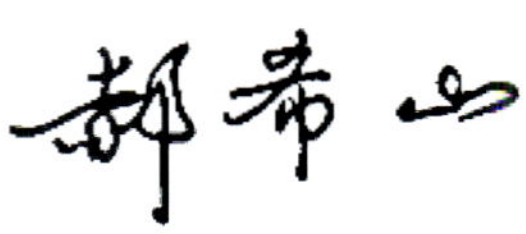

中国工程院院士
天津市肿瘤研究所所长
国家恶性肿瘤临床医学研究中心主任

序言二

很高兴为《肿瘤超声诊疗学》这本重要的著作撰写序言，作为一名长期从事超声医学研究与临床实践的医生，我深知超声在肿瘤诊断领域中的价值与潜力。本书的问世为我们提供了一个深入学习和交流的平台，不仅有助于专业人士的知识拓展，而且也将为临床诊疗提供更加精准和可靠的工具。

超声技术作为一项非侵入性、无辐射的诊断手段，凭借其可靠性和广泛的应用性，已成为肿瘤诊断过程中的重要组成部分。本书涵盖多种肿瘤的超声诊断特征、鉴别诊断、新技术、新方法和超声医学前沿，无论你是初学者，还是资深从业者，都可以在这里找到有关肿瘤超声的丰富知识和实用技能。

本书将引导你深入了解肿瘤超声图像的各种特征，从良性到恶性，从常见到罕见。你将了解如何通过超声图像进行准确的诊断和鉴别诊断，从而为患者提供更好的治疗建议。本书特别关注了超声引导下的穿刺技术，为实际操作提供了宝贵的指导，帮助医生在临床实践中更加自信和高效。此外，本书还介绍了人工智能在超声领域的应用，人工智能的进步可辅助医生提供更加客观和个体化的诊断。

我要衷心感谢所有为本书贡献智慧和汗水的作者、编辑、出版团队，以及医学界的同仁们，正是有了你们的合作与付出，《肿瘤超声诊疗学》才得以面世，为我们的领域注入新的活力。

愿本书成为你学习和研究肿瘤超声诊断的有力工具，也希望它能在临床实践中发挥重要作用。让我们共同致力于不断推动超声医学的进展，为患者的健康和医学科技的发展贡献我们的智慧与力量。

中国人民解放军总医院介入超声科主任
中华医学会超声医学分会主任委员
亚洲超声医学与生物学联合会理事
中国研究型医院学会肿瘤介入专业委员会主任委员

共同交流探讨
提升专业能力

第1章 甲状腺及颈部肿瘤的超声诊断

扫码观看三维图像

第1节 甲状腺肿瘤

一、甲状腺及毗邻结构解剖

甲状腺位于颈前偏下部，甲状软骨与第6气管软骨环之间，分为左右两个侧叶及峡叶。超声纵切面上，甲状腺左右侧叶呈现为上窄下宽的近似圆锥形；横切面上，峡叶横跨于气管前方，连接左右侧叶，部分人群可出现峡叶缺失，亦可在舌骨与甲状腺峡叶之间出现甲状腺锥状叶。甲状腺超声正常测量值范围：侧叶上下径为4~6cm，前后径为1.5~2.0cm，左右径为2.0~2.5cm；峡部前后径约为0.2cm，左右径为2.0cm，上下径为2.0cm。侧叶前后径变化相对较小，对甲状腺大小评估较为重要。甲状腺表面覆盖真假两层被膜，真假被膜间有甲状腺血管网和甲状旁腺。超声声像图上，甲状腺被膜表现为纤细、锐利高回声带，腺体呈中等回声，回声细腻、均匀（图1-1-1和图1-1-2）。

甲状腺血供丰富，供血动脉主要为甲状腺上、下动脉。甲状腺静脉于甲状腺内或甲状腺表面形成静脉丛，静脉丛分别于甲状腺上缘、中部及下缘汇为甲状腺上、中、下静脉（图1-1-3）。

甲状腺的淋巴引流具有广泛性、多向性，同时具有一定指向性。腺体内的毛细淋巴管引流至甲状腺被膜下淋巴网后：①峡部上缘的淋巴管汇入喉前淋巴结；②左右侧叶上极的淋巴管与甲状腺上动脉、甲状腺上静脉伴行汇入沿颈内静脉分布的颈深淋巴结；③左右侧叶两侧的淋巴管汇入颈深淋巴结中、下组；④甲状腺中下部的淋巴管向下汇入气管前、气管旁淋巴结，也可汇入沿喉返神经分布的淋巴结群和头臂淋巴结；⑤无须中间淋巴结直接汇入胸导管。因此，甲状腺颈部淋巴结转移具有一定的规律性，甲状腺结节位置与颈部转移性淋巴结分布具有一定的相关性。

甲状腺支配神经包括喉返神经、喉上神经丛。喉返神经支配声带运动，其损伤可引起声音嘶哑。喉上

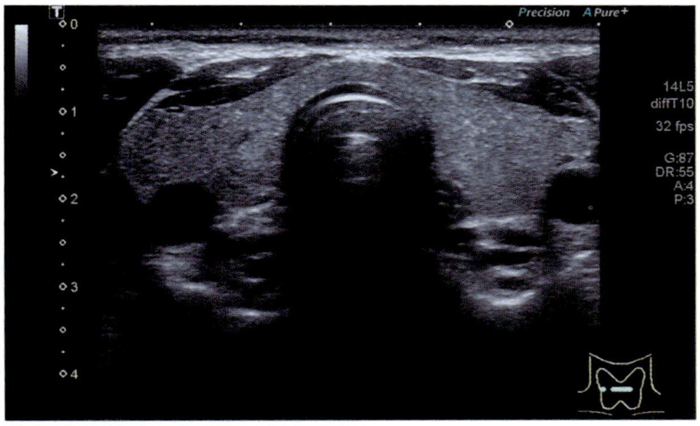

图1-1-1 甲状腺短轴切面声像图。

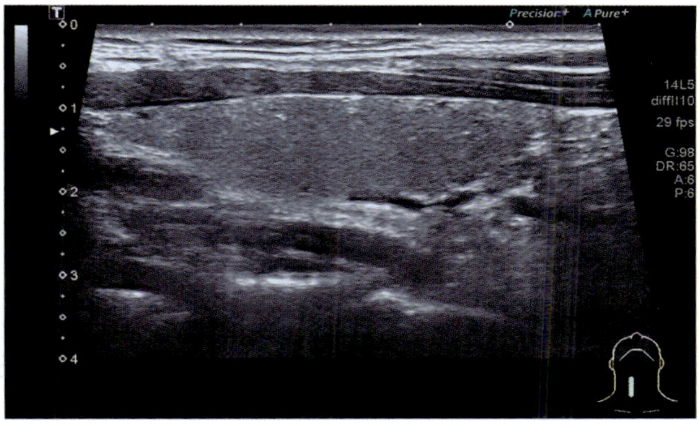

图1-1-2 甲状腺右叶长轴切面声像图。

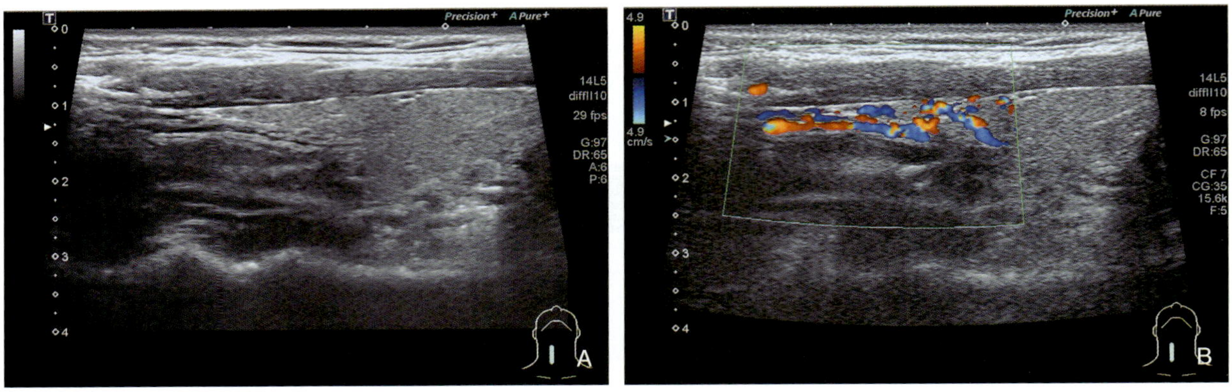

图 1-1-3　(A)甲状腺上动静脉长轴切面声像图;(B)甲状腺上动静脉彩色多普勒血流成像(CDFI)表现。

神经损伤可导致饮水呛咳、声音低沉(图 1-1-4)。

二、甲状腺超声检查方法

(一)检查体位

患者取仰卧位,垫高肩部,呈头过伸位,充分暴露颈部。

(二)检查方法

甲状腺扫查包括横切面和纵切面扫查。在横切面上,首先将探头置于舌骨水平,自上而下扫查,直至胸骨上窝水平,观察甲状腺峡部及部分侧叶,同时观察是否存在甲状腺锥状叶等变异情况。随后将探头左移、右移,分别观察甲状腺左右侧叶。纵切面扫查,沿甲状腺左右侧叶长径,由内到外或者由外到内扫查,无论哪种切面扫查,均需做到“由无到无”,即从无甲状腺组织开始,至甲状腺组织消失为止(视频 1-1-1)。

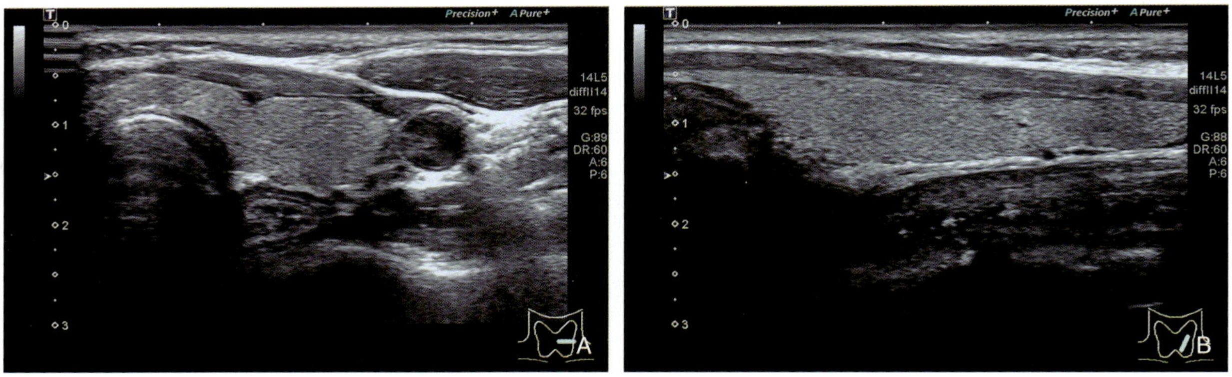

图 1-1-4　(A)甲状腺左叶短轴切面声像图;(B)甲状腺左叶长轴切面声像图。

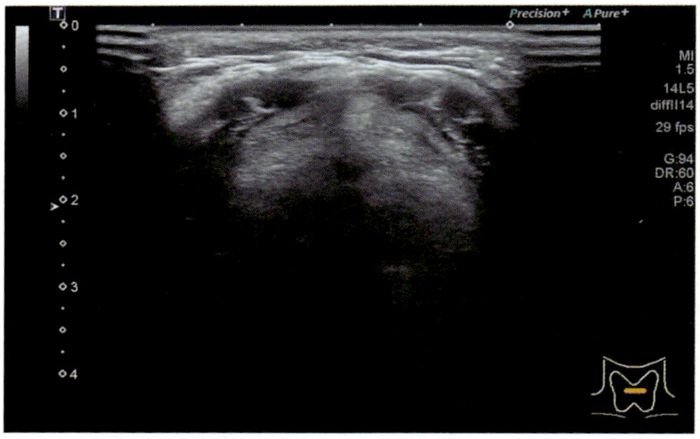

扫码观看高清视频

视频 1-1-1　甲状腺扫查方法。横切面上,将探头置于舌骨水平,自上而下扫查,直至胸骨上窝水平,扫查甲状腺峡部及部分侧叶,将探头左移自上而下扫查甲状腺左侧叶。纵切面上,沿甲状腺左侧叶长径,由外到内及由内到外连续扫查。

三、甲状腺良性肿瘤及类瘤样病变

(一)结节性甲状腺肿

1.临床病理特征

结节性甲状腺肿是一种甲状腺良性瘤样病变，约占甲状腺良性病变的80%，是由甲状腺滤泡上皮反复增生和退行性变形成的增生结节，表现为不同于正常甲状腺组织的局灶性结节，伴有或不伴有甲状腺体积的增大(即甲状腺肿)。

2.声像图特征(图1-1-5和图1-1-6，视频1-1-2)

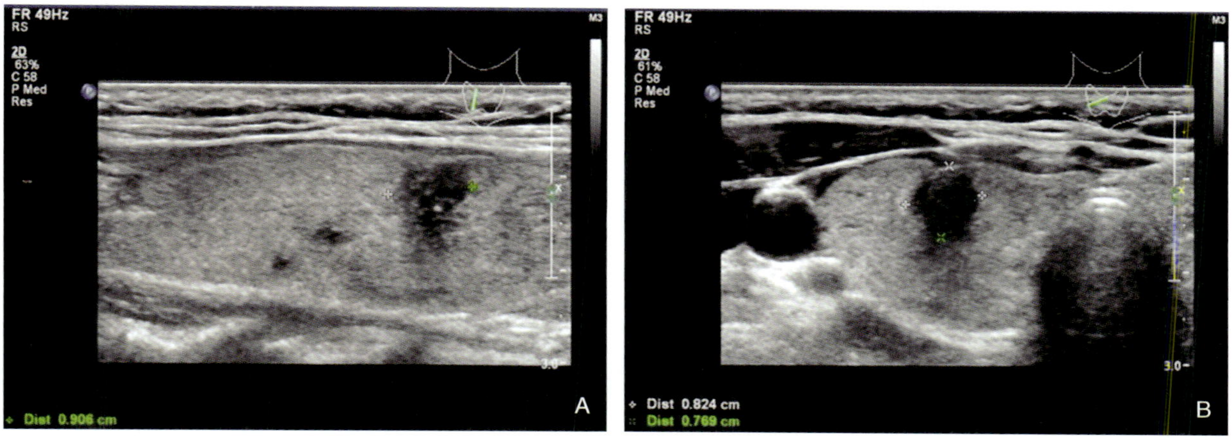

图1-1-5　“僵尸”结节。(A)长轴切面声像图：实性低回声，边缘不规则，内部回声不均匀，点状强回声，侧壁“刀削”样塌陷；(B)短轴切面声像图：实性低回声，边缘不规则，内部回声不均匀，纵横比>1。

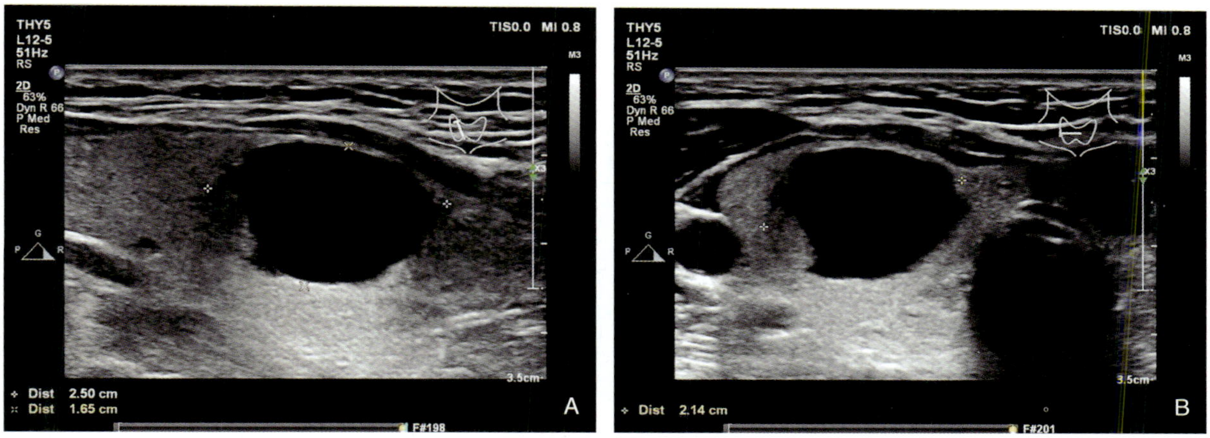

图1-1-6　结节性甲状腺肿。(A)长轴切面声像图：以囊实性、囊性成分为主，形态规则，边缘光滑；(B)短轴切面声像图：以囊实性、囊性成分为主，形态规则，边缘光滑。

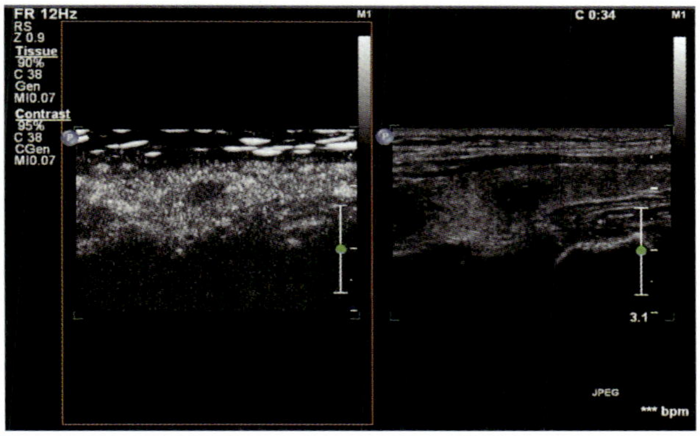

扫码观看高清视频

视频1-1-2　甲状腺“僵尸”结节超声造影表现，无增强模式。

由于增生、囊性变、出血、吸收反复贯穿于结节性甲状腺肿病变过程，导致其声像图特征极其复杂。结节性甲状腺肿常为多发，单发较为少见；结节在发展过程中，压迫周围组织可形成假包膜，表现为边界清晰、边缘光滑、形态规则。但多数结节假包膜不完整或无假包膜，结节与周围正常甲状腺组织融合，表现为边界模糊不清、边缘不光滑、形态不规则，呈分叶状或融合状。结节回声水平多为等回声，亦可表现为高、低回声，甚至极低回声，尽管极低回声是甲状腺癌特异性较高的特征，但仍有5%~8%的结节性甲状腺肿表现为极低回声。结节发生急性出血时，表现为结节迅速增大、囊性变，内部可见积血，同时患者会出现甲状腺区疼痛；结节发生慢性出血、囊性变或钙化时，表现为内部回声不均匀，可见液性区及大钙化。结节内液性成分被吸收，出现塌陷皱缩，俗称“僵尸”结节，其病理基础为在炎性、增生性和退行性变交织过程中发生的广泛纤维化，部分区域呈玻璃样变、出血、囊性变、钙化等。此时，结节的灰阶超声特征与甲状腺恶性结节相似，无既往超声检查史的患者容易被误诊，超声造影可提高诊断准确率，通常表现为无增强模式。

(二)甲状腺滤泡性腺瘤

1.临床病理特征

甲状腺良性肿瘤主要为甲状腺腺瘤，包括滤泡性腺瘤和嗜酸性腺瘤，而滤泡性腺瘤是最常见的甲状腺良性肿瘤，约占良性肿瘤的85%。病理基础是单一的前体细胞引发的局灶性滤泡细胞增生、增殖，内部成分相对一致，主要由滤泡细胞组成，胶质成分较少，内部可发生出血、坏死、纤维化及钙化，滤泡性腺瘤钙化为营养不良性钙化。周边具有完整的纤维包膜，大部分亦有细而完整的晕环，晕环主要由包膜本身、周围受压的甲状腺组织或炎症渗出和周边环绕的血管组成。

2.声像图特征(图1-1-7)

典型甲状腺滤泡性腺瘤超声表现为形态规则，多呈圆形或椭圆形，边界清晰，边缘光滑，内部回声多呈均匀的等回声或低回声；周边常见细而完整的低回声或无回声晕环。CDFI显示以周边血流为主，表现为周边环形血流信号。

部分甲状腺滤泡性腺瘤包膜较薄，超声无法探测到包膜或者晕环，表现为类似无包膜；内部发生退行性变时回声呈不均匀，可见囊性变及大钙化。

3.诊断经验分享(图1-1-8)

结节性甲状腺肿超声表现复杂多样。①“僵尸”结节与甲状腺癌灰阶超声表现相似，其鉴别要点包括：结合超声检查史，甲状腺相同位置含有囊性成分结节在检测过程中逐渐缩小、塌陷即可诊断；寻找“僵尸”结节“蛛丝马迹”，如结节侧壁呈“刀削样”塌陷，内部弱回声等；当怀疑“僵尸”结节时，可进行超声造影鉴别诊断。②当结节性甲状腺肿单发，有完整假包膜，伴有出血、囊性变或钙化时，与滤泡性肿瘤的超声图像难以区分。

四、甲状腺恶性肿瘤

甲状腺癌是最常见的内分泌系统恶性肿瘤，主要

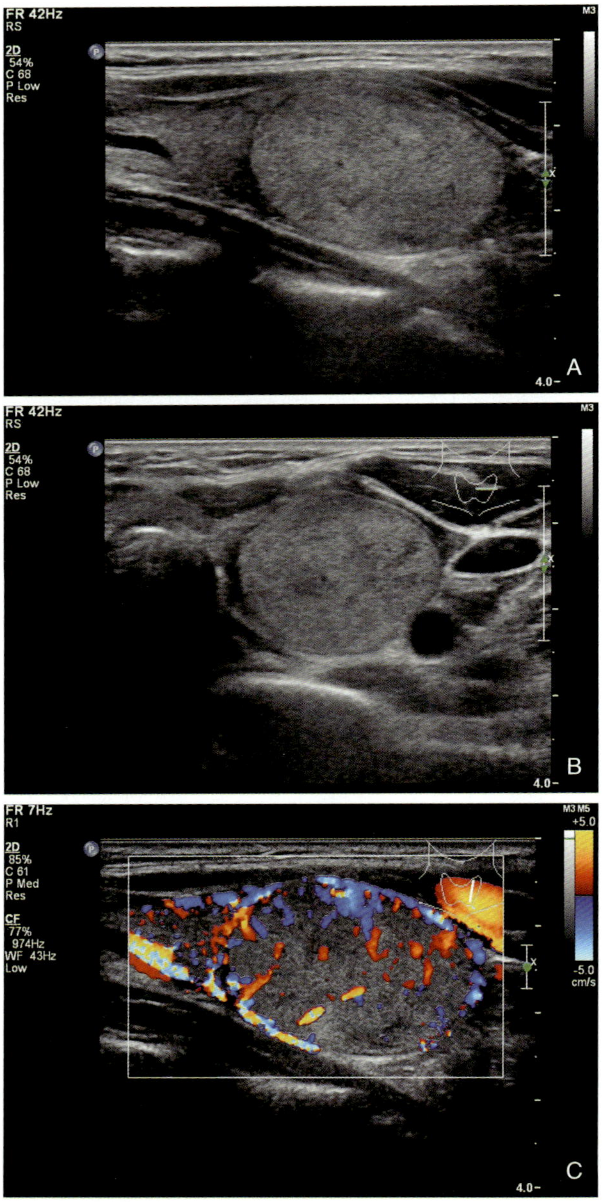

图1-1-7 甲状腺滤泡性腺瘤。(A)长轴切面声像图；(B)短轴切面声像图；(C)CDFI表现。

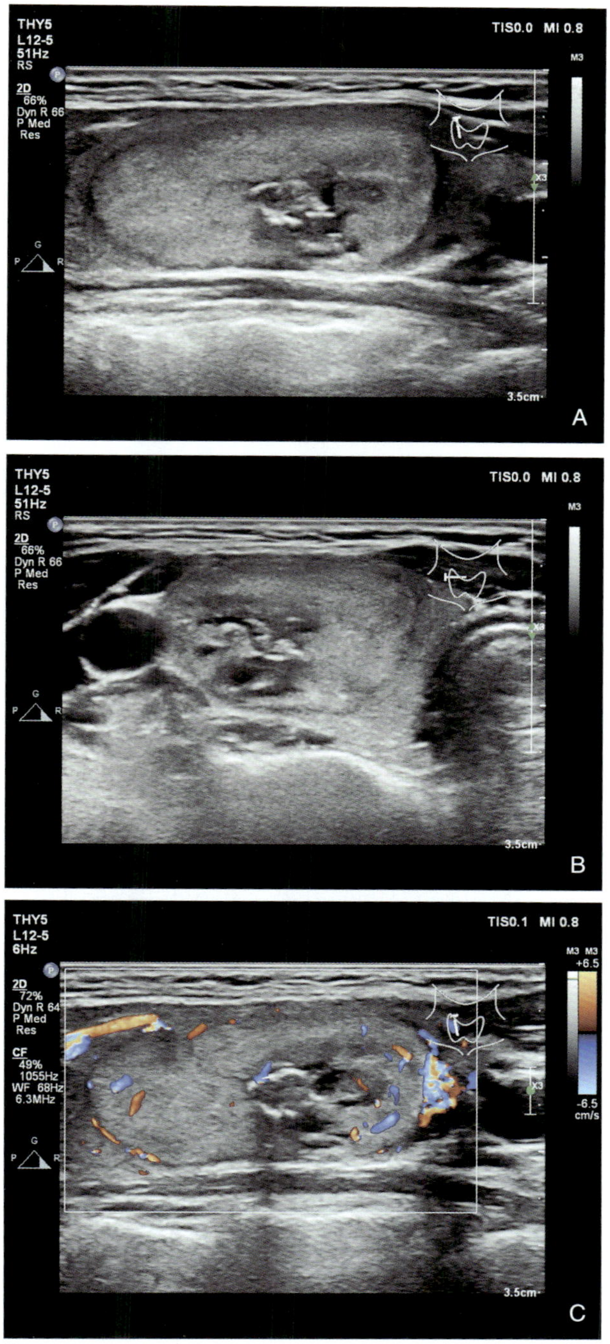

图 1-1-8　结节性甲状腺肿。(A)长轴切面声像图；(B)短轴切面声像图；(C)CDFI表现。

包括甲状腺乳头状癌、滤泡癌、髓样癌、未分化癌4种病理类型。另外，也包括间叶来源肿瘤，以及较为少见的继发性肿瘤等。

(一)甲状腺乳头状癌

1. 临床病理特征

甲状腺乳头状癌是起源于甲状腺滤泡上皮细胞的分化型甲状腺癌。自20世纪70年代至今，甲状腺癌全球发病率不断升高，2022年国家癌症中心发布的数据显示，其已成为发病增长速度最快的恶性肿瘤。2023年美国癌症协会发布的数据显示，甲状腺癌位居女性高发恶性肿瘤的第7位，其中主要表现在直径≤1cm甲状腺微小乳头状癌的增长，其在甲状腺乳头状癌中占比高达90%。部分发病隐匿，易发生颈部淋巴结转移。2017版WHO甲状腺肿瘤分类列出了甲状腺乳头状癌的15种亚型，其中经典型、微小乳头状癌、包裹型、滤泡亚型、弥漫硬化型、高细胞型这6种亚型较为常见。

2. 声像图特征

近年来，为规范甲状腺结节的诊疗，国内外颁布了一系列甲状腺影像报告和数据系统(TI-RADS)分类标准及甲状腺诊治指南，提出甲状腺结节的声像图特征，主要包括成分、回声、形态、边缘、局灶性强回声等。以下是甲状腺乳头状癌超声的主要特征。

(1)实性。甲状腺乳头状癌多表现为实性结节，但13%~16%的甲状腺癌合并囊性变(即甲状腺囊性乳头状癌)。根据囊性成分占比不同超声表现也有所差异，一种是结节以实性成分为主，液性成分较少，其超声表现与实性甲状腺乳头状癌相似；另一种结节以液性成分为主，表现为囊性结节内有实性成分，具体表现为边界清晰、形态规则的囊实性结节，可伴有后方回声增强，内部囊壁可见偏心、不规则的实性成分突向囊腔，实性成分呈低回声、回声不均匀、边缘不规则，其内可见微钙化，称为“囊内钙化结节”征。CDFI显示存在血流信号。

(2)低回声或极低回声。低回声是指结节回声水平低于正常甲状腺组织，诊断甲状腺癌的敏感性较高而特异性较低；极低回声是指结节回声水平低于颈前带状肌，诊断甲状腺癌敏感性较低而特异性较高。

(3)微钙化。微钙化是指直径≤1mm的钙化，其病理基础为沙粒体和纤维化钙化。砂粒体病理上表现为直径5~100μm的圆形或同心圆层状钙化结构。一般认为沙粒体只存在于甲状腺乳头状癌细胞内，因此是诊断甲状腺乳头状癌特异性较高的超声特征。微钙化、纤维条索及胶体结晶均可以点状强回声形式出现在甲状腺结节内，容易混淆，其中纤维条索改变扫查方位后可拉长为条形，胶体结晶是胶质浓缩形成的，可出现在结节实性、囊性区域或附着于细小分隔上，超声表现为细小点状强回声伴“彗星尾”征，多见于甲状腺良性结节(与结晶相鉴别，有混合结晶体)。

（4）不规则边缘。甲状腺乳头状癌多呈浸润性生长，常表现为边缘不规则，如成角、毛刺、微小分叶等。

（5）纵横比≥1。甲状腺结节的纵横比是指前后径与左右径之比，包括纵横比≥1和<1，分为横切面和纵切面纵横比，多数指南推荐采用横切面纵横比。甲状腺结节纵横比≥1是一项重要的恶性特征，尤其是在甲状腺微小乳头状癌诊断中，具有较高的敏感性。但随着结节增大，诊断敏感性逐渐下降。甲状腺恶性结节形态多表现为不规则，结节前后径与左右径的测量标准尚存在争议。2017年ACR TI-RADS白皮书推荐在横切面肉眼判断结节纵横比，天津医科大学肿瘤医院超声诊疗科建议采取45°测量理论：甲状腺结节最大直径与水平轴相交，测量结节最大直径与水平轴的夹角，通过ROC曲线得出45°角为临界值，当结节的最大直径和水平轴相交得到的角≥45°，测量结节的最大直径为前后径，结节前后径垂直的最大径线为横径。当该角<45°时，结节的最大径线为横径，垂直于横径结节的最大径线为前后径。

（6）内部丰富杂乱的血流信号。甲状腺癌组织中有较多的新生血管，但因其过生长造成的破坏使血管绝对数量变少，并且肿瘤内形成的微血栓促使血管狭窄或闭塞，导致结节表现为局部血供丰富或血供缺乏，直径<1cm的甲状腺微小乳头状癌多为血供缺乏。随着肿瘤体积增大，尤其是结节>2cm多为供血丰富，表现为内部丰富而杂乱的血流信号。甲状腺恶性病灶的典型超声造影表现为不均匀增强，微小乳头状癌多表现为不均匀低增强（图1-1-9）。

3.诊断经验分享

甲状腺乳头状癌尤其是微小乳头状癌超声恶性特征显著，超声诊断准确率较高，而部分甲状腺乳头状癌具有独特的超声表现，容易造成误诊。

（1）囊性甲状腺乳头状癌与结节性甲状腺肿囊性变超声诊断。甲状腺结节以结节性甲状腺肿最为多见，而结节性甲状腺肿易发生囊性变，表现为囊实性。甲状腺囊性乳头状癌发病率较低，易误诊为结节性甲状腺肿囊性变。当甲状腺囊实性结节表现为结节内实性成分≥50%、实性成分呈偏心性分布、实性成分边缘不规则、结节内可见微钙化时，恶性可能性较大（图1-1-10）。

（2）弥漫硬化型甲状腺乳头状癌超声诊断（图1-1-11和图1-1-12）。弥漫硬化型甲状腺乳头状癌是甲状腺乳头状癌中的一种亚型，占甲状腺乳头状癌的0.7%~6.6%，好发于20~30岁青年女性，侵袭性比经典型甲状腺乳头状癌高，颈部淋巴结转移率接近100%。病理诊断标准为：腺体弥漫性增大伴有钙化、广泛鳞状上皮化生、稠密的纤维化、大量沙粒体、大量淋巴细胞浸润。超声表现为单侧或者双侧腺体增大、硬度增大，内回声不均匀，可见弥漫性分布的微钙化，呈“暴风雪”样改变。在此基础上伴或不伴有结节样病灶，结节样

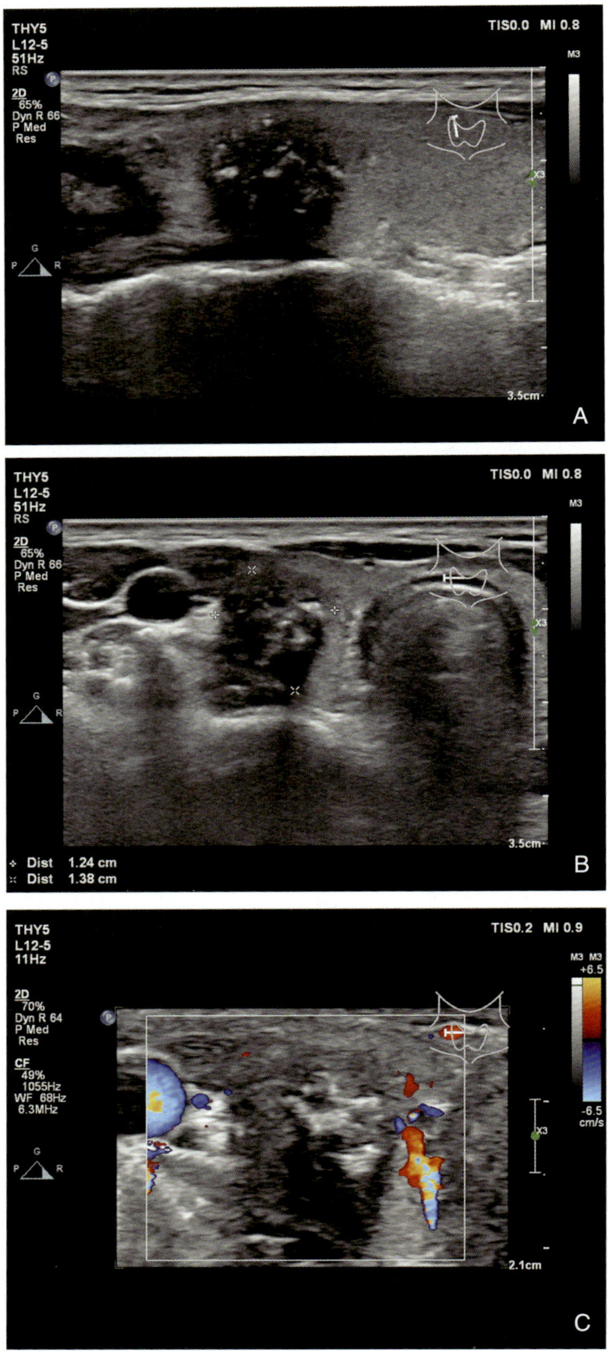

图1-1-9 甲状腺乳头状癌。(A)长轴切面声像图；(B)短轴切面声像图；(C)CDFI表现。

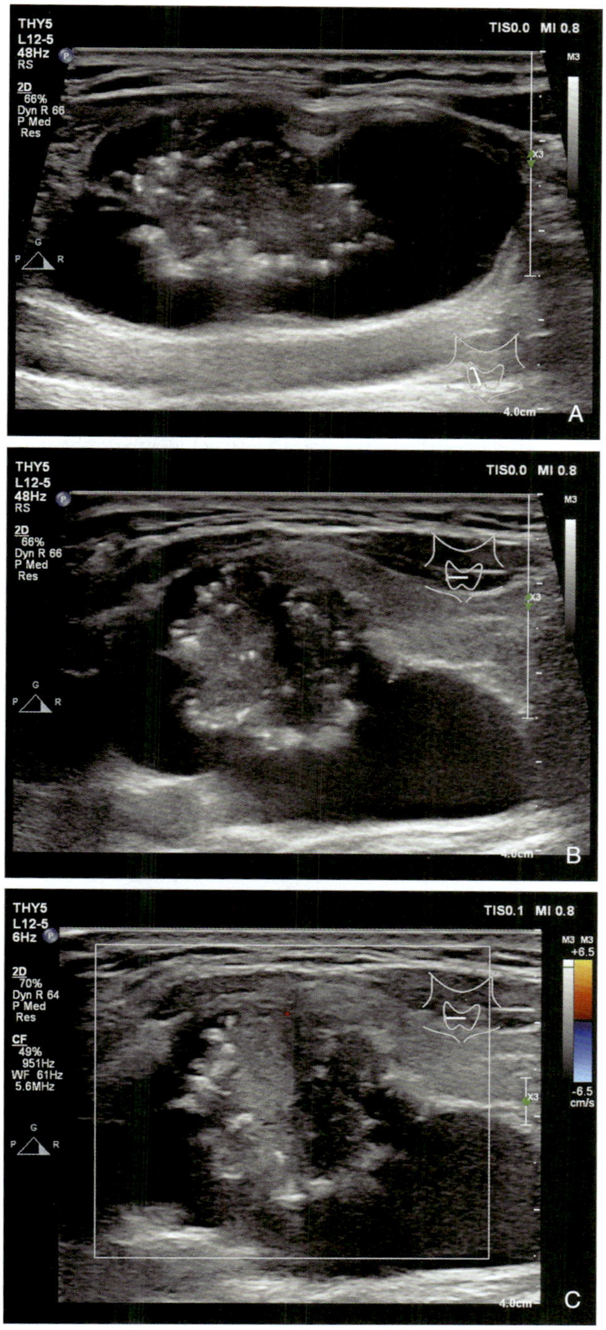

图 1-1-10　囊实性甲状腺乳头状癌。(A)长轴切面声像图；(B)短轴切面声像图；(C)CDFI 表现。

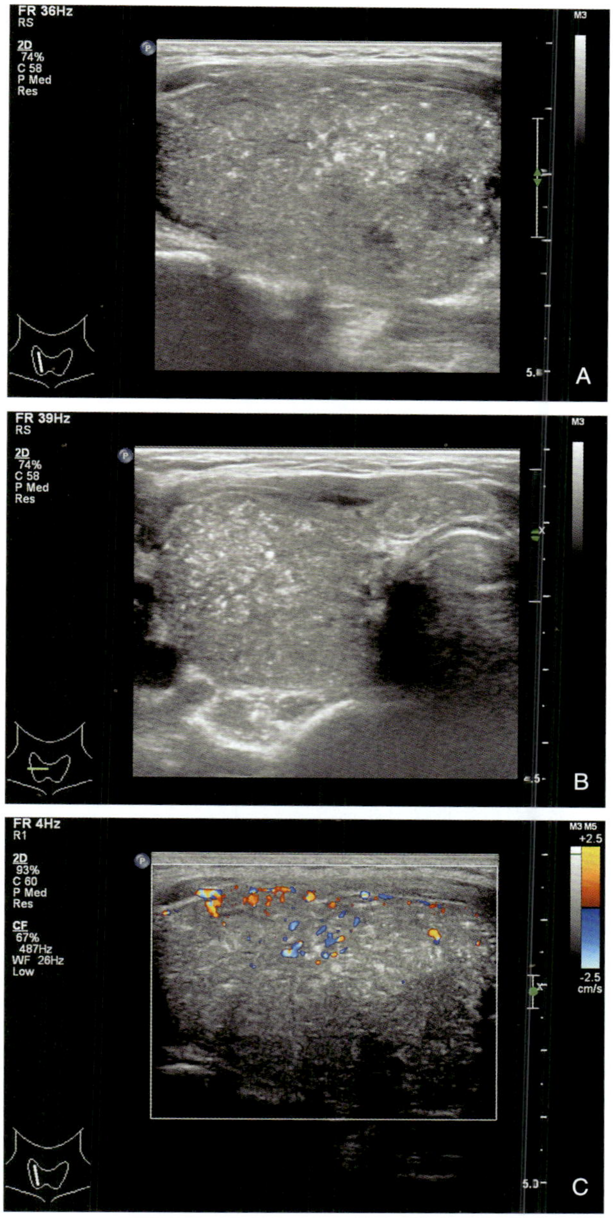

图 1-1-11　弥漫硬化型甲状腺乳头状癌。(A)长轴切面声像图；(B)短轴切面声像图；(C)CDFI表现。

病灶表现为异常低回声区，形态不规则，边缘不光滑，内部可见微钙化，同时颈部常可见异常淋巴结。

弥漫硬化型甲状腺乳头状癌不伴有结节样病灶，仅表现为非肿块型病变时，需与桥本甲状腺炎相鉴别。桥本甲状腺炎是一种慢性淋巴细胞性甲状腺炎，而弥漫硬化型甲状腺乳头状癌腺体内亦可见大量的淋巴细胞浸润，因此两者的超声表现有相似之处，而桥本甲状腺炎内点状强回声多为间质纤维条索，弥漫硬化型甲状腺乳头状癌为沙粒体，前者颈部淋巴结多位于Ⅵ区，而后者多位于Ⅲ区、Ⅳ区、Ⅵ区。

(3)滤泡型甲状腺乳头状癌超声诊断。滤泡型甲状腺乳头状癌具有乳头状癌的细胞核特征，而形态学上以滤泡结构为主，无明显的乳头状结构，发病率仅次于经典型甲状腺乳头状癌，是第二常见的乳头状癌，占所有乳头状癌的9.0%~22.5%。根据是否有包膜滤泡型甲状腺乳头状癌主要分为浸润型和浸润性包裹型。浸润型较常见，与经典型乳头状癌超声表现类似，而浸润性包裹型与滤泡性肿瘤超声表现类似：形态规则，边缘光滑，内部回声均匀，呈等回声或低回声，无钙化，周边可见细晕，以周边血流信号为主，超声检查、细针细胞学穿刺甚至术中冰冻病理均难以将两者明确区分开来（图1-1-13）。

（二）甲状腺滤泡癌

1. 临床病理特征

甲状腺滤泡癌是起源于甲状腺滤泡上皮的分化型甲状腺癌，发病率仅次于甲状腺乳头状癌。病理诊断需要同时满足两个条件：①有确切的血管和（或）包膜受侵；②缺乏甲状腺乳头状癌的核特征。根据侵犯程度分为微浸润型、包裹型血管浸润型和广泛浸润型3个亚型。

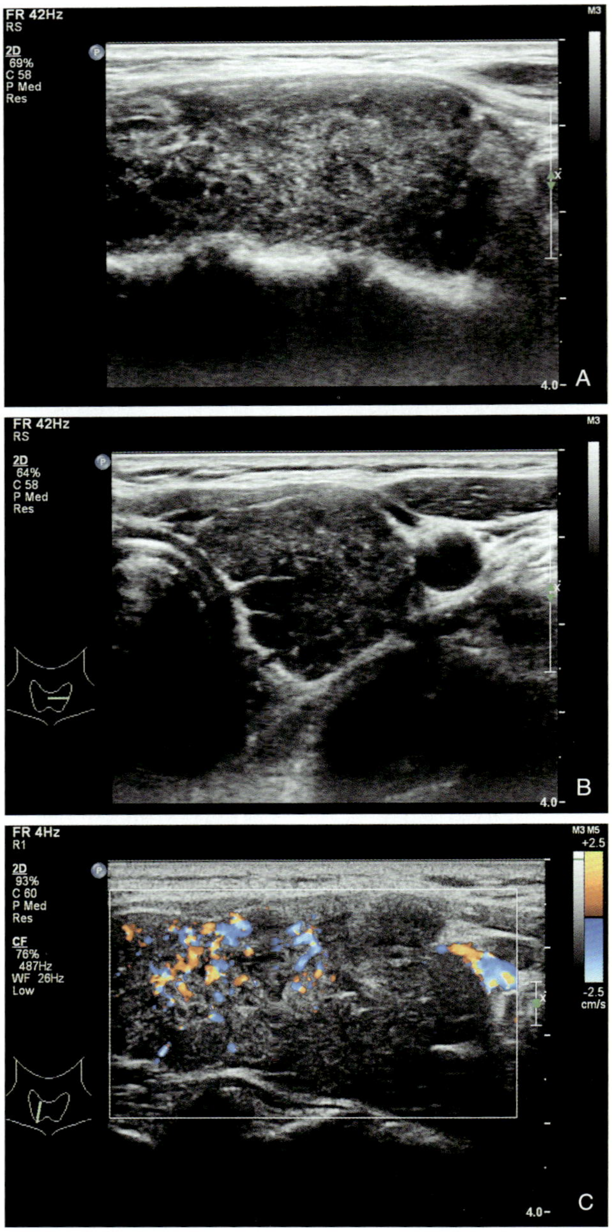

图1-1-12　桥本甲状腺炎。(A)长轴切面声像图；(B)短轴切面声像图；(C)CDFI表现。

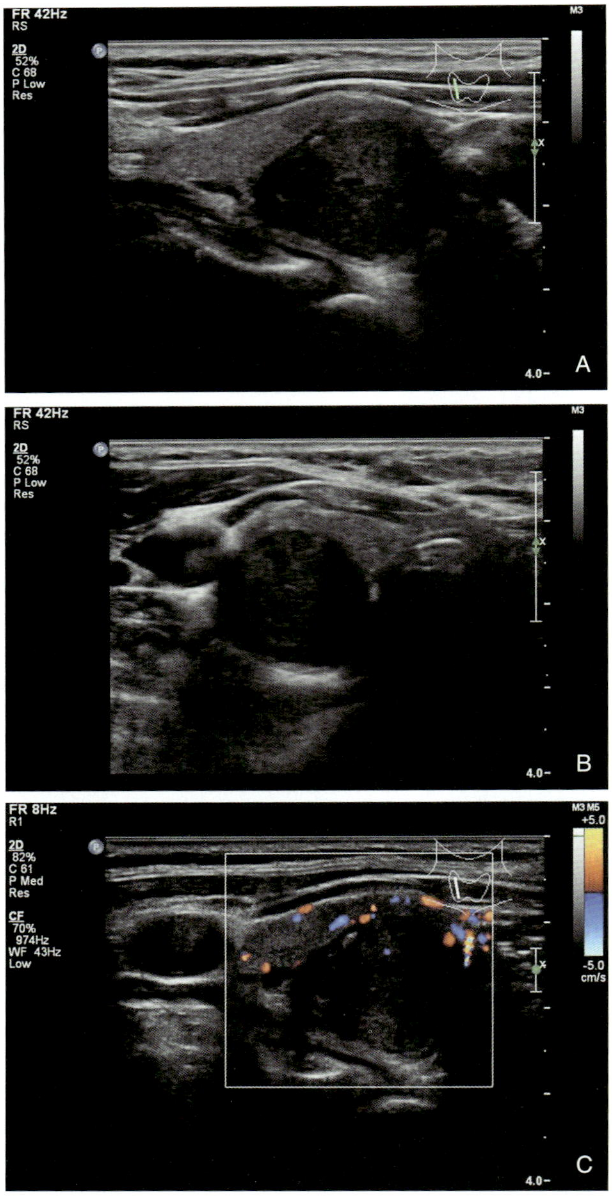

图1-1-13　滤泡型甲状腺乳头状癌。(A)长轴切面声像图；(B)短轴切面声像图；(C)CDFI表现。

2.声像图特征

广泛浸润型滤泡癌因其广泛浸润甲状腺和邻近的器官组织，超声恶性特征明显，表现为实性低回声，形态不规则，边缘不光滑，与甲状腺周围组织器官分界不清，周边无晕环或晕环不规则，表现为晕环厚薄不一或中断，内部回声不均匀，部分病灶内可见钙化。CDFI可见内部有丰富而杂乱的血流信号。甲状腺静脉及颈内静脉内形成常见瘤栓。

微浸润型、包裹型血管浸润型滤泡癌因侵犯范围小，其声像图特征与滤泡性腺瘤相似。

3.诊断经验分享(图1-1-14和图1-1-15)

甲状腺滤泡癌与腺瘤两者的临床治疗策略相差甚大，因此术前明确诊断十分重要。广泛浸润型滤泡癌因其广泛浸润甲状腺、邻近的器官组织，多无完整包膜，超声恶性特征明显，应与滤泡性腺瘤相鉴别。鉴别诊断的难点在于微浸润型、包裹型血管浸润型滤泡癌与腺瘤，目前灰阶超声、超声引导下细针抽吸细胞学检查及粗针穿刺活检对其的鉴别诊断价值甚微。然而，声像图的某些信息可为恶性肿物诊断提供帮助：①动态超声检测中结节增大明显；②形态不规则，局部向结节外生长；③内部回声不均匀，表现为结节内部“结中结”及轮辐状分布低回声区；④周边可见不连续钙化或内部可见大小不等的钙化；⑤晕环厚薄不一或者不连续；⑥内部血流信号丰富，可见中央动脉穿入型血流。

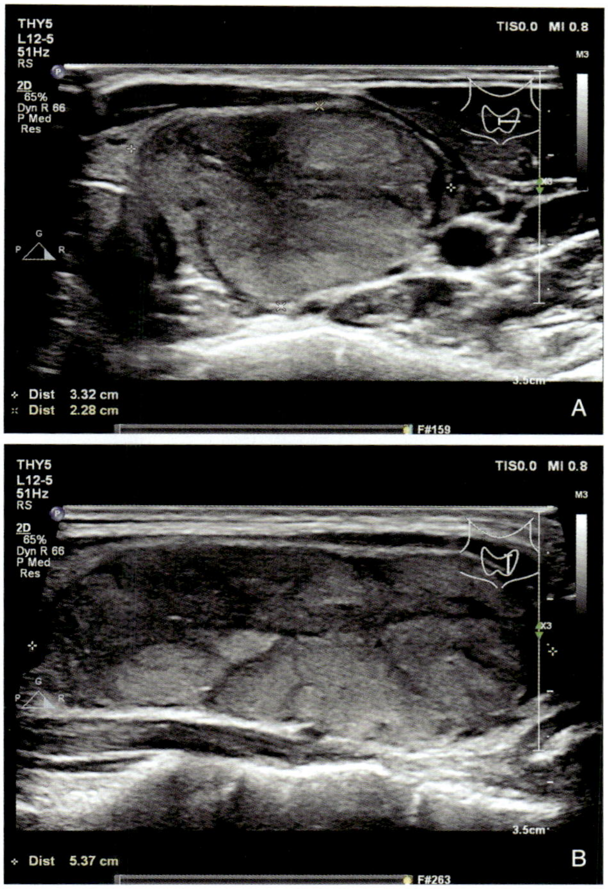

图1-1-14 甲状腺滤泡癌。(A)短轴切面声像图：结中结，不规则晕；(B)长轴切面声像图：结中结，不规则晕。

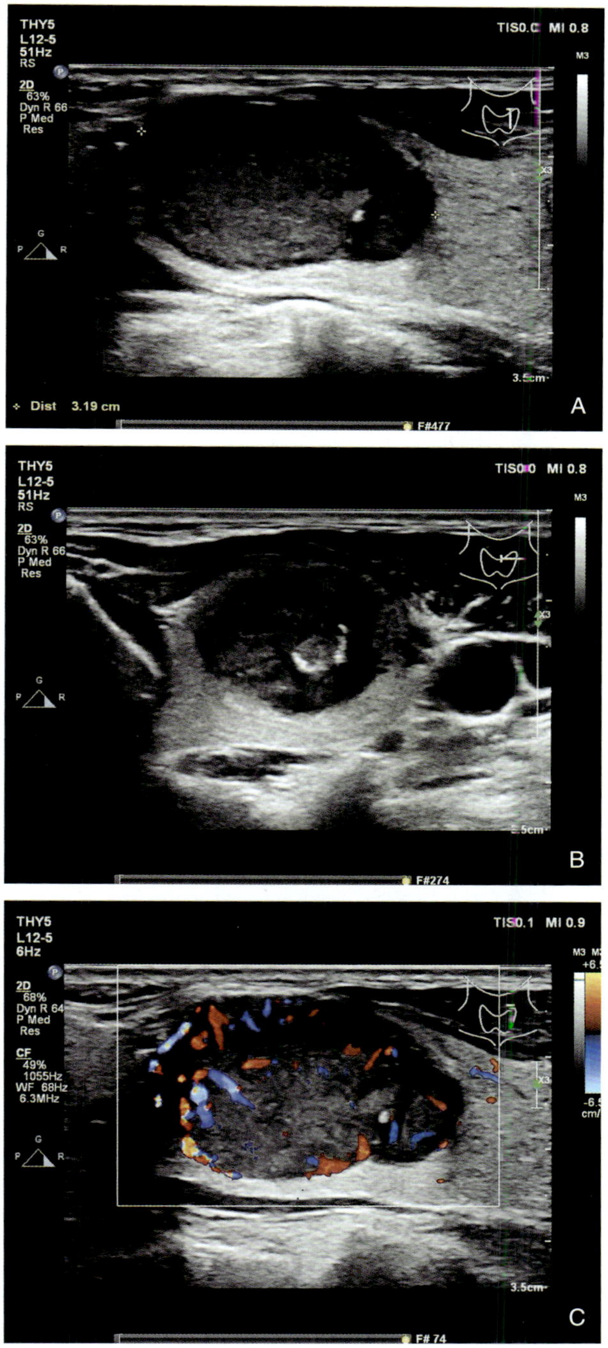

图1-1-15 甲状腺滤泡癌。(A)长轴切面声像图：低回声，钙化，局部向结节外生长；(B)短轴切面声像图：低回声，钙化；(C)CDFI表现：内部血流信号丰富。

(三)甲状腺未分化癌

1. 临床病理特征

甲状腺未分化癌又称间变性癌，由未分化的甲状腺滤泡上皮细胞构成，可新发，亦可由甲状腺乳头状癌转化而来，占甲状腺癌的1%~2%，好发于老年女性。甲状腺未分化癌的侵袭性较高，肿瘤生长迅速，局部浸润广泛，易发生颈部淋巴结转移及远处转移，临床死亡率高，临床发病时，仅有10%局限在甲状腺内(ⅣA期)，40%出现甲状腺外侵犯和(或)颈部淋巴结转移(ⅣB期)，50%发生广泛转移(ⅣC期)。随着WHO甲状腺肿瘤分类指南及病理诊断的改进，部分未分化癌被重新划分为低分化癌。目前病理很大一部分诊断为低分化癌，部分出现静脉内瘤栓。

2. 声像图特征(图1-1-16)

甲状腺未分化癌超声恶性特征显著，表现为实性低回声或极低回声，形态不规则，边缘不光滑，与甲状腺周围组织器官分界不清，内部回声不均匀，可见形态不连续粗大钙化。甲状腺静脉及颈内静脉内可出现瘤栓。CDFI可见内部有丰富的血流信号。

3. 诊断经验分享

甲状腺未分化癌临床上多见于60岁以上女性，结节生长迅速，多表现为长期稳定结节的突然增大，周围压迫症状明显，表现为声音嘶哑、呼吸及吞咽困难。外侵严重时，需与食管及咽喉部恶性肿瘤相鉴别。

(四)甲状腺髓样癌

1. 临床病理特征

甲状腺髓样癌是一种起源于甲状腺滤泡旁细胞(C细胞)的神经内分泌肿瘤，占甲状腺癌的1%~2%。与分化型甲状腺癌相比，甲状腺髓样癌具有其特有的生物学特征，包括：①具有内分泌功能，分泌特异性肿瘤标志物，如降钙素；②恶性程度较高，具有较高的颈部淋巴结转移率、远处转移率及复发率；③对内分泌治疗及放射性碘治疗无效；④遗传倾向较明显，具有较为明确的驱动基因，遗传性和散发性甲状腺髓样癌分别占25%、75%。

2. 声像图特征(图1-1-17至图1-1-19，视频1-1-3)

甲状腺髓样癌既有甲状腺恶性肿瘤的一般特征，

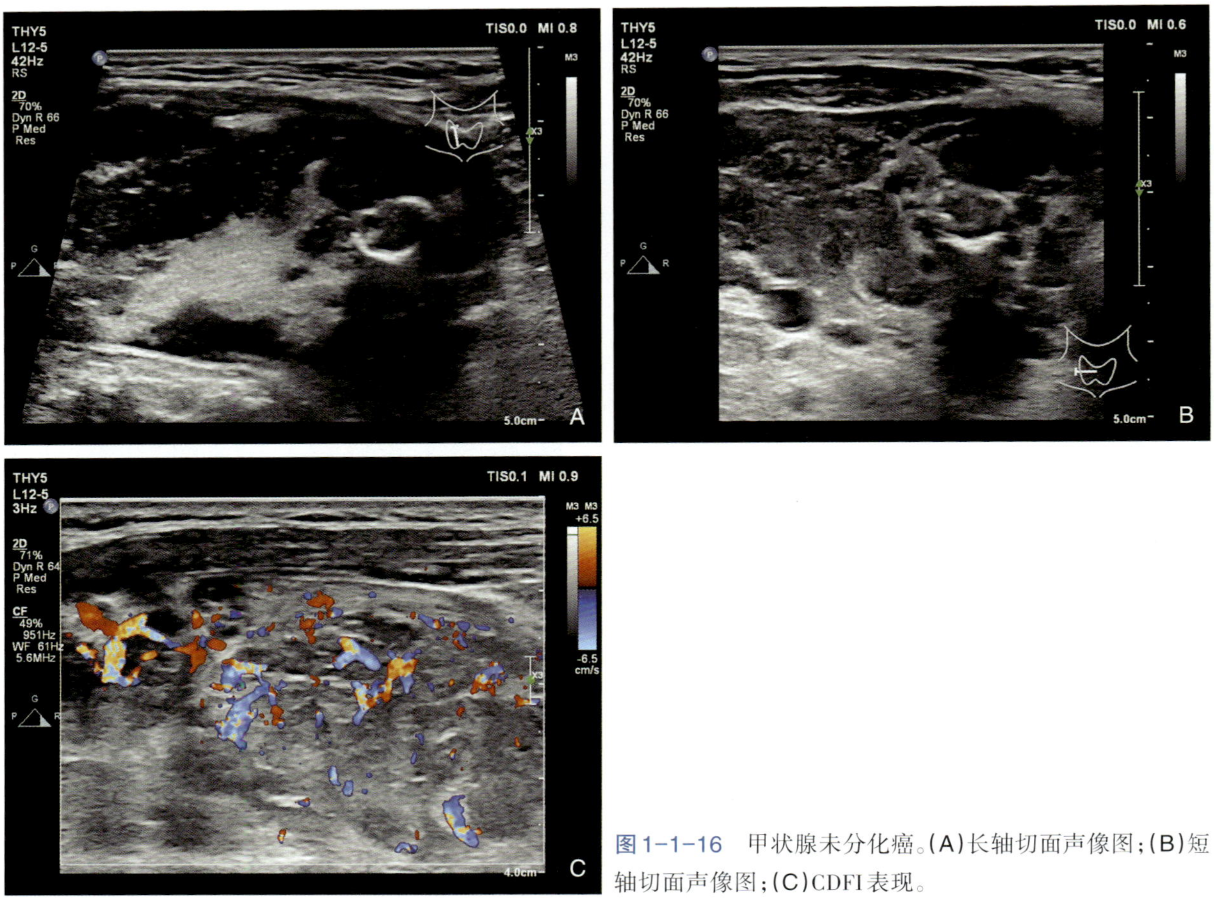

图1-1-16　甲状腺未分化癌。(A)长轴切面声像图；(B)短轴切面声像图；(C)CDFI表现。

又具有特殊的超声表现，超声对其诊断的敏感性及准确率均低于甲状腺乳头状癌。根据超声特征表现可分为经典型和非经典型，经典型髓样癌较为多见，占70%~80%，超声恶性特征明显，表现为实性低回声或极低回声，形态不规则，边缘不光滑，肿瘤中间位置可见钙化，内部血流信号丰富。非经典型髓样癌较为少见，占20%~30%，超声表现为实性低回声，形态规则呈圆形或椭圆形，边缘光滑，血流信号较丰富。甲状腺微小髓样癌是指肿瘤最大径≤1cm的甲状腺髓样癌，与甲状腺非微小髓样癌相比，微小髓样癌超声恶性特征更为典型，通常表现为实性低回声，形态不规则，纵横比≥1，边缘不光滑，伴钙化，与甲状腺微小乳头状癌相似。

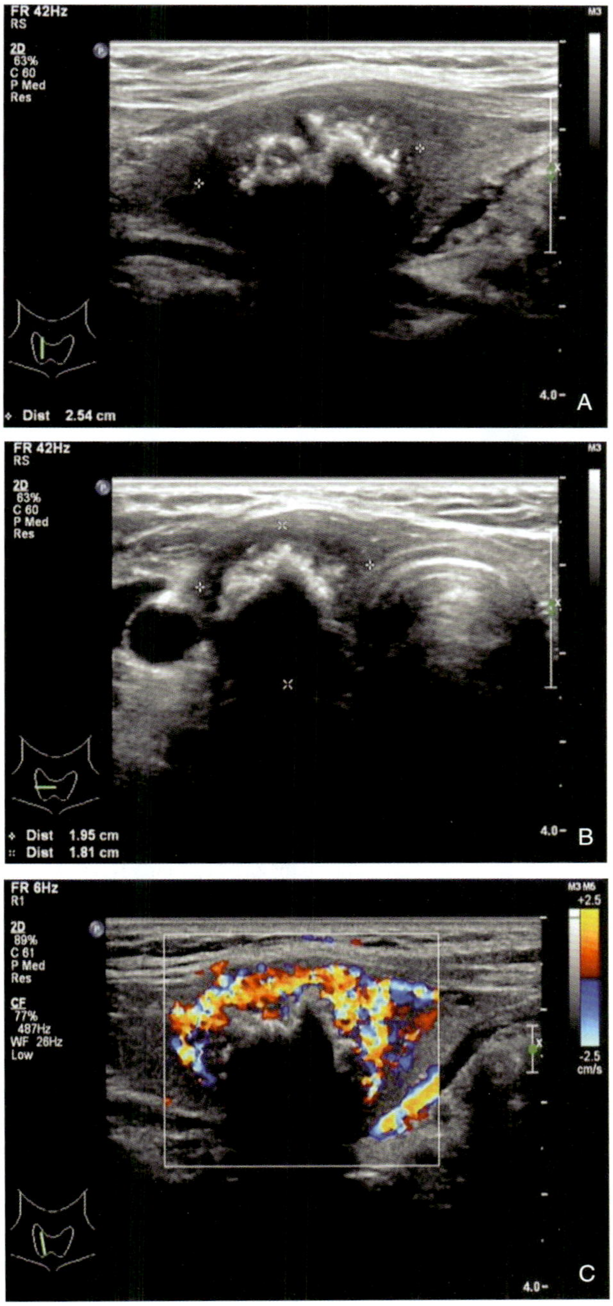

图 1-1-17　经典型甲状腺髓样癌。(A)长轴切面声像图：实性极低回声，形态不规则，边缘不光滑，中间钙化；(B)短轴切面声像图：实性，极低回声，形态不规则，边缘不光滑，中间钙化；(C)长轴切面声像图：CDFI 显示血流信号丰富。

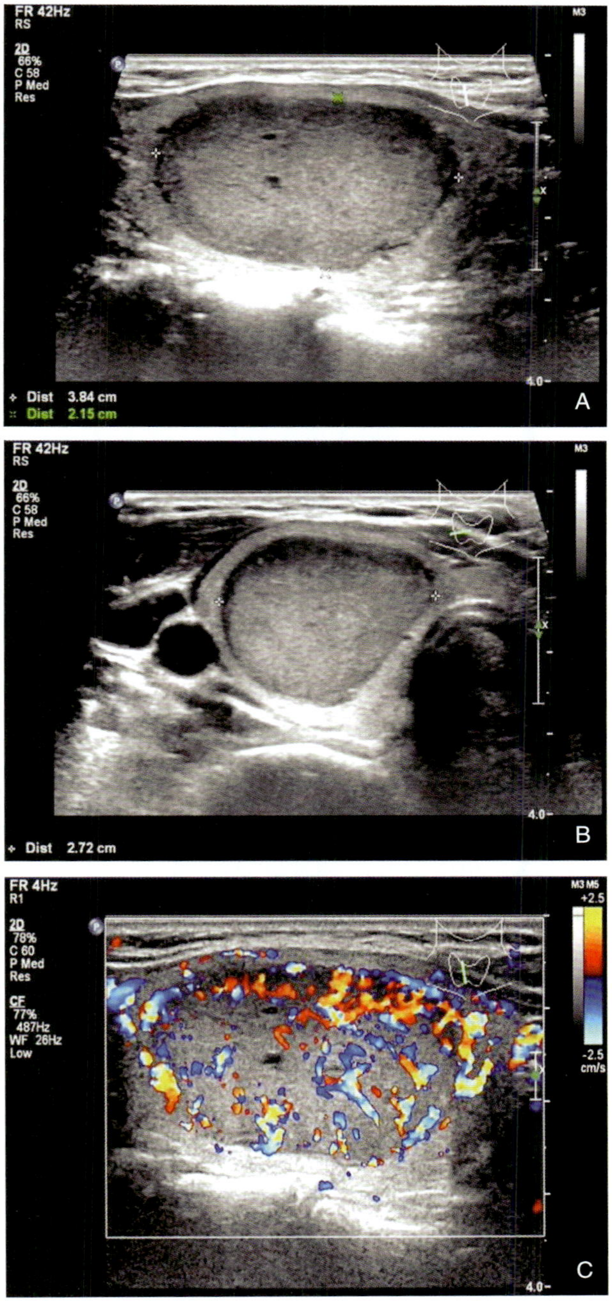

图 1-1-18　非经典型甲状腺髓样癌。(A)长轴切面声像图：实性低回声，形态规则，椭圆形，边缘光滑；(B)短轴切面声像图：实性低回声，形态规则，椭圆形，边缘光滑；(C)CDFI 显示血流信号丰富。

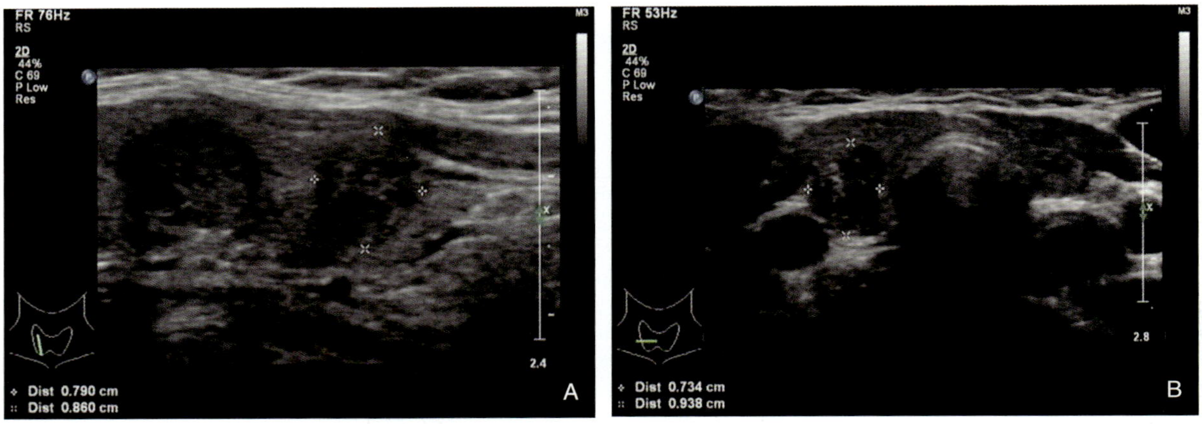

图 1-1-19 甲状腺微小髓样癌。(A)长轴切面声像图:实性低回声,形态不规则,边缘不光滑,纵横比≥1,微钙化;(B)短轴切面声像图:实性低回声,形态不规则,边缘不光滑,纵横比≥1,微钙化。

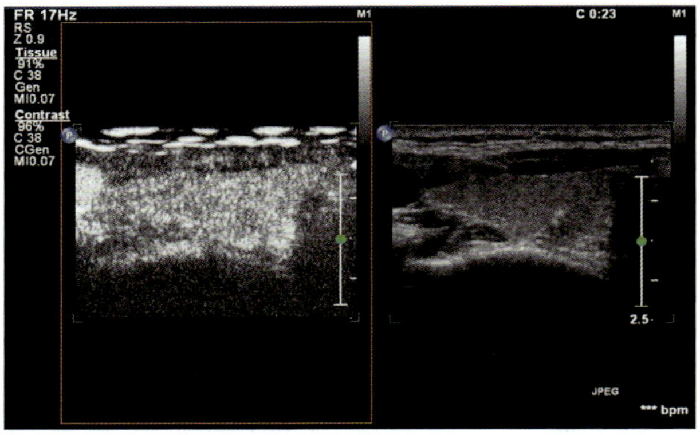

扫码观看高清视频

视频 1-1-3 甲状腺微小乳头状癌超声造影表现为不均匀低增强。

3.诊断经验分享

绝大多数甲状腺髓样癌可以合成、分泌降钙素,血清降钙素及超声引导下细针抽吸洗脱液降钙素检测,可达到术前诊断的目的:血清降钙素>100pg/mL,可以确诊;<10pg/mL,除少量非分泌型髓样癌外,基本可以排除;10~100pg/mL,提示可疑髓样癌,超声引导下细针抽吸洗脱液降钙素检测可达到明确诊断的目的。

(五)甲状腺淋巴瘤

1.临床病理特征

甲状腺淋巴瘤包括原发性淋巴瘤和继发性淋巴瘤,以前者多见,定义为发生于甲状腺的原发性淋巴瘤,是临床少见的淋巴细胞肿瘤,占甲状腺恶性肿瘤的4%~5%,占全部淋巴瘤的1.5%~2.5%,好发于老年女性。病理基础是淋巴肿瘤细胞的单克隆增殖,主要包括弥漫大B细胞淋巴瘤和黏膜相关淋巴组织淋巴瘤两种病理类型,其中桥本甲状腺炎是危险因素。患者多以短期内迅速增大的颈部肿块就诊,常伴有呼吸、吞咽困难等压迫症状,少数伴有发热、体重减轻等症状。

2.声像图特征(图 1-1-20 和图 1-1-21)

甲状腺原发性淋巴瘤超声分型包括结节型、弥漫型和混合型。声像图特征包括:①桥本甲状腺炎背景下,单侧或双侧甲状腺叶有不同程度增大;②局限于甲状腺内,甲状腺被膜完整;③结节型表现为甲状腺内单个或多发实性低或极低回声区,边界清晰,形态规则或呈分叶状,而弥漫型表现为甲状腺内弥漫性极低回声,无明显边界,内部回声不均匀,可见网格状回声、线状高回声、片状高回声,两者内部均可见丰富的血流信号;④常伴有侧颈部淋巴结肿大,淋巴结内部回声与原发灶相似。

3.诊断经验分享

甲状腺原发性淋巴瘤与未分化癌临床表现相似,均为短期内肿块增大明显,超声表现也具有重叠,其鉴别诊断如下。①看病史:淋巴瘤多伴有桥本甲状腺炎,而未分化癌多具有甲状腺结节(如结节性甲状腺肿或者甲状腺乳头状癌病史);②看边界:淋巴瘤边界清晰,

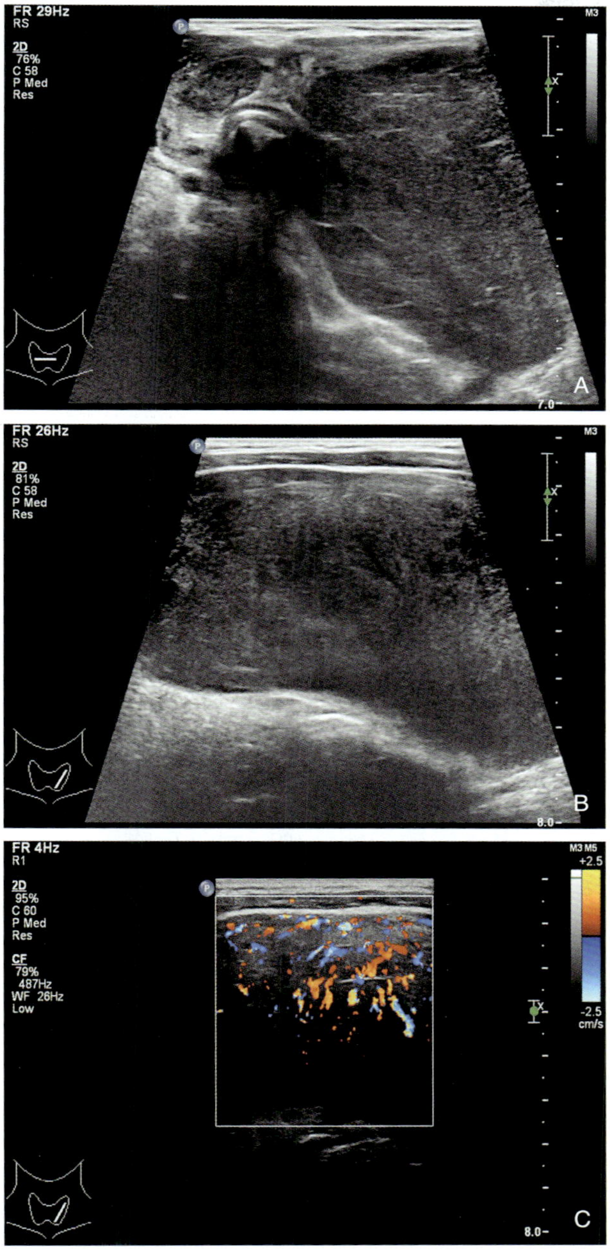

图 1-1-20　弥漫型甲状腺淋巴瘤。(A)短轴切面声像图;(B)长轴切面声像图;(C)CDFI 表现。

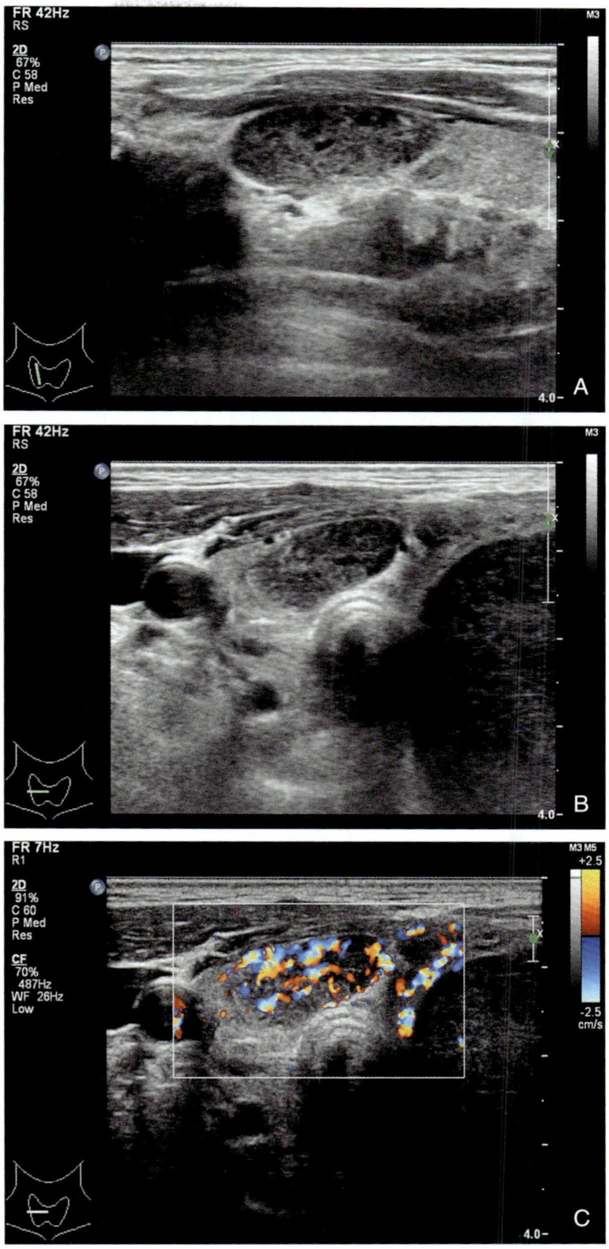

图 1-1-21　结节型甲状腺淋巴瘤。(A)短轴切面声像图;(B)长轴切面声像图;(C)CDFI 表现。

甲状腺被膜完整,而未分化癌边界不清或模糊,常浸润甲状腺被膜,与周围组织分界不清;③看内部回声:淋巴瘤钙化少见,而未分化癌常可见大钙化;④看临床症状;两者均可出现呼吸、吞咽困难,未分化癌因局部侵犯可出现声音嘶哑,而淋巴瘤不伴有声音嘶哑。

(六)甲状腺继发性肿瘤

1.临床病理特征

甲状腺继发性肿瘤临床少见,表现为甲状腺内肿瘤迅速增大,包括邻近部位如咽喉、食管、气管、纵隔来源的恶性肿瘤直接侵犯甲状腺和远隔部位扩散至甲状腺,易转移至甲状腺的恶性肿瘤为肺腺癌、乳腺癌、恶性黑色素瘤、肾细胞癌等。

2.声像图特征(图 1-1-22)

转移瘤声像图特征与原发灶相关。

3.诊断经验分享

甲状腺继发性肿瘤诊断较为困难,与甲状腺原发性肿瘤较难鉴别,其诊断要点包括:具有甲状腺外的恶性肿瘤病史,发现甲状腺肿块,超声引导下穿刺活检可

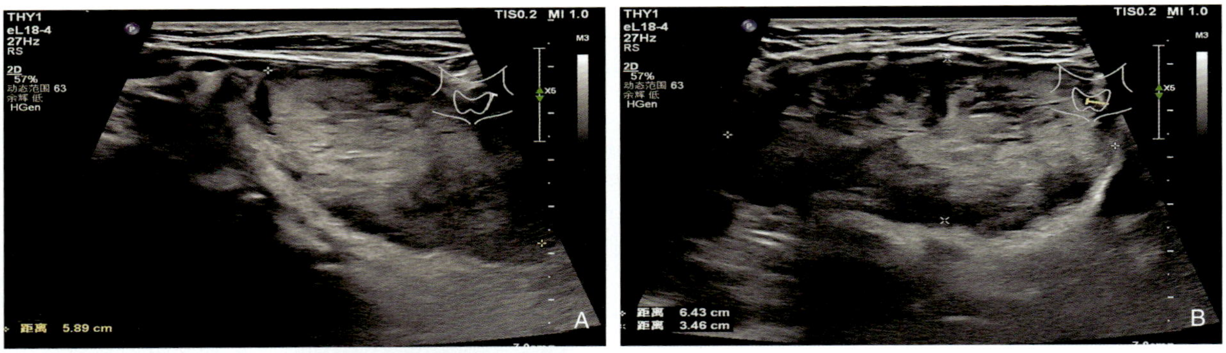

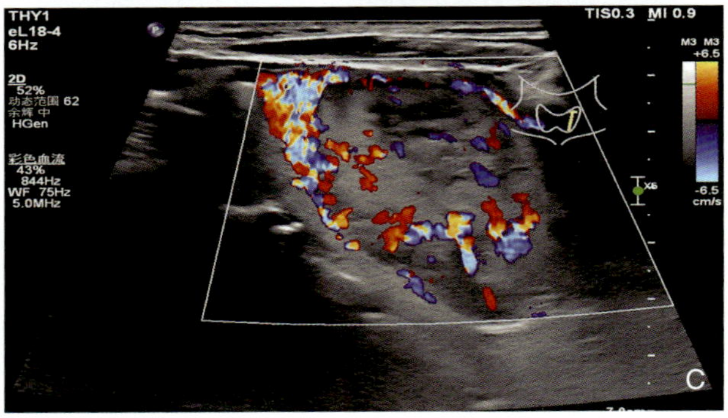

图 1-1-22 肾癌甲状腺转移瘤。(A)长轴切面声像图;(B)短轴切面声像图;(C)CDFI表现。

明确诊断。

五、甲状腺癌颈部淋巴结超声评估

甲状腺癌中的乳头状癌和髓样癌易发生淋巴结转移,颈部淋巴结转移率为20%~90%,部分患者存在隐匿性转移,因此甲状腺超声检查无论是否发现甲状腺结节,都应进行颈部淋巴结扫查。颈部淋巴结超声检查的目的包括定性和定位。2015年美国甲状腺学会(ATA)颁布的《成人甲状腺结节与分化型甲状腺癌诊治指南》总结了甲状腺癌颈部可疑转移性淋巴结的5个超声特征,包括微钙化、囊性变、强回声团、淋巴结变圆及周边血流,但需要指出的是,颈部淋巴结性质的判定需要综合评估,任何一个单独的特征都不足以诊断。5个超声特征可诊断转移性淋巴结的敏感性和特异性(图1-1-23和图1-1-24),具体见表1-1-1。

六、甲状腺结节超声诊断分类系统

甲状腺结节超声诊断分类系统规范了超声检查报告,并通过综合分析甲状腺结节的超声特征,阐述恶性风险分层,指导甲状腺结节临床治疗。近年来,国内外颁布了一系列甲状腺影像报告和数据系统(TI-RADS)分类标准:2009年Horvath和Park分别发布了TI-RADS分类标准;2011 Kwak JY等发布了TI-RADS分类标准;2012年天津医科大学肿瘤医院超声诊疗科基于本科室数据集,发布了改良版的TI-RADS分类标准;2015年美国放射学会(ACR)发布了ACR TI-RADS

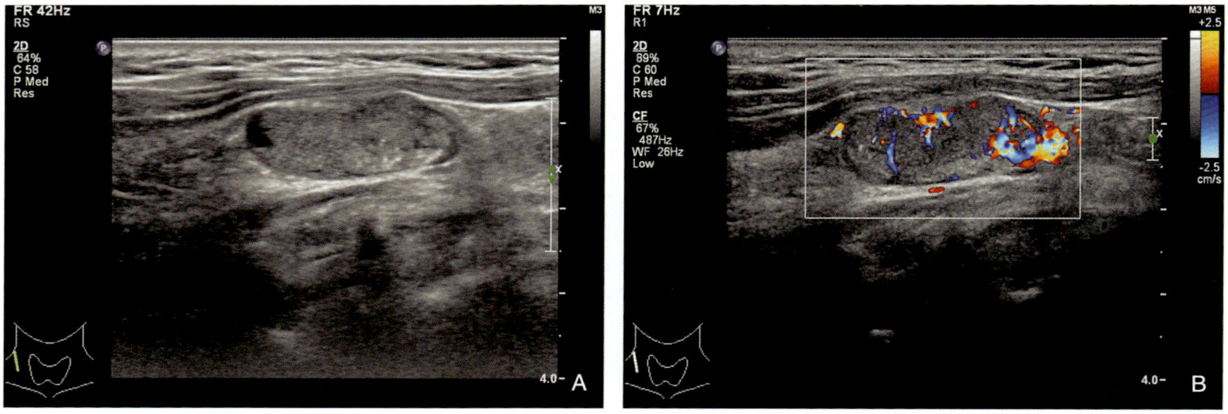

图 1-1-23 甲状腺癌转移性淋巴结。(A)长轴切面声像图;(B)长轴切面声像图CDFI表现。

并于2017年做出更新；2020年中华医学会超声医学分会浅表器官和血管学组发布了《甲状腺结节超声恶性危险分层中国指南》(C TI-RADS)；2023年中国肿瘤整合诊治指南(简称《CACA指南》)，发布了超声部分指南及CACA TI-RADS分类。

(一)中国抗癌协会分类(CACA TI-RADS)

界定实性极低回声、边缘不规则或甲状腺外侵犯、纵横比≥1、微钙化和血流信号丰富为可疑恶性超声特征，根据具有可疑恶性特征的权重及个数分类，对应结节的风险分层(表1-1-2)。

(二)ACR TI-RADS分类

对甲状腺结节成分、回声水平、形态、边缘、钙化特征逐一赋分，累加后得出最终得分，对应结节的风险分层，并结合结节大小做出相应临床处理推荐(表1-1-3和表1-1-4)。

(三)C TI-RADS分类

实性、微钙化、极低回声、边缘模糊/不规则或甲状腺外侵犯、垂直位为可疑恶性超声特征，上述一项特征赋值1分；"彗星尾"伪像为良性特征，赋值-1分。通过计数上述超声特征的个数得到分值，分值对应结节的

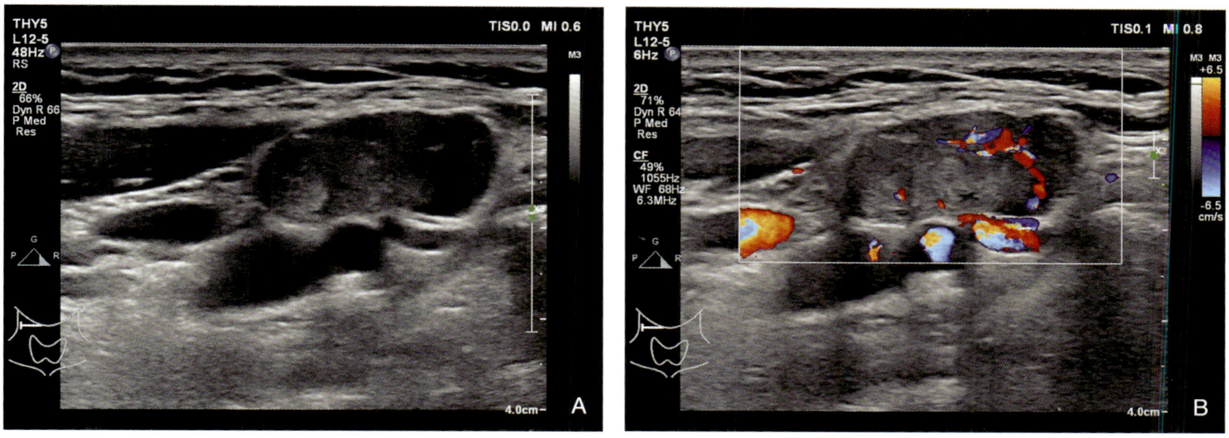

图1-1-24　甲状腺癌转移性淋巴结。(A)短轴切面声像图；(B)短轴切面声像图CDFI表现。

表1-1-1　颈部可疑转移性淋巴结超声特征

超声特征	敏感性(%)	特异性(%)
微钙化	5~69	93~100
囊性成分	10~34	91~100
周边血流	40~86	57~93
局部高回声	30~87	43~95
形态饱满	37	70

表1-1-2　基于权重法的CACA TI-RADS

TI-RADS	可疑恶性特征数	恶性率(%)	解释
0	-	不确定	超声不能评估，需要结合其他检查
1	-	0	正常甲状腺
2	0	0	良性
3	1	≤5	良性可能
4A	2	6~30	低度可疑恶性
4B	3~4	31~80	中度可疑恶性
4C	5~6	81~95	高度可疑恶性
5	5~6	>95	考虑恶性
			颈部有转移性淋巴结
6	-	-	活检证实的恶性

(二)继发性甲状旁腺增生

1. 临床病理特征

继发性甲状旁腺增生继发于长期透析的慢性肾病,多个腺体同时发生增生性病变,疾病进程为弥漫型增生—弥漫型合并结节型增生—结节型增生三部曲。腺体内的脂肪组织逐步被实质细胞替代,最终形成多中心结节状不均衡的增生,伴随甲状旁腺功能亢进导致的血管代偿性增多、扩张、反复出血。

2. 声像图特征(图1-2-3)

多枚甲状旁腺增大,呈多结节状低回声,边界清晰,形态不规则,内回声不均匀,可见液性区及钙化。CDFI显示血流信号丰富,可见动脉血流信号。

3. 诊断经验分享

长期透析使甲状旁腺功能亢进导致高钙血症,临床症状明显,血清生化指标异常,超声显示颈部多个腺体受累,因此较易诊断。

(三)甲状旁腺腺瘤

1. 临床病理特征

甲状旁腺腺瘤是甲状旁腺最常见的病变,也是原发性甲状旁腺功能亢进的主要原因。根据肿瘤细胞成分可分为主细胞腺瘤、嗜酸细胞腺瘤和透明细胞腺瘤3种类型,以主细胞腺瘤为主,表现为主细胞增生且具有完整纤维包膜。

2. 声像图特征(图1-2-4)

实性低回声结节,边界清晰,包膜完整,形态规则,腺瘤内部回声多不均匀。肿物来源于上组旁腺时,其生长空间有限,受气管挤压,腺瘤可沿长轴方向生长,表现为不规则扁长形。CDFI显示血流信号较丰富。脉冲多普勒超声(PW)显示低阻高速的血流频谱。

3. 诊断经验分享

(1)甲状旁腺腺瘤与腺癌的鉴别诊断。甲状旁腺

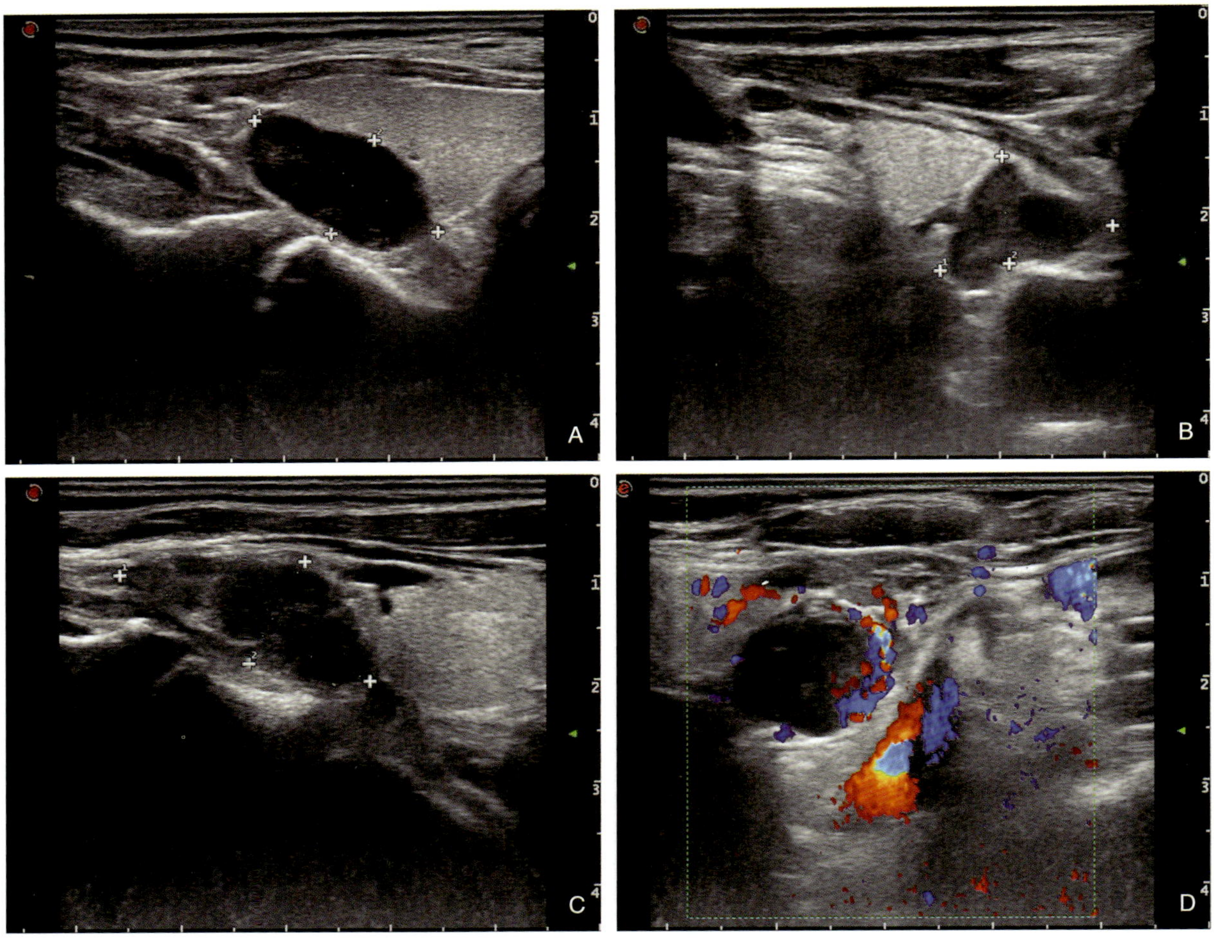

图1-2-3 (A)右上甲状旁腺增生长轴切面声像图;(B)右下甲状旁腺增生长轴切面声像图;(C)左上甲状旁腺增生长轴切面声像图;(D)左下甲状旁腺增生CDFI表现。

腺癌进展缓慢，局部侵犯不明显时，两者鉴别具有一定困难。质地上，腺瘤较腺癌软，可沿长轴生长；回声水平上，因腺瘤常表现为均匀低回声，而腺癌回声多为不均匀，常可见钙化。

（2）甲状旁腺源性肿瘤与甲状腺来源肿瘤的鉴别诊断。位置不同：甲状旁腺源性肿瘤常位于甲状腺背侧，其浅层可见甲状腺组织，深层无甲状腺组织，甲状旁腺腺瘤有完整纤维包膜。因此可见由甲状腺被膜及甲状旁腺腺瘤包膜组成的双层高回声带，即“双线”征，而甲状旁腺腺癌及增生无纤维包膜，缺乏鉴别要点——“双线”征。内部回声不同：结节性甲状腺肿结构疏松，而甲状旁腺来源肿瘤多表现为均匀实性低回声。

（四）甲状旁腺癌

1. 临床病理特征

甲状旁腺癌是一种罕见的内分泌系统恶性肿瘤，90%为功能性，10%为无功能性，临床进展较为缓慢。功能性甲状旁腺癌临床表现多由甲状旁腺激素相关的高钙血症引起；无功能性甲状旁腺癌临床表现主要为颈部实性肿块，可伴声音嘶哑及吞咽困难。

2. 声像图特征（图1-2-5）

实性低回声结节，边缘光滑，局部出现侵犯时表现为边缘不规则，内部回声多不均匀，常可见钙化。CDFI显示血流信号较丰富。

3. 诊断经验分享

见甲状旁腺腺瘤。

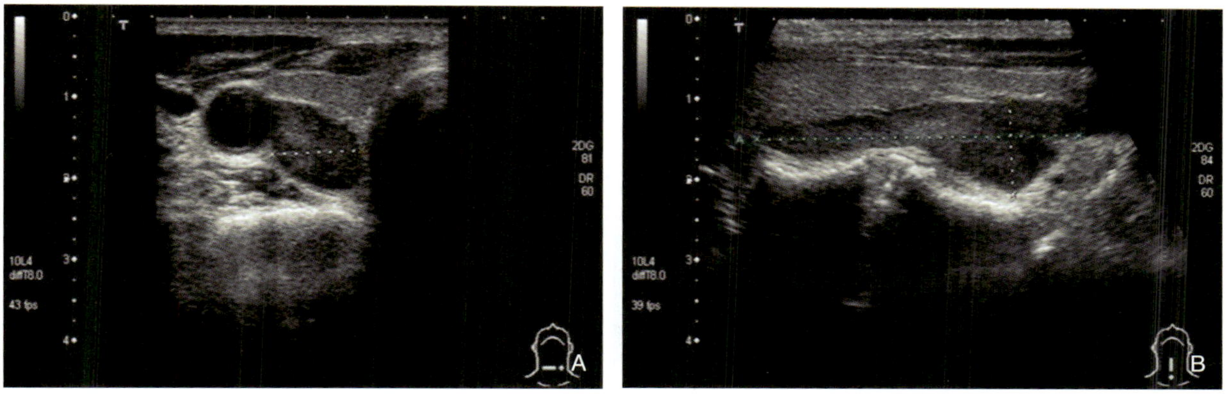

图1-2-4　甲状旁腺腺瘤。(A)短轴切面声像图；(B)长轴切面声像图。

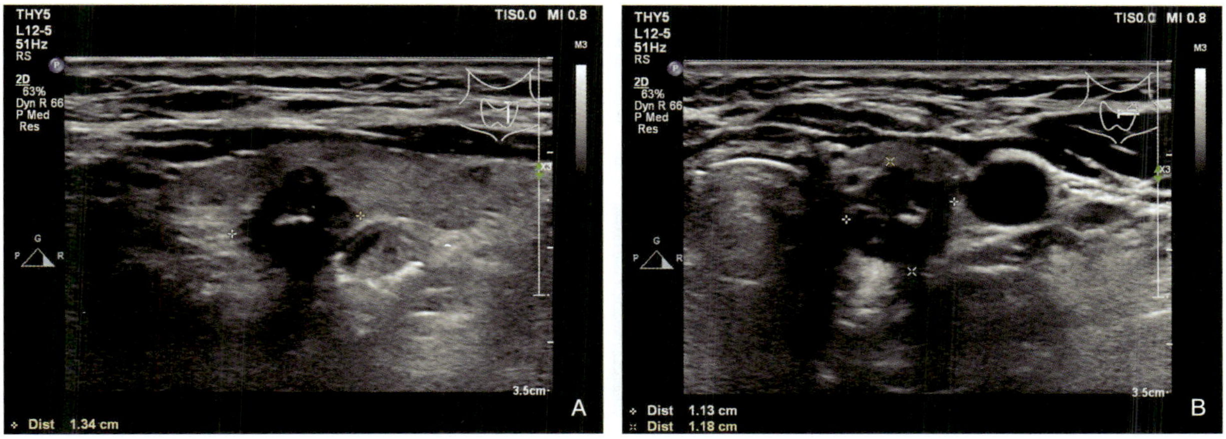

图1-2-5　甲状旁腺癌。(A)长轴切面声像图；(B)短轴切面声像图。

第 3 节　涎腺肿瘤

一、涎腺解剖

涎腺又称唾液腺，包括腮腺、颌下腺、舌下腺 3 对大涎腺和位于口腔、咽部、鼻腔、上颌窦黏膜等处的小涎腺。

腮腺是体积最大的涎腺，以面神经为界分为浅叶和深叶，浅叶呈倒立锥形，上达颧弓，下至下颌角，前至咬肌浅面，后续深叶，深叶位于下颌后窝内。约 35% 的人有副腮腺，大多数位于腮腺导管上方，副腮腺回声与腮腺一致，发生于腮腺的肿瘤也可在副腺体内（图 1-3-1）。

颌下腺为第二大涎腺。颌下腺呈椭圆形，位于下颌骨下缘及二腹肌前、后腹所围成的颌下三角内，分为深浅两部分。深部过下颌舌骨肌之间裂隙，与舌下腺后端相接，颌下腺导管起自腺体内侧，顺腺体延长部进入舌下区，沿口底黏膜深面向上、向前走行，开口于舌系带旁的舌下肉阜处（图 1-3-2）。

舌下腺是 3 对大涎腺中最小的一对。舌下腺呈扁平状或枣核状，位于口底黏膜深面、下颌舌骨肌上方的舌下间隙内。外侧为舌下腺窝，前方正中线与对侧舌下腺相邻，后方与颌下腺延长部相连。舌下腺实质回声与相邻的颌下腺相似（图 1-3-3）。

二、涎腺超声检查方法

患者取仰卧位，垫高肩部，头转向健侧，充分暴露颈面部。腮腺扫查范围上达颧弓，下至下颌，前至咬肌

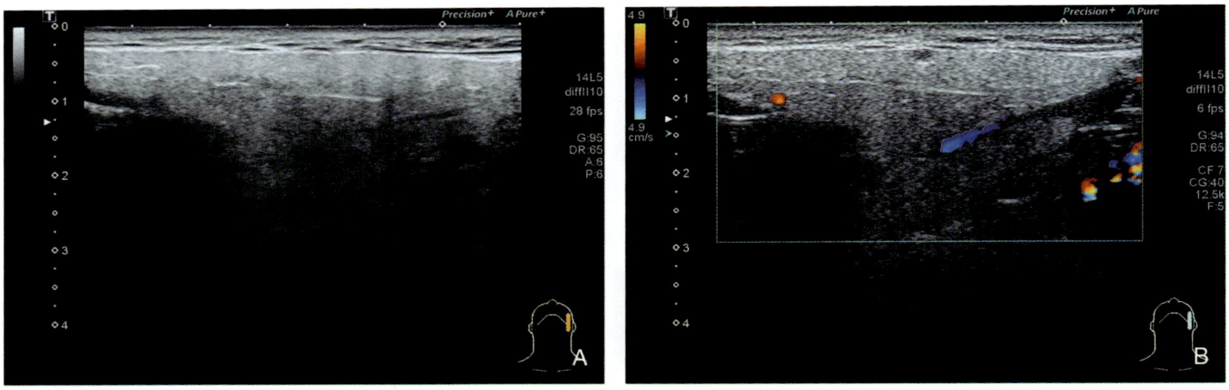

图 1-3-1　腮腺。(A)长轴切面声像图；(B)CDFI 表现。

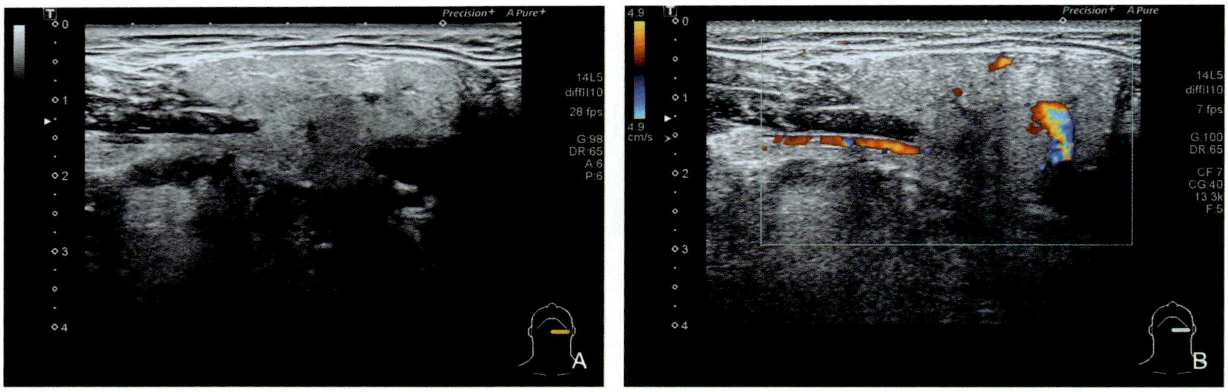

图 1-3-2　颌下腺。(A)长轴切面声像图；(B)CDFI 表现。

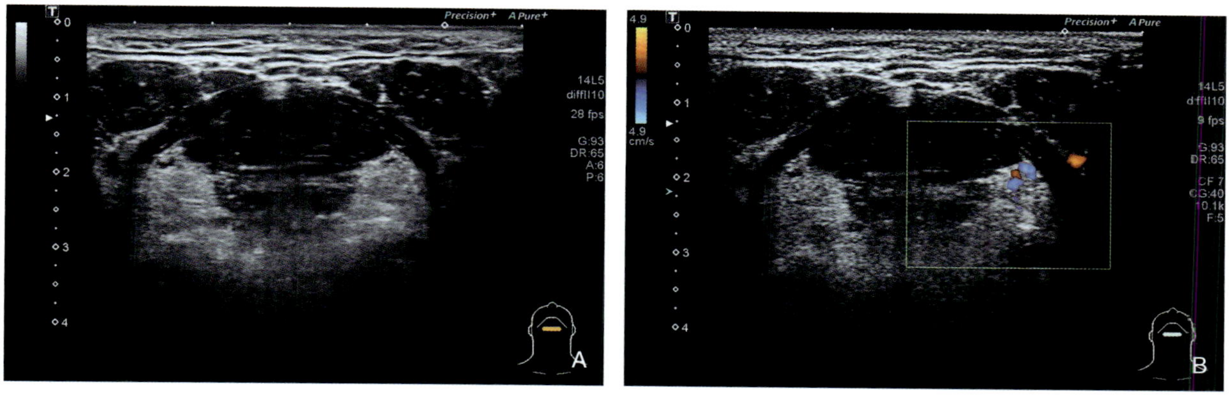

图 1-3-3　舌下腺。(A)短轴切面声像图;(B)CDFI表现。

前缘,后至胸锁乳突肌后缘,须注意副腮腺区及腮腺深叶区扫查。涎腺扫查采用横切、纵切、斜切相结合扫查,同时应与健侧对比扫查。

涎腺肿块性病变分为良性肿瘤、恶性肿瘤和慢性炎症性病变。涎腺肿瘤占头颈部肿瘤的2%~6.5%,最常见的部位是腮腺(占70%~80%),其次是颌下腺,小涎腺和舌下腺涎腺肿瘤较少见。涎腺肿瘤中恶性肿瘤约占0.3%。一般情况下,肿瘤所在唾液腺越小,恶性可能越大,如舌下腺肿瘤以恶性居多,约占90%。

三、涎腺良性肿瘤

(一)多形性腺瘤

1. 临床病理特征

多形性腺瘤又称混合瘤,是最常见的涎腺肿瘤,约占全部涎腺良性肿瘤的80%。80%的多形性腺瘤发生于腮腺,多见于中年人。大部分肿块具有完整包膜,病理上由上皮样、黏液样及软骨样组织混杂而成。临床典型表现为缓慢生长的肿块,通常为单发,多发肿块多见于术后复发者。手术切除不彻底极易引起复发,多次复发则恶变风险升高。

2. 声像图特征(图1-3-4)

肿瘤多位于腮腺浅叶,呈类圆形或分叶状,受面骨挤压时可呈不规则形,边界清晰,呈低回声,内部回声不均匀,内可见无回声区。CDFI显示大部分肿瘤为少量或无血流信号。

3. 诊断经验分享

(1)良恶性多形性腺瘤的鉴别诊断。由于绝大多数多形性腺癌由良性多形性腺瘤恶变而来,两者超声特征相似,鉴别较困难。当出现下述征象时应怀疑恶变的可能:肿瘤边缘不规则,内部出现钙化,血流信号丰富;短期生长加快,伴有疼痛或面神经麻痹症状,颈部出现异常肿大淋巴结。

(2)多形性腺瘤与腺淋巴瘤的鉴别诊断。两者是涎腺最常见的两大良性肿瘤,均多见于腮腺,前者多为单发,中年人发病为主,后者多为老年男性发病,常表现为双侧多发。声像图上,两者均为低回声,但腺淋巴瘤更低,近似无回声,后方回声增强更为明显,内可见"网格"状强回声,腺淋巴瘤的血流分布更丰富。

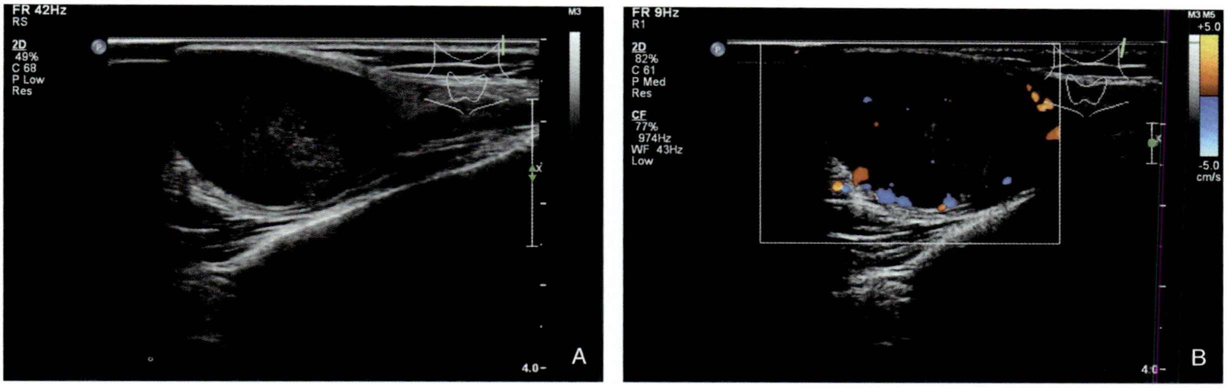

图 1-3-4　多形性腺瘤。(A)长轴切面声像图;(B)CDFI表现。

(二)腺淋巴瘤

1. 临床病理特征

腺淋巴瘤又称Warthin瘤或淋巴乳头状囊腺瘤，几乎只发生于腮腺，是腮腺第二大良性肿瘤。腺淋巴瘤多见于有长期吸烟史的中老年男性，常多发，有10%~15%为双侧同时受累，极少复发或者恶变。病理成分为上皮和淋巴样组织两种，上皮组织具有分泌功能，瘤体内可见液性成分，淋巴样组织丰富，因此腺淋巴瘤易发生炎症反应。

2. 声像图特征(图1-3-5)

肿瘤多呈圆形或类圆形，边界清晰，包膜完整，发生炎症反应时可表现为边界不清，内部回声多表现为低回声，部分近似于无回声，回声不均匀，可见高回声，纤细分隔呈“网格”状，后方回声增强。CDFI显示血流信号丰富，血流分布与淋巴结相似，呈门样血流。PW多呈高速低阻型。

3. 诊断经验分享

腺淋巴瘤反复炎症反应表现为边界不清时，需与恶性肿瘤相鉴别，腺淋巴瘤病史较长，肿瘤时大时小，质地较软，无面神经侵犯症状。

(三)基底细胞瘤

1. 临床病理特征

基底细胞瘤占涎腺上皮性肿瘤的1%~3%，主要发生于腮腺。肿瘤较小，直径多为1~3cm，边界清晰，包膜完整。镜下肿瘤细胞形态较一致，呈基底细胞样改变。

2. 声像图特征(图1-3-6)

肿瘤表现为实性，形态规则，呈圆形或类圆形，边界清晰，内部呈低回声，回声均匀，可见无回声区，后方回声增强。CDFI显示实质内可见点线状血流信号。

3. 诊断经验分享

基底细胞瘤与多形性腺瘤相比，一般尺寸较小，多小于3cm，内部回声更均匀，更易出现无回声区，后方回声增强，血流信号更丰富。

(四)血管瘤

1. 临床病理特征

血管瘤是涎腺最常见的间叶肿瘤，也是婴幼儿腮腺区最常见的良性肿瘤，由生长于涎腺导管和腺泡之间相互交织的薄壁毛细血管构成。病理学分为毛细血管瘤、海绵状血管瘤和蔓状血管瘤。临床表现为质软包块，可自然消退。临床分型为弥漫型和团块型，弥漫

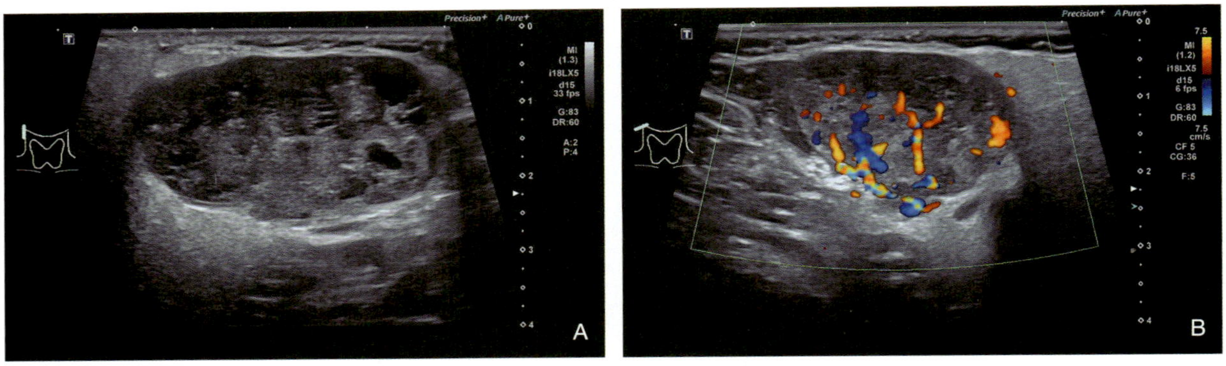

图1-3-5 腺淋巴瘤。(A)长轴切面声像图；(B)CDFI表现。

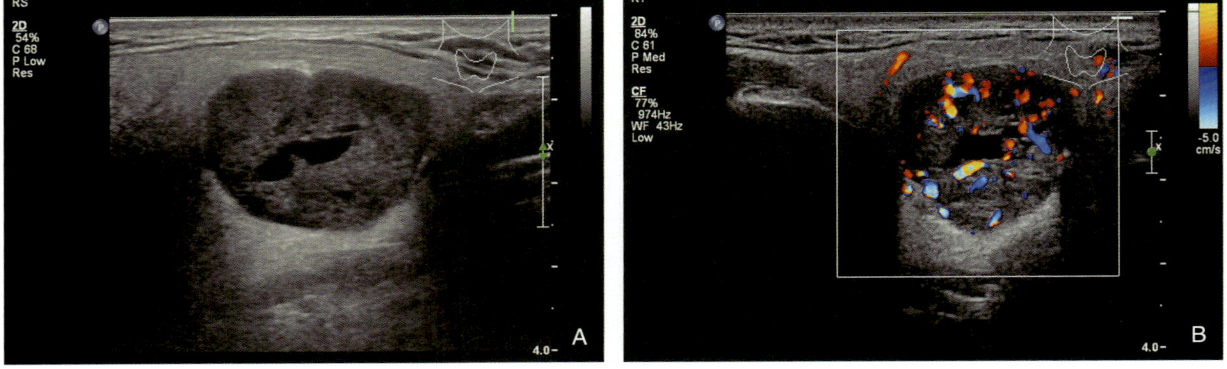

图1-3-6 基底细胞瘤。(A)长轴切面声像图；(B)CDFI表现。

型病变范围广，常累及整个腺体，无明显包膜；团块型多为单发，病变局限。

2. 声像图特征（图1-3-7）

弥漫型血管瘤超声表现为弥漫分布的低回声区，形态不规则。团块型血管瘤超声表现为单发低回声区，周边可见带状高回声。两者内部回声表现与肿瘤病理类型相关：毛细血管瘤常表现为实性不均质低回声，内可见条状高回声；海绵状、蔓状血管瘤表现为混合低回声，内可见大量管状、圆形无回声区。蔓状血管瘤无回声区内可见血管搏动及点线状血流信号，血管瘤内可见静脉石，呈强回声伴后方声影。CDFI显示内部及边缘均可见较丰富的血流信号。

3.诊断经验分享

涎腺血管瘤多见于10岁以下婴幼儿，质地柔软，血流信号丰富。

（五）IgG4相关唾液腺炎

1.临床病理特征

IgG4相关性疾病是一种新近认识的自身免疫性疾病，可累及全身各个器官。当累及唾液腺时，称为IgG4相关唾液腺炎，其中颌下腺最为常见，临床表现为颌下腺对称性、无痛性肿大，临床症状为口干，病理表现为大量淋巴细胞和浆细胞浸润。血液学检测显示血清IgG4水平升高，糖皮质激素治疗是一线治疗方案。

2. 声像图特征（图1-3-8）

双侧颌下腺形态饱满、增大，实质回声减低、增粗，

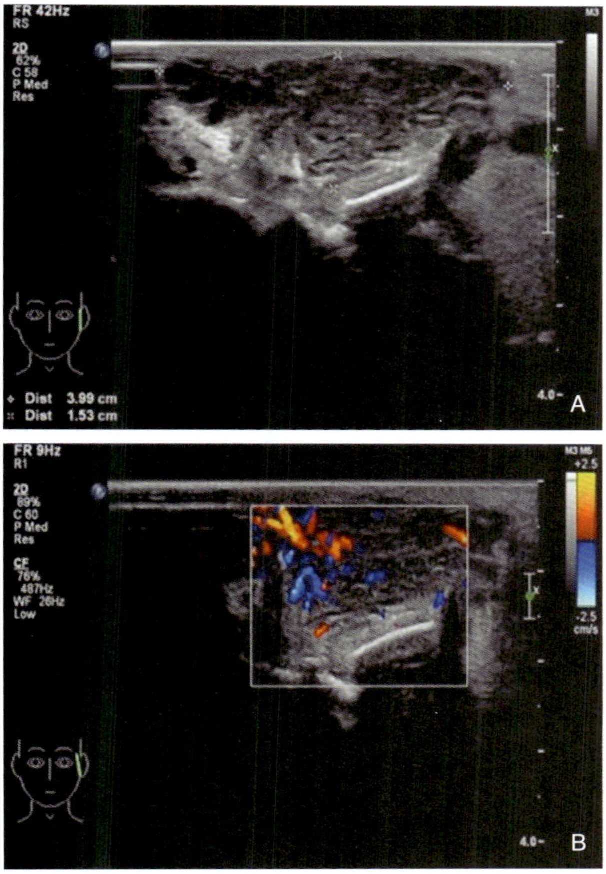

图1-3-7　血管瘤。（A）长轴切面声像图；（B）CDFI表现。

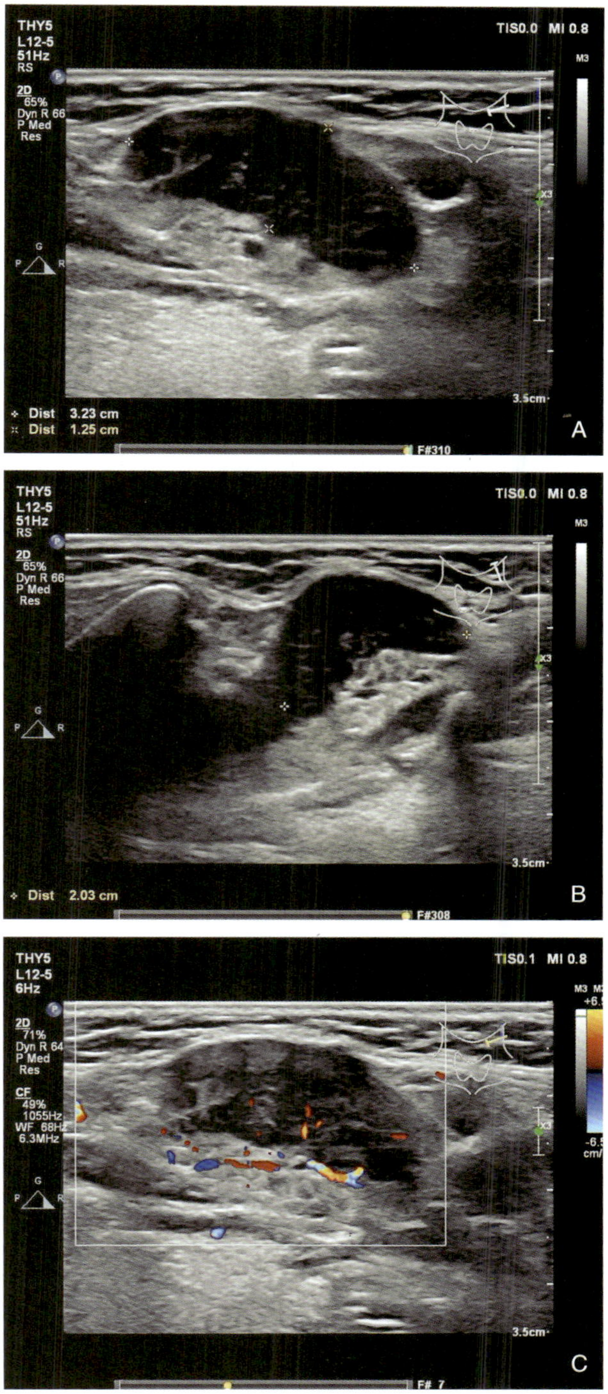

图1-3-8　IgG4相关唾液腺炎。（A）长轴切面声像图；（B）短轴切面声像图；（C）CDFI表现。

呈“网格”状分布，可见实性低回声区，呈片状，边界不清，形态不规则。CDFI显示颌下腺血流信号较丰富。

3.诊断经验分享

IgG4相关唾液腺炎表现为增大腺体内部由淋巴细胞和浆细胞浸润形成的假结节，需要与肿瘤性病变尤其是淋巴瘤相鉴别。IgG4相关唾液腺炎是IgG4相关性疾病一个表现，全身超声检查可见多脏器受累，但局限于腺体，尤其是胰腺最常见，表现为自身免疫性胰腺炎，伴血清IgG4升高，用糖皮质激素治疗有效。

四、涎腺恶性肿瘤

(一)黏液表皮样癌

1.临床病理特征

黏液表皮样癌是涎腺最常见的恶性肿瘤，约占涎腺恶性肿瘤的1/3，可发生于儿童和成年人，好发于腮腺和腭部小涎腺，其次为颌下腺。临床上常表现为无痛性肿块，病理上由黏液细胞、表皮样细胞和透明细胞组成，形成囊性和实体型。根据表皮样细胞与黏液细胞的比例不同，分为低、中、高3个级别。

2.声像图特征(图1-3-9和图1-3-10)

高级别黏液表皮样癌表现为实性，边界不清，形态不规则，内部呈低回声，回声分布不均匀。CDFI显示瘤体内血流信号较丰富。颈部可见局部转移性淋巴结。

低级别黏液表皮样癌超声表现类似于良性肿瘤，多表现为边界清晰，内部回声较均匀，内可见液性区，透声较差，后方回声增强。很少见局部转移性淋巴结。部分低级别黏液表皮样癌仅表现为腮腺区充满黏液的囊腔。

3.诊断经验分享

低级别黏液表皮样癌与良性肿瘤表现相似，当肿瘤内出现黏液成分时，需注意黏液表皮样癌的可能。

(二)腺样囊性癌

1.临床病理特征

腺样囊性癌是涎腺第二常见的恶性肿瘤，约占涎腺肿瘤的1/4，主要累及腮腺，其次为颌下腺，早期生长较缓慢，局部侵袭性强，具有嗜神经生长的倾向，远处转移率高，但局部淋巴结转移较少。病理上可见无包膜、浸润性生长、双向分化、筛状结构、腔内分泌物、神经侵犯等。

2.声像图特征(图1-3-11)

声像图表现为腺体内单发低回声肿物，早期可表现为形态规则，边界清晰，随着肿瘤侵犯，表现为形态不规则，边界不清，内部回声不均匀，可见小液性区，后方回声衰减。CDFI可见少量血流信号。

3.诊断经验分享

早期腺样囊性癌生长缓慢，临床症状隐匿，超声特征及临床表现与多形性腺瘤相似，超声造影可对两者鉴别诊断提供帮助。腺样囊性癌表现为快进，增强后

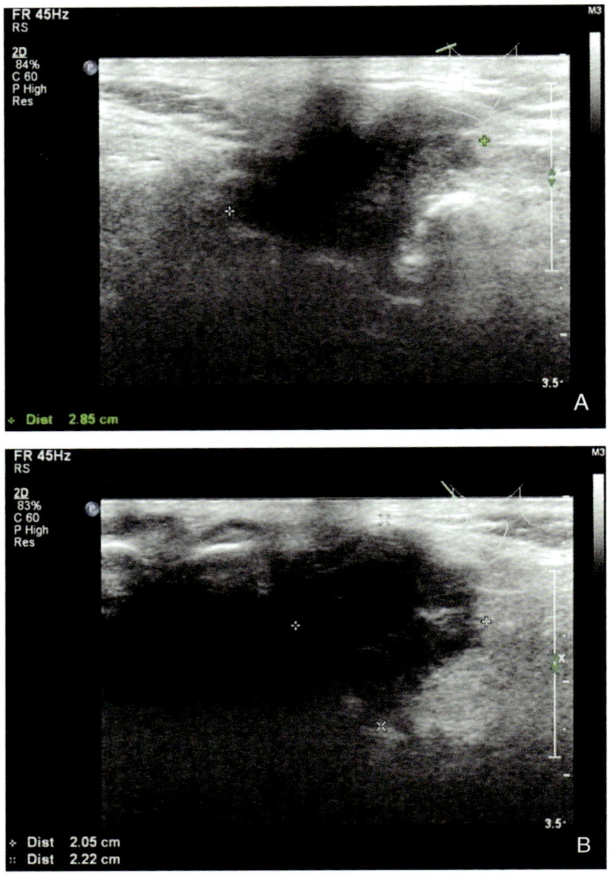

图1-3-9 高级别黏液表皮样癌。(A)短轴切面声像图；(B)长轴切面声像图。

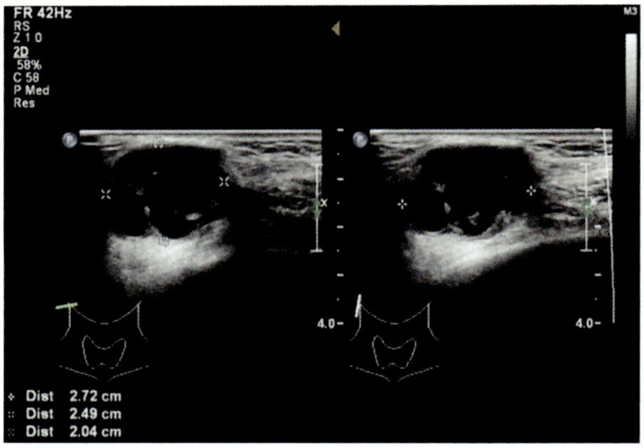

图1-3-10 低级别黏液表皮样癌声像图。

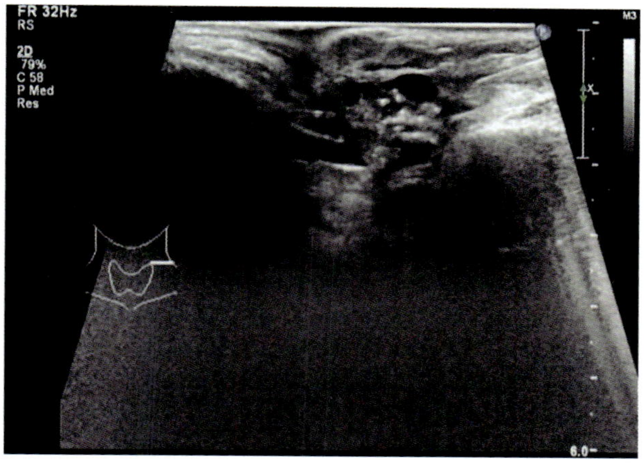

图 1-3-11 腺样囊性癌短轴切面声像图。

边界不清,病灶范围扩大,而多形性腺瘤多表现为慢进,增强后边界清晰,病灶范围无扩大。

(三)多形性腺癌

1. 临床病理特征

90% 的多形性腺癌由良性多形性腺瘤恶变而来,约占涎腺恶性肿瘤的10%,好发于中老年人。临床表现为长期存在的无痛性肿块近期快速生长,或者良性多形性腺瘤挖除后反复复发,肿瘤迅速增大。病理上可见良性和恶性成分交错。

2. 声像图特征(图 1-3-12)

腺体内有实性低回声肿物,形态多样,规则或不规则,边界欠清或不清,内部回声不均匀,部分肿瘤内可出现点状或块状强回声钙化。CDFI 显示血流信号较良性多形性腺瘤丰富。

3. 诊断经验分享

见多形性腺瘤。

(四)涎腺导管癌

1. 临床病理特征

涎腺导管癌是发生于涎腺导管上皮的高度恶性肿瘤,占涎腺恶性肿瘤的 1%~3%,主要发生于腮腺,多见于中老年男性。肿瘤生长速度快,侵袭性强,临床主要表现为涎腺部位进行性增大的质硬肿块,固定,可伴疼痛和面神经麻痹症状,易发生局部淋巴结转移。最具特征性的病理学特征是肿瘤中心粉刺样坏死及肿瘤向周围组织浸润,沙粒体较常见。

2. 声像图特征(图 1-3-13)

腺体内实性低回声肿物,边界不清,形态不规则或呈分叶状,内部回声不均匀,可见无回声区及小钙化。CDFI 显示血流信号较丰富。

3. 诊断经验分享

在涎腺肿瘤良恶性鉴别中,病灶的大小、数目、纵横比、囊性变、内部回声、后方回声均无统计学差异,而边界不清和内部钙化是敏感性较低但特异性较高的指标,而涎腺导管癌超声多表现为边界不清,内部可见钙化。

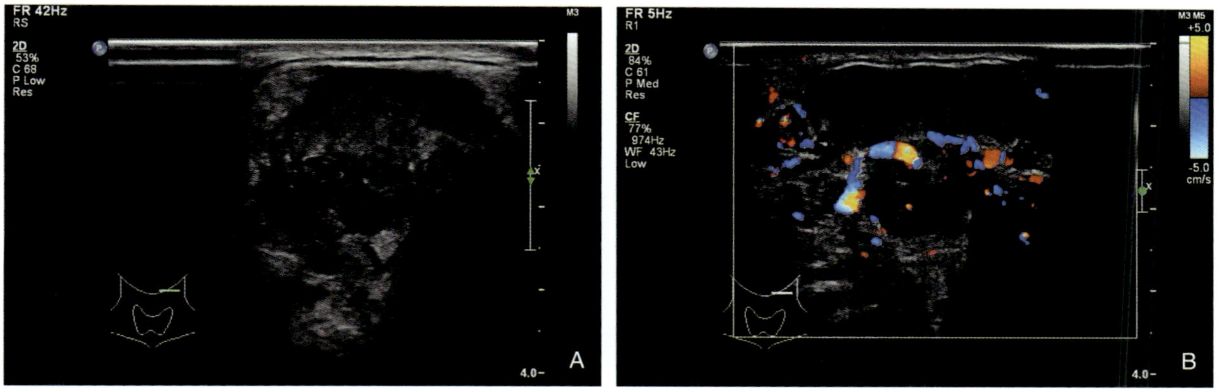

图 1-3-12 多形性腺癌。(A)短轴切面声像图;(B)CDFI 表现。

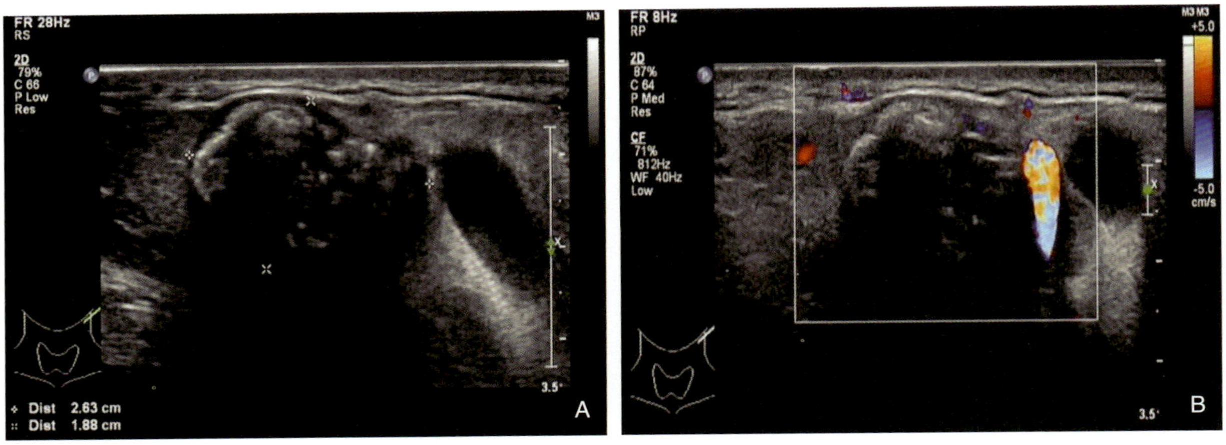

图1-3-13 涎腺导管癌。(A)长轴切面声像图;(B)CDFI表现。

第4节 非甲状腺非涎腺肿瘤

颈部肿块一般可以分为三类,即先天性、炎症性和肿瘤性。先天性包括鳃裂囊肿、甲状舌管囊肿等;炎症性包括淋巴结核、不同类型淋巴结炎、软组织脓肿等;常见肿瘤性病变包括甲状腺肿瘤、涎腺肿瘤、颈动脉体瘤、神经源性肿瘤、脂肪瘤、血管瘤、淋巴瘤、转移瘤、其他软组织肿瘤等。本节主要阐述先天性病变及非甲状腺非涎腺来源的肿瘤性病变。

一、颈部解剖及分区

颈部连接头部、胸部与上肢,分为前方的固有颈部及后方的项部,两者以双侧斜方肌前缘为界。固有颈部又以双侧胸锁乳突肌前缘及后缘为界,分为颈前区、胸锁乳突肌区及颈后三角(也称颈外侧区),后两者合称颈侧区。其中,颈前区以舌骨为界分为舌骨上区及舌骨下区;颈后三角以肩胛舌骨肌为标志分为上方的枕三角及下方的锁骨上三角。

胸锁乳突肌及肩胛舌骨肌是颈部重要的肌性超声解剖标志。胸锁乳突肌起于胸骨柄及锁骨上缘前1/3,止于乳突,超声扫查可见肌束自后上至前下逐渐宽大。肩胛舌骨肌在其深面,为细长带状肌束,连接内上方的舌骨和外下的锁骨,在颈部淋巴结分区中有重要作用。

颈部动脉主要包括颈总动脉、颈外动脉、颈内动脉。颈部静脉分为深静脉和浅静脉,深静脉即颈内静脉,浅静脉包括颈外静脉及颈前静脉。颈动脉鞘位于胸锁乳突肌深面,包括颈总动脉、颈内动脉、颈内静脉、迷走神经及周围结缔组织。其中颈内静脉位于前外侧,颈动脉位于后内侧,迷走神经位于两者的中间后方,颈总动脉分为颈内和颈外动脉,颈外动脉位于颈内动脉的内侧,上行中依次发出甲状腺上动脉、舌动脉、面动脉等,颈内动脉在颈部无分支。喉返神经属于迷走神经分支,走行于甲状腺后方的气管-食管沟,与甲状腺关系密切。

颈部淋巴结分布广泛,数目较多,分为颈深及颈浅淋巴结。由于颈部可疑转移性淋巴结分区与颈部淋巴结清扫范围直接相关,因此超声检查需要定位可疑淋巴结分区。目前,多采用美国耳鼻咽喉头颈外科学会的颈部淋巴结分区法,分为Ⅰ~Ⅶ区,具体如下:

Ⅰ区:颏下和下颌下区。

Ⅱ区:颈内静脉淋巴结上区,前界为胸骨舌骨肌侧缘,后界为胸锁乳突肌后缘上1/3;上界为颅底,下界平舌骨下缘。

Ⅲ区:颈内静脉淋巴结中区,为Ⅱ区向下延续,前界为胸骨舌骨肌侧缘,后界为胸锁乳突肌后缘中1/3;上界平舌骨下缘,下界平肩胛舌骨肌与颈内静脉交叉水平。

Ⅳ区:颈内静脉淋巴结下区,为Ⅲ区向下延续,后界为胸锁乳突肌后缘下1/3;上界平肩胛舌骨肌与颈内静脉交叉水平,下界为锁骨上缘。

Ⅴ区:颈后三角区和锁骨上区,前界为胸锁乳突肌后缘，后界为斜方肌前缘，下界为锁骨。

Ⅵ区：颈前区，上界为舌骨，下界为胸骨上窝，两侧为颈总动脉内侧缘。

Ⅶ区：上纵隔区，位于胸骨上窝至主动脉弓上缘。

二、扫查方法

颈部超声检查一般患者为平卧位，头部后仰，稍偏向肿物对侧。检查前应嘱患者摘去颈部饰物，充分暴露颈部。检查一般使用高频探头，现一般常见频率为12MHz、14MHz或18MHz，如肿块过大或过深，应结合使用低频探头。灰阶增益调节以正常血管内呈无回声为基准，焦点调至肿块深度。彩色增益调至最大灵敏度而不产生噪声。

灰阶超声主要观察肿块的大小、形态、边界、内部回声、后方回声及与周围组织的关系。CDFI主要观察肿块内部及周边血流情况，包括血流信号强度、分布方式等。PW用来测量肿块内血流各项指标（如RI、PI、PSV等），检查过程中应尽量缩小血管与声束的夹角。

三、扫查要点

检查时注意横切与纵切相结合，多角度观察肿块。必要时可采用吞咽（如判断肿物是否来自舌骨或甲状腺，是否与周围组织粘连）、探头加压（囊性肿物加压容易变形，部分囊性肿物如皮样囊肿或颈部脓肿加压后可见流动感；血管瘤加压后马上抬起可观察到不同方向的血流信号，为其特征性表现）、深呼吸等来辅助观察肿物质地及与周围组织的关系。检查时尤其要注意与对侧正常组织对照观察。

四、颈部常见肿瘤

（一）甲状舌管囊肿

1.临床病理特征

甲状舌管囊肿为先天性囊肿，是由于胚胎期甲状舌管未完全闭合，其内残余上皮组织分泌物及细胞碎屑积聚形成囊性肿物，囊肿内壁为复层鳞状上皮或柱状上皮。儿童及成人均可见，是颈前部正中线处最常见的良性肿物。甲状舌管囊肿多位于舌骨周围，与舌骨关系密切，可随吞咽上下移动。其质地软，生长缓慢，可继发感染，可形成甲状舌管瘘。

2.声像图特征（图1-4-1）

声像图多表现为舌骨周围的囊性肿物，边界清晰，形态可呈圆形、椭圆形或不规则形，多数壁薄，透声好，后方回声增强，部分内部可见分隔。若合并感染，可见囊肿内部透声差，呈密集点状回声，囊壁及分隔增厚、不光滑，CDFI可见少许血流信号。

3.诊断经验分享

虽然甲状舌管囊肿多位于舌骨周围，但可生长于中线处自口底至胸骨切迹的任何位置。甲状舌管囊肿也可癌变，因与甲状腺同源，恶性肿物病理类型最常见的也为乳头状癌。

（二）鳃裂囊肿

1.临床病理特征

鳃裂囊肿是由于胚胎发育过程中鳃裂与鳃弓未融合而形成的先天性囊肿，囊壁厚薄不一，内层为复层鳞状上皮或假复层纤毛柱状上皮，含有淋巴组织。常为单侧无痛性肿块，质地软，生长缓慢，可继发感染、破溃，不愈合者可形成鳃裂瘘。鳃裂囊肿可恶变为鳃裂

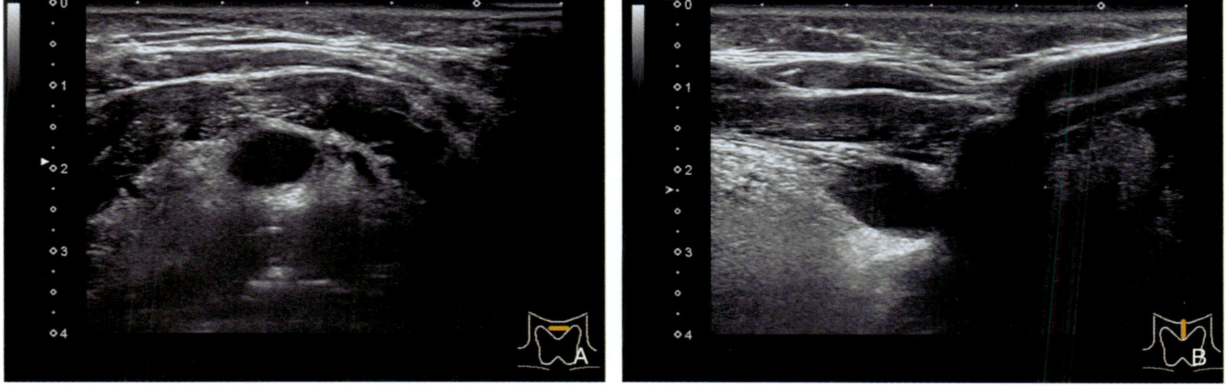

图1-4-1 甲状舌管囊肿。(A)短轴切面声像图；(B)长轴切面声像图。

癌，但概率极低，多为鳞癌。

根据不同鳃裂来源，鳃裂囊肿位置也不同。位于腮腺区和下颌角以上者，来自第一鳃裂；位于颈中上部者，来自第二鳃裂；位于颈根部者，来自第三、四鳃裂。来自第二鳃裂者最常见，其次为第一鳃裂，而第三、四鳃裂罕见。第二鳃裂囊肿多位于颌下腺下后方、颈动脉前方、胸锁乳突肌前缘的舌骨水平或其上下。

2.声像图特征(图1-4-2)

鳃裂囊肿常为单发，多呈椭圆形，也可为不规则形，边界清晰，多数壁薄，后方回声增强。内部回声与囊壁构成有关，多数呈无回声，透声好，部分也可见散在点状回声。继发炎症时壁增厚，内部透声差，甚至可见少量实性低回声。

3.诊断经验分享

鳃裂囊肿继发感染时内部透声较差，类似实性低回声，但探头加压后可见流动感或点状回声上下翻腾，可避免误诊为实性肿块。鳃裂囊肿较大时会向后挤压颈动脉鞘，而发生于迷走神经的神经鞘瘤多向前挤压颈动脉鞘。

(三)颈动脉体瘤

1.临床病理特征

颈动脉体瘤是最常见的头颈部副神经节瘤，起源于颈动脉分叉处的颈动脉体，好发于30~40岁，多为良性肿瘤，少数有恶变可能。目前病因不明，一般认为与慢性缺氧有关，缺氧导致体内血液成分改变，刺激颈动脉体，致其代偿性增生，最终形成肿瘤。患者常因颈部无痛性肿块就诊，肿物按压有搏动感，可闻及血管杂音，触诊左右可移动，上下不易推动。该疾病多生长缓慢，发生恶变或瘤体内出血时，短期内可迅速增大，出现压迫症状，症状与被压迫位置相关。如压迫颈总或颈内动脉出现头晕，压迫喉返神经可出现声音嘶哑、呛咳等症状。

2.声像图特征(图1-4-3)

颈动脉体瘤的典型特征是颈动脉分叉处夹角增宽，位于分叉处可见圆形、椭圆形或分叶状低回声肿物，边界清晰，具有完整包膜，内部回声常不均匀，部分内可见低回声及无回声区，肿物可紧贴或包绕颈动脉分叉部或部分包绕颈内、颈外动脉。肿物内多可见较丰富的血流信号，频谱多普勒多为高速低阻特征，其中

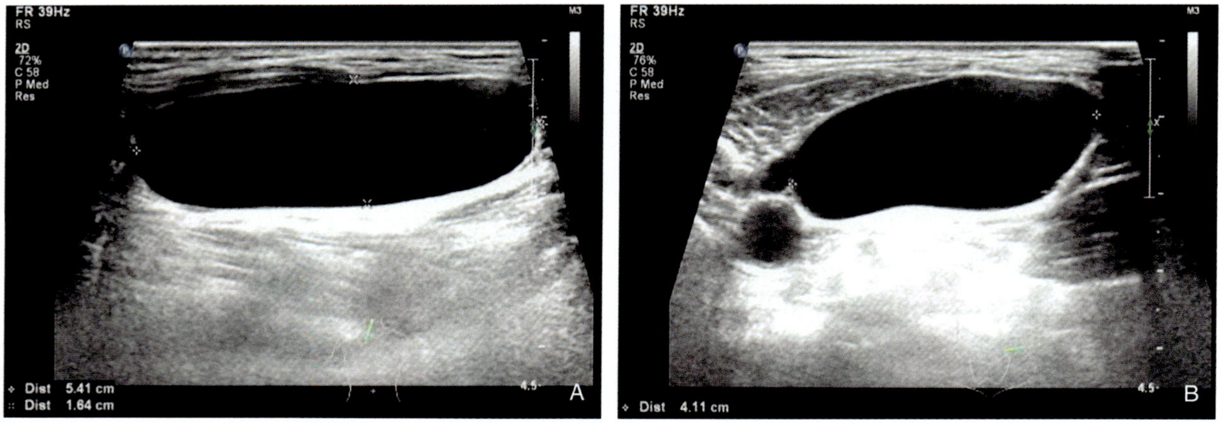

图1-4-2　鳃裂囊肿。(A)长轴切面声像图；(B)短轴切面声像图。

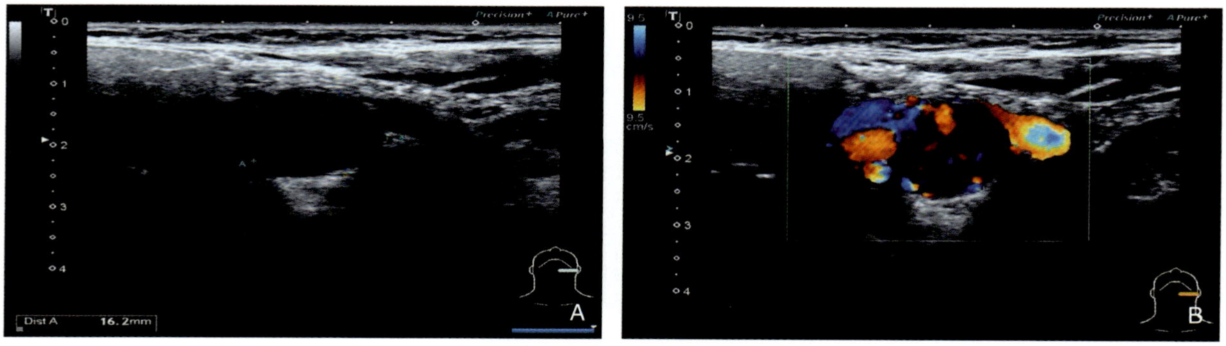

图1-4-3　颈动脉体瘤。(A)短轴切面声像图；(B)CDFI表现。

血流呈低阻表现对诊断尤为重要。

3.诊断经验分享

颈动脉体瘤向两侧推挤颈外动脉及颈内动脉，使颈外动脉向前内侧移位，颈内动脉向后外侧移位。肿瘤较大时，多位于颈总动脉分叉后外侧，推挤征象容易被忽略。而动脉鞘附近的神经鞘瘤常向前推挤颈动脉及颈内静脉，形成颈总动脉与颈内静脉分离。

(四)神经鞘瘤

1.临床病理特征

神经鞘瘤又名施万细胞瘤，是由周围神经的神经鞘所形成的肿瘤，多见于青壮年，无性别差异。神经鞘瘤一般有完整的包膜，偏心生长，压迫但不侵犯神经，常呈长圆形，长径为2~3cm，少数可达10cm以上，肿瘤常为实性，可有囊性变。患者常无自觉症状，有时可伴有疼痛及压痛。肿瘤若累及神经，可发生感觉障碍，在相应部位发生疼痛或麻木；运动障碍较少见，可在受累部位出现力量微弱。

2.声像图特征(图1-4-4)

神经鞘瘤常单发，多表现为圆形、椭圆形或纺锤形实性肿物，边界清晰，可见包膜，多为均质低回声。肿物两端可见细长神经干，形似鼠尾，称为"鼠尾"征。肿物内部回声不均匀，可见液性无回声区或强回声钙化，后方回声可有不同程度增强，血流信号较丰富。

3.诊断经验分享

神经鞘瘤多为边界清晰、有包膜的低回声实性肿物，其内常可见液性区及片状高回声区，为其特征性表现，血流信号比较丰富，后方回声可增强。超声检查可疑神经鞘瘤时，观察"鼠尾"征具有较高的敏感性和特异性。当瘤体增大时，易出现液化坏死、钙化、出血等改变。如果肿物边界不清，包膜不完整，短期迅速增大，应注意是否恶变。

(五)神经纤维瘤

1.临床病理特征

神经纤维瘤表现为沿周围神经分布的结节。瘤体生长于神经内膜上，沿间隙走行，浸润生长，可引起神经肿大，但不破坏神经纤维，多见于成人。神经纤维瘤可单发或多发，单发多见于上颈段神经分布区域，主要表现为皮下圆形或梭形结节，质地坚韧，可移动，局部可出现疼痛，加压后可引起相应神经分布区的麻木感及传导痛。多发者称为神经纤维瘤病，属于常染色体显性遗传性疾病。表现为皮下无痛性结节，超声下可见多发实性结节呈串珠样沿神经分布，伴皮肤色素沉着，称"牛奶咖啡斑"。

2.声像图特征(图1-4-5)

单发神经纤维瘤表现为大小不一的圆形或梭形低回声肿物，边界不清，无包膜，呈浸润性生长，与周围组织分界不清；发生出血或囊性变时，内可见液性区。神经纤维瘤典型表现为梭形低回声实性肿块，中心可见神经通过，近端及远端逐渐变细，呈"鼠尾征"。CDFI显示血流信号不丰富，可见点条状血流，频谱多普勒多呈高阻型改变。多发病变超声表现为沿神经干分布的多发低回声结节，结节间由增粗扭曲的神经相连，呈"蠕虫"状。CDFI显示血流信号稍丰富。

3.诊断经验分享

神经纤维瘤无包膜，呈中心性生长，可见神经穿过肿瘤为其特征性表现，但肿物较大时，此特征不明显。与神经鞘瘤相比，神经纤维瘤少见液性区，后方回声多不增强，血流稀少。"鼠尾"征常提示肿物与神经组织关

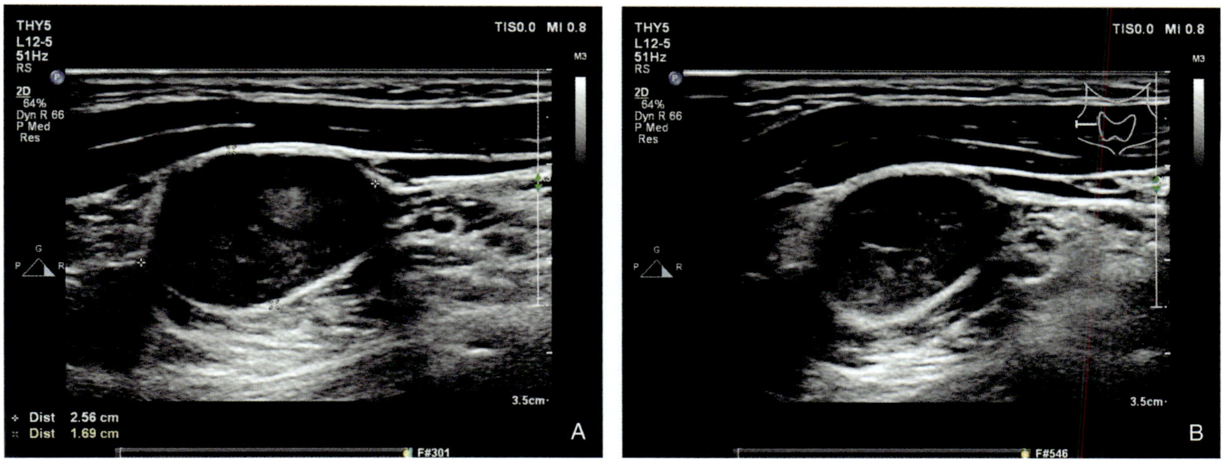

图1-4-4　神经鞘瘤。(A)长轴切面声像图；(B)短轴切面声像图。

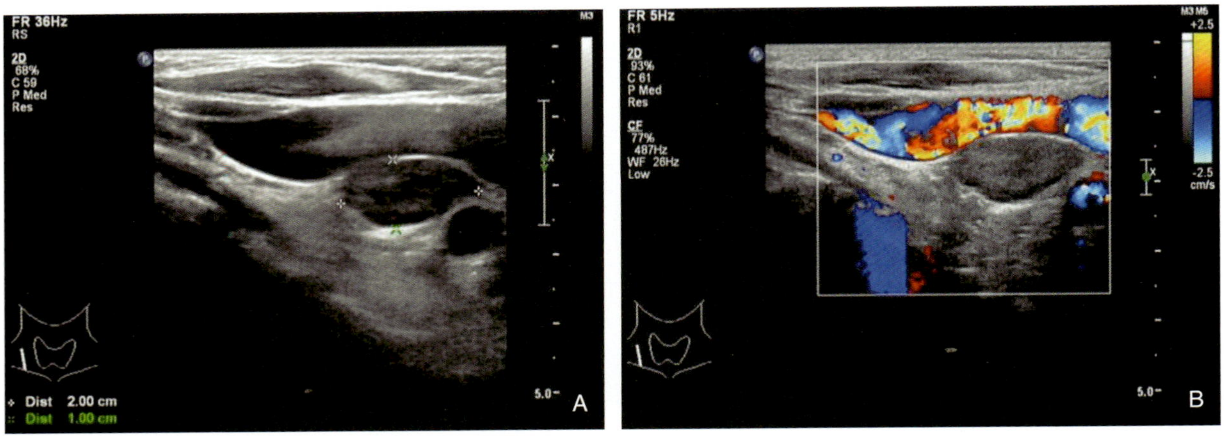

图 1-4-5 神经纤维瘤。(A)长轴切面声像图;(B)CDFI表现。

系密切,但神经纤维瘤与神经鞘瘤均可见“鼠尾”征,不能以此特征作为两者的鉴别点。

(六)淋巴管瘤

1. 临床病理特征

淋巴管瘤是淋巴管过度增生或发育畸形所形成的疾病,由内皮细胞增生的淋巴管和结缔组织共同构成,内含淋巴液、淋巴细胞或混有血液,属于良性肿瘤,常见于儿童及青少年。临床常表现为无痛性包块,质地软,有波动感,活动性好,破溃后可流出淡黄色液体。当肿瘤增大对周围组织产生压迫,或者发生出血、感染、扭转、破裂等情况时,可出现相应的伴随症状。淋巴管瘤根据临床表现及组织结构分为毛细淋巴管瘤、海绵状淋巴管瘤和囊状淋巴管瘤。

2. 声像图特征(图 1-4-6)

毛细淋巴管瘤表现并不典型,表现为皮下软组织局部边界欠清,内部可见网状细带分隔的低回声区;海绵状淋巴管瘤多表现为实性或“蜂窝”状肿块,边界清晰或欠清,形态不规则;囊状淋巴管瘤多为囊性肿物,边界清晰,囊壁薄,形状不规则,内可见多发纤细分隔,加压可见液体流动。囊液清亮时,囊内透声好;当合并感染或出血时,囊肿短时间增大,囊壁增厚、毛糙,囊内透声欠佳,可出现密细点状回声。肿物内多无血流信号或分隔及囊壁有少许血流信号。

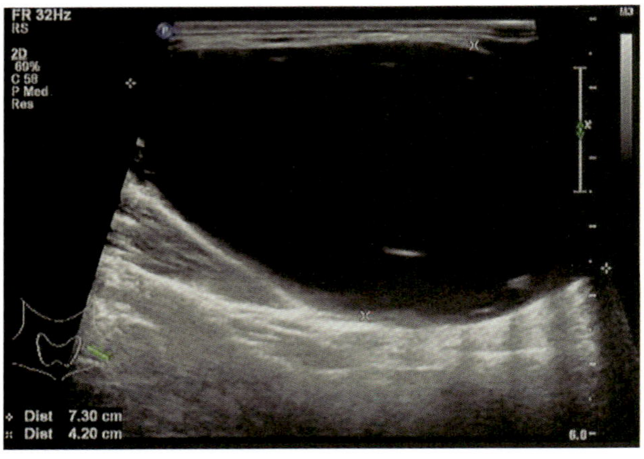

图 1-4-6 淋巴管瘤短轴切面声像图。

3. 诊断经验分享

淋巴管瘤多为皮下囊性肿物,边界欠清,形状不规则,可见多发纤细分隔,加压可见液体流动,多无血流信号,或仅分隔及囊壁可见血流信号。淋巴管瘤主要发生于儿童,多为质软有波动的囊性肿物伴有多发分隔,超声表现与血管瘤相似,但无血流信号。

(七)喉癌

1. 临床病理特征

喉癌是头颈部最常见的恶性肿瘤之一,常发生于中老年男性,长期吸烟史是危险因素。以鳞状细胞癌为主,占比为96%~98%。分为声门型、声门上型、声门下型和贯声门型喉癌4种类型。多因肿瘤侵犯声带引起声音嘶哑、低沉为首发症状就诊,易发生颈部淋巴结转移。

2. 声像图特征(图 1-4-7)

肿块多位于会厌下至环状软骨下缘之间,呈实性低回声,形态不规则,边缘不光滑,肿块周边及内部可见气体回声。

CDFI可见点线状血流信号。当肿块累及甲状软骨时,可见甲状软骨连续性中断;当肿块浸出喉侵犯喉外组织时,可见与喉外组织(如甲状腺)分界不清。

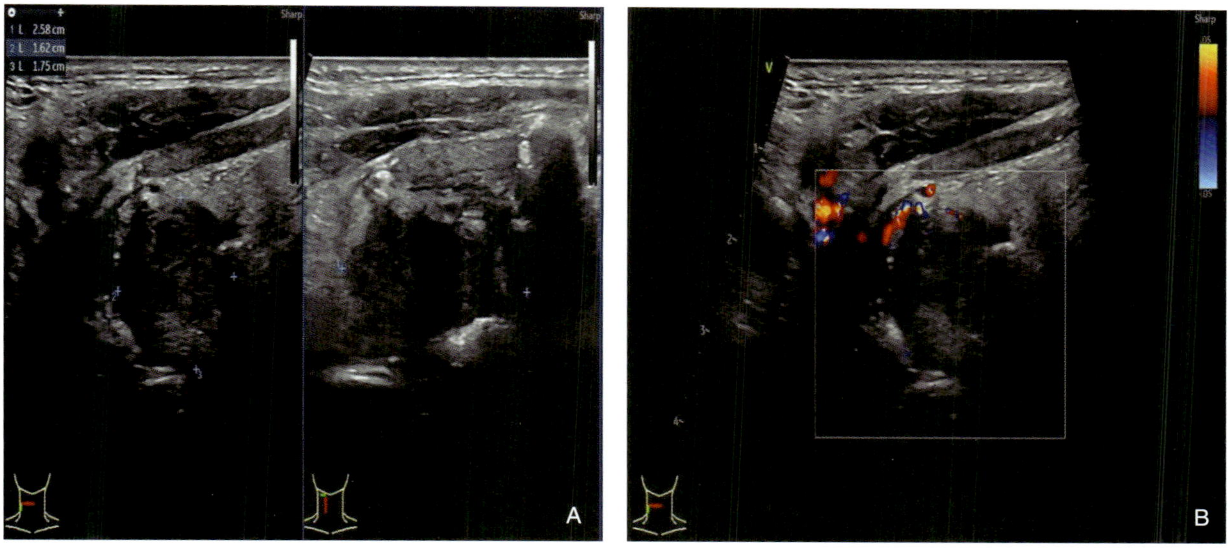

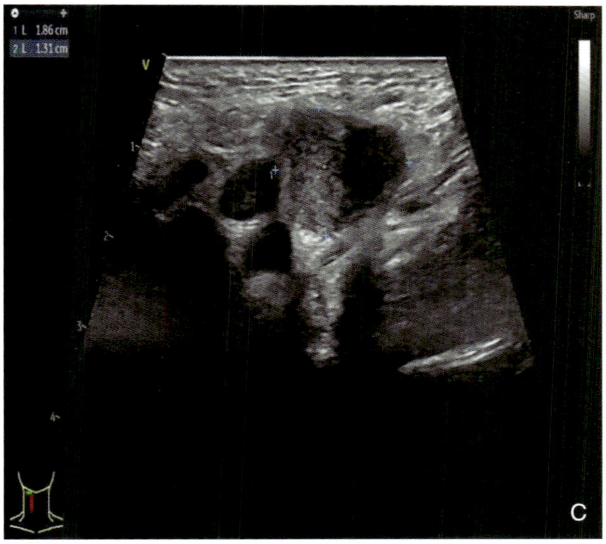

图1-4-7 喉癌。(A)声像图;(B)CDFI表现;(C)颈部转移性淋巴结。

3.诊断经验分享

喉镜、CT及MRI是喉癌诊断和评估病变范围常用的检查方法。因超声受喉内气体及甲状软骨骨化干扰,临床应用受限。但目前高频超声可较为清晰地显示喉解剖结构,可显示喉部肿块的位置、病变范围,同时可评估颈部淋巴结。但当肿块较小、甲状软骨前间角小(俗称喉结,一般男性角度较小)和甲状软骨板骨化时,会影响肿瘤显示。喉癌的颈部淋巴结转移多发生在1、2、3区。

参考文献

[1]高明.甲状腺肿瘤学[M].北京:人民卫生出版社,2018:8-347.

[2]Lloyd R, Osamura R, Kloppel G, et al. WHO classification of tumours: pathology and genetics of tumours of endocrine organs[M]. 4th ed. Lyon: IARC Press, 2017.

[3]Siegel RL, Miller KD, Wagle NS, Jemal A. Cancer statistics, 2023[J]. CA Cancer J Clin, 2023: 1-32.

[4]Lim H, Devesa SS, Sosa JA, et al. Trends in Thyroid cancer incidence and mortality in the United States, 1974-2013[J]. JAMA, 2017, 317(13): 1338-1348.

[5]Haugen BR, Alexander EK, Bible KC, et al. 2015 American thyroid association management guidelines for adult patients with thyroid nodules and differentiated thyroid cancer: The American thyroid association guidelines task force on thyroid nodules and differentiated thyroid cancer[J]. Thyroid, 2016, 26(1): 1-133.

[6]Tessler FN, Middleton WD, Grant EG. ACR thyroid imaging, reporting and data system (TI-RADS): White Paper of the ACR TI-RADS committee [J]. J Am Coll Radiol, 2017, 14(5): 587-595.

[7]Russ G, Bonnema SJ, Erdogan MF, et al. European Thyroid Association Guidelines for Ultrasound Malignancy Risk Stratification of Thyroid Nodules in Adults: The EU-TIRADS[J]. Eur Thyroid J, 2017, 6(5): 225-237.

[8]Zhou J, Yin L, Wei X, et al. 2020 Chinese guidelines for ultrasound malignancy risk stratification of thyroid nodules: the C-TIRADS[J]. Endocrine, 2020, 70(2): 256-279.

[9]Farias T, Kowalski LP, Dias F, et al. Guidelines from the Brazilian society of surgical oncology regarding indications and technical aspects of neck dissection in papillary, follicular, and medullary thyroid cancers[J]. Arch Endocrinol Metab, 2023, 67(4): e000607.

[10]Kuo TC, Wu MH, Chen KY, et al. Ultrasonographic features for differentiating follicular thyroid carcinoma and follicular adenoma [J]. Asian J Surg, 2020, 43(1): 339-346.

[11]Wells S J, Asa S L, Dralle H, et al. Revised American Thyroid Association guidelines for the management of medullary thyroid carcinoma[J]. Thyroid, 2015, 25(6): 567-610.

[12]Zhao J, Yang F, Wei X, et al. Ultrasound features value in the diagnosis and prognosis of medullary thyroid carcinoma[J]. Endocrine, 2021, 72(3): 727-734.

[13]赵静，郝伟静，毛怡然，等. 甲状腺微小髓样癌早期诊断及其侧颈部淋巴结转移的预测分析[J]. 中华普通外科杂志，2021，36(6): 416-420.

[14]郝伟静，张寰，于洋，等. 血清降钙素检测对甲状腺髓样癌诊治的临床意义及成本效益分析[J]. 中华耳鼻咽喉头颈外科杂志，2019，7(54): 506-509.

[15] Tessler F N, Middleton W D, Grant E G, et al. ACR Thyroid Imaging, Reporting and Data System (TI-RADS): White Paper of the ACR TI-RADS Committee[J]. J Am Coll Radiol, 2017, 14(5): 587-595.

[16]王晓庆，魏玺，徐勇，等. 甲状腺微小乳头状癌超声特征与颈部淋巴结跳跃性转移的相关性研究[J]. 中华肿瘤杂志，2019，5(41): 373-377.

[17]李志辉，朱精强，魏涛，等. 甲状旁腺在人体中的分布特点及临床意义(附 50 例解剖研究报告)[J]. 中国普外基础与临床杂志，2008，5(15): 311-313.

[18]Jawaid I, Rajesh S. Hyperparathyroidism (primary) NICE guideline: diagnosis, assessment, and initial management[J]. The British Journal of General Practice: the Journal of the Royal College of General Practitioners, 2020, 70(696): 362-363.

[19]Quintanilla-Dieck L, Penn EB Jr. Congenital Neck Masses[J]. Clin Perinatol, 2018, 45(4): 769-785.

[20]Ho ML. Pediatric Neck Masses: Imaging Guidelines and Recommendations[J]. Radiol Clin North Am, 2022, 60(1): 1-14.

第2章 乳腺肿瘤的超声诊断

第1节 乳腺解剖及超声检查方法

一、大体解剖

乳房位于胸大肌表面，第2~6肋间，内侧至胸骨旁线，外侧至腋中线，腋尾区可延伸至腋窝区。其构成包括皮肤、纤维组织、乳腺和脂肪组织，乳房唯一边界清晰的解剖学界面为乳房后间隙，为乳腺后方被膜与胸大肌前方深筋膜之间的区域，内有疏松结缔组织和淋巴管。

乳房表面中央区有乳头，其表面有输乳管开口，乳头周围色素较深区域为乳晕。乳晕区含有丰富的感觉神经末梢，乳晕区表面可见多个小的圆形突起，称为Montgomery结节（蒙氏结节），妊娠时尤其明显，深部含有大量皮脂腺。乳头和乳晕表面被覆角化的复层鳞状上皮，皮肤薄弱，易受损伤而发生感染。

乳房真皮下方为浅层脂肪组织，内可见Cooper悬韧带，为致密纤维组织束，由皮肤向深部与胸肌筋膜相连，对乳房起固定作用。

乳房淋巴回流：90%的乳房淋巴液引流入腋窝，少量通过胸内淋巴管和肋间后淋巴管引流到内乳淋巴结和肋间后淋巴结。

乳房的动脉血供主要来自内乳动脉和胸外侧动脉，静脉回流一般伴随动脉而行。

二、组织学解剖

组织学上成年女性乳腺由一系列分支导管和小导管组成，终止于腺泡（也称终末小导管），腺泡聚集形成小叶。一般一侧乳腺包含15~20个乳腺叶（乳段或区段），每个乳腺叶以乳头为中心呈放射样分布，各有一导管通向乳头，称为输乳管。实际上，标本中很难区分乳腺叶的界限，即外科所谓的“乳段切除术”实际上很难做到。小叶外终末导管和小叶共同构成乳腺的结构和功能单位，即终末导管小叶单位（TDLU，见图2-1-1）。一般认为，包括原位癌和浸润性癌在内的绝大多数乳腺病变起源于TDLU，仅有中央型导管内乳头状瘤是真正唯一起源于TDLU以外的导管系统病变。

（一）乳腺间质

乳腺导管和小叶分布于间质之中，由不同数量的纤维和脂肪组织构成，其纤维和脂肪组织比例因年龄和个体而有所差异，又分为小叶内间质和小叶外间质。小叶内间质疏松，富含纤维血管；小叶外间质结构致密，富含胶原纤维和脂肪细胞，两者具有明显分界。

（二）导管和小叶系统的微观解剖

被覆双层细胞结构，即内层上皮细胞层和外层肌上皮细胞层（肌上皮细胞是一种具有收缩能力的上皮细胞），肌上皮细胞的缺失与否是区分良恶性病变的主要指标之一，一般表达P63、CK5/6、Calponin、SMMHC、CD10等。基底膜围绕乳腺导管和腺泡周围，位于肌上皮细胞之外，是乳腺导管-小叶系统与周围间质的分界线。

（三）妊娠、哺乳及绝经期乳腺微观变化

妊娠期小叶数量和小叶内腺泡数量增加，小叶内外间质均减少，肌上皮细胞增大失去常态而难以辨认。哺乳期小叶腺泡富含乳汁，腺上皮细胞显著空泡化，肌上皮细胞仍不明显。哺乳期结束后，乳腺小叶复旧，逐

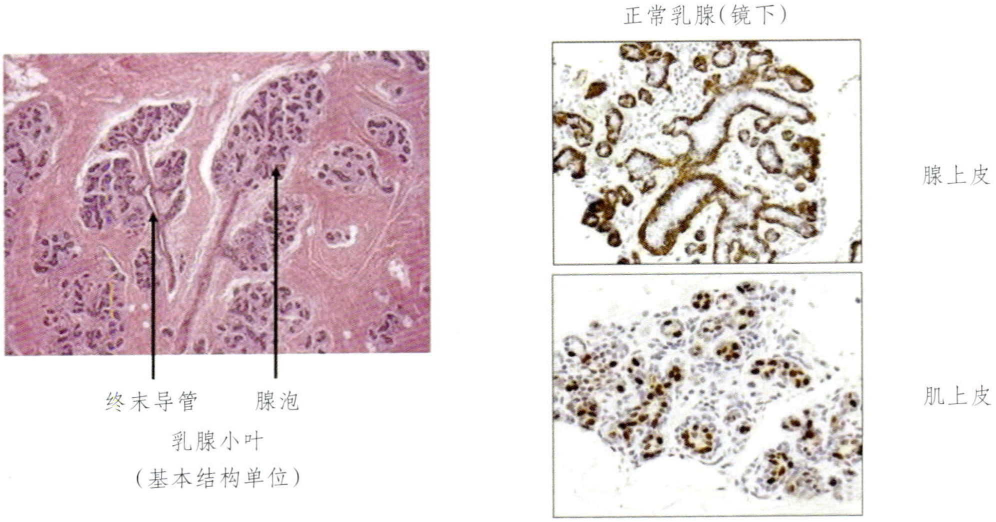

图2-1-1 TDLU(终末导管小叶单位)。

步恢复需要数月时间。绝经期女性雌激素和孕激素水平降低,TDLU呈现复旧和萎缩性变化,腺泡萎缩,特征性表现为腺体组织和胶原性间质减少,脂肪组织增多,并可见弹力纤维聚集。

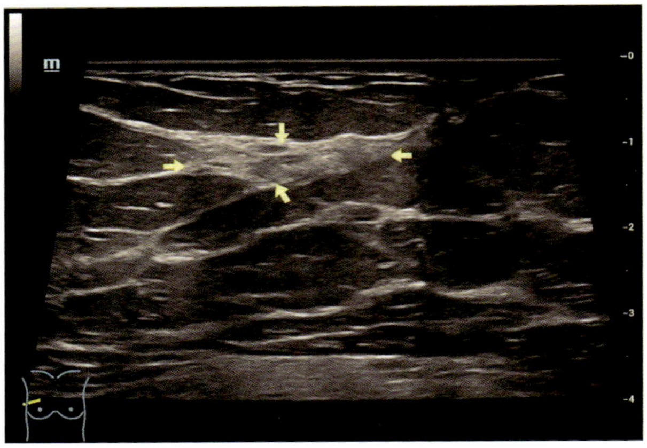

图2-1-3 均匀背景回声:脂肪为主型,箭头所示为少许腺体结构。

三、超声解剖

正常成年女性非哺乳期乳腺超声解剖:表皮、真皮、浅层脂肪组织、腺体层、乳房后间隙、胸大肌、Cooper韧带,如图2-1-2箭头所示。

乳腺背景超声分型:

- 均匀背景回声:脂肪为主型(图2-1-3)、腺体为主型(图2-1-4)。
- 不均匀背景回声(图2-1-5)。

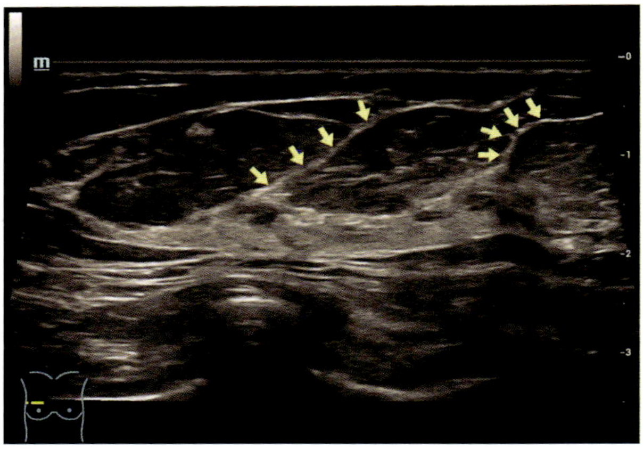

图2-1-2 正常成年女性非哺乳期乳腺超声解剖。

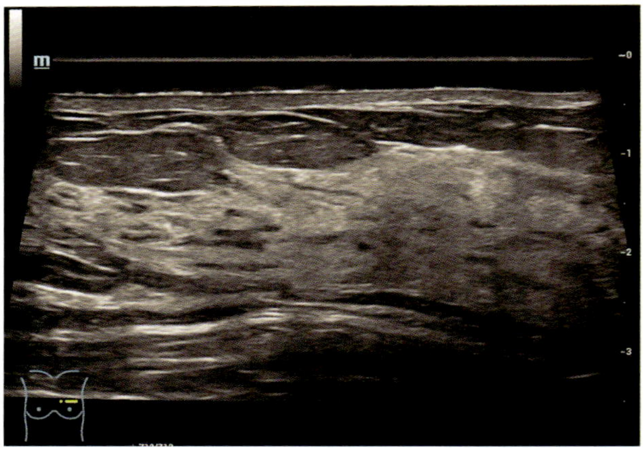

图2-1-4 均匀背景回声:腺体为主型。

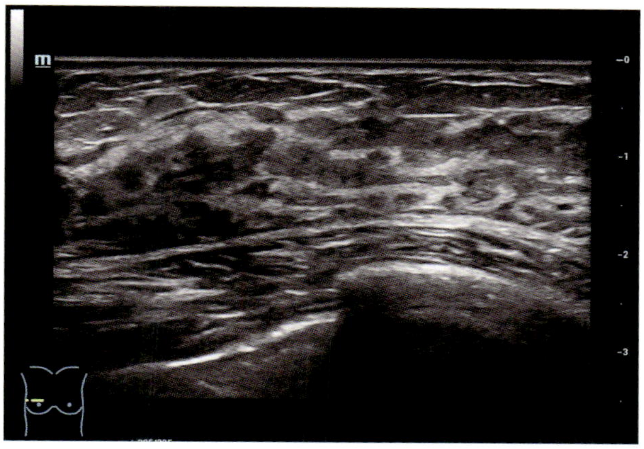

图2-1-5　腺体层呈现高回声与低回声混杂。

四、乳腺超声检查方法

乳腺超声诊断极度依赖超声图像的显示效果，清晰、完整的超声图像能为检查者或阅片者提供准确的影像信息，为临床提供更加准确的疾病预测，因此，获得良好的超声图像成为超声检查的重中之重。

（一）时间选择

乳腺超声检查一般选择月经期结束3~7天，绝经期患者无要求，触诊触及肿块者可当下选择检查。

（二）频率选择

频率一般大于7.0MHz，建议以能完整显示乳腺，并完成扫查为宜，对可疑病变应合理选择探头频率（图2-1-6），以清晰显示病变为宜。

（三）体位选择

患者一般取仰卧位，必要时根据实际情况选择侧卧位。

（四）扫查要点

扇形扫查、割草坪式扫查联合应用，探头压力适中（建议不要完全悬空探头，可以小指为支点调节探头压力）。

（五）仪器调节

不同仪器调节方法不同，以清晰显示病变为宜。CDFI显示时切忌加压，一般降低scale（5以下）、加大增益，以刚出现伪彩为宜。

（六）病变测量

肿块型病变测量最大平面长轴与短轴，然后获得与最大平面长轴垂直的短轴切面并进行测量；非肿块型病变不强调其范围的测量。

（七）病变的超声定位

象限定位：可分为外上、内上、内下、外下4个象限（图2-1-7）。钟表定位：双侧乳腺钟表定位并非镜面对称，每一侧乳腺属于独立的钟表方位。解剖层次定位：乳房解剖分表皮、真皮、浅层脂肪组织层、腺体层、乳房后间隙、胸大肌，部分病变需要分层诊断，部分患者发生在乳房皮下浅层脂肪层内的脂肪瘤并不属于乳腺肿瘤，不应进行BI-RADS分类，同时应提示病理不应诊断为乳腺脂肪瘤。

（八）诊断经验分享

影像学表现需充分结合临床，包括患者年龄（WHO以>40岁为危险年龄）、肿块活动度、硬度、有无疼痛、皮肤表面有无变化。超声描述及诊断提示需客观、严谨，建议以2013版ACR乳腺分类（其他章节具体叙述）描述方式进行，并给予相对合理的分类。

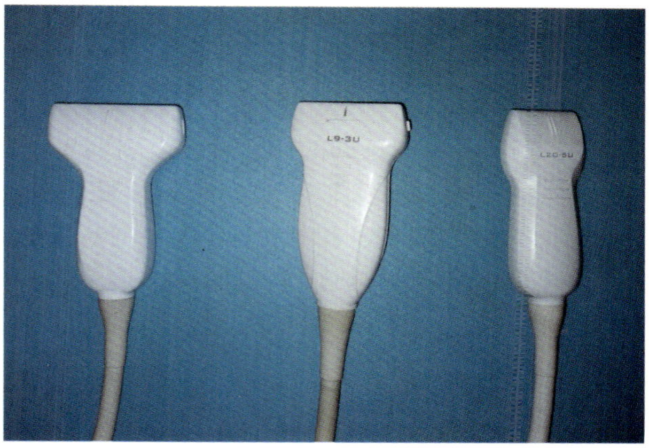

图2-1-6　不同频率的探头。

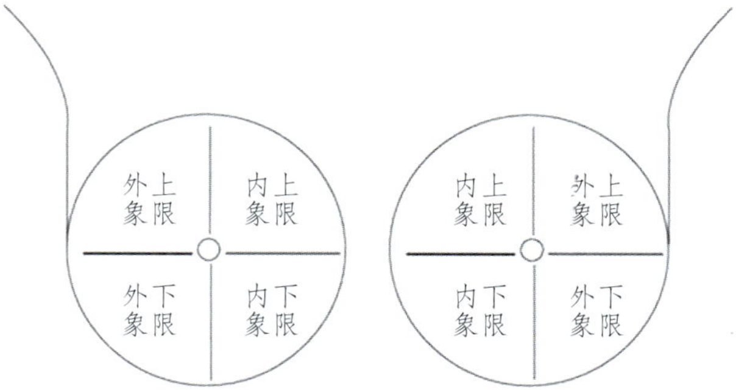

图2-1-7　乳腺病变的超声象限定位。

第2节 乳腺癌

一、导管内癌/导管内癌伴微浸润

(一)临床病理特征

导管内癌(DCIS)是一种局限于乳腺导管-小叶的上皮细胞增生性病变,细胞非典型,症状从轻微到明显,但未超出基底膜,有发展为浸润性癌的倾向(不是必然发展为浸润性癌)。微浸润性癌:微浸润性癌并不常见,通常与高级别导管内癌伴发,极少单独发生,以乳腺间质中出现单个或多个独立的显微镜下浸润灶为特征,每个病灶大小均不超过1mm。微浸润性癌最常见于高级别导管内癌,故将导管内癌与微浸润性癌合并进行介绍。

DCIS的组织病理学比较复杂,目前最流行的结构分类方法为低级别、中等级别和高级别,但并不意味着病变按照由低到高的模式发展。普遍认为低级别和高级别DCIS是两种截然不同的病变。低级别DCIS细胞比较单一,细胞核大小基本一致,核分裂少见;中等级别DCIS细胞核大小、形态和分布呈轻至中等程度的改变,可见核分裂象;高级别DCIS的细胞非典型性比较高,核分裂常见,"粉刺"样坏死常见(但不是必须存在)。

微浸润性癌最常伴发于广泛的高级别DCIS,伴有明显的导管周围慢性炎症。恶性细胞见于间质中,呈单细胞浸润,肌上皮细胞缺失,恶性细胞通常为非特殊型浸润癌。往往微浸润性癌的诊断会过度。

DCIS常可触及肿块,伴或不伴有病理性乳头溢液(溢血),可伴发乳头佩吉特病。但80%~85%的DCIS无临床症状,需进行影像学检查。微浸润性癌往往伴发于DCIS,临床表现与其比较相似。

(二)声像图特征

DCIS和微浸润性癌的超声特征相似度很高,影像学鉴别具有一定困难。

注:回顾性分析中导管内癌的最终诊断应以手术切除标本为最后结果,粗针穿刺活检往往会低估DCIS的病变浸润情况;文献资料的超声分类方法不尽相同,以肿块型和非肿块型为主,但超声对于肿块和非肿块的理解主观性较高,故所分析的数据应谨慎看待。

1.非肿块型(图2-2-1至图2-2-8)

非肿块型常见腺体结构致密、扭曲,常伴发微钙化(应以钼靶结果为准),可见局部导管扩张,且扩张导管内透声较差。CDFI可见血流信号不规则分布,较丰富。超声造影显示高增强,均匀或不均匀,增强后范围增大。

注:导管内癌是非肿块型乳腺癌的主要类型,且多数导管内癌伴有微钙化,超声敏感性较低,需要充分结合钼靶评估,并且非肿块型导管内癌的超声检查中血流信号明显增多,包括导管低回声区及导管周围区的血流信号。

2.肿块型(图2-2-9至图2-2-11)

肿块型病变形态不规则,可见微分叶、局部分叶浸出腺体表面筋膜(微浸润性癌),伴或不伴有微钙化。CDFI可见血流信号较丰富。

(三)诊断经验分享

笔者根据经验分析,CDFI对DCIS具有较大的提示意义,部分病例超声下结构显示欠佳,但血流显示往往增多且走行扭曲。对于该类疾病,CDFI的正确调节有助于诊断,Scale一般调节至5以下,探头不可加压,适当增加彩色增益,以刚出现伪彩为宜。

DCIS最主要的鉴别诊断为乳腺非特异性炎,包括肉芽肿性小叶炎及导管扩张症。肉芽肿性小叶炎发病年龄一般为25~40岁的产后期,且一般发病较急,多伴有疼痛,皮下浅层脂肪组织多伴有炎性改变,钼靶一般很少见微钙化,DCIS常见微钙化(图2-2-12);导管扩张症一般多见于绝经后女性。

对于同一病变不同机器、不同探头频率显示具有差别,超高频能显示常规高频不能显示的病变结构。

两者的治疗方式目前基本相同,可采取保乳治疗及单侧乳腺切除,放射治疗(简称"放疗")和化学治疗(简称"化疗")的应用随临床的实际情况进行。预后影响因素包括年龄、病变大小、高核级、"粉刺"样坏死和切缘阳性。

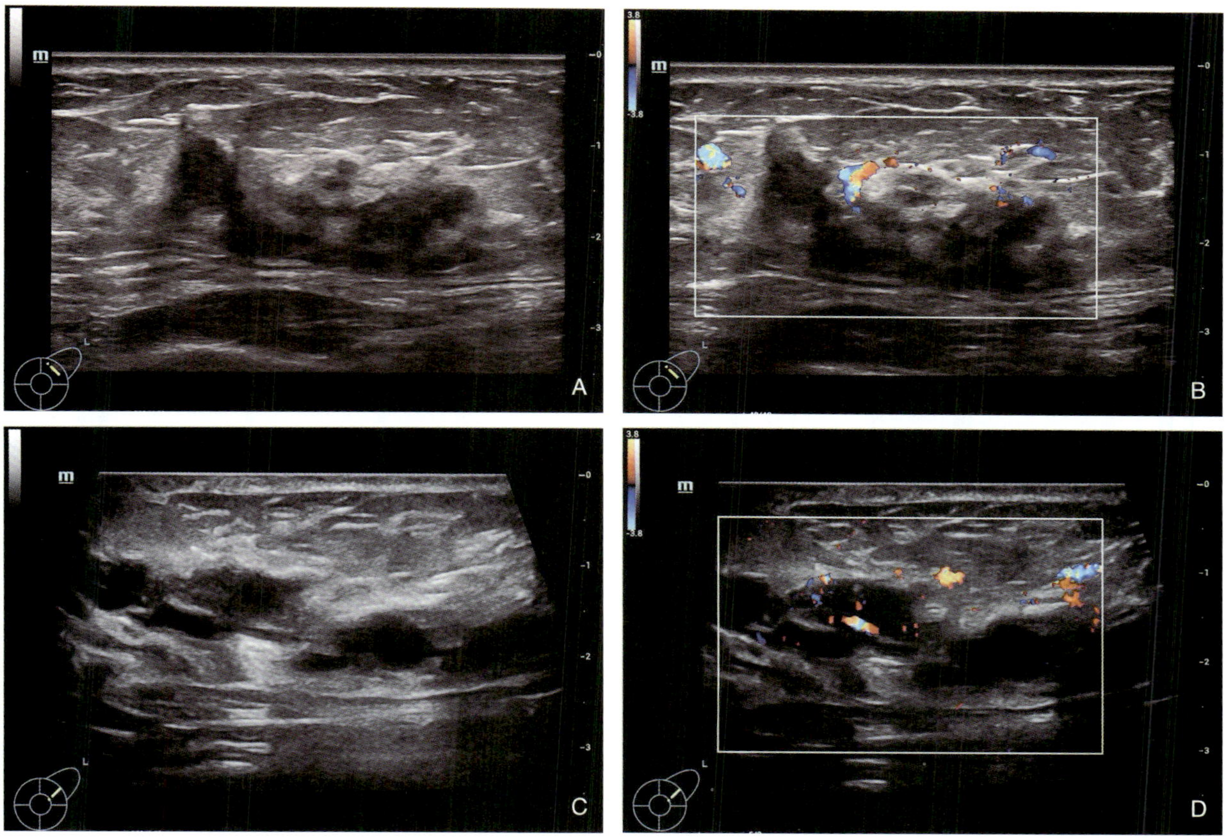

图2-2-1　患者女，57岁，导管增宽，伴非肿块低回声，CDFI显示血流信号较丰富。病理：导管内癌。

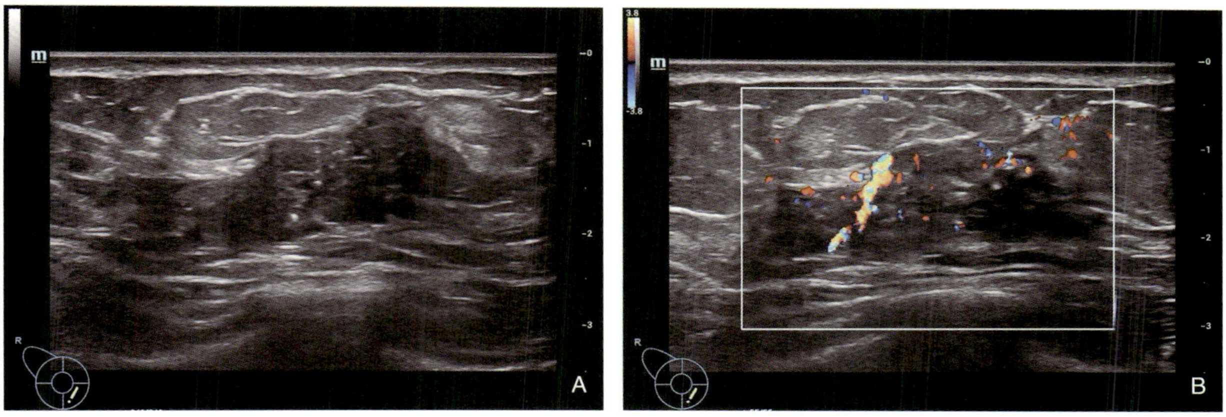

图2-2-2　患者女，68岁，非肿块型改变，伴有多发微钙化，CDFI显示血流信号丰富。病理：导管内癌。

二、非特殊型浸润性癌

（一）临床病理特征

非特殊型浸润性癌通常被认为是非特殊型浸润性导管癌。这是一组异质性群体，因缺乏充分的特征，不能像小叶癌或小管癌一样作为特殊类型进行分类，占乳腺浸润性癌的比例可达75%。

非特殊性浸润性癌的曾用名很多，包括硬癌、单纯性癌、球形细胞癌，且很长一段时间内被称为浸润性导管癌。但术语“导管”的应用属于传统错误概念，认为这些肿瘤起源于导管上皮，以区别乳腺小叶癌。随着病理学的发展，学者逐渐认识到终末导管小叶单位应被看作一个整体，大部分乳腺癌源于此。目前，导管的概念仍在广泛使用，故浸润性导管癌仍可继续使用。

NST占比较高，常见于40岁以上女性，致病因素包括环境、内源性激素、外源性激素、肥胖、乙醇、吸烟

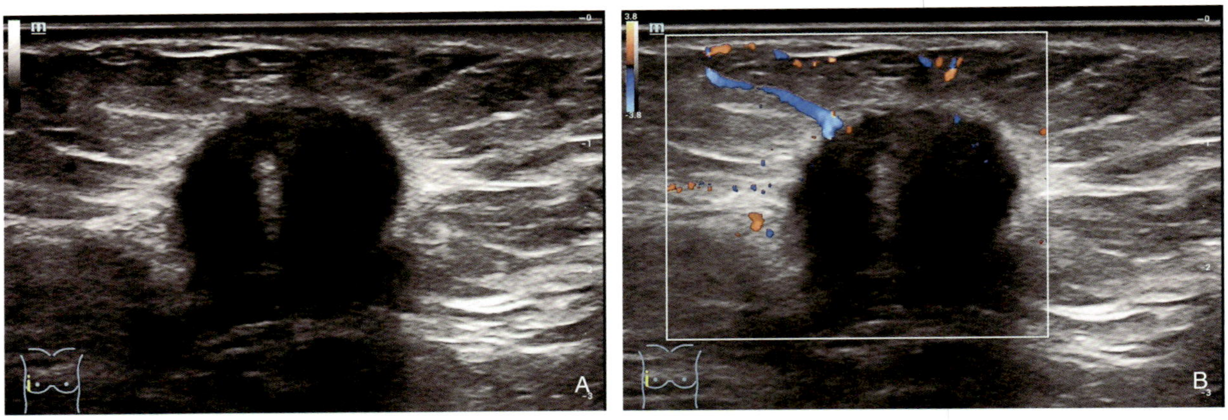

图 2-2-19 患者女，76岁，右乳肿物，边缘有微小毛刺，周边高回声晕，周围Cooper韧带僵直增粗，后方回声衰减，CDFI显示边缘可见穿支血流信号。病理：非特殊型浸润性癌。

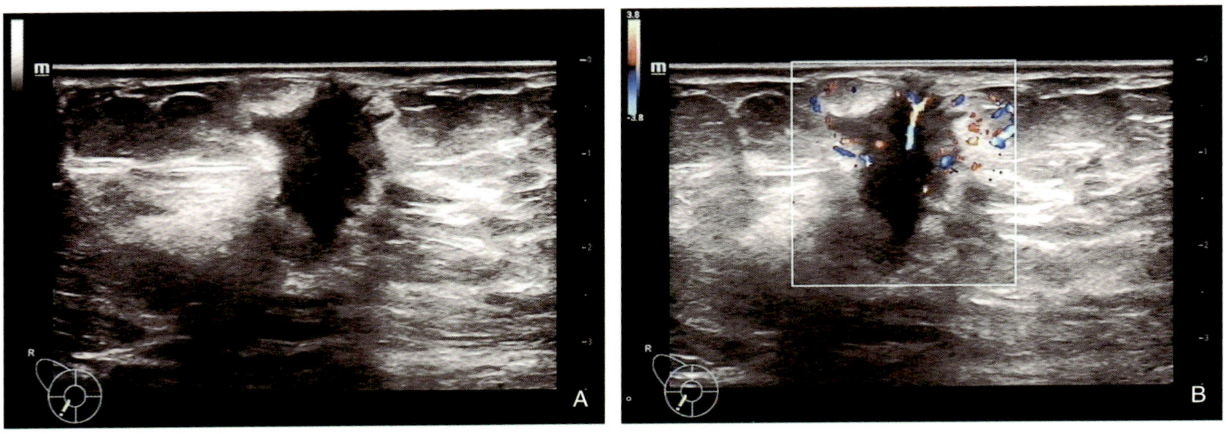

图 2-2-20 患者女，86岁，右乳肿物，形态不规则，边缘不光滑，高回声晕、毛刺，Cooper韧带增粗，CDFI可见穿支血流信号。病理：非特殊型浸润性癌。

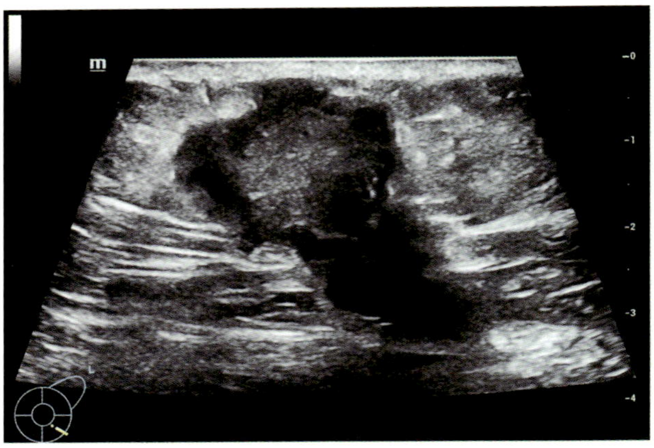

图 2-2-21 患者女，65岁，左乳肿物，浸润深部胸大肌。病理：非特殊型浸润性癌。

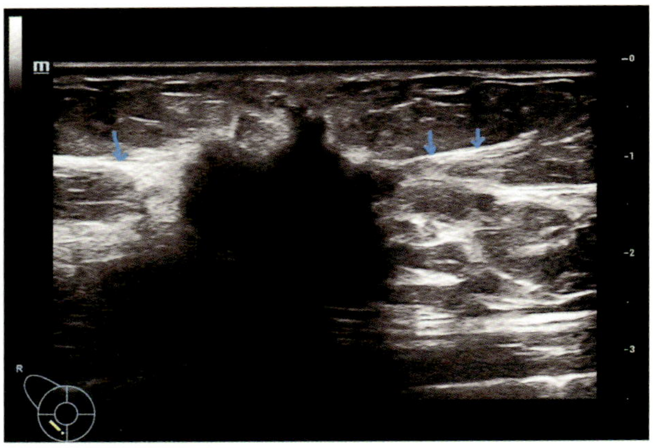

图 2-2-22 患者女，62岁，Cooper韧带受累僵直增粗。病理：非特殊型浸润性癌。

IBC-NST是一组异质性肿瘤，形态多样，同时它也是ACR-BIRADS分类最需要鉴别的疾病，IBC-NST典型超声表现在形态、边缘、方位、周围组织改变、CDFI等方面具有较明显异常改变。IBC-NST非典型超声表现具有一定的迷惑性，主要包括形态规则型、内部伴囊性变型及非肿块型。

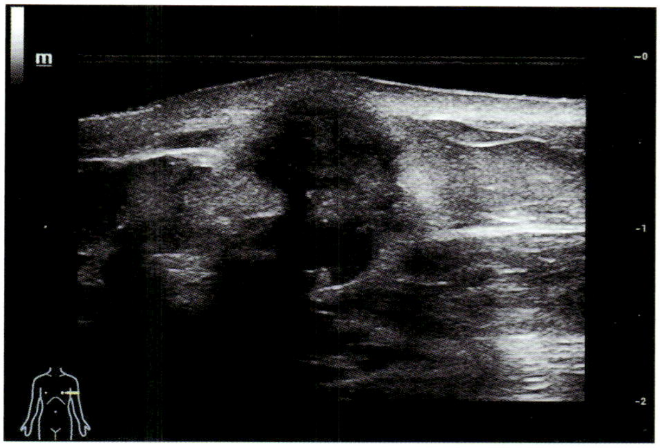

图 2-2-23　患者女，56岁，左乳肿物，肿块浸润皮下脂肪层及真皮层。病理：非特殊型浸润性癌。

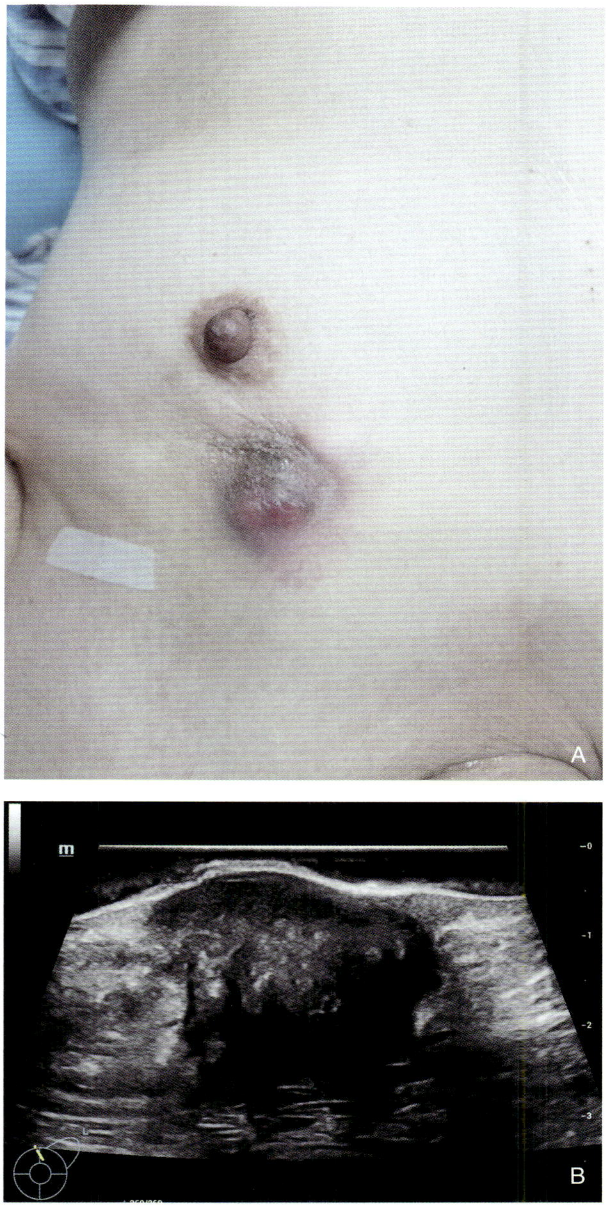

图 2-2-24　患者女，75岁。(A)皮肤受累，表面红肿；(B)肿物声像图。病理：非特殊型浸润性癌。

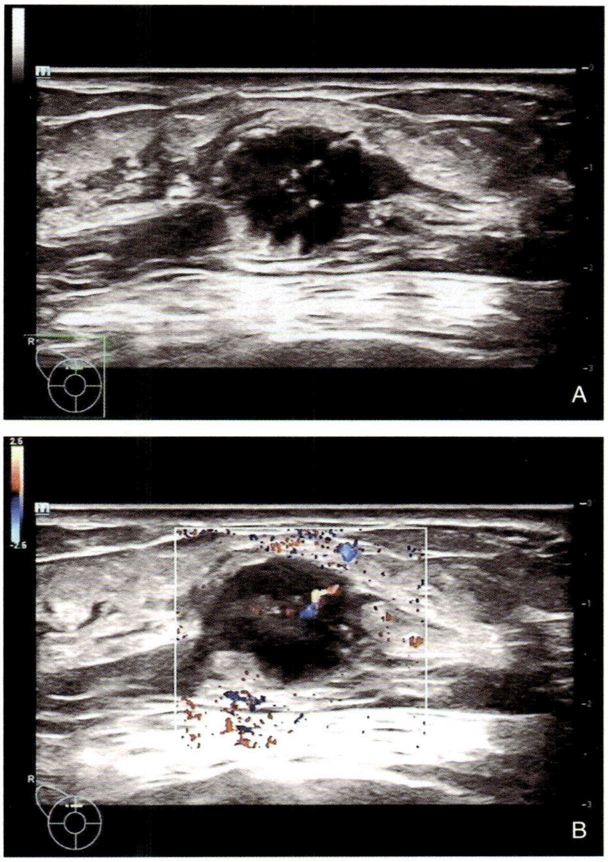

图 2-2-25　患者女，77岁，右乳肿物，形态不规则，边缘不光滑，可见微钙化，CDFI显示血流信号稍丰富。病理：非特殊型浸润性癌。

形态规则型一般呈膨胀性生长，周围组织受压，但血流信号一般较丰富，且血流走行僵直或见穿支血管，需要与一些形态饱满的良性肿瘤相鉴别，如纤维上皮肿瘤、乳头状瘤、腺肌上皮瘤、结节样硬化性腺病（腺病瘤）等，需要综合分析患者年龄、形态、边缘、血流，必要时结合造影及其他影像学。

内部伴囊性变型主要与包裹型乳头状癌、伴有囊性变的叶状肿瘤等相鉴别。

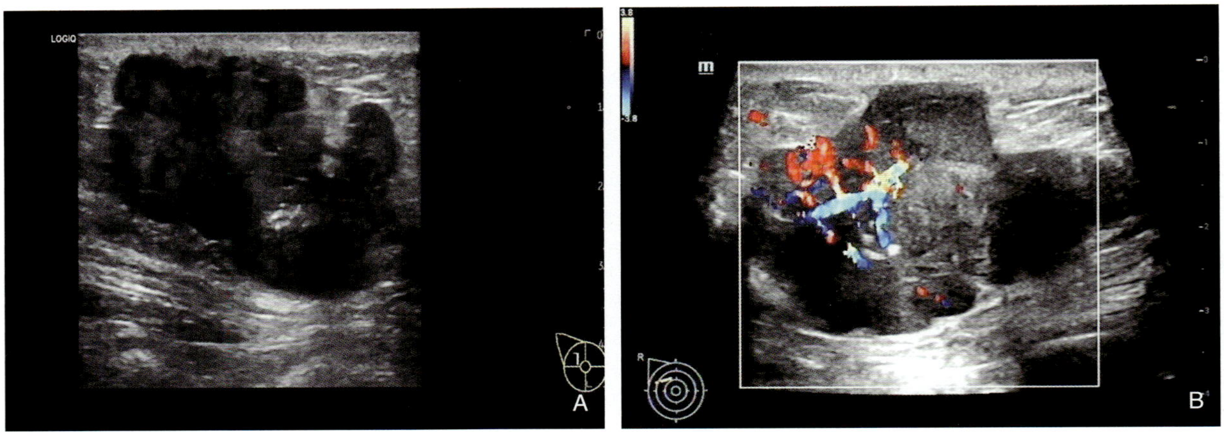

图2-2-26　患者女，46岁，右乳肿物，形态不规则，边缘不光滑，可见簇状微钙化，CDFI显示粗大分支血流信号。病理：非特殊型浸润性癌。

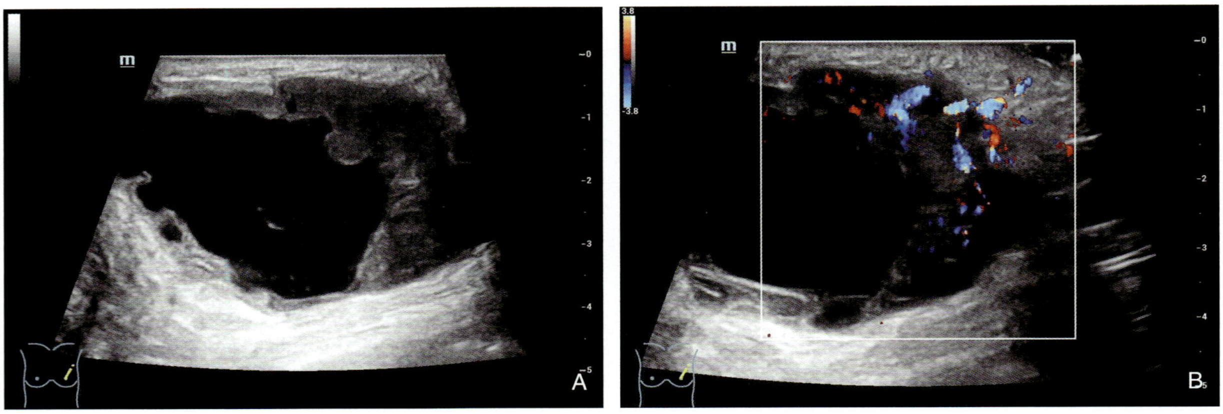

图2-2-27　患者女，52岁，左乳囊实性肿物，以囊性为主，实性内部边缘不光滑，CDFI显示血流信号较丰富。病理：非特殊型浸润性癌。

非肿块型主要与硬化性腺病及肉芽肿性炎相鉴别。

IBC-NST有时很难与复杂硬化性病变相鉴别，即便是粗针穿刺及冰冻也很难鉴别，必须完整切检进行石蜡诊断，故不强调两者的影像学鉴别。

浸润性癌非特殊型预后总生存率稍低，10年生存率为65%~78%，总生存率约为80%。非特殊型浸润性癌预后受患者年龄、组织学分级、肿瘤分期、淋巴管侵犯、TIL等影响，Ki-67增殖指数和受体状态具有预后分析价值，70%~80%的IBC-NST雌激素受体(ER)呈阳性，12%~20%的病例HER-2为阳性。

三、特殊类型乳腺癌

特殊类型乳腺癌较多，形态复杂，具有不同的生物学特性和形态学表现，与非特殊型乳腺癌相比，超声诊断的未知因素较多。本节主要介绍浸润性小叶癌、黏液癌、化生性癌。

(一)浸润性小叶癌

1.临床病理特征

浸润性小叶癌纤维间质中单个散在或单行线状排列的非黏附性细胞构成的一种浸润性癌(图2-2-34)，常伴有小叶原位癌。浸润性小叶癌是属于特殊类型乳腺癌，ICD编码为8520/3。

浸润性小叶癌在老年女性中多见，占浸润性乳腺癌的5%~15%，发病平均年龄为57~65岁，病变通常呈边界不清的肿块或局部增厚，而不是边界清晰的肿块。在所有浸润性恶性病变中，浸润性小叶癌是很难被触及肿块的类型。

浸润性小叶癌双侧或多中心性病变发病率最高，为5%~19%，未形成肿瘤中心肿块的病变及整体由弥漫浸润性成分组成的病变容易被超声漏诊。这样的病变同样也容易被临床检查及钼靶检查所漏诊。

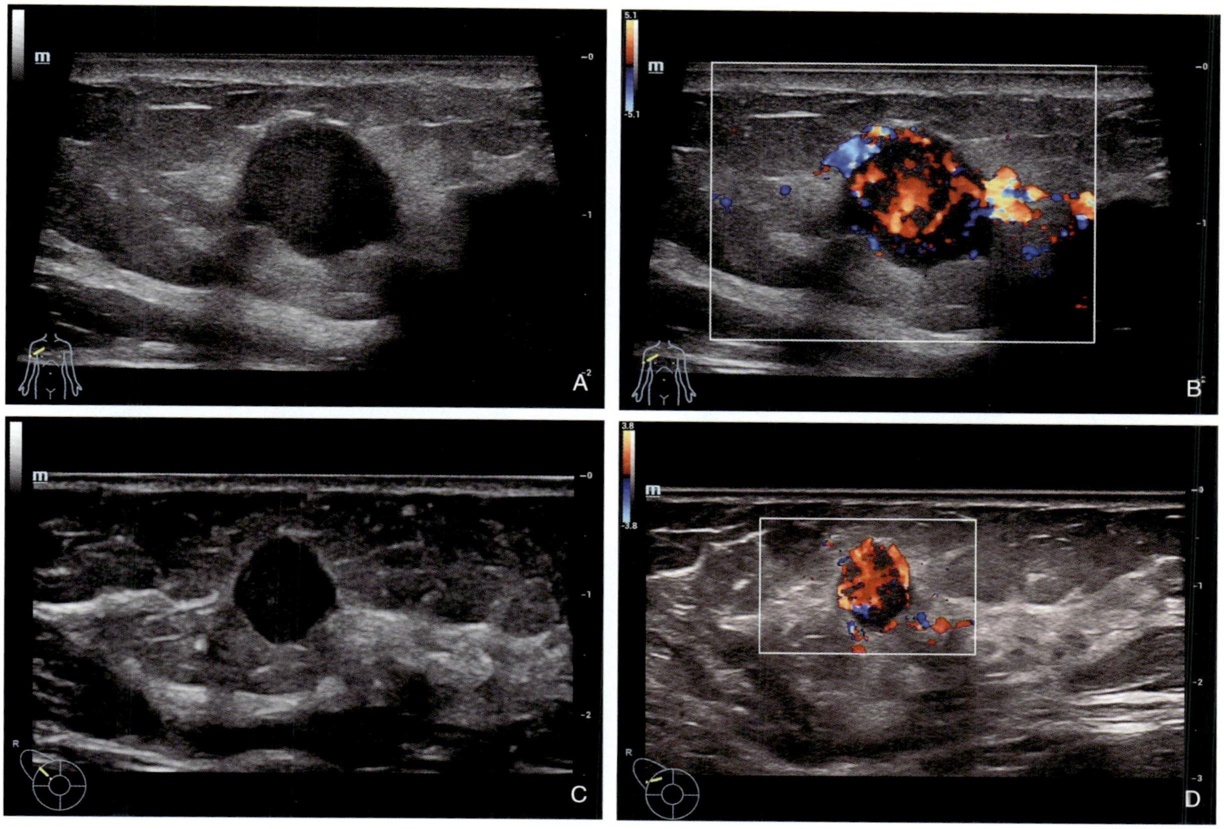

图2-2-28　患者女，58岁。(A)多发病灶(其一)。病理：非特殊型浸润性癌。(B)CDFI显示丰富的血流信号。(C)多发病灶(其二)。(D)CDFI显示粗大的血流信号。

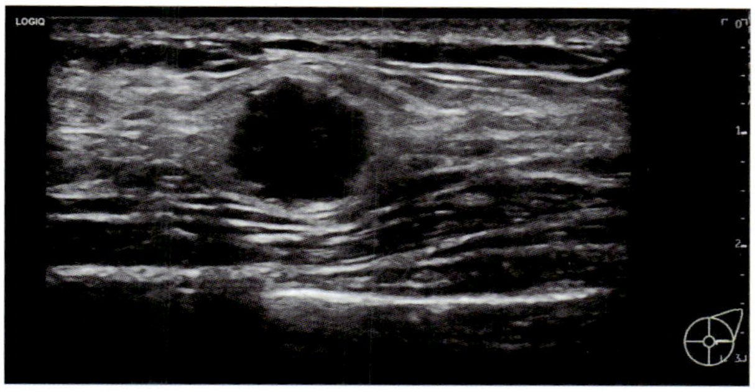

图2-2-29　患者女，38岁，形态近似规则形，可见微小毛刺结构。病理：非特殊型浸润性癌。

浸润性小叶癌大体表现为形态不规则、边界不清的肿块。镜下经典形态以黏附性的小细胞增生为特征，表现为3种小细胞分布在纤维结缔组织中，或呈单行条索状排列浸润间质，核分裂通常较少。

ILC也存在一些亚型，包括实性型、腺泡型、多形型、小管小叶亚型及混合型，在分型方面影像学无特异性表现。

2.声像图特征

(1)肿块型典型浸润性小叶癌表现(图2-2-35和图2-2-36)。形态不规则，边缘不光滑，可见毛刺或微分叶，周边组织回声增强，平行生长，后方回声衰减，钙化少见。CDFI显示边缘血供为主，血流信号较丰富。

(2)非肿块型病变超声表现(图2-2-37至图2-2-39)。乳腺组织中正常较高回声的纤维组织中出现边界不清的低回声区域或轻微低回声区可以是唯一的超声表现。

3.诊断经验分享

与非特殊类型浸润性癌相比，本病发病率偏低，但两者超声鉴别意义不大，需要病理最终进行鉴别。非肿块型病变需与腺病、乳腺非特异性炎症等相鉴别。

(二)乳腺黏液癌

1.临床病理特征

乳腺黏液癌(MBC)是一种特殊类型乳腺癌，病理上以肿瘤细胞漂浮在大量细胞黏液中为特征。临床上MBC的发病率文献说法不一，最新统计其发病率占所

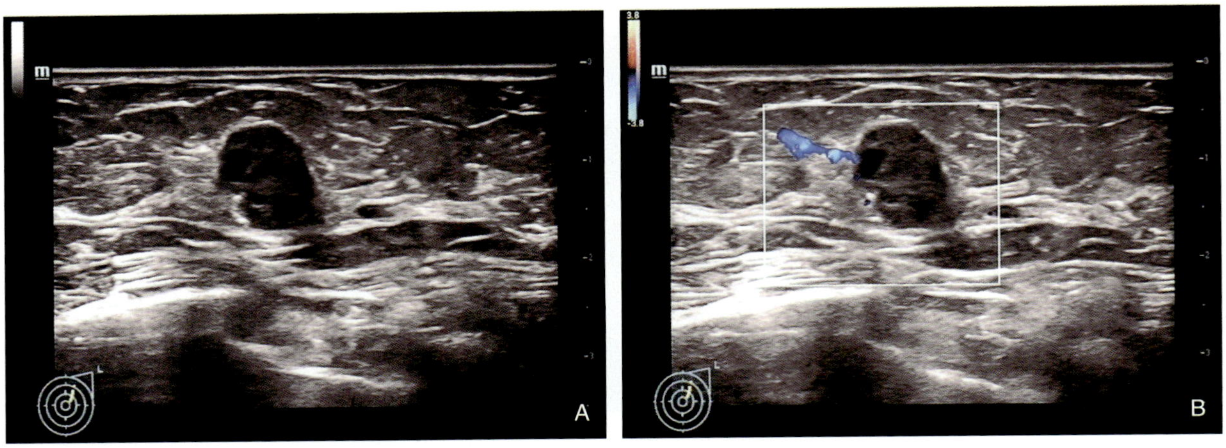

图 2-2-30 患者女，51 岁，形态规则，直立生长，可见囊性变，CDFI 显示边缘可见穿支血流。病理：非特殊型浸润性癌。

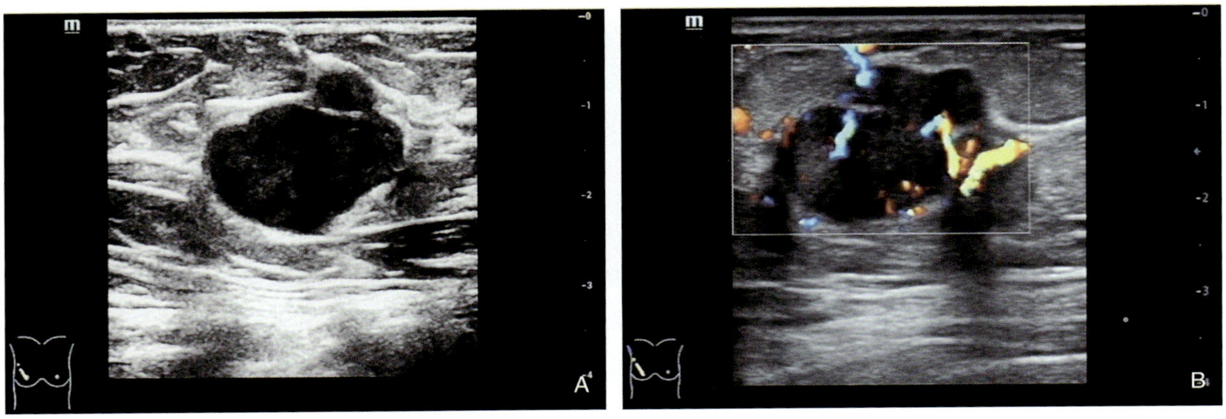

图 2-2-31 患者女，31 岁，形态欠规则，边缘光滑，CDFI 显示较丰富的血流信号。病理：非特殊型浸润性癌。

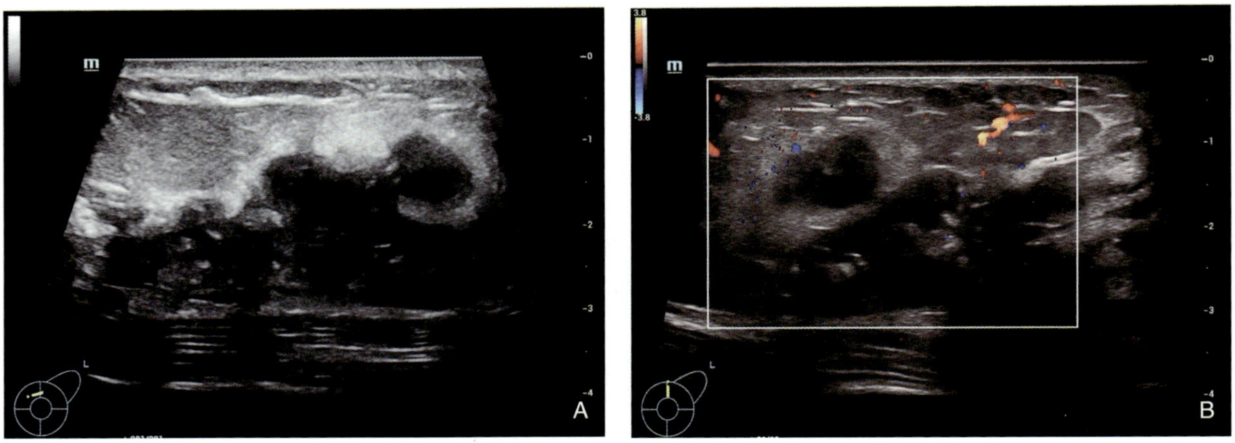

图 2-2-32 患者女，35 岁，左乳非肿块型病变，CDFI 显示血流呈星点状。病理：非特殊型浸润性癌。

有乳腺癌的 2% 左右，多发生于围绝经期及绝经后女性，年龄一般>50 岁，但具有微乳头型的 MBC 更倾向于发生在低龄女性，比较容易误诊及漏诊。

组织病理学特征是肿瘤细胞巢漂浮在黏液湖中，并见富含毛细血管的纤维分隔，肿瘤簇的大小和形状各不相同，且肿瘤细胞具有低-中级别核。WHO 建议，将已报道的高核级 MBC 归类为具有黏液分泌的非特殊型浸润性癌（IBC-NST）。

MBC 属于 Luminal 分子亚型，Luminal A 型 MBC 肿瘤细胞较少，具有大量细胞外黏液；Luminal B 型 MBC

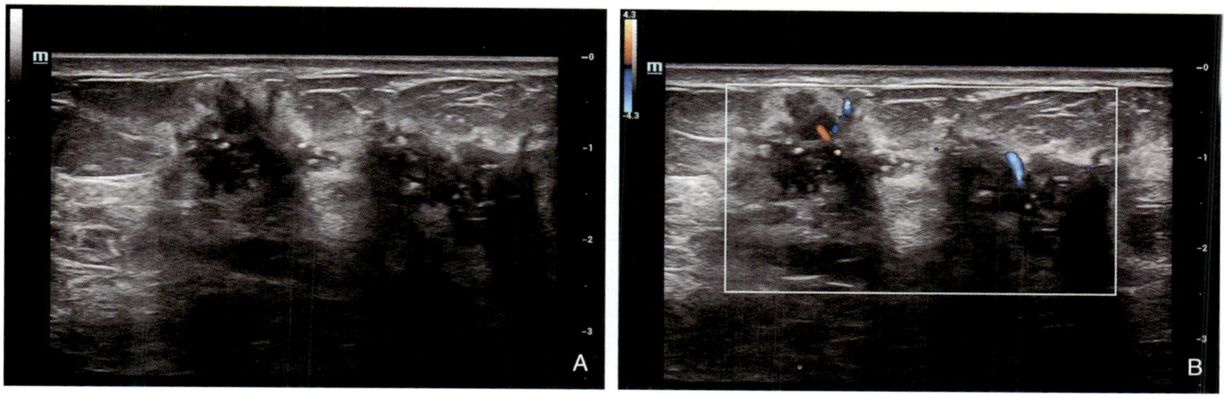

图2-2-33　患者女，59岁，左乳非肿块型病变，可见微钙化，周边见高回声晕环。(A)钼靶可见纠集及微钙化。病理：非特殊型浸润性癌。(B)CDFI显示稍丰富的血流信号。

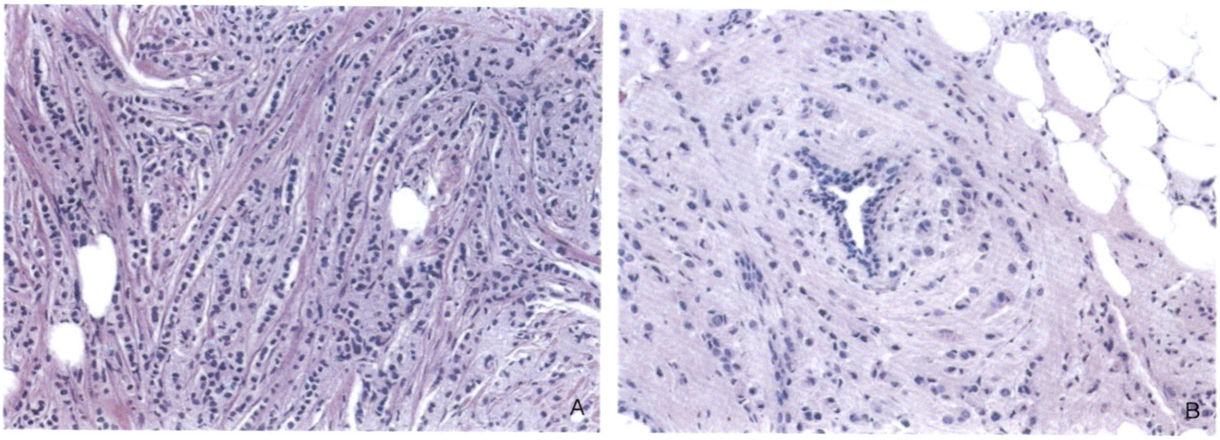

图2-2-34　纤维间质中单个散在或单行线状排列的非黏附性细胞构成的浸润性癌。

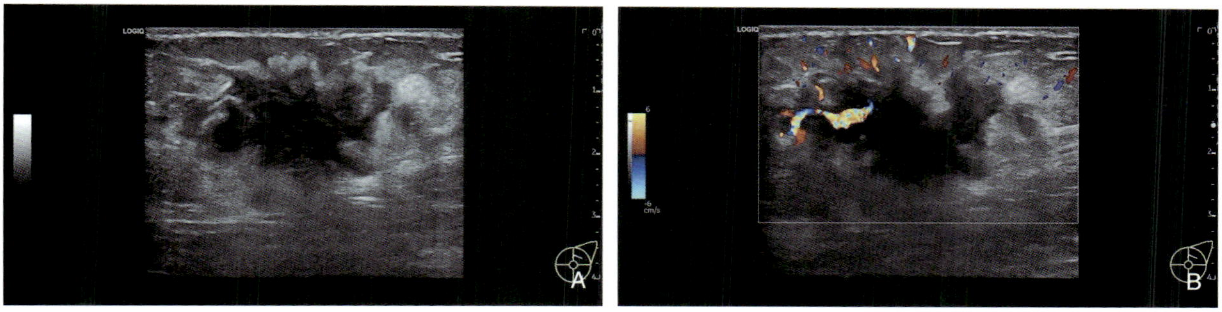

图2-2-35　患者女，68岁，左乳肿物，形态不规则，边缘不光滑，高回声晕，CDFI显示穿支血管供应。病理：浸润性小叶癌。

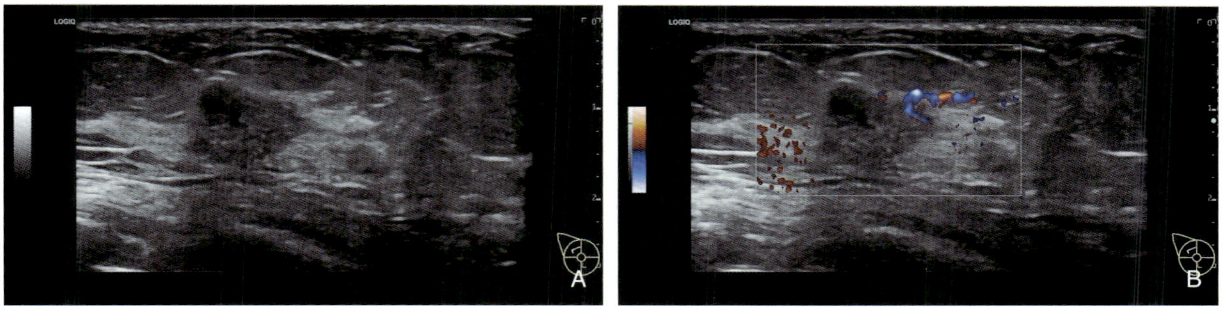

图2-2-36　患者女，右乳肿物，形态不规则，边缘不光滑，CDFI显示血流信号较丰富。病理：浸润性小叶癌。

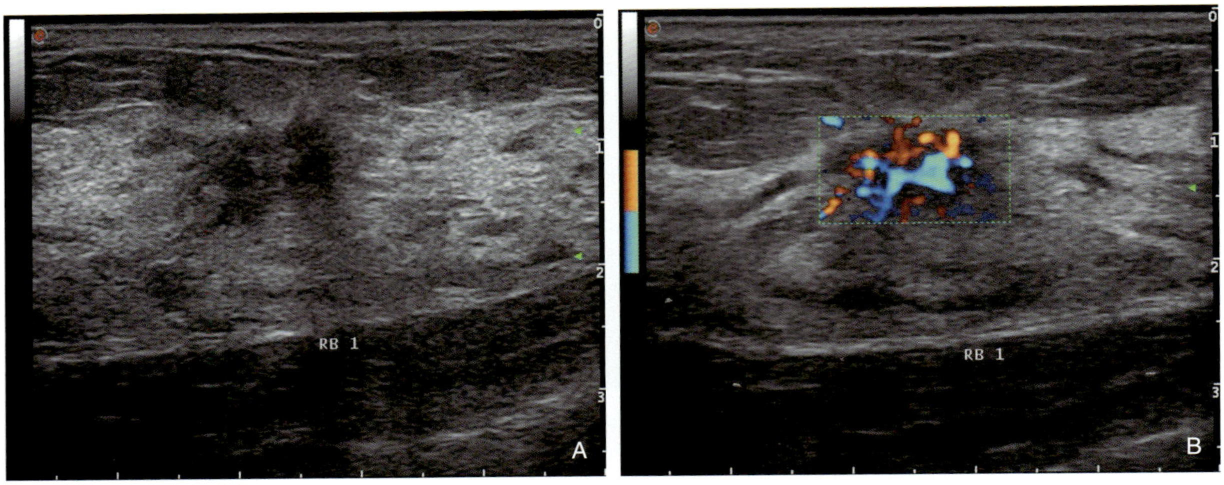

图2-2-37　患者女，35岁，右乳肿物，大小1.3cm×0.8cm，显示边界不清低回声区，CDFI显示血流信号丰富。病理：浸润性小叶癌。

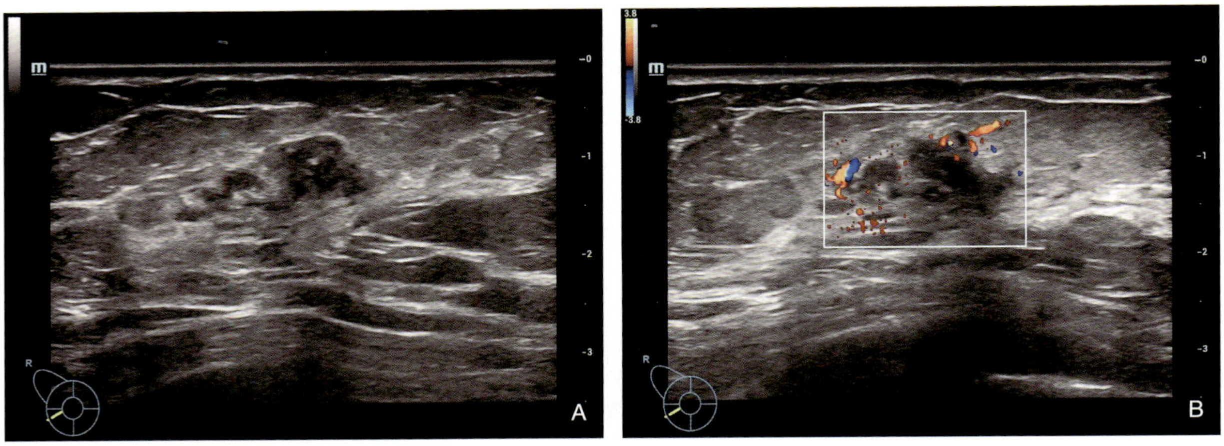

图2-2-38　患者女，63岁，右乳肿物，显示腺体内非肿块型低回声区，CDFI显示血流信号较丰富。病理：浸润性小叶癌。

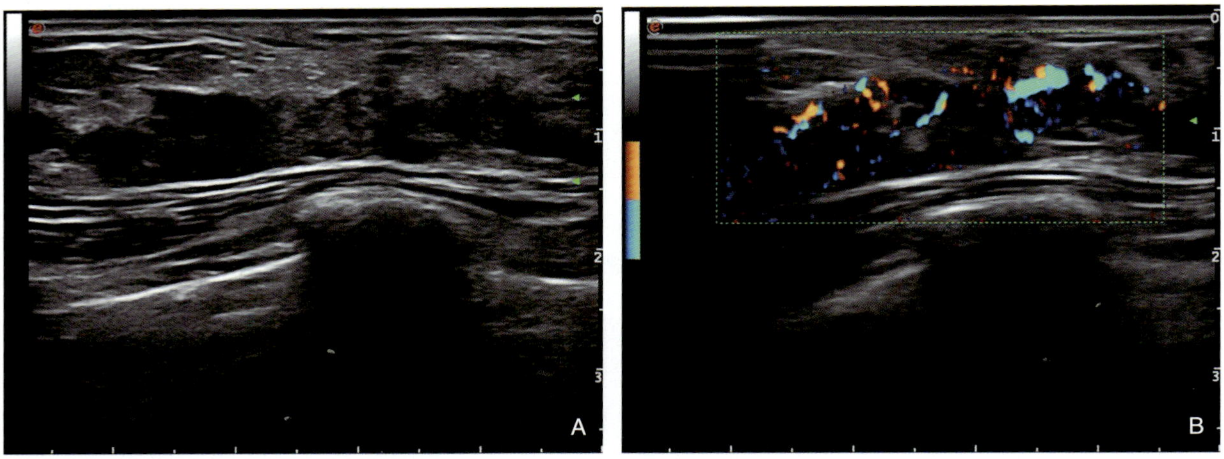

图2-2-39　患者女，37岁，右乳病变，显示非肿块型低回声区，CDFI显示血流信号丰富。病理：浸润性小叶癌。

更倾向于富于肿瘤细胞，并常见神经内分泌分化。组织学上根据肿瘤细胞成分的多少分为A型MBC（经典型/少细胞型）、B型MBC（富于细胞型），但两者并没有绝对的诊断分界标准，故很多医院并不进行这样的诊断提示。

以往的指南及文献根据黏蛋白含量不同分为单纯

黏液癌(PUMBC)和被混合的黏液癌(MMBC),PUMBC是指黏蛋白成分占肿瘤组织>90%,MMBC是指黏蛋白成分占肿瘤组织的10%~90%(针对该数据的说法不一,也有文献认为占比为50%~90%),被混合的黏液癌最常见混合成分是非特殊型浸润性癌。最新指南及更多病理学家指出"黏液癌"一词应代表单纯性黏液癌,被混合的黏液癌只需具体说明各种浸润性癌的成分占比即可。

微乳头型MBC表现为肿瘤细胞呈"桑椹"样表现,细胞核异型更大,可有沙粒体钙化,该型更倾向于发生在低龄女性,且常常发生淋巴管浸润和淋巴结转移。

2. 声像图特征(图2-2-40至图2-2-45)

MBC发病率相对较低,部分病例影像学上具有模仿良性肿瘤的形态特征。肿瘤形态规则或不规则,边缘光滑或不光滑,且部分可见大分叶,多为平行生长,内部结构根据组成成分不同而表现不同。经典型内部呈网格状结构(肿瘤细胞漂浮在具有毛细血管的纤维分隔内),部分网格内呈类无回声区,富细胞型多表现为实性低回声(肿瘤细胞较多呈簇状,黏液湖被间隔分布),后方回声多表现为增强。CDFI显示大部分病例血流信号较丰富,少部分病例血流信号较稀疏。

注:乳腺黏液癌多数病例年龄偏大,形态虽规则但较饱满,呈膨胀性生长,其血流信号多较丰富(需要仔细调节机器)。该类病变需充分结合患者年龄、肿块生长速度等表现做出更加贴切临床的分类,切不可仅根据形态学进行分类。

此外,多数医院的病例随访中会出现各种病理表现的乳腺黏液癌,比如不同混合比例的混合型浸润性癌(乳腺黏液癌为主,但比例不足90%),或者伴有黏液分泌的非特殊型浸润性癌及原位癌,此时这些病例并不具有单纯性黏液癌的特征,不应划为乳腺黏液癌范畴分析。

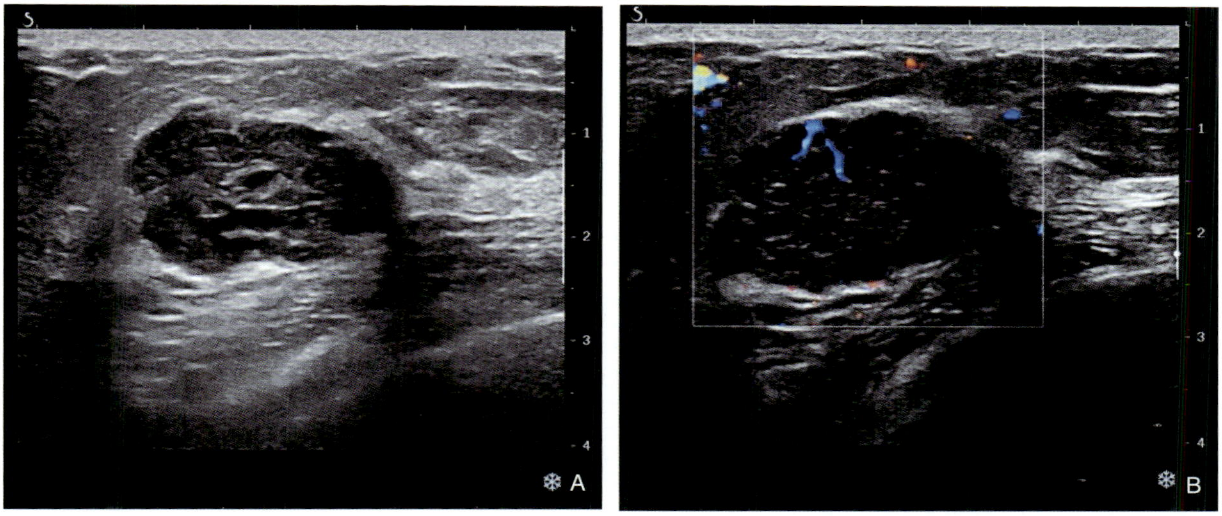

图2-2-40　患者女,63岁,右乳内上发现肿物半个月,无乳头溢液,无疼痛,乳晕区正常,CDFI显示血流信号较丰富。病理:乳腺黏液癌A型。

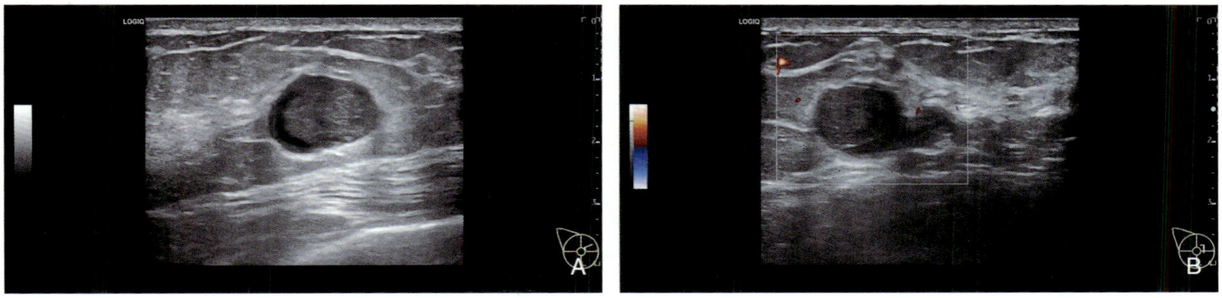

图2-2-41　患者女,44岁,右乳内上象限肿物,偶然发现,无疼痛、破溃及乳晕改变,CDFI显示血液信号不丰富。病理:乳腺黏液癌B型。

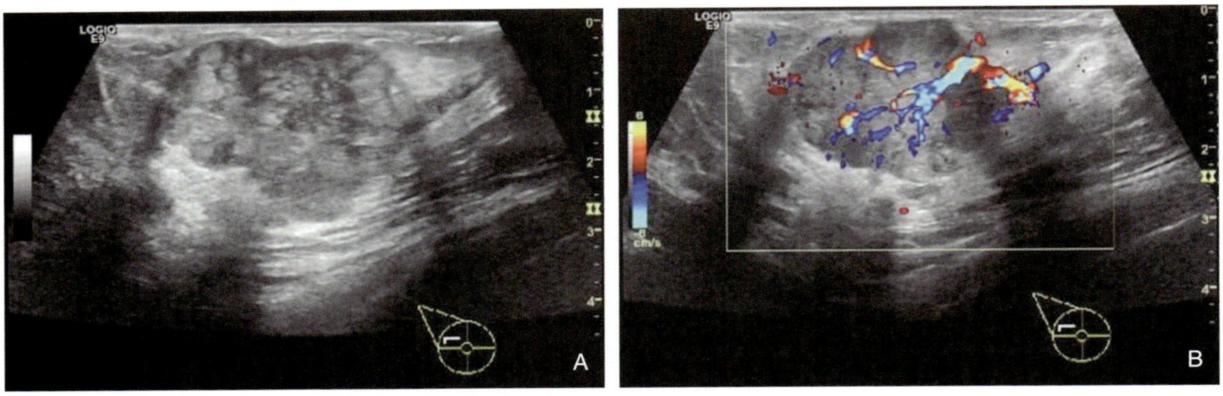

图 2-2-42　患者女，77 岁，右乳外下象限肿物，CDFI 显示血流信号丰富。病理：乳腺黏液癌（伴神经内分泌分化）。

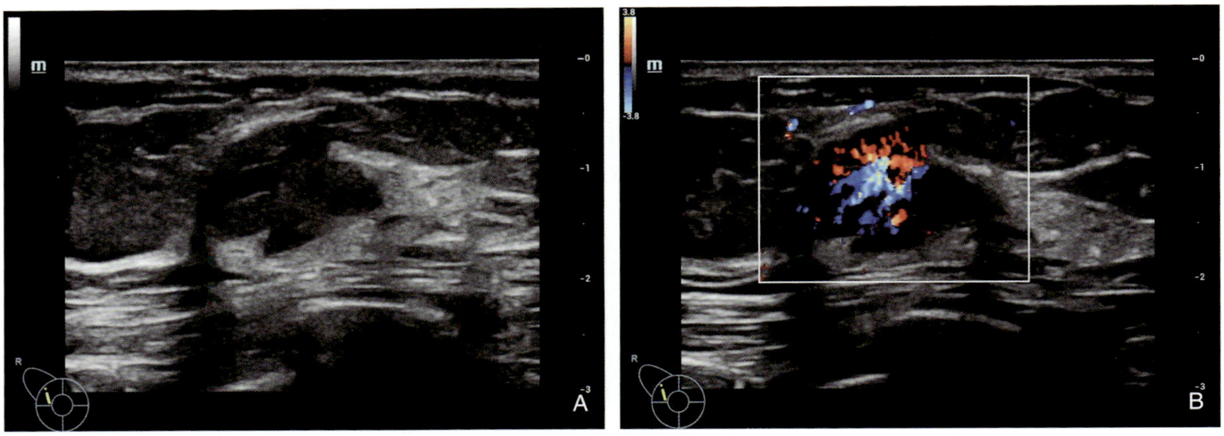

图 2-2-43　患者女，71 岁，右乳肿物，形态不规则，边缘不光滑，可见无回声区，CDFI 显示血流信号丰富。病理：乳腺黏液癌。

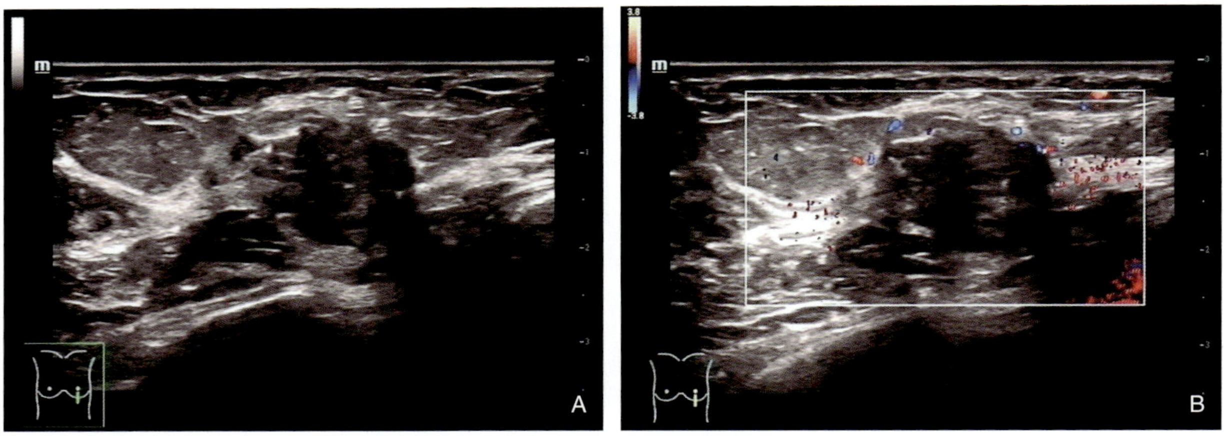

图 2-2-44　患者女，60 岁，左乳外下象限肿物，形态不规则，边缘不光滑，内部大部为网格状结构，CDFI 显示边缘可见血流信号。病理：富于细胞型黏液癌（部分呈微乳头型）。

3. 诊断经验分享

单纯性黏液癌 B 型多见，多表现为实性低回声、形态不规则（少数可表现为规则）、平行生长、后方回声多增强，CDFI 显示血流信号有或无，超声造影可表现为均匀高增强或稀疏点状低增强。B 型 MBC 容易出现神经内分泌分化，超声图像更加倾向恶性特征，且 CDFI 显示血流信号增多。A 型 MBC 比较常见的特征为经典的网格状结构，形态规则，后方回声增强，可有点状

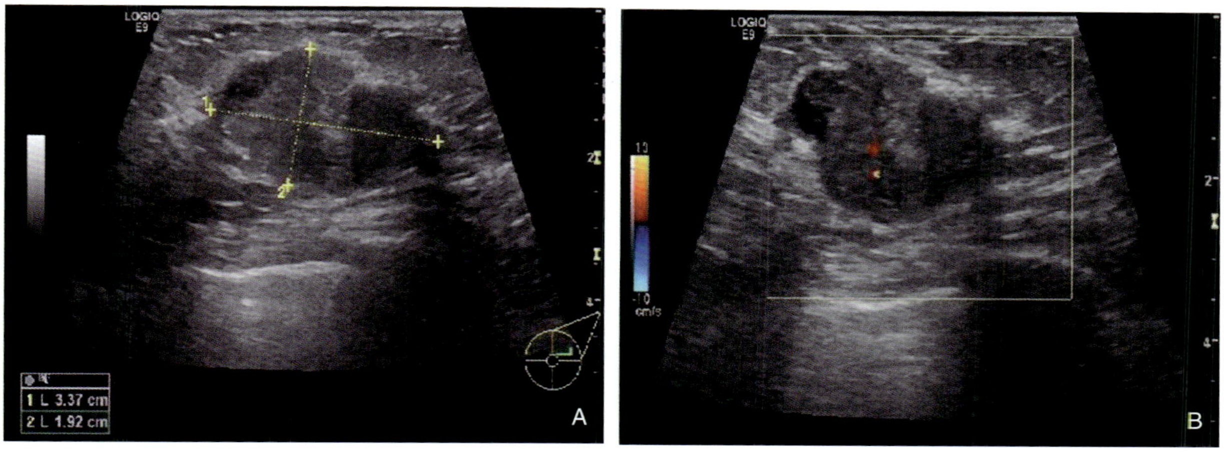

图 2-2-45 患者女，56岁，左乳外上象限肿物，形态饱满不规则，边缘不光滑，CDFI可见稀疏血流信号。病理：乳腺黏液癌（约60%），部分为浸润性癌（40%，非特殊类型Ⅱ级）。

钙化。CDFI显示血流信号较丰富（血流多分布于纤维间隔区，血流束较纤细）。

最需要鉴别的疾病为纤维腺瘤伴黏液变性，其内部亦可表现为网格状结构，需要充分结合患者年龄、肿块生长速度、病程长短等特征，必要时需要结合MRI做进一步的鉴别诊断。

对于文献所述的微乳头型黏液癌（黏液癌伴微乳头结构）目前存在争议，比较一致的意见认为微乳头型黏液癌预后比不伴微乳头结构者差。病理学家目前对于浸润性微乳头癌伴黏液分泌和乳腺黏液癌伴微乳头结构的具体分类及定义未做最终的解释，故在此不做进一步超声分析。

（三）化生性癌

1.临床病理特征

化生性癌是一组具有异质性的浸润性乳腺癌，表现为肿瘤性上皮向鳞状细胞或间叶成分分化。肿瘤可完全由化生的成分构成，也可由癌和化生的区域构成。2019版乳腺WHO肿瘤分类不建议采用的名称包括癌肉瘤、肉瘤样癌、伴有假肉瘤间质的癌。

由于不同病理学者对该肿瘤定义不同，致其化生性癌占所有浸润性癌的比例为0.2%~1%，发病年龄与一般浸润性癌类似，年龄一般大于45岁，多以肿块就诊，部分病例肿块较大浸润至皮肤，致其破溃。化生性癌的病因是多因素的，似乎与IBC-NST（特别是非特殊型浸润性癌中的三阴性者）相似。虽然化生性癌具有独特的形态特征和明显的肿瘤间和肿瘤内异质性，但遗传学支持化生性癌异质性成分的单克隆起源，甚至一些学者提出了肿瘤晚期去分化的概念，而不是起源于基底样干细胞。

大体：化生性癌肿瘤可边界清晰，也可边界不清，形态不规则，囊性退行性变并不少见。钙化相对少见。与非特殊型浸润性癌相比，该肿瘤体积较大，平均大小为3.9cm。

镜下：化生性癌是一组异质性肿瘤，尽管有重叠，但结局多不同。化生性癌可以是单一的化生成分，也可以是双相或多相的（两种或两种以上成分）。根据化生成分分为低级别腺鳞癌、纤维瘤病样化生性癌、鳞状细胞癌、梭形细胞癌、伴间叶分化的化生性癌、混合性化生性癌等6种类别。其镜下表现各不相同，不同医院病理科会给出不同分型的诊断，且同一病例结果也不尽相同，在此不再一一赘述。超过90%的化生性癌缺乏ER、PR、HER-2的表达，呈三阴性表现，多数表达CK5/6、P63和EGFR。

- 低级别腺鳞癌（LGASC）：临床可见分化良好的肿瘤腺体，与鳞状细胞癌紧密混合，特征性表现为小的腺样结构和实性条索状鳞状上皮，上皮可呈现鳞状细胞、角化珠或角质囊肿，浸润性肿瘤成分通常在外周显示浸润条索，浸润周围正常腺体。

- 纤维瘤病样化生性癌：95%以上的肿瘤细胞由淡嗜酸性的梭形细胞构成，具有长细胞核。间质呈不同程度胶原化，肿瘤核级轻度，梭形细胞排列呈波浪状、长束状、并指状，浸润周围腺体实质，预后较好。

- 梭形细胞癌：特征性表现为多种结构排列的非典型梭形细胞，梭形细胞的细胞质形态多样，细胞核中至高度异型，常见淋巴细胞、树突状细胞等炎性细胞浸润。肿瘤细胞具有上皮样形态或鳞状分化的小簇区域，该种病变可能包含恶性肌上皮瘤/肌上皮癌，目前未对其进行区分。

●鳞状细胞癌：单纯的鳞状细胞癌常表现为囊性结构，腔内可见不同程度的核异型性、核多形性的鳞状细胞，肿瘤细胞以片状或条索状浸润邻近间质，常引起周围促纤维结缔组织反应及炎性细胞浸润，做出原发性鳞状细胞癌的诊断前必须排除来自其他部位转移的可能。

●具有异源性间叶分化的化生性癌：通常由间叶成分（软骨样、骨样、横纹肌样）与癌区域混合组成。间叶成分的特征符合软组织肉瘤的形态，上皮分化的区域在绝大多数情况下容易发现，免疫组织化学显示上皮标志物（通常为CK）的表达，以此将该病变与骨肿瘤或软组织肉瘤区分开来。

混合性化生性癌：大部分乳腺化生性癌表现出多种的化生成分，以及化生成分和传统的腺癌成分混合，此时应按比例进行报告。

2. 声像图特征（图2-2-46至图2-2-52）

化生性癌相对罕见，大宗病例回顾性分析少见。按照BI-RADS分类，此肿瘤类别均在4b级或以上，超声漏诊概率较低。

肿瘤体积一般偏大，形态不规则，少数可规则，多数平行生长，边缘不光滑，呈微分叶、毛刺或成角。部分可见囊性变，特别是鳞状细胞癌囊性成分多见，且部分可表现为类囊性病变，少部分可见钙化（多为微钙化）。CDFI显示多数血流信号较丰富。

3. 诊断经验分享

化生性癌的形态符合一般恶性肿瘤表现，最终确诊需要依据病理。

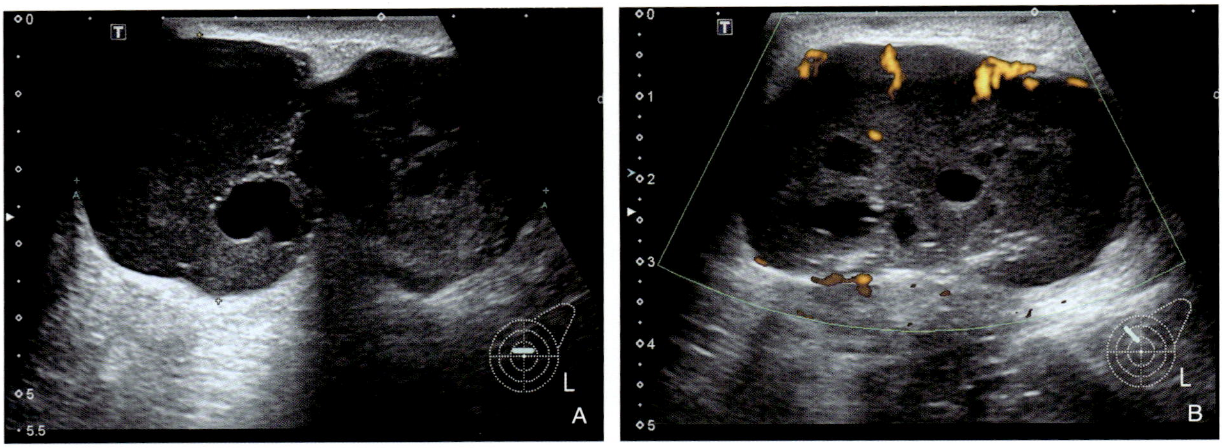

图2-2-46 患者女，63岁，囊实性肿物，大小为6.5cm×5.4cm，形态不规则，边缘不光滑，可见囊性变，CDFI显示血流信号较丰富。建议分类为4c类。病理：化生性癌。

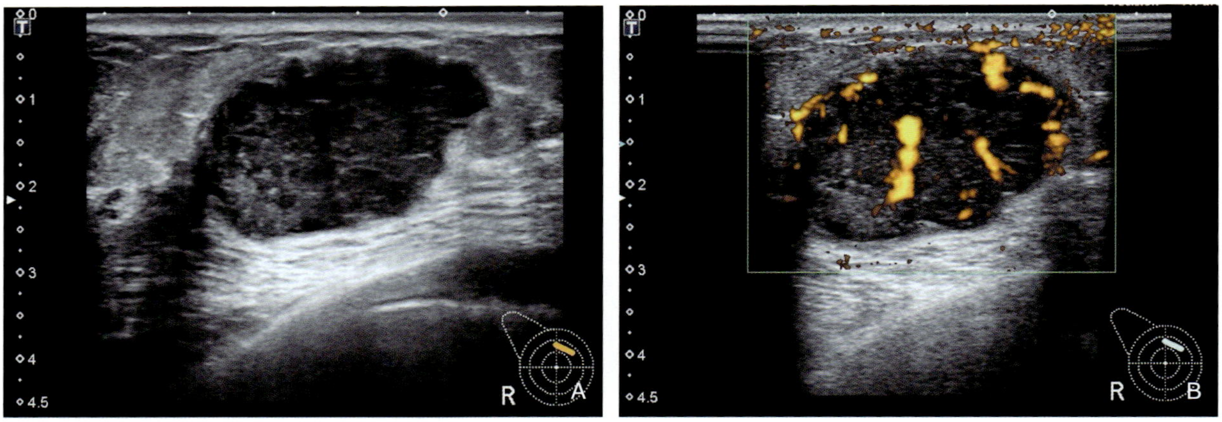

图2-2-47 患者女，46岁，右乳实性肿物，大小为3.5cm×2.1cm，形态不规则，边缘不光滑，CDFI显示血流信号较丰富。建议分类为4b类或以上。病理：鳞状细胞癌。

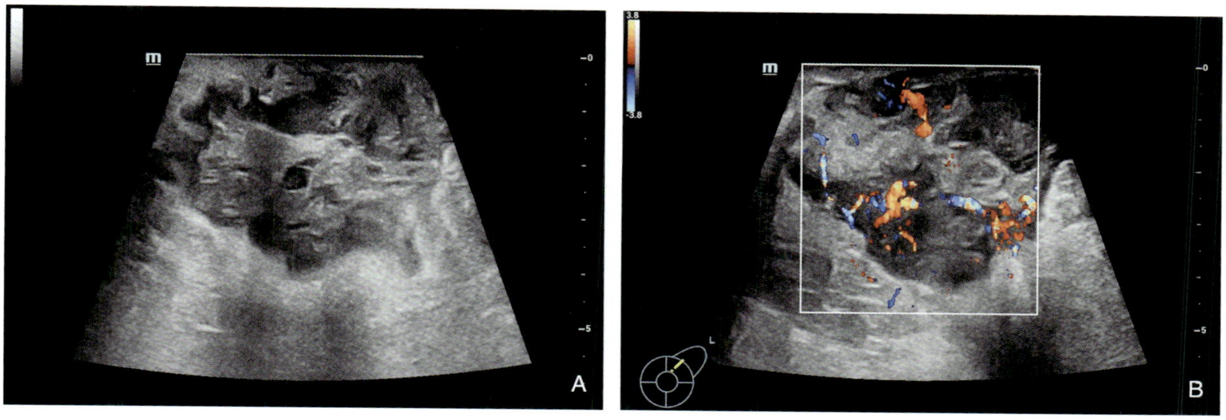

图2-2-48 患者女，61岁，左乳实性肿物，大小为5.4cm×4.3cm，形态不规则，边缘不光滑，建议分类为4c类。病理：鳞状细胞癌。

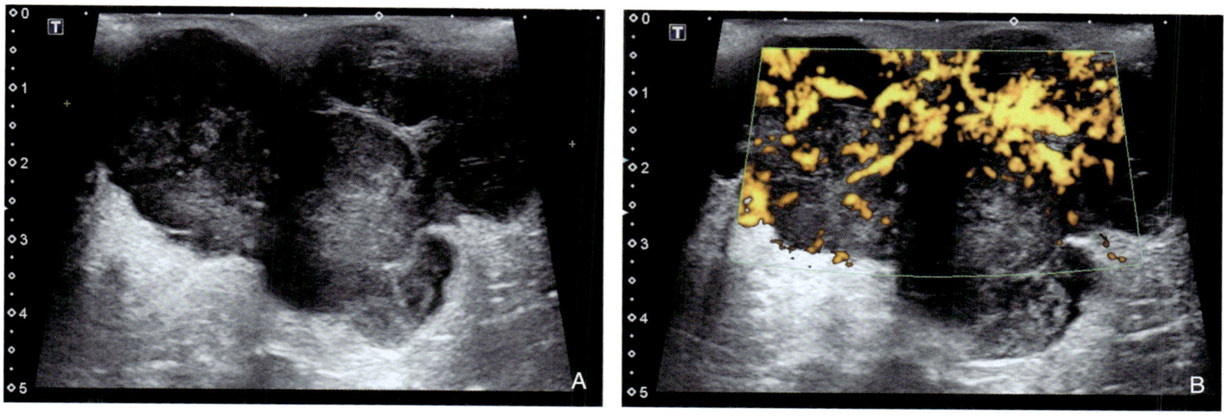

图2-2-49 患者女，85岁，右乳实性肿物，大小为7cm×5cm，形态不规则，边缘不光滑，CDFI显示血流信号丰富。病理：梭形细胞癌。

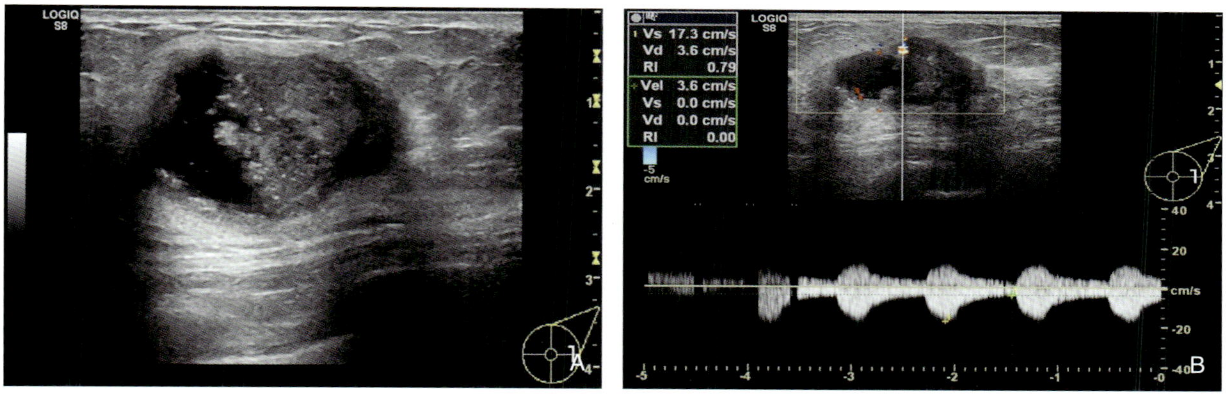

图2-2-50 患者女，72岁，右乳囊实性肿物，大小为3.6cm×2.2cm，形态不规则，边缘不光滑，可见囊性变，伴有多发微钙化，血流信号较丰富（阻力较高）。病理：鳞状细胞癌。

与非特殊性癌相比化生性癌淋巴结转移少见，且90%的患者表现为ER、PR、HER-2均为阴性。目前，无针对化生性癌的有效预后指标，并且化生性癌对常规新辅助化疗反应较差，临床结局较差。

四、浸润性乳腺癌——炎性乳腺癌

（一）临床病理特征

炎性乳腺癌作为一种独立的病理分型，定义为一种少见却极具侵袭性的乳腺癌，有特定的临床和病理

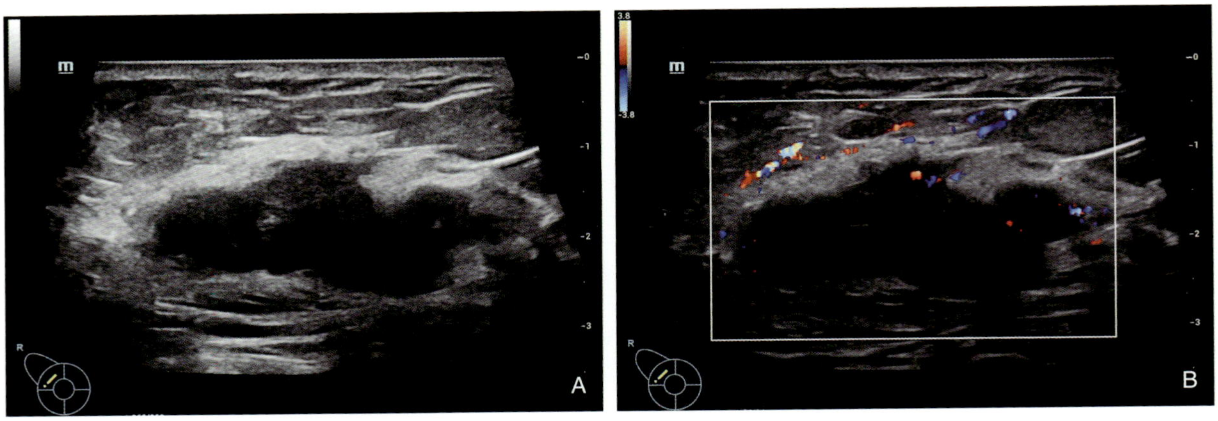

图 2-2-51 患者女，42 岁，右乳肿物，近期突然增大，形态不规则，边缘呈分叶状，CDFI 显示少量血流信号。病理：化生性癌。

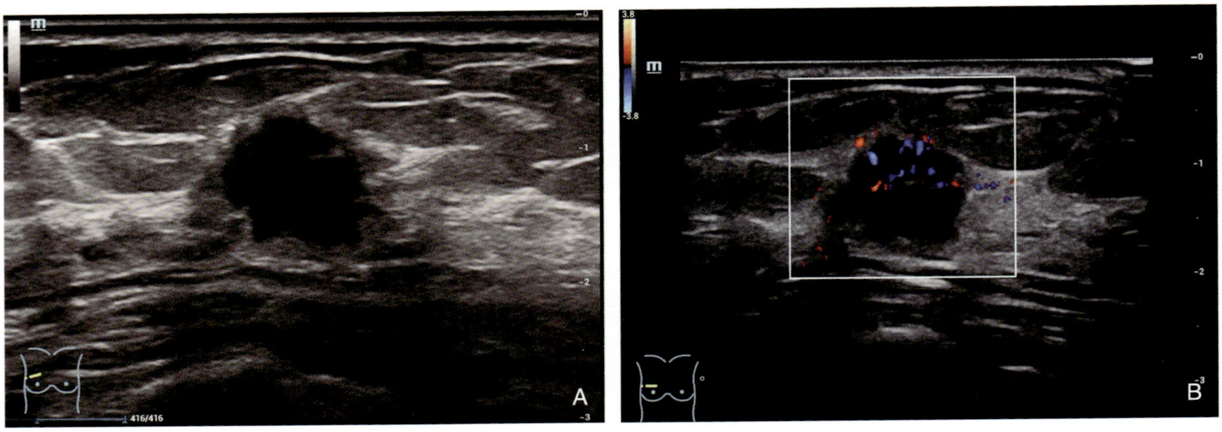

图 2-2-52 患者女，60 岁，右乳肿物，形态不规则，边缘毛刺及微分叶，CDFI 显示血流信号较丰富。病理：肌上皮癌。

学标准，临床上出现炎症性症状是由于大量真皮内淋巴管癌栓。

在 2019 版乳腺 WHO 肿瘤分类中炎性乳腺癌被认为是浸润性乳腺癌的独特临床表现，不再作为单独类型及特殊亚型分类。同时 WHO 认为双侧乳腺癌和非同时性癌（多灶癌、复发癌）仅作为一种临床表现，而不再是病理类型。

作为临床分型的炎性乳腺癌发病率较低，因其诊断标准不同，发病范围为 1%~10%，临床表现为乳腺迅速肿大和被覆皮肤的改变（红肿或橘皮样皮肤），乳腺弥漫变硬，累及超过 1/3 乳腺，多伴有淋巴结转移。

2022 中国临床肿瘤学乳腺癌诊疗指南指出，炎性乳腺癌是一个临床病理学名词，特征是弥漫红肿或橘皮样外观，累及超过 1/3 乳房皮肤，穿刺证实具有皮肤淋巴管内癌栓而无皮肤上述改变者不能称为炎性乳腺癌。局部乳腺癌浸润真皮或溃破皮肤而无上述皮肤表现不能定义为炎性乳腺癌，且炎性乳腺癌这个词并不是局部乳腺癌晚期的代名词。

（二）声像图特征（图 2-2-53 和图 2-2-54）

乳房整体增大、变硬，皮肤表面红肿或橘皮样外观，面积超过 1/3 乳房皮肤，皮下脂肪组织水肿改变。腺体层内弥漫性低回声，与腺体层脂肪组织分界模糊不清，多数乳腺后方回声明显衰减，可伴有多量钙化。CDFI 显示腺体低回声区血流信号较丰富，阻力指数较高，大于 0.7。腋窝多见异常肿大淋巴结，根据病程发展可累及腋下组、腋中组、腋上组、锁骨上、胸骨旁淋巴结，甚至可达对侧腋下淋巴结。

注：当非肿块型局部弥漫型浸润性导管癌无上述皮肤表现时不可认为是炎性乳腺癌。

（三）诊断经验分享

炎性乳腺癌作为临床病理类型，超声需要充分结合临床才能做出诊断。此外，超声能够引导粗针穿刺证实腺体内的浸润性癌分子分型及免疫表现，以利于临床的进一步治疗。

炎性乳腺癌最主要的鉴别疾病为非特异性乳腺炎，特别是肉芽肿性炎及导管扩张症（浆细胞性乳腺炎

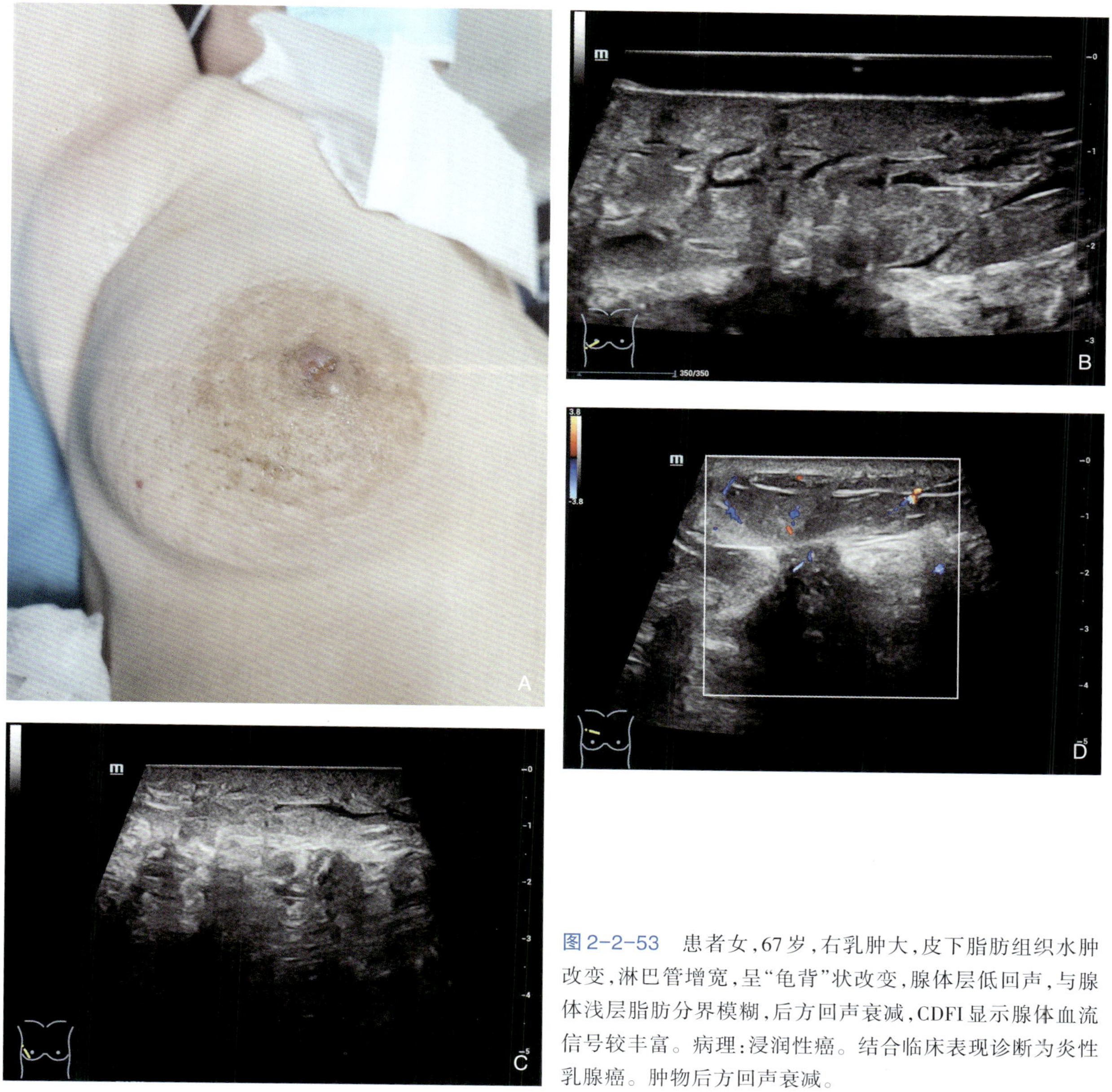

图2-2-53　患者女，67岁，右乳肿大，皮下脂肪组织水肿改变，淋巴管增宽，呈“龟背”状改变，腺体层低回声，与腺体浅层脂肪分界模糊，后方回声衰减，CDFI显示腺体血流信号较丰富。病理：浸润性癌。结合临床表现诊断为炎性乳腺癌。肿物后方回声衰减。

期)，肉芽肿性小叶炎发病年龄一般在25~40岁的产后期，且发病较急，多伴有疼痛，皮下浅层脂肪组织多伴有炎性改变；导管扩张症一般多见于绝经后女性，但处于急性炎症期时有时很难与炎性乳腺癌相鉴别，需要仔细询问病史并建议穿刺活检。

构。PT过去也称为叶状囊肉瘤，目前该病名已摒弃，根据间质细胞的丰富程度、核分裂象、细胞异型性、间质过度生长及肿瘤边缘情况等特征，将PT分为良性、交界性和恶性。目前的文献及笔者数据统计中，良性仍占绝大多数。

临床常表现为单侧、质地硬的无痛性肿块，多灶性或双侧病变少见。西方国家PT主要见于中年女性（平均40~50岁），根据文献及笔者79例叶状肿瘤的数据分析，国内PT发病年龄较早（平均年龄25~30岁），但恶性PT患者年龄偏大（>40岁），男性亦可见PT发生。

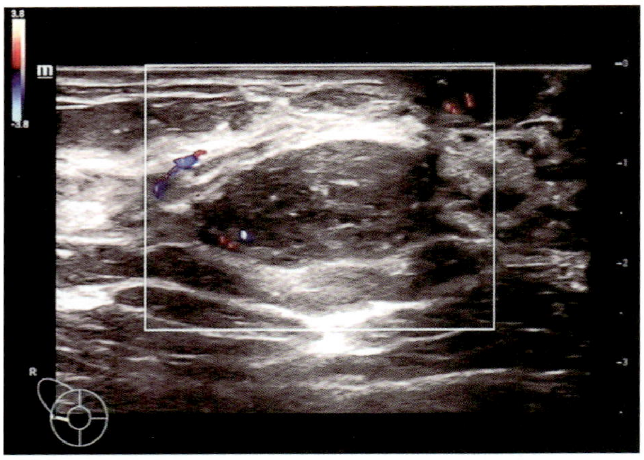

图2-3-4　典型纤维腺瘤表现（4）。

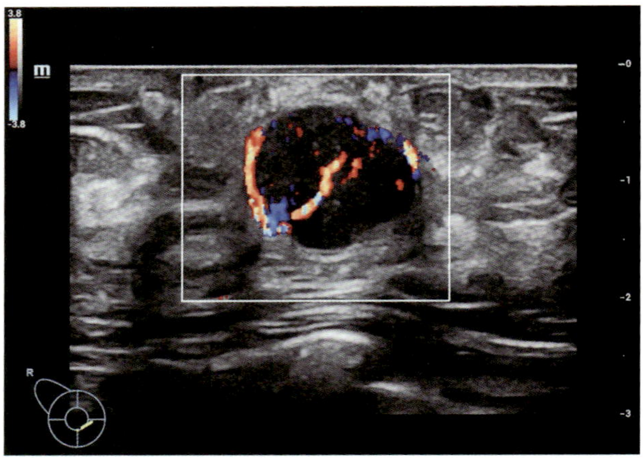

图2-3-5　典型纤维腺瘤表现（5）。

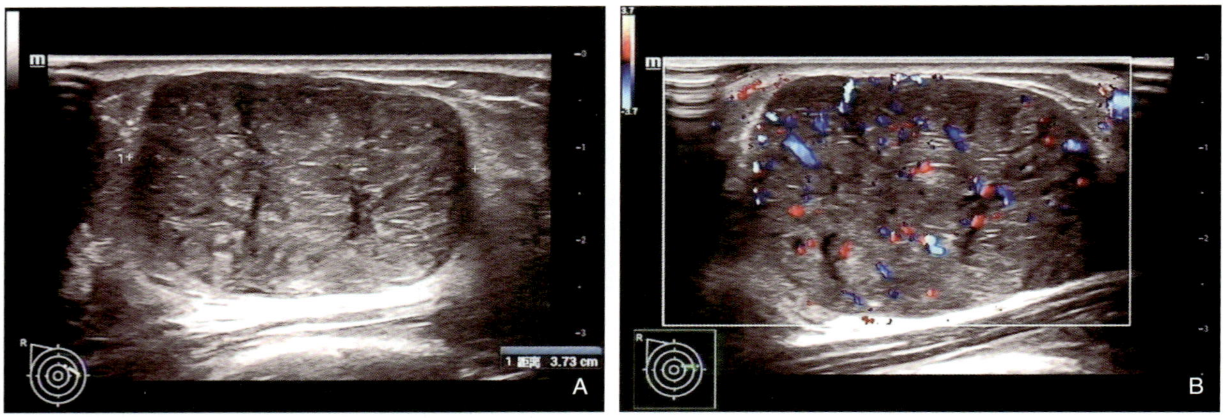

图2-3-6　患者女，32岁，复杂性纤维腺瘤（内伴大汗腺化生，大汗腺乳头状增生，大汗腺囊肿，腺病），CDFI显示短分支血流。

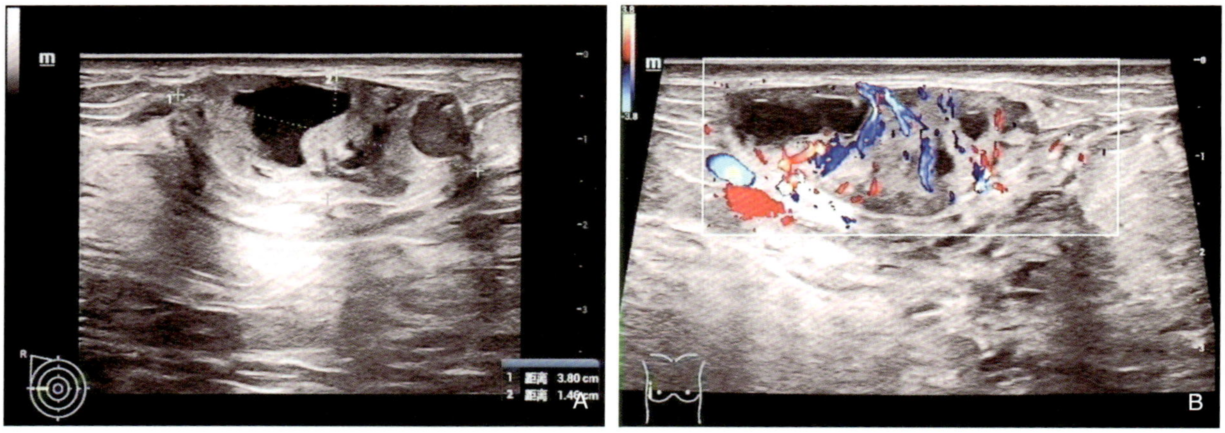

图2-3-7　患者女，30岁，乳腺纤维腺瘤伴多灶性分泌，CDFI显示血流信号丰富。

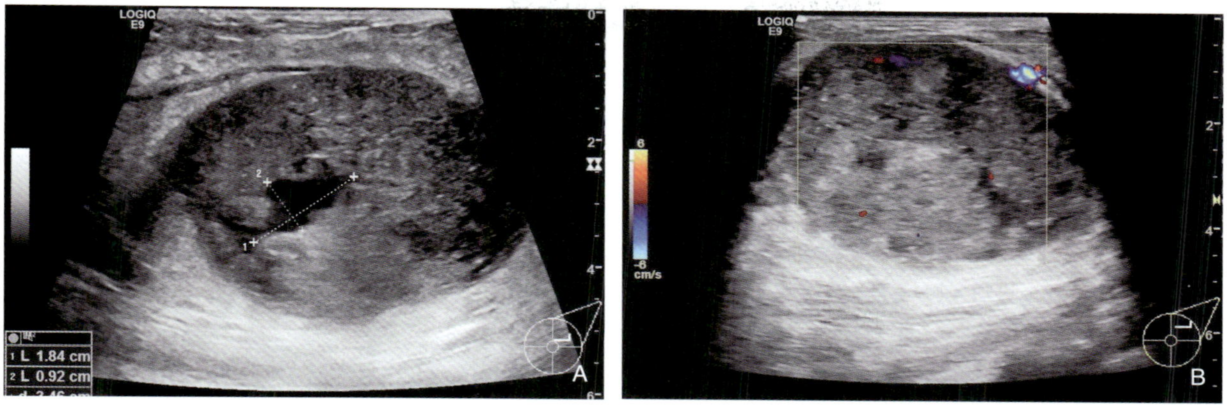

图2-3-8　患者女，15岁。病理：幼年型纤维腺瘤伴出血梗死。CDFI显示无明显血流信号。

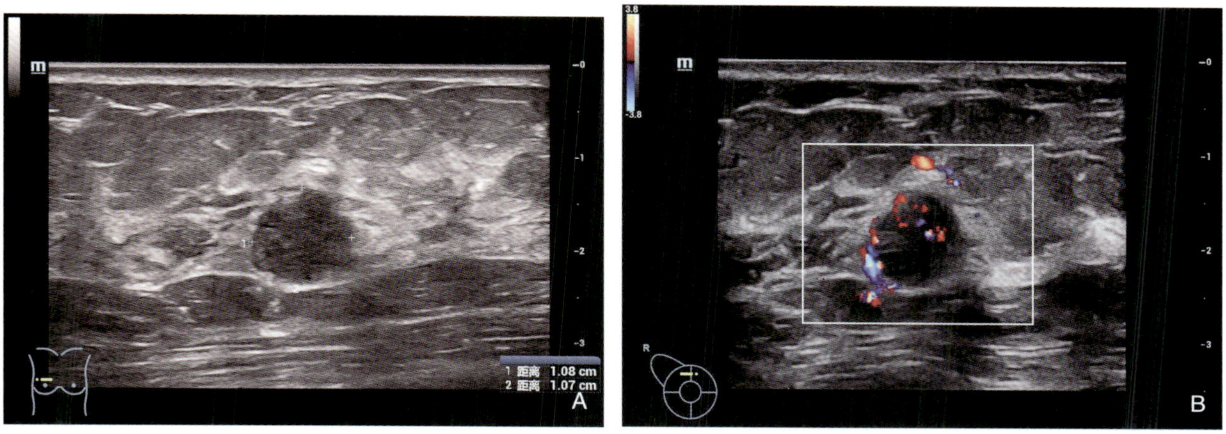

图2-3-9　患者女，42岁，肿物直立生长，血流信号增多。病理：复杂性纤维腺瘤，内伴导管原位癌。

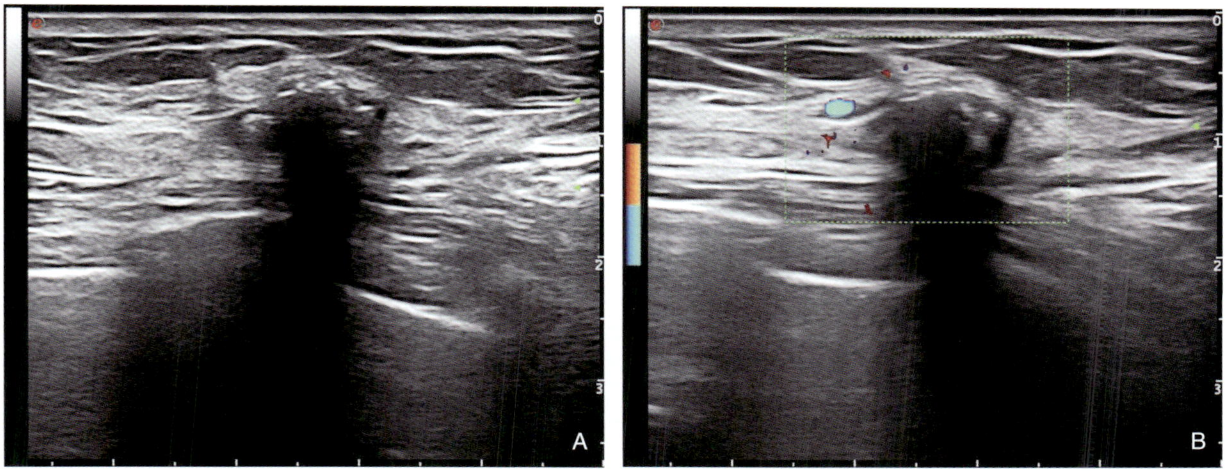

图2-3-10　患者女，54岁，纤维腺瘤伴弥漫钙化。

大体：肿瘤边界清晰，质地硬肿块膨胀性生长，切面呈黏液样或“鱼肉”样，大的病变中常见具有叶芽样弯曲裂隙的漩涡状结构，大的病变可出现出血或坏死。

镜下：典型表现为管内型生长方式，即肿瘤呈分叶状突入不同程度扩张延伸的管腔内。

良性PT间质细胞通常多于纤维腺瘤，细胞异性较少，核分裂象常<5/10HPF（高倍镜下），非常大的肿瘤也可见坏死。目前，最新NCCN指南不再对良性叶状

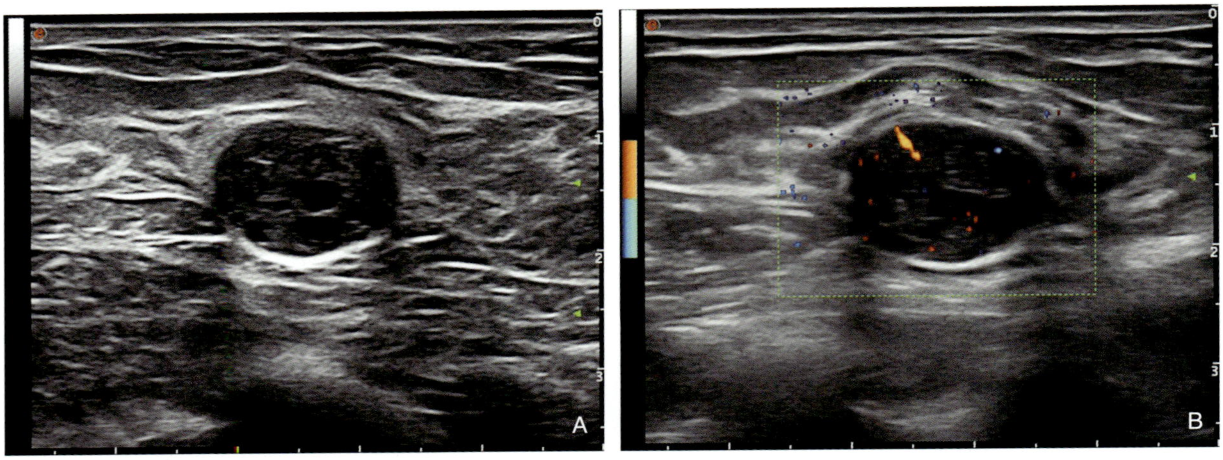

图2-3-11 患者女，35岁，纤维腺瘤伴囊性变，CDFI显示短分支血流。

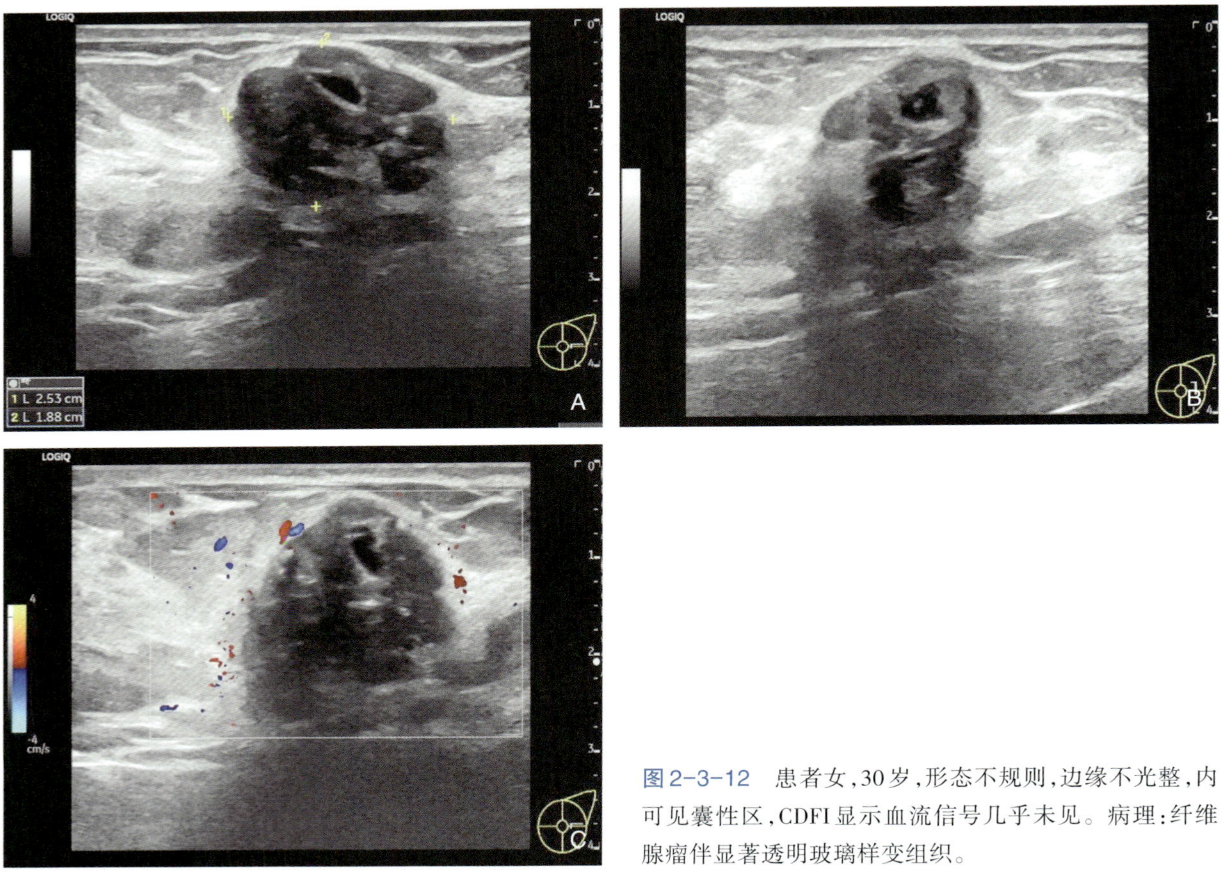

图2-3-12 患者女，30岁，形态不规则，边缘不光整，内可见囊性区，CDFI显示血流信号几乎未见。病理：纤维腺瘤伴显著透明玻璃样变组织。

肿瘤的切缘强调1.0cm（据笔者观察，良性叶状肿瘤复发率确实很低，79例中68例为良性，随访中目前均未见复发）。

恶性PT通常具有间质细胞异性明显、间质过度生长、单个低倍镜下仅见间质而未见上皮成分、核分裂象增加（>10/10HPF）、间质细胞弥漫性增多及边缘浸润等特征。由于肉瘤过度生长，上皮成分必须通过多切面取材方可获得，不然可能会导致错误的诊断（可能误诊为乳腺肉瘤）。

当肿瘤不具有恶性PT的全部恶性组织学特征时，诊断为交界性PT，多局部复发，很少发生转移。PT的组织学特征是连续的，有些病例很难确切分级，但区别

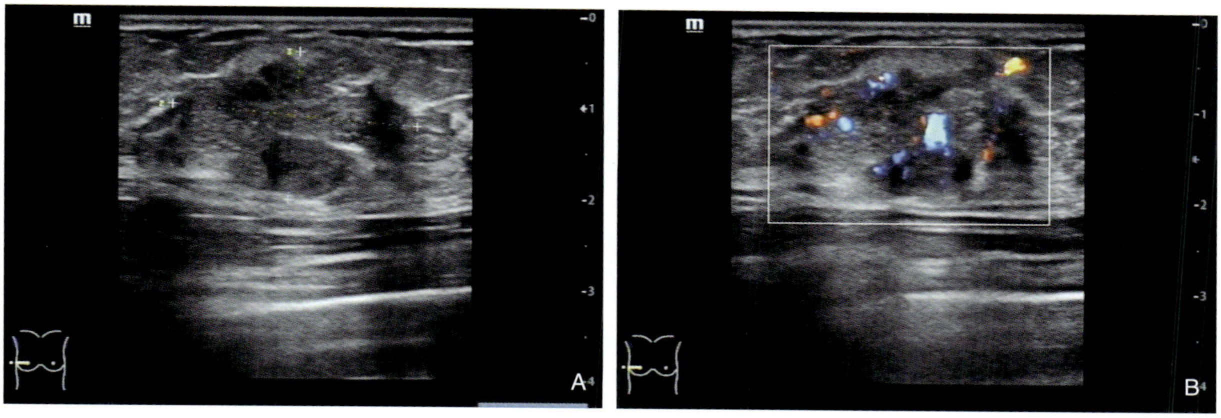

图2-3-13 患者女，17岁，边缘模糊，CDFI显示粗大分支血流。病理：幼年型纤维腺瘤伴间质黏液变性。

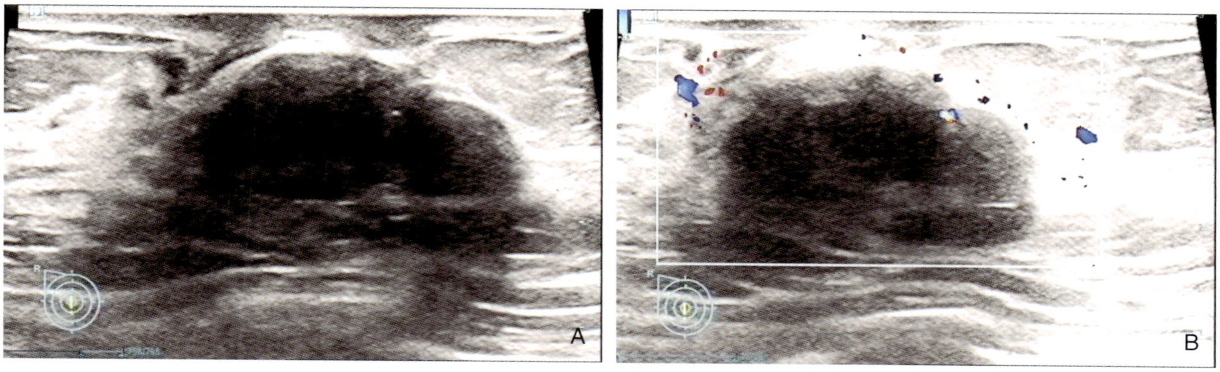

图2-3-14 患者女，31岁，结节后方回声衰减，CDFI显示边缘星点血流信号。病理：纤维腺瘤伴显著胶原化。

恶性很重要，因为它们容易发生转移和导致死亡，比例达22%，而交界性和良性PT很少发生转移。

目前，病理学中鉴别良性PT和细胞性纤维腺瘤（间质细胞较丰富）相对较困难。从目前的报道来看，两者具有相同的临床预后，这一鉴别意义不大，在很多病理诊断中会出现良性叶状肿瘤趋势或纤维腺瘤叶状生长方式，甚至更有学者提出将纤维腺瘤和良性PT统一使用“良性纤维上皮性肿瘤”这个术语。

（二）声像图特征

1. 良性叶状肿瘤典型表现（图2-3-15至图2-3-19）

良性叶状肿瘤形态呈圆形、分叶状（注：该分叶并不是叶状肿瘤名称的来源，很多初学者容易误解），平行生长居多，边缘多较光滑（膨胀性生长所致假被膜形成），多表现低回声，部分可见裂隙样无回声结构，钙化及囊性变少见。CDFI显示一般血流信号相对较丰富，

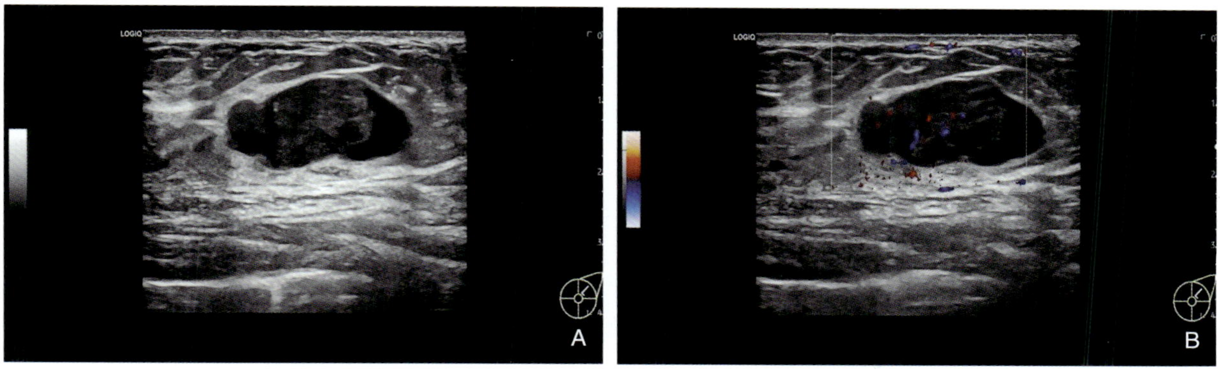

图2-3-15 患者女，42岁，左乳肿物，形态规则，边缘光滑，平行生长，后方回声增强，可见囊性区，CDFI显示血流信号稍丰富。病理：良性叶状肿瘤。

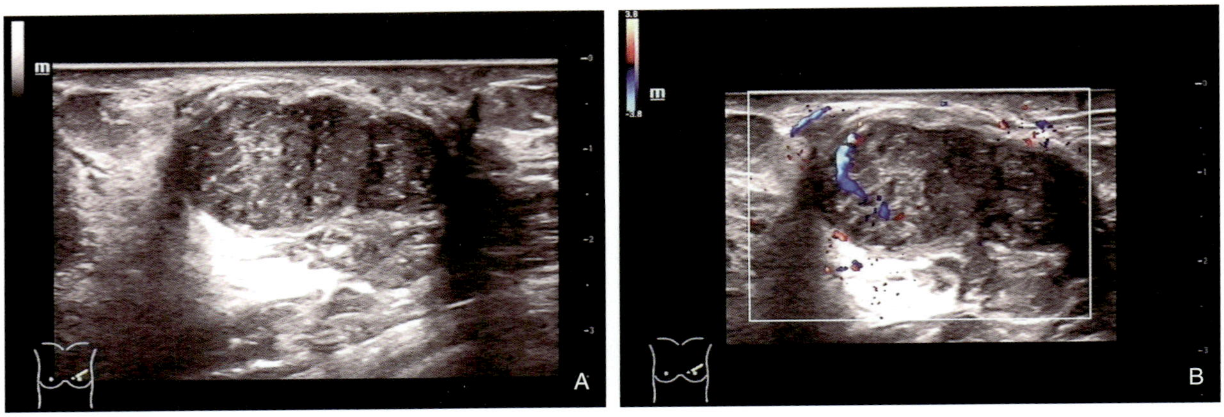

图 2-3-16 患者女，32岁，左乳肿物，形态规则，边缘光滑，后方回声增强，可见典型裂隙样结构，CDFI显示边缘血流信号。病理：良性叶状肿瘤。

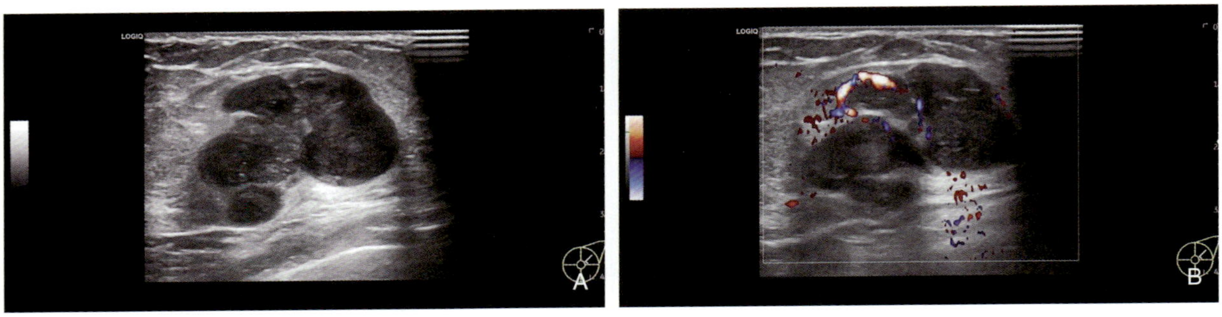

图 2-3-17 患者女，62岁，左乳肿物，形态不规则，边缘光滑锐利，后方回声增强，CDFI显示边缘粗大血流。病理：良性叶状肿瘤。

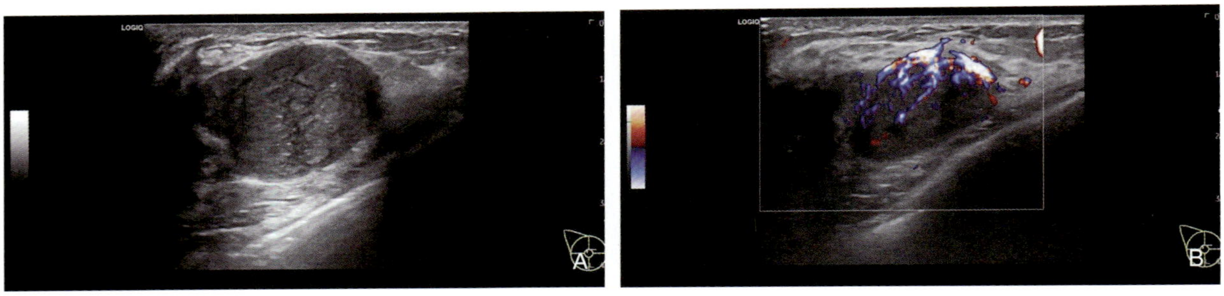

图 2-3-18 患者女，34岁，右乳肿物，形态规则，边缘光滑，可见裂隙样结构，后方回声增强。病理：良性叶状肿瘤。

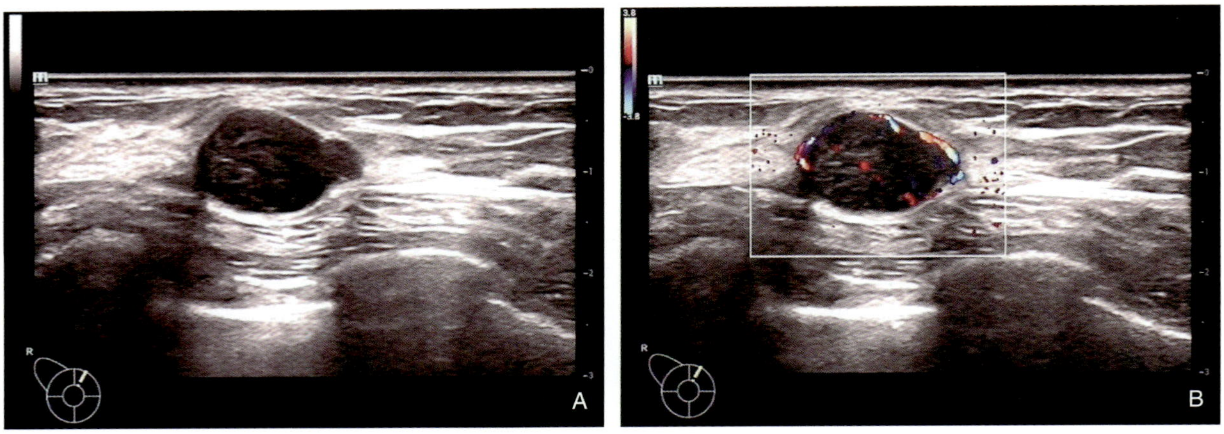

图 2-3-19 患者女，32岁，右乳肿物，形态类似纤维腺瘤，几乎不能区分，CDFI显示周边血流信号。病理：良性叶状肿瘤。

多在Ⅱ级或以上(注:关键在于探头频率选择、机器的调节及探头加压程度)

2. 交界性叶状肿瘤超声表现(图2-3-20至图2-3-23)

患者发病年龄偏大(>40岁),近期可有快速生长史。形状不规则,分叶状多见,也有部分形态规则者,平行生长,部分结节因边缘浸润致边缘不光滑(边界模糊),亦有部分肿块边缘光滑,较良性叶状肿瘤偏大,多呈低回声,结构较致密,部分结节可见裂隙样无回声,囊性变可见,钙化罕见。CDFI显示血流信号多分布不均,可见血流丰富区和乏血供区(间质过密所致)。超声造影可呈不均匀高增强或均匀高增强,增强后范围

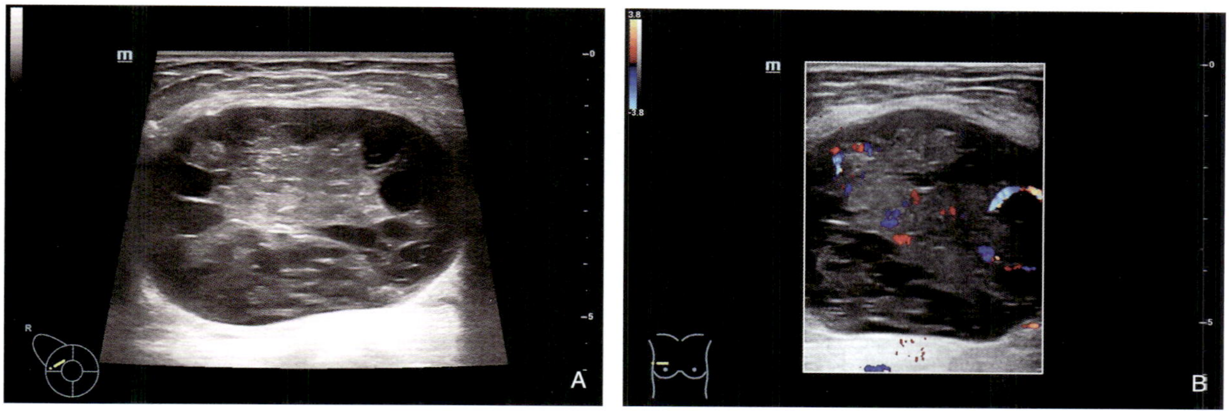

图2-3-20 患者女,58岁,右乳肿物,形态规则,边缘光滑,内部囊实性改变,CDFI显示边缘有少量血流信号。病理:交界性叶状肿瘤。

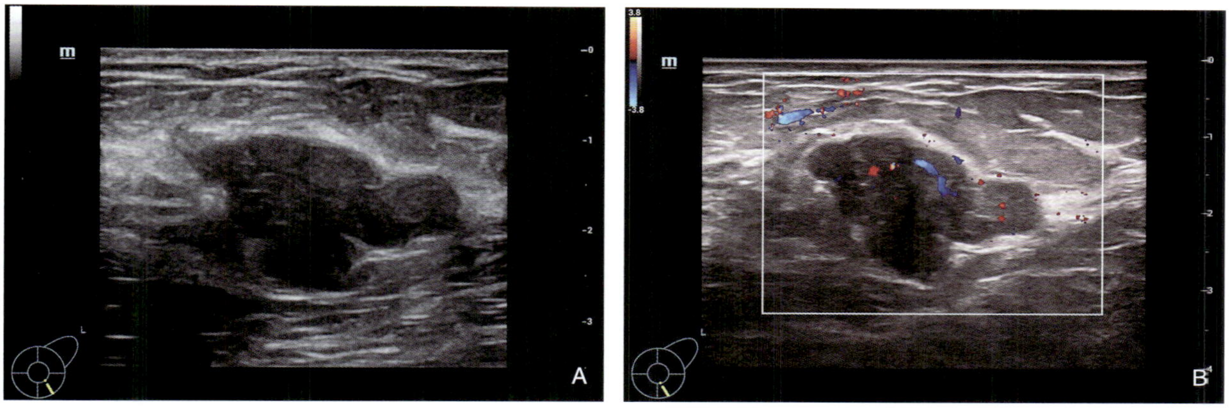

图2-3-21 患者女,44岁,左乳肿物,形态不规则,CDFI显示血流信号较丰富。病理:交界性叶状肿瘤。

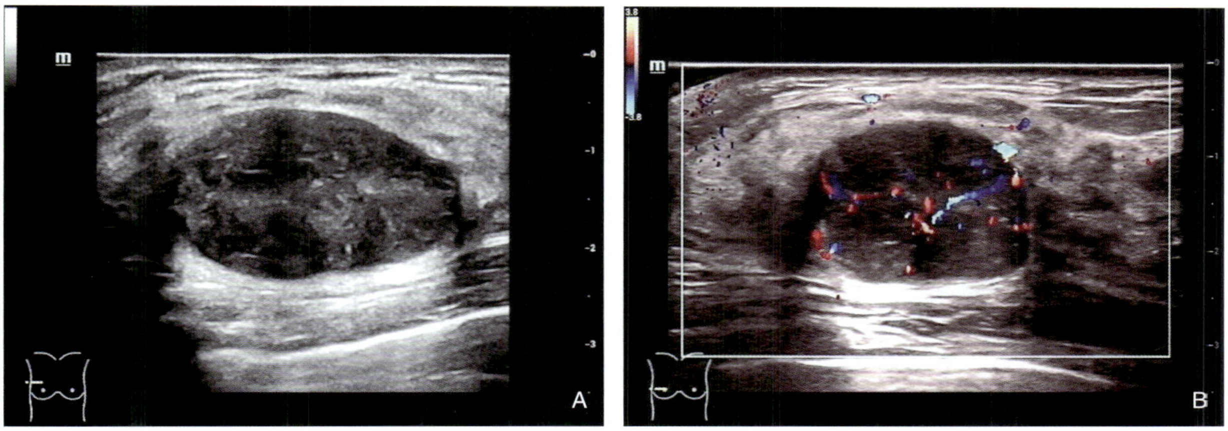

图2-3-22 患者女,47岁,右乳肿物,形态规则,边缘光滑,CDFI显示血流信号较丰富。病理:交界性叶状肿瘤。

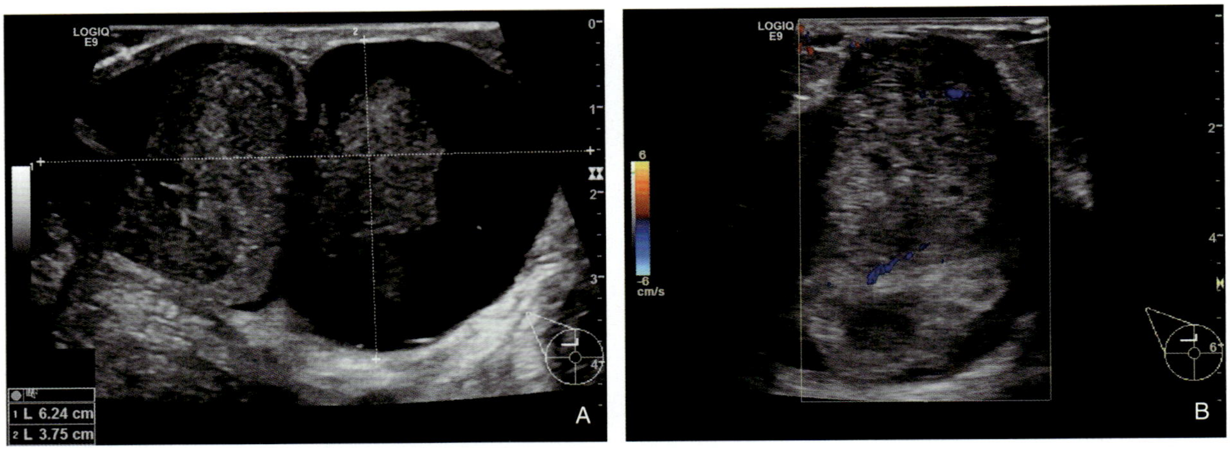

图 2-3-23 患者女，46岁，右乳囊实性肿物，CDFI未见明显血流信号。病理：交界性叶状肿瘤。

可增大（边缘浸润所致），部分肿块内可见无增强区（液化区或间质过密所致乏血供区）。

3. 恶性叶状肿瘤超声表现（图 2-3-24 和图 2-3-25）

恶性叶状肿瘤相对少见，肿瘤体积一般较大，短期内迅速生长，乳房外观隆起，凸凹不平，浅静脉曲张可见。形态多不规则，部分肿块较大，肉眼观察膨胀性生长或浸润性生长方式明显，多呈低回声，亦可见线状高回声，囊性变较常见，钙化罕见。CDFI显示血流信号较丰富，Ⅲ级多见。

（三）诊断经验分享

叶状肿瘤具有独特的组织学类型，影像学表现具有一定混淆性。

- 良性叶状肿瘤主要与纤维腺瘤、腺病瘤（结节样

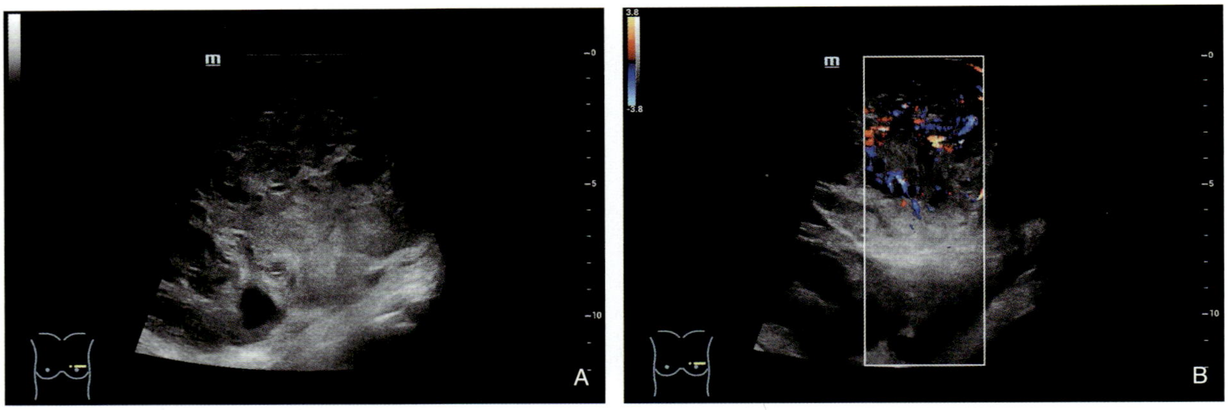

图 2-3-24 患者女，49岁，左乳肿物，体积较大，内部呈囊实性（实性为主）。病理：恶性叶状肿瘤。

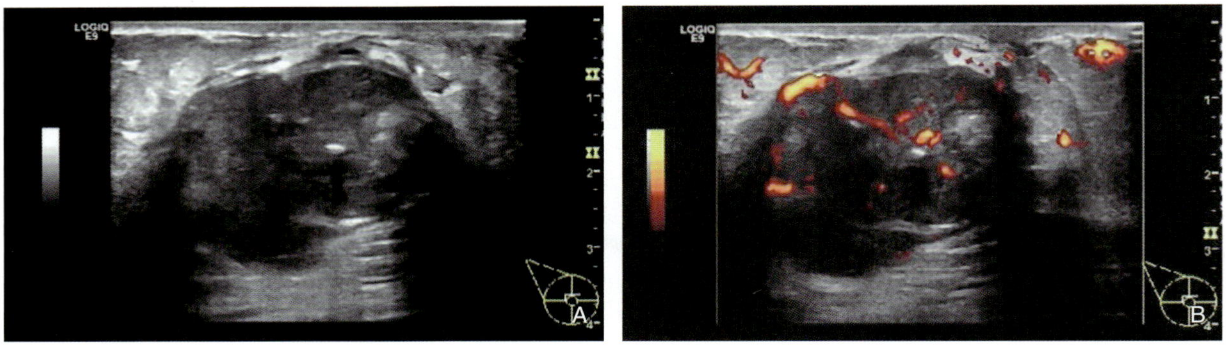

图 2-3-25 患者女，67岁，右乳肿物，形态不规则，边缘不光滑，后方回声增强，CDFI显示血流信号较丰富。病理：恶性叶状肿瘤。

硬化性腺病)及上皮良性肿瘤相鉴别,存在一定困难。虽然裂隙结构具有一定鉴别意义,但纤维腺瘤亦可见裂隙结构。

●交界性叶状肿瘤主要与乳头状肿瘤及间叶性肿瘤相鉴别,鉴别存在一定困难。

●恶性叶状肿瘤主要与乳腺癌相鉴别,恶性叶状肿瘤多为血行转移,少见淋巴结转移,乳腺癌淋巴结转移较多见。

三、错构瘤

(一)临床病理特征

错构瘤是一种具有包膜的边界清晰的肿瘤样病变,注意其用词的关键性,乳腺错构瘤其定位多数在腺体层,肿块内含有腺体成分。

本病临床发病率占乳腺良性肿瘤的5%,多见于40~50岁女性,临床多见可触及的质地柔软包块或无任何症状而在影像学检查时发现。

大体:肿瘤具有包膜,呈圆形或椭圆形,体积多中等偏大,切面类似正常的乳腺组织、脂肪瘤或纤维腺瘤。

镜下:镜下显示不同比例的导管、含有小叶为纤维组织的小叶和脂肪组织,可有假血管瘤样间质增生或平滑肌成分。错构瘤和纤维腺瘤在粗针穿刺时鉴别较困难。腺脂肪瘤属于错构瘤的一种,指脂肪组织中含有正常乳腺导管和小叶。

组织学上:依据肿瘤成分不同分为纤维为主型、脂肪为主型和混合型。在大部分医院的病理诊断中并不进行具体分类,或者只用腺脂肪瘤和乳腺错构瘤两种表述方式。

(二)声像图特征(图2-3-26和图2-3-27)

肿瘤形态规则,呈椭圆形或大分叶状,大多为平行生长,具有包膜,较光滑,回声多样,呈混杂性表现。CDFI一般可见舒展走行的少量血流信号。

(三)诊断经验分享

错构瘤具有完整包膜,形态规则,边滑光整,主要与纤维腺瘤、腺病、腺体内脂肪相鉴别。错构瘤一般血流信号稀疏,与恶性病变区别较大。

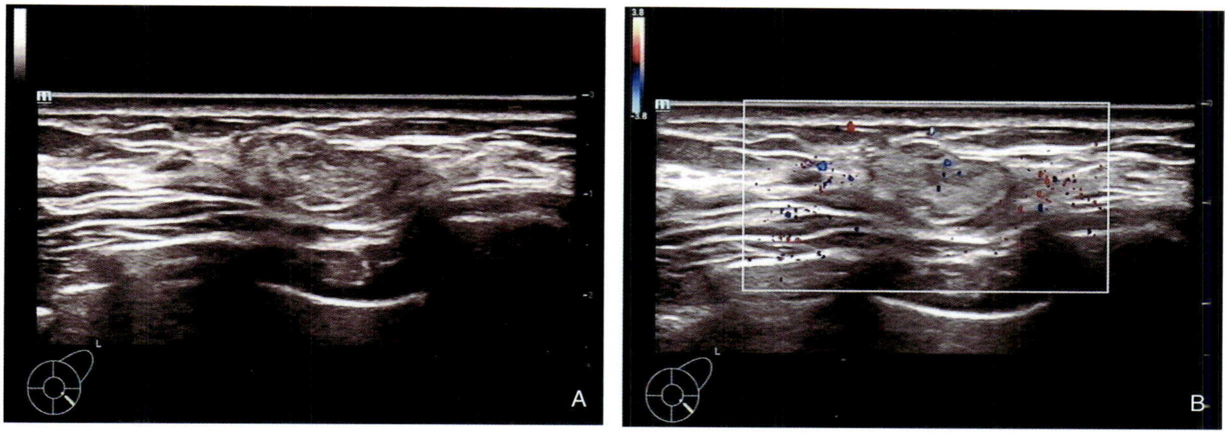

图2-3-26 患者女,54岁,高回声肿物,形态规则,边缘光滑,CDFI显示血流信号不丰富。病理:腺脂肪瘤。

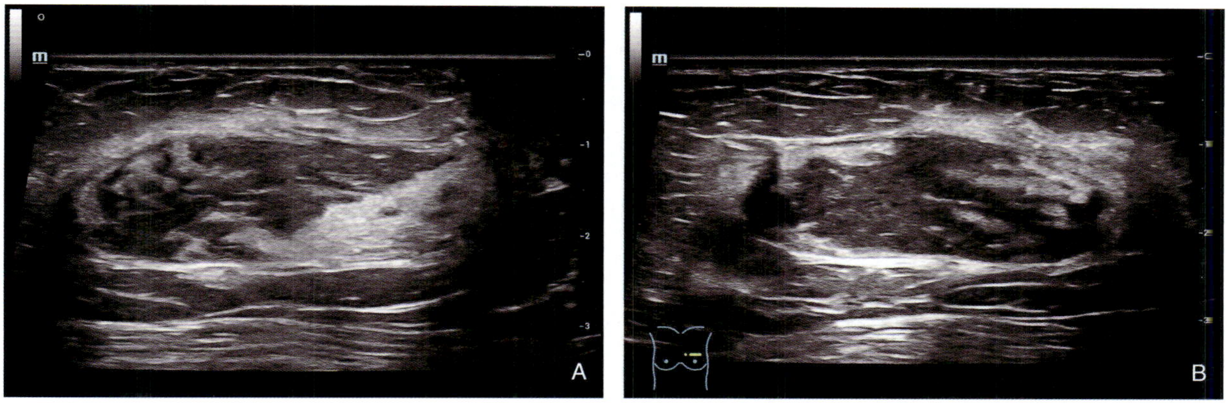

图2-3-27 患者女,43岁,左乳肿物,形态规则,边缘光滑,内部呈高低回声混合分布,CDFI未见明显血流信号。病理:错构瘤。

第4节 乳头状肿瘤

乳头状病变是一组异质性病变，共同的生长特征为存在不同形态的指状突起或叶状结构，其中央为纤维血管轴心，表面被覆上皮细胞。最新版WHO乳腺肿瘤分类主要包括导管内乳头状瘤、导管内乳头状瘤伴非典型增生/导管原位癌、包裹性乳头状癌(EPC)、实性乳头状癌(SPC)、浸润性乳头状癌(ICP)，它们之间的鉴别是乳腺病理学中的难点之一。

一、导管内乳头状瘤

(一)临床病理特征

导管内乳头状瘤是一种以纤维血管轴为中心被覆上皮和肌上皮细胞层的良性病变。依据病变发生位置分为中央型导管内乳头状瘤和周围型导管内乳头状瘤。中央型导管内乳头状瘤起源于大导管，通常位于乳晕下，不累及终末导管小叶单位(TDLU)，周围型导管内乳头状瘤常植根于TDLU，也可累及大导管。

导管内乳头状瘤相对比较常见，约占乳腺肿瘤的5.3%，但多数为中央型导管内乳头状瘤，年龄介于30~50岁之间，患者常表现为血性乳头溢液，部分可形成肿块样改变。周围型导管内乳头状瘤一般无溢液及肿块，多数为手术时切除所见，在病理学中很难直接诊断周围型导管内乳头状瘤，一般多在其他增生性病变中可见导管内乳头状瘤形成(此时多发生于TDLU的导管内乳头状瘤)，对于周围型导管内乳头状瘤影像学很难发挥作用。

无论是中央型导管内乳头状瘤还是周围型导管内乳头状瘤，均以纤维血管为轴心，外覆肌上皮细胞和上皮细胞，可伴有普通型导管增生、大汗腺化生、鳞状上皮化生，胶原小体病也可累及乳头状瘤。乳头和导管周围可有不同程度的间质纤维化，当纤维化广泛而掩盖乳头状结构时，称为硬化性乳头状瘤，它属于导管腺瘤的一个亚型。穿刺或纤维血管轴扭转常见出血或梗死，尤其是较大中央型导管内乳头状瘤。

(二)声像图特征

文献中总结了较多关于导管内乳头状瘤的超声分型及表现，对于典型导管扩张伴实性肿块的导管内乳头状瘤诊断相对较容易，对于充满沉积物、体积较小或未见扩张导管者诊断相对较困难。

Han等将导管内乳头状瘤分为5型：

Ⅰ型：导管扩张内伴乳头状实性回声(图2-4-1)；Ⅱ型：囊实性混合团块，周边无扩张导管(图2-4-2和图2-4-3)；Ⅲ型：局限性导管扩张，远端导管壁不规则或中断(图2-4-4)；Ⅳ型：导管扩张伴远端中断处实性结节或团块回声(图2-4-5和图2-4-6)；Ⅴ型：实性结节型，周围无扩张导管(图2-4-7和图2-4-8)。CDFI显示多数乳头状瘤血流信号均较丰富，这与检查者对机器调节及探头压力有关，但也有部分导管内充满低回声者，为无血流信号表现。

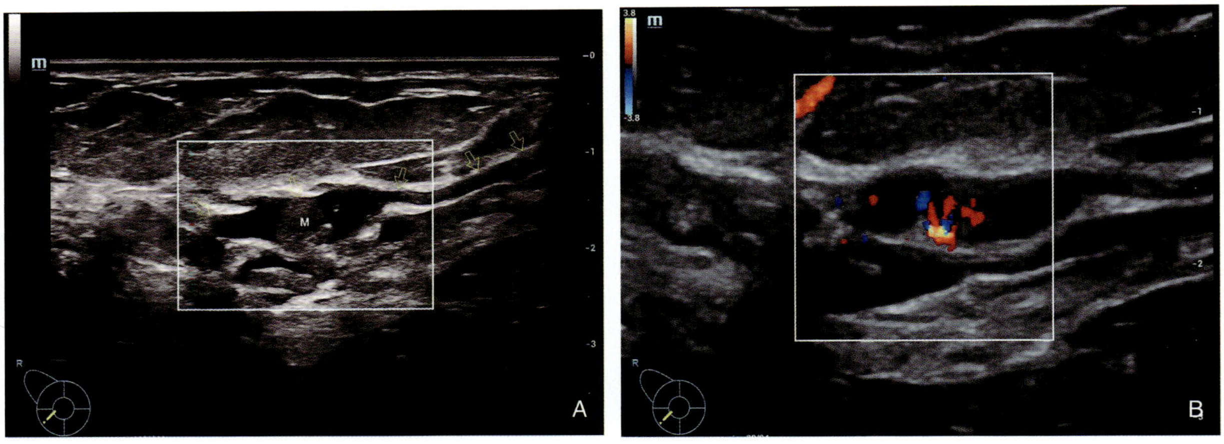

图2-4-1 患者女，42岁，乳头溢液，导管内乳头状瘤Ⅰ型，CDFI显示实性区有稍丰富的血流信号。

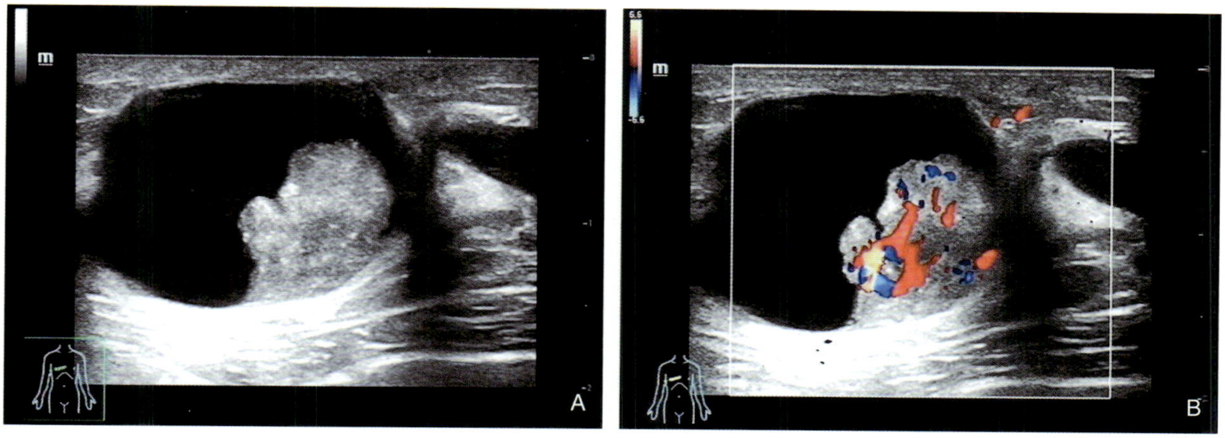

图2-4-2　患者女，42岁，无乳头溢液，囊实性团块，导管内乳头状瘤Ⅱ型，CDFI显示丰富的血流信号。

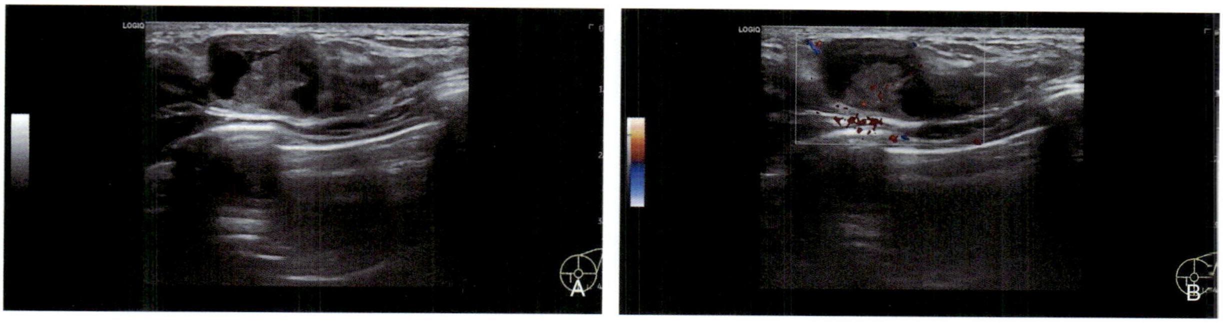

图2-4-3　患者女，22岁，乳头无溢液，囊实性结节型，导管内乳头状瘤Ⅱ型，CDFI显示丰富的血流信号。

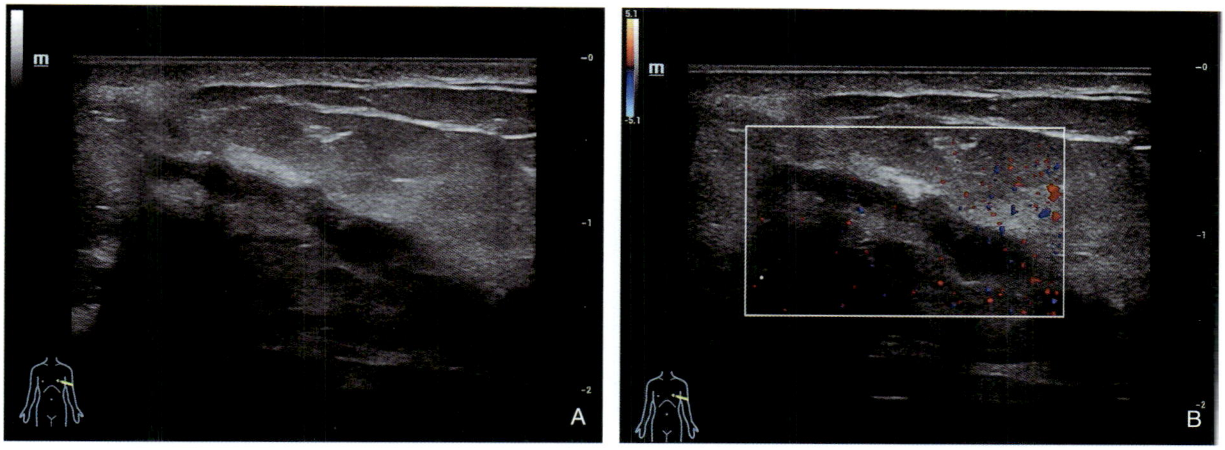

图2-4-4　患者女，67岁，乳头溢液，局限性导管扩张，远端中断，导管内乳头状瘤Ⅲ型，CDFI显示血流信号较丰富。

(三)诊断经验分享

导管内乳头状瘤表现复杂多样，超声亦可出现多种形态，即便以上5型超声表现并不能涵盖全部导管内乳头状瘤表现，有时多种形态混合存在，给影像学带来较大挑战，需充分结合临床表现(是否有乳头溢液等)，并需要多种高频率探头交换检查及仔细调节血流信号，才能相对提高导管内乳头状瘤的检出率。

Ⅰ型导管内乳头状瘤敏感性及特异性均较高，一般结节内血流信号均较丰富，呈类淋巴门样血流(实际为纤维血管轴心的血流结构，图2-4-9和图2-4-10)。

Ⅱ型属于囊实复合型肿物，在乳腺肿物的表现中该类结节BI-RADS分类较高，属于中高风险肿物，有时与包裹性乳头状癌(图2-4-11)和实性乳头状癌很难鉴别。

Ⅲ型表现属于超声鉴别的难点，很难与导管扩张症(图2-4-12)及导管扩张伴导管内沉积物相鉴别，虽未见明显肿块影，当CDFI显示局部血流信号较丰富

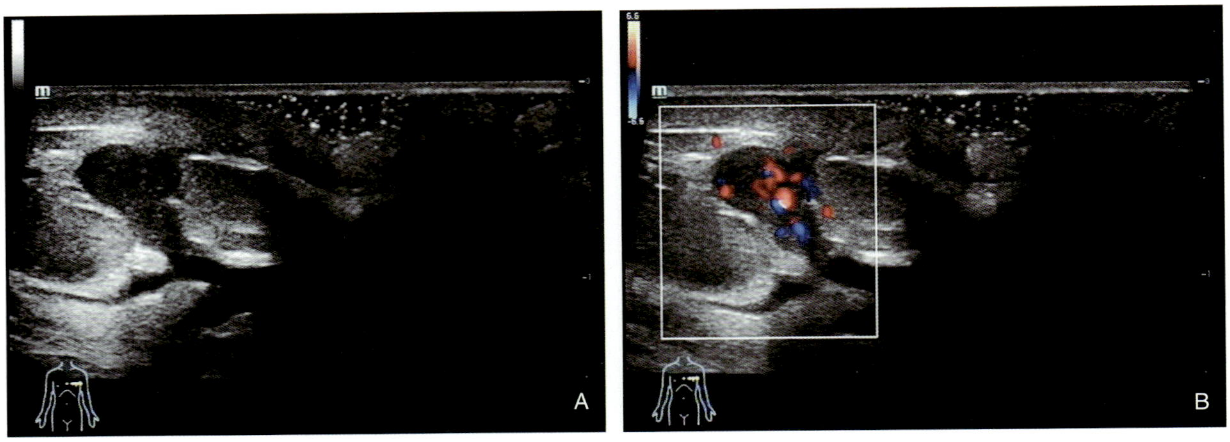

图 2-4-5 患者女，40 岁，乳头溢液，导管远端截断处实性回声，导管内乳头状瘤Ⅳ型，CDFI 显示血流信号较丰富。

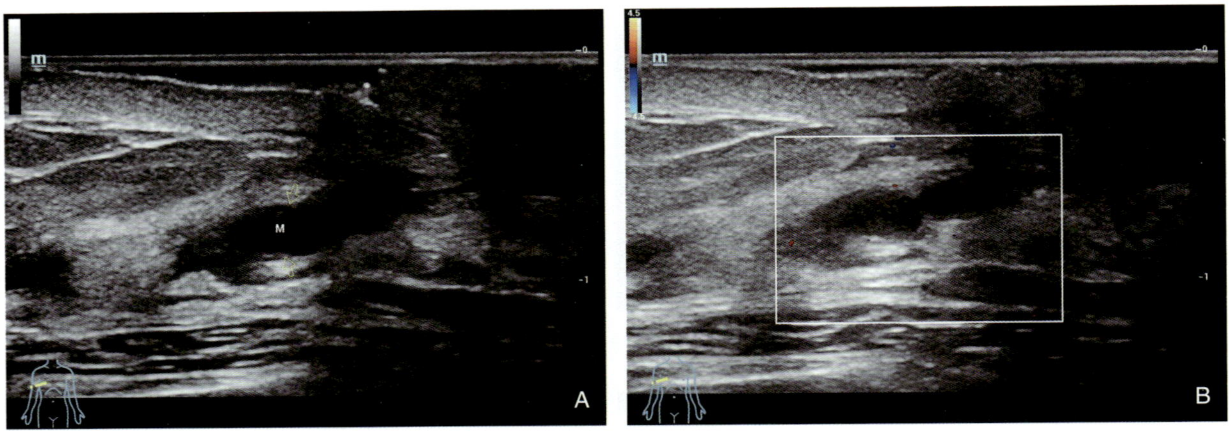

图 2-4-6 患者女，44 岁，导管扩张伴中断处结节，导管内乳头状瘤Ⅳ型，CDFI 未见明显的血流信号。

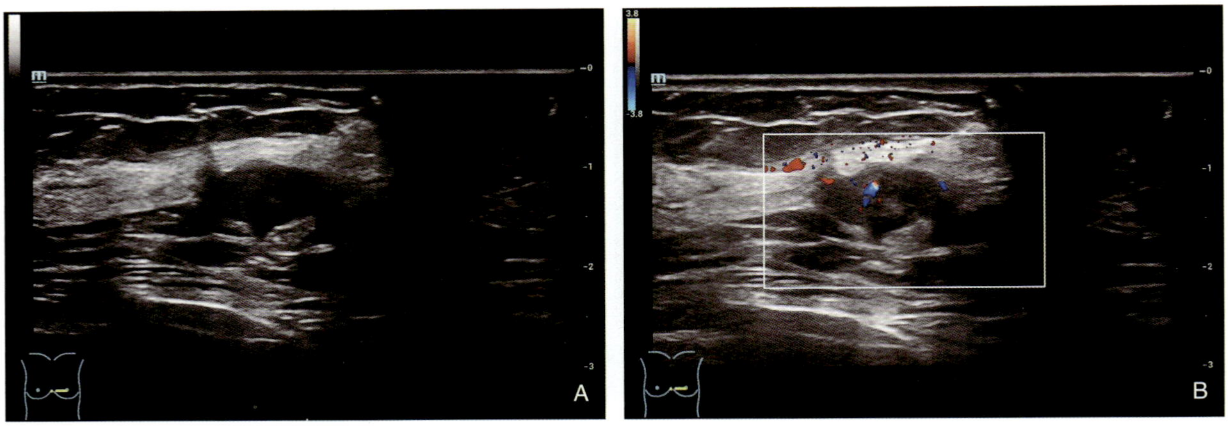

图 2-4-7 患者女，72 岁，乳头溢液，实性结节型，导管内乳头状瘤Ⅴ型，CDFI 显示血流信号呈星点状。

时，需警惕导管内乳头状瘤的可能。当超声显示多发导管扩张且充满低回声，CDFI 显示导管内低回声血流信号较丰富或者导管周围血流信号较丰富者，需警惕导管内癌（图 2-4-13）及实性乳头状癌的可能，不能轻易诊断为导管内乳头状瘤。

Ⅳ型表现为导管远端肿块结构，且 CDFI 显示血流信号较丰富，该型主要观察远端肿块形态及边缘，需与导管内沉积物相鉴别，一般后者无血流信号。

Ⅴ型属于实性结节型，按照 BI-RADS 分类标准进行，该型肿块形态规则或欠规则，边缘多较光滑，血流信号多较丰富，多无乳头溢液；Ⅴ型需与纤维上皮肿瘤、腺病、特殊类型乳腺癌相鉴别，必要时进行超声造影检查。

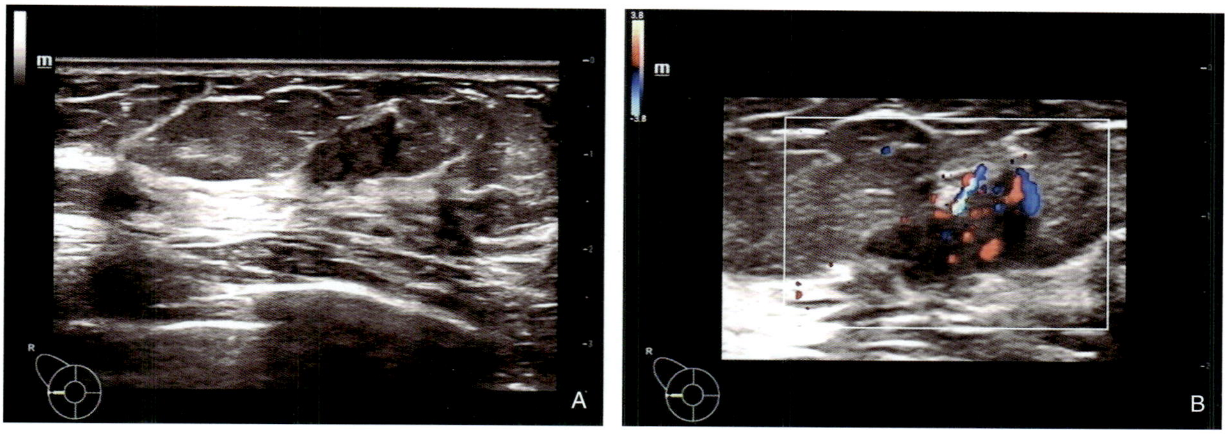

图2-4-8　患者女，45岁，无乳头溢液，实性结节型，导管内乳头状瘤Ⅴ型，CDFI显示血流信号丰富。

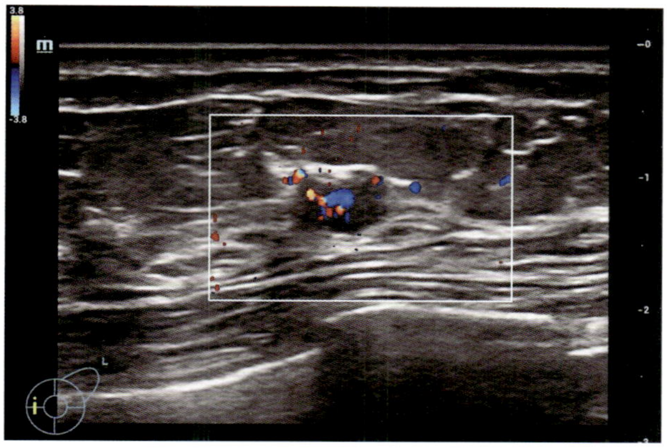

图2-4-9　导管内乳头状瘤Ⅰ型，纤维血管轴心的血流结构。

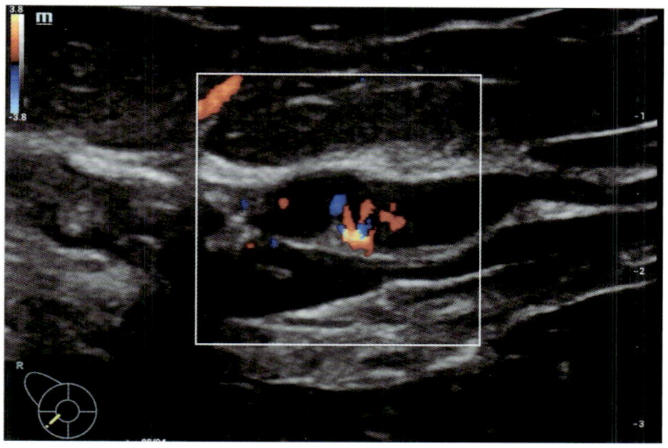

图2-4-10　导管内乳头状瘤Ⅰ型，类淋巴门样血流信号。

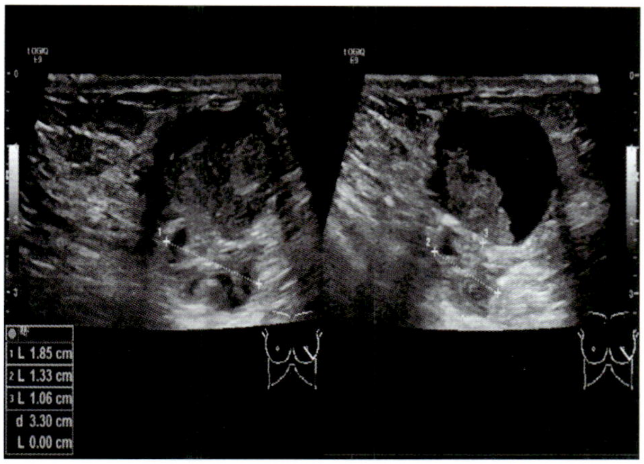

图2-4-11　左乳包裹性乳头状癌。

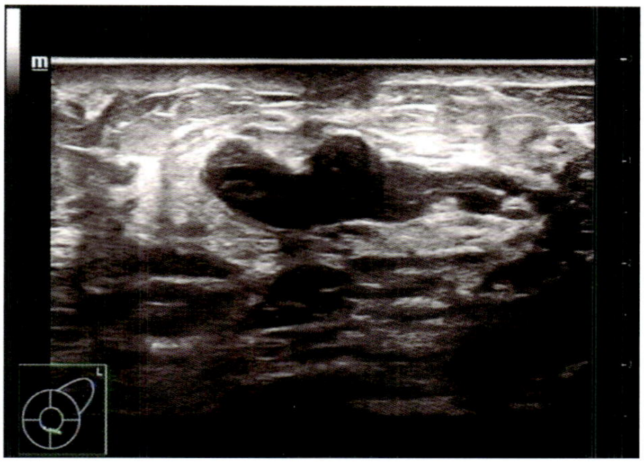

图2-4-12　导管扩张症。

二、导管内乳头状瘤伴非典型增生（非典型乳头状瘤）/导管内乳头状瘤伴导管原位癌

（一）临床病理特征

一些乳头状瘤的病变内，上皮增生的结构和细胞学特征均达到非典型导管增生或导管原位癌的诊断标准，这些病变可累及乳头状瘤，但病变仍保留良性乳头状瘤的证据，这与导管内乳头状癌截然不同。

大体上类似导管内乳头状瘤，镜下表现有所差异。导管原位癌在病变中呈实性或筛状结构，为低或中等

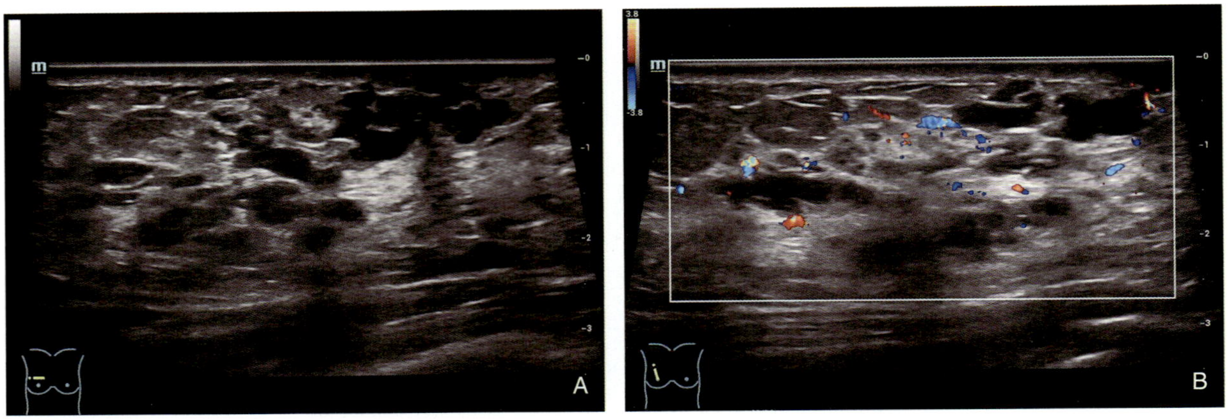

图2-4-13 患者女，47岁，右乳导管内癌，CDFI显示肿物及周围腺体血流信号较丰富。

核级别，可见坏死。值得注意的是，肌上皮细胞在非典型增生或导管原位癌区域缺失，但在残留良性乳头状瘤内部及受累导管周围仍完整存在。根据2019版WHO乳腺肿瘤分类中，肿瘤解读诊断标准为：受累范围节点<3mm为非典型增生，≥3mm为导管原位癌。

（二）声像图特征

乳头状瘤伴非典型增生/乳头状瘤伴导管原位癌病变表现类似于导管内乳头状瘤，但导管内乳头状瘤实性区域边缘呈锯齿状表现，或实性乳头区域血供异常丰富且杂乱分布时应谨慎对待该病变（图2-4-14至图2-4-16）。

（三）诊断经验分享

目前临床意义尚不明确，现在研究显示，乳头状瘤伴非典型增生或DCIS继发浸润性癌风险升高，一般选择完整切除，而且要看切除肿瘤周围乳腺组织内有无非典型导管增生或DCIS，这是影响治疗及复发的重要因素。

三、包裹性乳头状癌

（一）临床病理特征

EPC是乳头状癌的变异类型，过去被认为是乳头状导管原位癌的一种变异类型，特征是低中核级别肿瘤上皮细胞背负的纤维血管细乳头完全包裹在纤维被膜内。多数乳头病变内部及周围均未见肌上皮细胞。

EPC多见于年龄偏大女性，平均年龄65岁，发病率很难判断，临床上常表现为边界清晰的圆形包块，伴或不伴乳头溢液。影像上很难与其他类型乳头状癌相鉴别。

EPC大体边界清晰，似乎位于囊腔内，肿瘤通常具有宽基底，附着于囊壁。囊内聚集的液体使得囊腔扩张，显得肿瘤向囊腔突出。低倍镜下可见明显的纤维性厚包膜，包裹的结节由纤维血管细乳头构成，乳头表面衬覆低中核级肿瘤细胞，肿瘤细胞排列呈实性或筛状结构，乳头内和周围缺失肌上皮细胞，与目前所公认的原位病变不同，也高度提示EPC是一种最低限度的浸润性癌，也有人认为它是原位癌和浸润性癌的“过渡型”。显著浸润性癌的判断需要肿瘤上皮细胞侵犯纤维包膜外，有时穿刺会导致肿瘤细胞移位至纤维包膜处，应注意鉴别。该肿瘤的诊断依靠组织学穿刺活检是非常困难的。

（二）声像图特征（图2-4-17至图2-4-19）

EPC一般呈肿块状，多呈囊实性，可呈囊实性网格

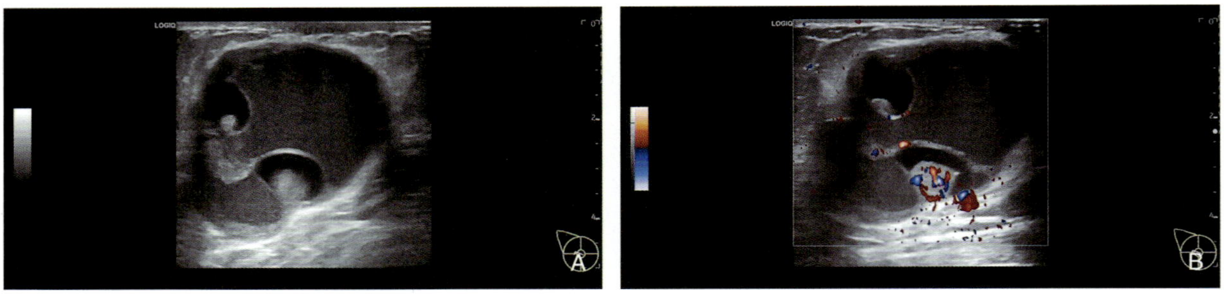

图2-4-14 患者女，67岁，右乳囊实性肿物，肿块形态规则，边缘光滑，CDFI显示实性区血流信号丰富。病理：导管内乳头状瘤伴导管原位癌。

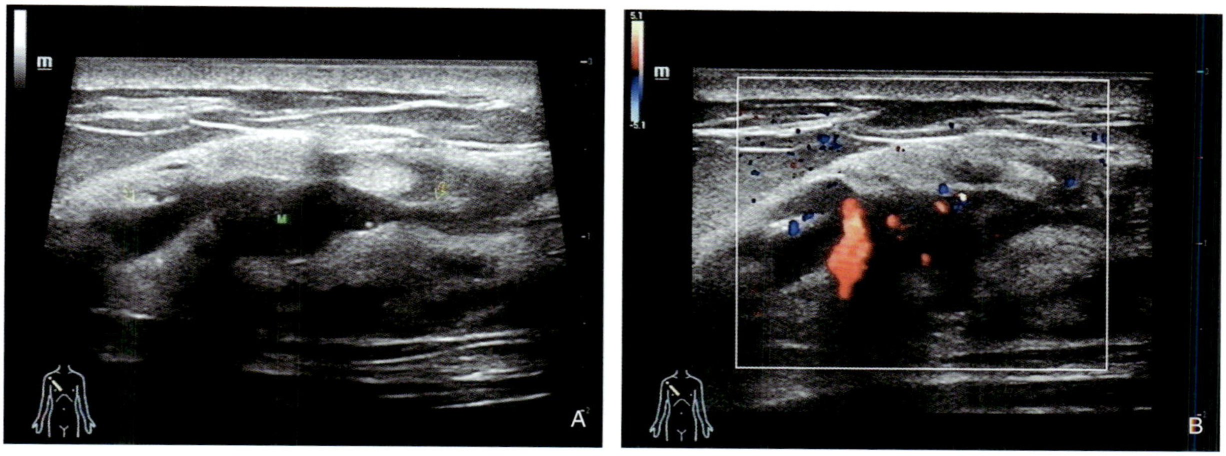

图2-4-15 患者女，45岁，右乳头溢液，右乳低回声，与导管沟通，CDFI显示血流信号较丰富。病理：导管内乳头状瘤伴导管不典型增生。

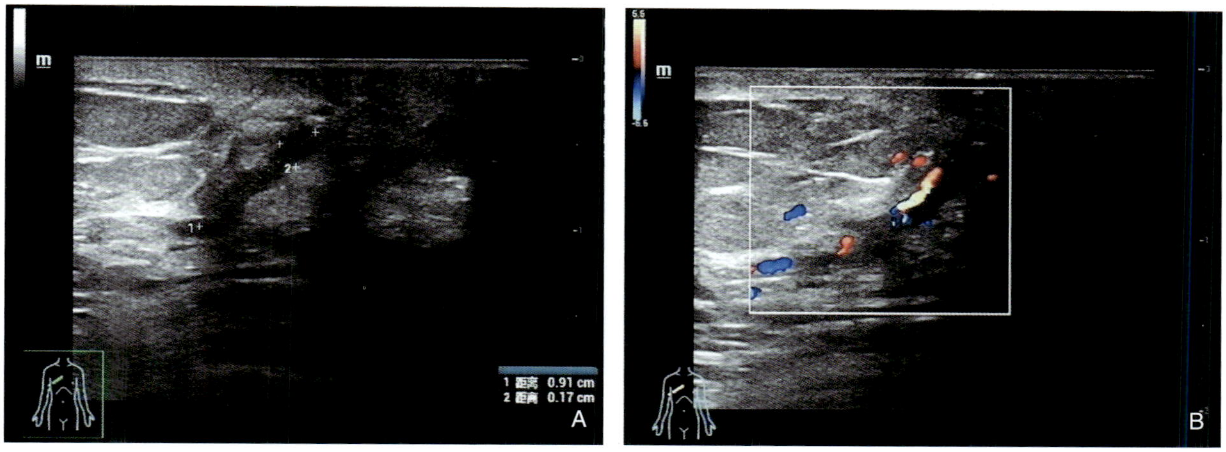

图2-4-16 患者女，64岁，右乳头溢液，右乳晕区导管增宽，内伴低回声，CDFI可见较丰富的血流信号。病理：导管内乳头状瘤伴个别上皮不典型增生。

状，也可实性区附着于囊内。实性区一般呈低回声，出血时可见囊内有异常回声，可随体位移动。肿瘤形态多较规则，边缘多较光滑、完整，一般为纤维性厚包膜包绕，真正浸润至纤维性被膜外者少见，后方回声增强。CDFI显示实性区血流信号一般较丰富。

（三）诊断经验分享

EPC需要与导管内乳头状瘤相鉴别，与其他乳头状癌很难鉴别。

虽然EPC定位目前有争议，临床研究结果显示EPC的预后类似于原位癌，所以局部治疗即可收到很好的效果，肿瘤较大者可做前哨淋巴结活检。

四、实性乳头状癌

（一）临床病理特征

SPC是一种特殊类型的乳头状癌，以致密排列、膨胀性生长、富于细胞的结节为特征。结节内纤维血管轴心纤细、不明显，低倍镜下类似实性结构，当合并普通型浸润性癌时常伴有黏液或神经内分泌特征。ICD编码：原位实性乳头状癌为8509/2；实性乳头状癌伴浸润为8509/3。

SPC相对少见，占乳腺癌比例不足1%，常见于60~80岁女性，临床20%~25%的病例可见乳头血性溢液，肿块大小不一。

低倍镜下肿瘤可见由多个边界清晰富于细胞的结节构成，细胞排列紧密，膨胀性生长，包埋在致密纤维间质中。尽管细胞巢边缘形似非浸润，但周围通常缺少肌上皮。当细胞巢周围存在肌上皮包绕者应视为乳头状导管原位癌的一种亚型，肌上皮部分或全部缺失者，尚不知如何归类，精确区分原位和浸润是困难的（一般不表达CK5/6，需要P63、calponin、SMHHC）。目

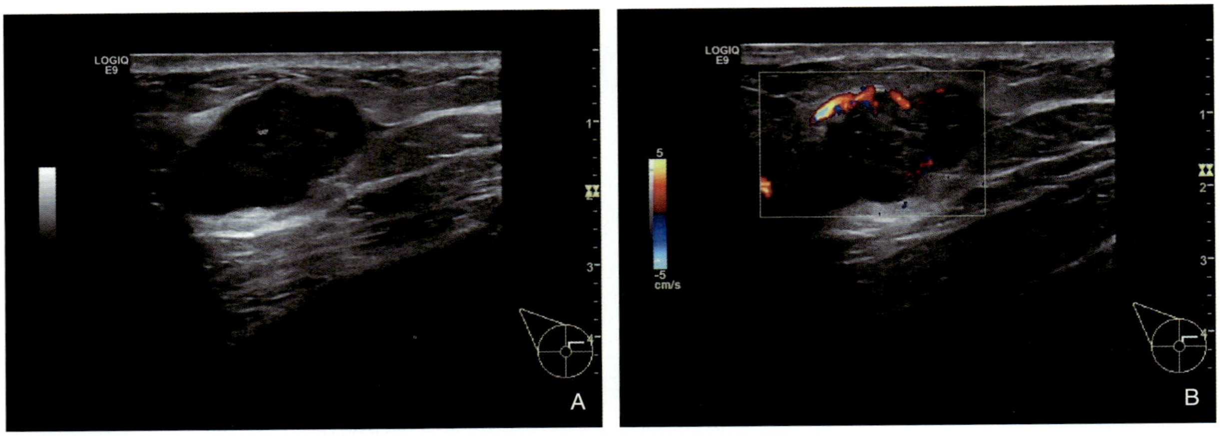

图2-4-17　患者女,65岁,右乳肿物,形态规则,边缘光滑,内部呈囊实性,后方回声增强,CDFI可见较丰富的血流信号。病理:包裹性乳头状癌,伴微少量非特殊型浸润性癌。

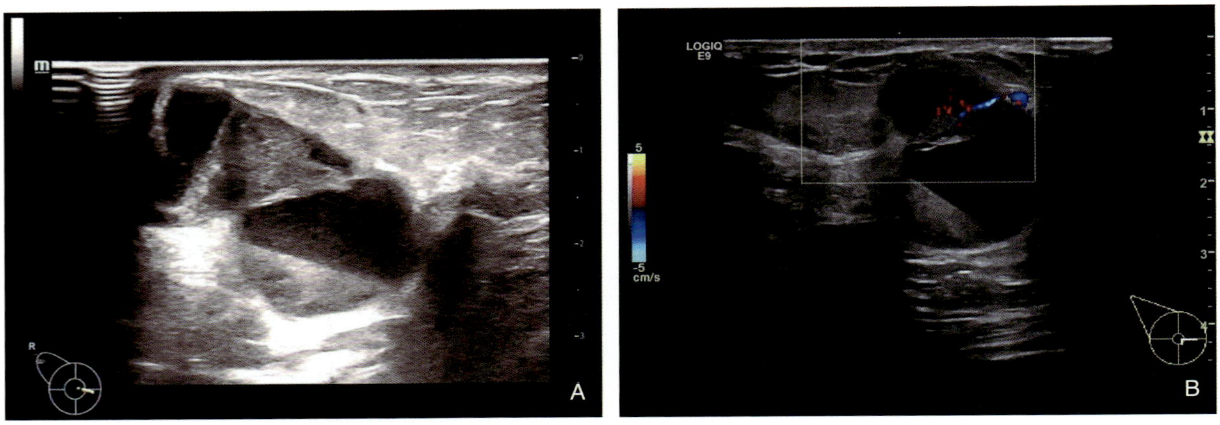

图2-4-18　患者女,68岁,右乳肿物,形态规则,边缘光滑,内部呈囊实性(部分实性附着于内壁,部分实性随体位移动),后方回声增强,CDFI显示实性区血流信号较丰富。病理:包裹性乳头状癌。

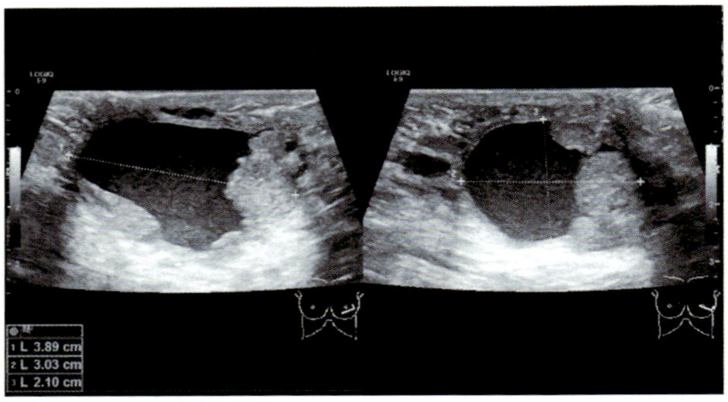

图2-4-19　患者女,61岁,左乳肿物,形态不规则,边缘不光滑,内部呈囊实性(实性区边缘不规整)。病理:包裹性乳头状癌。

前实性乳头状癌的各种说法不一,有的认为是导管原位癌的一种变异型,有的认为是浸润性黏液癌的前驱病变,有的认为它是浸润性癌的特殊类型。

(二)声像图特征

SPC病变中尽管50%为实性乳头状癌,除含有导管内癌外,合并非特殊型浸润性癌时其超声表现与单纯实性乳头状癌有差异,这是选取病例时需要注意的。

SPC包括肿块型和非肿块型。

1. 肿块型(图2-4-20至图2-4-22)

肿块型一般形态规则,多光滑,平行生长,后方回声增强居多。CDFI显示一般血流信号较丰富。

2. 非肿块型(图2-4-23至图2-4-25)

非肿块型一般表现为低回声区,可能伴有导管扩张。CDFI显示一般血流信号较丰富。

(三)诊断经验分享

非肿块型病变需要与腺病相鉴别,很难与其他原位癌相鉴别;肿块型病变需要与纤维腺瘤、腺病、叶状肿瘤、导管内乳头状瘤相鉴别。

实性乳头状癌的预后类似原位癌,进展比较缓慢,如果未合并真正的间质浸润,只需局部治疗即可。当并存非特殊型浸润性癌时,预后和分期由非特殊型浸

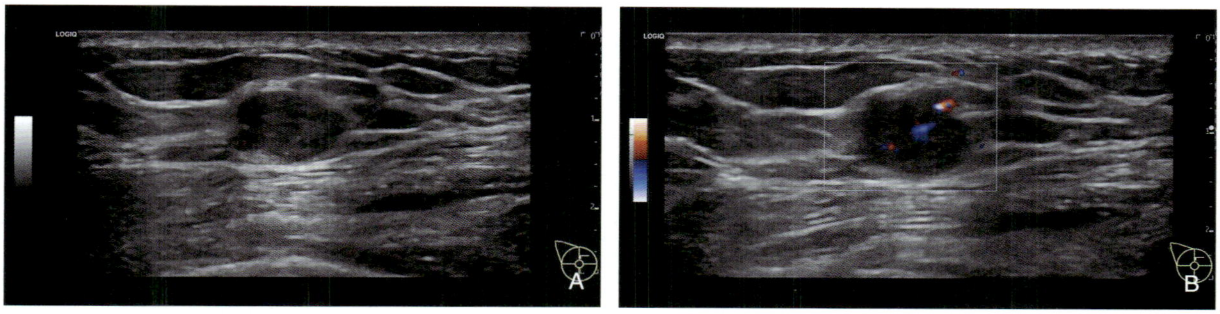

图2-4-20　患者女,70岁,右乳肿物,形态规则,边缘光滑,CDFI可见主支供应血管。病理:实性乳头状癌伴浸润。

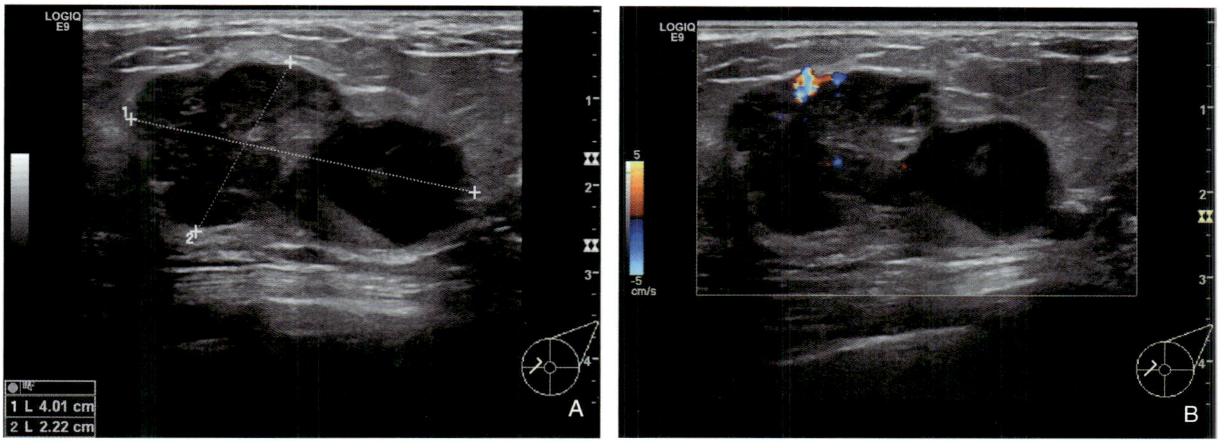

图2-4-21　患者女,73岁,左乳肿物,形态不规则,边缘光滑,后方回声增强,伴有囊性变,CDFI可见粗大血流信号。病理:实性乳头状癌伴浸润。

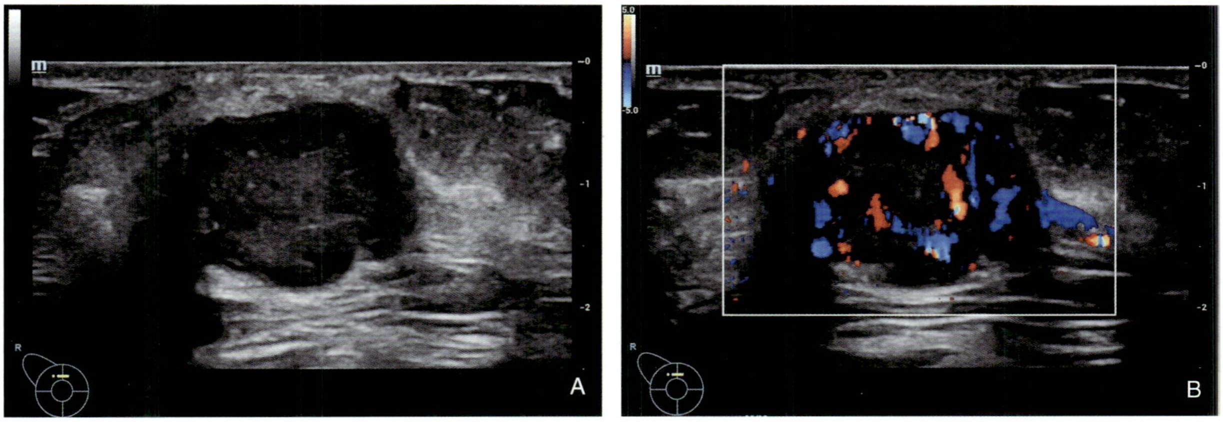

图2-4-22　患者女,66岁,右乳肿物,CDFI显示丰富的血流信号。病理:实性乳头状癌伴浸润。

润性癌决定。

五、浸润性乳头状癌

(一)临床病理特征

IPC是一种浸润性成分主要(比例>90%)呈乳头状形态的浸润性癌,与包裹性乳头状癌或实性乳头状癌伴浸润完全不同。ICD编码为8503/3。

根据2019版WHO乳腺肿瘤分类解释,目前该种病变是罕见的(尽管在某些大型医院病例相对集中,整体目前没有大宗流行病学调查),且因部分文献报道的多是包裹性乳头状癌或实性乳头状癌伴浸润,抑或其他部位转移的乳头状癌。Atif(2021)对于44例IPC进行分析,患者平均年龄(58.77±8.38)岁。

浸润性成分形成乳头状结构,由紧密排列在纤细

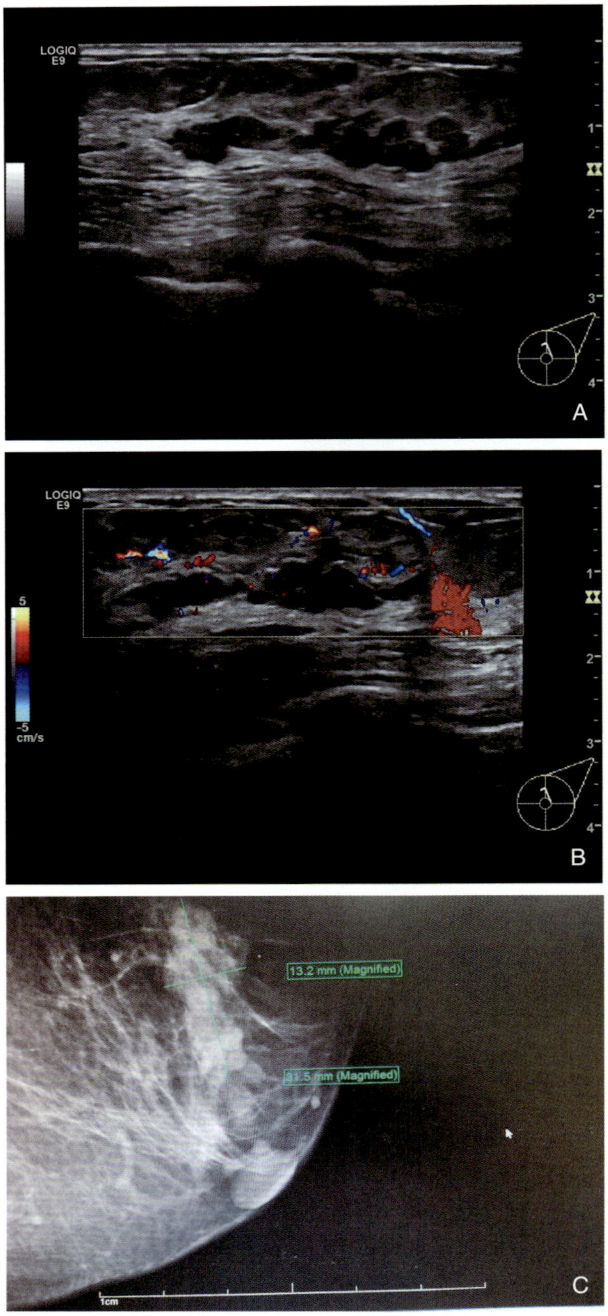

图2-4-23 患者女,72岁,左乳头溢血,钼靶显示左乳外上致密区,超声显示片状低回声区,呈导管扩张内伴低回声,CDFI显示周边血流信号较丰富,内部散在血流信号。病理:实性乳头状原位癌。

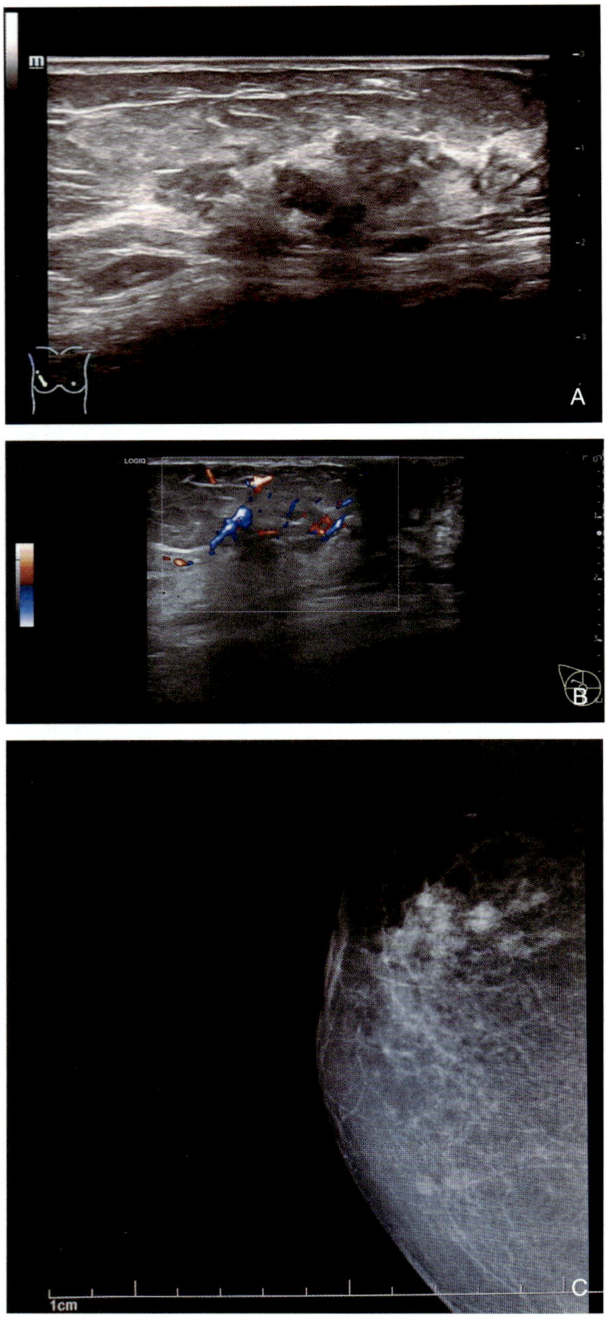

图2-4-24 患者女,76岁,乳头未见溢液,钼钯显示右乳局限性致密,超声显示右乳外上非肿块型病变,CDFI可见血流信号较丰富。病理:实性乳头状原位癌。

纤维血管轴心上的恶性上皮细胞形成。一般IPC的浸润性病灶经常为边界清晰、外周圆滑的巢形结构(膨胀性浸润)。免疫组织化学一般表现为:Ki-67指数(19.95±21.12)%,多数肿瘤T分期2期,淋巴结转移率为13%,HER阳性率为14%,ER、PR表达率为73%。穿刺活检一般仅能提供肿块大体良恶性判断。若要准确判断浸润性乳头状癌需要完整切除肿瘤进行评判,故很多文献给予的报道部分为穿刺活检所得结果,其实是相对片面的。

(二)声像图特征(图2-4-26至图2-4-29)

关于IPC的文献相对较少,很多文献没有准确把握实性乳头状癌或包裹性乳头状癌的原位或浸润类

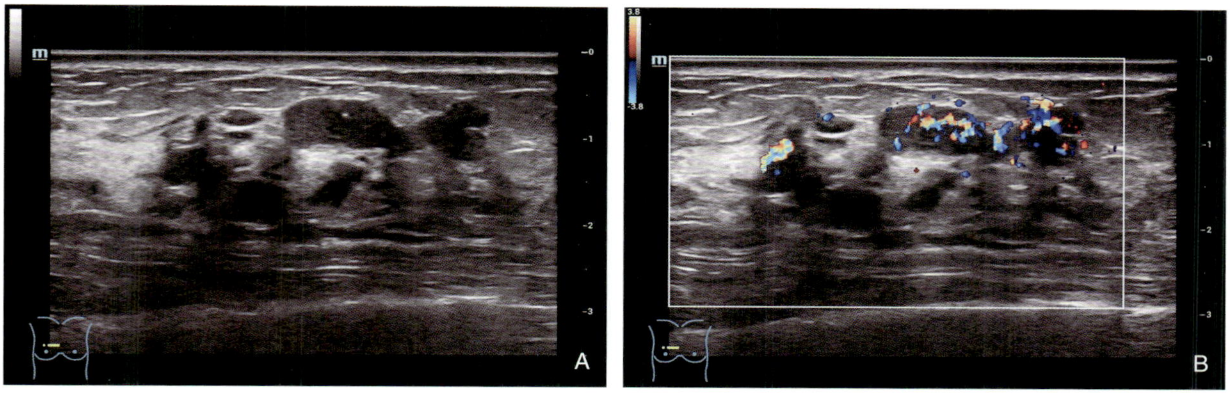

图2-4-25 患者女，67岁，右乳外上非肿块型病变，CDFI显示血流信号较丰富。病理：实性乳头状癌伴微浸润。

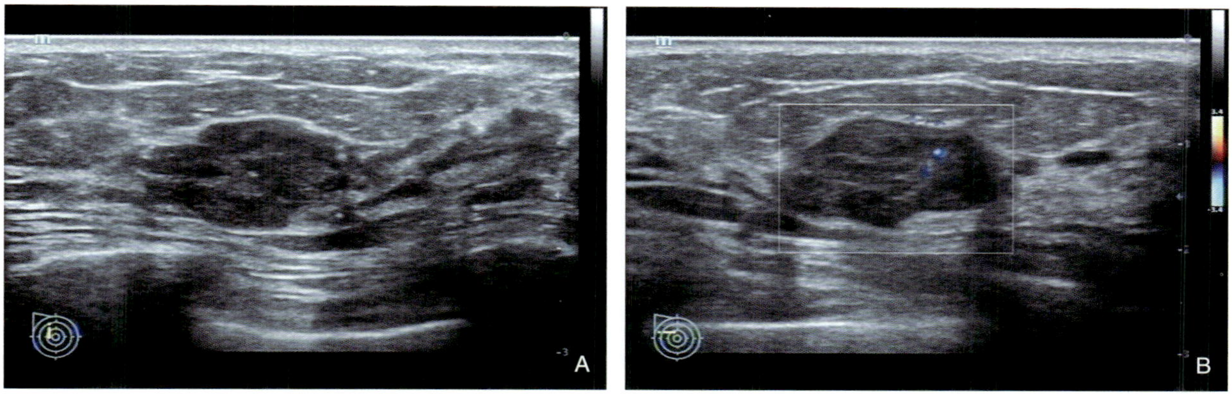

图2-4-26 患者女，56岁，右乳肿物，形态不规则，边缘尚光滑，CDFI可见稀疏的血流信号。病理：浸润性乳头状癌。

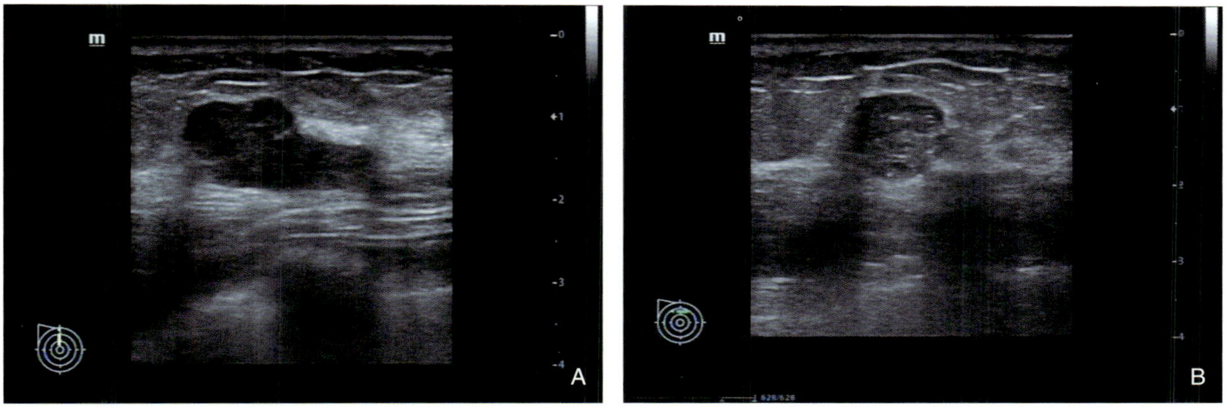

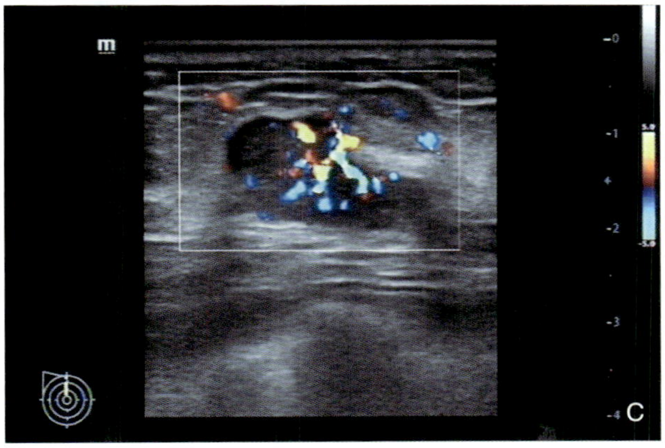

图2-4-27 患者女，56岁，右乳肿物，形态规则，边缘光滑，内伴多发微钙化。(A)CDFI可探及丰富的血流信号；(B)横切面；(C)纵切面。病理：浸润性乳头状癌。

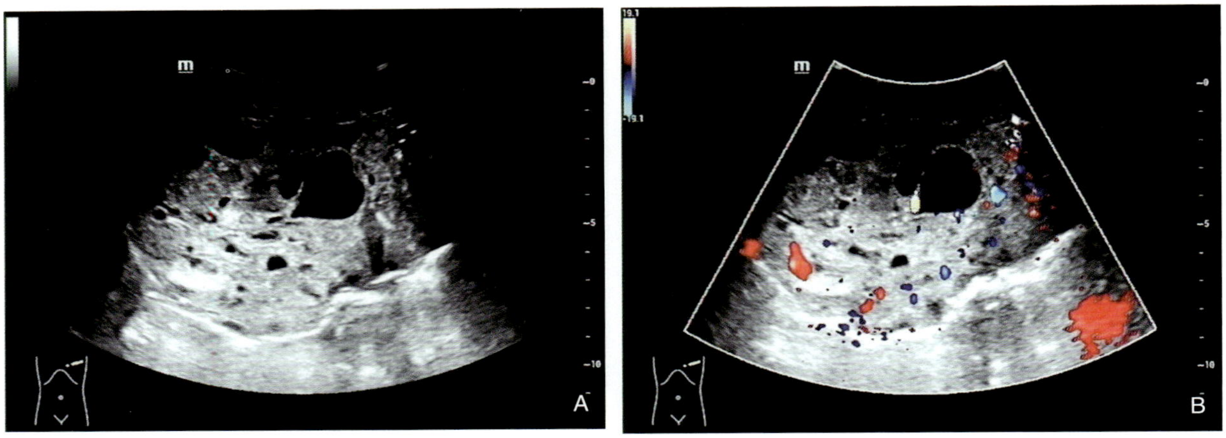

图 2-4-28 患者女，49岁，左乳肿物，皮肤表面破溃，肿块体积较大，为12cm×10cm×9cm，形态不规则，边缘相对光滑，内伴较多无回声区，CDFI可见较丰富的血流信号。病理：浸润性乳头状癌。

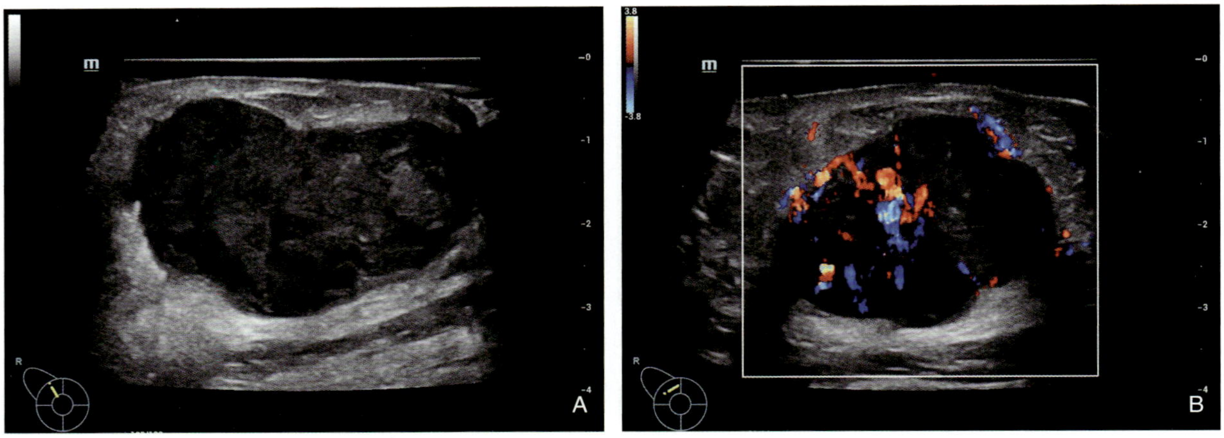

图 2-4-29 患者女，58岁，右乳肿物，形态规则，边缘可见微小分叶（局部），CDFI显示血流信号较丰富。病理：浸润性乳头状癌。

型，以及浸润性微乳头状癌等因素。笔者根据组织学表现及病例分析总结如下：IPC一般规则，边缘多较光滑，部分病例需仔细观察，可见微小分叶，多为平行生长。CDFI显示一般血流信号较丰富。

一般根据年龄、二维、血流及造影等，BI-RADS分类多在4a~4b。

（三）诊断经验分享

IPC需要与纤维腺瘤、叶状肿瘤、结节样硬化性腺病（腺病瘤）、导管内乳头状瘤等良性病变相鉴别，因其发病率较低，常常难以诊断病理。

第5节 乳腺其他良性病变

一、腺病

（一）临床病理特征

腺病一词该如何理解，它用于描述一种常见的保持上皮和肌上皮成分正常排列结构的良性腺体增生。腺病是以小叶为基础的病变，伴不同程度腺泡数量增加。临床上常见于20~40岁女性，多无症状，多在影像学检查时发现。

大体：表现多不明显，个别病例表现为实性质地坚韧的肿物（结节状腺病或腺病瘤），少数病变伴微钙化。

镜下：最普遍且最常见的腺病表现以小叶为中心的腺泡或小导管增生，由上皮和肌上皮细胞层构成，外被基底膜。

1. 硬化性腺病(SA)

硬化性腺病由密集增生的腺泡结构组成，具有完整的管腔上皮和周围肌上皮细胞层及基底膜层。腺泡可部分变形，正常小叶内疏松间质被致密的纤维结缔组织替代，腺泡结构受压扭曲，但仍保持低倍镜下可识别的以小叶为中心的排列。

2. 大汗腺腺病

多数学者将该词仅限于大汗腺细胞(顶浆分泌细胞)在硬化性腺病占50%以上病变时，故又称硬化性大汗腺腺病或腺病伴大汗腺化生。当大汗腺腺病形成清楚的结节时，可称为大汗腺腺瘤或结节性大汗腺腺病。镜下大汗腺腺病多具有硬化性腺病的组织学背景改变。

(二)声像图特征

1. 肿块型或结节型(图2-5-1至图2-5-3)

肿块型或结节型单发或多发，形态规则或不规则，不规则者与恶性鉴别困难，但一般患者年龄<40岁。

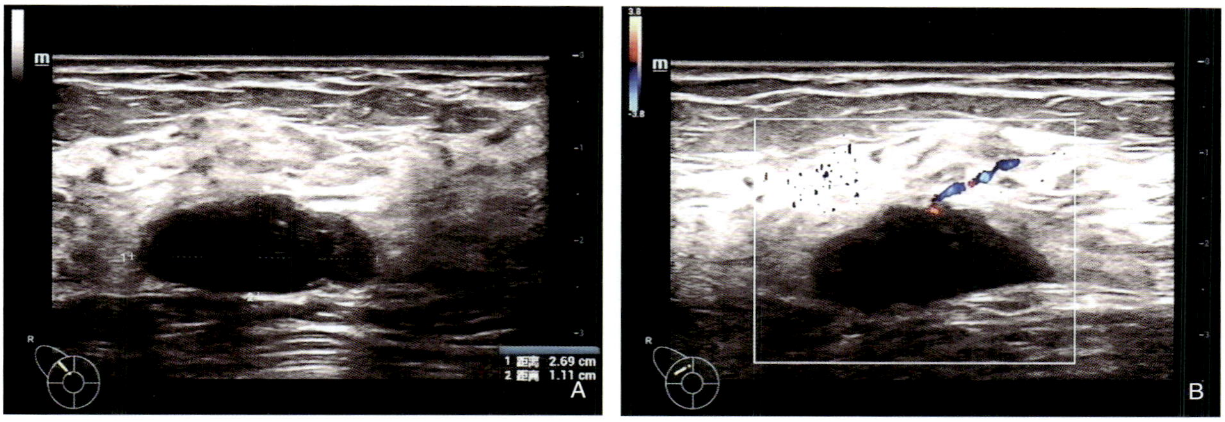

图2-5-1　患者女，39岁，左乳肿物，CDFI显示肿物无明显血流信号。病理：腺病，局部伴纤维腺瘤结构。

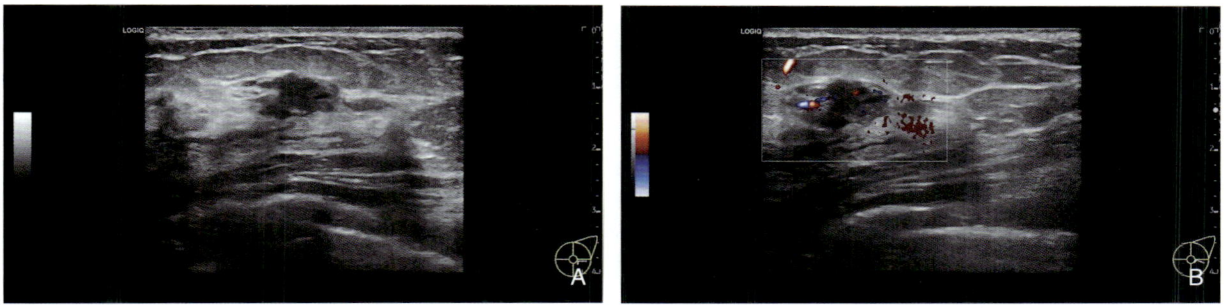

图2-5-2　患者女，42岁，左乳结节，形态不规则，边缘不光滑，CDFI可见边缘血流信号。病理：纤维腺病。

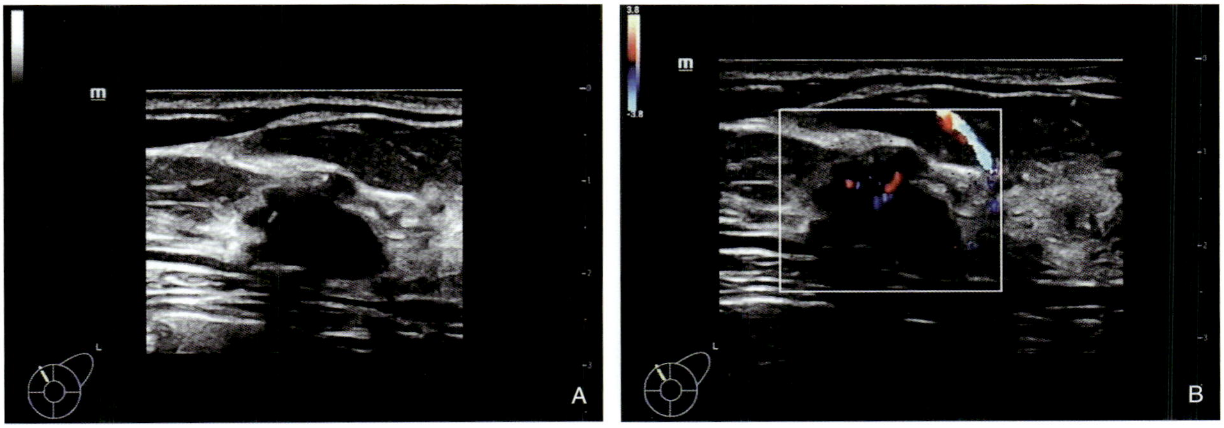

图2-5-3　患者女，26岁，左乳肿物，形态不规则，边缘尚光滑，CDFI显示血流信号较丰富。病理：腺病伴纤维腺瘤形成。

肿块型或结节型边缘光滑或不光滑，不光滑者可呈微分叶、成角等形态。一般多为平行生长。CDFI显示血流信号可无、稀疏或较丰富。

2. 非肿块型（图2-5-4至图2-5-10）

非肿块型一般表现为腺体局部致密，整体回声减低，内部呈网格样结构，部分内部仍可见腺体结构，与周围腺体分界欠清，部分类似浸润样表现。CDFI显示血流信号一般较稀疏，部分可无血流信号（主观性较强，需要准确调节）。

结节型硬化性腺病或腺病瘤一般表现类似典型良性肿瘤形态，形态规则，边缘光滑，为平行生长。CDFI可见舒展少量血流信号，与纤维腺瘤等很难鉴别。但

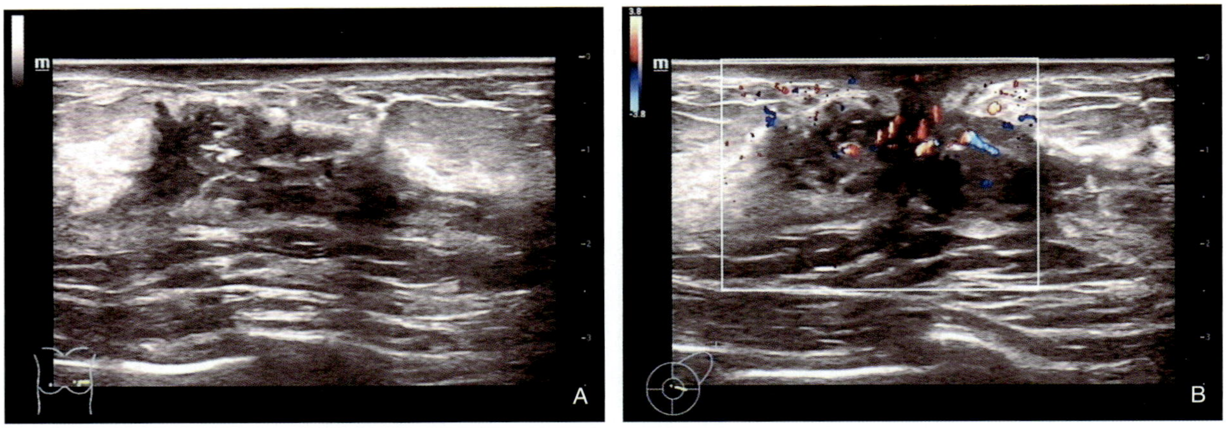

图2-5-4　患者女，21岁，左乳头区非肿块型病变，CDFI显示血流信号较丰富。病理：腺病。

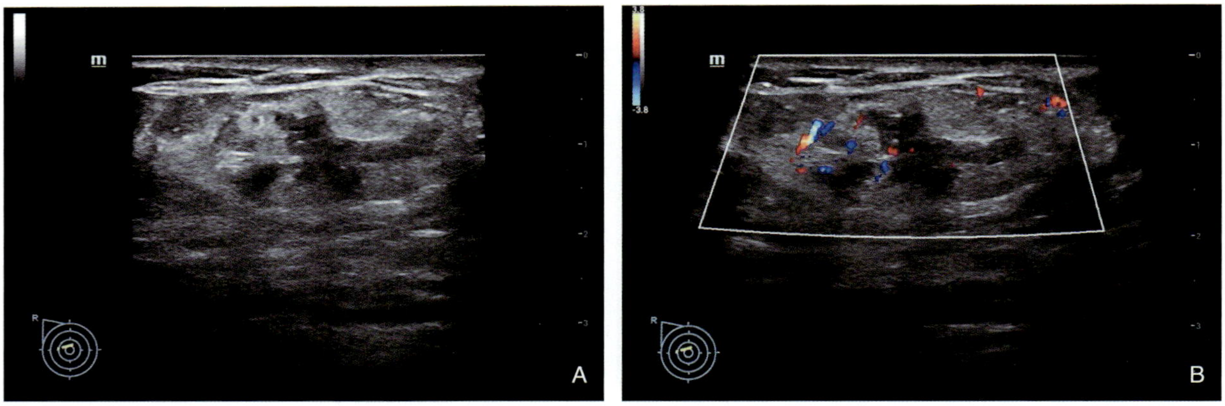

图2-5-5　患者女，68岁，左乳非肿块型病变，CDFI显示血流信号中等。病理：腺病。

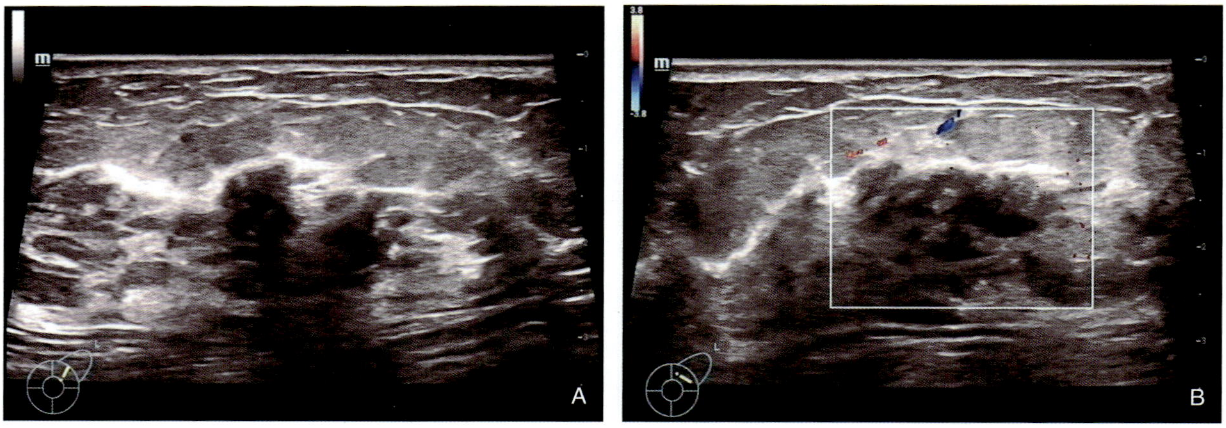

图2-5-6　患者女，74岁，左乳非肿块型病变，CDFI显示血流信号稀疏。病理：腺病。

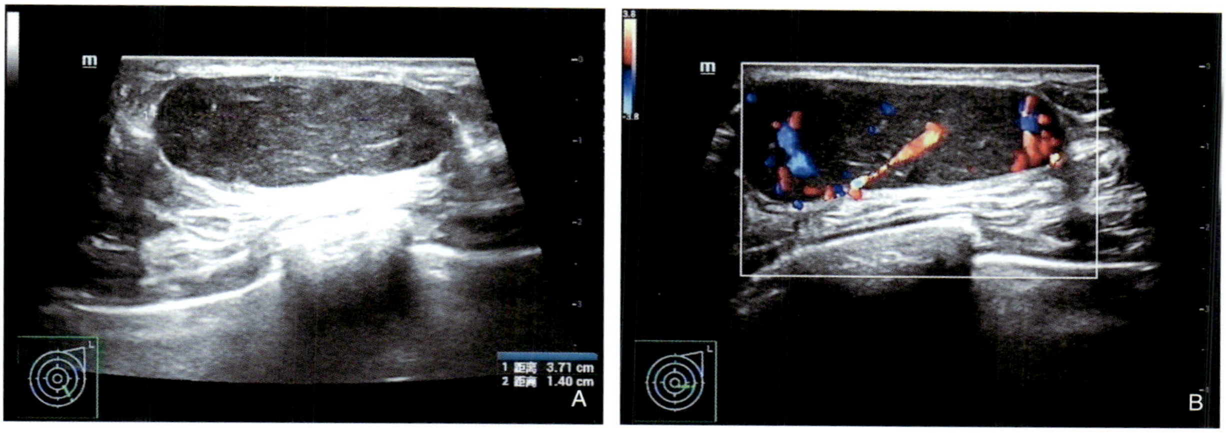

图2-5-7 患者女，31岁，左乳肿物，CDFI可见粗大分支血流信号。病理：腺病瘤。

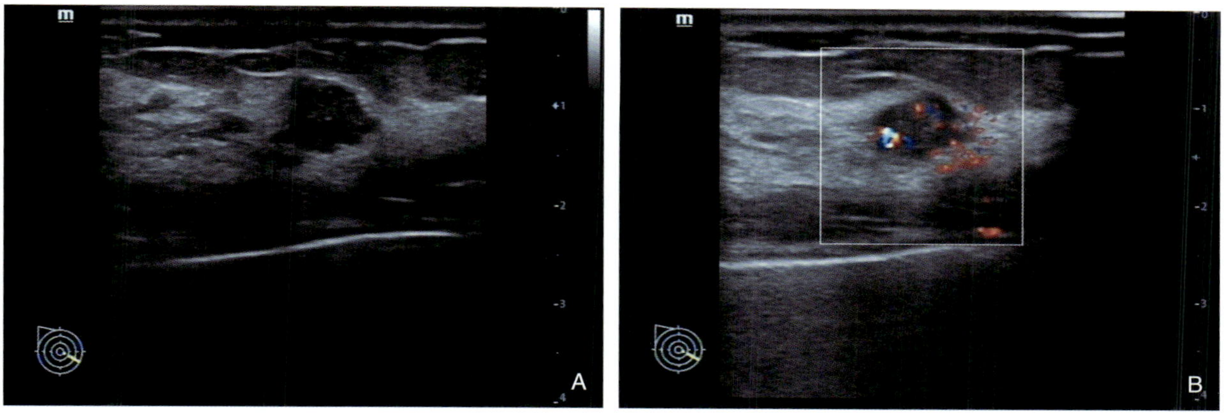

图2-5-8 患者女，34岁，右乳肿物，CDFI可见边缘型血流信号。病理：硬化性腺病。

当腺病瘤内伴有多种病变形态时可表现出非典型形态。

（三）诊断经验分享

腺病较为常见，结节型有时与纤维腺瘤很难鉴别，且有时腺病伴纤维腺瘤形成。硬化性腺病形态学多样，组织学结构复杂，微钙化在硬化性腺病中很常见，有时形态类似浸润性癌的生长表现，导管和小叶的非典型增生和原位癌可能均会累及硬化性腺病。这无疑给影像学诊断造成更大困难，有时粗针穿刺活检会低估硬化性腺病的风险等级。

二、腺肌上皮瘤

（一）临床病理特征

腺肌上皮瘤（AME）是由肌上皮细胞围绕衬覆腺上皮的小腔隙增生而形成的肿瘤，属于上皮-肌上皮肿瘤范畴，当AME中的一种或两种成分发生恶变时称为伴有癌的腺肌上皮瘤。也有学者认为AME等同于导管内乳头状瘤的变异型，因为AME也可见显著的乳头状生长。

临床上AME发病率较低，多为病案报道，发病年龄广泛，伴有癌的AME更为罕见，多为绝经期后女性。临床上AME多表现为实性肿块，患者可有乳头溢液（类似导管内乳头状瘤所致溢液改变）或疼痛。

大体：AME表现为边界清晰的结节，边缘呈推挤状，部分病例可出现囊性变或乳头状区域。

镜下：被覆上皮的腔隙周围肌上皮细胞层增生为特点，结构上可表现为分叶状、乳头状、小管状和混合性生长方式，多数AME低倍镜下呈分叶状生长，肌上皮细胞可呈梭形、上皮样及透明细胞样。当AME以乳头状结构为主时，AME可能难与导管内乳头状瘤合并肌上皮增生相鉴别。在AME管状亚型中，管状结构占优势形成边界清晰的结节状肿块，与腺病边界不清不同，管状AME的肌上皮细胞数量和大小的过度增生，使其与管状腺瘤难以鉴别。

（二）声像图特征（图2-5-11至图2-5-14）

AME属于良性病变，发病率较低，多为病案报道，

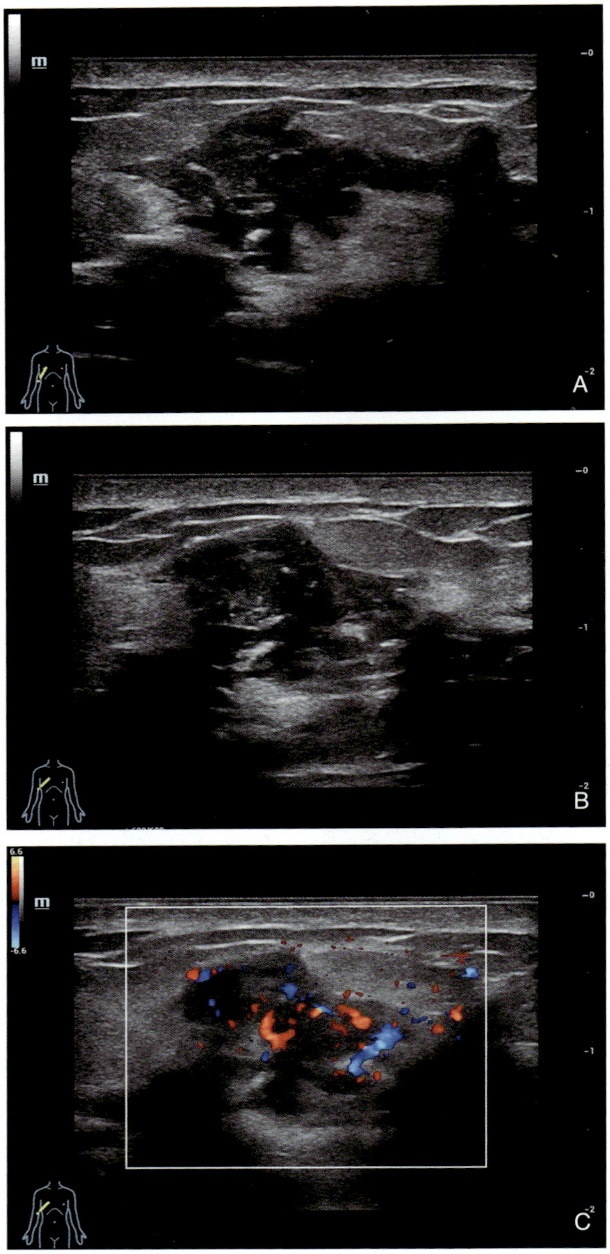

图2-5-9 患者女，23岁，右乳肿物，形态不规则，边缘不光滑，CDFI显示血流信号较丰富。病理：硬化性腺病，平行生长趋势。

可呈良性病变形态，部分影像可呈非典型形态。AME表现为形态规则或不规则，边缘多表现光滑，体积偏小者可显示直立生长，>1.0cm者多为平行生长。AME多呈低回声，后方回声增强，体积较大者可伴有囊性变，呈囊实性肿块。CDFI显示血流信号多较丰富，有时类似导管内乳头状瘤血流形态。

注：腺肌上皮瘤多数患者年龄偏大，且结节形态多

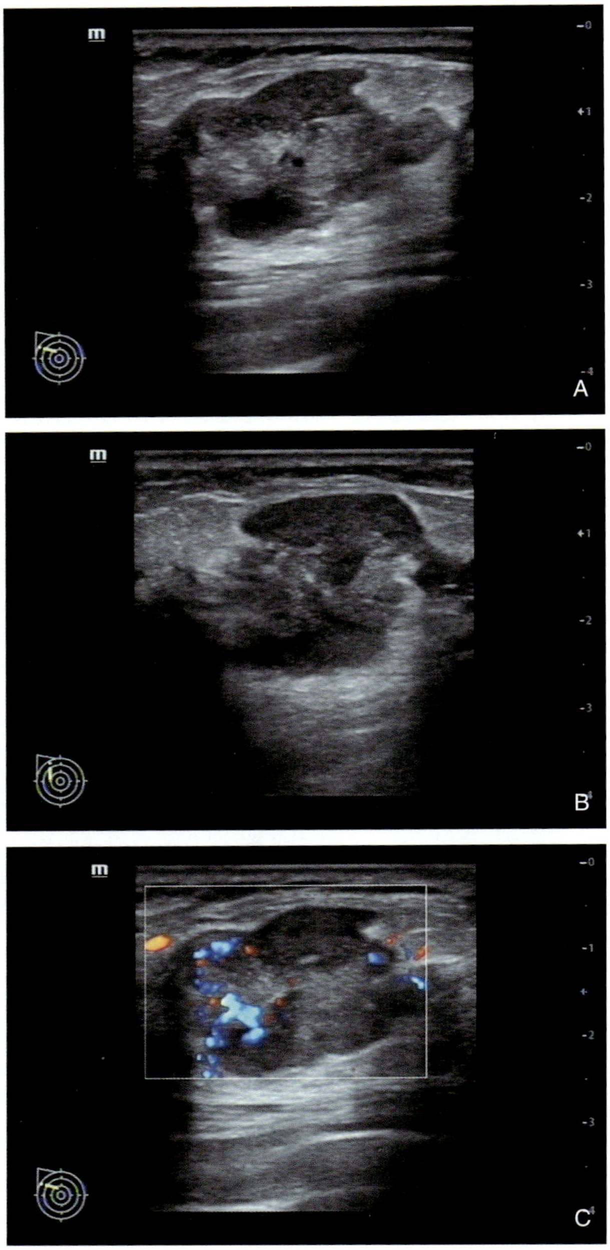

图2-5-10 患者女，42岁，(A)右乳肿物。病理：腺病瘤，内见小叶增生、微腺性腺病、小管腺病、盲管腺病、纤维腺病、硬化性腺病、纤维腺瘤样结构。(B)肿物纵切面。(C)CDFI可见稍丰富的血流信号。

较规整，可出现乳头溢液，类似导管内乳头状瘤病变。

(三)诊断经验分享

腺肌上皮瘤属于少见病变，其超声表现不具有特征性，可符合良性病变特征。但因其年龄一般偏大，且血流信号多较丰富，其超声BI-RADS分类一般在4a类或以上，特别是生长在导管内的乳头状腺肌上皮瘤更加符合导管内乳头状病变的形态。

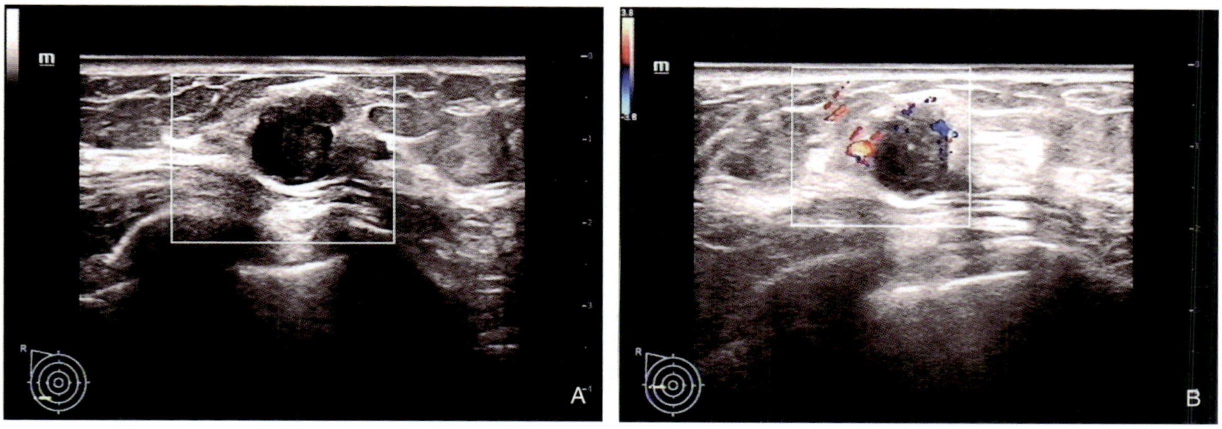

图2-5-11　患者女,69岁,右乳肿物,形态规则,边缘光滑,直立生长,后方回声增强,CDFI显示边缘可见较丰富的血流信号。病理:腺肌上皮瘤。

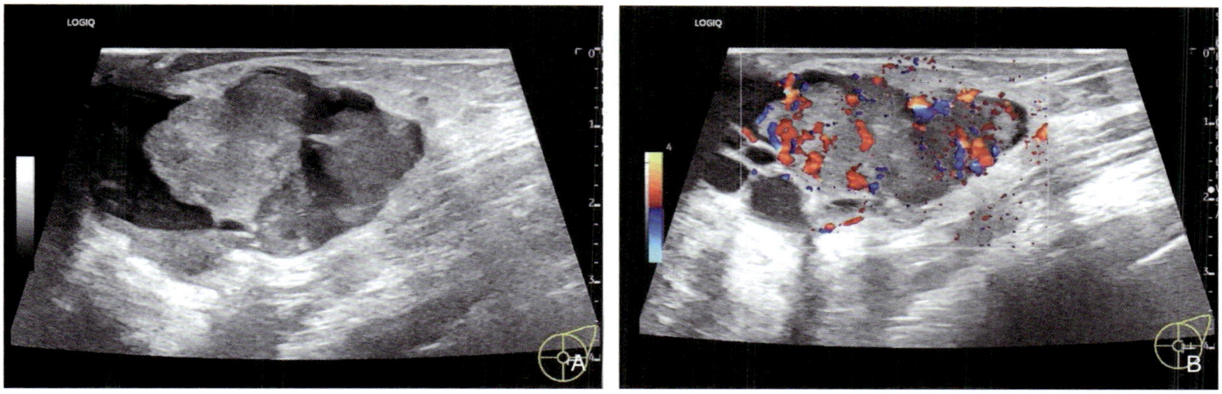

图2-5-12　患者女,75岁,左乳囊实性肿物,形态欠规则,边缘光滑,后方回声增强,CDFI显示血流信号较丰富。病理:腺肌上皮瘤。

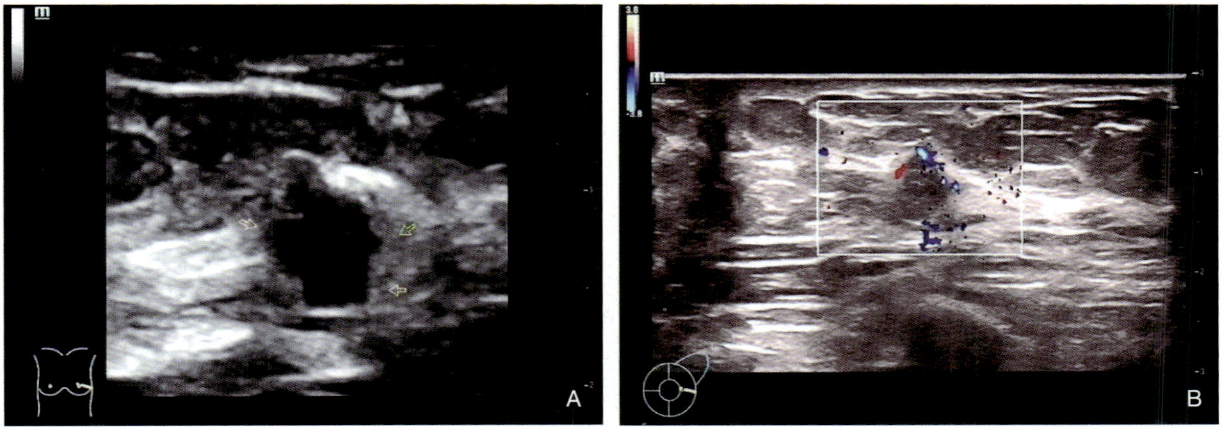

图2-5-13　患者女,63岁,左乳肿物,形态不规则,直立生长,边缘相对光滑,CDFI显示边缘可见较丰富的血流信号。病理:结合形态及免疫组化染色结果符合乳腺腺肌上皮瘤。

AME切除即可,可有局部复发,部分病例呈乳头状瘤结构,沿导管生长。

AME发病率较低,诊断无特异性,需病理诊断,但仍需关注超声表现中的危险因素,包括形态、方位、边缘、周围导管改变、血流、年龄等。

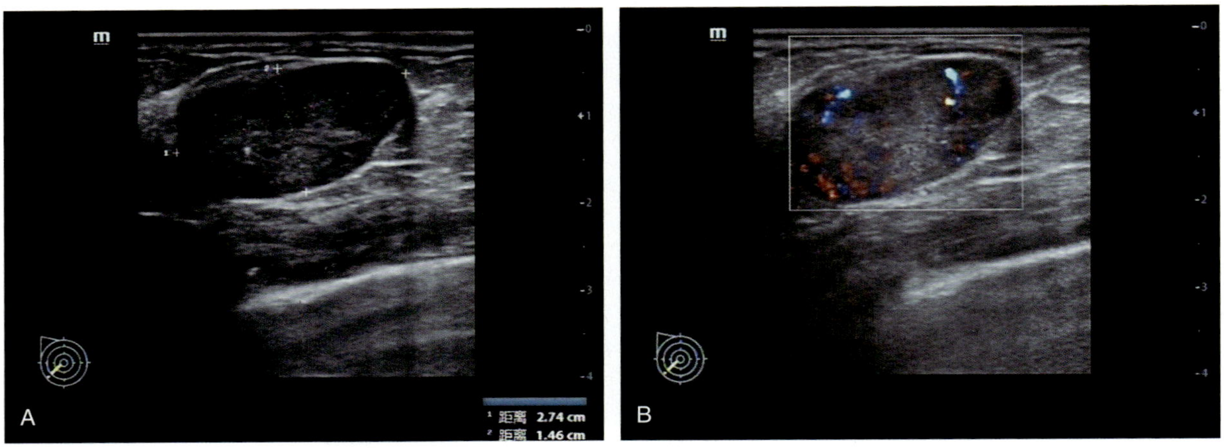

图 2-5-14 患者女，22岁，右乳实性肿物，形态规则，边缘光滑，后方回声增强，CDFI可见较丰富的血流信号。病理：腺肌上皮瘤。

第6节 乳腺超声造影的临床应用

超声造影（CEUS）是利用造影剂产生的微气泡在声场中的非线性效应和所产生的强烈背向散射来获得对比增强图像。造影剂可通过静脉到达病变部位，以血液的示踪剂形式反映正常和病变组织的血流灌注情况，提高超声诊断的敏感性和特异性。与放射学造影相比，超声造影属于血池显像，而放射性造影属于组织造影剂，可自由出入组织间隙。目前国内外临床上广泛应用的是以SonoVue和Sonazoid为代表的第三代造影剂。

一、临床应用

- 良恶性病变的定性诊断或鉴别诊断。
- 引导穿刺活检术，对病变造影增强区进行活检（但并非不进行无增强区穿刺），有助于提高活检的阳性率。
- 监测射频消融术后肿瘤情况和评估肿物化疗效果。

二、禁忌证

- 已知对六氟化硫或造影剂其他成分有过敏史的患者。
- 近期急性冠脉综合征或临床不稳定型缺血性心脏病患者。
- 重度肺动脉高压患者、未控制的系统高血压和成人呼吸窘迫综合征患者。
- 孕妇和哺乳期患者。

三、局限性

对于良恶性病变的鉴别，由于超声造影图像特征存在一些重叠，会造成漏诊和误诊。造影检查过程中探头不能移动，因此检查范围多局限于一个病灶。超声造影的影响因素较多，如造影剂的剂量、仪器条件、检查医生的经验等。

大量的文献证明，超声造影可对乳腺肿块型病变和非肿块型病变进行辅助诊断，并能优化BI-RADS分类结果，甚至部分文献证实超声造影可预测乳腺癌分子分型、预测预后等。

肿块型乳腺病变的良恶性鉴别主要通过关注病变的增强形态和血流动力学变化，即定性特征和定量参数。乳腺恶性病变的定性特征表现为高增强、不均匀增强、灌注缺损、增强后病灶范围扩大。定量分析方面，在病变图像上绘制感兴趣区域（ROI），通过软件建立时间强度曲线（TIC）。TIC参数反映感兴趣区域造影剂灌注的特征。乳腺恶性病变与良性病变相比，常表现为较高峰值强度（PI）、ROI曲线下面积（AUC）、上升支斜率（WIS）及较短达峰时间（TTP），而下降支斜率（WOS）在良恶性病变间差异无统计学意义。

四、案例分析

病例1（图2-6-1，视频2-6-1）

患者女，36岁，左乳实性肿物，形态规则，边缘光滑，CDFI可见较丰富的血流信号。超声造影显示经肘静脉团注声诺维4.8mL，肿块造影呈不均匀高增强，增强后边界清晰，范围无扩大。

病理：纤维腺瘤。

病例2（图2-6-2，视频2-6-2）

患者女，42岁，右乳肿物，形态欠规则，边缘不光滑，CDFI可见较丰富的血流信号。超声造影显示经肘静脉团注声诺维4.8mL，肿物呈均匀高增强，增强后边界清晰，范围略有扩大。

病理：纤维腺瘤内伴导管内癌。

病例3（图2-6-3，视频2-6-3）

患者女，44岁，左乳肿物，形态不规则，边缘完整，但不整齐，CDFI可见较丰富的血流信号。超声造影显示经肘静脉团注声诺维4.8mL，肿物呈不均匀高增强，增强后边界清晰，范围无扩大。

病理：交界性叶状肿瘤。

病例4（图2-6-4，视频2-6-4）

患者女，38岁，左乳肿物，形态不规则，边缘光滑，

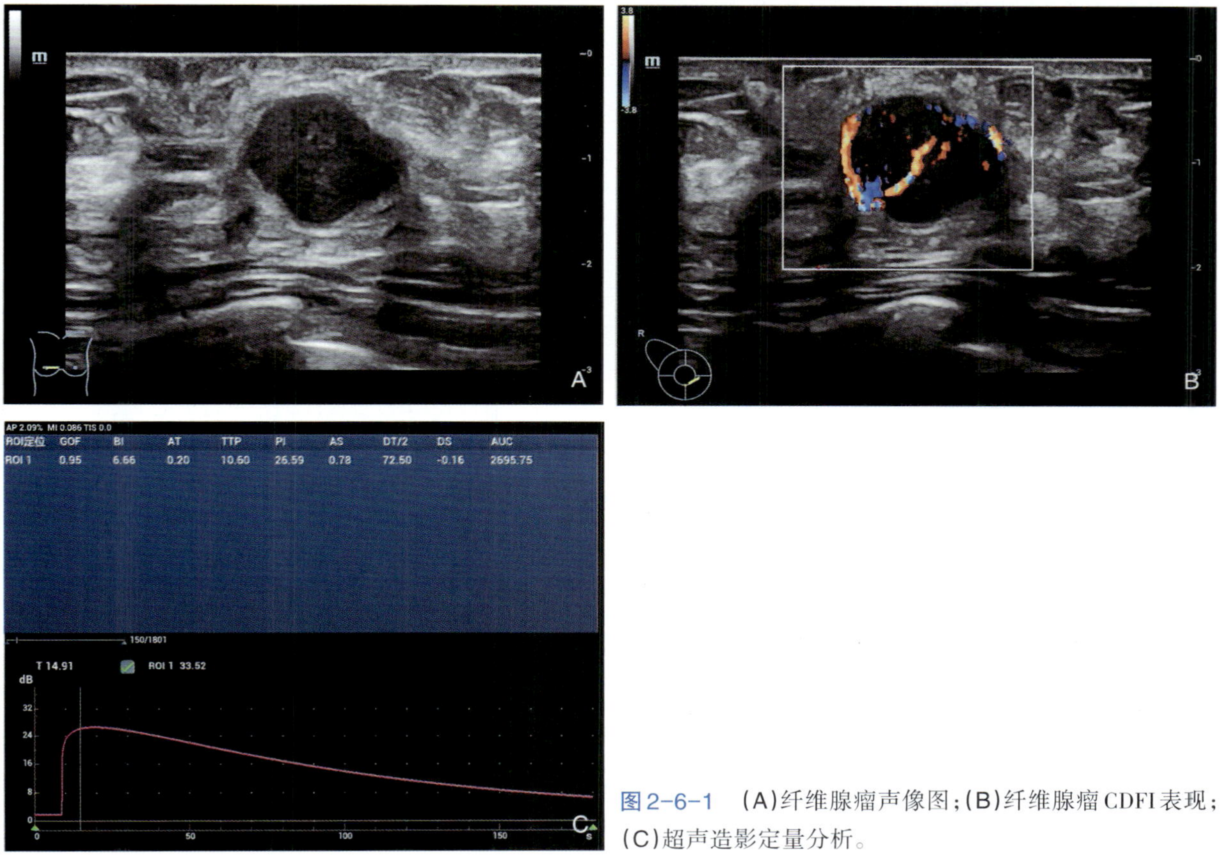

图2-6-1　(A)纤维腺瘤声像图；(B)纤维腺瘤CDFI表现；(C)超声造影定量分析。

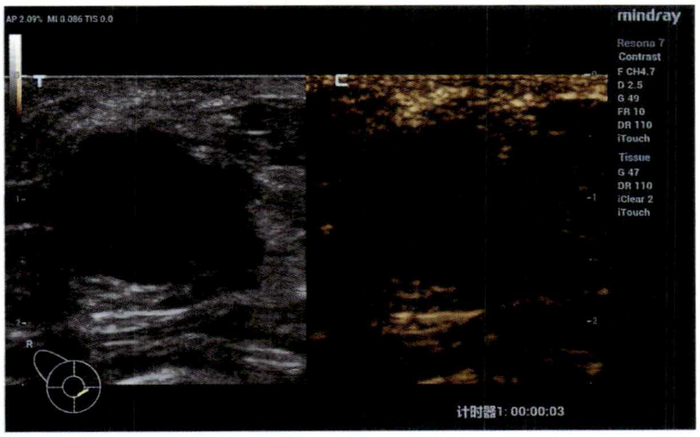

扫码观看高清视频

视频2-6-1　纤维腺瘤超声造影。

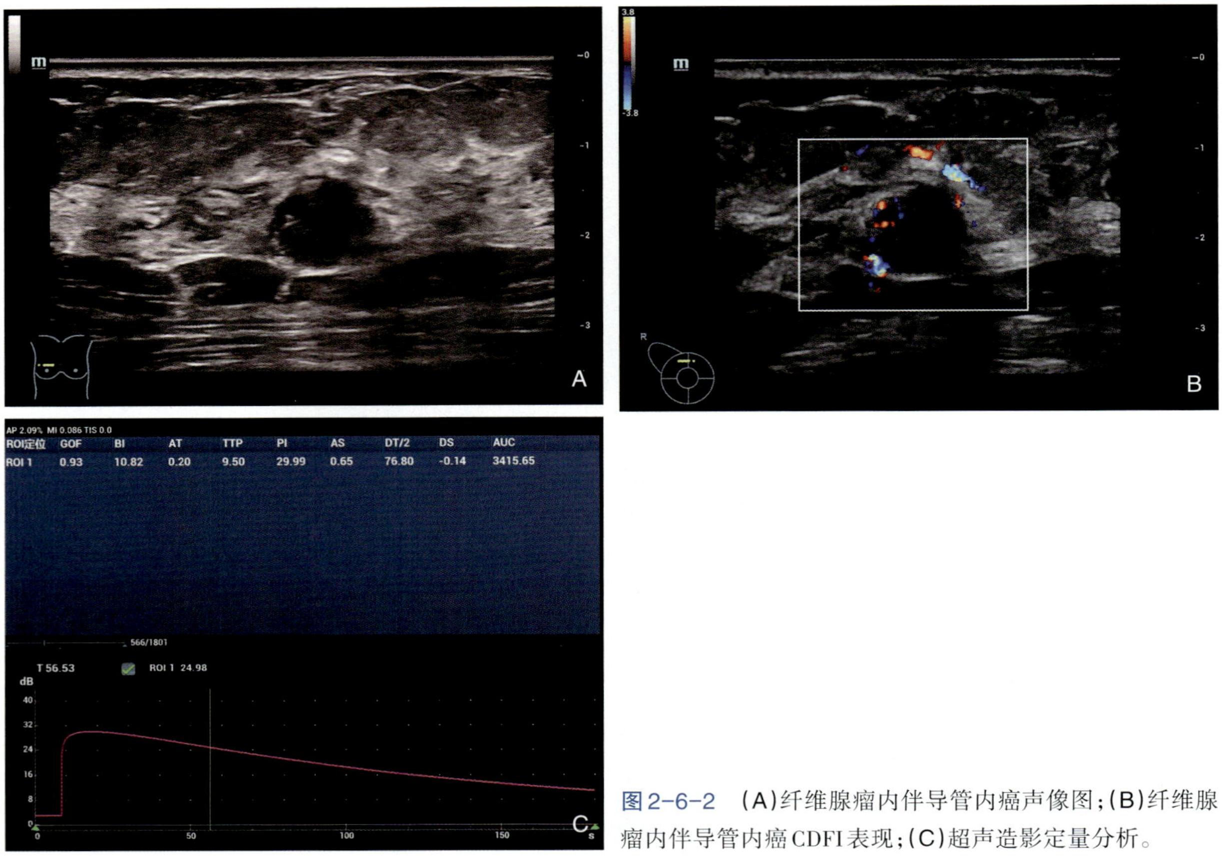

图2-6-2 (A)纤维腺瘤内伴导管内癌声像图;(B)纤维腺瘤内伴导管内癌CDFI表现;(C)超声造影定量分析。

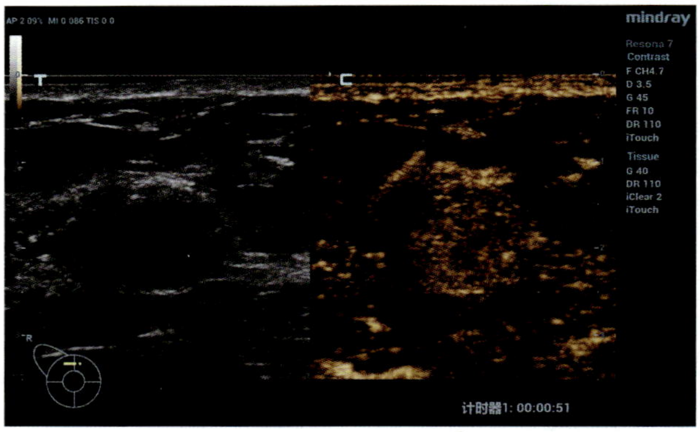

扫码观看高清视频

视频2-6-2 纤维腺瘤内伴导管内癌超声造影。

但不整齐,CDFI可见少许血流信号。超声造影显示经肘静脉团注声诺维4.8mL,结节区造影与周围腺体几乎同步增强及撤退,且增强强度近似。

病理:腺病。

病例5(图2-6-5,视频2-6-5)

患者女,54岁,左乳肿物,形态规则,边缘光滑,CDFI可见较丰富的血流信号。超声造影显示经肘静脉团注声诺维4.8mL,结节呈均匀增强,与周围腺体增强近乎同步。

病理:腺病。

病例6(图2-6-6,视频2-6-6)

患者女,34岁,左乳囊实性肿物,形态欠规则,边缘光滑,实性区呈等回声,边界清晰,CDFI实性区可见较丰富的血流信号。超声造影显示经肘静脉团注声诺维4.8mL,肿物实性区呈高增强,增强后边缘清晰光滑。

病理:导管内乳头状瘤。

病例7(图2-6-7,视频2-6-7)

患者女,69岁,右乳肿物,形态不规则,边缘不光

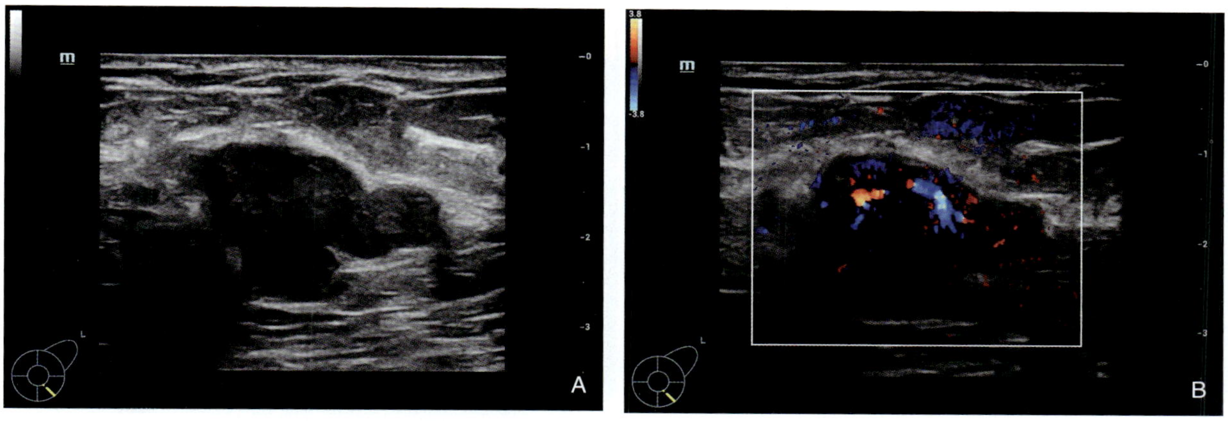

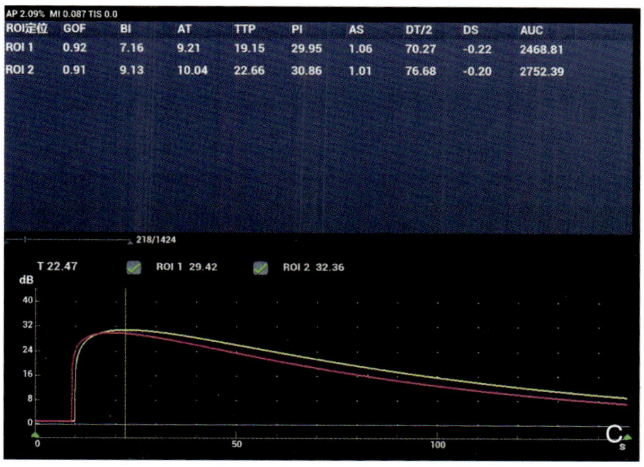

图2-6-3　(A)交界性叶状肿瘤声像图;(B)交界性叶状肿瘤CDFI表现;(C)超声造影定量分析。

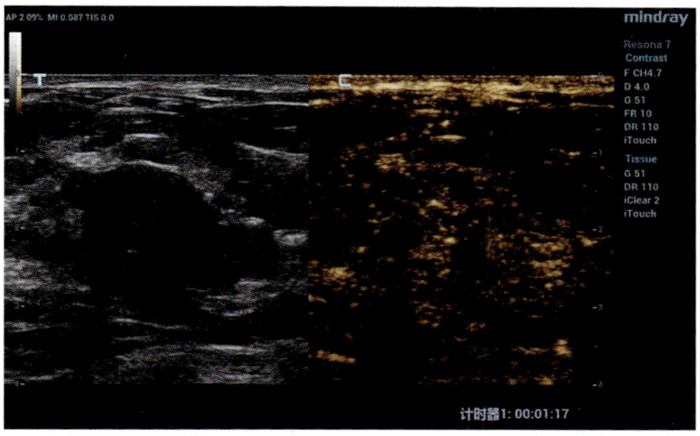

扫码观看高清视频

视频2-6-3　交界性叶状肿瘤超声造影。

滑,CDFI显示血流信号不明显。超声造影显示经肘静脉团注声诺维4.8mL,肿物呈均匀高增强,增强后范围扩大。

病理:分泌性癌。

病例8(图2-6-8,视频2-6-8)

患者女,46岁,左乳实性肿物,形态不规则,边缘不光滑,CDFI可见较丰富的血流信号。超声造影显示经肘静脉团注声诺维4.8mL,肿物呈均匀高增强,增强后边界清晰,范围扩大。

病理:非特殊型浸润性癌。

病例9(图2-6-9,视频2-6-9)

患者女,71岁,右乳肿物,形态不规则,边缘不光滑,CDFI可见丰富的血流信号。超声造影显示经肘静脉团注声诺维4.8mL,肿物呈不均匀高增强,增强后边界清晰,范围扩大。

病理:单纯性黏液癌。

病例10(图2-6-10,视频2-6-10)

患者女,58岁,右乳肿物,形态规则,边缘不光滑,

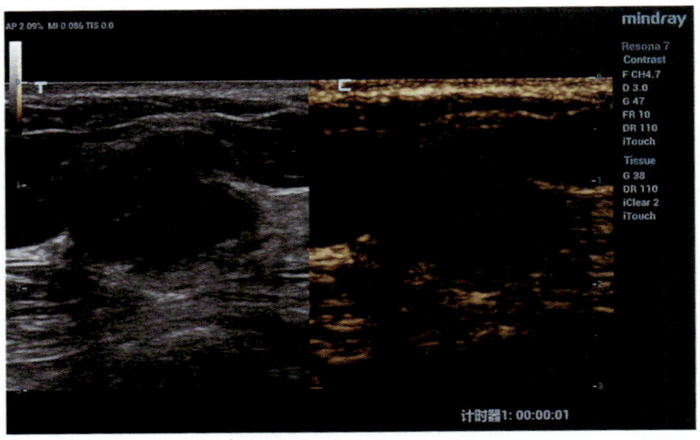

扫码观看高清视频

视频2-6-9 单纯性黏液癌超声造影。

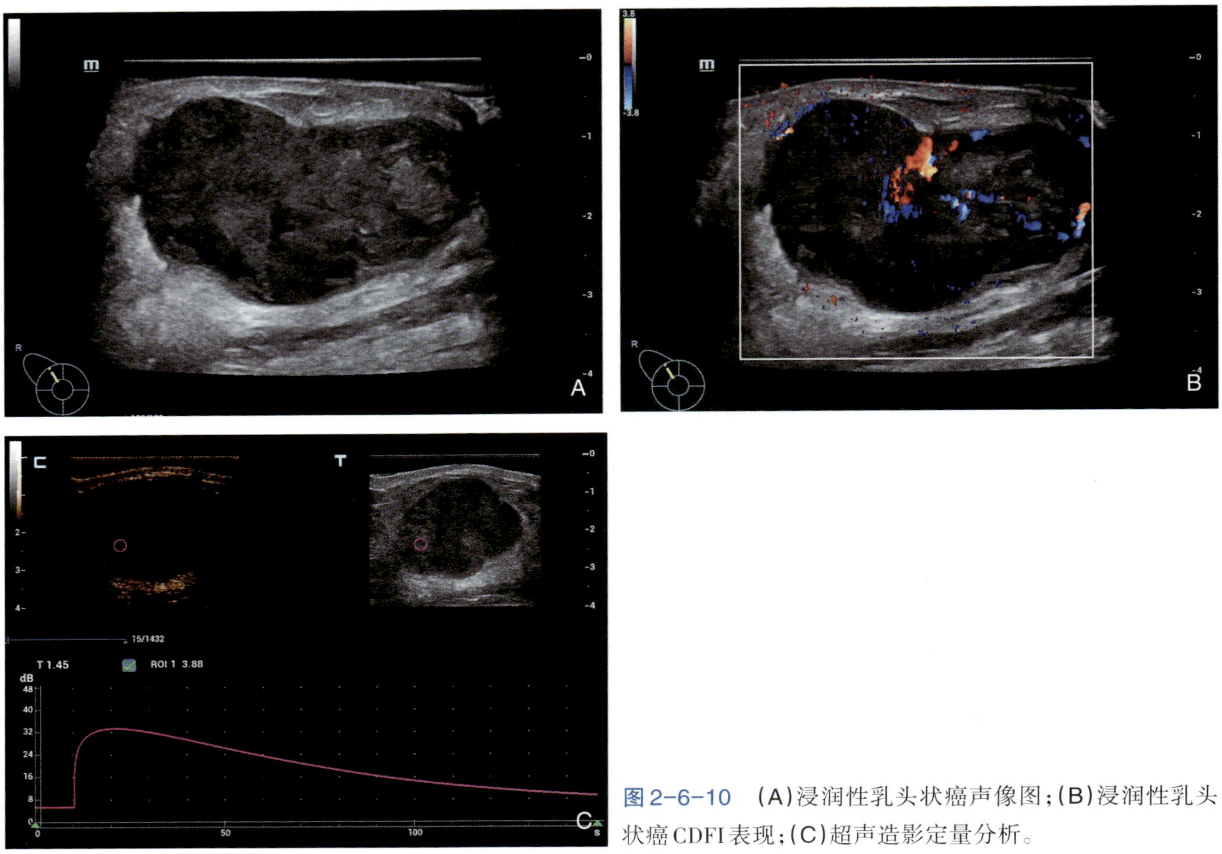

图2-6-10 (A)浸润性乳头状癌声像图；(B)浸润性乳头状癌CDFI表现；(C)超声造影定量分析。

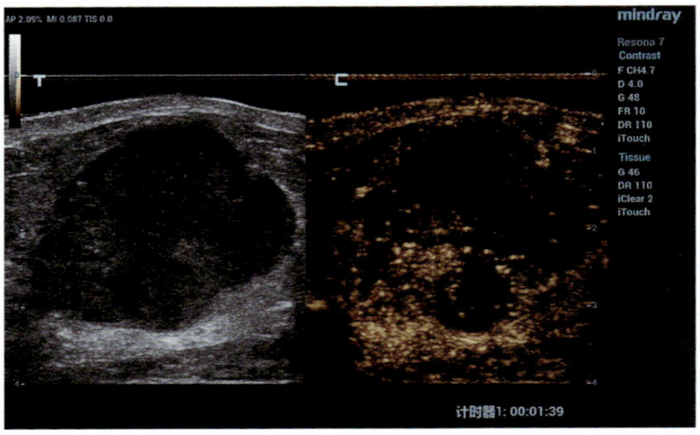

扫码观看高清视频

视频2-6-10 浸润性乳头状癌超声造影。

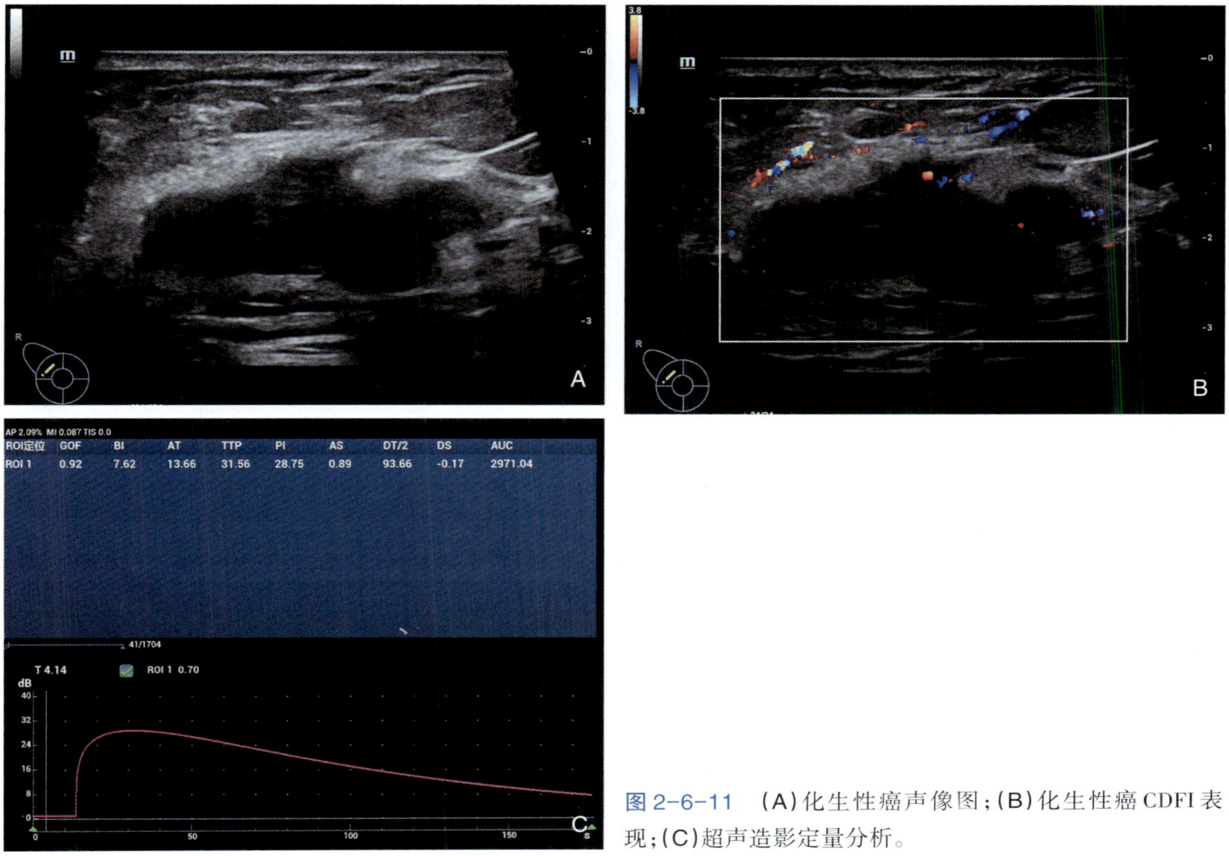

图 2-6-11　(A)化生性癌声像图;(B)化生性癌 CDFI 表现;(C)超声造影定量分析。

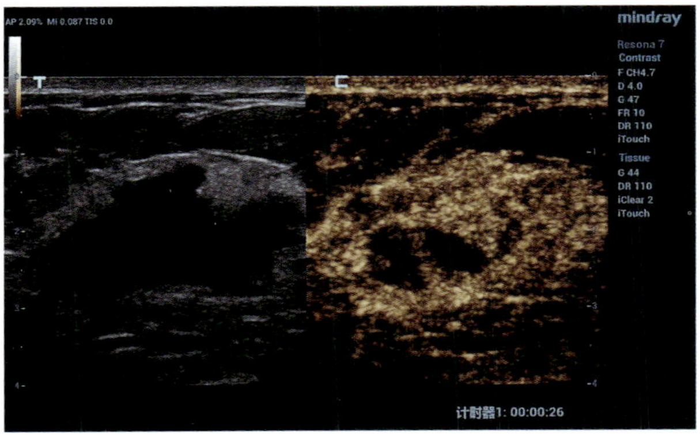

扫码观看高清视频

视频 2-6-11　化生性癌超声造影。

非肿块型乳腺病变是二维超声诊断的难点,首先需要明确非肿块型病变的定义,理论上为至少在两个切面上无空间占位效应,但在实际应用中却千差万别。笔者总结了非肿块型病变的常见疾病包括导管内病变(导管内癌是主体)、非特殊型浸润性癌(相对少见)、实性乳头状癌(极少见)、非特异性炎性改变(肉芽肿性炎或导管扩张症)、部分腺病。故超声造影在乳腺非肿块型病变的应用需更甚,炎症和恶性病变的造影特征几乎不能鉴别,需要充分结合临床表现及体征,必要时需结合活检方能初步鉴别。

病例13(图 2-6-13,视频 2-6-13)

患者女,76 岁,右乳非肿块性病变,腺体结构致密增厚、质地硬,CDFI 可见较丰富的血流信号。超声造影显示经肘静脉团注声诺维 4.8mL,病变区呈不均匀高增强,增强后边界欠清。

病理:浸润性小叶癌。

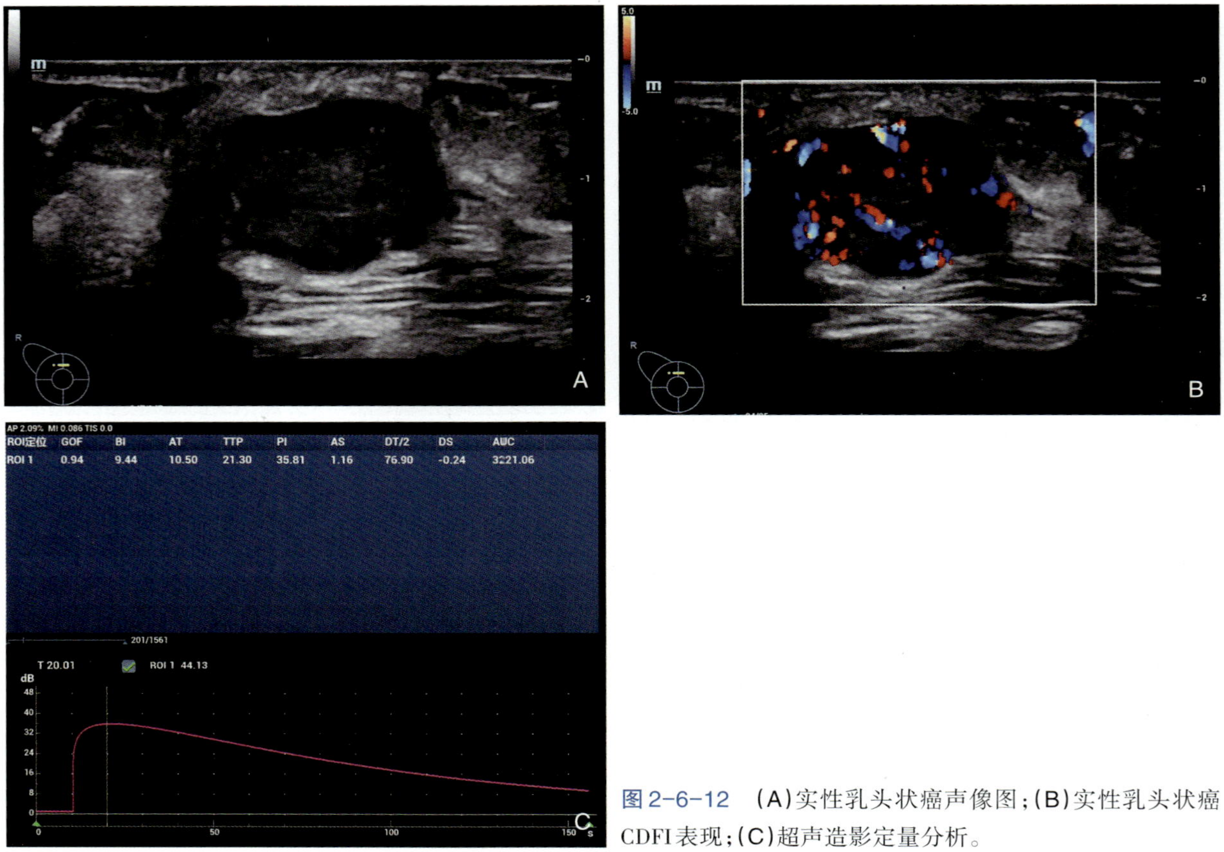

图2-6-12 (A)实性乳头状癌声像图；(B)实性乳头状癌CDFI表现；(C)超声造影定量分析。

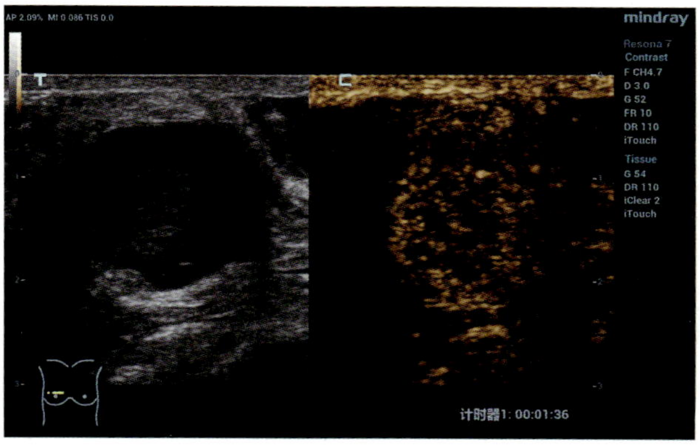

扫码观看高清视频

视频2-6-12 实性乳头状癌超声造影。

病例14（图2-6-14，视频2-6-14）

患者女，56岁，右乳局部腺体增厚，腺体致密、质硬，CDFI可见较丰富的血流信号。超声造影显示经肘静脉团注声诺维4.8mL，病变区呈不均匀高增强，增强后边界欠清。

病理：导管内癌。

病例15（图2-6-15，视频2-6-15）

患者女，54岁，右乳非肿块性低回声区，结构致密、质地硬，CDFI可见较丰富的血流信号。超声造影显示经肘静脉团注声诺维4.8mL，病变区呈不均匀高增强，增强后边界欠清。

病理：导管内癌。

病例16（图2-6-16，视频2-6-16）

患者女，34岁，左乳外上象限腺体增厚，呈低回声改变，浅层呈网格状，浅层脂肪组织水肿改变，皮肤表面红肿、压痛，CDFI可见稍丰富的血流信号。超声造

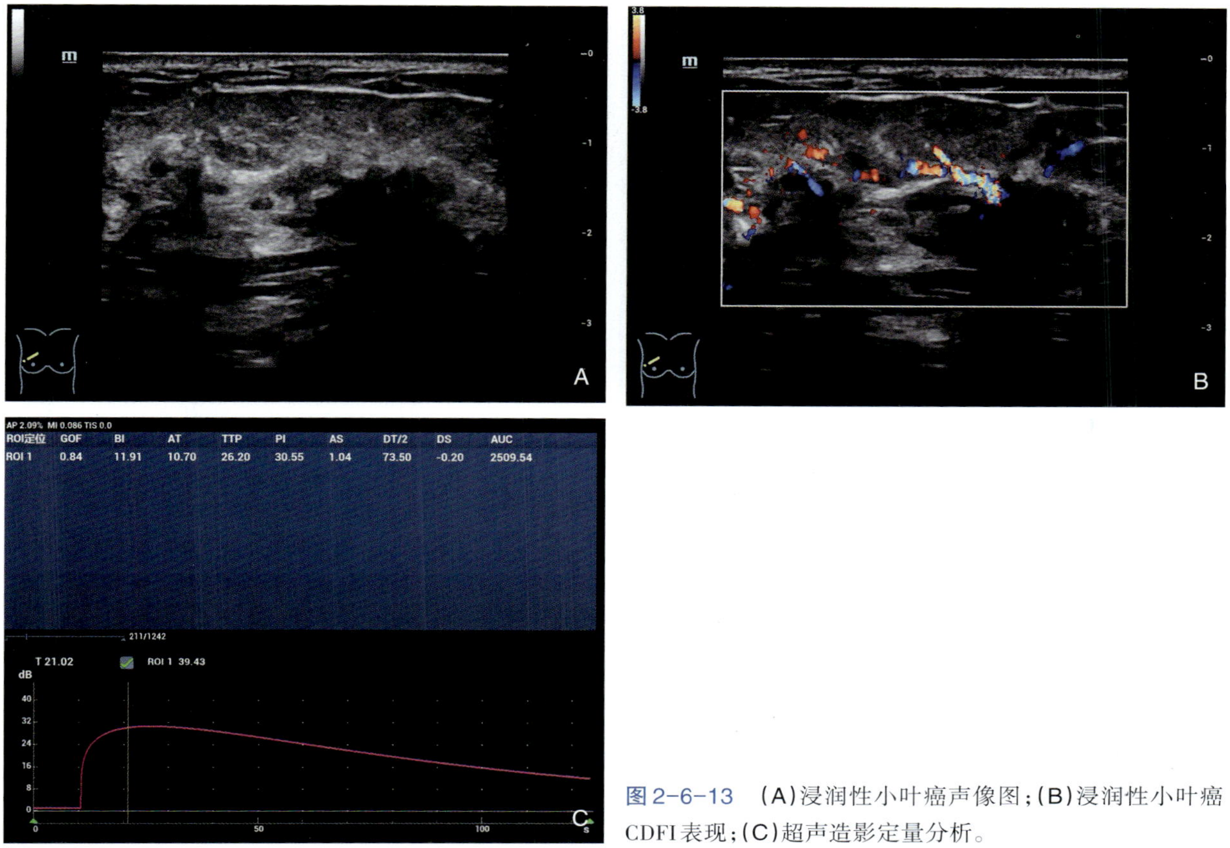

图2-6-13 (A)浸润性小叶癌声像图;(B)浸润性小叶癌CDFI表现;(C)超声造影定量分析。

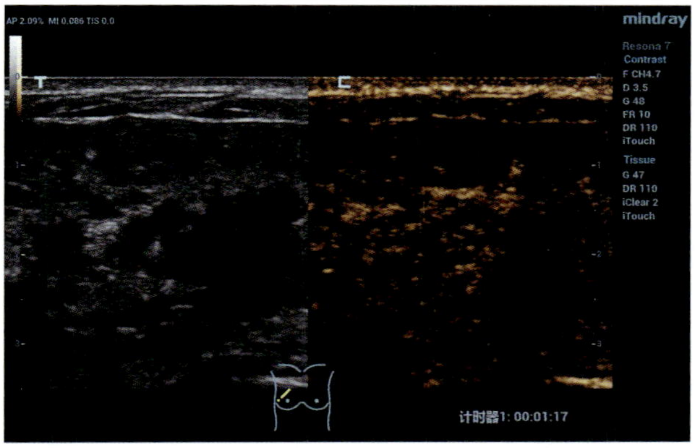

扫码观看高清视频

视频2-6-13 浸润性小叶癌超声造影。

影显示经肘静脉团注声诺维4.8mL,病变区呈不均匀高增强,增强后边界欠清,范围扩大。

病理:肉芽肿性炎。

病例17(图2-6-17,视频2-6-17)

患者女,52岁,左乳非肿块性病变,呈低回声,似沿导管走行,CDFI未见明显的血流信号。超声造影显示经肘静脉团注声诺维4.8mL,病变低回声区基本无增强。

病理:导管扩张症。

大量超声文献对于乳腺超声造影在乳腺疾病诊断与鉴别诊断中的应用进行了分析。即使如此,超声造影仍无法普及应用,硬件因素及人为因素多方面的限制无法达成统一。建议大家积极使用新技术进行必要疾病的进一步优化分类,但不推崇大家作为基本诊断手段,需要充分结合二维特征及CDFI表现。

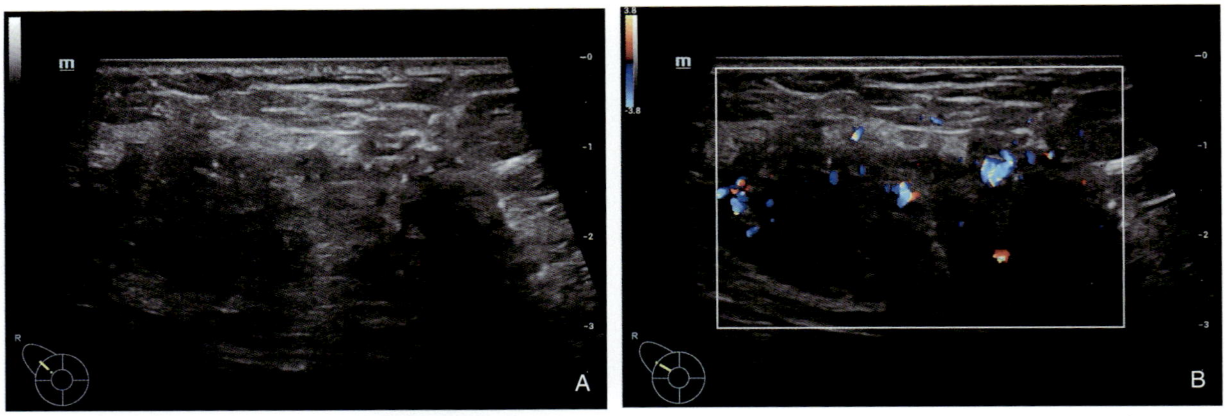

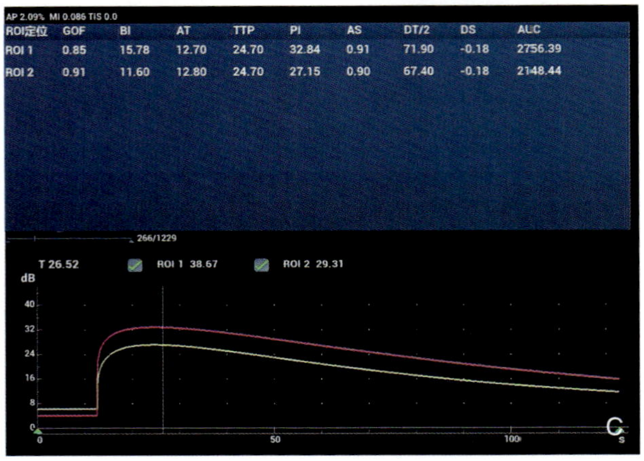

图2-6-14　(A)导管内癌声像图;(B)导管内癌CDFI表现;(C)超声造影定量分析。

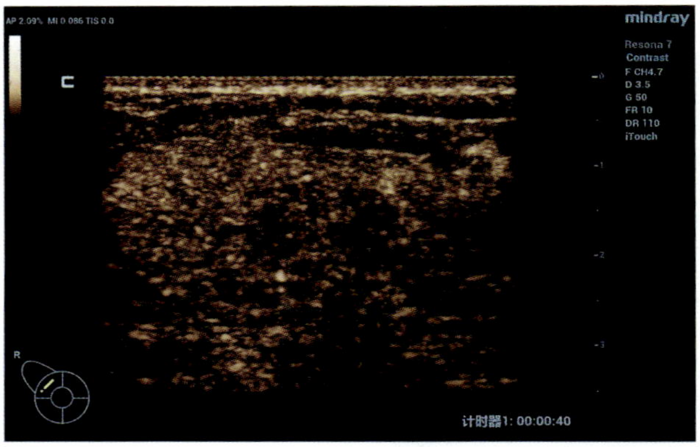

扫码观看高清视频

视频2-6-14　导管内癌超声造影。

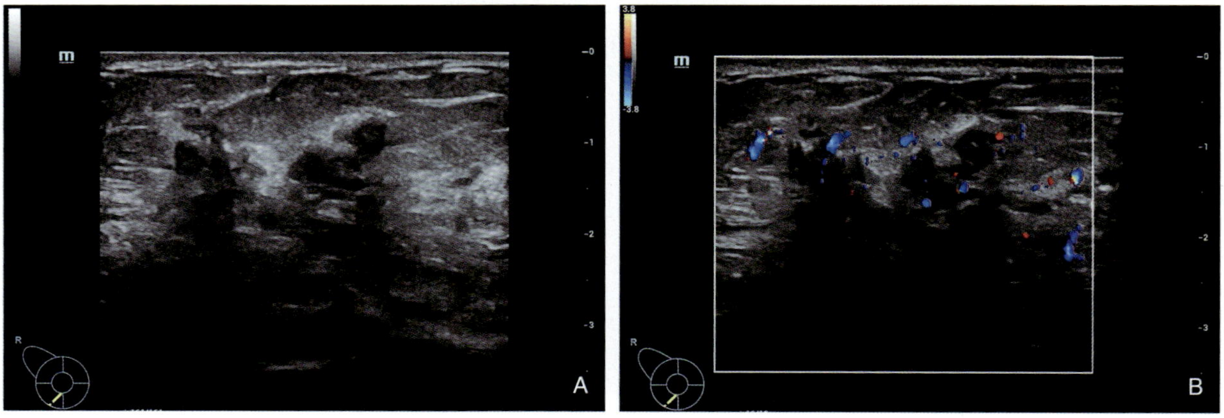

图2-6-15　导管内癌。(A)声像图;(B)CDFI表现。

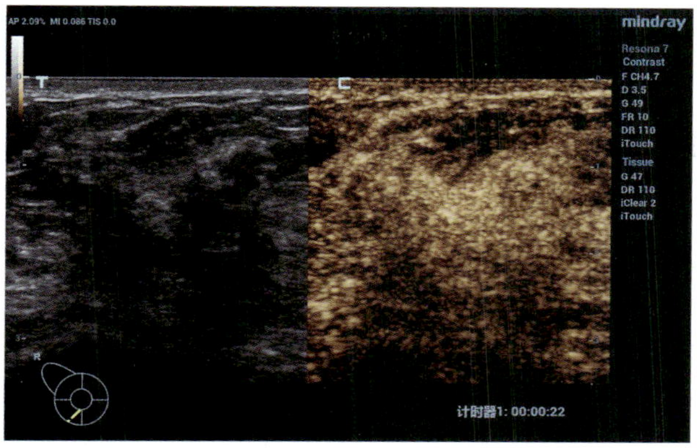

扫码观看高清视频

视频2-6-15　导管内癌超声造影。

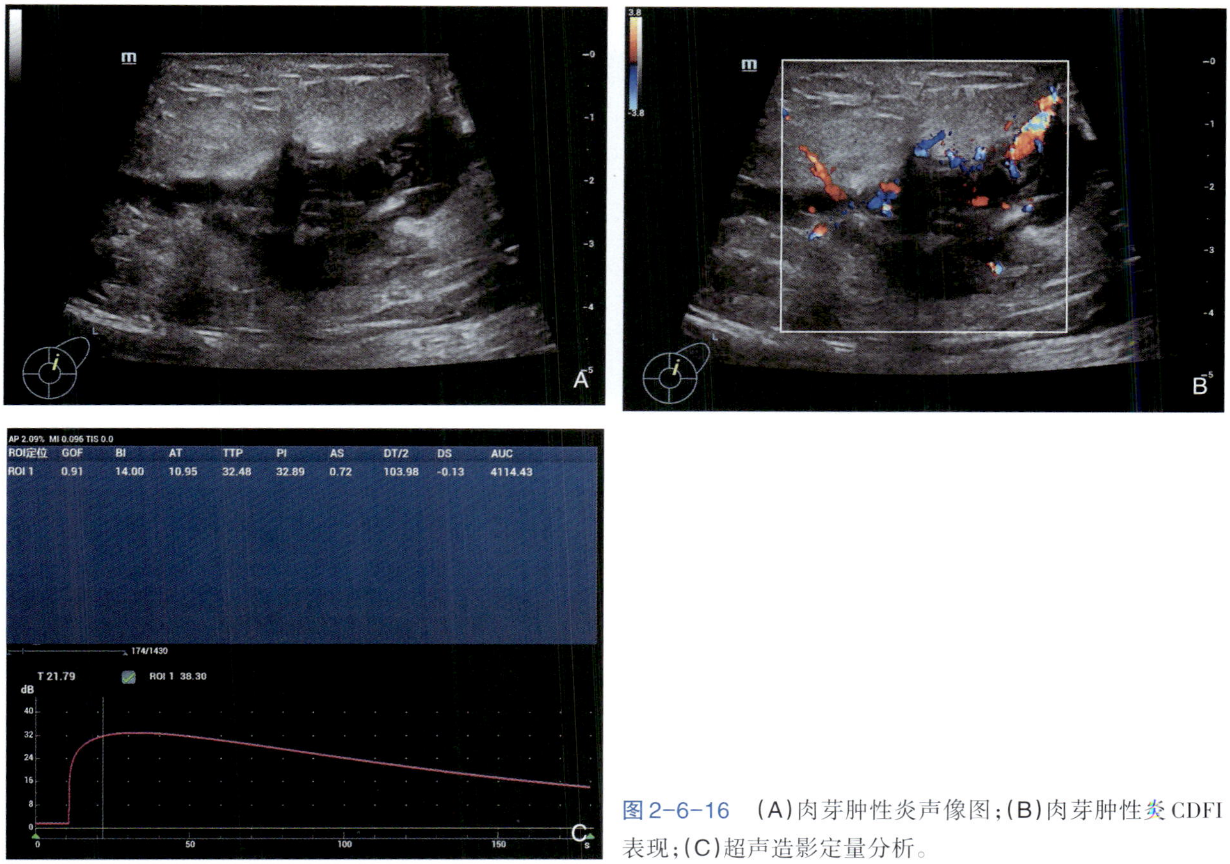

图2-6-16　(A)肉芽肿性炎声像图；(B)肉芽肿性炎CDFI表现；(C)超声造影定量分析。

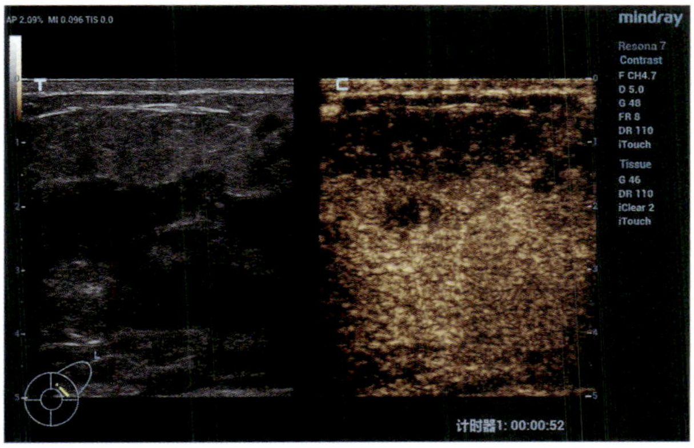

扫码观看高清视频

视频2-6-16　肉芽肿性炎超声造影。

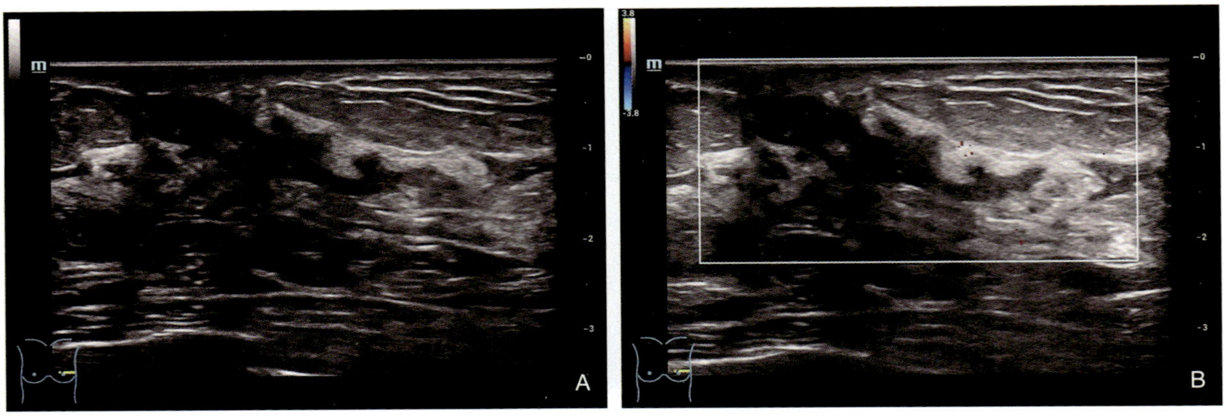

图2-6-17 导管扩张症。(A)声像图;(B)CDFI表现。

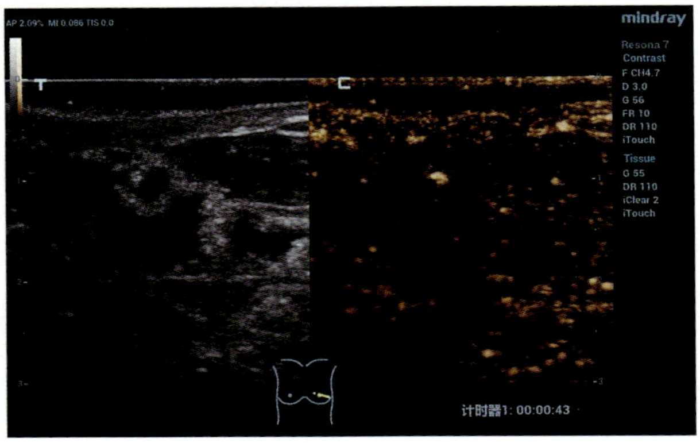

扫码观看高清视频

视频2-6-17 导管扩张症超声造影。

参考文献

[1]WHO(2019)乳腺肿瘤分类[J]. 临床与实验病理学杂志,2020,36(6):755-756.

[2]阮家佶,陈小霜,苏静君,等.超声对肿块型浆细胞性乳腺炎与浸润性导管癌的鉴别诊断价值[J]. 中国超声医学杂志,2022,38(9):984-987.

[3]毕玉,彭梅,姜凡.乳腺导管内癌伴微浸润相关超声及病理特征的Logistic回归分析[J]. 中国超声医学杂志,2022,38(1):14-17.

[4]李静敏,邵玉红,孙秀明,等.乳腺化生性癌临床特点及超声表现[J]. 中国介入影像与治疗学,2023,20(7):419-422.

[5]谢芸,何佳丽,骆韵青.多模态超声鉴别非肿块型乳腺原位癌与浸润癌的临床价值[J]. 临床超声医学杂志,2023,25(2):148-152.

[6]赵丹,董风林,鄢英男,等.不同病理分型的乳腺叶状肿瘤与纤维腺瘤超声表现的对照分析[J]. 中国超声医学杂志,2019,35(10):890-893.

[7]刘芳芳,杨沐,唐小燕.乳腺黏液性病变的病理诊断[J]. 中华乳腺病杂志(电子版),2022,16(5):263-269.

[8]李静敏,邵玉红,孙秀明,等.乳腺化生性癌临床特点及超声表现[J]. 中国介入影像与治疗学,2023,20(7):419-422.

[9]徐佳伟,黎晓星,余腾骅,等.乳腺叶状肿瘤诊疗现状与研究进展[J]. 中国普通外科杂志,2022,31(11):1527-1534.

[10]国家超声医学质量控制中心,中华医学会超声医学分会.乳腺疾病超声检查质量控制专家共识(2019版)[J]. 中华超声影像学杂志,2020,29.

[11]李娜,苗爱雨,陈雅玲,等.乳腺单纯型黏液腺癌超声与磁共振图像特征分析及诊断价值比较[J]. 中华超声影像学杂志,2018,27(7):618-622.

[12]梁星宇,王鸿凤,李紫瑶,等.超声造影对不同分子分型乳腺癌鉴别诊断的初步研究[J]. 中华超声影像学杂志,2018,27(10):881-886.

[13]余方芳,倪贤伟,杨琰.乳腺实性乳头状癌的多模态超声表现[J]. 中国超声医学杂志,2020,36(5):409-412.

[14]胡紫玥,卢漫,成雪晴,等.化生性乳腺癌的超声及超声造影特征分析[J]. 中国超声医学杂志,2019,35(9):783-785.

[15]耿琛琛,高晓倩,杨柳,等.乳腺硬化性腺病的超声表现分析

[J]. 中国超声医学杂志，2018，34(4)：310-313.
[16]中国超声医学工程学会浅表器官及外周血管超声专业委员会. 乳腺超声若干临床常见问题专家共识（2018版）[J]. 中国超声医学杂志，2018，34(10)：865-870.
[17]李伟伟，丛阳，刘琳，等. 超声对乳腺导管原位癌中钙化的初步研究[J]. 中国超声医学杂志，2018，34(6)：495-497.
[18]周珏，丁锦华，鲍姣，等. 具有包裹性乳头状癌结构特征的高级别乳腺癌临床病理分析[J]. 临床与实验病理学杂志，2023，39(8)：931-934.
[19]王璐，王聪. 乳腺腺肌上皮瘤的研究进展[J]. 中华乳腺病杂志（电子版），2023，17(2)：107-110.
[20]赵宇心，刘莹，周洋，等. 常规超声结合超声造影构建恶性风险评估模型在BI-RADS 4a类乳腺病变中的诊断价值[J]. 中国临床医学影像杂志，2023，34(8)：539-543.
[21]程春霞，杨世艳，赵寒箫，等. 三阴性乳腺癌超声造影和声触诊组织成像特征及影响因素分析[J]. 临床超声医学杂志，2023，25(6)：483-487.
[22]王娟，梁汝娜，余珊珊，等. 基于超声造影定量参数联合常规超声图像特征的诊断模型鉴别诊断肉芽肿性小叶性乳腺炎与早期浸润性乳腺癌的价值[J]. 临床超声医学杂志，2023，25(5)：345-350.
[23]李玲玲，苏荃利，林菲菲，等. 超声造影术前评价浸润性乳腺癌组织学分级的临床价值[J]. 中国超声医学杂志，2022，38(12)：1350-1354.

第3章

浅表淋巴结肿瘤性病变的超声诊断

第1节　淋巴结解剖及检查方法

一、淋巴结解剖及分区

(一)淋巴结解剖

人体大约有800个淋巴结,正常淋巴结(除颌下腺及腮腺等个别部位呈圆形外)呈扁圆形,形似蚕豆,凹陷侧为淋巴门,是血管和1~2条输出淋巴管出入的部位。淋巴结之间靠淋巴管连通,构成人体淋巴系统。淋巴液经淋巴结外周输入淋巴管到内部淋巴窦,再经输出淋巴管回流,经胸导管注入血液。

淋巴结显微结构分为皮质、副皮质和髓质3个区域。皮质主要是由初级或(和)次级淋巴滤泡构成;副皮质区位于皮质区深面,由深皮质单位构成,内富含大小不等、成熟阶段不同的T细胞;髓质由髓索和髓窦构成,是浆细胞的主要成熟部分,内含淋巴细胞、浆样淋巴细胞、浆母细胞和成熟浆细胞。

正常有1~3条动脉经过淋巴门进入淋巴结,沿髓索笔直走行,逐级分支到达包膜下皮质区变为毛细血管,偶有分支可延伸至包膜。毛细血管后微静脉汇合形成小静脉后汇入淋巴结静脉主干,由淋巴门离开淋巴结。初级淋巴滤泡具有独立的血管单元,因而血供多于次级淋巴滤泡,髓索具有淋巴结内最丰富的血液供应。淋巴结疾病来源广泛,既可以是局部炎症引起的单个或多个淋巴结炎性肿大,也可以是整个淋巴结系统恶性疾病的局部表现,还可以是恶性肿瘤转移所致。

(二)淋巴结分区

1.颈部淋巴结分区

目前,在国际上普遍应用的颈部淋巴结分组法是美国癌症联合委员会(AJCC)的分组。依据颈部淋巴结被肿瘤转移累及的范围和水平,AJCC将颈部淋巴结分为7个分区(表3-1-1)。

2.腋窝淋巴结分区

腋窝淋巴结分区包括胸肌淋巴结和沿腋静脉及属支分布的淋巴结,可分为3个亚区(表3-1-2):Ⅰ区(下

表3-1-1　颈部淋巴结分区

Ⅰ区	颏下和颌下淋巴结,由二腹肌前腹与后腹围绕,上界为下颌骨,下界为舌骨
Ⅱ区	颈内静脉上组淋巴结,位于颅底至颈动脉分叉处,前界为胸骨舌骨肌侧缘,后界为胸锁乳突肌后缘
Ⅲ区	颈内静脉中组淋巴结,上接Ⅱ区,下至肩胛舌骨肌与颈内静脉分叉处,前界为胸锁乳突肌前缘,后界同Ⅱ区
Ⅳ区	颈内静脉下组淋巴结,上接Ⅲ区,下至锁骨上,前后界同Ⅲ区
Ⅴ区	颈后三角淋巴结,包括副神经淋巴结、颈横淋巴结及锁骨上淋巴结。前界为胸锁乳突肌后缘,后界为斜方肌前缘,下界为锁骨,为了方便描述,Ⅴ区可进一步分为上、中、下三区,分别以舌骨水平和环状软骨下缘水平为界
Ⅵ区	中央区淋巴结,包括喉前、气管前及气管旁淋巴结。上界为舌骨,下界为胸骨上窝,两侧界为颈动脉鞘内侧缘
Ⅶ区	上纵隔淋巴结,位于胸骨上切迹下方

表3-1-2　腋窝淋巴结分区

Ⅰ区(下组)	位于胸小肌外侧缘
Ⅱ区(中组)	位于胸小肌内外侧缘之间和胸肌间淋巴结
Ⅲ区(上组)	位于胸小肌内侧缘至锁骨下方，也称锁骨下淋巴结

组)位于胸小肌外侧缘；Ⅱ区(中组)位于胸小肌内外侧缘之间和胸肌间淋巴结；Ⅲ区(上组)位于胸小肌内侧缘至锁骨下方，也称锁骨下淋巴结。

3.腹股沟淋巴结分区

腹股沟淋巴结分区分两组，一组与腹股沟平行，又称浅群；另一组与股动脉平行，又称深群，引流下肢、下腹壁和会阴的淋巴结。

二、淋巴结超声检查方法

在各种影像学检查中，超声对浅表淋巴结的诊断敏感性较高，是诊断浅表淋巴结病变的首选检查方法。由于高频超声及各种血流新技术在淋巴结检查中的应用，不仅可以了解淋巴结的个数、大小、形态，还能对淋巴结内血流分布进行全面评价，提高淋巴结良恶性诊断及符合率，为术前肿瘤TNM分期提供支持。

(一)患者准备

患者一般无特殊准备。

(二)检查仪器

一般选用高分辨率彩色多普勒超声诊断仪，探头频率为7.5~12.0MHz，选择仪器内预设的小器官条件。极为表浅的淋巴结检查可在皮肤与探头之间增加耦合剂的厚度或使用更高频率的探头(15~20MHz)，而较深部位的淋巴结和上纵隔淋巴结的评价可采用较低频率的探头(5.0~7.5MHz)。进行超声扫查时，可适当调节频率、增益、彩色多普勒血流速度标尺、取样框、灵敏度等，尽可能清晰显示淋巴结结构及其内部血流信号。超声造影及弹性成像等新技术则能更好地评估淋巴结。

(三)检查方法

超声扫查颈部淋巴结时，令患者取仰卧位，头部后仰充分暴露颈前区；检查一侧淋巴结时，患者头部应在后仰的同时向对侧偏转，充分暴露该侧颈侧区，有利于扫查完全。

扫查顺序推荐：首先扫查颏下及颌下淋巴结；随后沿下颌支扫查腮腺淋巴结；而后从腮腺下方开始，沿颈内静脉和颈总动脉走向自上而下横切探查颈内静脉上、中、下组淋巴结，直至颈内静脉和锁骨下静脉的汇合处；向后移动探头，横向扫查锁骨上淋巴结；随后在胸锁乳突肌和斜方肌间自下而上扫查直至乳突，显示颈后三角淋巴结。扫查过程中可通过横切、纵切及移动、侧动探头进行全面扫查；对于腋窝、腹股沟等其他部位，同样应充分暴露受检部位，沿腋血管或股血管走行做横向及纵向全面扫查。

扫查过程中，观察淋巴结的分布、形态、大小、边界、内部结构、血流分布等；对于口腔、咽等疾病，着重扫查颏下、颌下淋巴结(ⅠA、ⅠB区)及颈上深淋巴结(Ⅱ区)；甲状腺疾病着重扫查颈中、颈下深淋巴结(Ⅲ区、Ⅵ区)及气管周围淋巴结(Ⅵ区)；胸腔、腹腔疾病着重扫查锁骨上窝淋巴结；乳腺疾病着重扫查腋窝、胸小肌深面、锁骨下、锁骨上及胸骨旁淋巴结；盆腔及下肢疾病着重扫查腹股沟淋巴结。

(四)检查内容

1.灰阶超声

灰阶超声评估淋巴结的内容包括大小、纵横比、内部回声(是否存在无回声区、点状强回声、高回声区、网格样回声、钙化、微钙化及坏死囊性变)、边缘、淋巴结皮质、淋巴门是否存在、周围脂肪组织回声、淋巴结间有无融合、间接指征等。

(1)大小。在淋巴结最大切面评估淋巴结大小，测量纵径线L和横径线T。横径的长短较纵径有价值。

(2)纵横比(L/T)。纵横比即同一切面上淋巴结的纵径除以横径，是超声鉴别肿大淋巴结的重要指标。

(3)边缘。边缘即淋巴结和淋巴结周围软组织之间的分界面。

(4)淋巴门。淋巴门是淋巴结鉴别诊断的重要形态学指标，可分为3种类型。①宽阔型：淋巴门的形态与淋巴结一致，在长轴切面上呈椭圆形；②狭窄型：淋巴门呈裂隙样改变；③缺失型：淋巴结中心的高回声带消失。

(5)淋巴结皮质。淋巴门可见时，皮质也可分为3种类型。①狭窄型：长轴切面上，最宽处皮质厚度小于淋巴门直径的1/2；②向心性宽阔型：皮质厚度大于淋巴门直径的1/2；③偏心性宽阔型：皮质局限性增厚至少100%，即最厚处皮质至少是最薄处的2倍。

(6)淋巴结内部回声。淋巴结内部回声将淋巴结与肌层回声相比而定义淋巴结内部回声水平。回声强度可增强、减弱，分布情况可均匀、不均匀。

(7)间接指征。除观察淋巴结自身回声改变外，还应观察淋巴结及其毗邻软组织情况，如有无水肿、淋巴结有无相互融合、邻近血管有无受压、血管壁有无侵及等。

2.CDFI

CDFI评价血流类型、血管分布、血流动力学指数。淋巴结血流分布可分为4种类型。

(1)门型血流。血流信号沿居中淋巴门分布伴有对称分布的离心性分支。

(2)中央型血流。血流信号沿淋巴结中央分布，尤其是中央血流信号较紊乱时("冒牌的门样血流")可见于恶性淋巴结。

(3)边缘型血流。血流信号沿淋巴结边缘分布，此种血流信号对恶性淋巴结的诊断价值较高。

(4)混合型血流。同时显示上述3种血流类型的两种或3种，可见于恶性淋巴结、结核性淋巴结炎等。

目前多数研究认为阻力指数、搏动指数对淋巴结疾病的鉴别诊断具有一定意义，良性病变淋巴结多为低阻力型频谱，而恶性淋巴结多为高阻力型频谱。值得注意的是，测量时需多次取样，取得参数的平均值、最高值、最低值等进行分析。

3.微细血流成像技术(SMI)

SMI是一项新兴血管成像技术，可显示低速的微细血流。与CDFI相比，SMI可在淋巴结内检测到更多低速的瘤巢或组织内诱导形成的新生血管，用于评价淋巴结病变的良恶性。

4.超声造影(CEUS)

CEUS是通过向血管、组织或体腔内注射含有气体的微泡，利用含气微泡与人体软组织间的阻抗差来获得增强图像。由于微泡本身为纯血池造影剂，因而能更清楚地显示淋巴结内部的微细血管形态、走向及血管构建模式，有荟萃分析显示超声造影在鉴别淋巴结良恶性方面具有较高的诊断性能。特别对于最大直径<1cm的淋巴结，也能清晰显示其动脉和皮质的灌注情况。CEUS显示淋巴结灌注模式分为4型：Ⅰ型(均匀增强型)指整个淋巴结显著而均匀地增强；Ⅱ型(淋巴门不均匀增强型)指实质显著增强，灌注均匀，但在中央高回声淋巴门内见不规则的低或无灌注区；Ⅲ型(实质不均匀增强型)指显著增强的实质内有局灶性低或无灌注区；Ⅳ型(微弱增强型)指整个淋巴结微弱增强，灌注均匀或不均匀(表3-1-3)。

表3-1-3 常见超声造影参数说明

基础强度	基线强度
峰值强度	曲线峰值点对应的强度值
上升支斜率	峰值强度与基线强度差值与上升时间的比值
始增时间	造影后感兴趣区强度超过造影前基础强度10%所需要的时间
达峰时间	开始注射造影剂至到达增强峰值所需要的时间
上升时间	曲线开始上升至到达峰值强度所需要的时间
峰值强度减半时间	曲线由峰值下降至绝对值增加一半所需要的时间
平均渡越时间	曲线开始上升至峰值强度下降一半所需的时间

CEUS还可获得感兴趣区的时间-信号强度曲线(TIC)并进行定量分析。有关TIC曲线形态诊断淋巴结良恶性的研究较多，但尚无统一结果。这是由于肝脏、甲状腺、乳腺的病灶均有正常的组织背景做对比，可较直观地观察病灶的进出模式，而缺乏淋巴结这样的背景对照，因此如何较好地判断淋巴结的进出模式还需进一步研究。推荐良性淋巴结以"快进快退"型为主，而恶性淋巴结以"快进慢退"型为主。

5.弹性成像

Lyhchik等在2007年首次将该技术应用于浅表淋巴结疾病的诊断中。其中应变弹性成像方式简单易行，在临床中最常使用。根据不同硬度的组织受到相同压力发生形变的大小不同判断病变组织的性质。组织越硬，相同压力下发生形变越小；组织越软，相同压力下发生形变越大。应变超声弹性成像中红色表示硬度最小、绿色表示平均硬度、蓝色表示硬度最大，其评分标准采用Choi JJ的四分法：1分是应变超声图像中病变淋巴结对应区域全部为绿色或可见少许蓝色；2分是应变超声图像中病变淋巴结对应区域可见散在的蓝色，但蓝色区域面积小于整个淋巴结面积的45%；3分是应变超声图像中病变淋巴结对应区域，蓝色区域大于整个淋巴结面积的45%；4分是应变超声图像中病变淋巴结对应区域全部为蓝色，边缘有或没有绿色。目前弹性成像在评估淋巴结良恶性截断值上尚无统一标准，因此该检查技术常作为辅助诊断手段。

第2节　正常淋巴结

一、临床病理特征

正常的淋巴结纵切呈扁椭圆形，横切呈椭圆形，大小不一，小者直径只有0.1cm，大者长径可达3cm以上，通常正常淋巴结的长径≤3.0cm，横径≤0.5cm，纵横比>2。正常颌下淋巴结及腮腺淋巴结趋于圆形。淋巴结的包膜由纤维性结缔组织及平滑肌组成，薄而光滑，呈中高回声。包膜下淋巴结实质的周围为外周皮质，由密集的淋巴小结组成，呈均匀低回声，皮质多呈向心性宽阔型，也有小部分呈狭窄型。淋巴结的中央为髓质，由髓索和髓窦组成，与淋巴结门部及包膜相延续，呈条带状高回声，其部位、年龄不同，大小也有所变化。

二、声像图特征

正常淋巴结由一或两支淋巴门动脉供血，位于淋巴结门，CDFI显示为门部及髓质内的点状或条状血流信号，皮质内血流信号不易显示。频谱多普勒检测淋巴结动脉血流为低速低阻型。由于淋巴结静脉流速较低，其CDFI显示率亦较低。淋巴结血流信号的显示率与淋巴结的大小也具有一定相关性，通常小的淋巴结可不显示血流信号。超声造影表现为中心向周围的离心性增强或整个淋巴结显著而均匀地增强。

三、诊断经验分享

良性淋巴结呈长椭圆形或肾形，以长径增大为主，边界清晰，以门样血流信号为主，常为低速低阻型频谱。当淋巴结内发生免疫应答时，淋巴结内动静脉扩张及毛细血管密度增强，超声表现为反应性淋巴结内血流速度增加及血管阻力降低，高回声淋巴门结构完整。

第3节　淋巴结良性肿瘤性疾病

一、淋巴结炎

(一)临床病理特征

淋巴结炎分为急性淋巴结炎和慢性淋巴结炎，通常由引流区域组织细菌、病毒等感染引起。急性淋巴结炎常见局部皮肤有红、肿、热、痛等急性炎症表现，引流区域淋巴结肿大，严重时可伴有发热、白细胞增高等。慢性淋巴结炎常有反复发作史，局部皮肤炎症表现不明显，肿大的淋巴结质地中等、活动，可有轻微压痛。镜下显示淋巴结充血、水肿，淋巴细胞、巨噬细胞增生，中性粒细胞、浆细胞浸润，严重者可形成脓肿、坏死。

(二)声像图特征(图3-3-1)

急性淋巴结炎可导致明显的淋巴结肿大，多呈椭圆形或圆形，边界清晰，包膜光滑，纵横比>2；皮质增厚，回声减低，髓质增厚呈高回声；淋巴结内血流信号明显增多，沿淋巴结门、髓质、皮质呈放射状分布。

CDFI显示收缩期峰值流速加快，动脉血流为低阻型频谱。

慢性淋巴结炎导致淋巴结轻度肿大，多呈椭圆形，边界清晰，纵横比>2；皮质呈均匀低回声，皮质髓质轻度增厚，边界清晰；淋巴结内血流信号轻度增多，与正常淋巴结区别不大。这一类淋巴结病变多缺乏临床意义，因而通常在超声报告中不做提示。

超声造影显示淋巴结门血管均匀灌注，弹性成像与周围正常软组织硬度差异小，慢性淋巴结炎淋巴结内大量纤维组织增生会使硬度增加。

(三)诊断经验分享

急性淋巴结炎通常局部皮肤有红、肿、热、痛等炎症表现，经治疗后淋巴结常可缩小；慢性淋巴结炎不易与淋巴结反应性增生相区别，需要依据病史及其他检查辅助诊断。

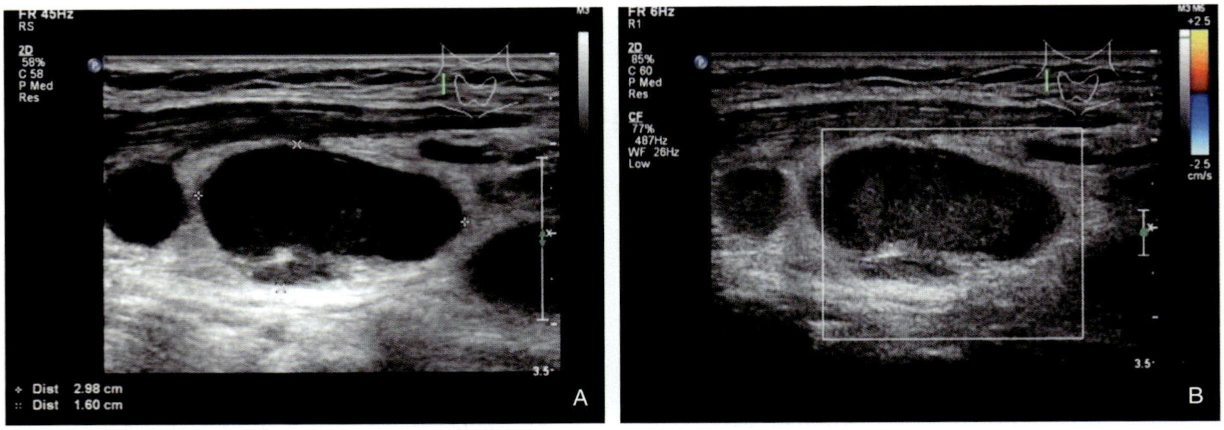

图 3-3-1 淋巴结炎。(A)淋巴结皮质增厚,回声减低、欠均匀;(B)CDFI未见明显血流信号。

二、淋巴结反应性增生

(一)临床病理特征

细菌、病毒、代谢的毒性产物、变性的组织成分、异物等各种损伤和刺激常引起淋巴结内淋巴细胞和组织细胞反应性增生,使淋巴结肿大,称为淋巴结反应性增生,是淋巴结最常见的良性增生。由于致病原因不同,淋巴结反应性增生的成分和分布情况有所不同。刺激B细胞的抗原物质主要引起淋巴滤泡增生,导致生发中心扩大。刺激T细胞的抗原物质主要引起滤泡旁区淋巴细胞增生,另外还有些抗原物质主要引起淋巴窦内组织细胞增生。临床主要表现为局部或全身性浅表淋巴结肿大,无红肿、压痛。本病预后好,肿大淋巴结可随疾病的痊愈而恢复。镜下可见淋巴结内淋巴细胞、巨噬细胞大量增生,淋巴滤泡增大,但皮质结构、髓质结构无明显改变。

(二)声像图特征(图 3-3-2)

本病淋巴结肿大,多呈椭圆形,以多发为主,发生在单侧或双侧颈部,纵横比>2,发生在颌下时可表现为圆形。淋巴结皮质增厚,呈均匀低回声,与髓质边界清晰,髓质无明显增厚,呈高回声,常因周围炎症表现为边界模糊,淋巴结内一般无坏死。

CDFI显示淋巴结内血流信号轻度或明显增多,呈树枝状,主要分布于门部、髓质,少数分支可进入皮质;淋巴结内动静脉扩张、微循环中毛细血管扩张,血流量均匀性增加,阻力指数偏低。因淋巴结门结构未被破坏,其血流形态仍保持门样、分支样血流。淋巴结反应性增生超声造影表现为自淋巴门向整个淋巴结的离心性灌注,呈均匀的等或高增强模式,无明显充盈缺损区。在TIC曲线表现为较陡直的上升支,但其斜率一般低于淋巴瘤,到达顶峰后出现先快后相对缓慢的斜坡样下降。

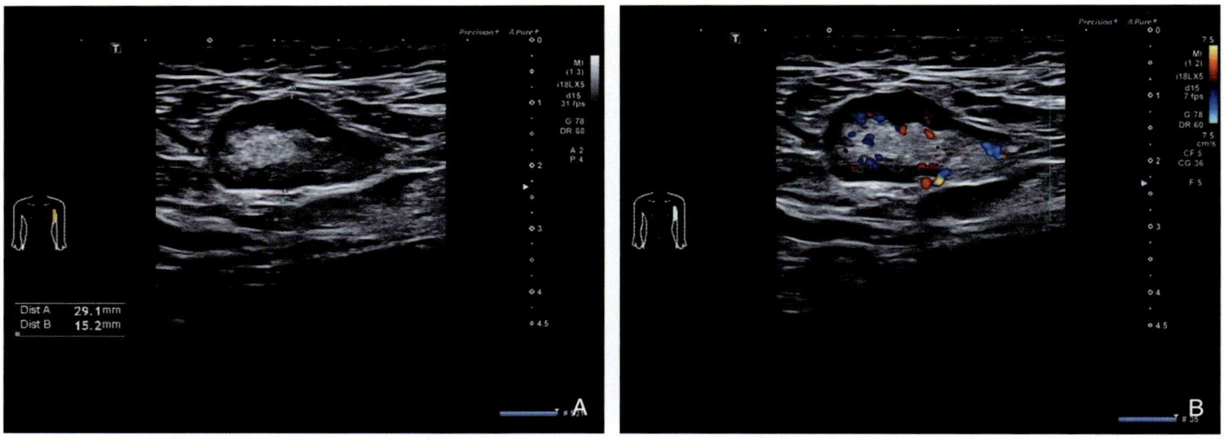

图 3-3-2 淋巴结反应性增生。(A)淋巴结皮质增厚,呈均匀低回声,与髓质边界清晰,髓质无明显增厚,呈高回声;(B)CDFI可见门型血流信号。

(三)诊断经验分享

淋巴结反应性增生需要与淋巴结核、恶性淋巴结肿大相鉴别，以淋巴结皮质均匀增厚和树枝状血供分布特点为鉴别要点。

三、组织坏死性淋巴结炎

(一)临床病理特征

组织坏死性淋巴结炎又称菊池病，常累及颈部淋巴结，是一种自限性自身免疫性疾病，抗生素治疗一般无效而激素治疗效果明显。通过淋巴结部分结构保留伴有滤泡增生，同时淋巴结副皮质扩张，出现斑片状、边界清晰的坏死区。在坏死灶中常有新月形组织细胞及散在的小淋巴细胞、活化T细胞和浆细胞。组织坏死性淋巴结炎内坏死通常是微观的，也可出现肉眼可见的坏死，结节内钙化不明显。

(二)声像图特征(图3-3-3)

组织坏死性淋巴结炎超声多为大小分布均匀的椭圆形，回声均匀，无明显坏死及钙化。高频超声图像特征为淋巴结周围出现的高回声晕，但这一特征并非其特异性表现，也可见于感染性淋巴结炎及淋巴结核。组织坏死性淋巴结炎内可出现不同程度的坏死，但多为凝固性坏死，因此二维超声通常不会出现内部回声的明显改变。淋巴结周围组织回声增强通常是坏死性淋巴结炎的典型表现，与正常反应性淋巴结一样。

CDFI表现为较丰富的门样血流信号，因而在超声造影中表现为离心性灌注，并在坏死区呈无灌注区。

(三)诊断经验分享

组织坏死性淋巴结炎好发于学龄期男性儿童及成年女性，超声表现需与淋巴瘤、淋巴结核相鉴别。由于影像学表现有重叠，手术切检是诊断组织坏死性淋巴结炎的“金标准”。

四、传染性单核细胞增多症

(一)临床病理特征

传染性单核细胞增多症(简称“传单”)是由EB病毒感染引起的以侵犯淋巴系统为主的急性感染性疾病。传单好发于3~10岁儿童，也可见于青少年，甚至少数成人。临床表现多样，常见有发热、咽炎、淋巴结肿大及肝脾大。该病的最终诊断常需要反复的实验室检查及动态临床观察，特别是当患儿出现无痛性淋巴结肿大而实验室又无法确定时，临床常不能排除恶性淋巴瘤。传单淋巴结镜下髓腔有不同程度的扩张、髓窦崩解，淋巴细胞有不同程度的浸润。

(二)声像图特征(图3-3-4，仅为临床诊断)

传单淋巴结常呈双侧分布，肿大的淋巴结呈类圆形改变，边界模糊，淋巴门回声明显减低(与相邻肌肉比较呈低/等回声)，有一半以上的病例出现淋巴门消失或模糊不清。这与淋巴结中央区域不同程度减少相关。

CDFI显示中央门样伴树枝状离心分支样血流。这表明即使传单中髓窦破坏或消失，正常的淋巴门动脉也可保留，这种灰阶超声与CDFI不匹配的特点可提示本病。

(三)诊断经验分享

淋巴结门消失与淋巴瘤特征相似，两者鉴别较困难，但传单多边界模糊，常需动态临床及实验室监测。

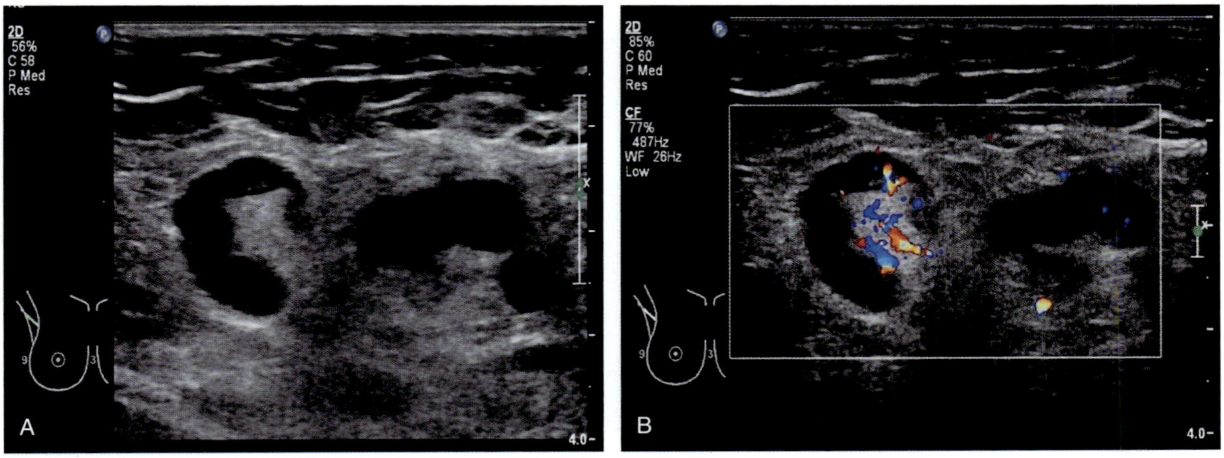

图3-3-3　组织坏死性淋巴结炎。(A)淋巴结呈椭圆形，回声尚均匀，淋巴结周围可出现高回声晕环；(B)CDFI可见门型血流信号。

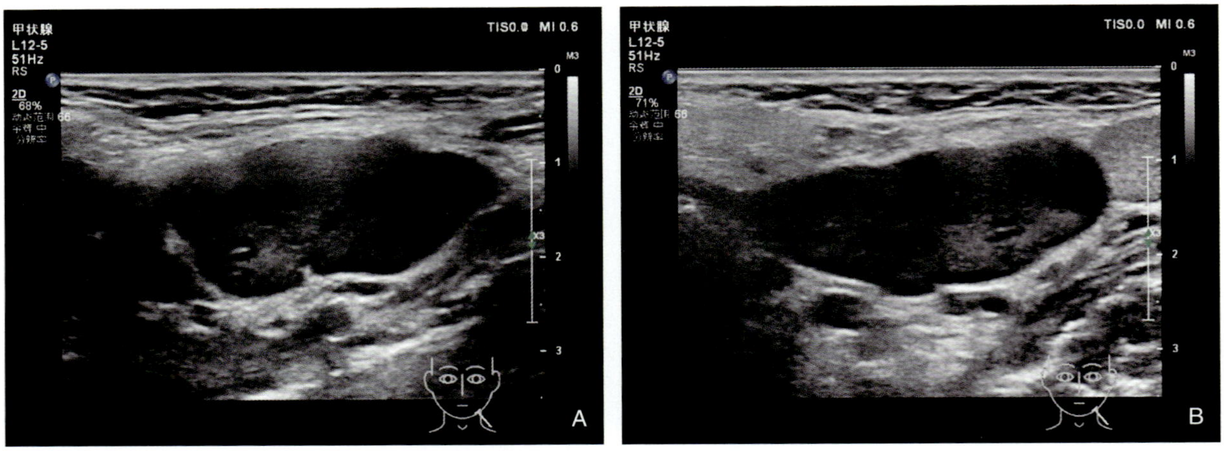

图3-3-4 传染性单核细胞增多症。淋巴结呈椭圆形，边界尚清，淋巴门回声明显减低、模糊不清。

五、淋巴结核

（一）临床病理特征

淋巴结核是肺外结核最常累及的部位，结核分枝杆菌可经淋巴管引流或血液传播从肺到达淋巴结。淋巴结核分为原发性和继发性，多见于儿童和青年人，患者常以颈部包块就诊，多不伴疼痛，部分可有低热表现。病变淋巴结通常累及多个淋巴结，但常为一个解剖区域，质地稍硬、大小不等，可相互粘连，有时可出现串珠样改变，部分可见破溃。淋巴结核的基本病理变化为炎性反应渗出、结节增生和干酪样坏死，经治疗病变转愈过程中可见组织纤维化、钙化。早期到达淋巴结的结核分枝杆菌寄居在被膜下窦并被不活跃的巨噬细胞吞噬，并在其内不断复制，直到巨噬细胞死亡后被释放，主要分布在被膜下和皮质旁区，较少分布在髓质区。从邻近血管中募集的单核细胞与激活的巨噬细胞等淋巴细胞及类上皮细胞一起形成高度血管化的肉芽肿，以阻止感染并限制结核分枝杆菌的复制。晚期淋巴结相互融合，并可与皮肤相互粘连，结内可见干酪样坏死、液化，粗大钙化，形成寒性脓肿，皮肤色素沉着，脓肿破溃。严重时可有低热、盗汗、消瘦等全身症状。淋巴结病理诊断同其他系统结核诊断一致。

（二）声像图特征（图3-3-5）

1. *灰阶超声*

结核的不同时期病理特征不同，其超声表现也不同。结核性淋巴结常呈不同程度肿大，通常呈圆形、椭圆形或不规则形，纵横比<2，常呈串珠样排列，边界不锐利。大量结核结节形成使淋巴结呈低回声团块型，髓质因肉芽肿形成出现偏心或狭窄带、树枝状或显示

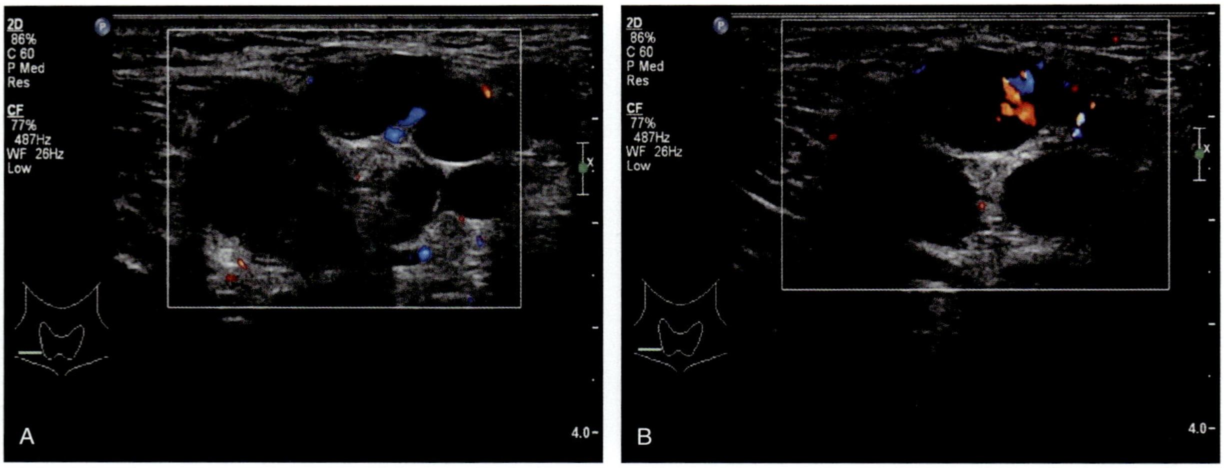

图3-3-5 淋巴结核。淋巴门消失，部分淋巴结呈融合状，内部回声不均匀，可见液性区，（A）CDFI可见周围型血流信号；（B）CDFI可见偏心型血流信号。

不清，皮质增粗、回声不均匀，随病程进展内部回声不同。干酪样病变时，因环绕干酪样坏死周围的肉芽肿组织内含有丰富的新生上皮细胞、朗格汉斯细胞、淋巴细胞、浆细胞浸润，导致淋巴结实质边缘处出现厚度2~3mm的等回声层。脓肿形成时，可出现不规则无回声区，内可见细点状或絮状回声，可在液化灶内见粗大的点状、斑片状或团块状强回声，探头加压可见内部回声流动。脓肿破溃时，淋巴结形态不清，毗邻软组织水肿、回声不均匀，含不规则无回声区，此时淋巴结可与周围软组织形成窦道。结核性淋巴结的钙化常为粗大斑片状钙化，这点有别于甲状腺乳头状癌转移性淋巴结内的微钙化。部分结核性淋巴结还可完全液化坏死，呈融合囊袋状，特异性高，但诊断敏感性低。

2.CDFI

结核性淋巴结炎有多种血流模式，多见淋巴门血流偏心移位，血流信号增多，分布于皮质边缘而呈环绕淋巴结周围的血流信号，坏死、脓肿区无血流信号。相邻淋巴结之间的隔上可见血流信号，易被误认为是变形的门样血管。频谱多普勒显示结核性淋巴结炎通常为低阻力型。

3.*超声造影*

多数淋巴结核呈门血管缓慢灌注、皮质灌注缺损且颗粒样外观。由于结核分枝杆菌破坏淋巴结的方式与肿瘤浸润淋巴结方式类似，因而结核性淋巴结炎超声造影可表现为外周向中心的向心性灌注。结核性淋巴结炎中常出现对称性坏死，常出现较为特征性的“眼镜”征增强模式，其中类圆形的无增强区与病理切片上结节内干酪样坏死相对应。随着疾病的不断进展，淋巴结还可表现为边缘环形增强、分隔样或“蜂窝”样增强。由于结核往往累及周围软组织，因而结核性淋巴结炎多在增强后呈现比常规超声更大的范围。

4.*弹性成像*

结核性淋巴结炎与周围正常软组织硬度差异小。

(三)诊断经验分享

淋巴结核无干酪样坏死，脓肿形成时需与淋巴瘤、转移性淋巴结相鉴别，皮质边缘血流信号及相关临床资料有助于鉴别。

第4节　淋巴结恶性肿瘤性疾病

一、恶性淋巴瘤

(一)临床病理特征

恶性淋巴瘤占世界恶性肿瘤发生总数的3%~4%，以北美洲、欧洲等发病率最高，亚洲淋巴瘤发病率最低，但由于亚洲人口数量最大，因而患病人数最多。早期、准确地诊断淋巴结病变对患者的诊疗及预后至关重要。淋巴瘤分为霍奇金淋巴瘤和非霍奇金淋巴瘤，均可表现为慢性、进行性、无痛性浅表淋巴结肿大。早期淋巴结散在、稍硬、无压痛、尚活动，晚期淋巴结互相融合成团、质地、固定，可伴有发热、消瘦等症状。颈部淋巴结最易被淋巴瘤累及，主要发生于上颈部、颌下及颈后三角。病理切片上，霍奇金淋巴瘤常为多形性及典型的Reed－Sternberg瘤细胞，而非霍奇金淋巴瘤则为单一形态瘤细胞。淋巴瘤是一种起源于不同分化阶段的淋巴细胞异质性血管系统肿瘤，与实体肿瘤不同，淋巴瘤的血管生成与低氧条件或炎症无关。

(二)声像图特征(图3-4-1和图3-4-2，视频3-4-1)

1.*灰阶超声*

淋巴结明显肿大，表现为多发、单侧或双侧的淋巴结肿大，淋巴结内呈极低回声(分辨率低的超声仪可呈囊性变)，形态趋近于圆形(T/L>0.5)，早期表现为边界清晰、锐利，晚期可出现淋巴结之间的互相融合，但仍与周围组织分界较清。这是因为淋巴瘤细胞占据、侵犯淋巴结，周围脂肪沉积减少，淋巴结与周围组织声阻抗差增大，声学反射明显所致。淋巴结皮质呈不规则明显增厚，以向心性增宽型和偏心性增宽型为主，呈低或极低回声，较少出现囊性坏死和钙化。残存淋巴门受压变形，回声增强，相互融合或以网格样稍高回声取而代之。

2.CDFI

不同类型淋巴瘤的微循环表现可大相径庭，且不同级别、不同时期微循环差异也十分显著，淋巴瘤治

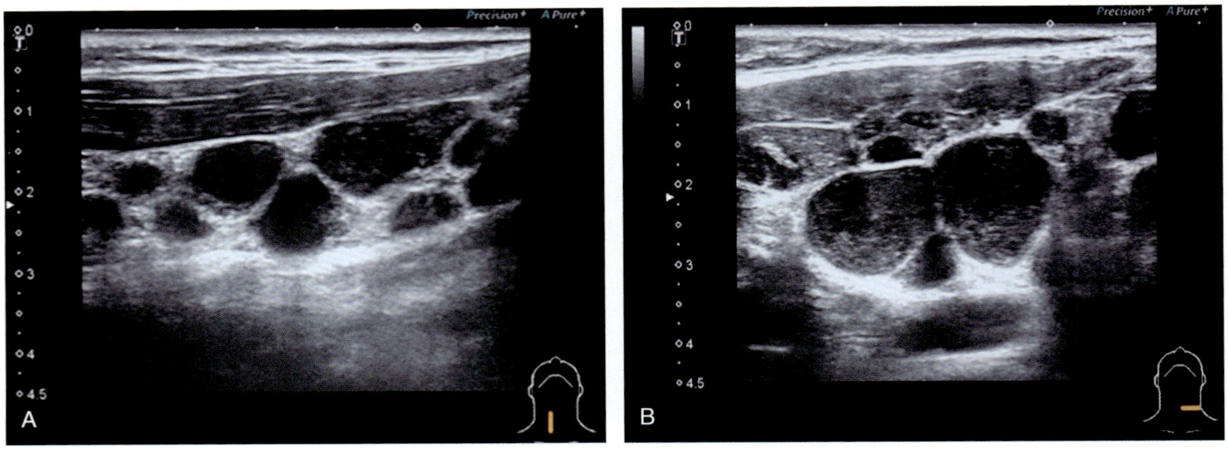

图3-4-1 淋巴瘤。(A)淋巴结变圆、大小不一;(B)淋巴门消失,淋巴结呈融合状,局部呈网格状改变。

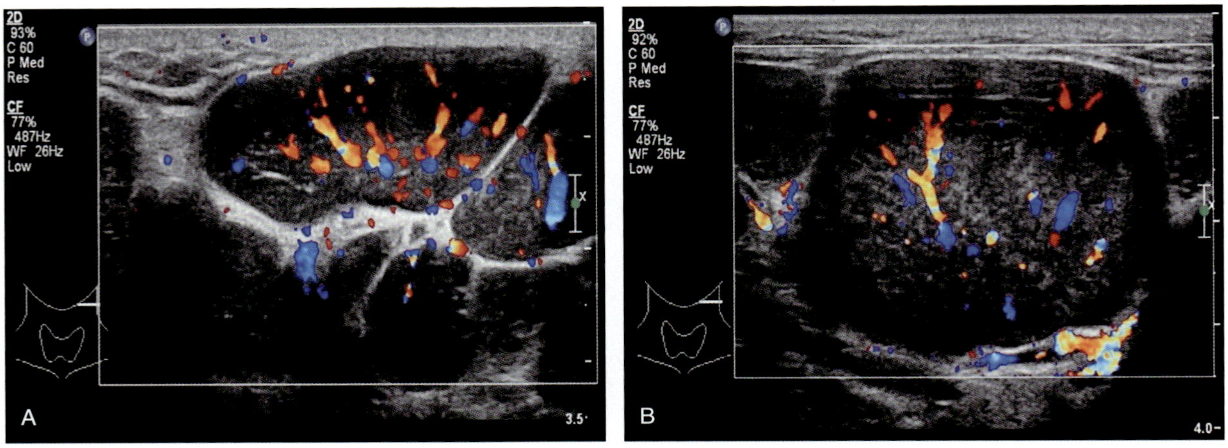

图3-4-2 淋巴瘤。(A)CDFI可见"鸡爪"样门型血流信号;(B)CDFI可见混合型血流信号。

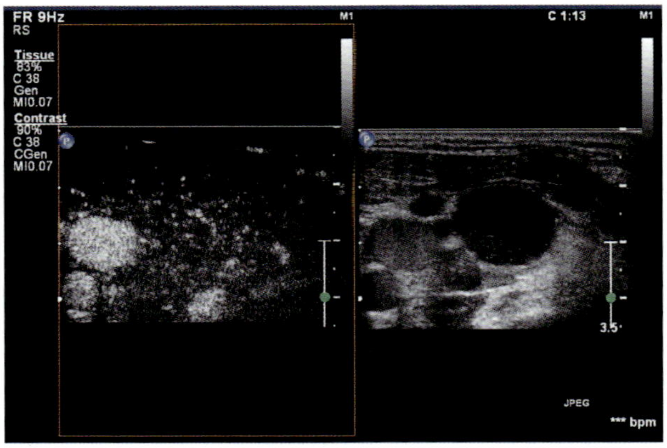

扫码观看高清视频

视频3-4-1 弥漫性大B细胞淋巴瘤。颈部淋巴结肿大,超声造影显示增强期11秒造影剂进入,与周围组织比较呈高增强,退出时间快于周围组织,造影剂充盈呈弥漫性、均匀高增强。

疗前后其内血供也会发生明显变化。高级别B细胞淋巴瘤进展期常伴随淋巴结内广泛血管化的"血管期";而低级别B细胞淋巴瘤在增长后期可以惰性淋巴瘤的稳定状态持续数年,从而表现为内皮细胞休眠,结节内无血流且相对稳定。但多数情况下,淋巴瘤内血管生成因子及微血管密度都高于良性淋巴结,且在进展期及侵袭性较强的类型中表现出更高的小血管化。淋巴瘤血管扩张显著,呈"鸡爪"样分布,内部微循环丰富，淋巴瘤很少发生角化和结内坏死，可保证正常的淋巴结门血管，因此CDFI表现为门样及混合型血流，既可体现恶性淋巴结病变特征，又可表现为良性病变特征。淋巴瘤内单纯的周围型血管较少见。淋巴瘤淋巴结内动脉血流速度明显加快，阻力指数和搏动指数值较低，但仍呈高阻力型频谱。

3.超声造影

淋巴瘤多表现为离心性或弥漫性灌注、均匀高增强，但不同细胞来源的淋巴瘤超声造影表现有所不同，多数T细胞淋巴瘤呈均匀强化，而B细胞淋巴瘤因病程不同、血管化程度不同而呈现不同增强模式。淋巴瘤时间强度曲线形态与淋巴结反应性增生相似，但造影剂进入时间、峰值强度及曲线下面积均较淋巴结反应性增生高。

4.弹性成像

淋巴瘤结节硬度增大，评分为3分。

(三)诊断经验分享

淋巴瘤淋巴结皮质明显增厚，呈均匀低回声，血管分支分布杂乱；淋巴结反应性增生或淋巴结炎皮质呈均匀低回声，与髓质边界清晰，血管走向清晰；转移性淋巴结内部回声不均匀(可伴有钙化、液化等)，血管走向杂乱。

二、转移性淋巴结

(一)临床病理特征

淋巴结转移是恶性肿瘤最常见和最早的转移途径，发生淋巴结转移时常提示恶性肿瘤晚期。颈部恶性肿瘤患者若合并同侧或对侧单个淋巴结转移，其5年生存率下降约50%。超声医生对转移性淋巴结的识别与准确诊断对原发病灶的诊断及疗效预测具有重要的意义。在颈部肿块中，转移性淋巴结发病率很高，约占颈部肿块的75%；口腔、鼻咽、甲状腺等原发肿瘤常转移到颈部淋巴结；肺、纵隔、上消化道等原发肿瘤常转移到锁骨上淋巴结；乳腺癌常转移到腋窝淋巴结、锁骨上下淋巴结及胸骨旁淋巴结；盆腔、生殖器官及下肢的原发肿瘤常转移到腹股沟淋巴结。

肿瘤细胞从原发病灶经淋巴系统转移到其他组织器官，其引流区域淋巴结是肿瘤转移的第1站，肿瘤细胞首先从淋巴结边缘的输入淋巴管入侵，然后由包膜下窦逐渐向内侵犯至淋巴结内部，使得淋巴结呈进行性、无痛性肿大，质地硬、固定，或呈融合状。转移性淋巴结瘤巢中早期缺乏血管，当瘤组织生长过快所致缺氧条件下则促进新生血管生成。一方面，肿瘤细胞取代原淋巴结并不断增殖，使原有血管受压、扭曲、狭窄并破坏淋巴门血管，造成组织缺血上调血管生成因子的表达；另一方面，肿瘤浸润本身诱导血管生成，通过各种血管生成假说从淋巴结已有被膜下血管及淋巴结周围血管中逐渐生成新血管。这些新生的血管内血流量多是不均匀的，既包括快速生长的高灌注区，也包括坏死的低灌注区。

(二)声像图特征

1.常规超声(图3-4-3和图3-4-4)

恶性转移性淋巴结常因癌细胞广泛浸润而出现回声、形态及血流状况的明显变化。

(1)大小。转移性淋巴结常呈不同程度的肿大，呈圆球形或类球形(长径/短径<2)，短径≥0.9cm具有较高的恶性诊断效能。

(2)淋巴结皮质。转移性淋巴结的皮质呈弥漫性或局限性不规则增厚，可向外隆起，回声强度高于淋巴瘤。

(3)淋巴门。淋巴门变形、偏心，90%以上无淋巴门结构(腋窝淋巴结例外)，早期或可见淋巴门偏心、结构杂乱、不规则，淋巴门高回声消失或淋巴门位置偏心常提示恶性。

(4)边界。淋巴结边界是否清晰、光滑对区别淋巴结良恶性有帮助，如有包膜外浸润，则与毗邻软组织分界模糊，造成软组织水肿。淋巴结融合伴边缘破坏也是预测恶性的重要因素。

(5)淋巴结内部回声。淋巴结内出现异常回声(囊性变、钙化、高回声等)是转移性淋巴结典型的声像特征。簇状小钙化或囊性变是甲状腺乳头状癌转移的特异性表现。囊性变主要为出血或液化坏死及含分泌功能的肿瘤成分，微钙化除对判定甲状腺乳头状癌转移性淋巴结具有高度特异性外，还偶尔出现在源于食管和结肠的恶性肿瘤转移性淋巴结中。

(6)CDFI。CDFI显示淋巴结内不同程度的血管粗细不均、走行扭曲、淋巴结边缘处小血管及淋巴门结构消失。恶性淋巴结的血流类型多为周围型或混合型，多呈高阻力型频谱，与淋巴瘤相比较高。这与肿瘤细胞浸润方式、淋巴结边缘及淋巴结旁新生血管的生成密切相关。

2.超声造影(视频3-4-2)

转移性淋巴结灌注模式主要以向心性灌注、不均

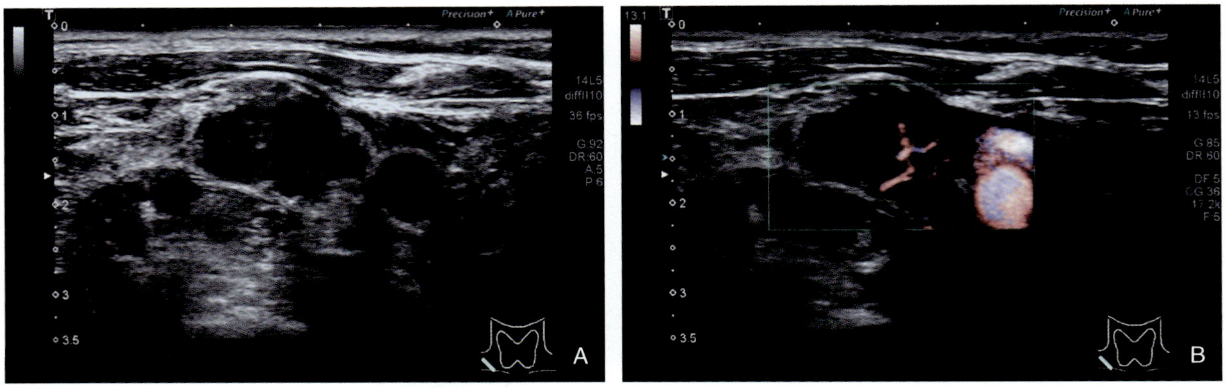

图 3-4-3　肺癌转移性淋巴结。(A)右锁区肿大淋巴结，边界不清，形态不规则，淋巴门消失；(B)ADF 可见边缘型分支样血流信号。

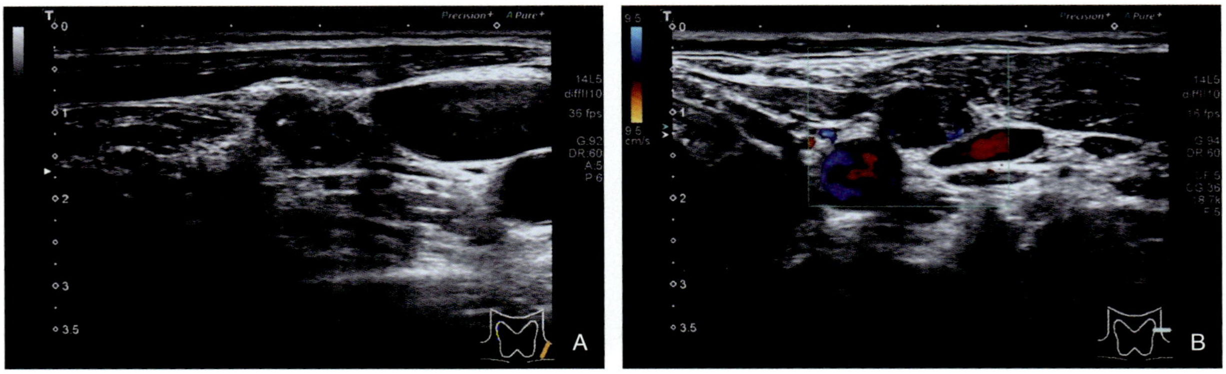

图 3-4-4　甲状腺癌转移性淋巴结。(A)淋巴结内微钙化；(B)CDFI 可见边缘型血流信号。

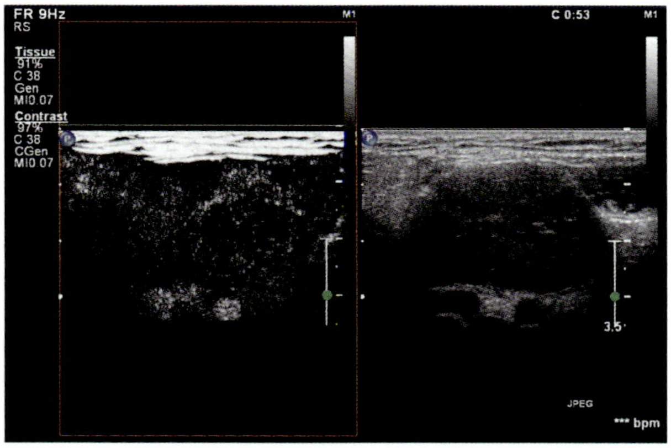

扫码观看高清视频

视频 3-4-2　肺转移性鳞癌。颈部淋巴结肿大，超声造影显示增强期 10 秒造影剂进入，与周围组织比较呈高增强，内可见充盈缺损区，退出时间快于周围组织，造影剂充盈呈向心性、不均匀高增强。

匀增强和灌注缺损多见。超声造影的增强模式与转移性肿瘤细胞浸润淋巴结的生长方式密切相关。一方面，肿瘤组织压迫或包绕血管，增加间质压，从而减少淋巴结内血流量，导致淋巴结造影表现不均匀；另一方面，随着肿瘤内新生血管的生成，在 CEUS 动脉相表现为起自周边的向心性血流灌注，虽有新生血管，但这个微循环却多表现出低效和相对不足，且新生血管多分布在肿瘤生长活跃的边缘区，中心区易形成血栓而导致回流障碍。此外，灌注缺损是转移性淋巴结常见的征象，出现率达 80% 以上。灌注缺损与原发灶病理成分有关，肺鳞癌转移性淋巴结内癌巢多数为不同角化程度的鳞癌细胞，常合并纤维化，因而容易出现相对无灌注区。肺小细胞癌由于分化程度低、细胞密集且生长迅速，容易造成血供不足而出现无增强的液化坏死

表3-4-1　常见淋巴结良恶性疾病的鉴别诊断要点

	淋巴结炎	淋巴结反应性增生	结核性淋巴结炎	淋巴瘤	转移性淋巴结
纵横比(L/T)	L/T>2	L/T>2	L/T<2	L/T<2	L/T<2
边界	边界清晰	部分边界不清	部分边界不清	通常边界较清	通常边界不清
淋巴门	淋巴门可见	淋巴门可见	多数淋巴门消失	多数淋巴门消失	多数淋巴门消失
淋巴结皮质	多数为狭窄型皮质	多数为狭窄型皮质	向心性宽阔型多见，少数为偏心性宽阔型	向心性宽阔型或偏心性宽阔型	向心性宽阔型或偏心性宽阔型
内部回声	低回声	低回声	低回声，内部可见囊性无回声、斑片状或团状强回声	低回声，部分可近似无回声	多数为低回声，甲状腺癌转移可为高回声，含微小钙化、液性区等
淋巴结血流形式	淋巴门型血供多见	淋巴门型血供多见	边缘型血供多见	各种血供类型均可见	各种血供类型均可见
血管阻力	低	低	中等	低	高
超声造影	从淋巴门开始显著、均匀地增强	离心性灌注，呈均匀的等或高增强模式，无明显充盈缺损区	边缘环性增强、分隔样或“蜂窝”样增强，可见无灌注区	弥漫分布的强回声斑点(“雪花”样外观)，相互融合呈均匀增强	周边开始显著增强，增强不均匀，可见无灌注区
弹性成像	多为1~2分	多为1~2分	软硬不等	多为3分	多为4分

区。肺腺癌来源癌组织，由于富含筛孔状毛细血管，因而很少出现无增强区。

转移性淋巴结的TIC上升支多走行陡直，到达顶峰后下降至呈持续缓慢下降，因而AUC较良性淋巴结大。转移性淋巴结TIC差异较大，尚缺乏针对CEUS大样本的定量参数的研究。

3.弹性成像

转移性淋巴结常质硬(“坚硬如石”)，与周围正常软组织相比硬度差异显著增大，甚至出现僵硬环，评分多为4分。

(三)诊断经验分享

转移性淋巴结需与淋巴结核、淋巴瘤相鉴别(表3-4-1)。

第5节　淋巴结交界性病变

一、Castleman病

(一)临床病理特征

Castleman病也称巨大淋巴结病、巨淋巴结增生症、血管瘤样淋巴结增生和淋巴样错构瘤，是一种介于良性和恶性肿瘤之间的一种疾病。好发于40岁左右的青壮年，无明显性别差异。其可发生于淋巴结的任何部位，以纵隔多见，约占70%，颈部、腹部、盆腔次之。目前病因不明确，主要的临床病理变化就是慢性炎症细胞刺激引起的淋巴结反应性增生，Castleman病镜下可见淋巴结滤泡和毛细血管增生，因而又称血管滤泡性淋巴结增生。生发中心变小或消失，滤泡间可见增生的毛细血管，管壁玻璃样变及树突状细胞和嗜酸性粒细胞浸润，表现为特征性“洋葱皮”样结构。在病理上分为透明血管型、浆细胞型和混合型。透明血管型常见，预后较好；而浆细胞型临床侵袭性强，易发展为恶性肿瘤。临床又分为局灶型和多中心型，后者多为浆细胞型。Castleman病最突出的特点就是表现为腹腔和胸腔“巨大”的淋巴结肿块，以3~10cm居多，可大于10cm，有时还会伴有发热、消瘦、盗汗等全身代谢亢进的症状，对于Castleman病最有效的诊断方法就是病理活检。

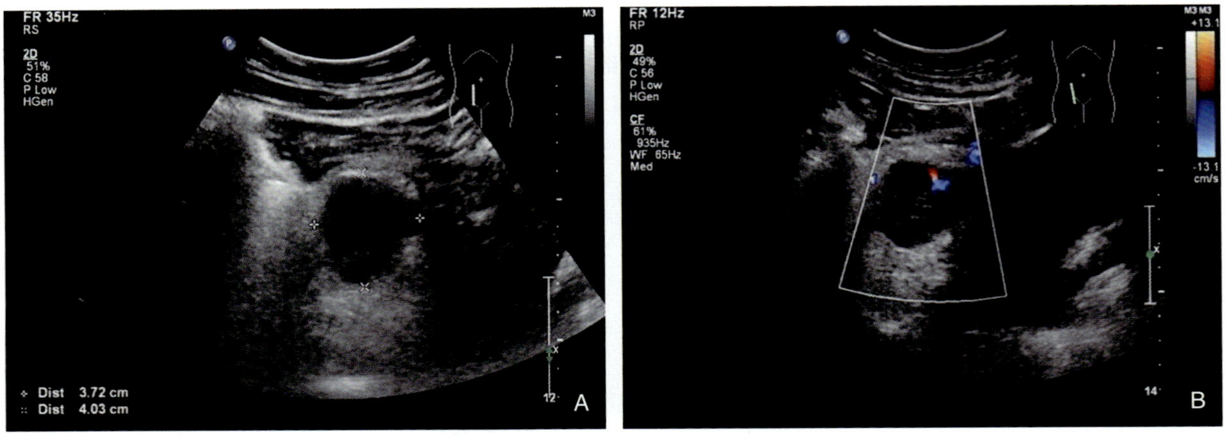

图3-5-1 Castleman病。(A)右下腹实性肿物，边界尚清，形态尚规则，呈低回声，回声欠均匀；(B)CDFI可见点条状血流信号。

(二)声像图特征(图3-5-1)

肿大的淋巴结呈圆形或椭圆形，常呈单发肿块，边界清晰，内部呈实性低回声，分布均匀，后方轻度增强，可压迫但不侵犯邻近器官。结内小血管显著透明变性，管壁增厚，管腔闭塞，出现纤维化、钙化等组织学改变时，病灶可表现为不均匀低回声，可伴有钙化。CDFI显示病灶血流信号多分布于外周，部分病例内或周围可见明显增粗迂曲的滋养血管影，血流信号分布规则，呈低阻型血流频谱。淋巴结内出现树枝状钙化合并出现外周向内部延伸的丰富血流信号时可考虑此病。该病很少发生出血、坏死，可能与病灶内血供丰富、侧支循环良好及淋巴滤泡组织本身不易坏死有关。

(三)诊断经验分享

Castleman病是临床较为少见的病变，且以透明血管型最常见，呈富血供表现，需与其他肿瘤相鉴别。①胸腺瘤：好发于前纵隔，呈圆形或分叶状，短期内明显增大浸润周围组织器官，临床可出现重症肌无力；②淋巴瘤：常为多灶性，无钙化，内部血流信号丰富、走行不规则；③神经源性肿瘤：常易发生囊性变及坏死，多位于神经或大血管旁。

尽管各种超声影像技术的应用为淋巴结病变提供了多种检查方法，但目前超声造影和弹性成像尚无统一标准；灰阶超声、CDFI等虽初具理论性规范，但将其各项指标中的任何一项孤立地诊断淋巴结病变仍不具诊断特异性。在实际工作中，结核性淋巴结、恶性淋巴瘤、转移性淋巴结超声影像存在共性特征，如形态肿大、边界不清、低且(或)不均匀内部回声，可伴有囊性变及坏死灶、皮髓质分界不清、淋巴门消失、混合型血流信号。因此，只有将各指标综合性分析判断及必要的穿刺活检，才能最后做出有效诊断。

参考文献

[1]张晟，魏玺．颈部常见肿瘤超声诊断图谱[M]. 天津：天津科技翻译出版有限公司，2021.

[2]锺村正，孙心平．超声解剖及扫查技巧图解[M]. 北京：北京科学技术出版社，2019.

[3]唐杰，姜玉新．超声医学[M]. 北京：人民卫生出版社，2009：657-674.

[4] 钟红，罗葆明，吴中耀．临床浅表器官超声诊断学[M]. 广州：广东科学技术出版社，2004：13-28.

[5]周永昌，郭万学．超声医学[M]. 5版．北京：科学技术文献出版社，2006：170-177.

[6]韩峰，邹如海，林僖，等．常规超声和超声造影在浅表淋巴结良恶性鉴别诊断中的价值[J]. 中华超声影像学杂志，2010，19(3)：234-237.

[7]史国红，王学梅，欧国成，等．颈部淋巴结超声弹性成像与常规超声检查的对照研究[J]. 中国超声医学杂志，2010，26(8)：730-733.

[8]Kim E，Park JS，Son KR，et al. Preoperative diagnosis of cervical metastatic lymph nodes in papillary thyroid carcinoma：Comparison of ultrasound，computed tomography，and combined ultrasound with computed tomography[J]. Thyroid，2008，18(4)：411-418.

[9]Ahmed R，Slade MG. Outpatient Ultrasound-guided Fine-needle Aspiration of Supraclavicular Lymph Nodes，Performed by Chest Physicians for Diagnosis and Staging of Lung Cancer[J]. Thorax，2013，68：A200-A201.

[10]Ogata D，Uematsu T，Yoshikawa S，et al. Accuracy of real-time ultrasound elastography in the differential diagnosis of lymph nodes

in cutaneous malignant melanoma (CMM): a pilot study[J]. International Journal of Clinical Oncology, 2014, 19(4): 716-721.

[11]Xiang DP, Hong YR, Zhang B, et al. Contrast-enhanced ultrasound (CEUS) facilitated US in detecting lateral neck lymph node metastasis of thyroid cancer patients: diagnosis value and enhancement patterns of malignant lymph nodes[J]. European Radiology, 2014, 24(10): 2513-2519.

[12]Moon IS, Kim DW, Baek HJ. Ultrasound-Based Diagnosis for the Cervical Lymph Nodes in a Tuberculosis-Endemic Area[J]. Laryngoscope, 2015, 125(5): 1113-1117.

[13]Acu L, Oktar SO, Acu R, et al. Value of Ultrasound Elastography in the Differential Diagnosis of Cervical Lymph Nodes A Comparative Study With B-mode and Color Doppler Sonography[J]. Journal of Ultrasound in Medicine, 2016, 35(11): 2491-2499.

[14]Leng XF, Zhu Y, Wang GP, Jet al. Accuracy of ultrasound in the diagnosis of cervical lymph node metastasis in esophageal cancer: A meta - analysis[J]. Journal of Clinical Oncology, 2016, 34(15).

[15]Mei M, Ye LG, Quan J, et al. Contrast-enhanced ultrasound for the differential diagnosis between benign and metastatic superficial lymph nodes: a meta-analysis[J]. Cancer Management and Research, 2018, 10: 4987-4997.

[16]Koike R, Fujita T, Sata N, et al. The efficacy of preoperative pathological features to improve diagnosis accuracy in lymph node metastasis by axillary ultrasound[J]. Cancer Research 2019, 79(4).

[17]Liu ZH, Wang RH, Zhou JQ, et al. Ultrasound lymphatic imaging for the diagnosis of metastatic central lymph nodes in papillary thyroid cancer[J]. European Radiology, 2021, 31(11): 8458-8467.

[18]Gao YJ, Zhao Y, Choi S, et al. Evaluating Different Quantitative Shear Wave Parameters of Ultrasound Elastography in the Diagnosis of Lymph Node Malignancies: A Systematic Review and Meta-Analysis[J]. Cancers, 2022, 14(22).

第4章 胸部肿瘤的超声诊断

扫码观看三维图像

第1节　肺部肿物

一、肺部解剖及超声检查方法

(一)肺部解剖

肺位于纵隔两侧,肺根部和肺韧带与纵隔相连,呈不规则的半圆锥体,左右外形不同,右肺宽而短,左肺狭而长。肺叶间裂分叶,左肺分为上、下两叶;右肺分为上、中、下叶。两肺包括一尖、一底、三面、三缘。肺尖:肺的上端,经胸廓上口突入颈根部,在锁骨中内1/3交界处向上延伸至锁骨上方达2.5cm。肺底:与膈相邻,受膈肌压迫肺底呈半月形凹陷。肺的外侧面(肋面)与胸廓的侧壁和前、后壁相邻。内侧面(纵隔面)称为肺门或第一肺门,与纵隔相邻,其中央为椭圆形凹陷。肺门有支气管、肺动脉、肺静脉、支气管动脉、支气管静脉、淋巴管和神经出入,这些出入肺门的结构被结缔组织包绕构成肺根。

肺有支气管动脉系统及肺循环系统双重血供。支气管动脉系统来自体循环,负责营养支气管、肺血管、肺泡及其支持组织。肺循环系统由肺动脉及其分支、微静脉和肺静脉构成,主要负责肺组织的气体交换。

(二)肺部超声检查方法

检查肺的体位通常为平卧位和侧卧位,也可以是半卧位或坐位,少数患者为俯卧位。

(三)肺部标准切面

1.超声扫查基本切面

(1)横切面。探头与肋间隙平行。

(2)纵切面。探头垂直于肋间隙。

2.肺部超声检查分区

(1)十二分区法。目前比较常用,以胸骨旁线、腋前线、腋后线、脊柱旁线为界将胸廓分为前胸区、侧胸区及背侧区,每个区再分为上下2区,单侧共6区,双侧共12区,可表示为L1~L6区、R1~R6区。

(2)八分区法。同十二分区法中前胸(4区)和侧胸(4区),共8区。

(3)PLUE方案。适用于患者俯卧位时的肺部超声评估。以脊柱旁线、肩胛线和腋后线为界将背部分为三部分,每个部分等分为上、中、下3区,双侧除去被肩胛骨遮挡的区域,共16区,用于观察肺实变、肺水肿等。

(4)评估方案结果记录。按照十二分区法、八分区法及PLUE方案扫查完成后,对发现的肺实变、肺不张、胸腔积液或者存在其他不能确定的征象再次进行仔细扫查,在病变区域采用横切面扇形扫查获得肺实变或肺不张的范围、胸腔积液的量等。每个分区检查结果以最差征象为标准。

二、肺部良性病变

(一)肺炎

1.临床病理特征

肺炎是指肺实质的炎症,分为原发性肺炎和其他疾病的并发症。据WHO估计,全球每年有近4.5亿肺炎患者,死亡人数约400万。

肺炎可由各种病原微生物感染、物理化学刺激和免疫损伤等所致,其中感染因素约80%为细菌性病原体感染，其他病原体（如病毒、真菌等）所致肺炎亦日益增多。肺炎发病取决于宿主防御机制缺陷程度、病原体毒力强弱及入侵数量三者的综合作用。

根据解剖分类可分为大叶性肺炎、小叶性肺炎和间质性肺炎。根据病因不同将肺炎分为细菌性肺炎、病毒性肺炎、支原体肺炎、真菌性肺炎、寄生虫肺炎等。根据病变的性质又可分为浆液性、纤维素性、化脓性、出血性、干酪性、肉芽肿性肺炎。

（1）大叶性肺炎。90%以上大叶性肺炎由肺炎链球菌感染引起，当呼吸道的防御功能减弱，机体抵抗力降低，易致细菌侵入肺泡发病。主要病理变化为肺泡腔内的纤维素性炎，常发生于单侧肺，整个肺叶体积增大、实变。典型的自然发展过程大致分为充血水肿期、红色肝样变期、灰色肝样变期、溶解消散期，各期病理改变常相互重叠。

（2）小叶性肺炎。小叶性肺炎主要由化脓菌感染引起，当机体抵抗力下降、呼吸系统的防御功能受损容易引起小叶性肺炎。病理特征是病变起始于细支气管，向周围或末梢肺组织发展，形成以细支气管为中心的肺组织化脓性炎症，故又称支气管肺炎。小叶性肺炎的并发症较多且危险性也大，较常见的有呼吸衰竭、心力衰竭、脓毒血症、肺脓肿、脓胸等。支气管破坏较重且病程较长者可导致支气管扩张。

（3）间质性肺炎。间质性肺炎大多由病毒所致，病变主要发生在肺间质，炎症主要侵犯支气管壁及肺泡壁，特别是支气管周围、血管周围小叶间和肺泡间隔的结缔组织，多呈坏死性病变。病理表现为肺组织呈暗灰色，无明显实变。镜下可见病变区内肺泡间隙明显增宽，血管扩张、充血，间质水肿，肺泡腔内无渗出物或仅有少量浆液性渗出液及慢性炎性细胞浸润，严重者支气管上皮和肺组织可有明显出血及坏死。

肺炎的常见症状有咳嗽、咳痰，早期可以是刺激性干咳，后期多伴咳痰，有时为脓痰或血痰，并伴有呼吸急促、呼吸困难等症状。气促多在咳嗽、发热后出现，病变范围较大的患者可有呼吸窘迫。多数患者出现不规律发热，常伴有精神状态不佳（如食欲减退、精神萎靡、烦躁不安、嗜睡等）。新型冠状病毒感染以发热、干咳、乏力为主要症状，少数患者伴有鼻塞、流涕、咽痛、肌痛、腹泻等症状，轻症患者仅表现为低热、乏力，重症可在1周内发生呼吸困难，严重者可进展至急性呼吸窘迫综合征、多器官衰竭。

2. 声像图特征（图4-1-1，视频4-1-1）

A线及肺滑动征消失，B线增多，胸膜线不光滑，可伴胸腔积液。

肺实变多呈楔形或不规则形的等回声、低回声或混合回声区，边界模糊或呈锯齿状，形成脓肿时表现为极低至无回声。

进展期常出现“碎片”征，多见于细菌性肺炎病灶后方，支气管充气征（病毒性肺炎支气管充气征不明显或仅显示少量）；当气体完全被吸收后，呈楔形或不规则形的均匀低回声。

黏液支气管征多见于阻塞性肺炎，沿支气管树分布的管状无回声结构，内无血流信号。

CDFI可见血流信号均匀增加，呈分支状走行，血管走行正常。

超声造影多表现为肺动脉期灌注，即肺动脉期首先增强，达峰时间较早，廓清速度较慢，即“快进慢退”并可见树枝状增强。

3. 诊断经验分享

A线及肺滑动征消失，B线增多，肺实变边界模

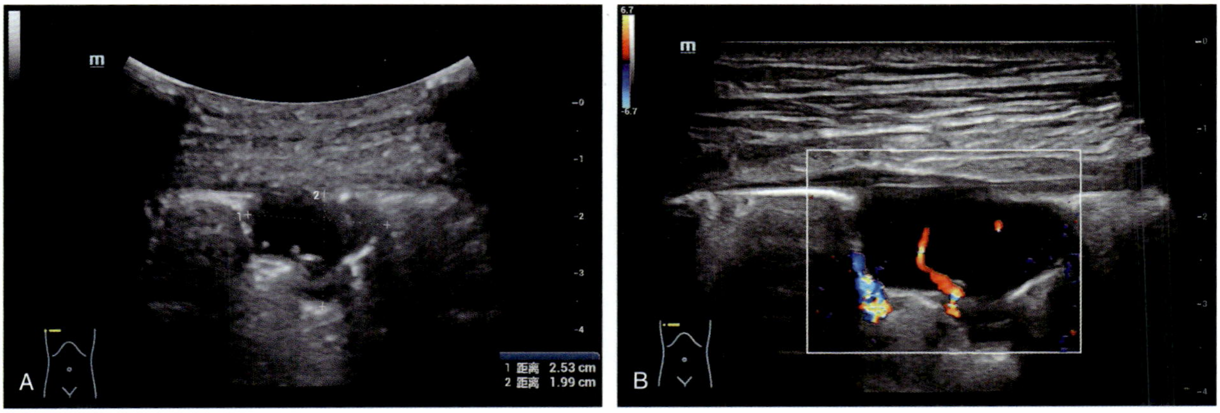

图4-1-1　机化性肺炎。（A）机声像图；（B）CDFI表现。

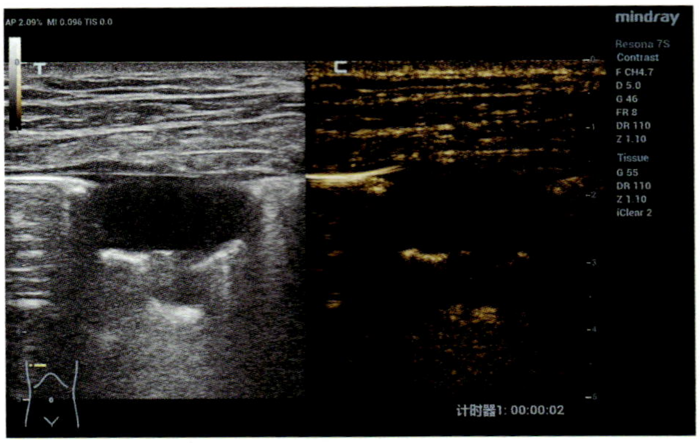

扫码观看高清视频

视频 4-1-1　机化性肺炎。患者男，60岁，右肺（近胸膜处）低回声结节，超声造影13秒开始结节内造影剂快速灌注，呈非均匀高增强，内可见散在多处片状无增强区。此后结节内造影剂缓慢消退。

糊，可见"碎片"征、支气管充气征，血管走行正常，超声造影呈"快进慢退"，可见树枝状增强。

（二）肺结核

1. 临床病理特征

肺结核是由结核分枝杆菌（MTB）引起的肺部感染性疾病，占全身结核病总数的85%~90%。肺结核分为原发性和继发性，仅5%~15%原发性肺结核发展成临床活动性肺结核。

MTB侵入滋生的部位，巨噬细胞及淋巴细胞活化形成结核结节，多伴有典型的干酪样坏死，同时肺泡腔内蛋白渗出，继而机化、肺泡间质纤维化，最终致使肺叶实变。多数肺结核患者因抗结核治疗及机体的免疫作用可吸收治愈，少数病例因MTB毒力较强或耐药而长期不愈。肺结核的基本病理改变有渗出性、增生性与坏死性病变，这3种基本病变常同时存在，病变的性质可以其中一种为主，在治疗和发展过程中可相互转化。病变转向愈合主要表现为病变吸收、纤维化和钙化，病变趋向恶化主要表现为病变扩大、空洞形成，并沿气道、血管及淋巴管播散。继发性肺结核的病理变化比较复杂，根据其病变形态分为局灶型、浸润型、慢性纤维空洞型及干酪型，以浸润型最多见，干酪型病情最危重。孤立的、边界分明的、有纤维包裹的干酪样坏死灶称为结核球，独立于上述几型之外。

典型的原发性肺结核为由肺原发病灶、肺门淋巴结结核和位于两者之间的结核性淋巴管炎组合成原发结核综合征。继发性肺结核多数在初次感染后10年或几十年后由于机体的抵抗力下降使静止的原发病灶重新活动而发病，少数在原发性肺结核后短时间内发生。继发性肺结核发生干酪样坏死和空洞形成，此类患者痰菌大多阳性，更具有流行病学意义。

肺结核临床症状分为全身中毒症状和呼吸系统症状。

（1）全身中毒症状。常见症状为发热、盗汗、乏力、食欲减退、体重减轻等。一般来说，发热为肺结核最常见的全身中毒症状，多数为长期低热，可伴有倦怠、乏力、夜间盗汗，或无明显自觉不适。

（2）呼吸系统症状。常见症状为咳嗽、咳痰、咯血、胸痛和呼吸困难。浸润性病灶咳嗽轻微，干咳或仅有少量黏液痰。有空洞形成时痰量增加，若伴继发感染，痰呈脓性。部位不定的隐痛常是神经反射作用引起，固定性针刺样痛、随呼吸和咳嗽加重而患侧卧位症状减轻，常是胸膜受累的缘故。当膈胸膜受刺激时，疼痛可放射至肩部或上腹部。

2. 声像图特征（图4-1-2）

（1）肺实变表现。①胸腔内楔形或不规则形的低回声病灶，肺尖部的实变病灶与肺结核的诊断具有良好的相关性，敏感性可达86%；②"碎片"征或"瀑布"征，支气管气象，强回声钙化灶；③CDFI显示早期病灶内血流分布呈树枝状，发生干酪样坏死后，血流常不丰富或消失；④超声造影常表现为病灶不均匀增强，病灶内部出现不规则无增强区或病灶整体呈无增强。

（2）胸膜结节或增厚、胸腔积液。胸膜结节表现为胸膜的圆形或椭圆形低回声结节，胸膜不规则或局灶性增厚，随着渗出物的增多或合并胸膜感染后易出现胸腔积液。

（3）肺结核瘤。肺结核瘤为肺结核的另一种表现形式，多由浸润型肺结核发展而来，表现为外周肺组织内的圆形或类圆形低回声病灶，多为3cm左右，大于

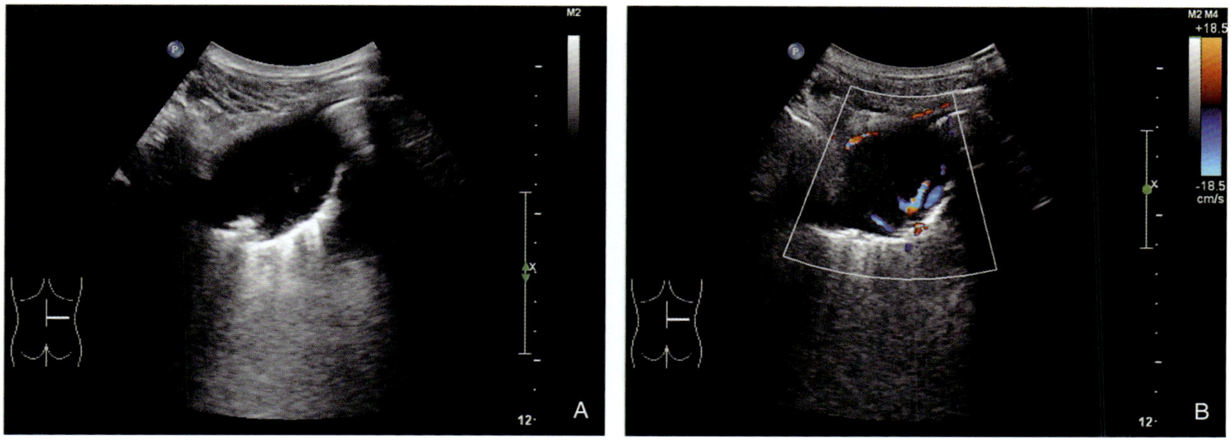

图4-1-2 肺结核。(A)声像图;(B)CDFI表现。

5cm者少见。其病理为包裹型干酪样坏死组织或结核性肉芽肿。一般被纤维包裹的干酪样结核病灶直径≥2.0cm时称为结核瘤或结核球,<2.0cm者称为纤维干酪结节。有学者将肺结核瘤超声造影表现分为3型:①环形增强,表现为周边环形高增强及中央部低增强或无增强;②不均匀增强,表现为高增强区与片状低增强或无增强区混杂分布;③均匀增强,表现为病灶均匀增强。以前两种类型多见。

(4)支气管胸膜瘘。支气管胸膜瘘是指肺泡、各级支气管与胸膜之间相互交通而形成瘘管,多并发于慢性结核性脓胸,是肺结核的并发症之一。由于剧烈咳嗽使肺泡内的气体随脓液一起进入胸腔,超声检查可见胸腔积液内出现点状气体强回声,典型者类似胃肠腔内含气体的液体回声,是诊断的间接征象。

3.诊断经验分享

肺实变表现,胸膜低回声结节或胸膜增厚,外周肺组织内低回声病灶,一般直径3cm左右,可伴胸腔积液、支气管胸膜瘘。超声造影多为不均匀增强或环形增强。

三、肺部恶性肿瘤

(一)原发性支气管肺癌

1.临床病理特征

原发性支气管肺癌(简称"肺癌")是肺部最常见的恶性肿瘤,起源于支气管黏膜或腺体。根据WHO资料显示,肺癌无论是发病率还是病死率均居全球癌症首位。在我国,肺癌也是癌症死亡的首要病因,且发病率和病死率仍在增长。

肺癌与吸烟、室内外空气污染、职业暴露、慢性肺感染、肺结核继发瘢痕等因素有关。此外,肺癌的发生与多步骤累积的遗传学改变有关。肺癌起源于支气管黏膜上皮或支气管腺体和肺泡上皮,可分为非小细胞癌和小细胞癌两大类。非小细胞癌占肺癌总数的80%~85%,包括腺癌、鳞状细胞癌、大细胞癌等,其中腺癌已成为肺癌最常见的亚型。小细胞癌占肺癌的10%~20%,为神经内分泌细胞癌,是肺癌中恶性度极高的一种,病理特征为镜下可见类似燕麦的癌细胞呈菊形团样排列,又称燕麦细胞癌。肺癌少见类型约占5%,包括腺鳞癌、肉瘤样癌、类癌等。

肺癌的临床表现与肿瘤的部位、大小、分期、组织学差异等有关,早期症状包括咳嗽、血痰、胸痛、发热、气促等。鳞状细胞癌和小细胞癌的起源多靠近气道,常引发气道刺激或梗阻症状,如刺激性咳嗽、咯血、喘鸣、呼吸困难等。腺癌及大细胞癌多位于肺外周,通常在临床检查时无意中发现肺外周结节,其症状多为累及胸膜所致的胸痛。当肿瘤在胸腔内蔓延侵及周围组织时,可导致声音嘶哑、上腔静脉阻塞综合征、霍纳综合征、胸腔积液、心包积液等。肿瘤远处转移至脑、骨、肝、肾上腺及其他器官时,可引起相应器官转移的临床表现,部分患者可出现副肿瘤综合征,包括库欣综合征、抗利尿激素分泌异常综合征、高钙血症、类癌综合征、继发增殖性骨关节病等。

2.声像图特征(图4-1-3,视频4-1-2)

紧邻胸膜的周围型肺癌多表现为类圆形、不规则形结节,低回声多见,轮廓清晰,边缘不规则,伴钙化时以"沙粒样"多见,常散在分布。邻近肋骨时可有骨质破坏。

中央型肺癌合并肺不张时,常表现为楔形或形态

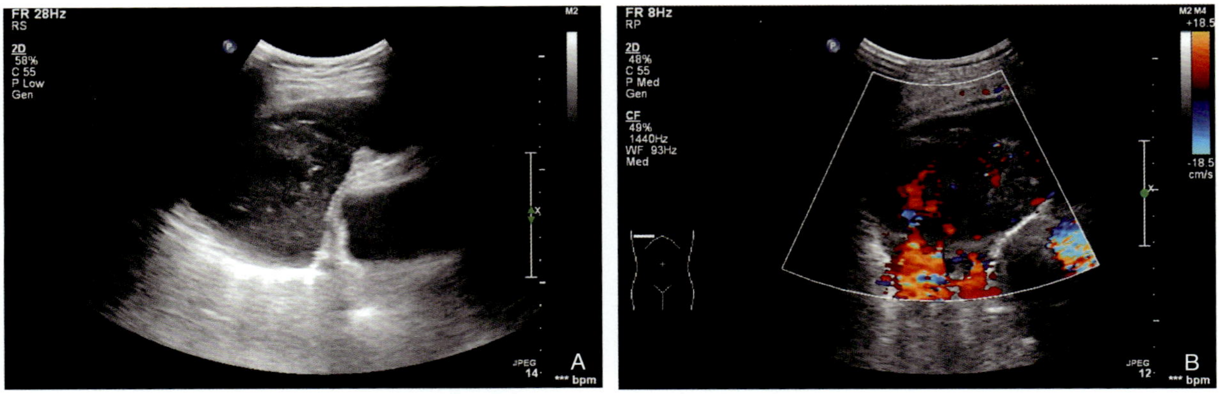

图4-1-3　原发性支气管肺癌。(A)声像图;(B)CDFI表现。

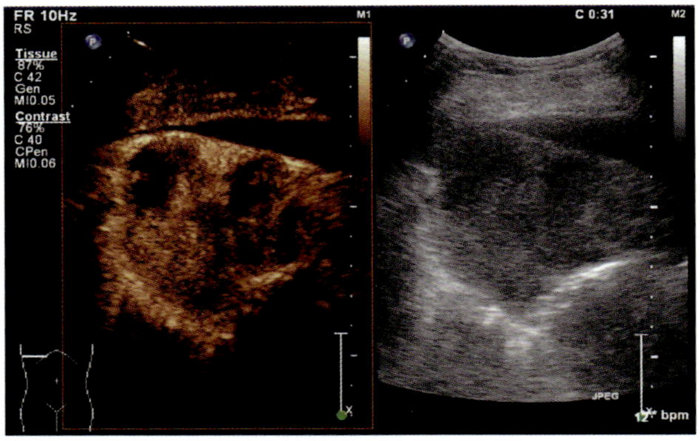

扫码观看高清视频

视频4-1-2　原发性支气管肺癌。患者男,82岁,右中肺低回声团块,超声造影12秒开始团块内造影剂快速灌注,内见片状无增强区,呈不均匀高增强,此后团块内造影剂缓慢消退,呈快进慢退模式。

不规则的低回声肺不张,近肺门处可见类圆形或不规则形的低或等回声结节,与肺不张组织分界多清晰。血管或细支气管等管状结构的近端受压截断,纵隔向患侧移位。

大于3cm的肺癌易发生坏死,内部可显示无回声或极低回声区,形态不规则或分布不规律。

CDFI显示多数病变可见较丰富的血流信号,边缘区域可见形态扭曲的血管,鳞状细胞癌因坏死较常见,血流信号不丰富,频谱多普勒以支气管动脉供血多见,有时也可测得肺动脉频谱。

目前,关于超声造影在肺癌的增强时相特征尚存争议,有学者认为肺超声造影时相可分为肺动脉早期、肺动脉晚期和支气管动脉期。大多数研究表明,肺癌增强时相一般始于支气管动脉期,但有学者认为肺癌与肺炎在始增、廓清、持续时间、强度分布无统计学差异,部分病灶可存在肺动脉及支气管动脉的双重血供,增强扫描时相可提前。近期研究认为,以病灶与正常肺组织增强的时间差大于2.5秒诊断肺恶性病变,准确性可达97.1%。肺癌超声造影模式多样,可表现为均匀增强、不均匀增强、无增强等。有学者认为,动脉期病灶中心或边缘“棉花团”样增强,以及分布不规律、走行紊乱的“枯枝”样或血管样增强为周围型肺癌的常见征象,且不同征象与组织学分型有良好相关性。中央型肺癌伴肺不张的增强模式:不张的肺在“肺动脉期”明显增强,而肺癌病变区域的造影剂灌注时间明显延迟,主要在“支气管动脉期”出现增强,且增强强度明显低于不张的肺组织。

3.诊断经验分享

周围型肺癌紧邻胸膜多表现为低回声结节,可见散在“沙粒”样钙化。大于3cm的瘤体内部常可见无回声或极低回声的坏死区。超声造影表现多样。

(二)肺转移瘤

1.临床病理特征

肺转移瘤是肿瘤细胞由肺外组织经血行或淋巴向肺播散,在肺内形成的肿瘤。肺脏包含丰富的毛细血管网及淋巴组织,其他部位的恶性肿瘤发生播散时,较易到达肺部,因此,肺是恶性肿瘤转移最常累及的器官之一。

肺转移瘤可来源于血行转移、淋巴转移、肺内直接种植。其中以血行转移最常见，肿瘤细胞经腔静脉回流到右心而转移到肺。肿瘤细胞停留在肺的小动脉或毛细血管的分叉部位，黏附在毛细血管的内皮形成凝块，并穿过管壁进入血管外的结缔组织内，在周围间质及肺泡内增生生长，形成转移性肿瘤。淋巴转移多由血行转移至肺小动脉及毛细血管床，继而穿过血管壁侵入支气管血管周围淋巴结。癌瘤在淋巴管内增殖，形成多发的小结节病灶，常发生于支气管血管周围间质、小叶间隔及胸膜下间质，并通过淋巴管在肺内播散。肿瘤向肺内直接转移的原发病变为胸膜、胸壁及纵隔的恶性肿瘤。原发肿瘤以绒毛膜癌、乳腺癌多见，恶性软组织肿瘤、肝癌、骨肉瘤和胰腺癌次之，其他还有甲状腺癌、肾癌、前列腺癌、肾胚胎癌等。肺转移瘤好发于肺基底部，尤其是肺周。

转移性肿瘤组织病理学特征与原发灶相似，常沿血管或淋巴管生长。肿瘤细胞的生长模式可在间质浸润、贴壁生长、浸润破坏或肺泡腔内灌注，如肺肾细胞癌转移瘤显示透明细胞，肿瘤间质富于血管。肺乳腺癌转移瘤可表现为"小梁"状、"单行"状或"实体"状特征，有粉刺型坏死和沿胸膜生长。

由于肺转移瘤常位于肺外周或胸膜下，绝大多数肺转移瘤患者早期甚至长时间无症状，因刺激性咳嗽、血痰、胸闷、乏力、呼吸困难、胸背部疼痛等症状而就诊者不足1/3。特别是肺转移性瘤较小及血行转移时，咳嗽和痰中带血少见，当肺转移瘤较大、多发，尤其是淋巴转移者，可出现气促，胸膜转移时，有胸闷或胸痛。本病通常起病隐匿而进展较快，在数周内肿瘤可增大、增多。当原发肿瘤切除或放疗、化疗后，肺转移瘤有时可缩小或消失。

2. 声像图特征(图4-1-4)

多数呈类圆形，边缘清晰，呈"锯齿"状，多呈均匀低回声或近似无回声，部分肺腺癌、鳞状细胞癌转移瘤病灶及来源于消化道肿瘤的转移灶回声不均匀。病灶后方回声增强，呈"彗星尾"征，为均匀的转移灶与周围肺气体之间显著的声阻差产生多次反射而形成。

支气管周围、小叶中心间质、小叶间隔或肺胸膜下区域内的病灶可形态不规则，边界不清。

CDFI显示多为乏血供表现，病灶内彩色血流信号不丰富。

超声造影因原发肿瘤组织学类型不同而有较大差别，多表现为弥漫性高增强或低增强，发生坏死的转移瘤可见无增强区。

3. 诊断经验分享

多数病灶呈类圆形，边缘清晰，均匀低回声，部分转移灶回声不均匀，边界不清，乏血供。病灶后方回声增强，"彗星尾"征为肺转移瘤的敏感特征。超声造影表现为弥漫性增强，部分伴无增强。

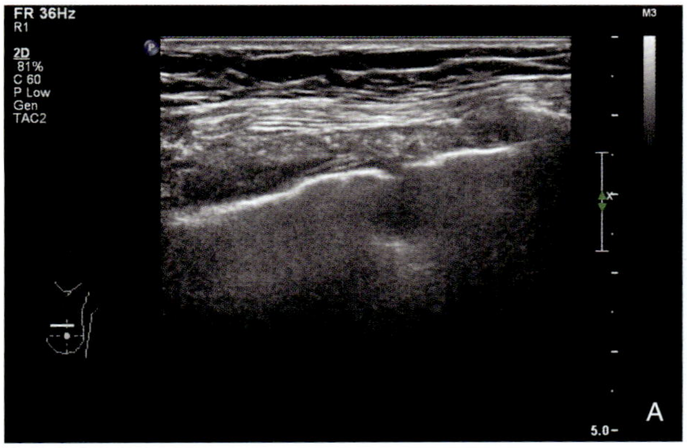

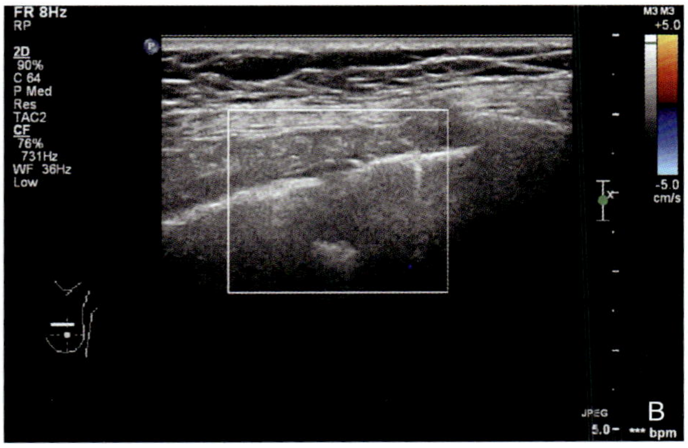

图4-1-4 肺转移瘤。(A)声像图；(B)CDFI表现。

第2节 纵隔肿物

一、纵隔解剖及超声检查方法

(一)纵隔解剖

纵隔位于胸部正中稍偏左,前界为胸骨,后界为脊柱胸椎前缘,两侧为纵隔胸膜,上界为胸廓上口,下界是膈肌,上窄下宽,前短后长,呈矢状位。纵隔内含心脏、大血管、气管、食管、胸腺、胸导管等重要器官,并有丰富的淋巴、神经、脂肪及结缔组织。为了便于临床和影像学诊断,将纵隔分为几个区域,以胸骨角与第4胸椎下缘的水平连线为界,将纵隔分为上、下纵隔,下纵隔又以气管、心包为界,分为前、中、后纵隔。

(二)纵隔超声检查方法

超声在检查纵隔病变时存在局限性,当纵隔内病变较大或邻近胸壁时超声才能显示。

1.探头选择

采用凸阵探头或相控阵探头为宜,频率为2.0~3.5MHz,必要时可采用5MHz探头。

2.检查体位及方法

患者可采取坐位、仰卧位、患侧向上的侧卧位或俯卧位,尽可能避开肺气和胸骨的影响,选取距离病变区最近的胸壁探查。超声检查前参考其他影像学检查提示的肿块位置,可缩短寻找病灶的时间。

(三)纵隔标准切面

1.胸骨旁切面

胸骨旁左、右肋间斜切及纵切对前纵隔进行扫查。

2.胸骨上窝切面

经胸骨上窝探查上纵隔。

3.剑突下切面

后下纵隔病灶较大时,可采取剑突下斜向后纵隔扫查。

4.脊柱旁切面

后纵隔病灶可经脊柱旁肋间隙探查。

二、纵隔良恶性肿瘤

(一)纵隔胸腺上皮肿瘤

1.临床病理特征

胸腺上皮肿瘤是前纵隔最常见的原发性肿瘤,可分为3种类型:低危险性胸腺瘤(A型、AB型和B1型)、高危险性胸腺瘤(B2型、B3型)和胸腺癌。胸腺瘤组织学由胸腺上皮细胞与不同数量的反应性淋巴细胞组成,胸腺癌包括除生殖细胞肿瘤以外的所有恶性上皮细胞肿瘤,包括鳞状细胞癌、基底细胞癌、神经内分泌癌等多种组织亚型。

临床症状与瘤体大小及邻近结构是否受压和侵犯有关,约30%的患者可无症状,偶然在体检中发现。瘤体较大时可能导致胸痛、胸闷、呼吸困难、上腔静脉综合征合并各种副肿瘤综合征,以皮质醇增多症(库欣综合征)最常见。

2.声像图特征(图4-2-1)

纵隔胸腺上皮肿瘤常表现为纵隔偏向一侧生长的低回声团块,多数体积较大,形态不规则,边缘呈分叶状,内部回声不均匀,合并出血或坏死囊性变时内部可见无回声区,部分病例可见强回声钙化。纵隔胸腺上皮肿瘤易侵犯周围结构,与周围心脏、大血管等器官常分界不清。

CDFI多可见条状血流信号,部分病灶血流信号较丰富。

超声造影多为不均匀高增强,坏死时内部可见不规则无增强区。

3.诊断经验分享

纵隔偏向一侧生长的低回声,体积较大,形态不规则,内部回声不均匀。超声造影多为不均匀高增强。

(二)纵隔畸胎瘤

1.临床病理特征

纵隔畸胎瘤起源于胚胎期生殖细胞移行中的残留,含3个胚层演化的多种组织成分,按组织分化程度可分为成熟性囊性畸胎瘤(良性)与不成熟性畸胎瘤(恶性)两大类,多以成熟性为主。多发生于前纵隔,少部分位于后纵隔。

纵隔是除生殖腺外最易发生畸胎瘤的部位,纵隔畸胎瘤也是纵隔肿瘤的常见肿瘤之一,其发生率约占原发性纵隔肿瘤的21.5%。纵隔畸胎瘤出生前即可存在,但常于成年后因胸痛、咳嗽或在体检时偶然发现。

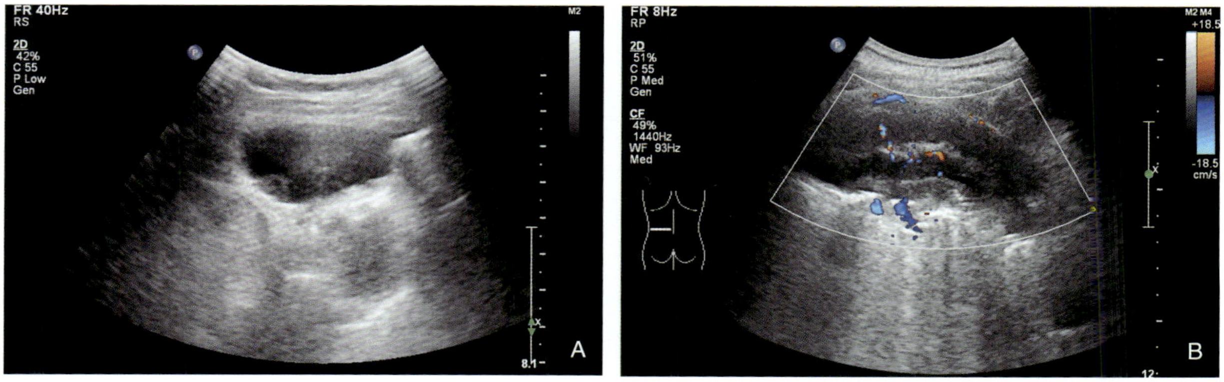

图4-2-1 纵隔胸腺上皮肿瘤。(A)声像图;(B)CDFI表现。

囊性畸胎瘤通常呈单房或多房,边缘呈轻度分叶状,囊壁为纤维组织,壁内层有皮肤组织,囊腔内包含胶样组织,亦可为毛发、皮脂物、牙齿等,有时在囊壁上还可出现钙化,绝大多数囊性畸胎瘤为良性。实性畸胎瘤是一种实质性混合瘤,肿瘤比较坚实,呈分叶状,生长快时也可发生囊性变,内部可出现人体任何器官的组织,但常可见内胚层及中胚层的胚胎性组织,包括骨质、胃肠道、肺等不成熟成分,可发生恶性变。

2. 声像图特征(图4-2-2)

纵隔畸胎瘤随内部成分构成比例不同而有不同的超声表现:畸胎瘤瘤体常较大,形态多不规则,成分单一者呈无回声或弱回声,成分混杂时内回声杂乱,可有钙化。典型囊性畸胎瘤特异征象有“面团”征、“脂-液分层”。

CDFI显示病灶内血流信号常不丰富,部分瘤体实性部分彩色血流信号可较丰富。瘤体可与心脏及周围血管毗邻,不随心脏搏动而搏动。

超声造影显示病灶内部呈无增强,可见条状增强区,囊壁增强。

3. 诊断经验分享

纵隔畸胎瘤病灶较大,形态多不规则,内部回声多样,可有钙化;“面团”征、“脂-液分层”是典型囊性畸胎瘤的特异征象;血流信号常不丰富,超声造影显示病灶囊壁增强,内部呈无增强或条状增强。

(三)纵隔淋巴瘤

1. 临床病理特征

纵隔淋巴瘤是起源于淋巴结或者其他器官中淋巴组织的血液系统恶性疾病,可为全身淋巴瘤的一部分,也可为原发,好发于前、上、中纵隔,在纵隔肿瘤中占20%~25%。纵隔恶性淋巴瘤常见类型包括霍奇金淋巴瘤、淋巴母细胞性淋巴瘤、大细胞性淋巴瘤等,其中霍奇金淋巴瘤几乎均为结节硬化型。

肿瘤体积较小时症状多隐匿,或因伴有浅表淋巴结肿大而就诊时发现,部分患者于常规体检时发现。肿瘤体积较大时通常为纵隔压迫的临床表现,如吞咽困难、声音嘶哑、面部肿胀、呼吸困难等。

2. 声像图特征(图4-2-3)

纵隔淋巴瘤多表现为多个肿大淋巴结融合成团,

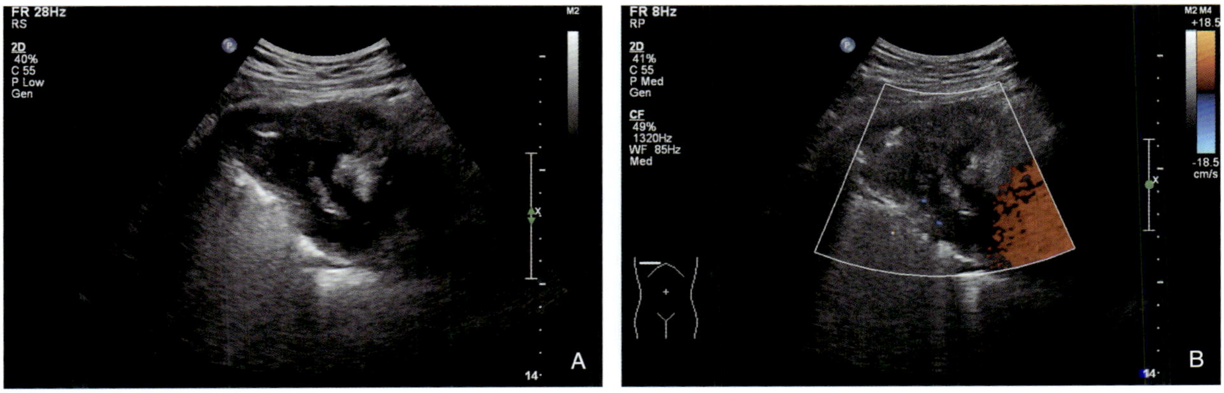

图4-2-2 纵隔畸胎瘤。(A)声像图;(B)CDFI表现。

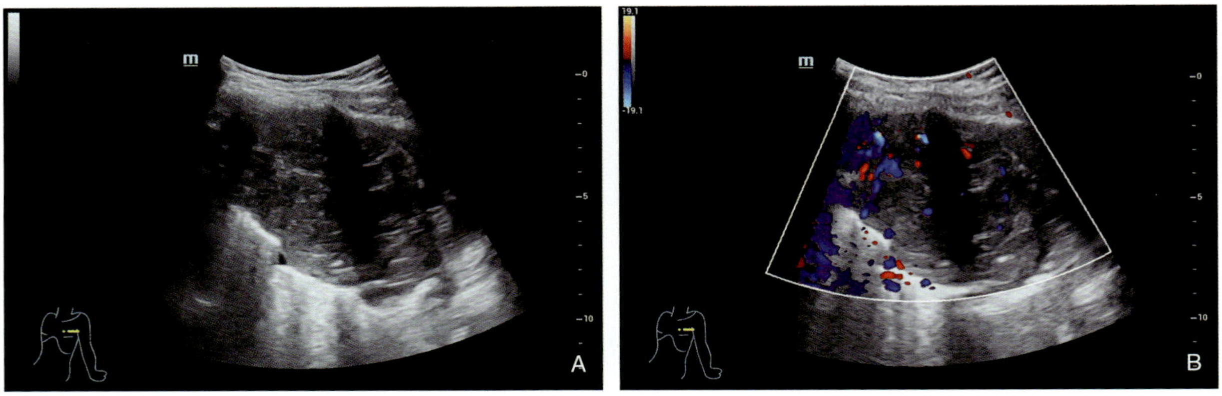

图 4-2-3 纵隔淋巴瘤。(A)声像图;(B)CDFI 表现。

体积较大,可横跨纵隔两侧,形态多不规则,内部呈实性低回声,常合并其他部位淋巴结肿大。

CDFI 显示团块内部彩色血流信号常不丰富。

超声造影多呈不均匀高增强表现,伴坏死时可见小片状无增强区,大片状坏死区较少见。

3. 诊断经验分享

纵隔淋巴瘤常合并其他部位淋巴结肿大,瘤体常由多个淋巴结融合,内部多呈实性低回声,可伴小片状坏死。

(四)纵隔神经内分泌肿瘤

1. 临床病理特征

纵隔神经内分泌肿瘤起源于分布在组织器官中的神经内分泌细胞,占纵隔肿瘤的 2%~4%,以胸腺来源为主。

胸腺神经内分泌肿瘤可分为两大类:高分化神经内分泌肿瘤,包括典型类癌和非典型类癌;低分化神经内分泌肿瘤,包括大细胞神经内分泌癌和小细胞癌。

纵隔神经内分泌肿瘤多为偶然发现,临床症状不典型,其中胸腺神经内分泌癌好发于男性中老年人,常见症状为胸痛、咳嗽、呼吸困难等。仅少数患者可伴有神经内分泌症状,如库欣综合征、上腔静脉综合征等。

2. 声像图特征(图 4-2-4)

病变常表现为前纵隔内体积较大的低回声团块,形态不规则,内部回声不均匀,部分瘤体合并出血或坏死、囊性变而表现为无回声区,少数病例可见点、片状强回声钙化。肿瘤易侵犯周围结构,与周围组织常分界不清。

CDFI 多可见条状血流信号,部分病灶血流信号较丰富。

超声造影多表现为病灶不均匀高增强,出血或坏死、囊性变时病灶内部呈不规则无增强。

3. 诊断经验分享

肿瘤形态不规则,为内部回声不均匀的低回声团块,伴出血或坏死、囊性变时出现无回声区,病灶常与周围组织分界不清。超声造影多为病灶不均匀性高增强伴内部不规则无增强。

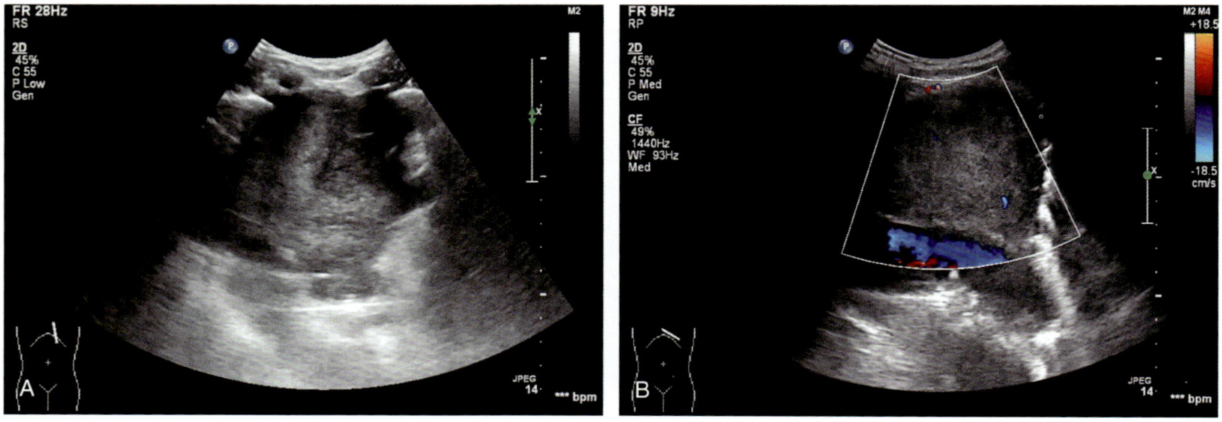

图 4-2-4 纵隔神经内分泌肿瘤。(A)声像图;(B)CDFI 表现。

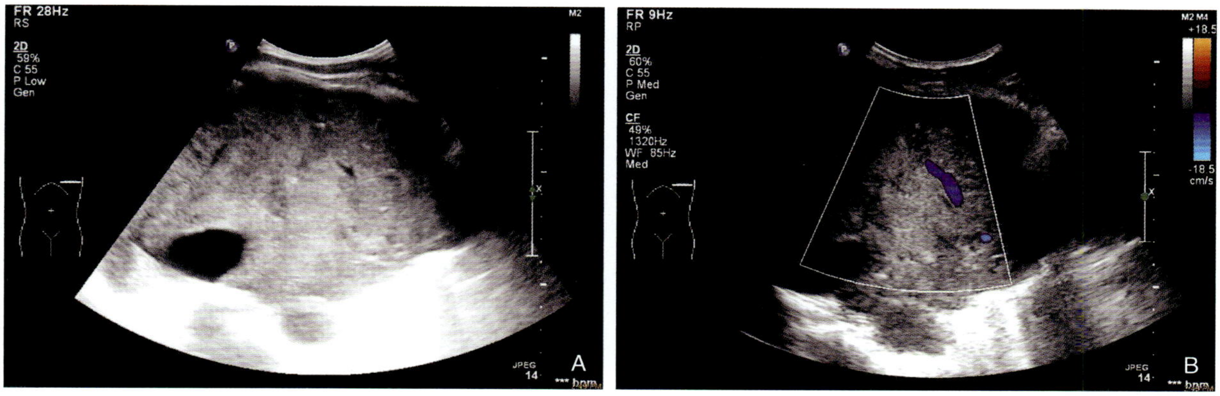

图4-2-5　纵隔转移性肿瘤。(A)声像图;(B)CDFI表现。

(五)纵隔转移性肿瘤

1.临床病理特征

纵隔内组织血流及淋巴回流较丰富,是全身各组织器官肿瘤易转移的部位,其中肺部来源可达60%,其次25%是甲状腺来源。乳腺、食管、胃、结直肠、鼻咽等来源少见。转移性肿瘤经淋巴转移、血行转移或邻近组织侵犯等途径转移至纵隔,常首先累及纵隔淋巴结。

临床症状无特异表现,最常见的是咳嗽、胸闷、胸痛,可伴有声音嘶哑、吞咽困难、下肢水肿、上腔静脉阻塞综合征等症状。

2.声像图特征(图4-2-5)

纵隔转移性肿瘤声像图多表现为不均匀低回声,多数体积较大,形态欠规则,与周围组织分界不清,易侵犯周围结构,病灶内部合并出血或坏死时可见无回声区。

CDFI多可见点状及条状血流信号。

超声造影显示病灶快速增强,呈不均匀性高增强,合并出血或坏死时病灶内部可见不规则无增强区。

3.诊断经验分享

肿瘤多为体积较大、形态欠规则的不均匀低回声病灶。边界不清,超声造影呈快速、不均匀高增强,合并出血或坏死时内部见无增强区。

第3节　胸膜肿物

一、胸膜解剖及超声检查方法

(一)胸膜解剖

胸膜是覆盖在肺表面、胸壁内面、膈上面及纵隔两侧的浆膜,分为覆盖在肺表面的脏胸膜,以及胸壁内面、膈上面及纵隔两侧的壁胸膜。正常壁胸膜厚度常小于0.02mm,而脏胸膜厚度约为0.1mm,两层胸膜紧贴,在肺根部互相返折延续围成胸膜腔,内有少量起润滑作用的液体,但不含气体,正常密闭的胸膜腔呈负压,有利于肺的扩张及静脉血与淋巴液回流。胸膜腔在移行处留有一定的间隙,肺缘可达其间,称为胸膜窦。每侧肋胸膜和膈胸膜转折处为肋膈窦,此位置最低,胸膜出现炎症时渗出液常积聚于此处。

(二)胸膜超声检查方法

1.探头选择

多采用高频线阵探头,频率为5.0~12.0MHz。

2.检查体位及方法

(1)体位选择。根据病灶的位置选择仰卧位、侧卧位、俯卧位等相应体位,以充分显露病变部位。

(2)扫查方法。探头垂直于胸壁表面,扫查胸膜软组织多须与肋间隙平行,必要时多角度扫查以全面显示病灶。肋骨扫查时除沿肋骨长轴扫查,还须旋转探头显示短轴切面,应特别注意的是,肋骨呈弯曲状,应沿其走行扫查,同时注意周边软组织回声。

(三)胸膜的标准切面

超声扫查基本切面如下:

1. 横切面

探头与肋间隙平行。

2. 纵切面

探头垂直于肋间隙。

二、胸膜恶性肿物

(一)胸膜间皮瘤

1. 临床病理特征

胸膜间皮瘤是一种来源于胸膜脏层、壁层间皮细胞、纤维细胞的胸膜原发性肿瘤,多见于脏胸膜,好发于50岁左右,其发病率有逐年增长和发病年轻化的趋势。根据病变的分布情况,分为局限型和弥漫型。局限型源自胸膜下方结缔组织,大多为良性或低度恶性;弥漫型则源自胸膜间皮细胞,发病率及恶性程度较高。

胸膜间皮瘤的发生与慢性炎性反应、放射线、化学物质等多种致病因素有关。恶性胸膜间皮瘤主要病因是石棉刺激,发病过程漫长,为30~40年。

胸膜间皮细胞具有多形性及明显的分化功能,在受到内外致病因素的刺激后,间皮细胞前体异常增殖,形成间皮瘤。由于间皮瘤细胞形态的多样性,光镜下恶性间皮瘤组织学分型尚不统一,大致可分为上皮样、肉瘤样和双相性3种主要亚型。其中上皮样间皮瘤包括多种形态学变型,肉瘤样间皮瘤包括促结缔组织增生性间皮瘤和伴有异源性分化的间皮瘤。

胸膜间皮瘤首发症状以胸痛、咳嗽和气短常见,亦有以发热、出汗或关节痛为主诉症状者,其中50%以上患者伴有大量胸腔积液及严重气短。恶性胸膜间皮瘤常以进行性加重性胸痛为主,多伴有呼吸困难、体重减轻、咳嗽、痰中带血、低热、胸腔积液等。

2. 声像图特征(图4-3-1)

局限型胸膜间皮瘤多为类圆形或扁平状的单发低回声结节,形态尚规则,内部回声均匀,邻近胸膜无明显增厚;有恶变倾向时,向周围胸膜和肺侵袭,形态不规则,边界不清,内部回声不均匀,后方伴声衰减。CDFI显示病变区血流信号较丰富。

弥漫型胸膜间皮瘤多为胸膜弥漫性增厚,沿胸膜分布的多发结节状或不规则低回声,内部回声不均匀,可伴无回声区及钙化灶,病灶大多与胸壁分界不清,基底较宽。CDFI显示病变区血流信号丰富。

多伴胸腔积液、肋间隙变窄,可有心包、横膈、肝脏

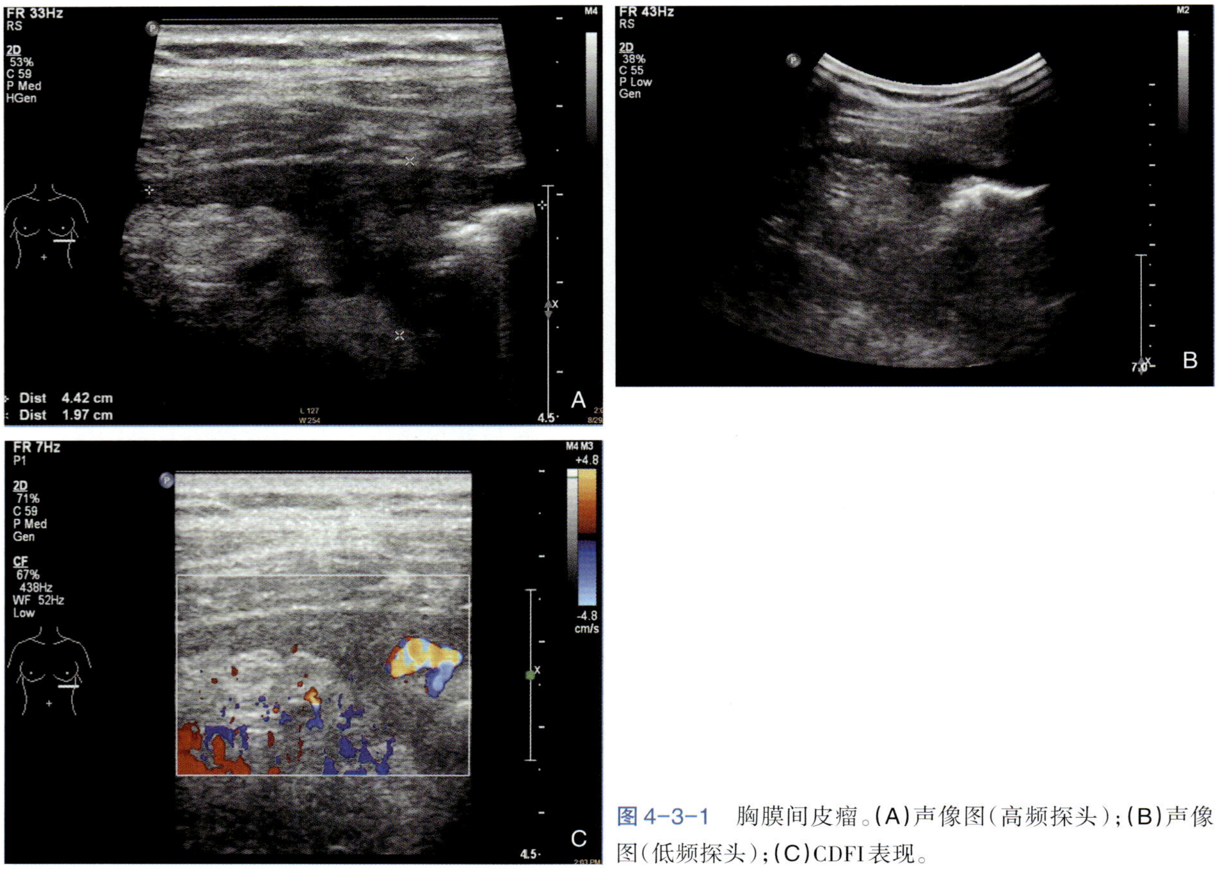

图4-3-1 胸膜间皮瘤。(A)声像图(高频探头);(B)声像图(低频探头);(C)CDFI表现。

等处转移。

3. 诊断经验分享

胸膜结节或弥漫性增厚，良性或低度恶性者形态规则，内部回声均匀，边界清晰，恶性者形态不规则，内部回声不均匀，边界不清及其他转移伴随征象，病变区血流信号较丰富。源于壁胸膜的间皮瘤可通过观察病变与受压肺组织之间存在胸腔积液，或呼吸时肺与病变存在相对运动而与肺肿瘤相鉴别。

(二)胸膜淋巴瘤

1. 临床病理特征

胸膜淋巴瘤最初报道于1987年，可分为原发性和继发性淋巴瘤。原发性胸膜淋巴瘤比较罕见，仅占原发性淋巴瘤的7%、胸膜肿瘤的2.4%。分为人类免疫性缺陷病毒感染有关的原发性渗出性淋巴瘤和脓胸相关的淋巴瘤两种类型。胸膜淋巴瘤多为继发性。

累及胸膜的淋巴瘤最常见的为弥漫性大B细胞淋巴瘤，其次是滤泡性淋巴瘤。淋巴瘤侵犯胸膜下淋巴管，肿瘤对胸膜的浸润引起毛细血管通透性增高，肿大的纵隔淋巴结导致静脉或淋巴引流受阻等原因可导致胸腔积液形成。

胸膜淋巴瘤的临床表现多样且缺乏特异性，可有胸痛、呼吸困难、咳嗽、发热等症状。

2. 声像图特征(图4-3-2)

胸膜淋巴瘤超声表现常为弥漫性胸膜不均匀增厚，多发胸膜结节、肿块，可伴有胸腔积液。CDFI显示病变区血流信号多不丰富。在显示明显肿块之前，偶尔会出现孤立性胸腔积液。

3. 诊断经验分享

除了有胸腔积液及胸膜弥漫性不均匀增厚外，多伴局限性结节、肿块形成。

(三)胸膜转移瘤

1. 临床病理特征

胸膜转移瘤是临床常见胸膜肿瘤，表现为胸膜结节或恶性胸腔积液。胸膜转移瘤多来源于肺癌或乳腺癌，经血行或淋巴途径转移，也可为直接侵犯胸膜，主要表现为血性胸腔积液。

胸膜转移瘤主要病理变化为胸膜转移性结节，伴有胸腔积液的主要原因是肿瘤直接侵犯或胸膜的广泛转移，导致壁胸膜小孔阻塞，淋巴引流受损，肿瘤侵犯胸膜引起炎性反应和渗出等多种因素，引起胸膜正常的滤过和重吸收的平衡过程被破坏。

胸膜转移瘤的临床表现随胸膜转移病灶的范围、胸腔积液量及原发病灶的不同而变化，主要表现为胸膜转移引起的胸痛及进行性呼吸困难，如合并感染时，可有发热等全身症状。同时，可有原发肿瘤引起的全身或局部相关症状，如肺癌引起的胸膜转移瘤患者，可伴有咳嗽、痰中带血或骨转移的相应症状或体征。

2. 声像图特征(图4-3-3，视频4-3-1)

超声表现常为胸膜局限性不规则增厚或呈饼状增厚，亦可表现为形态不规则的实性低回声团块，基底部可较宽，边界清晰或不清，内部回声不均匀，部分可伴有胸腔积液。CDFI显示血流信号多不丰富。超声造影以不均匀增强多见。

3. 诊断经验分享

胸膜局限性不规则增厚或实性低回声团块，基底部可较宽，内部回声不均匀，部分伴有胸腔积液。病变区血流信号不丰富。超声造影多表现为不均匀增强。

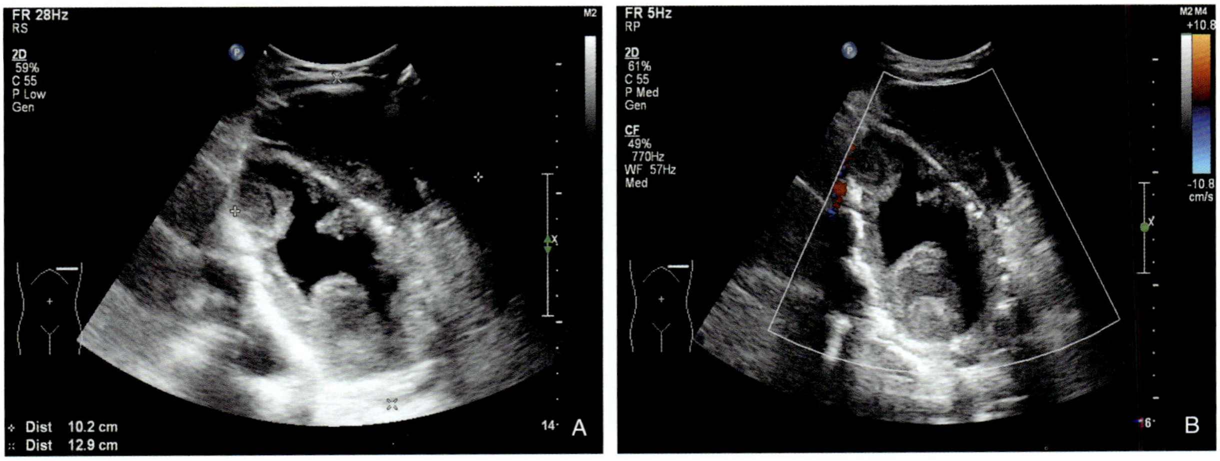

图4-3-2　胸膜淋巴瘤。(A)声像图；(B)CDFI表现。

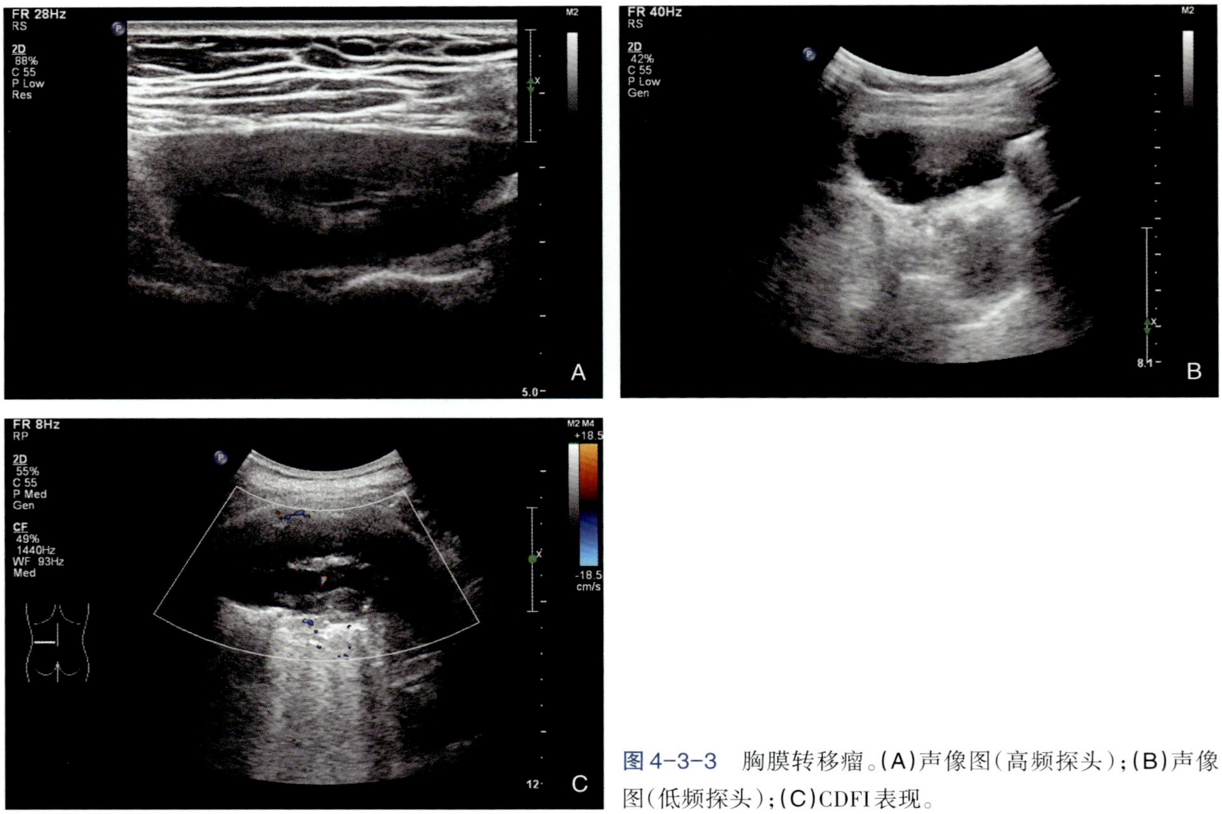

图4-3-3 胸膜转移瘤。(A)声像图(高频探头);(B)声像图(低频探头);(C)CDFI表现。

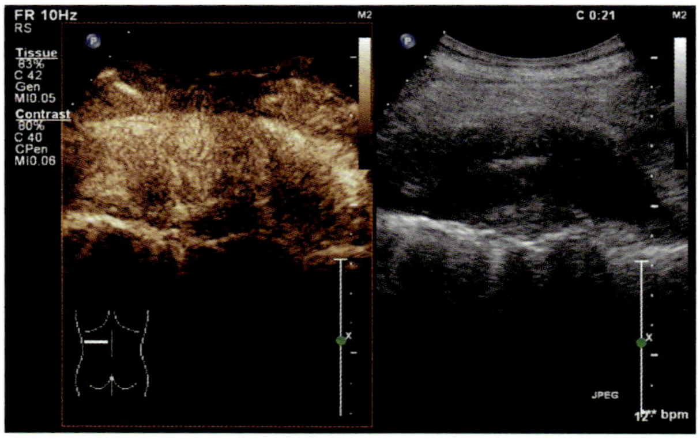

扫码观看高清视频

视频4-3-1 胸膜转移瘤超声造影。患者男,40岁,左侧胸腔低回声团块,超声造影8秒开始团块内造影剂快速灌注,呈弥漫性增强,20秒时增强达峰,呈不均匀增强,内见低增强区,29秒时团块内造影剂缓慢廓清。

参考文献

[1]范娜娣.王德延肿瘤病理诊断学[M].2版.天津:天津科学技术出版社,1999.

[2]周永昌,郭万学.超声医学[M].4版.北京:科学技术文献出版社,2003.

[3]Mathis G.胸部超声学[M].3版.崔立刚,译.北京:北京大学医学出版社,2016.

[4]刘士远.中华临床医学影像学.胸部分册[M].北京:北京大学医学出版社,2015.

[5]赫捷.胸部肿瘤学[M].北京:人民卫生出版社,2013.

[6]杨瑞静,李菁华,史翔宙,等.经胸超声诊断纵隔淋巴瘤的临床价值分析[J].临床超声医学杂志,2018,20(1):57-59.

[7]李彦慧,王小丛,李晓东,等.经胸超声心动图对纵隔肿瘤的诊断[J].中国临床医学影像杂志,2015,26(9):676-677.

[8]董其龙,林建生,钱根年,等.畸胎类肿瘤的影像学诊断研究[J].中国临床医学影像杂志,2005,16(1):44-46.

[9]徐振武,许春伟,徐倩,等.胸腺肿瘤的临床病理特征[J].临床

与病理杂志,2018,38(1):61-68.

[10]马艺,许顺.胸腺非典型类癌合并库欣综合征1例[J].中国肿瘤临床,2018,45(1):53.

[11]段江晖,胡莹莹,孙宏亮,等.胸腺神经内分泌肿瘤的CT表现、病理及临床特征[J].中国医学影像学杂志,2019,27(5):351-354,359.

[12]Nestor L.MULLER C.ISABELA S.SILVA. 胸部影像学[M].史景云,费苛,孙鹏飞主译.上海:上海科学技术出版社,2015.

[13]Jia R, Sulentic P, Xu JM, et al. Thymic neuroendocrine neoplasms: biological behaviour and therapy[J]. Neuroendocrinology, 2017,105(2):105-114.

[14]Vaziri M, Pazooki A, Zahedi-Shoolami L. Mediastinal Masses: Review of 105 Cases[J]. Acta Medica Iranica, 2009, 47(4): 297-300.

[15]Sharma P, Jha V, Kumar N, et al.Clinicopathological analysis of mediastinal masses: a mixed bag of non-neoplastic and neoplastic etiologies[J].Turk Patoloji Derg, 2017, 33(1):37-46.

[16]Christakis I, Qiu W, Silva Figueroa AM, et al. Clinical features, treatments, and outcomes of patients with thymic carcinoids and multiple endocrine neoplasia type 1 syndrome at MD Anderson cancer center[J]. Horm Cancer, 2016, 7(4):279-287.

腹部肿瘤的超声诊断

第 5 章

扫码观看三维图像

第1节　肝脏肿瘤

一、肝脏应用解剖及扫查方法

近年来，超声检查新技术（如超声造影、弹性成像技术）发展迅速，已广泛应用于临床。超声可鉴别肝内占位性病变，评估肝纤维化和门静脉高压及检测肝病治疗效果。超声可测量肝脏的大小，描述肝脏形态，观察肝内血管及胆管情况，鉴别肝脏占位性病变。了解肝脏的解剖分段及超声分段方法，能使我们准确定位病灶位置，特别是需要外科手术的患者，使用分段定位，对于外科医生尤为重要。肝脏的分叶和分段方法有很多，国际上较为通用的是 Couinaud 法，该方法是根据 Glisson 系统的分布和肝静脉的走行将肝脏分为了5叶、8段。5叶为尾状叶、左内叶、左外叶、右前叶、右后叶。从肝尾状叶开始，沿顺时针方向将肝脏分为8段，即将尾状叶定位为肝段Ⅰ（S1）、肝段Ⅱ为左外叶上段（S2）、肝段Ⅲ为左外叶下段（S3）、肝段Ⅳ为左内叶（S4）、肝段Ⅴ为右前叶下段（S5）、肝段Ⅵ为右后叶下段（S6）、肝段Ⅶ为右后叶上段（S7）、肝段Ⅷ为右前叶上段（S8）。

（一）肝脏分叶、分段的解剖标志

1. 肝正中裂

肝正中裂将肝脏分为左半肝和右半肝，其两侧为右前叶和左内叶，内有肝中静脉走行，这是超声区分左肝、右肝的标志。

2. 右叶间裂

右叶间裂将肝右叶分为右前叶和右后叶，内有肝右静脉走行。

3. 右段间裂

右段间裂是区分肝右前后叶上、下段的解剖标志，内有门静脉右支走行。门静脉右支平面以上的为肝右前后叶的上段，门静脉右支平面以下的为肝右前后叶下段。

4. 左叶间裂

左叶间裂将肝左叶分为左内叶和左外叶，内有左叶间静脉和门静脉左支矢状部走行。

5. 左段间裂

左段间裂将左外叶分为左外叶上段和下段，内有肝左静脉走行。

（二）应用解剖标志进行分叶及分段

门静脉左支矢状部、横部及胆囊内侧缘间为左内叶（S4）。

门静脉左支横部与下腔静脉和静脉韧带间为尾状叶（S1）。

肝右叶前方的胆囊与后方的下腔静脉左缘的连线将肝脏分为左、右两叶。

肝中静脉两侧分别为右前叶和左内叶（S4）。

肝右静脉将右肝分为右前叶和右后叶。

门静脉右支长轴线将右叶分为上段和下段。

肝左静脉前1/3可作为左内叶和左外叶的分界标志，其后为左外叶上段和下段的分界标志。

若病灶不在标记切面内，则可寻找病灶周围的门静脉或肝静脉，追踪该血管来进行分段定位。

（三）肝脏超声解剖

肝脏超声解剖图见图5-1-1。

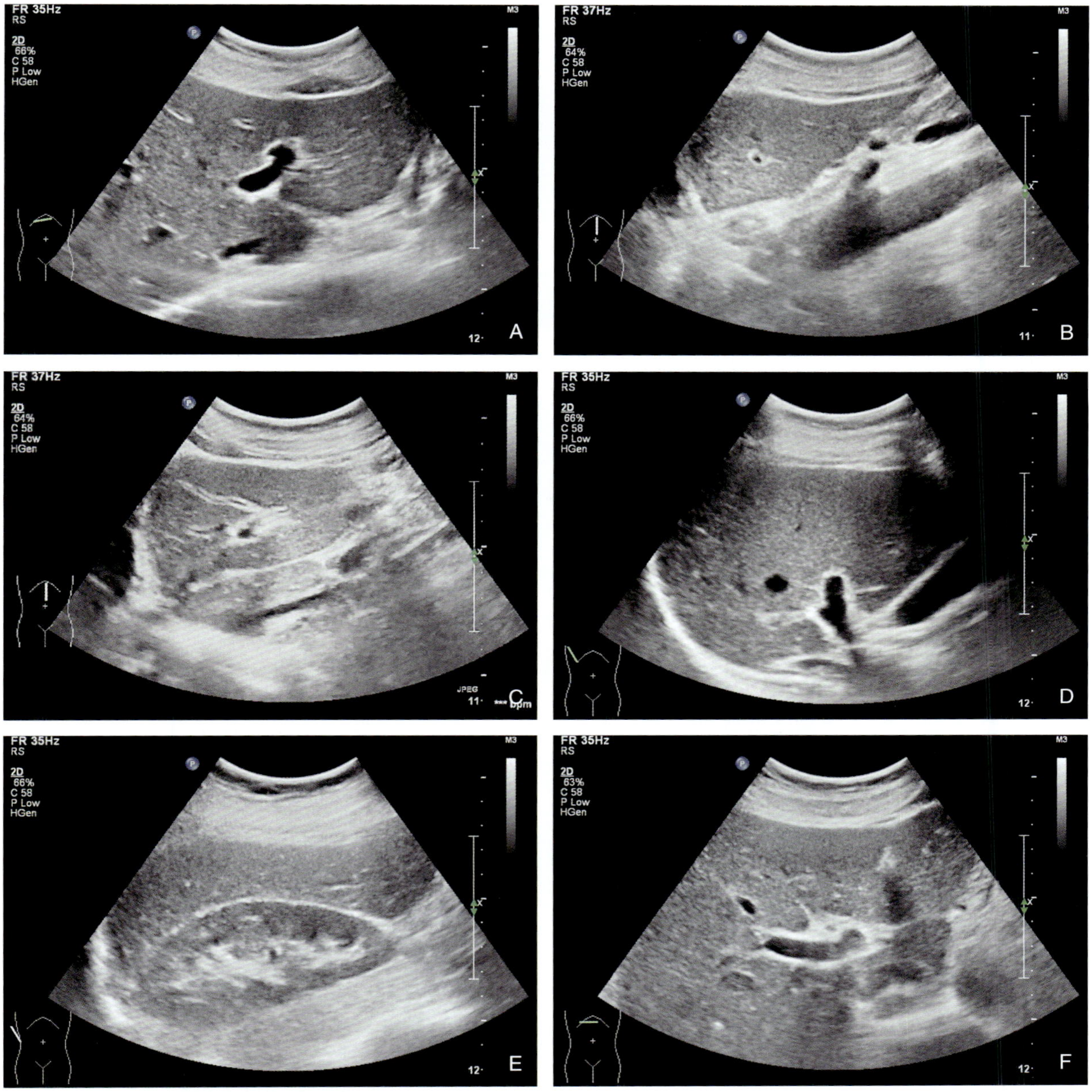

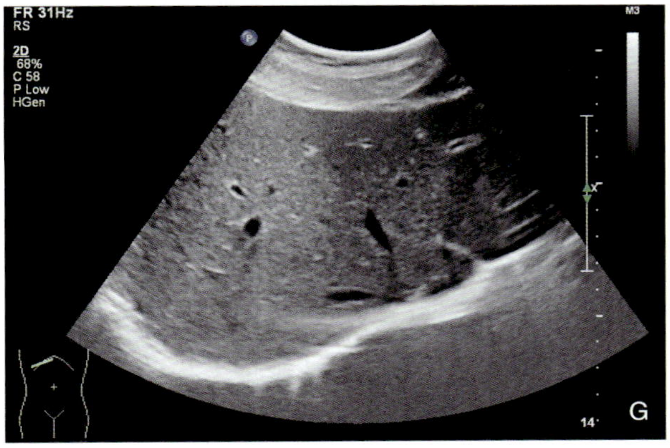

图5-1-1　(A)剑突下横切面；(B)剑突下经腹主动脉长轴肝左叶纵切面；(C)剑突下下腔静脉长轴肝左叶尾状叶纵切面；(D)右肋间经门静脉右前支斜切面；(E)右肋间右肝右肾斜切面；(F)右肋缘下经第一肝门斜切面；(G)右肋缘下经肝右静脉长轴斜切面。

(四)扫查方法

1.探头选择

通常我们选用3.5MHz探头,也可根据患者的情况选用2.0~5.0MHz探头。

2.患者体位

(1)仰卧位。仰卧位为常规检查体位。患者仰卧,平静呼吸,充分暴露乳头到脐之间的腹部,双手上举置于枕后。这种体位可使肋间隙增宽,便于探头从左肋下、剑突下、右肋下、右肋间等处扫查。

(2)左侧卧位。患者左侧卧位,右臂上举置于头后。这种体位可进行右肋间扫查,主要可显示肝右前叶、右后叶及膈顶区;深吸气时也可从右肋下扫查。

(3)右侧卧位。患者右侧卧位,左臂上举置于头后。探头从左肋间扫查,可显示脾脏、左外叶。

(4)坐位或半卧位。患者坐起,双手后撑,或将床摇起使患者半卧。这种体位可使肝下移,探头从剑突下扫查,对显示肝左叶外侧角和被肋骨所遮盖的肝浅表部结构有一定帮助。

3.标准切面

(1)肝左叶斜切面。探头置于左肋缘下,紧压腹部侧动探头,使声束通过肝下缘到达肝膈面。扫查时嘱受检者深吸气后屏气,重点显示肝左叶结构,获得以门静脉左支及矢状段的“工”字形结构为特征的肝左叶斜切面图,显示左外叶上段、左外叶下段、门静脉左支矢状部等。

(2)经腹主动脉和经下腔静脉矢状切面。探头置于剑突下与腹壁垂直,自左外侧向内移动至右正中旁线,观察肝左叶的连续矢状断面及其后方的腹主动脉和下腔静脉,获得经腹主动脉和经下腔静脉矢状切面图。经腹主动脉矢状切面显示左肝、胃、胰体、腹主动脉长轴等结构,是超声测量肝左叶厚度和长径的标准切面。测量方法:左叶厚度测量点分别置于肝左叶前、后缘最宽处的肝包膜处(包括尾状叶),测量其最大前后距离;左叶长径测量点分别置于肝左叶的上、下缘包膜处。

(3)右肋缘下斜切面。探头置于右侧肋缘下,与肋弓平行,使声束由垂直朝向被检查者右肩横膈方向缓慢扫查,可显示肝膈顶区、肝右静脉、肝中静脉、门静脉左支、门静脉右支等,观察肝脏外形、肝实质,特别观察膈顶是否有病变。以肝右静脉和肝中静脉汇入下腔静脉的右肋缘下肝脏斜切面为标准测量切面,可测量肝右叶最大斜径。测量方法:测量点分别置于肝右叶前、后缘包膜处,测量其最大垂直距离。

(4)经第二肝门斜切面。受检者仰卧或左侧卧位,探头置于右肋缘下,声束朝向受检者右肩方向缓慢扫查,探头可与肋缘平行或垂直,直至显示膈肌回声。医生嘱受检者深吸气后屏气,缓慢侧动探头连续扫查,可观察大部分肝内结构。其中经第二肝门斜切面,显示放射状排列的3支肝静脉,肝左静脉、肝中静脉和肝右静脉向下腔静脉集中汇合,亦即第二肝门。

(5)肝右叶肋间斜切面。受检者仰卧或左侧卧位,探头置于右侧肋间,自第4肋间开始向下逐个肋间扫查,声束垂直于胸壁并侧动探头连续扫查。主要可显示肝右叶的所有叶段,以及尾状叶和方叶的膈顶部分,包括第一肝门、第二肝门、肝右前叶内的门静脉及其分支,肝中静脉和肝右静脉及其分支等结构。其中经第一肝门右肝斜切面以显示门静脉主干及右支长轴为特征,胆囊和下腔静脉的斜切面分别位于门静脉两侧,似“飞鸟”征。

(6)肝-右肾矢状切面。受检者左侧卧位或仰卧位,探头垂直于胸腹壁向右侧滑动扫查,可获得沿右侧腋前线、腋中线的矢状切面,获得肝-右肾矢状切面图。此切面上肝右后叶与右肾相邻,肝肾之间的腹腔间隙称为肝肾隐窝,少量腹水可使这一间隙增宽,声像图上显示为无回声区;也可显示肝右后叶和膈肌顶部,观察膈肌上下有无胸腔积液和腹水。

4.扫查顺序

超声扫查全肝需要从多角度、多切面、多体位、有顺序地进行,避开肋骨、气体的遮挡和解剖结构上的盲区,以获得可靠的立体信息。一般建议按照如下方法自左向右做连续的断层扫查:左肋缘下斜切扫查、左上腹及剑突下纵切扫查、剑突下横切扫查、右肋缘下斜切扫查、右肋间斜切扫查和肝右叶冠状切扫查。

二、肝脏良性肿瘤

(一)肝血管瘤

1.临床病理特征

肝血管瘤是肝脏最常见的良性肿瘤,由肝内大量的动静脉畸形血管团组成,通常没有明显的临床症状。通常认为系胚胎发育过程中血管过度发育或分化异常导致的血管畸形。肝血管瘤可发生于肝脏的任何部位,但常见于血管邻近和包膜附近。肝血管瘤的发病率为0.4%~7.3%,尸检的发现率为3%~20%,影像学(超声、CT、MRI)诊断肝血管瘤的敏感性可高达97%~

100%。肝血管瘤可发生于任何年龄阶段，通常发生在30~50岁，约80%发生于女性。肝血管瘤被认为是一种先天性疾病，是先天性血管异常逐渐膨大生长所致。此外，雌激素、孕激素可能对肝血管瘤的生长具有重要影响。肝血管瘤一般生长缓慢，少有临床症状。当肿瘤较大（一般>5cm）或肿瘤生长较快时，可出现腹部包块、胃肠道不适、压迫症状、瘤体破裂、瘤内出血、凝血异常等症状。

2. 声像图特征（图5-1-2和图5-1-3，视频5-1-1和视频5-1-2）

肝血管瘤多为圆形或椭圆形、边界清晰的高回声结节，呈低回声者多有网状结构。

<2.0cm的肝血管瘤大多内部回声均匀，>2.0cm的血管瘤内部混有低回声，但周边可见高回声环。

血管腔的多重反射可引起后方回声增强。随时间、改变体位、压迫等引起内部回声变化。周边无晕环。

CDFI显示周边型血流信号，较大血管瘤内部以低速静脉血流为主，低阻力指数动脉频谱少见。

超声造影表现为动脉期周边结节状或环状强化，随时间延长，增强范围逐渐向中心充填。病灶在门静脉期及延迟期仍处于增强状态，回声高于邻近正常肝组织，呈"快进慢退"增强特征。

3. 诊断经验分享

在较小的病变中（富血供血管瘤/有动静脉瘘的），这种向心性充填往往更为迅速，整个病变在动脉期中可能出现高增强，可能与局灶性结节增生、肝细胞腺瘤或肝细胞肝癌混淆。部分非典型肝血管瘤超声造影动脉期表现为低增强模式或缺乏向心性强化，可能是由于微泡在病变内的传输时间很长，没有得到充分的补充而导致破坏。

血栓性血管瘤（图5-1-4）表现为无增强区域，如果只是在超声造影的延迟期发现，可能会与恶性肿瘤相混淆。原则上每年复查1次腹部超声。

（二）局灶性结节增生

1. 临床病理特征

局灶性结节增生（FNH）是一种良性非肿瘤性病变，发病率仅次于海绵状血管瘤，是肝细胞对血液循环

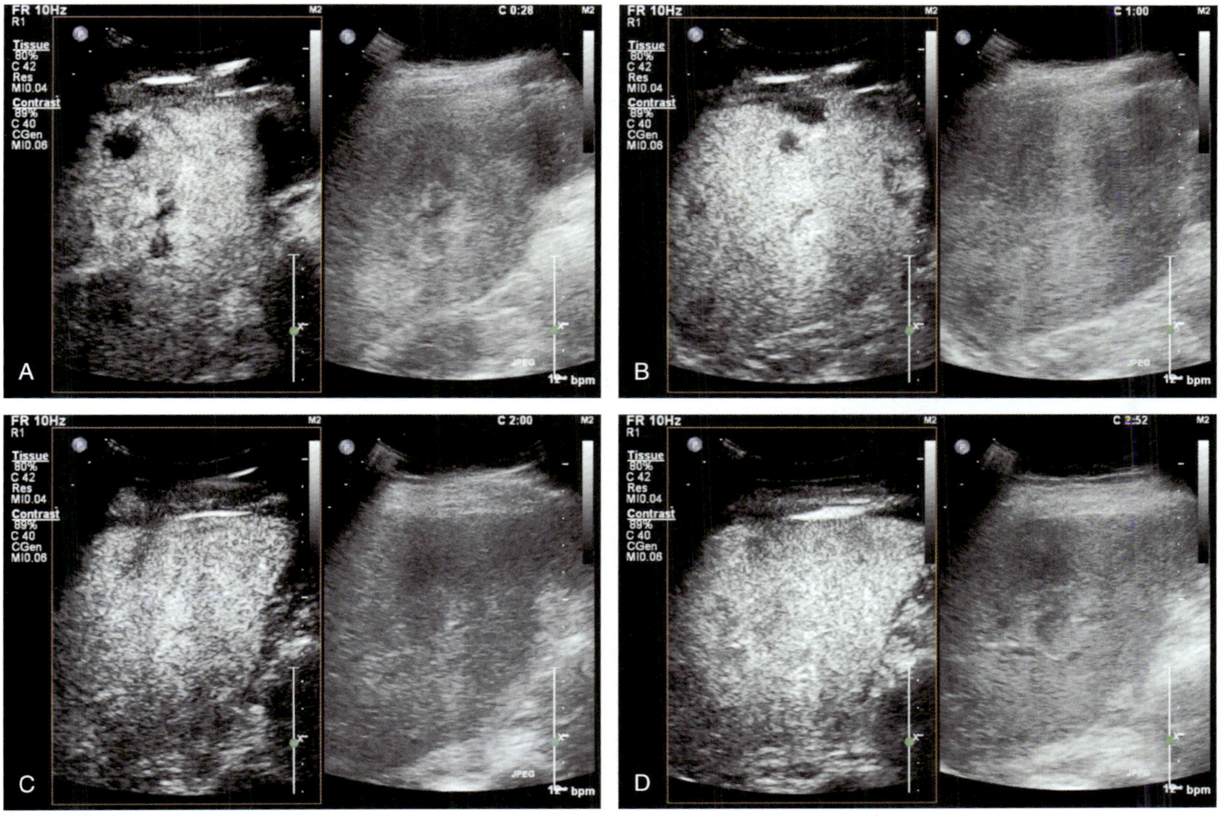

图5-1-2　肝血管瘤。(A)动脉期周边结节状增强，向心性填充；(B)门静脉早期至晚期持续填充，未见明显消退；(C)门静脉早期至晚期持续填充，未见明显消退；(D)延迟期持续填充，未见明显消退。

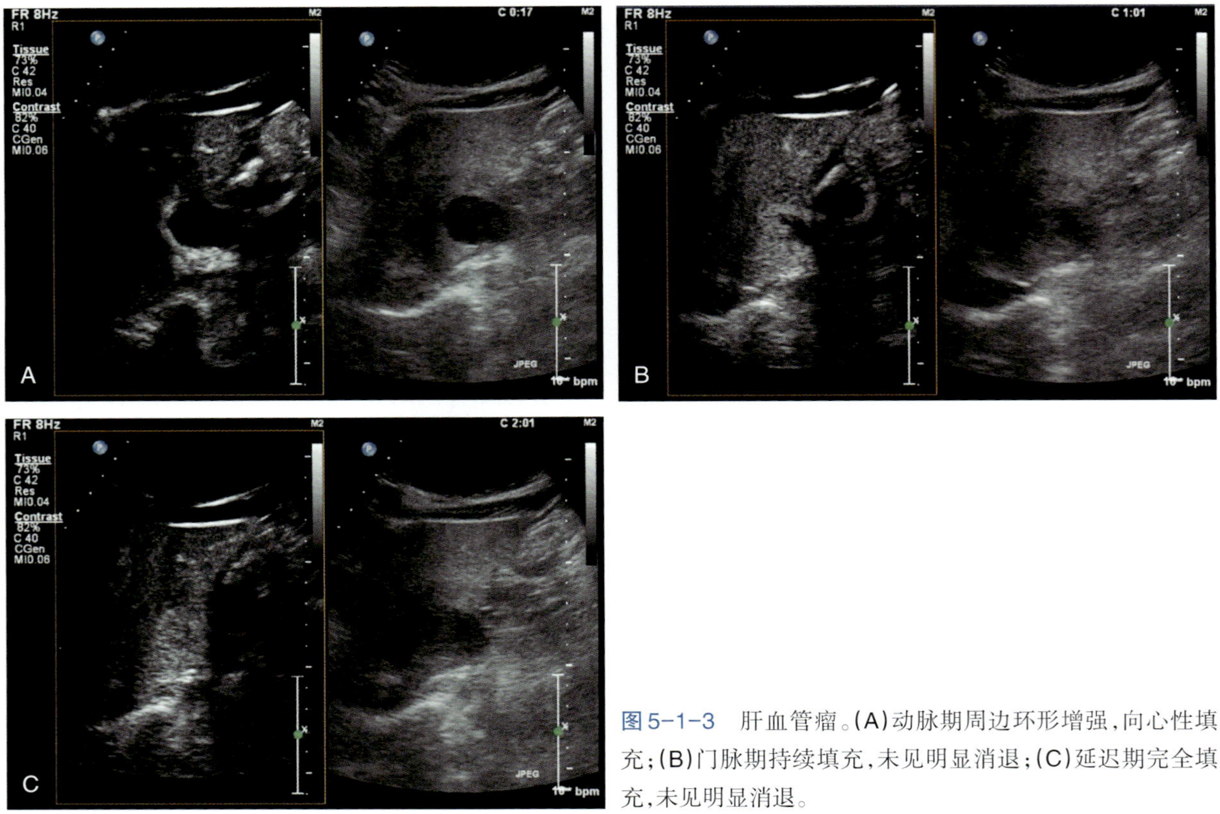

图5-1-3　肝血管瘤。(A)动脉期周边环形增强，向心性填充；(B)门脉期持续填充，未见明显消退；(C)延迟期完全填充，未见明显消退。

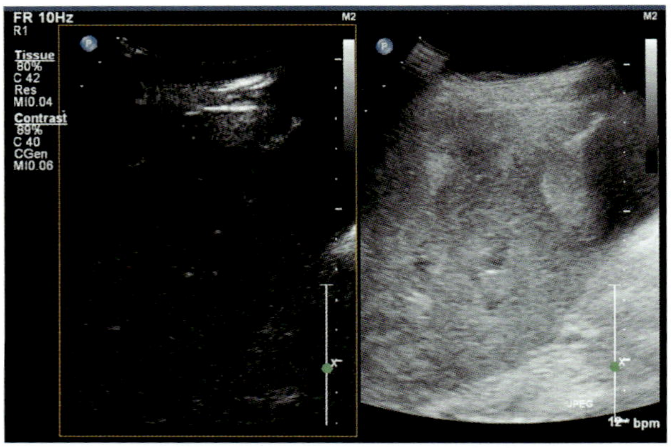

扫码观看高清视频

视频5-1-1　肝血管瘤超声造影。患者女，42岁，肝脏右叶肿物，动脉期12秒可见肿物周边结节状增强，随时间延长，增强范围逐渐向中心充填，在门脉期逐渐充填完全呈等增强，延迟期呈等增强。造影模式呈“快进慢退”表现。

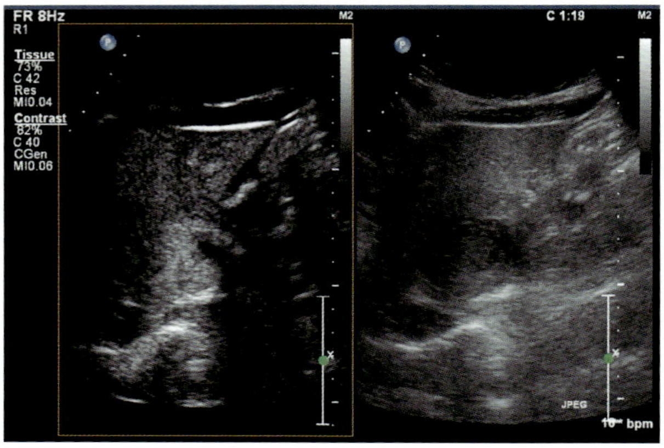

扫码观看高清视频

视频5-1-2　肝血管瘤超声造影。患者女，32岁，肝脏左叶肿物，动脉期13秒可见肿物周边结节状增强，随时间延长，增强范围逐渐向中心充填，在门脉期逐渐充填完全呈稍高增强，延迟期呈稍高增强。造影模式呈“快进慢退”表现。

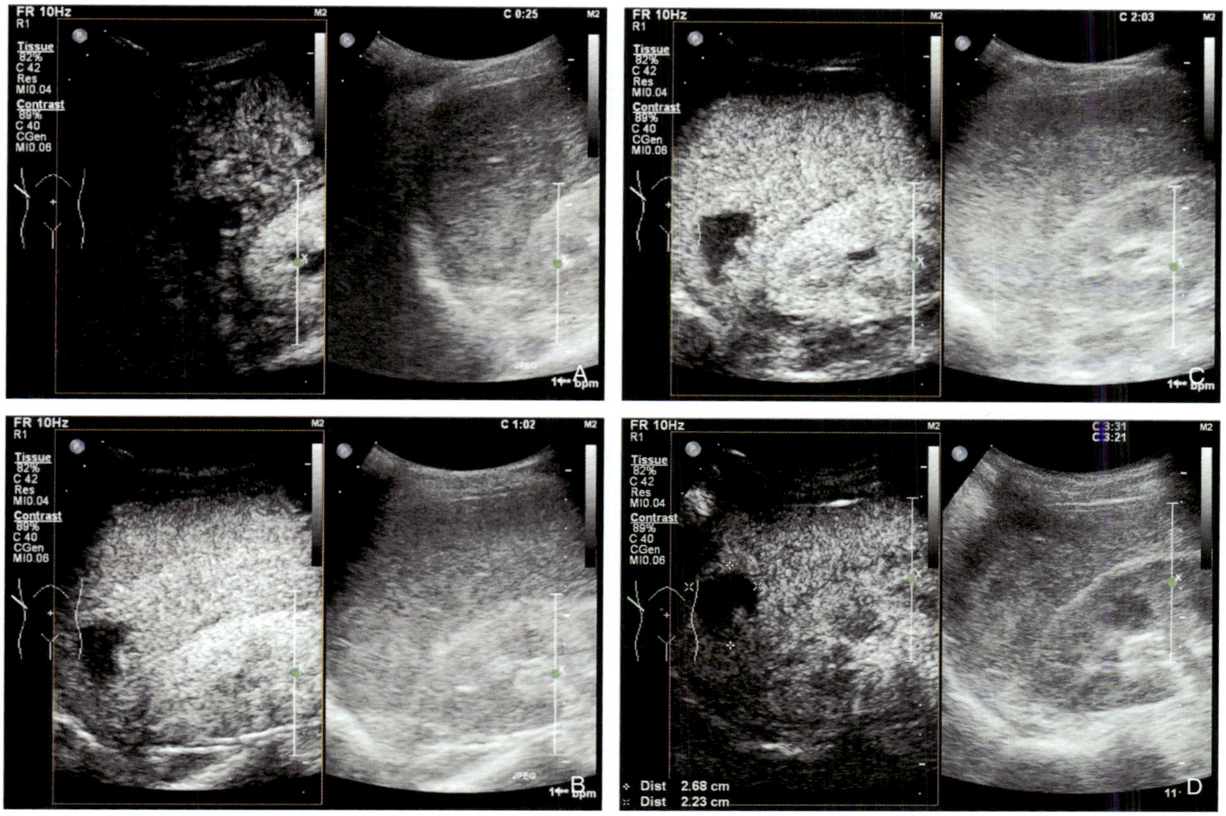

图5-1-4 血栓性血管瘤。(A)动脉期周边结节状增强，可见无增强区；(B)门脉期持续增强，未见明显消退，可见无增强区；(C)门脉期持续增强，未见明显消退，可见无增强区；(D)延迟期呈持续增强，未见明显消退，可见无增强区。

异常的一种局部增生性反应。在肝脏的良性肿瘤中，其发病率仅次于肝血管瘤。FNH的病因未明，有学者认为FNH的发生可能与炎症、创伤、血管畸形等有关，肝窦血供的动脉化或血流量增大而导致局部肝细胞结节性增生。

2. 声像图特征(图5-1-5，视频5-1-3)

FNH多为单发，偶多发，形态多为圆形、类圆形或不规则形，边界清晰。无明显包膜回声。周边无声晕。内部回声可稍低或稍高于周围组织，回声分布不均匀；有时病变中央可见多条粗线状高回声呈放射状分布，伸向病变边缘。

CDFI可见血流信号较丰富，病变中央有时可见放射状或星芒状血流信号向边缘延伸。

超声造影典型表现为病变中央血流伸向周边。动脉期、门静脉相和延迟相以“高—高—高”或“高—等—等”增强模式为主。

3. 诊断经验分享

在延迟期病灶中央可见低或无增强瘢痕，这与病变在动脉期的充盈方向(离心性和向心性)相结合，是鉴别FNH和富血供血管瘤/有动静脉瘘血管瘤的一个重要特征。

(三)肝细胞腺瘤

1. 临床病理特征

肝细胞腺瘤(HCA)少见且几乎仅见于女性，发病年龄20~40岁，大多与长期口服避孕药有关，此类女性发病率为(3~4)/10万，停用避孕药后偶尔可完全消退。HCA还与服用类固醇类药物及一些代谢性疾病有关，如酪氨酸血症、糖原贮积病等。需关注的临床特点：

- 易出血：肝细胞腺瘤一般无临床症状，但却是一枚不容忽视的定时炸弹。HCA容易破裂出血(25%)，可引起腹腔大出血，故常以急腹症、右上腹骤然增大包块就诊，严重者可引起休克，乃至危及生命。
- 潜在恶变可能：少数肝细胞腺瘤内可发现明确的肝细胞癌灶，提示HCA存在恶变的可能。

2. 声像图特征(图5-1-6)

典型的HCA影像学特征表现在<50mm的病变中，按细胞来源可分为肝细胞性腺瘤、胆管细胞性腺瘤和肝细胞胆管细胞性腺瘤3种，其中肝细胞腺瘤较为

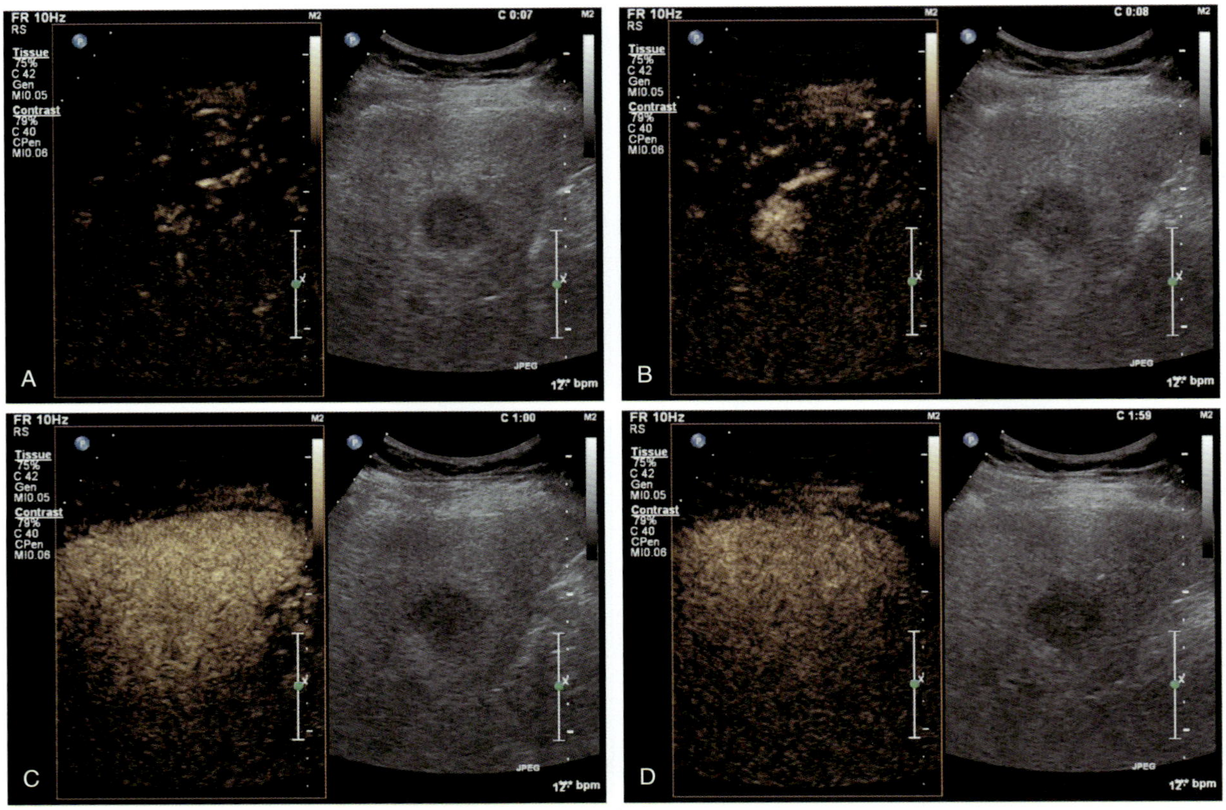

图5-1-5 局灶性结节增生。(A)动脉期由中心向外的快速离心性增强,呈均匀高增强;(B)动脉期由中心向外的快速离心性增强,呈均匀高增强;(C)门脉期呈等增强;(D)延迟期呈等增强。

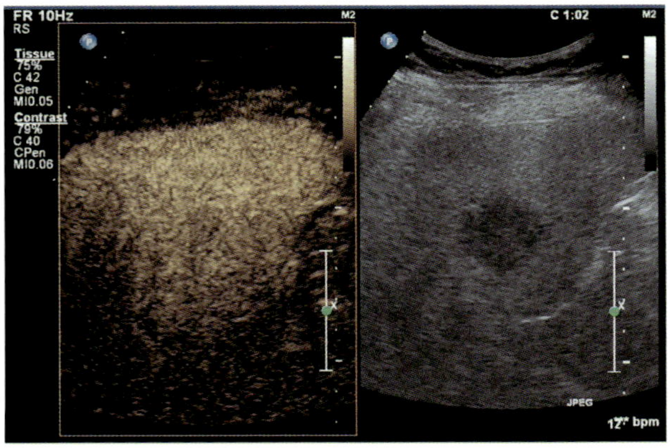

扫码观看高清视频

视频5-1-3 局灶性结节增生超声造影。患者女,36岁,肝脏右叶肿物,动脉期7秒可见造影剂从肿物中心向周边轮辐状增强,呈快速均匀高增强,门脉期呈等增强,延迟期仍未见明显消退呈等增强。造影模式呈“快进慢退”表现。

多见。

HCA多发生在中年女性,与长期口服避孕药有关。多数为单发,少数为多结节型。多为圆形或椭圆形,肿瘤边界清晰、光滑整齐。多无明显完整的包膜回声。小的腺瘤多低回声,较大腺瘤可呈较高回声,间以不规则低回声区,与肝癌难鉴别。腺瘤多无后方回声增强效应。

CDFI显示病变周边血流信号较丰富,内部可见散在点状血流信号。

超声造影的典型表现为动脉期快速向心性增强,呈高增强模式;门静脉期表现为等增强或略高于肝实质的增强,延迟期为低增强。

3.诊断经验分享

肝细胞癌和高增强的转移瘤可能表现出与HCA类似的动脉强化模式,使得在动脉期无法进行区分。在门脉期早期中,肝细胞癌通常呈等增强,更罕见的是保持轻度的高增强状态。在较大的HCA中出血或坏死部分表现为瘤内非强化区域。在大多数情况下,廓

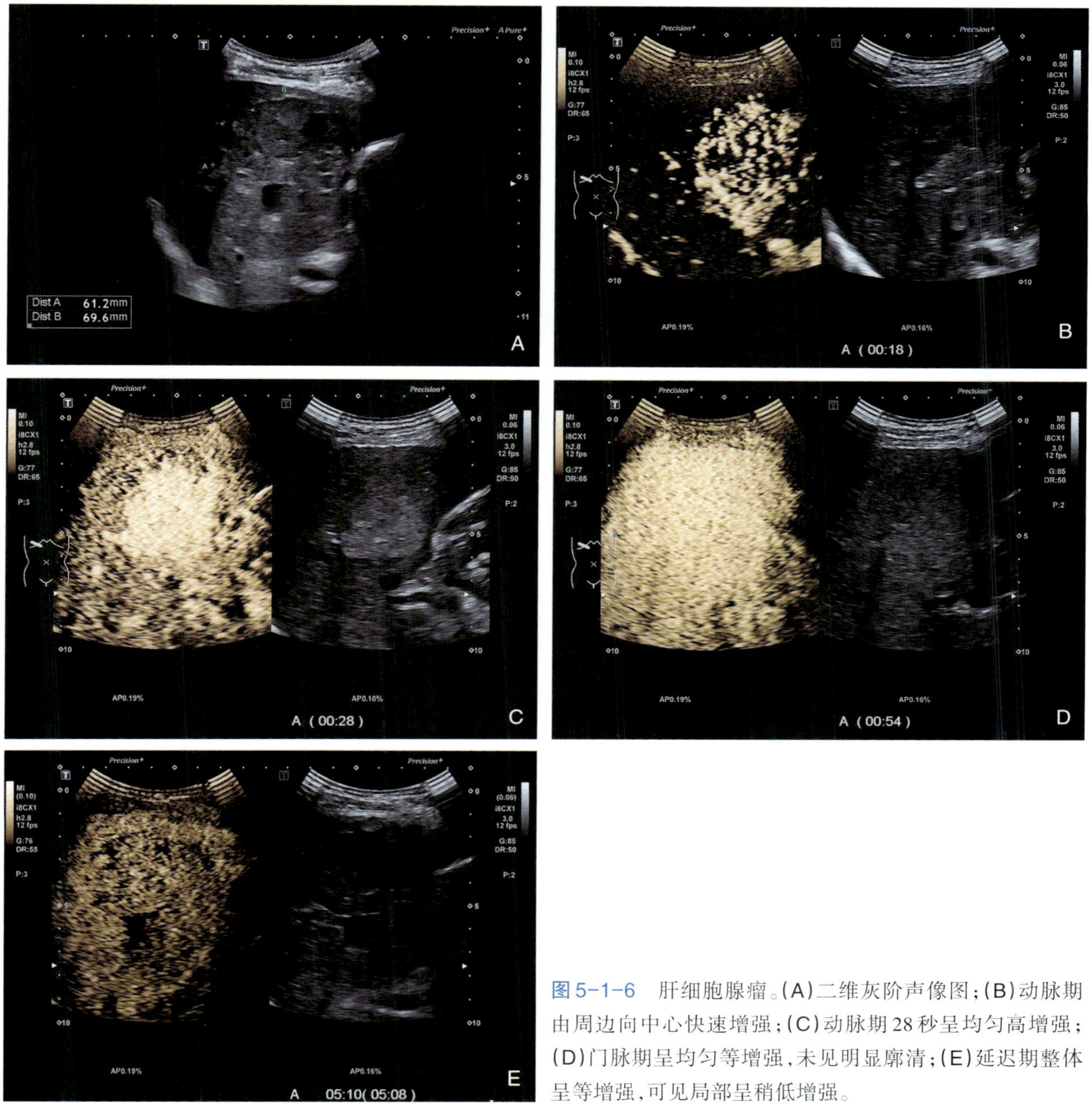

图 5-1-6　肝细胞腺瘤。(A)二维灰阶声像图；(B)动脉期由周边向中心快速增强；(C)动脉期28秒呈均匀高增强；(D)门脉期呈均匀等增强，未见明显廓清；(E)延迟期整体呈等增强，可见局部呈稍低增强。

清发生在延迟期，需要活检以排除恶性肿瘤。目前尚无使用Sonazoid诊断HCA的研究，原则上每年复查1次腹部超声。

(四)炎性假瘤

1. 临床病理特征

炎性假瘤(IPL)是一种局限性增生性非肿瘤性肝脏疾病，由致炎因子引起纤维结缔组织增生并伴有大量的炎性细胞浸润，多数患者在体检中偶然发现。IPL可发生于各个年龄段，以中年人居多，男性多于女性，其病灶均为单发，多发病灶较为少见，且肝右叶多发于肝左叶。临床表现无特异性，可表现为发热、腹痛、体重减轻等。肿块大者可于腹部触及肿块及肝大，严重者压迫消化道可有恶心、呕吐、食欲减退等表现，部分肿块压迫胆管可引起黄疸、门静脉高压等症状。体检通常无肝掌、蜘蛛痣等肝硬化表现。实验室检查可有白细胞计数升高、红细胞沉降率(血沉)加快、C反应蛋白增高等表现，肿瘤标志物大多正常。

2. 声像图特征(图5-1-7至图5-1-9)

肝内类圆形、椭圆形或不规则分叶状实性肿块，边界清晰欠规则，呈低回声或不均质回声，无晕征。

超声造影显示以下分型。

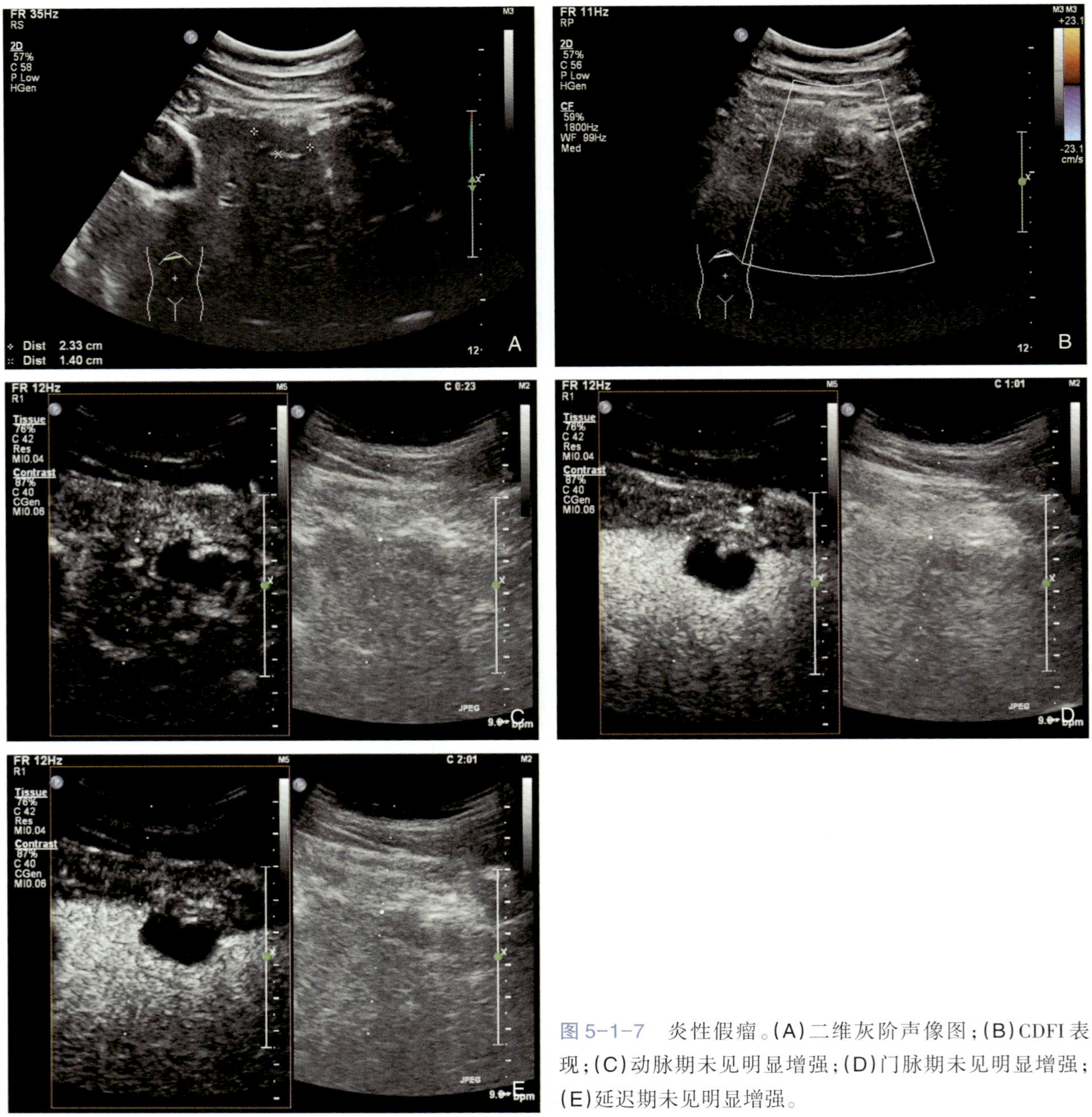

图 5-1-7 炎性假瘤。(A)二维灰阶声像图;(B)CDFI表现;(C)动脉期未见明显增强;(D)门脉期未见明显增强;(E)延迟期未见明显增强。

Ⅰ型:无增强型,病灶各期整体呈无增强,持续无造影剂灌注,呈明显低回声。

Ⅱ型:周边线样强化型,病灶动脉期周边或分隔上呈细线样高增强,病灶轮廓清晰,病灶内部呈无增强,门脉期及后期病灶整体呈无增强。

Ⅲ型:快进慢退型,病灶动脉早期迅速均匀高增强,回声明显高于同期周边肝实质,门脉期及延迟期持续均匀稍高增强,回声略高于正常肝实质。

Ⅳ型:快速廓清型,病灶动脉早期强化,回声略高于或等于同期周边肝实质,动脉晚期强化消退,回声明显低于周边肝实质。

3.诊断经验分享

IPL超声造影常表现为动脉期形态不规则、边界欠清的高增强,门脉相及延迟相均呈低增强的恶性肿瘤“快进快退”特征,故容易误诊为肝癌。临床表现及影像学检查不典型,缺乏特异性常难以确诊,该病的临床病史很重要,通常由组织病理学或微生物学确诊。

(五)肝脓肿

1.临床病理特征

肝脓肿根据病因可分为细菌性、阿米巴和真菌性。以细菌性肝脓肿多见,多见于老年男性体弱者。糖尿病和胆道疾病是引起细菌性肝脓肿最常见的原因。感

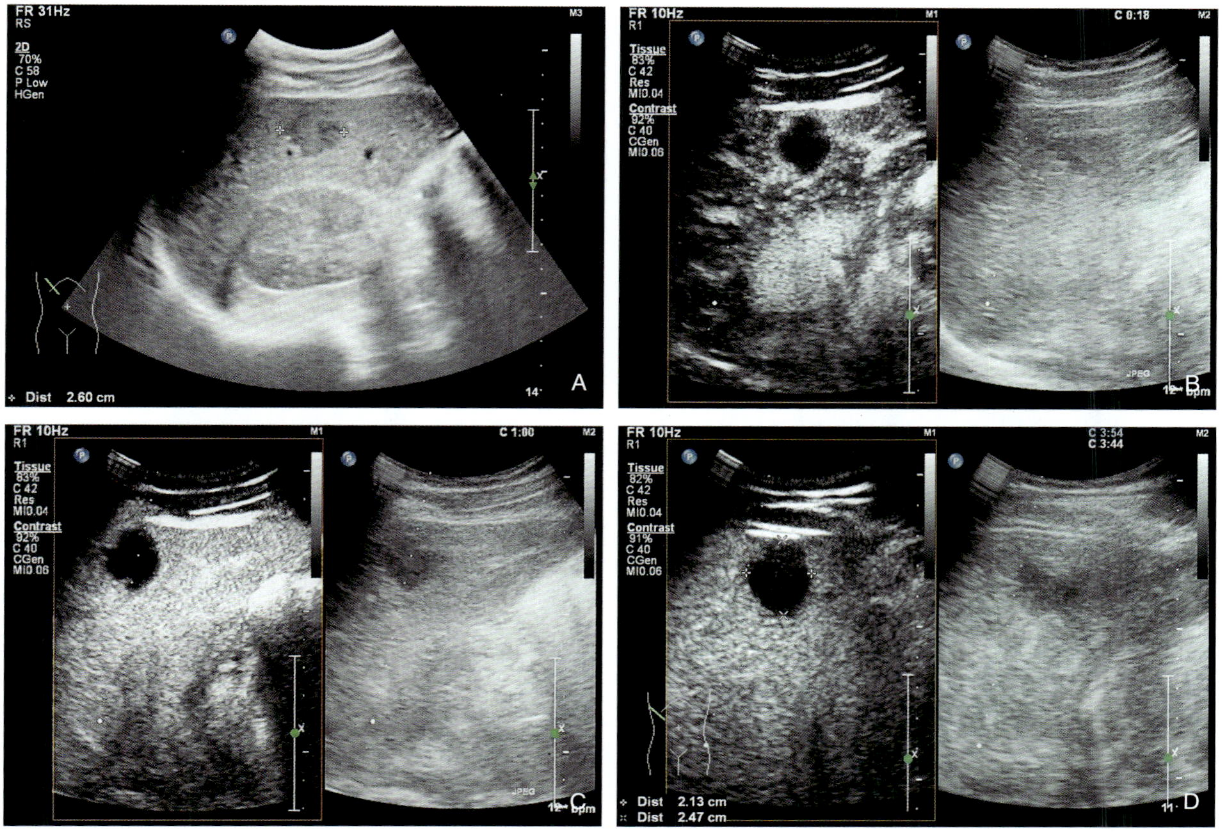

图5-1-8 炎性假瘤。(A)二维灰阶声像图;(B)动脉期周边细线样高增强,内部呈无增强;(C)门脉期周边细线样等增强,内部呈无增强;(D)延迟期周边细线样等增强,内部呈无增强。

染途径分为胆道逆行感染、血行感染及邻近脏器直接蔓延,以胆道逆行感染最为常见。患者多伴有寒战、高热、肝区疼痛、外周白细胞增高等症状。

2. 声像图特征

(1)超声表现。声像图随脓肿各个阶段的病理变化特征不同表现复杂多样。

•肝脓肿早期。肝脓肿早期与肝癌超声表现相似,为边界欠清的均匀低回声区,需结合病史和超声连续随访鉴别诊断;病灶内和边缘可测及点状或条状血流信号。

•脓肿形成期。边界有较清晰的囊性病灶,可有不规则间隔,壁厚粗糙,内缘不平整,呈"虫蚀"状,脓液回声表现为无回声至低回声不等。脓肿周壁、间隔及邻近组织探及较丰富的低阻血流信号。

•脓肿吸收期。脓肿壁和残留物呈杂乱高回声病灶区。此期血流信号明显较前减少或无血流信号。

•慢性肝脓肿。慢性肝脓肿为杂乱高回声团块,可伴有钙化。病灶内可检测到血流信号。

(2)超声造影。早期病灶区域动脉期呈边界模糊的高增强,门脉期及延迟期无异常退出;脓肿液化后则病灶周边呈环状增强,内部"蜂窝"样高增强区和无增强区,边缘环状增强在门静脉期和延迟期多数是不减退,与肝细胞癌及胆管细胞癌形成对比,同时依据临床症状如发热、腹痛、病史、肿瘤标志物等鉴别。早期建议2~3天复查脓肿液化情况,后期根据情况定期随访(图5-1-10)。

(六)肝结核

1. 临床病理特征

肝结核为结核病全身性播散的局部表现,患者常同时患有肺结核或肠结核。本病较为少见,由于缺乏特异的症状和体征,临床和影像诊断困难,误诊、漏诊率高。

2. 声像图特征

肝脏形态正常或轻度增大。超声表现多样,与其不同时期病理特点有关。肝结核为椭圆形或不规则,早期呈强弱相间混合回声结节。继发干酪样坏死、液化时内部出现低回声区或无回声。纤维期呈强回声。病灶内"沙粒"样或斑片状钙化为肝结核特征表现。

病灶内和周边少量血流信号或无血流信号。超声

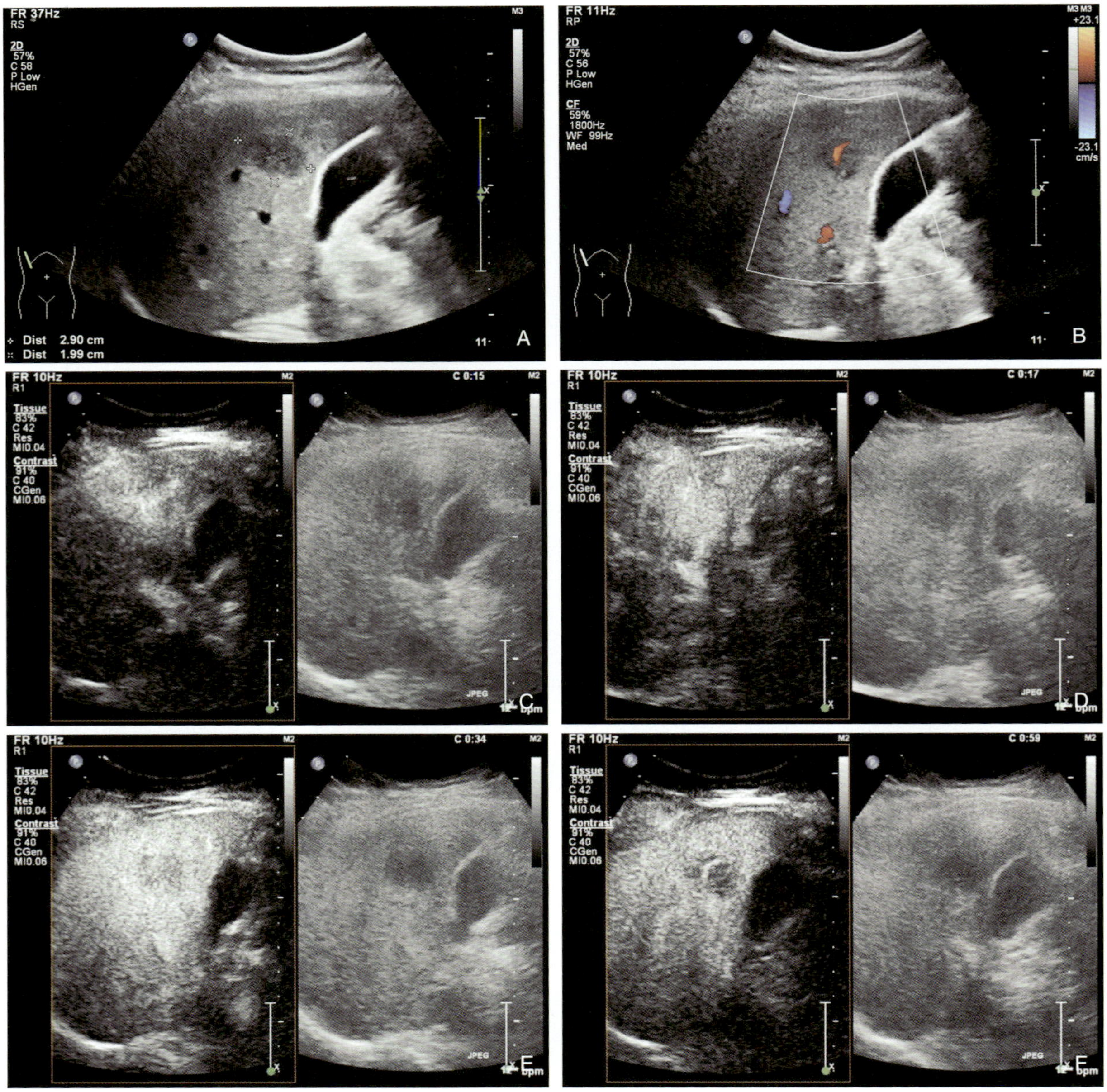

图5-1-9 炎性假瘤。(A)二维灰阶声像图;(B)CDFI表现;(C)动脉期快速增强,呈均匀高增强;(D)动脉期快速增强,呈均匀高增强;(E)动脉期晚期38秒快速退出,呈低增强;(F)门脉期呈低增强。

造影显示快进快退,典型表现为动脉期周边高增强,增强范围增大。门静脉期和延迟期呈低增强,中心区始终无明显增强。治愈后建议每6个月复查超声,1年后每年复查超声。

(七)肝血管平滑肌脂肪瘤

1.临床病理特征

肝血管平滑肌脂肪瘤(HAML)是一种较为少见的肝脏良性间叶性肿瘤,主要由血管、平滑肌和脂肪3种成分以不同比例组成,依据其构成不同,可分为脂肪型、肌瘤型、血管型及混合型4种。最常见于肾脏,其次为肝脏。

2.声像图特征

常规超声显示病灶可呈高回声或混合回声,边界常清晰,内回声分布可均匀或不均匀,部分病灶可有轻度的衰减表现。

超声造影显示典型病灶为动脉期快速整体增强,呈高增强,峰值时呈均匀状,门脉期和延迟期多呈等增强或者高增强改变。在实际应用中常由于该病灶内各种成分的比例不同,致使增强回声强度亦有不同,如血管、脂肪成分较多的病灶,其增强的回声亮度将增高;

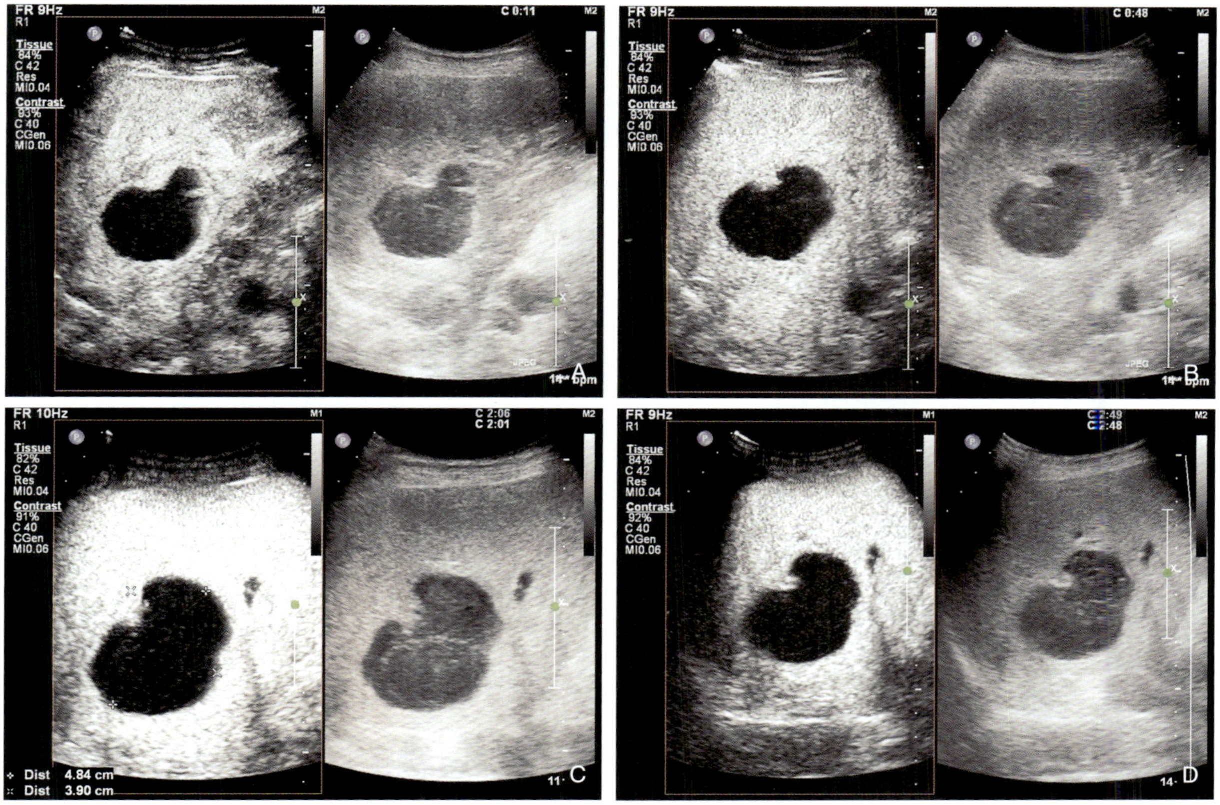

图5-1-10　肝脓肿。(A)动脉期边界呈高增强，内部无增强；(B)门脉期早期及晚期边界呈等增强，内部呈无增强；(C)门脉期早期及晚期边界呈等增强，内部呈无增强；(D)延迟期边界呈等增强，内部呈无增强。

如平滑肌成分为主的病灶，其门脉期回声增强将明显减低，呈低回声改变，部分类似恶性肿瘤；如伴有出血坏死等变化，则呈不均匀增强，增加诊断难度。因此，该肿瘤的诊断不但要从造影的角度去分析，还要联合最基本的灰阶超声上的特点进行判断。

3.诊断经验分享

部分HAML造影表现与恶性肿瘤难以鉴别，需要结合造影与灰阶超声，必要时结合组织病理学鉴别诊断。

(八)局灶性脂肪改变

局灶性脂肪改变，无论是脂肪浸润还是脂肪缺失，通常在常规超声上显示为沿门静脉分叉或靠近肝门和胆囊的椭圆形或多边形区域。怀疑局灶性脂肪浸润，非典型位置或恶性肿瘤史应提示进一步的定性以排除恶性病变。局灶性脂肪改变在所有阶段表现出与周围肝实质相同程度的增强(等增强)(图5-1-11)。

(九)肝囊肿

典型的肝囊肿声像图表现为圆形或卵圆形的无回声区，壁薄光滑，后方回声增强。肝囊肿可单发，也可多发，囊肿以单房多见，多房性囊肿的声像图表现为腔内有纤细的分隔。囊肿合并感染或出血时，腔内可见弥漫性点状回声漂浮。较大囊肿壁上可检测到少量点状、细条状血流信号。CEUS表现为三期无增强，边界清晰(图5-1-12)。

三、肝脏恶性肿瘤

(一)肝细胞癌

1.临床病理特征

原发性肝癌是消化系统中最常见的恶性肿瘤之一。在全球范围内，年新发病例数居恶性肿瘤第6位，年死亡病例数居恶性肿瘤第2位；而我国形势则更加严峻，年新发病例数和死亡病例数均占全球范围的50%以上。肝细胞癌(HCC)是原发性肝癌中主要的病理类型，可占85%~90%。HCC的发生、发展与HBV感染、HCV感染、长期酗酒、代谢相关脂肪性肝病、食用黄曲霉毒素污染的食物、血吸虫病、肝癌家族史等均有密切的联系。血清AFP是诊断肝细胞癌和疗效监测常用且重要的指标。对血清AFP阴性人群，可借助

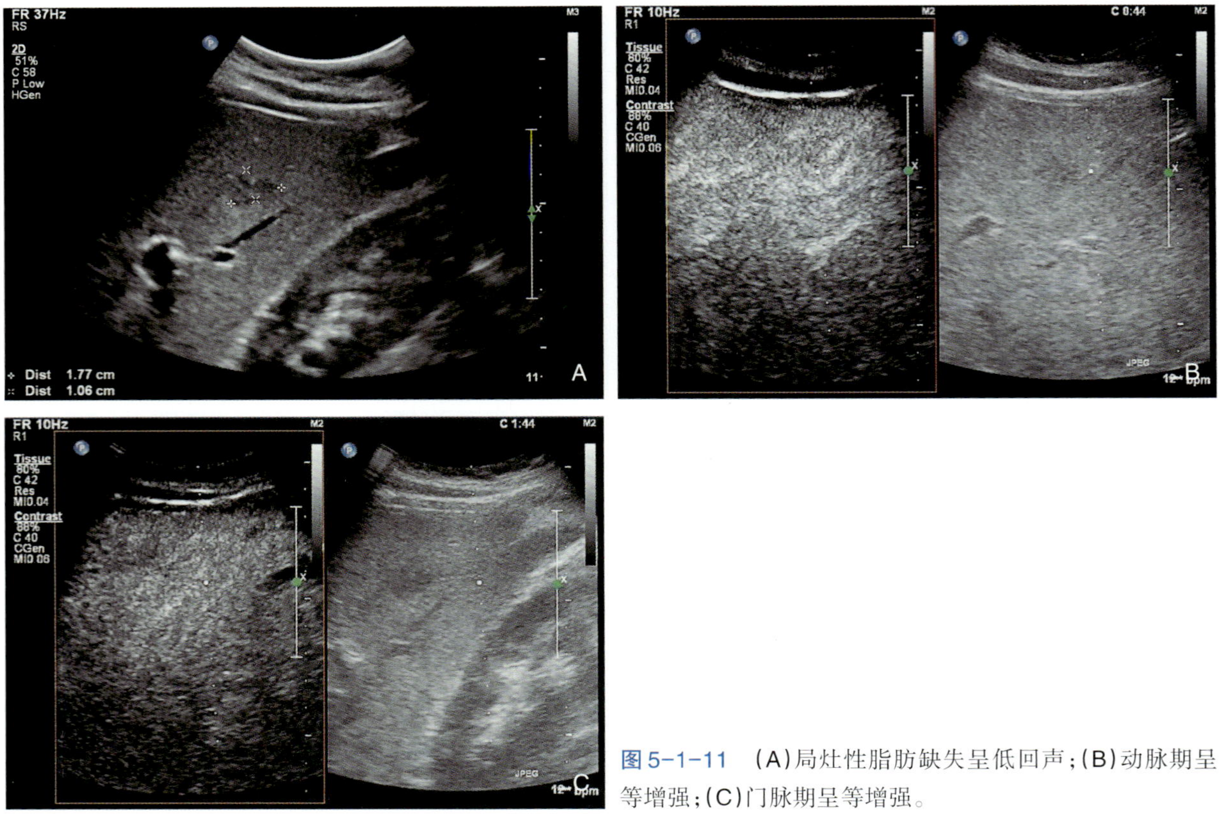

图5-1-11 (A)局灶性脂肪缺失呈低回声；(B)动脉期呈等增强；(C)门脉期呈等增强。

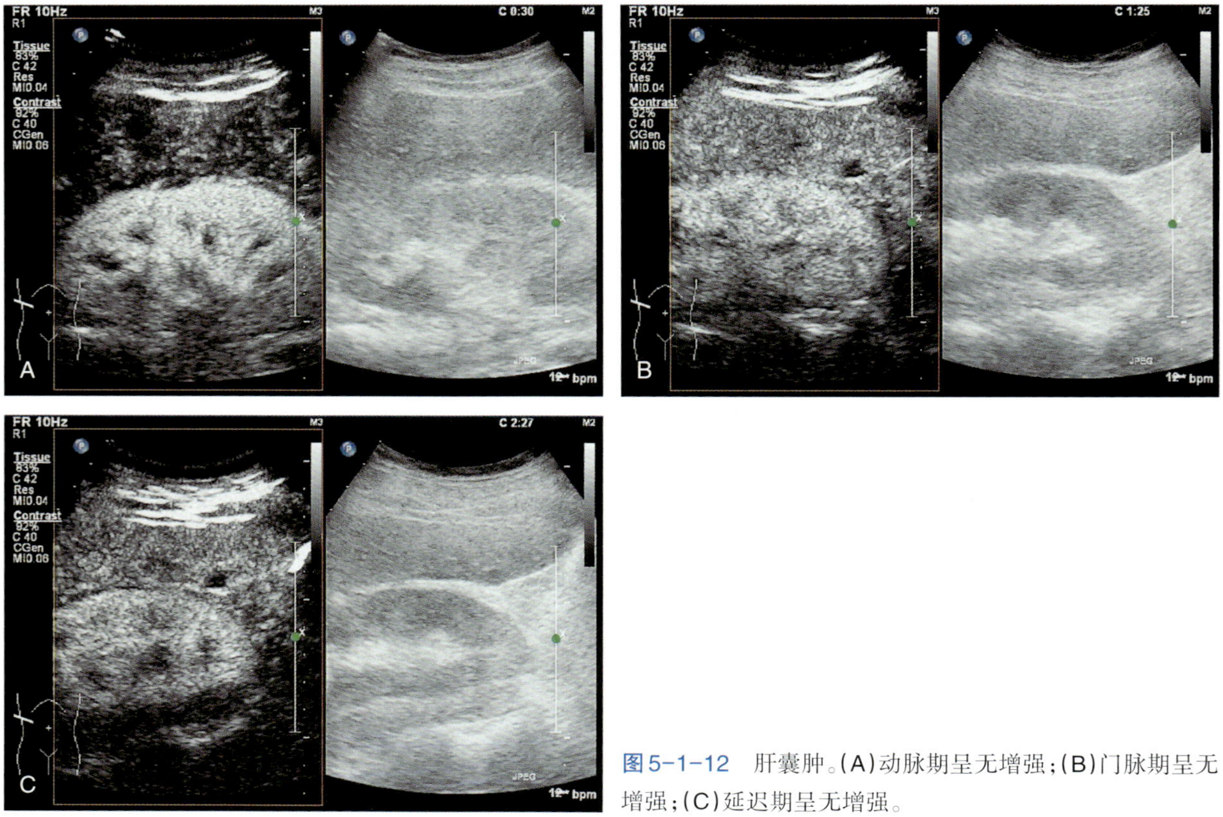

图5-1-12 肝囊肿。(A)动脉期呈无增强；(B)门脉期呈无增强；(C)延迟期呈无增强。

PIVKAⅡ、miRNA检测试剂盒、AFP-L3和类GALAD模型进行早期诊断。经AFP普查检出的早期肝癌可无任何症状和体征，称为亚临床肝癌。有症状而自行就诊患者多属于中晚期，常有肝区疼痛、食欲减退、乏力、消瘦、肝大等症状。

2. 声像图特征(图5-1-13至图5-1-16，视频5-1-4和视频5-1-5)

肝细胞癌多合并慢性肝炎病史，组织学上分为结节型、巨块型和弥漫型。肝脏多伴有肝硬化、脾大、门静脉高压等。可单发，呈局灶性，也可多发，散在分布于左右叶。

肿瘤回声多种多样，可低回声，也可为混合回声或高回声。结节较小时多数呈低回声，边界清晰，可见周边低回声晕。随结节增大，内部坏死和纤维化呈不均匀混合回声，边缘不规则，典型者呈“结中结”表现。

弥漫型肝癌少见，肝实质回声弥漫增粗、紊乱，呈结节样和不规则斑块状。与肝硬化较难鉴别，门静脉癌栓形成有助于诊断。

CDFI可探及瘤周血管绕行，瘤内血流信号杂乱，呈斑点状或短条状，频谱为高速动脉血流。

典型CEUS表现为动脉期高增强、门静脉期及延迟期低增强特征，部分分化较好者延迟期可呈等增强。肝硬化肝脏中的HCC在CEUS上的增强模式与肝硬化肝脏中的HCC相似，但在诊断时病灶往往更大。非肝硬化的HCC通常在动脉期呈高增强，而在门脉期及延迟期中呈不同程度的等或低增强。纤维板层型HCC在CEUS上无特异性表现，好发于青少年，生长缓慢，一般无乙肝肝硬化。动脉期呈高增强，呈“快进快退”模式，部分病例可见中心动脉血管呈放射状，与FNH不易鉴别，需要靠活检确诊。

3. 诊断经验分享

部分肝硬化背景下小血管瘤、不典型FNH、腺瘤超声造影下动脉期快速高增强，门脉期与延迟期造影剂未见明显退出，与高分化肝细胞癌鉴别困难，需要结合临床生物学特征，必要时进行穿刺活检。

厚壁、内部坏死组织未完全液化的肝脓肿应与肝癌中心坏死液化相鉴别，必要时可应用超声造影鉴别。脓肿液化后则病灶周边环状增强，内部的“蜂窝”样高

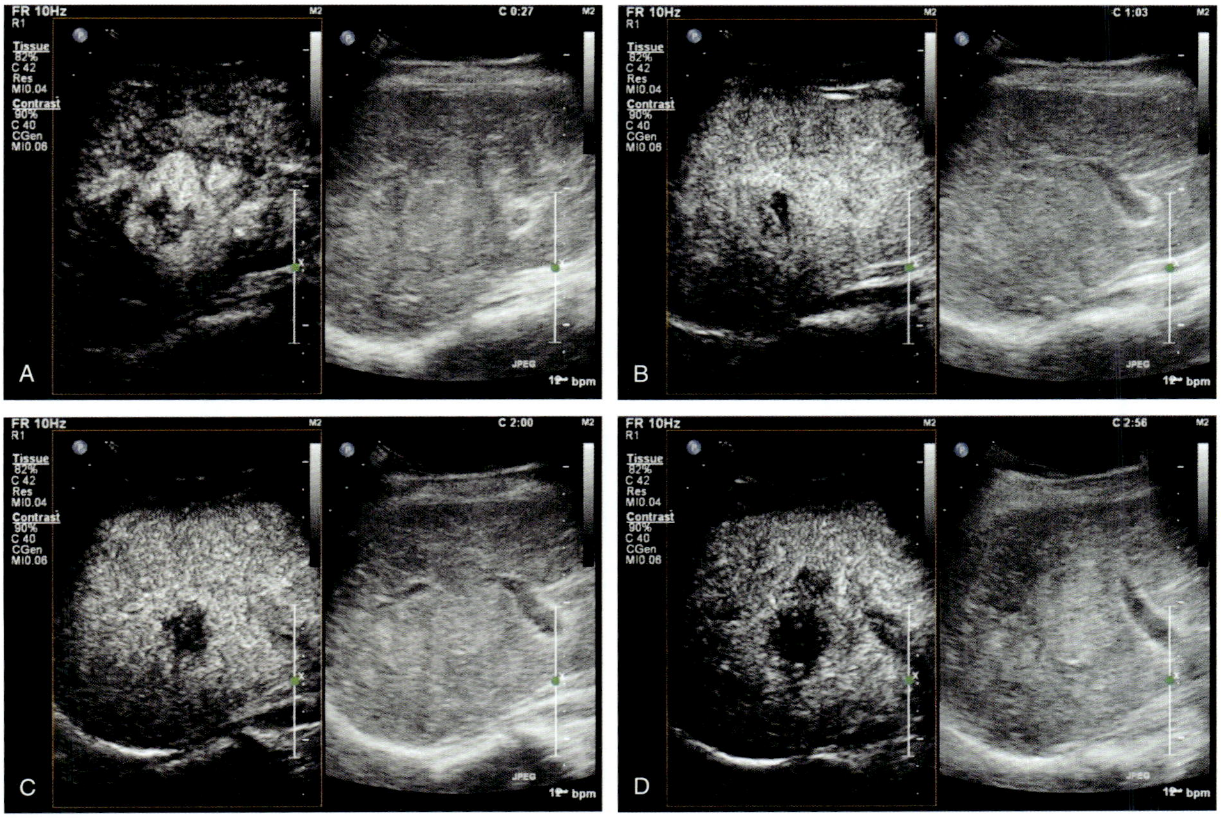

图5-1-13　肝细胞癌。(A)动脉期快速增强，呈不均匀高增强；(B)门脉早期仍呈不均匀高增强；(C)门脉晚期大部分呈等增强；(D)延迟期呈低增强。

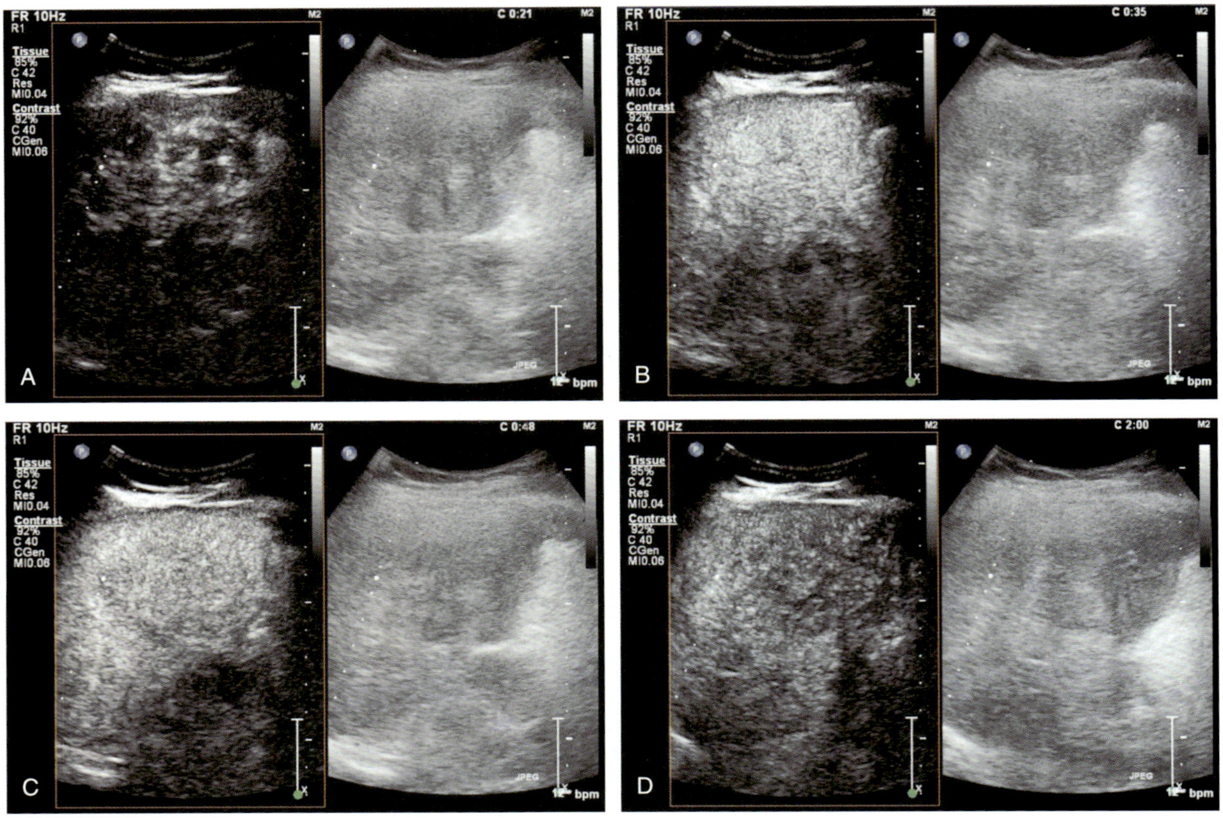

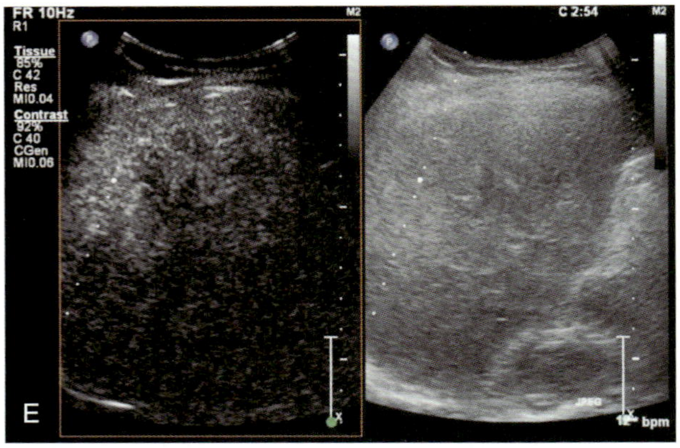

图 5-1-14　肝细胞癌。(A)动脉期21秒快速增强，呈均匀高增强；(B)动脉期135秒快速增强，呈均匀高增强；(C)门脉早期呈低增强；(D)门脉晚期呈低增强，较早期廓清明显；(E)延迟期呈明显低增强。

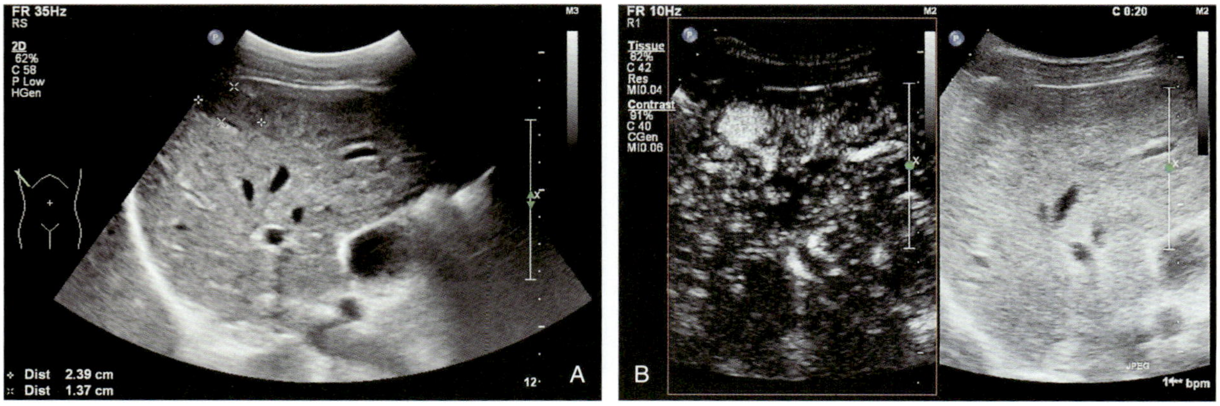

图 5-1-15　肝细胞癌。(A)二维灰阶声像图；(B)动脉期快速增强，呈均匀高增强；(C)门脉早期呈等增强；(D)门脉晚期可见少许廓清，局部呈低增强；(E)延迟期呈明显低增强。(待续)

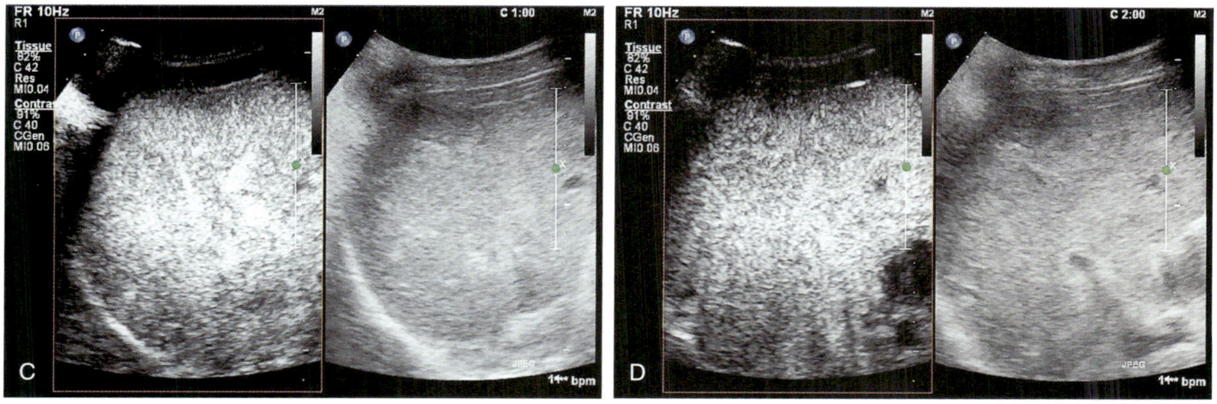

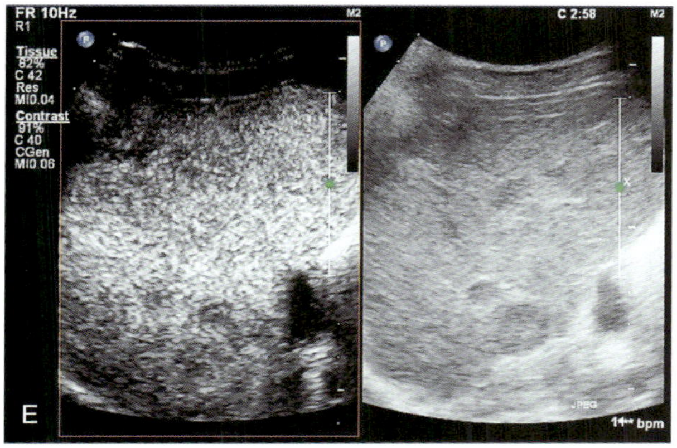

图5-1-15(续)

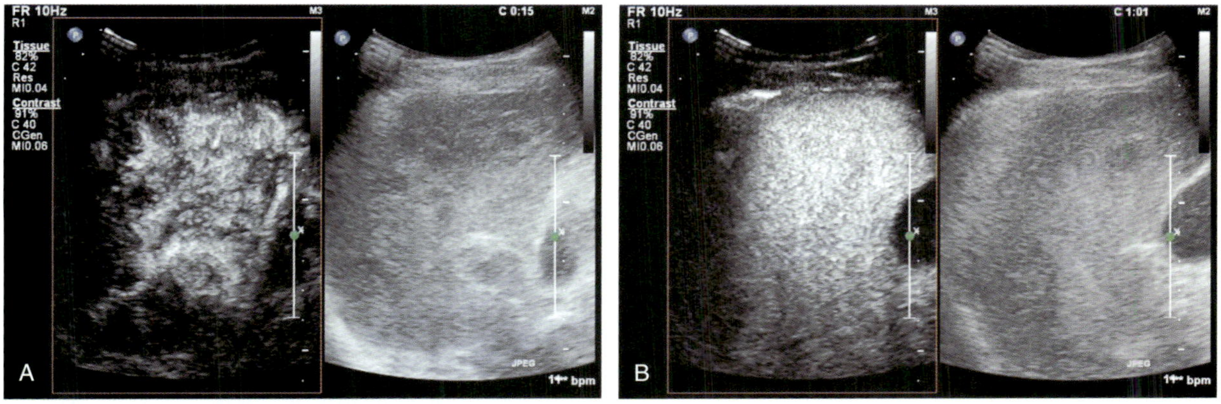

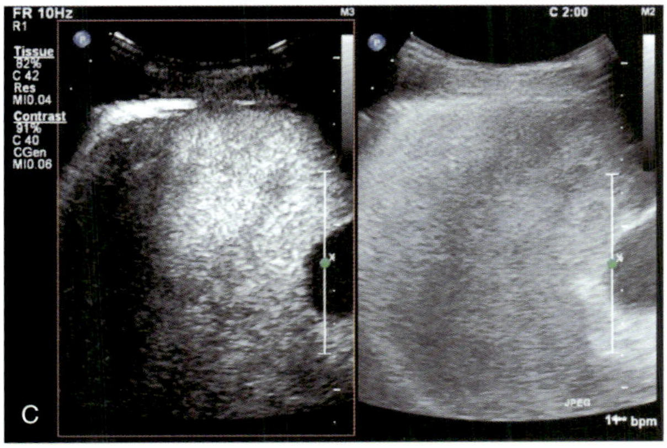

图5-1-16　肝细胞癌。(A)动脉期门静脉瘤栓呈不均匀高增强;(B)门脉期廓清呈低增强;(C)延迟期继续廓清呈明显低增强。

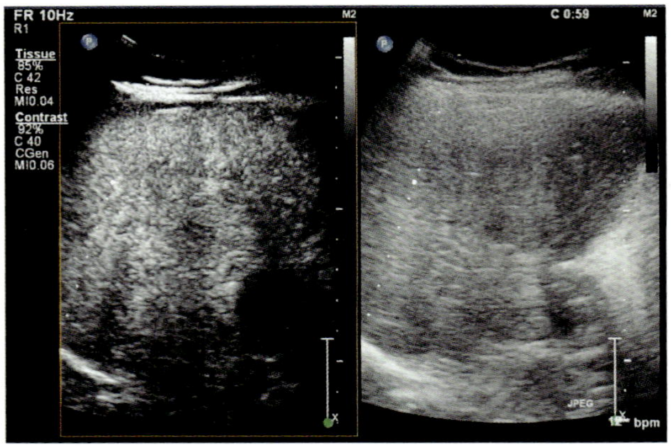

扫码观看高清视频

视频 5-1-4　肝细胞癌超声造影。患者男，55岁，肝脏右叶肿物，动脉期18秒可见肿物内部弥漫性增强，呈快速均匀高增强，动脉晚期门脉早期消退呈低增强，延迟期进一步消退呈明显低增强。造影模式呈“快进慢退”表现。

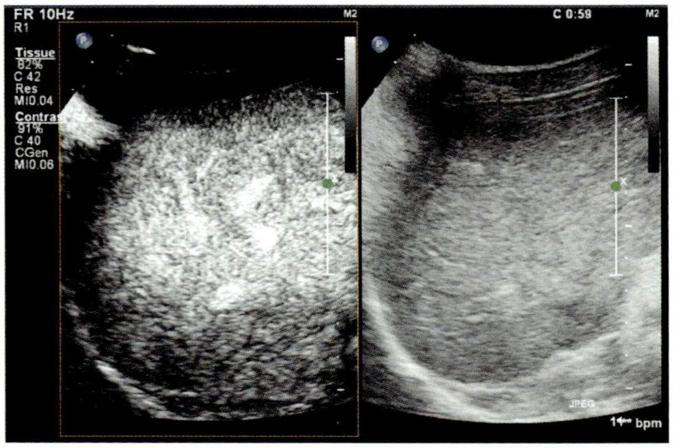

扫码观看高清视频

视频 5-1-5　肝细胞癌超声造影。患者男，65岁，肝脏右叶肿物，动脉期16秒可见肿物内部弥漫性增强，呈快速均匀高增强，门脉晚期开始消退呈低增强，延迟期进一步消退呈明显低增强。造影模式呈“快进慢退”表现。

增强区和无增强区，边缘环状增强在门静脉期和延迟期多数不减退，与肝细胞癌及胆管细胞癌形成对比。同时依据临床症状如发热、腹痛、病史、肿瘤标志物等鉴别。

部分转移性肝癌与原发性肝癌极难鉴别，二维超声及超声造影均可存在异病同影。通过超声造影可诊断为恶性，可应用穿刺活检病理及免疫组化进行诊断。

（二）肝内胆管细胞癌

1. 临床病理特征

肝内胆管细胞癌（ICC）是胆管上皮分化的恶性肿瘤，可起源于肝内胆管的任何部位，肝左叶胆管细胞癌发生率要高于肝右叶，这可能与肝左胆管复杂的走行有关。根据胆管细胞癌的发生部位，分为肝内胆管细胞癌及肝门部胆管细胞癌，前者又称周围型胆管细胞癌。肝门部胆管细胞癌包括起源于左右肝管交界处及其主要分支，又称 Klatskin 瘤。对于临床难以区分来源于肝门或肝内胆管的进展期病变，可统称为肝门周胆管细胞癌。ICC 占肝原发肝脏肿瘤的10%~20%，其发生可能与胆管结石、胆道寄生虫感染、慢性硬化性胆管炎或慢性溃疡性结肠炎相关，生长缓慢，为少血供肿瘤。ICC 病理类型多为管状腺癌，伴或不伴微乳头结构，少见临床亚型包括腺鳞癌、鳞癌、黏液癌、淋巴上皮瘤样癌、肉瘤样 ICC 等。

2. 声像图特征（图5-1-17和图5-1-18，视频5-1-6）

肝内胆管细胞癌可分为肿块形成型、管周浸润型和管内生长型。其中肿块形成型与肝细胞癌超声表现类似，表现为肝内较大的不均质实性肿块，多数边界不清，呈低回声或等回声，也可呈高回声。胆管细胞癌合并肝内胆管扩张的更常见，内部血流稀疏或无血流。

超声造影显示与肝细胞癌鉴别较困难，文献报道胆管细胞癌造影剂退出更快（60秒以内），退出更显著。与 HCC 相比，ICC 在动脉期中显示的增强强度较低，并且显示快速（<60秒）和明显的廓清，而 HCC 通常是晚期和轻度的廓清。ICC 可细分为3种类型：肿块型、导管周围浸润型和导管浸润生长型。肿块型 ICC 在动脉期中可表现出4种增强模式：周边不规则环形增强、不均匀高增强、均匀高增强和不均匀低增强。大部分 ICC 在门脉期中通常表现为廓清，在延迟期中无一例外地表现为明显的低增强，随后在血管后期完全低增强。导管周围浸润型 ICC 在动脉期表现为不均匀

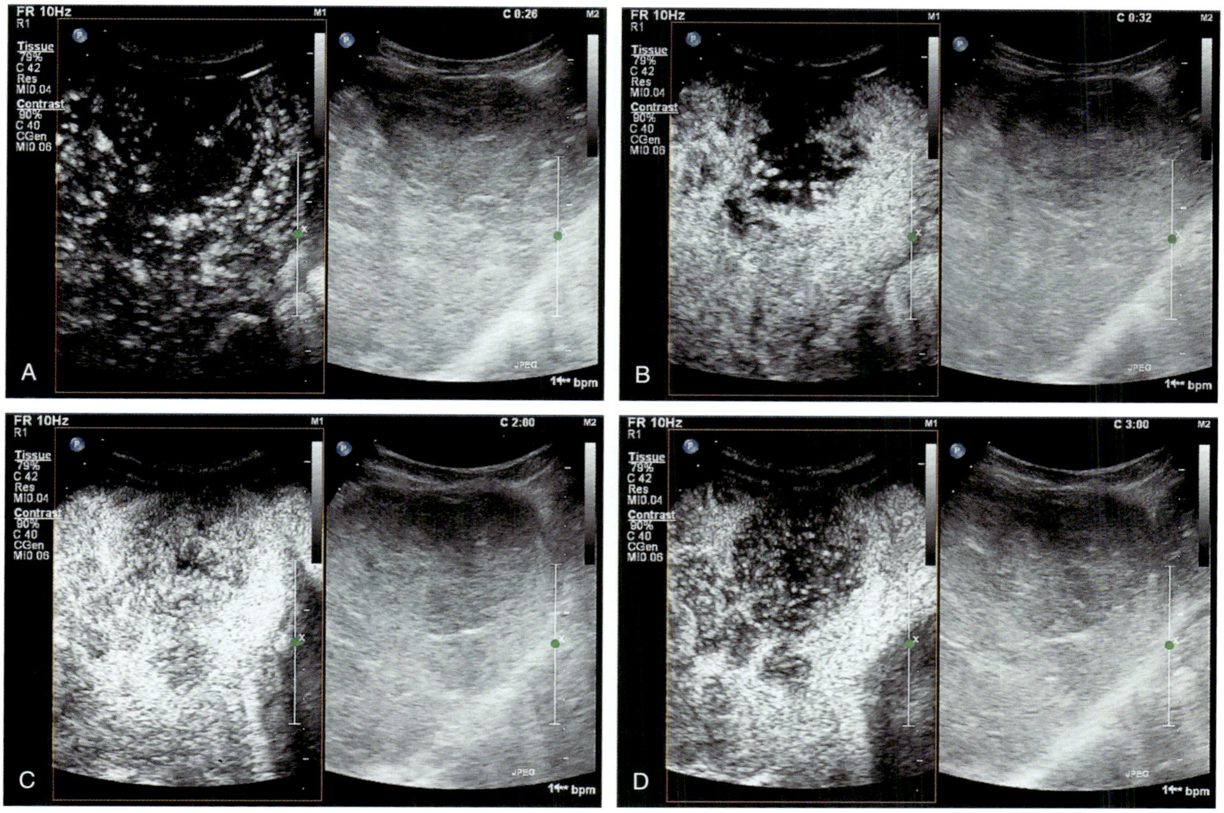

图5-1-17　肝内胆管细胞癌。(A)动脉期26秒呈不规则环形增强，周边可见环形高增强，内缘呈“虫蚀”状；(B)动脉期32秒呈不规则环形增强，周边可见环形高增强，内缘呈“虫蚀”状；(C)门脉期廓清，周边及内部呈低增强；(D)延迟期继续廓清呈明显低增强，延迟期明显可见周围多个转移灶。

高增强；导管内生长型ICC在大多数情况下表现为均匀高增强。

3.诊断经验分享

肝内胆管细胞癌与原发性肝癌通过以下特征有助于鉴别诊断：

(1)扩张的胆管。肝内胆管细胞癌虽胆管扩张表现不如肝门部胆管细胞癌显著，但仍有31%的肝内胆管细胞癌合并近端胆管扩张，而原发性肝癌则仅有2%引起胆管扩张。

(2)门静脉癌栓。原发性肝癌早期多经血行转移，

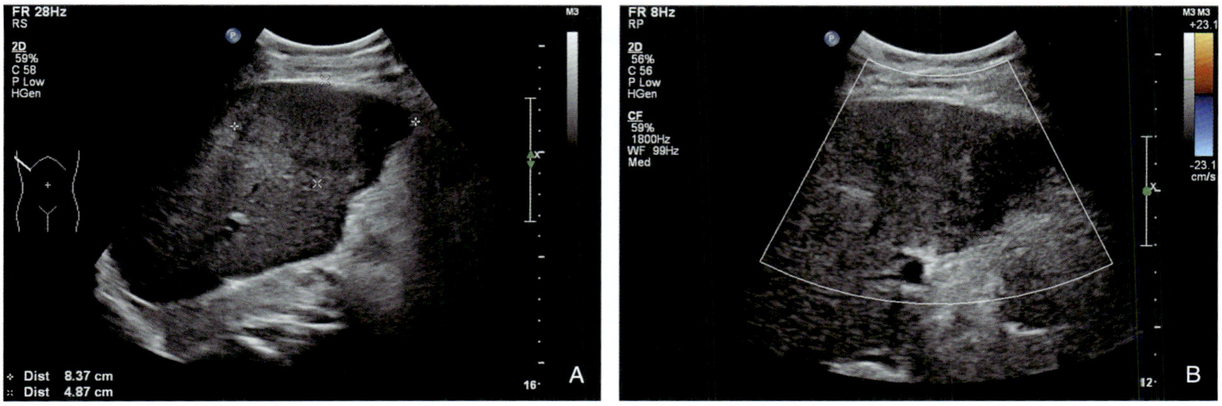

图5-1-18　肝内胆管细胞癌。(A)二维灰阶声像图；(B)CDFI表现；(C)动脉期26秒呈不规则环形增强；(D)动脉期36秒呈充盈高峰，周边呈高增强，内部呈低增强；(E)门脉早期50秒可见周边及内部廓清呈低增强；(F)门脉期继续廓清呈明显低增强。(待续)

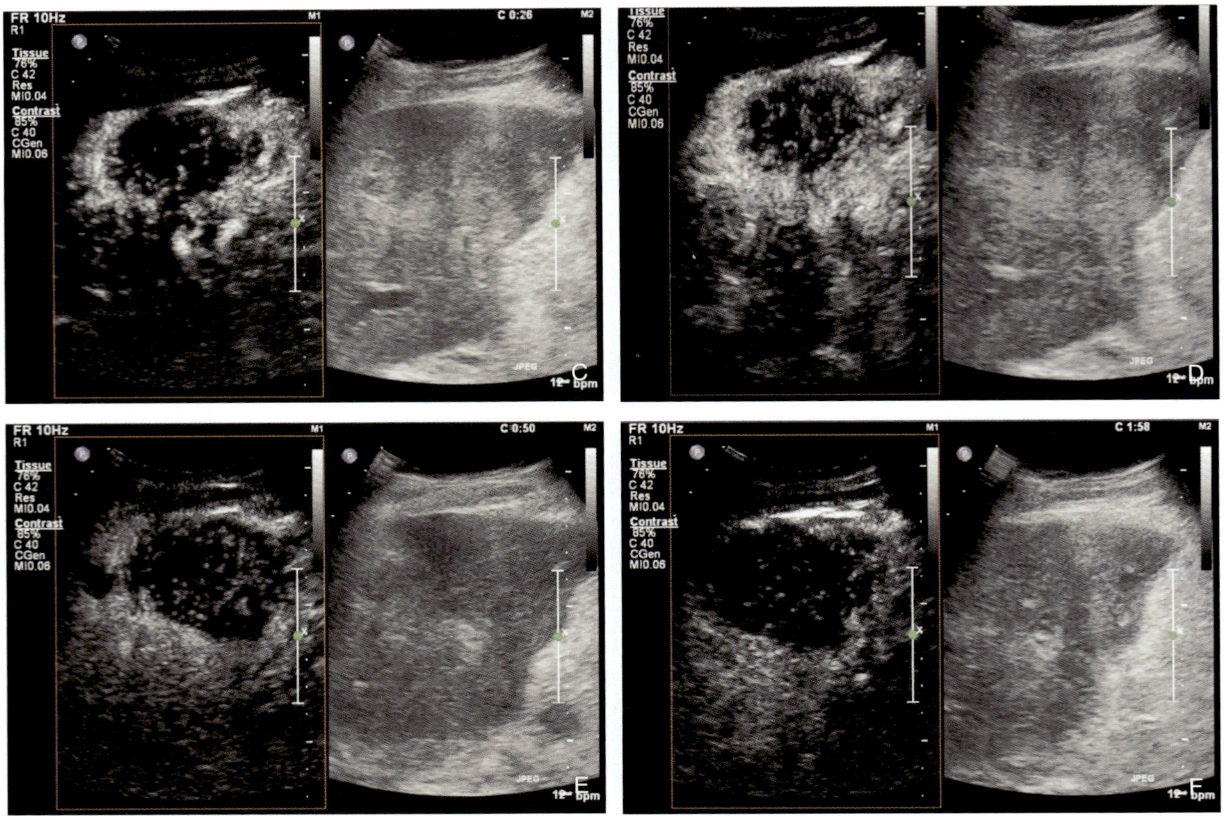

图 5-1-18(续)

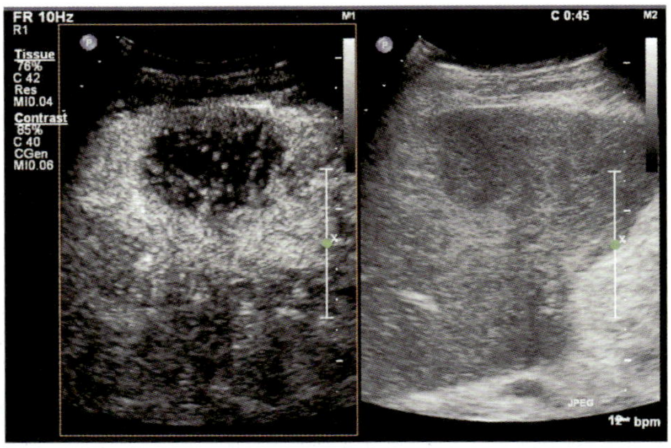

扫码观看高清视频

视频 5-1-6 肝内胆管细胞癌超声造影。患者女,62岁,肝脏左叶肿物,动脉期20秒可见肿物周边不规则环形高增强,中心成无增强及低弱增强,动脉晚期门脉早期消退呈低增强,延迟期进一步消退呈明显低增强。造影模式呈"快进慢退"表现。

出现门静脉癌栓概率大,而肝内胆管细胞癌则更热衷于经淋巴转移,合并门静脉癌栓者少。

(3)超声造影。原发性肝癌"快进快退"耳熟能详;胆管细胞癌也表现为"快进快退",且达峰时增强程度较前者低;胆管细胞癌在动脉期常可见边缘不规则环形增强及树枝状增强;此外,胆管细胞癌消退更快,常在动脉晚期开始消退,有一定鉴别意义。

(4)肿瘤标志物。原发性肝癌与乙型肝炎病毒感染有着莫大的联系;此外,大多数原发性肝癌的AFP显著升高,而胆管细胞癌则多为CA199、CEA升高。

(三)肝转移瘤

1. 临床病理特征

肝转移瘤多数有明确的原发肿瘤病史,大部分来自腹腔内肿瘤,约占2/3,其中食管、胃肠道、胆囊、胰腺等消化系统恶性肿瘤居多，约占30%；其次为乳腺癌、肺癌、肾癌、妇科恶性肿瘤、黑色素瘤等。癌细胞可经由门静脉、肝动脉血行入肝，也可经由淋巴入肝。此外，毗邻肝脏的胆囊、胃、胰腺的恶性肿瘤也可直接浸润肝脏。肝转移瘤绝大多数为多发，一般不合并肝硬化，也不容易形成门静脉癌栓，发生瘤体破裂出血者也较为少见，这些都是与原发性肝癌不同的地方。肝转移瘤早期无明显症状或体征，往往出现症状时，已经数量众多、体积巨大。值得注意的是，大多数肝转移瘤患者首先表现的症状为不明原因的低热，遇到时应小心谨慎。

2. 声像图特征（图5-1-19至图5-1-21，视频5-1-7）

肝转移瘤典型表现为多发结节，大小相近，呈散在分布。回声多种多样，与原发肿瘤的类型有关，胃肠等消化道来源者多呈高回声，乳腺、肺、胰腺等来源者多呈低回声。典型者表现为肿瘤周边呈较宽低回声，中心呈高回声，即“牛眼”征。

CDFI显示瘤内不易探及血流信号，少数肿瘤内可见点状或细条状血流信号。

超声造影在动脉期常呈环状高增强，富血供肿瘤也可呈整体增强，门静脉期及延迟期退出，往往从中央开始，随后周边逐渐退出，呈典型的“黑洞”征，门静脉期以后更容易检出。在延迟期中，非常小的转移灶可能很明显，二维超声上隐匿的病变也能被发现。由于缺乏Kupffer细胞，用Sonazoid（示卓安）进行血管期后成像时，转移病灶边界清晰，表现为完全低增强。治疗后每3~6个月复查1次腹部超声。

3. 诊断经验分享

肝转移瘤通过二维超声及超声造影与其他肿瘤鉴别起来相对容易，如“牛眼”征、造影表现厚环形增强、快进快退、“黑洞”征等，再结合明确的病史特点。但部分胆管细胞癌与肝转移瘤常表现相似的影像学、肿瘤标志物异常表现，甚至病理组织学难以鉴别，需要进行免疫组织化学等检查进行鉴别。

（四）肝原发性淋巴瘤

1. 临床病理特征

肝原发性淋巴瘤（PHL）是一种罕见的肝脏恶性肿瘤，是指病变起源于肝脏内淋巴组织及残留造血组织的恶性肿瘤。PHL的病理分型以弥漫性大B细胞型淋

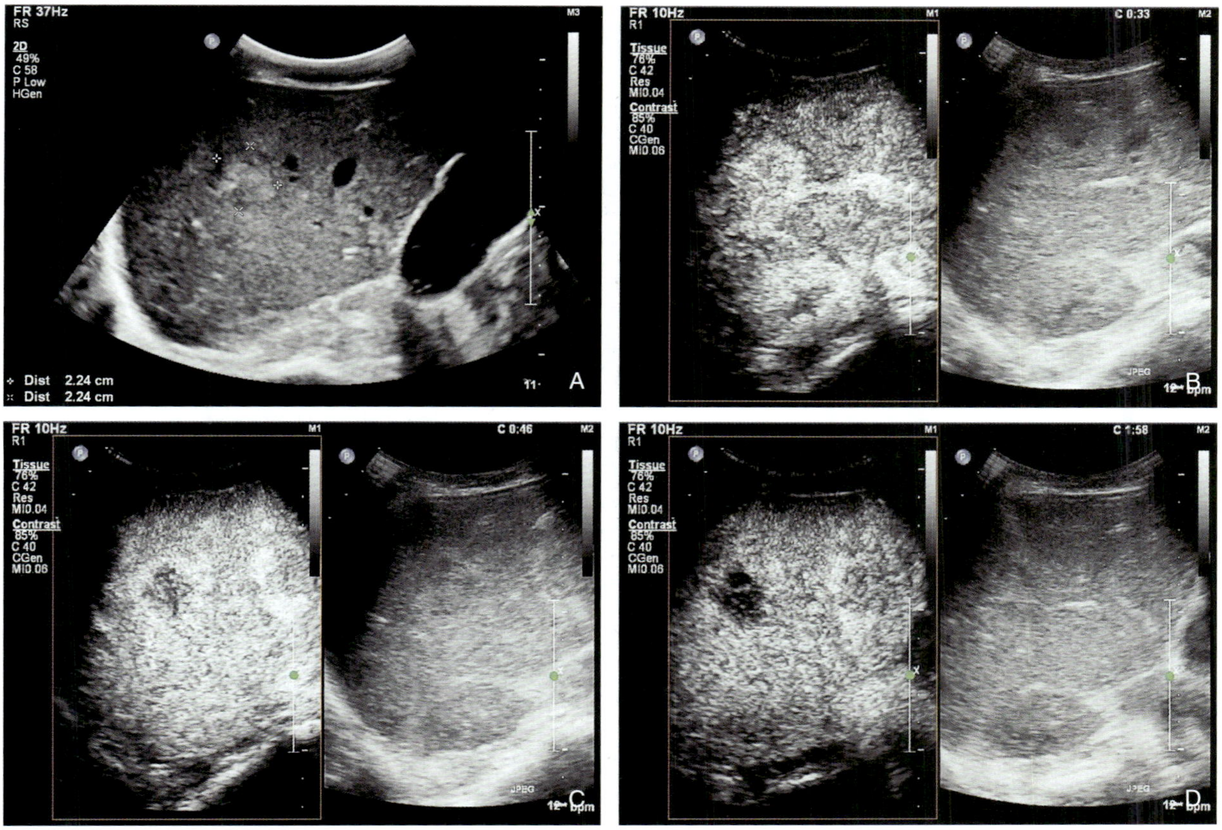

图5-1-19 肝转移瘤。（A）二维灰阶声像图；（B）动脉期呈厚环形增强，周边呈高增强，内部呈低增强；（C）门脉早期46秒可见周边及内部廓清，周边强度降低，内部呈明显低增强；（D）门脉晚期周边及内部继续廓清呈明显低增强。

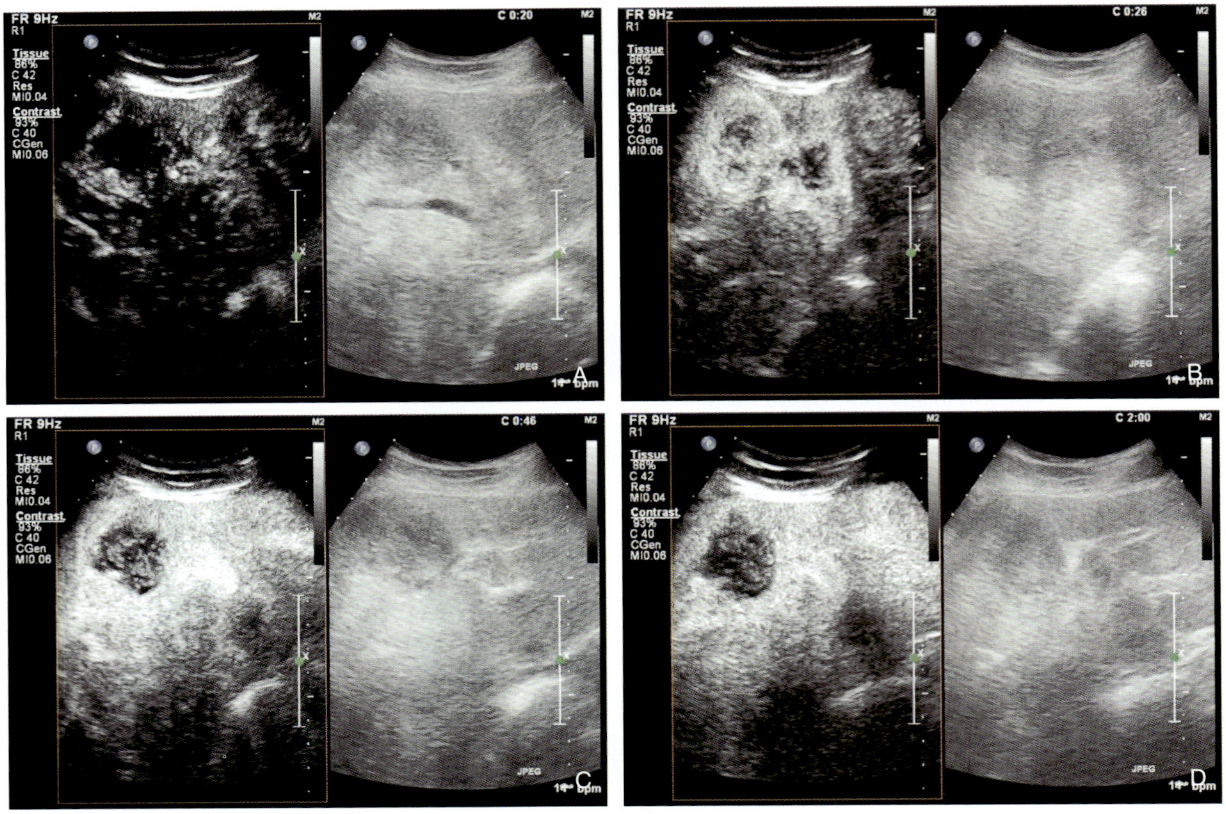

图5-1-20 肝转移瘤。(A)动脉期20秒呈厚环形增强，周边呈高增强，内部呈低增强；(B)动脉期26秒肿物呈充盈高峰；(C)门脉早期46秒可见周边及内部廓清，周边强度降低，内部呈明显低增强；(D)门脉晚期周边及内部继续廓清呈明显低增强。

巴瘤为主，占肝脏所有淋巴瘤的90%以上，比较少见的为T细胞型淋巴瘤，仅占5%~10%。PHL可见于任何年龄，男性多见，临床表现多样，可无症状，也可出现消化道、淋巴瘤症状(如食欲减退、腹胀、恶心、呕吐、右上腹疼痛、发热、盗汗、体重减轻等)，部分患者还会出现黄疸、肝大。

2. 声像图特征(图5-1-22和图5-1-23，视频5-1-8和视频5-1-9)

常规超声多表现为低回声或极低回声，也可为高回声或高低混合回声，且病灶小时表现为均匀低回声，易与原发性肝癌混淆。当超声声像图病灶形态不规则且边界欠清时，易误诊为胆管细胞癌，但胆管细胞癌表现为等回声或稍低回声病灶，且病灶内部及周边易发现小胆管扩张或结石。部分病例中存在特异性表现，

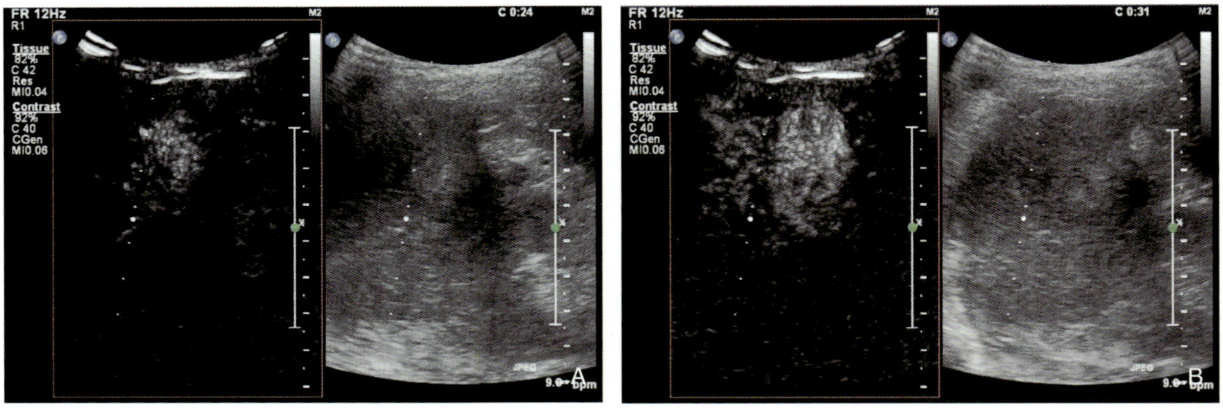

图5-1-21 肝转移瘤。(A)动脉期24秒呈均匀高增强；(B)动脉期31秒均匀高增强；(C)门脉早期可见内部少许廓清，呈稍低增强；(D)门脉晚期内部继续廓清呈明显低增强；(E)延迟期廓清呈明显低增强。(待续)

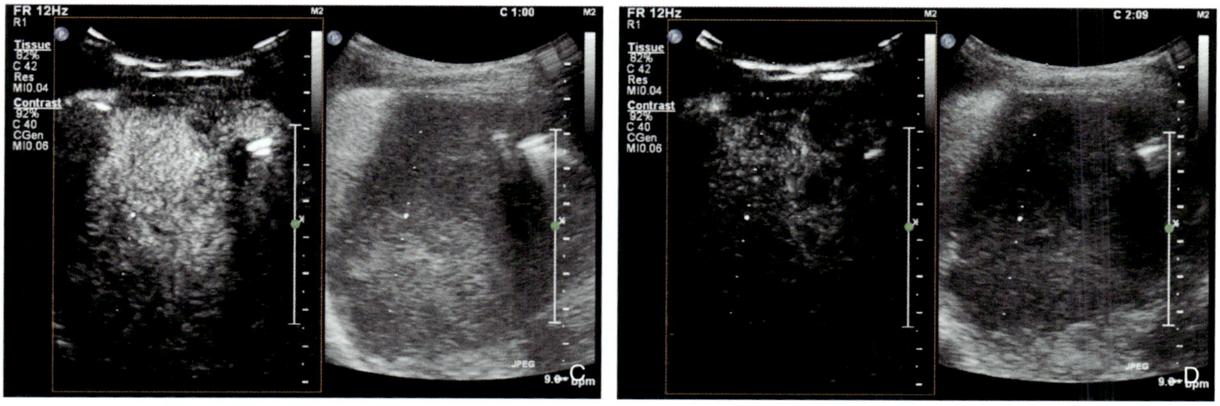

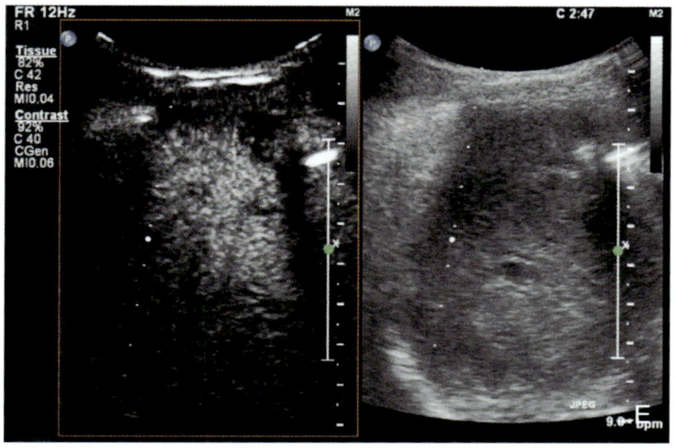

图5-1-21(续)

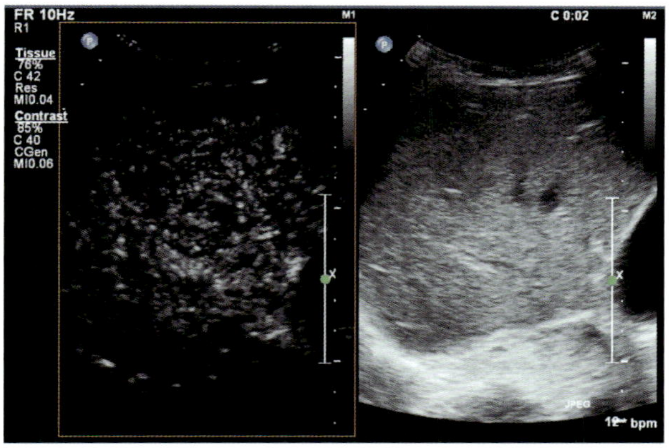

扫码观看高清视频

视频5-1-7　肝转移瘤超声造影。患者女，70岁，肝脏右叶肿物，动脉期23秒可见肿物周边呈厚环形高增强，中心呈低弱增强，动脉晚期门脉早期消退呈低增强，延迟期进一步消退呈明显低增强。造影模式呈“快进慢退”表现。

即走行于其中的血管在低回声背景下，表现为所谓的“血管漂浮”征。“血管漂浮”征指血管穿过病灶或病灶沿血管浸润而血管本身无明显狭窄、包绕等受侵表现，这一征象为淋巴瘤的特征性表现。此征象对于其他脏器淋巴瘤的诊断也极具临床价值，如甲状腺、睾丸、肾脏、脾脏、心脏等。

超声造影在动脉期增强模式多样，以高增强常见，多数在门脉早期出现廓清；延迟期呈明显低增强，CEUS可提示恶性，但明确诊断需穿刺活检。

3. 诊断经验分享

PHL十分少见，临床表现缺乏特异性，超声图像表现多样，临床诊断和鉴别诊断有一定的难度，仅依靠超声难以确诊。临床诊断中应结合患者临床表现、病史及实验室检查结果，必要时行超声下穿刺活检，以最大

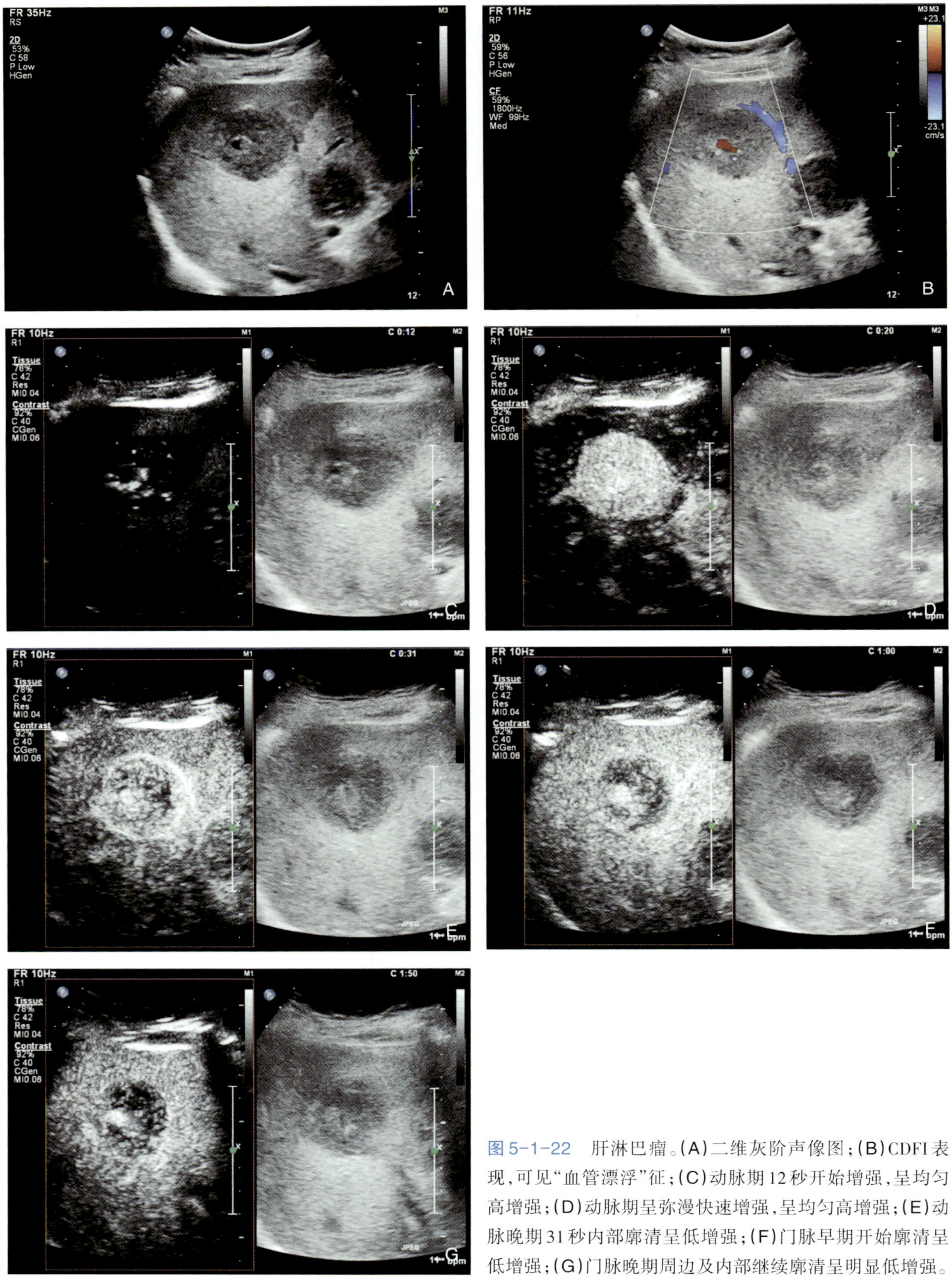

图 5-1-22　肝淋巴瘤。(A)二维灰阶声像图;(B)CDFI 表现,可见“血管漂浮”征;(C)动脉期 12 秒开始增强,呈均匀高增强;(D)动脉期呈弥漫快速增强,呈均匀高增强;(E)动脉晚期 31 秒内部廓清呈低增强;(F)门脉早期开始廓清呈低增强;(G)门脉晚期周边及内部继续廓清呈明显低增强。

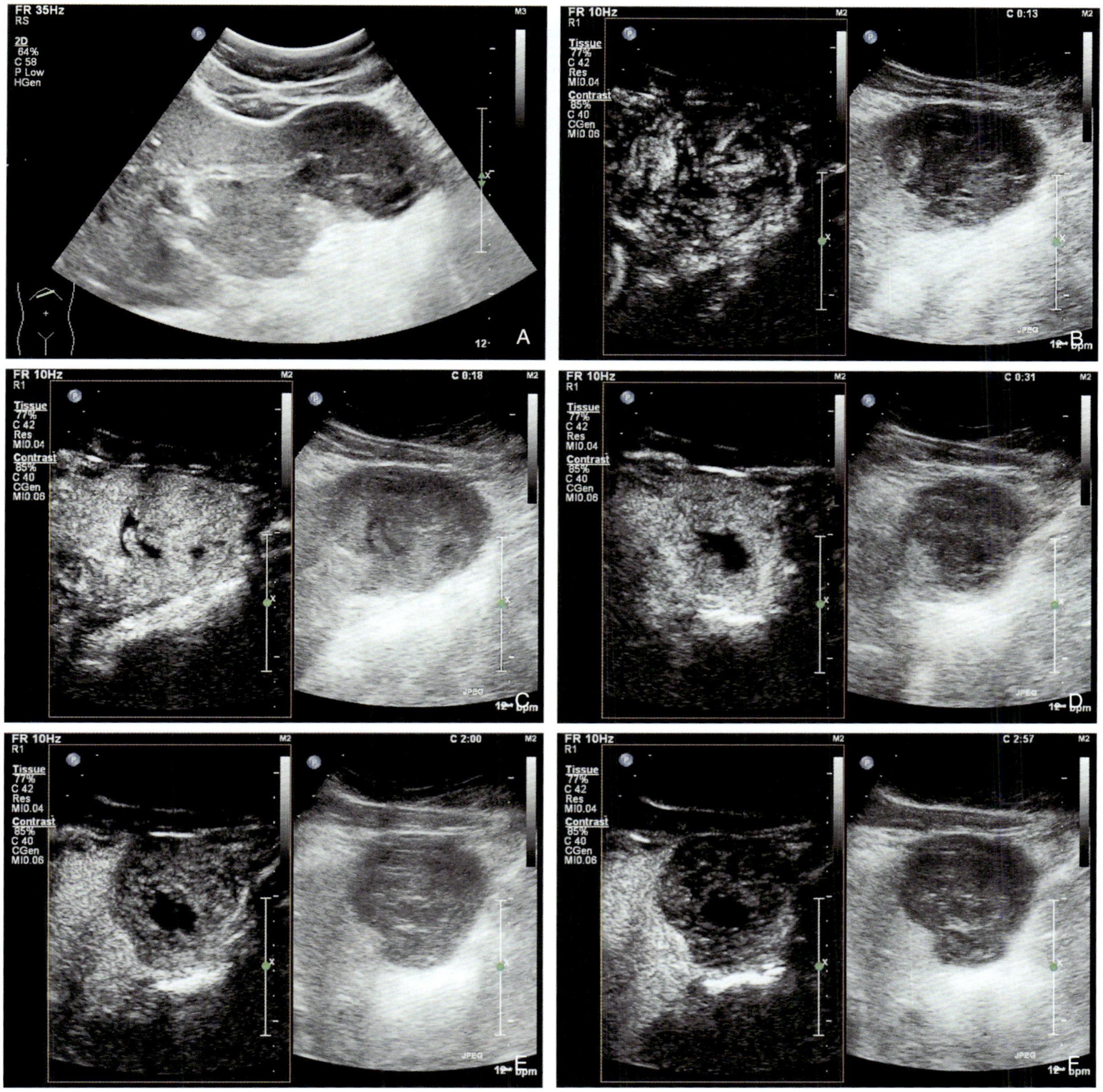

图5-1-23　肝淋巴瘤。(A)二维灰阶声像图;(B)动脉期13秒快速增强;(C)动脉期呈弥漫快速增强,呈不均匀高增强;(D)动脉晚期31秒内部廓清呈低增强;(E)门脉早期至晚期持续廓清呈低增强;(F)延迟期呈明显低增强。

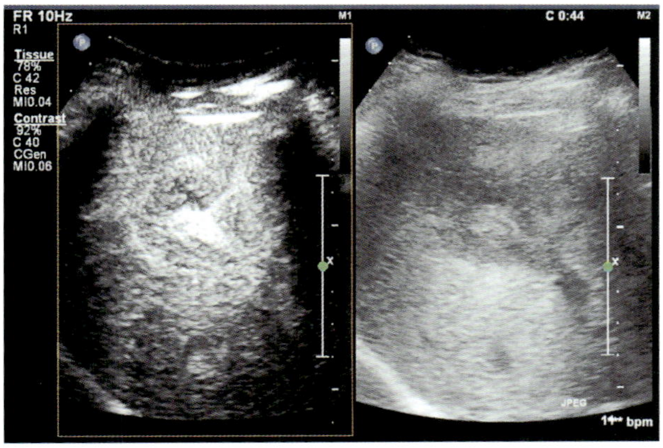

扫码观看高清视频

视频5-1-8　肝淋巴瘤超声造影病灶1。患者女,72岁,肝脏肿物,动脉期11秒可见造影剂弥漫性进入肿物,与周围肝脏组织对比呈快速均匀高增强,动脉期18秒达高峰且23秒开始廓清,退出时间快于周围肝脏组织,门脉期呈明显低增强,肿物内可见"血管漂浮"征。造影模式呈"快进快退"表现。

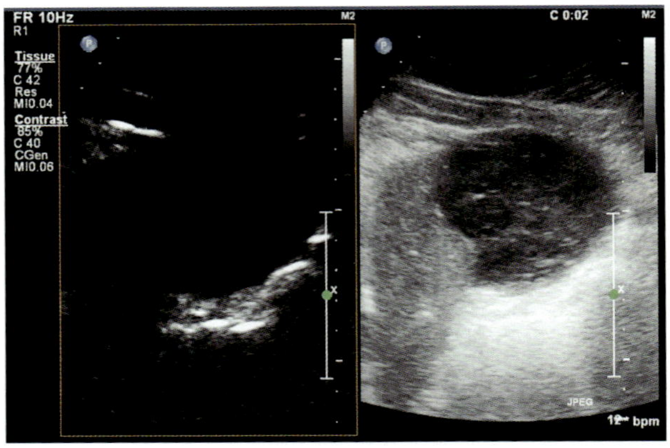

扫码观看高清视频

视频 5-1-9　肝淋巴瘤超声造影病灶 2。患者女，55 岁，肝脏肿物，动脉期 11 秒可见造影剂弥漫性进入肿物，与周围肝脏组织对比呈快速不均匀高增强，内部可见无增强区，动脉期 19 秒达高峰且 22 秒开始廓清，退出时间快于周围肝脏组织，门脉期及延迟期呈明显低增强。造影模式呈"快进快退"表现。

限度提高诊断准确率，降低临床疾病的误诊现象。

(五)肝血管肉瘤

1. 临床病理特征

肝血管肉瘤又称恶性血管内皮瘤、血管内皮肉瘤，是一种罕见的间质性肝脏恶性肿瘤，恶性程度高，是由肝窦血管内皮发生的恶性肿瘤。肝血管肉瘤好发于 60~70 岁，可发生于 2~80 岁之间，男女比例为(3~4)∶1。临床上常见初始症状为腹痛腹部不适、进行性肝衰竭、体重下降、食欲减退和呕吐。病因尚不明确，一般认为与肝硬化、密切接触某些致癌物质(如氯乙烯、二氧化钍、砷类等)有关，其他制剂(如硫酸铜、雌激素、口服避孕药和乙肼)也与该病的发生有关。该肿瘤生长迅速且预后差，50% 病例发现时已有远处转移，未经治疗患者一般在 6 个月内死亡，少数病例生存期超过 24 个月。国外报道手术后患者中位生存期为 12~36 个月，罕见病例可存活 10 年以上。起源于肝脏间叶组织的恶性肿瘤，除血管肉瘤外，还有纤维肉瘤、癌肉瘤和卡波西肉瘤，本章主要阐述血管肉瘤。

2. 声像图特征

超声多表现为巨大的混合回声肿物，内部可有大小不等的不规则无回声区，肿物内部血流信号并不丰富。

超声造影为动脉期周边呈分叶状高增强，内部呈不均匀低增强，中间可见无造影充填区，多数在门脉早期出现廓清，延迟期呈明显低增强，CEUS 可提示恶性，但明确诊断需结合穿刺活检。

3. 诊断经验分享

肝血管肉瘤临床罕见，临床表现缺乏特异性，依靠超声可诊断恶性，但与 HCC、ICC、肝转移瘤难以鉴别。临床诊断中应结合患者临床表现、病史、影像学及实验室检查结果，必要时行超声下穿刺活检，最大限度提高诊断准确率。

(六)原发性肝神经内分泌瘤

1. 临床病理特征

神经内分泌瘤(NEM)的发生部位多见于胃肠道、胰腺及支气管肺组织，肝脏来源临床较为少见，研究显示，发生于肝脏者多为其他器官转移，原发性肝神经内分泌瘤极为罕见。该病女性患者较多见，多数患者早期无明显临床症状和体征，而大多数患者无肝炎或肝硬化等肝脏基础疾病。肝神经内分泌瘤罕见且缺乏特异性临床症状，早期很难发现，临床诊断必须满足：①病理诊断证实是神经内分泌肿瘤；②无肝外原发病灶。出现以下情况应高度重视：①无肝脏基础疾病；②肿瘤标志物 AFP、CEA、CA199 等正常或者升高不明显；③影像学检查 CT、MRI 对肝癌或者胆管癌等难以做出判断；④免疫标志物 CgA、NSE、SYN 等阳性；⑤局限于肝脏内。

2010 年 WHO 根据肿瘤增殖指数和核分裂象将消化系统 NEN 分为 G1~G3 共 3 个级别，其中 G1、G2 级代表分化较好的 NEN，称为"神经内分泌瘤"；G3 则代表分化差的 NEN，称为"神经内分泌癌"，预后相对较差。目前已有较大样本的研究证实，该分级系统在预测患者预后方面有较高的参考价值。

2. 声像图特征(图 5-1-24，视频 5-1-10 至视频 5-1-13)

肝右叶较多见，多单发，呈稍高回声占位。NEM 少数表现为囊实混合性，内见多个不规则无回声呈蜂窝状，可能与肿瘤内部的出血坏死相关。整体形态较规则，一般呈圆形或者椭圆形，无明显包膜，部分有较厚包膜，边界清晰。部分肿块表现为分叶状，有完整较厚的包膜回声，内部呈囊实性，实性区为高回声。

其上可探及较丰富的动静脉血流信号，小病灶呈均匀稍高回声，与血管瘤难以鉴别。

超声造影增强方式主要为整体增强，达峰时多表现为均匀增强，增强-减退模式以“快进快退”或“同进快退”为主。

CEUS的增强-减退模式对其病理分级的评估有一定价值。G2级病灶多呈“快进快退”；G3级病灶多呈“同进快退”或“慢进快退”。

3. 诊断经验分享

原发性肝神经内分泌瘤应重点与肝内常见恶性肿瘤HCC和转移性肝癌进行鉴别诊断。HCC通常发生在肝硬化、慢性肝病等疾病的基础上，临床上患者乙型肝炎表面抗原和血清甲胎蛋白等指标多呈阳性，患者还可有门静脉高压和脾大等症状，而这些症状较少发

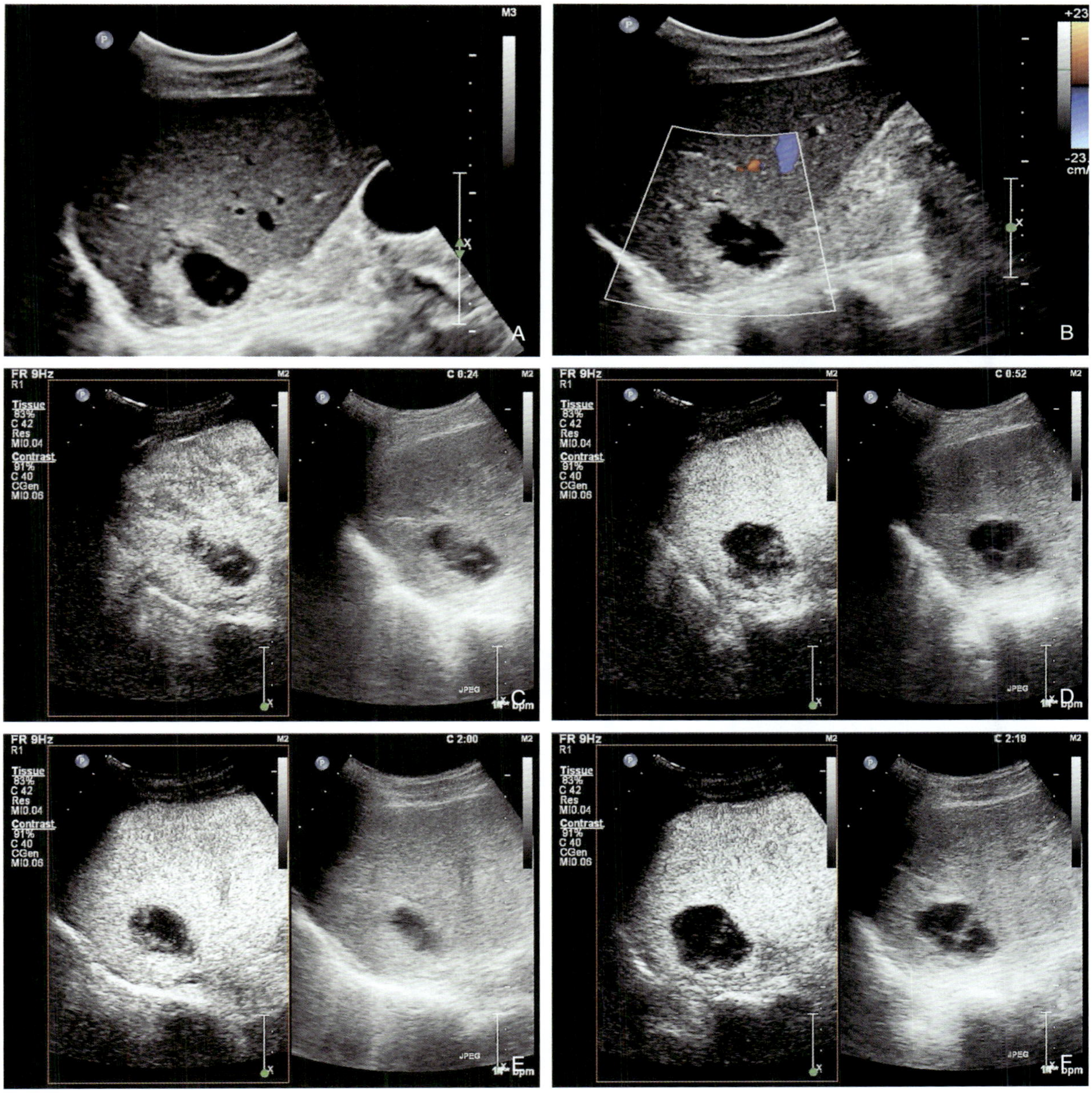

图5-1-24　原发性肝神经内分泌瘤。(A)二维灰阶声像图；(B)CDFI表现；(C)动脉期实性部分呈快速高增强，肿物内可见无增强区；(D)门脉早期52秒实性部分出现廓清呈低增强；(E)门脉晚期2分钟实性部分继续廓清呈明显低增强；(F)延迟期实性部分呈明显低增强。

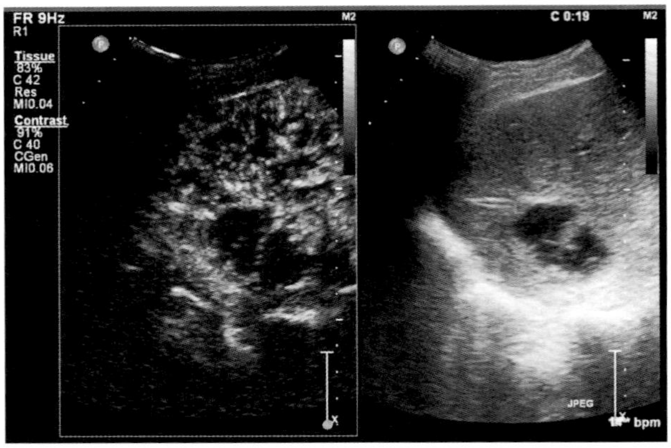

扫码观看高清视频

视频5-1-10　原发性肝神经内分泌瘤超声造影动脉期。患者女，46岁，肝脏肿物，动脉期16秒可见造影剂弥漫性进入肿物实性部分，与周围肝脏组织对比呈快速不均匀高增强，内部可见无增强区，动脉期22秒达高峰。

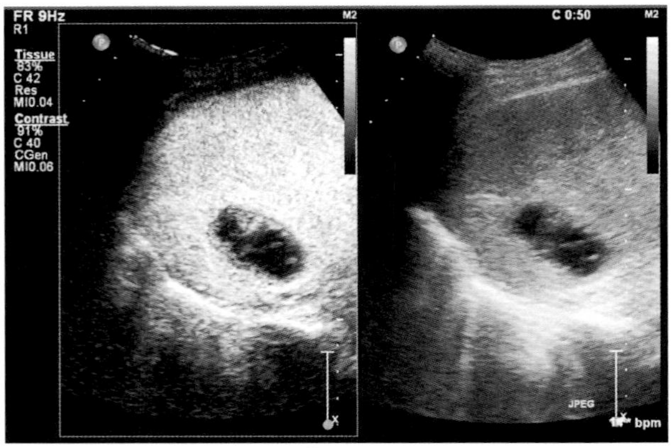

扫码观看高清视频

视频5-1-11　原发性肝神经内分泌瘤超声造影门静脉期1。上述肝脏肿物，门脉期早期52秒肿物实性部分开始廓清，退出时间快于周围肝脏组织。

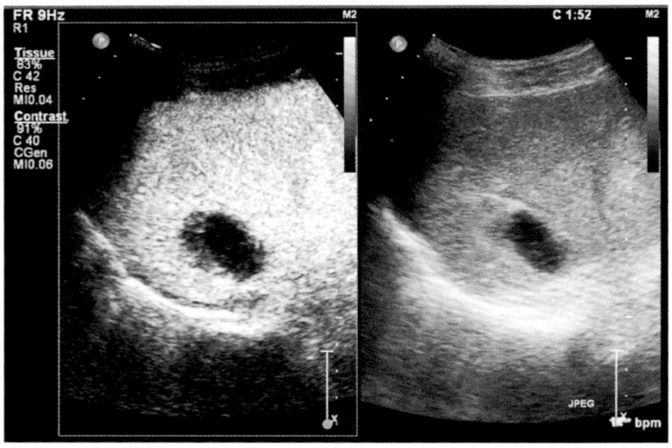

扫码观看高清视频

视频5-1-12　原发性肝神经内分泌瘤超声造影门静脉期2。上述肝脏肿物，门脉期及延迟期肿物实性部分继续廓清呈明显低增强。

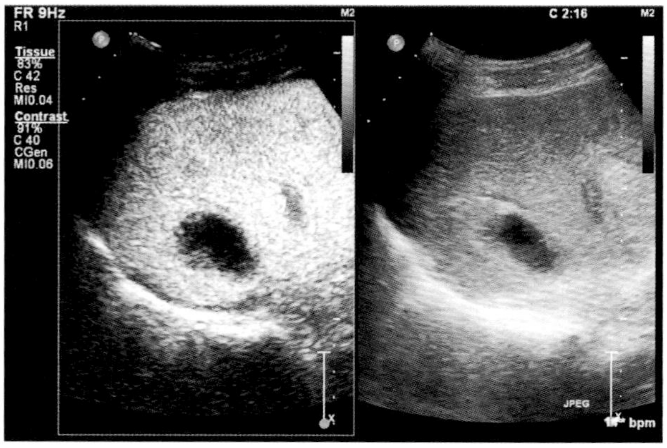

扫码观看高清视频

视频5-1-13　原发性肝神经内分泌瘤超声造影延迟期。上述肝脏肿物，延迟期肿物实性部分继续廓清呈明显低增强，肿物造影模式呈“快进快退”表现。

生于NEN患者。HCC和NEN均为肝内富血供肿瘤，因此CEUS表现有类似之处，如两者的增强方式均以整体增强为主，增强-减退模式均以“快进快退”常见。但NEN也可表现为“同进快退”，而此类增强-减退模式在HCC中鲜有报道。

(七)肝上皮样血管内皮瘤

1.临床病理特征

肝上皮样血管内皮瘤(HEHE)是一种极少见的血管内皮细胞来源的血管间叶肿瘤，其生物学行为介于经典型血管内皮瘤(交界性肿瘤)与经典型血管肉瘤之间，为恶性肿瘤。HEHE以四肢软组织、肺、骨、脑、小肠等部位多见，原发于肝脏的罕见，发生率<0.1/10万，占肝脏原发性恶性肿瘤的1%。关于HEHE超声特征的研究国内外都很少报道，由于其临床表现无特异性，术前诊断非常困难。HEHE虽为恶性肿瘤，但其预后较其他肝脏恶性肿瘤好。

HEHE好发于成人，尤其好发于30~40岁女性，患者一般无特异性的临床症状和体征，多数为偶然发现，可能有右上腹隐痛不适、肝功能异常、体重减轻等一些非特异性的表现。常规血液生化指标一般无特异性的阳性发现，偶可见碱性磷酸酶、转氨酶等指标升高；肿瘤标志物AFP、CEA、CA199、CA125等一般正常，少数文献报道可有不同程度的升高。

2.声像图特征

(1)二维超声(图5-1-25和图5-1-26)。HEHE可分为单结节型、多结节型及弥漫型三类；在常规超声上主要表现为肝内多发弱回声肿块，以肝右叶发生多见，多分布于包膜下；多数病灶内部回声均匀，少数内部见钙化形成；病灶边界清晰或不清晰，多数形态规则，较大病灶融合后可不规则；少数病灶周边可见弱回声“晕环”。CDFI检查无特征性表现。

(2)超声造影(图5-1-27)。动脉期HEHE多表现为环状高增强，门脉期及延迟期均表现低增强，符合恶性肿瘤的强化模式，与肝转移性肿瘤CEUS表现类似，两者不易鉴别。

3.诊断经验分享

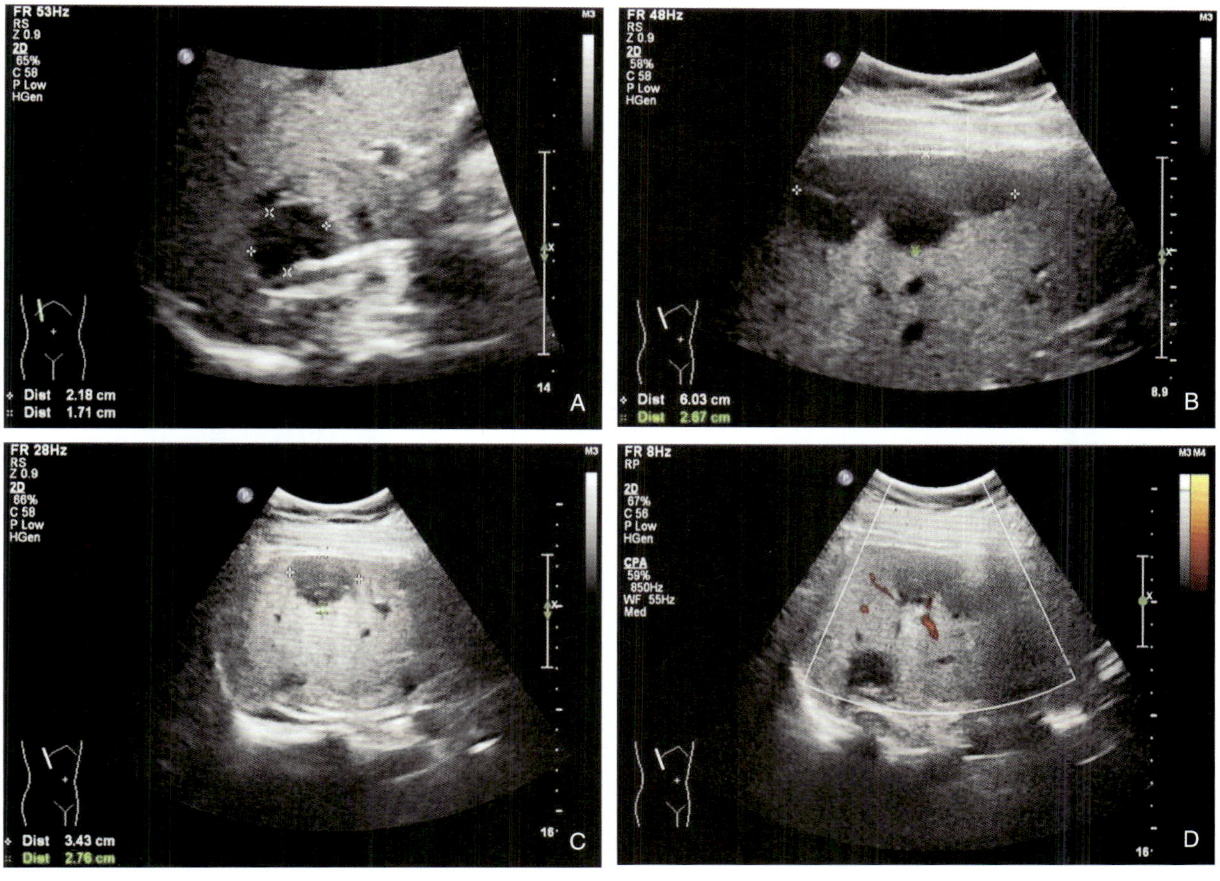

图5-1-25 肝上皮样血管内皮瘤。(A)病灶1；(B)病灶2；(C)病灶3；(D)CDFI表现。

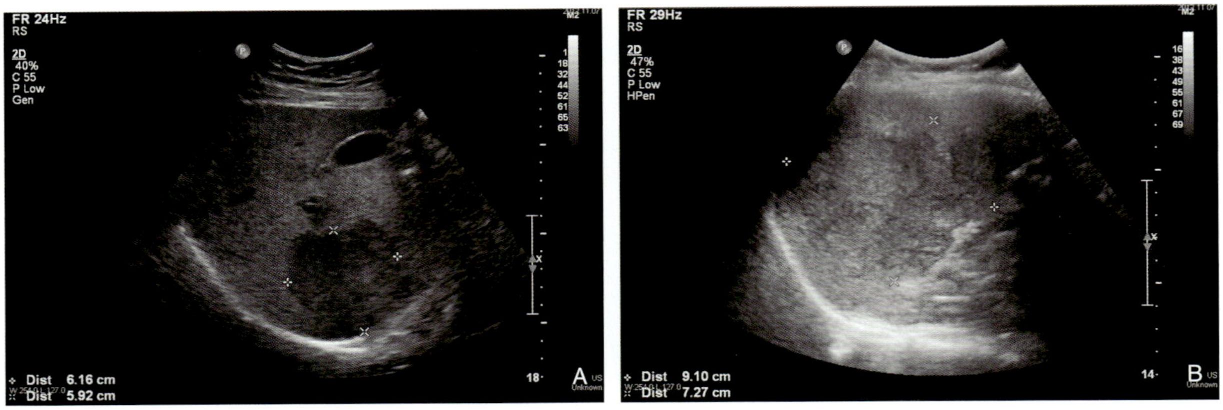

图 5-1-26 肝上皮样血管内皮瘤。(A)融合病灶 1;(B)融合病灶 2。

HEHE 在超声表现上具有一定的特征性,常规超声主要表现为肝内多发、形态规则的弱回声肿块,多数病灶分布于肝包膜下。CEUS 的动脉期多表现为环状高增强,门脉期及延迟期为低增强。这与肝脏转移瘤、胆管细胞癌有相似的影像学表现,后者大都有肿瘤病史,肿瘤标志物异常升高更多见。超声造影时,虽然 HEHE 及转移瘤、胆管细胞癌在动脉期均以环状高增强多见,但前者病灶增强后开始廓清的时间更多晚于后者,可能有助于两者的鉴别,但仅依靠影像学表现鉴别还是比较困难的,必要时可结合组织病理学进行鉴别诊断。

四、肝脏影像报告和数据系统

肝脏影像报告和数据系统最早发布的是关于 CT 和 MRI 的版本,主要用来对具有危险因素的肝脏病变发展为 HCC 的可能性进行分类,包括规范术语、增强

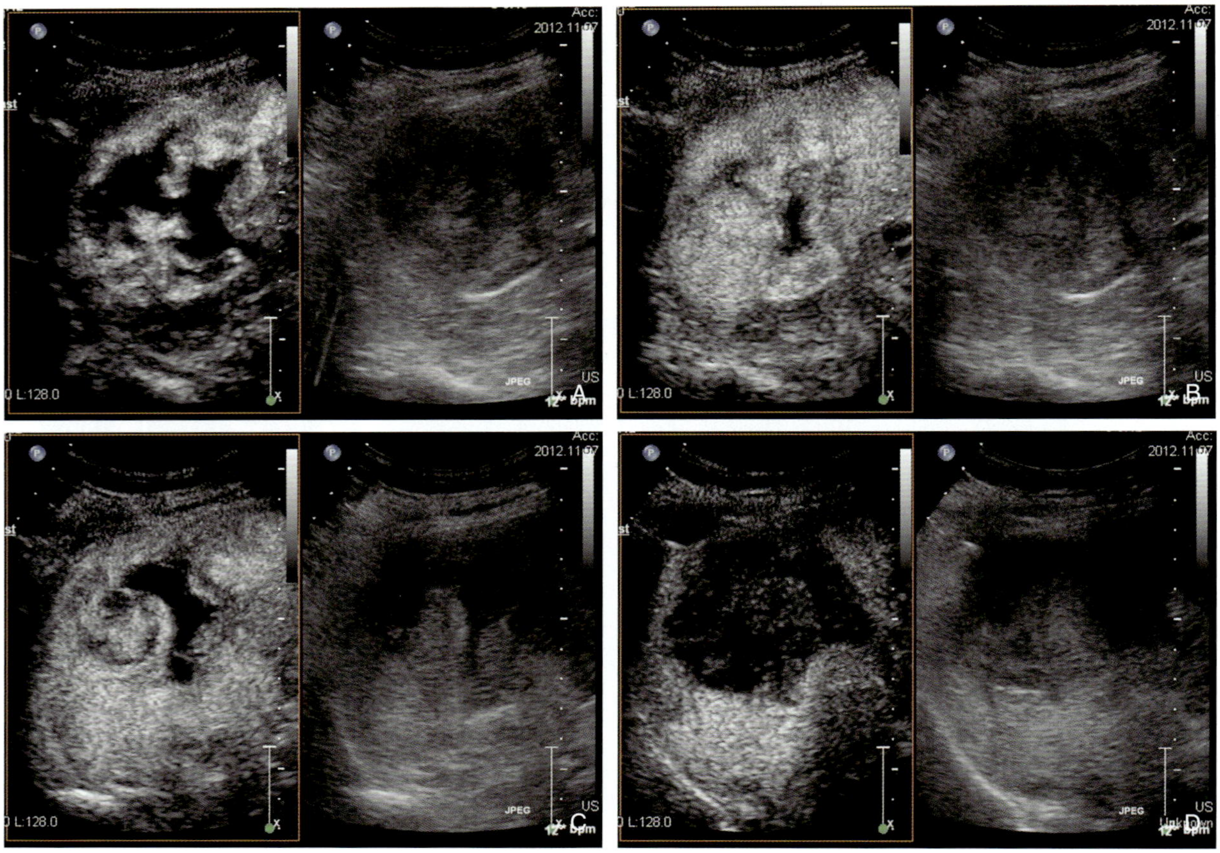

图 5-1-27 动肝上皮样血管内皮瘤。(A)脉期呈环状高增强;(B)动脉期呈环状高增强;(C)门脉期呈低增强;(D)延迟期呈低增强。

报告的规范性等方面，以便于进一步的病变管理。2016年6月24日美国放射学会（ACR）正式公布发表了对比增强超声（超声造影）的LI-RADS官方版本，包括技术、解释、报告、数据收集标准化报告分析和分类系统。系统包括词汇、术语、解释、管理进程图和结节分类，并在2017年进行修订。该指南将肝脏结节的超声造影特征将其分为5类，即CEUS LR 1~5类。另外，还有LR-5V及CEUS LR-M类、LR-NC（影像学证据不足以诊断）、LR-TIV（门静脉或肝静脉内肿瘤）。

（一）操作技术

1.熟悉超声造影技术的术语及概念

（1）动脉期（AP）。动脉期通常指超声造影剂注射后的10~20秒至30~45秒。

（2）门脉期（PVP）。门脉期通常指造影剂注射后的30~45秒至2分钟。

（3）延迟期（LP）。延迟期通常指从门脉期结束持续到超声造影剂微泡从血循环中基本清除，4~6分钟。某些造影剂（如Sonazoid）额外的血管后期（或称Kupffer相）从注射后10分钟开始，并持续1小时或更长时间，为确保不和延迟期重叠，血管后期应当不早于注射后10分钟。

（4）持续成像。实时成像，每秒采集10~20帧动态图像，实时评估病灶在动脉期的增强表现。

（5）间歇成像。每隔30秒间断采集数秒造影图像，有助于在门脉期及延迟期评估病灶廓清表现时减少对造影剂微泡的破坏。

（6）影像记录。保存动态影像和（或）者典型静态图像。

（7）再次注射。在同一次检查中反复多次注射超声造影剂，从而更全面地观察同一个目标病灶，还能评估肝内新发现病灶的超声造影表现。

2.熟悉超声造影双幅显像功能及计时功能

双幅显像的功能可同步显示常规超声和超声造影图像。在常规超声图像上放置电子标尺，应用仪器软件在超声造影图像上可自动同步显示测量标尺位置，有助于在超声造影图像上辨别病灶增强及廓清的边界。另外，使用计时功能可记录注射超声造影剂后，每幅图像获取的时相（界定病灶内造影剂开始廓清的时间）。

3.纯血池型超声造影剂

当前CEUS LI-RADS版本使用的是纯血池型超声造影剂，包括Lumason、Sonovue、Definity、Luminity，不包括Kupffer细胞显像的超声造影剂（如Sonozoid）。

4.造影剂推注

超声造影剂采用内径≥20G的静脉导管注射。在保证安全和无菌的情况下，可通过中心静脉置管或静脉输液端推注超声造影剂。超声造影剂需在2~3秒内匀速推注。用5~10mL生理盐水以2mL/s的推注速度冲管。必要时再次注射，请根据超声造影剂的说明书指示。注射的超声造影剂总量不要超过说明书规定的最大剂量。

（二）选择性应用CEUS LI-RADS辅助诊断标准

依据超声医生阅片的考量，CEUS的辅助诊断标准可能有助于提升诊断信心及LI-RADS精准分类（表5-1-1）。

以下CEUS辅助判断标准可应用于CEUS LI-RADS级别调整（升级或者降级）：

- 至少符合一项恶性辅助判断标准：升高1级直至CEUS LR-4为止（不符合这些CEUS恶性辅助判断标准不能降级）。
- 至少符合一项良性辅助判断标准：CEUS LI-RADS降低一个级别（不符合这些CEUS恶性良性辅助判断标准不能升级）。
- 如果在判断中存在互相矛盾的良恶性CEUS辅助征象（如同时存在至少一项支持恶性的表现及至少一项支持良性的表现）。
- 该病灶不适用于CEUS LI-RADS分类调整。
- 超声造影的辅助标准不能将病灶的LI-RADS分类升级到CEUS LR-5类。

表5-1-1　CEUS LI-RADS诊断

动脉期高增强（APHE）	无动脉期高增强		动脉期高增强（非环状或周边非连续性结节样增强）	
结节大小	<20	≥20	<10	≥10
无任何类型的廓清	CEUS LR-3	CEUS LR-3	CEUS LR-3	CEUS LR-4
延迟或轻度的廓清	CEUS LR-3	CEUS LR-4	CEUS LR-4	CEUS LR-5

(三)CEUS LI-RADS分类及策略

1. CEUS LR-1 类,明确良性

(1)概念。100%确定病灶为良性。

(2)定义。肝内病灶具有明确良性的影像学特征或随访过程中明确发现病灶消失。如单纯囊肿、典型血管瘤、明确的局灶性肝脏脂肪浸润、明确的局灶性肝脏脂肪缺少。

(3)处理方式。持续的常规监测最适宜。

(4)注解

•CEUS分类中,明确为囊肿或血管瘤的病灶应被分类为LR-1类,若诊断中有疑问,则分类为LR≥2类。

•明确为局灶性肝脏脂肪浸润或局灶性肝脏脂肪缺失的病变可分类为LR-1类,且该病灶的CEUS特征非常明确和(或)该病灶之前经CT/MRI确诊。若诊断中有疑问,则分类为LR≥2类。

•除单纯囊肿、典型血管瘤及部分局灶性肝脏脂肪浸润或缺少的病例外,高危患者超声探及的病变不应分类为LR-1类,除非该诊断曾经其他检查手段(CT、MRI或活检)确认。

2. CEUS LR-2 类,良性可能性大

(1)概念。病灶良性可能性大。

(2)定义。肝内病灶或结节的影像学特征提示良性,但不能诊断为良性。如可能为肝硬化再生结节或低级别不典型增生结节。

(3)标准。各时相均为等增强;直径<10mm明确的实性结节;任意大小的不明确的实性结节,既往探查为LR-3类,且2年及以上直径未增大。

(4)处理方式。持续的常规检测最适宜。

3.CEUS LR-3 类,HCC中度可疑

(1)概念。HCC和良性结节均被认为中度可能。

(2)定义。不符合其他LI-RADS分类标准的明确实性结节。

(3)标准。直径≥10mm、动脉相等增强、无任何类型廓清(各时相均为等增强)的明确实性结节;动脉相低增强、无任何类型廓清、任意大小的明确实性结节;直径<20mm、动脉相等/低增强、轻度/晚期廓清的明确实性结节;直径<10mm的APHE(整体或部分,非环状或周边不连续的环状增强)、无任何类型廓清的明确实性结节。

(4)处理方式。根据结节的大小、稳定性及临床考虑,最适宜的处理方式有所不同,详情参见处理部分。

4. CEUS LR-4 类,HCC可能性大

(1)概念。病变HCC可能性大,但不能100%确定。

(2)定义。实性结节影像学特征提示HCC,但不能诊断为HCC。

(3)标准。直径≥20mm、动脉相低/等增强、轻度/晚期廓清的明确实性结节;直径<10mm的APHE(整体或部分,非环状或周边不连续的环状增强)、轻度/晚期廓清的明确实性结节;直径≥10mm的APHE(整体或部分,非环状或周边不连续团状增强)、无任何类型廓清的明确实性结节。

(4)处理方式。详情参见处理部分。

5.CEUS LR-5 类,明确HCC

(1)概念。100%确定为HCC的病变。

(2)定义。影像学特征诊断为HCC的明确实性结节。

(3)标准。直径≥10mm的APHE(整体或部分,非环状或周边不连续环状增强)、轻度/晚期廓清的清晰实性结节。

(4)处理方式。按照HCC治疗处理。

6. CEUS LR-TIV 类,明确的静脉内瘤栓

(1)概念。100%确定为静脉内存在的肿瘤。

(2)定义。与静脉内癌栓相关的影像学表现。

(3)标准。静脉内明确的增强软组织,不论是否探及实性肿块/结节。动脉相必须有一定程度的增强,随后出现廓清(不论廓清开始时间或廓清程度)。

(4)意义。可将患者分类为局部进展期,说明:

•LR-5V类亦可应用于影像学未显示的肝实质内肿瘤。

•静脉内肿瘤指癌栓(原理阐述:病理谱涵盖了少量肿瘤细胞的血栓到以肿瘤细胞为主的实性癌栓)。

•如果诊断为癌栓,以下闭塞或部分闭塞静脉的影像学特征需引起检查者的注意:中等到显著扩张的管腔;管壁不清晰或中断;邻近LR-5类结节。相比之下,非肿瘤性血栓不增强,通常不会使静脉管腔扩张到相似程度,同时也不会破坏静脉壁。

(5)可能的陷阱和挑战

•尽管CEUS能直接鉴别血栓或癌栓引起的血管完全阻塞,但仍对部分血管阻塞存在一定挑战。对于完全血栓栓塞的血管,该血管内任意时相均不出现增强,依据该特征能可靠地诊断血栓;对于非闭塞性血栓,血栓周边的静脉血流或再通的管腔有可能被误认为是动脉血管或误诊为静脉内肿瘤,仔细评估造影剂

到达静脉的时间可有效鉴别癌栓和部分阻塞或再通的血栓。

•造影剂早期到达静脉内的时间与肝动脉增强时间相同时，提示癌栓可能性大。

•动脉相增强后几秒（约为10秒）造影剂到达静脉内，则提示为非闭塞性血栓周围的静脉血流。

•多普勒频谱上的动脉波形可辅助鉴别静脉癌栓和非完全阻塞的血栓。

•门脉分支内的癌栓可能被误诊为肿瘤结节，从而降低患者的肿瘤分期。对肝脏进行实时扫查成像有助于避免此类错误，尤其是门脉相时，要显示癌栓的管状结构及其与门静脉或肝静脉中央区域的连续性。

7.CEUS LR-M 类，明确或可能的非HCC恶性结节

（1）概念。可疑或明确恶性，但影像学特征非HCC特异性的病灶。

（2）定义。具备1个或多个非HCC恶性肿瘤影像学特征的明确实性结节。

（3）分类。至少动脉相存在一定增强（不论增强的形态特征和增强程度）的明确实性结节，且具备以下1项或2项：

•相对肝脏，在造影剂注射后60秒内发生早期廓清。

•廓清显著，呈"凿孔"样表现；

•动脉相环状增强伴随廓清（不论廓清开始时间或程度）。

（4）处理方式。根据恶性肿瘤的类别有所不同；由于缺乏诊断的特异性，LR-M 类病灶通常需行活检。

（5）说明

•动脉相任何程度或形态增强且有早期显著廓清的明确实性结节应分类为LR-M类。

•轻度和晚期廓清的明确实性结节应根据其他影像学特征分类为LR-3类、LR-4类、LR-5类或LR-5V类；这种廓清发生较晚（开始于造影剂注射后60秒）且程度较轻。

（6）可能的陷阱和挑战。炎性包块（尤其是炎性假瘤）在CEUS中一般表现为动脉相高增强和早期显著廓清。

第2节　胆囊和肝外胆管肿瘤的超声诊断

一、胆囊及肝外胆管超声解剖

肝外胆管包括左右肝管、肝总管、胆囊、胆囊管和胆总管。超声显示的肝外胆管主要指肝总管和胆总管。

（一）胆囊

1.大体解剖

胆囊是贮存和浓缩胆汁的囊性器官，位于胆囊窝内，与结肠肝曲及十二指肠球部相邻，分为底、体、颈。胆囊管比胆囊颈稍细，长为3~4cm，直径为2~3mm，在肝十二指肠韧带内与肝总管汇合，延续为胆总管。

2.超声解剖

胆囊纵切面呈梨形，纵轴指向肝门，胆囊颈位置较深，体部贴附于肝脏的胆囊床，底部游离于肝前缘的胆囊切迹处。横切面呈前后径略小于左右径的椭圆形，轮廓光整，边缘清晰，胆囊腔内呈无回声，后方回声增强。正常胆囊壁呈一层薄薄的强回声带，超声不能显示分层。收缩状态下高频超声可见胆囊壁分内、中、外三层（等－弱－强）。胆囊管因纤细且弯曲，不易显示其长轴。当胆总管水平梗阻时，可观察到位于肝总管外侧、门静脉前外侧的胆囊管扩张（图5-2-1）。

3.胆囊的超声测量

（1）长径。清晰完整显示胆囊长轴切面，自胆囊颈部至胆囊底部的内壁间距离。当胆囊折叠明显时，应分段测量，长径为各段之和，正常值<9cm，<5cm为胆囊萎缩，>9cm为胆囊增大。

（2）前后径（短径）。清晰完整显示胆囊长轴切面，在与胆囊长轴垂直方向测量胆囊最宽处内壁间距离。正常值<3.5cm，胆囊前后径对胆囊张力的反应较长径更有价值。

（3）胆囊壁厚度。清晰完整显示胆囊长轴切面，在胆囊体部与超声声束垂直部位，测量胆囊前壁的内外壁间距离。正常值≤3mm。

（二）肝内肝管

1.大体解剖

左、右肝管为一级肝管，分别由左、右半肝内的毛细胆管汇合而成，在肝门汇合。左肝管长2.5~4cm，右肝管长0.8~1.0cm，左、右肝管大部分裸露于肝实质表面，也可深入肝实质。左、右肝管与肝总管的夹角分别

约120°和90°。

2. 超声解剖

左、右肝管位于门静脉左、右支的腹侧，紧贴伴行门静脉的前壁走行，管壁呈平行的2条中强回声带，管腔内呈无回声。左、右肝管汇合成肝总管构成“Y”形。

3. 左、右肝管的测量

与超声声束垂直部位，测量左、右肝管前后壁的内壁间距离。正常左、右肝管内径≤2mm，如>3mm则提示扩张（图5-2-2）。

（三）肝总管和胆总管

1. 大体解剖

左、右肝管走行出肝门后合成肝总管。肝总管长约3cm，直径约5mm，下行于肝十二指肠韧带内，与胆囊管以锐角（约61°）汇合成胆总管。胆总管长4~8cm，直径6~8mm。胆总管全程分为十二指肠上段、十二指肠后段、胰腺段、十二指肠壁内段，与胰管汇合后形成一轻度膨大的共同管道（肝胰壶腹或Vater壶腹），开口位于十二指肠大乳头。

2. 超声解剖

超声显像可将肝外胆管大致分为4段：上段/肝门段（C1段），自肝门发出与门静脉伴行，长约3cm；中段/胰上段（C2段），与下腔静脉伴行达胰头上缘，长1~2cm；下段/胰腺段（C3段），胰头背侧的胆管段，长约3cm；末段/壶腹段（C4段），近十二指肠乳头侧胆管，即壁内段，长1~2cm。

3. 正常声像图

（1）C1段。肝门部纵切面，C1段表现为紧贴门静脉前壁并与之平行的管状回声，其直径一般小于伴行门静脉的1/3；肝门部横切面，位于右前的胆管、左前的肝动脉与后方的门静脉，三者的横切面呈“米老鼠”征。

（2）C2和C3段。自肝门纵切面略向下移，C2段位于下腔静脉的前方，C3段位于胰头的背侧；自肝门至胰头区域连续横切可完整显示C1-C3段。当受胃肠气体干扰时，可深吸气屏住状态，探头加压扫查可提高显示率。

（3）C3和C4段。胰头区域纵切、横切及旋转扫查，可清晰显示C3段和C4段，管径逐渐变细，呈楔形进入十二指肠后内侧壁。

4. 肝外胆管的测量

清晰显示肝外胆管长轴切面，在肝右动脉横切面下方约1cm或肝外胆管最宽处测量与长轴相垂直的内壁间距离。肝外胆管内径>8mm时提示扩张（图5-2-3和图5-2-4）。

二、胆囊肿瘤

（一）胆囊内乳头状肿瘤

1. 临床病理特征

胆囊内乳头状肿瘤（ICPN）是一种胆囊腔内起源于黏膜、肉眼可见的、肿块性、非侵袭性上皮性肿瘤。在2010年WHO分类中首次描述，表现为黏膜内乳头状或息肉样肿块，常伴有黏蛋白分泌过多。ICPN不常见，男女比例约为2∶1，在所有胆囊切除病例中，其发生率为1.5%，临床表现为腹痛、腹部不适或消化不良，甚至梗阻性黄疸等症状。组织学上，大多数ICPN显示出乳头状和管状区域的混合。据细胞异型程度，分为低度或高度异型增生；根据上皮亚型，分为胃型、肠型、胰胆管型和嗜酸细胞型。乳头状型多为胰胆管型或混合型，很少为胃型或肠型；管状型往往为胃型或具有胃型特征的混合型。大多数管状乳头状型为混合型。

ICPN是胆囊癌的癌前病变之一，约20%的侵袭性胆囊肿瘤和6%胆囊癌由ICPN进展而来。所有ICPN

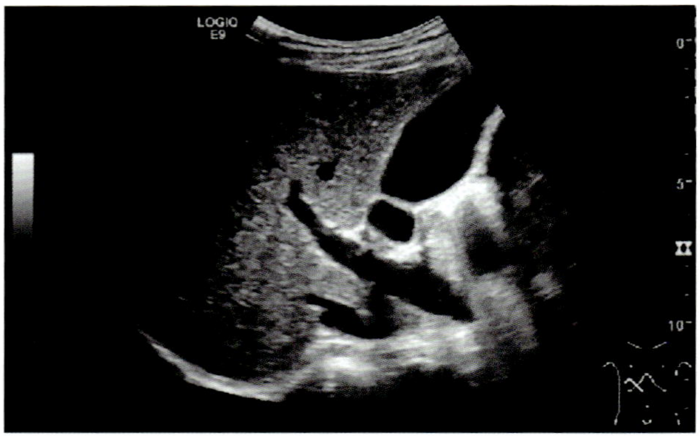

图5-2-1　正常胆囊（肋缘下斜切面）。

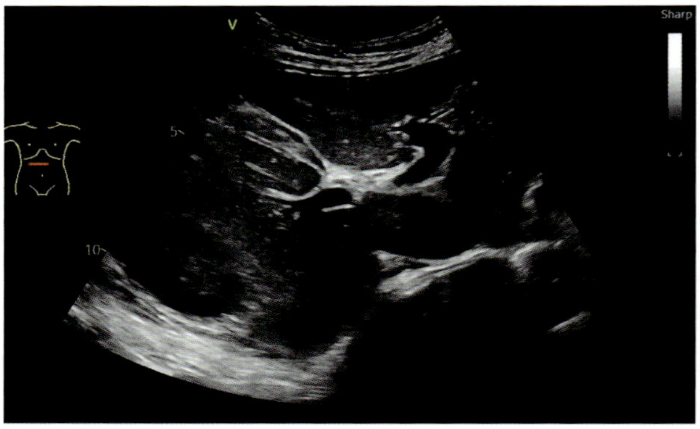

图5-2-2　正常左、右肝管。

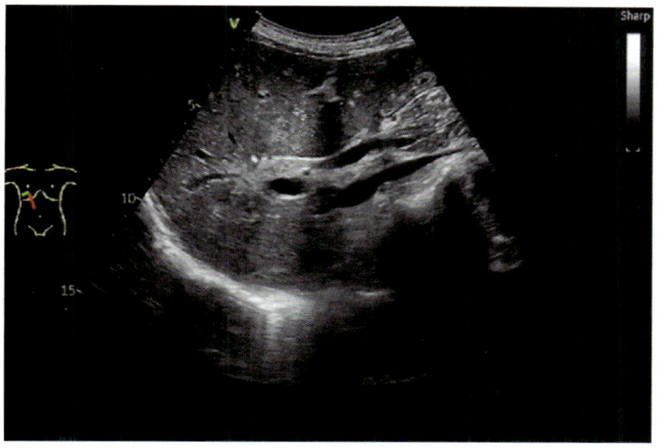

图5-2-3　肝外胆管纵切面。

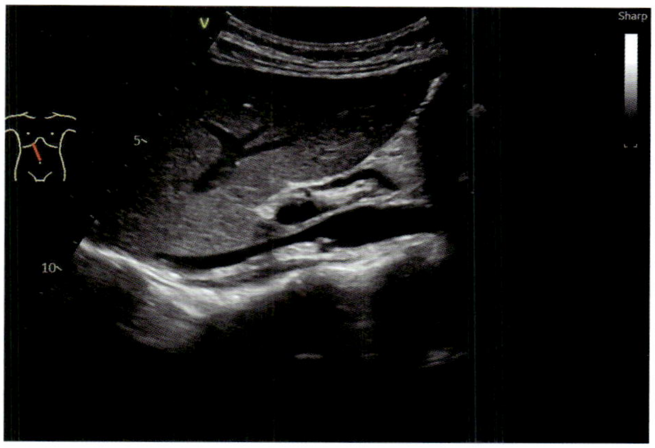

图5-2-4　肝外胆管横切面。

均具有低度异型增生，43%具有高度异型增生，半数以上在诊断时发现浸润性癌，主要在胰胆管型病变或广泛的高度异型增生病变中。浸润性癌成分通常是管状腺癌，预后比起源于上皮内瘤变的胆囊癌要好。

2. 声像图特征(图5-2-5至图5-2-7)

ICPN常见胆囊不同程度增大，囊壁可见单发或多发乳头状、菜花状肿块向囊腔内突出，2~4cm，呈高回声或等回声，边界清晰，内部回声多均匀，较大者回声不均匀。胆囊内可见低回声絮状或胶冻样黏液，体形偏瘦者，高频探头振动后胆管内黏液可随探头振动而轻微飘动。当ICPN增大时，由于胆囊内压力增加，肿块可能会突出到胆总管。

超声造影显示胆囊腔内突出的乳头状结节或菜花状肿物增强，早期呈均匀或不均匀高增强，增强晚期呈低增强。

3. 诊断经验分享

胆囊内乳头状结节或菜花状肿物，伴胆囊不同程度增大。

超声造影显示增强早期均匀或不均匀高增强，增强晚期呈低增强。

(二)胆管导管内乳头状肿瘤

1. 临床病理特征

胆管导管内乳头状肿瘤(IPNB)是胰腺IPMN在胆管的对应性改变，占胆道肿瘤的9%~38%，亚洲人群好发于肝内胆管，西方人群好发于肝外胆管，40~80岁患者多见，男性多见。临床表现为腹痛、黄疸、转氨酶升高，少数可合并胆管炎。病理表现为胆管内乳头状或绒毛状肿瘤突起(高5~20mm)，伴特征性纤维血管轴心，伴不同程度的黏液分泌，导致胆管扩张。根据上皮细胞结构异型程度，IPNB分为低级别或高级别不典型增生；根据上皮细胞类型不同，可分为肠型、胰胆管型、嗜酸细胞型和胃型，西方人群中以胰胆管型更常见，更易出现高级别不典型增生或浸润性癌，亚洲人群中以肠型更常见，更容易出现大量黏液分泌现象。半数以上表现为两种或更多的上皮类型。可在胆管内播散形成多发性肿块，并可进展为浸润性癌(管状腺癌或黏液腺癌)。根据与胰腺IPMN在组织学上的相似性将IPNB分为2型：1型在肝内胆管中更常见，与胰腺IPMN在组织学上相似，多为胃型和肠型，常见黏液分泌过多；2型在肝外胆管更常见，多为肠型和胰胆管型，少见黏液分泌过多，浸润性癌比1型更常见。

2. 声像图特征(图5-2-8)

根据IPNB的位置可分为肝内胆管型、肝门胆管型及远端胆管型，这里仅描述肝门胆管及远端胆管IPNB的超声表现。

远端胆管IPNB超声多表现为胆管扩张，胆管内有菜花状、乳头状肿物，伴有肝内外胆管不同程度的扩张。乳头状结节呈高回声或等回声向管腔内突出，或菜花状实性肿物充填扩张胆管，边界清晰，内部回声多均匀，较大者回声不均匀。由于黏液黏稠导致胆汁排出受阻，常伴近端胆管不同程度的扩张(19~45mm)，可呈管状、梭形、囊状，大部分胆管壁完整。有时伴远端胆管扩张，CDFI显示乳头状结节或菜花状肿物内部血流信号稀少，呈乏血供型。胆管壁内未探及血流信号。

IPNB也可因肿瘤较小或肿瘤沿胆管壁黏膜呈平铺生长，超声仅显示为明显扩张的肝内外胆管及胆管内絮状黏液的低回声。体形偏瘦者，高频探头振动后胆管内黏液呈胶冻样可随探头振动而轻微飘动。

肝门胆管IPNB超声多表现为囊实混合型。肝门区

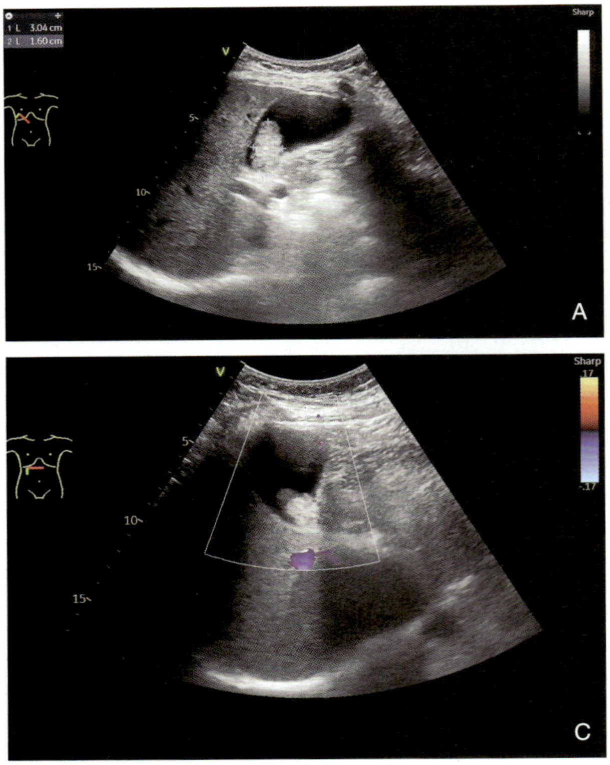

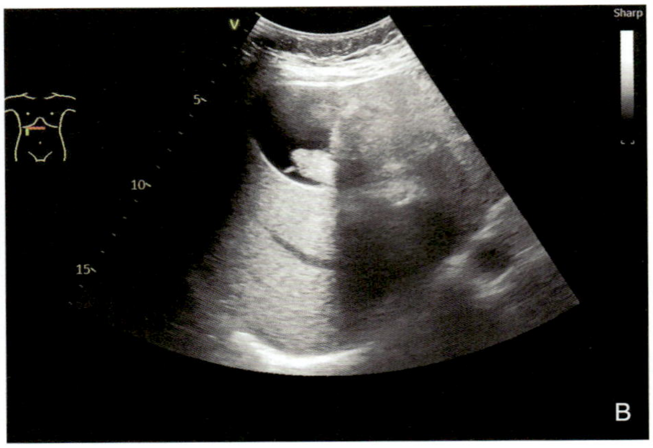

图 5-2-5　绒毛管状腺瘤伴局灶高级别上皮内瘤变。(A)长轴切面；(B)短轴切面；(C)CDFI表现。

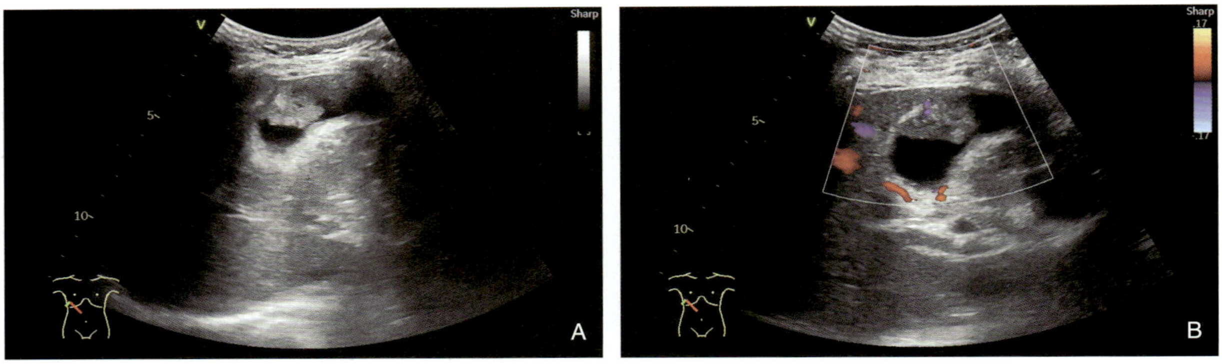

图 5-2-6　囊内乳头状肿瘤伴高级别异型增生、癌变为中-低分化腺癌。(A)声像图；(B)CDFI表现。

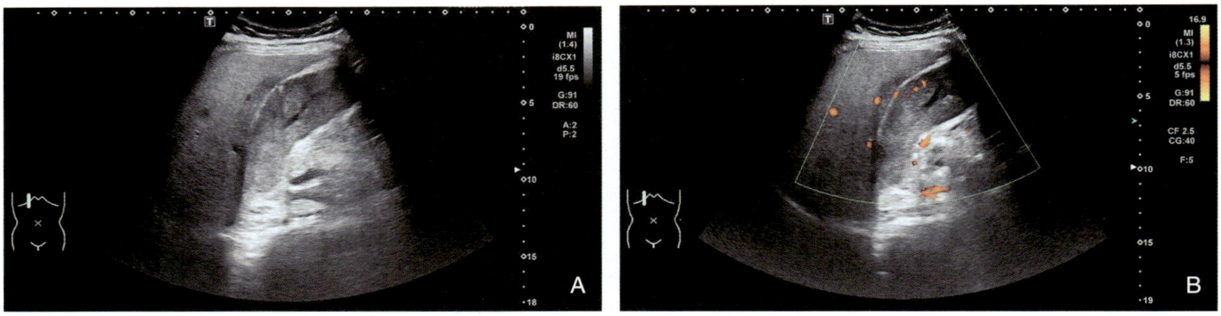

图 5-2-7　囊内乳头状肿瘤伴相关浸润性癌。(A)声像图；(B)CDFI表现。

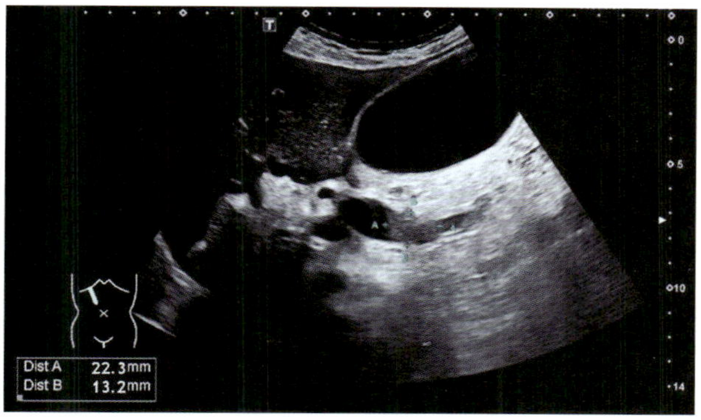

图5-2-8　胆管内乳头状肿瘤(胆管中下段)伴相关浸润性癌。

囊实混合性肿物,实性成分中常见多个片状无回声区,囊/实比例<1,无明显分房分隔;边界清晰或欠清,不侵入邻近肝组织,周围胆管轻度扩张,病灶与周围胆管相通。

超声造影显示胆道扩张型IPNB胆管腔内突出的乳头状结节或菜花状肿物增强,早期呈均匀高增强,增强晚期呈低增强。囊实混合型肿物实性部分增强,早期呈不均匀高增强,增强晚期呈低增强,囊性部分增强早期及增强晚期均无增强。

3.诊断经验分享

肝外胆管内乳头状结节或菜花状肿物,伴近端胆管不同程度扩张。肝门区囊实性肿物,无明显分房分隔,伴周围胆管轻度扩张,与周围胆管相通。

超声造影显示增强早期均匀或不均匀高增强,增强晚期呈低增强。

(三)胆囊癌

1.临床病理特征

胆囊癌(GBC)起源于上皮细胞的恶性肿瘤,占消化道肿瘤的3%、消化系统肿瘤的第6位,是全世界第22位最常见、第17位最致命的癌。GBC多见于中老年女性,临床表现多与慢性胆囊炎及胆囊结石相似,主要为腹痛、黄疸、消瘦及消化道症状。因发病隐匿,早期症状不典型,就诊时多为中晚期,是一种预后差的高度恶性肿瘤。胆囊癌可发生于胆囊各部,最常见于底部,其次为体部和颈部,病理可分为胰胆管型腺癌、肠型腺癌及其他变异类型(鳞癌、透明细胞癌、黏液腺癌、未分化癌等)。世界卫生组织第5版消化系统肿瘤对胆囊癌前病变的分类包括幽门腺腺瘤、胆道上皮内瘤变和囊内乳头状肿瘤。

2.声像图特征(图5-2-9至图5-2-12)

(1)超声表现。胆囊癌超声多表现为结节型、蕈伞型、厚壁型、混合型、实块型。

- 结节型。为胆囊癌较早期的表现。胆囊腔内突起的乳头状结节,单发或多发,体积一般较小,直径为1.0~2.5cm,基底较宽,表面不平整,呈中等回声或低回声,不随体位改变而移动。与病变连接处胆囊壁增厚。
- 蕈伞型。常多发,基底宽而边缘不整的蕈伞状肿块突入胆囊腔,常连成片;单发者表现较宽的乳头状,形态不规则,表面凹凸不平,内部回声不均匀,多呈低回声或中等回声,基底部宽,与病变相邻处胆囊壁回声中断。
- 厚壁型。胆囊壁局限性或弥漫性增厚,呈不均匀、不对称性增厚,外壁不光滑,内壁粗糙不规则,黏膜线不完整或消失,可侵犯肝实质,形成与肝无明显分界的肿块。
- 混合型。较多见,声像图较典型,多表现为胆囊壁不规则增厚伴乳头状或蕈伞状肿物向胆囊腔内突出。
- 实块型。多为胆囊癌晚期表现。胆囊形态失常,轮廓不清,正常液性腔变小或消失,代之以胆囊区低回

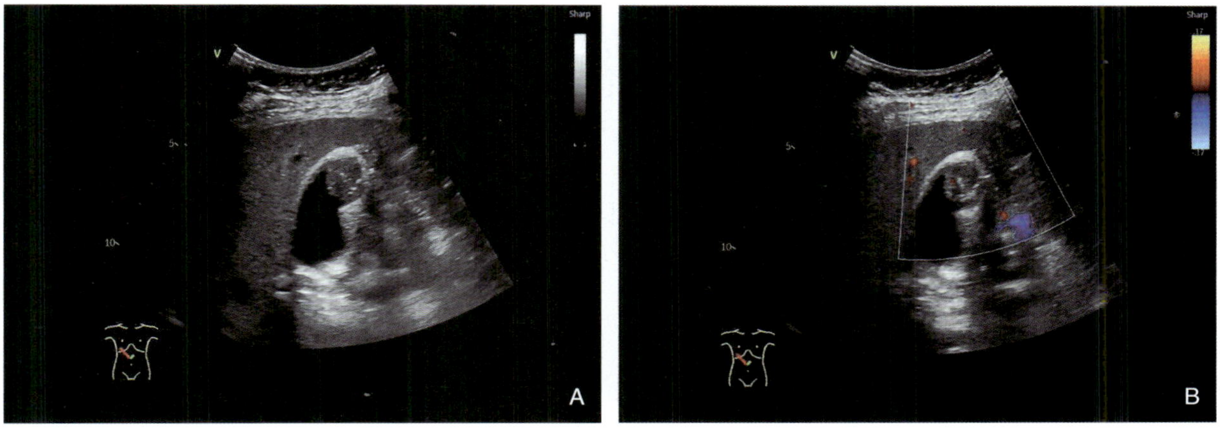

图5-2-9　胆囊癌。(A)声像图(蕈伞型);(B)CDFI表现(蕈伞型)。

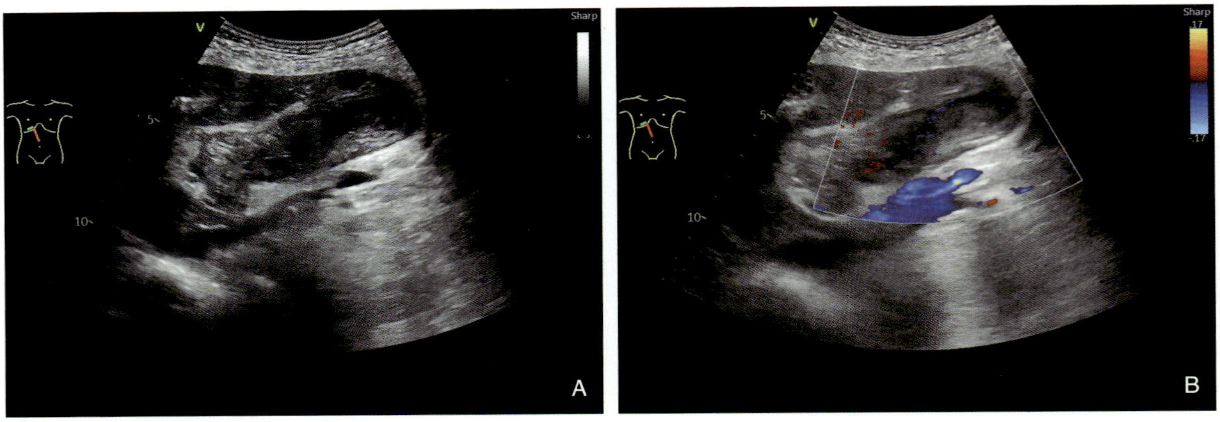

图5-2-10 胆囊癌。(A)声像图(实块型);(B)CDFI表现(实块型)。

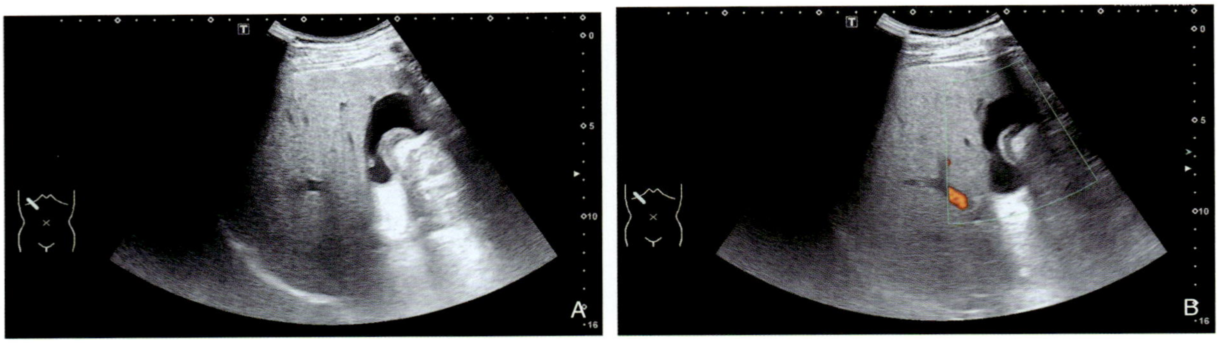

图5-2-11 胆囊癌。(A)声像图(局部囊壁增厚型);(B)CDFI表现(局部厚壁型)。

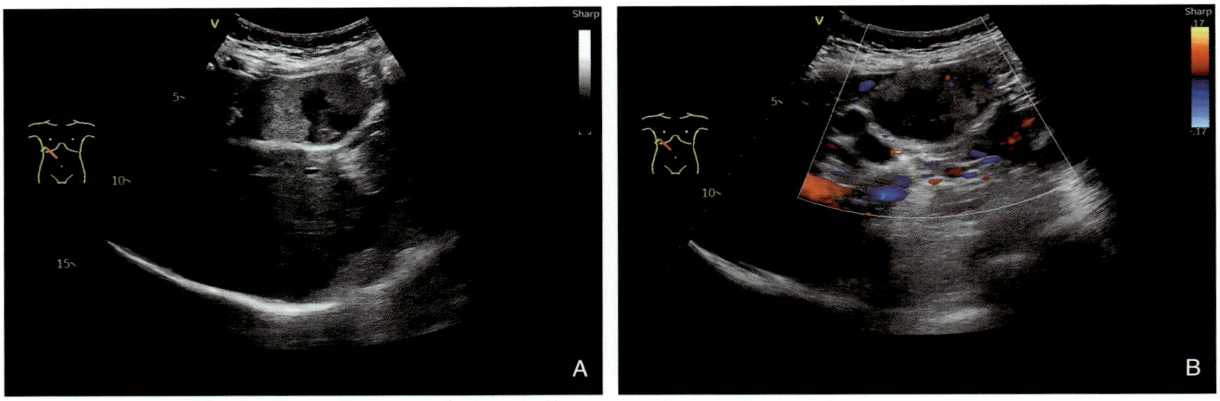

图5-2-12 胆囊癌。(A)声像图(厚壁型);(B)CDFI表现(厚壁型)。

声不均匀实性肿块,病灶形态不规则,向周围呈浸润性生长,使肝与胆囊之间正常强回声带破坏、中断或消失。常不易与邻近肝肿瘤或肠道肿瘤相鉴别,当病灶内有结石时,表现为胆囊区不规则肿块内出现强回声团伴后方声影,有助于诊断。

(2)CDFI。病灶内可见粗大、杂乱、不规则的丰富血流信号,常呈高速高阻型动脉血流频谱。

(3)超声检查。除显示胆囊癌大小、形态及局部胆囊壁结构(尤其胆囊壁内外侧缘)外,还可观察肿瘤与邻近脏器的侵犯情况,应重点观察邻近肝实质、门静脉、胆总管、十二指肠、胰腺、腹膜等脏器。胆囊癌常侵犯邻近胆囊床的肝实质或发生远处肝组织的转移瘤。当病灶位于胆囊颈部或病灶较大时,可压迫肝门部胆管,使肝内胆管扩张;当侵犯十二指肠时,可致十二指肠壁增厚及十二指肠近端梗阻;可有肝门、十二指肠韧带、胰头部位淋巴结肿大。

(4)超声造影。肿瘤及增厚的胆囊壁增强早期呈快速高增强，多为不均匀增强，之后迅速减退为低增强。侵犯周围肝实质时，表现为胆囊外壁的线样高回声中断，胆囊周围肝实质异常增强。

3.诊断经验分享

胆囊壁局限性或不对称性增厚，内壁不光整，黏膜线不完整或消失，可侵犯肝实质形成与肝无明显分界的肿块。可有肝门、十二指肠韧带、胰头部位淋巴结肿大。

超声造影显示肿瘤及增厚的胆囊壁增强早期呈快速高增强，增强晚期低增强。

(四)肝门胆管癌

胆管癌(CCA)根据原发部位分为肝内CCA(iCCA)、肝门CCA(hCCA)和远端CCA(dCCA)。iCCA位于肝实质内二级胆管以上的肝内小胆管，hCCA位于一级胆管至胆囊管开口处之间，dCCA位于胆囊管开口以下至壶腹部。

1.临床病理特征

hCCA又称Klatskiin瘤，以区别于肝内周围型胆管细胞癌。hCCA位于左右胆管至胆囊管开口处之间，在大胆管肿瘤中占比>50%。危险因素包括原发性硬化性胆管炎、肝内胆管结石、Caroli病、肝吸虫病、复发性化脓性胆管炎等。临床以进行性黄疸为主要表现。hCCA位于肝门部，周围有密集的血管网和复杂的胆管结构，所以hCCA常切除困难。

hCCA的分型参考Bismuth-Corlette分型法，分为以下4型。

Ⅰ型：累及肝总管。

Ⅱ型：累及肝总管及左右肝管汇合部(累及一级胆管开口)。

Ⅲa型：累及肝总管、左右肝管汇合部、右肝管(肿瘤累及右肝二级胆管、左肝一级胆管)。

Ⅲb型：累及肝总管、左右肝管汇合部、左肝管(肿瘤累及左肝二级胆管、右肝一级胆管)。

Ⅳ型：肝总管、汇合部和同时累及左右肝管(肿瘤侵及肝总管、汇合部及左、右肝二级胆管)。

2.声像图特征(图5-2-13和图5-2-14)

hCCA的生长方式多为管内生长型、管壁浸润型。

管内生长型超声多表现为高度扩张的肝内胆管在肝门部突然截断，截断处胆管内不均质肿块或胆管壁局灶性狭窄。肝外胆管和胆囊不扩张或萎缩。管内型pCCA胆管截断部位管腔内的肿块多表现为不均匀高回声或中等回声区，一般体积较小，呈匍行生长，形态不规则，边界不清，有时很难确定其边界；或没有明确肿块形成，表现为截断部位胆管壁局灶性不规则狭窄。

管壁浸润型超声多表现为扩张的胆管在截断处逐渐细窄，局部胆管壁不规则增厚、变形，回声增强，管腔不对称，超声易漏诊。

超声检查应观察胆管壁外侧缘是否清晰、有无回声中断。观察肿瘤周围淋巴结有无转移。肝尾叶肝管可汇入左肝管、右肝管或左右肝管汇合处，以汇入左肝管为主。肝尾叶胆汁的混合性引流的这一特点，致使肝门胆管癌常侵及肝尾叶，故应重点观察肝尾叶。此外，还需重点观察胆囊、门静脉、左右肝动脉、肝固有动脉、肝总动脉等脏器。当胆囊增大(胆囊大小与肝外胆管呈矛盾状态)时，提示胆囊颈管部受累可能。

超声造影显示此处较周围肝组织呈快速或同步增强，动脉早期呈高或等增强，动脉晚期迅速消退为低增强，门脉期呈边界清晰的低增强。

3.诊断经验分享

扩张的肝内胆管在肝门部突然截断，截断处胆管内肿块或胆管壁局灶性狭窄，或截断部位胆管壁不规则增厚、管腔狭窄。较周围肝组织呈快速或同步增强，动脉早期呈高或等增强，动脉晚期迅速消退为低增强，

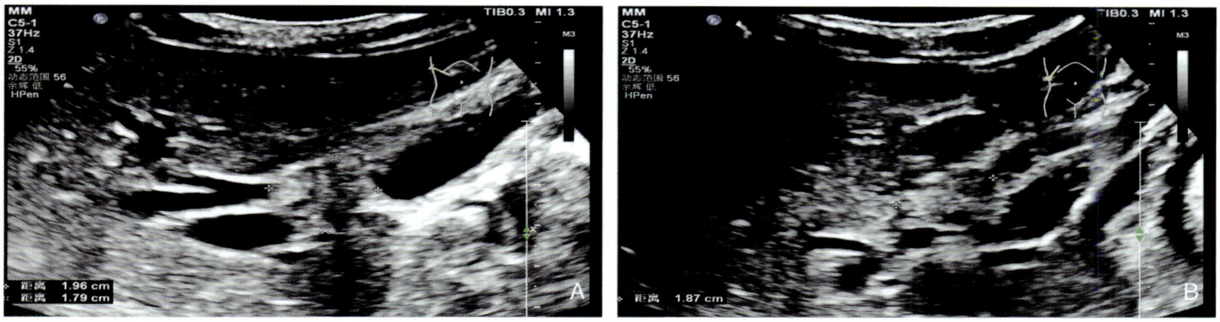

图5-2-13　肝门胆管癌。(A)长轴切面声像图(管内生长型)；(B)短轴切面声像图(管内生长型)。

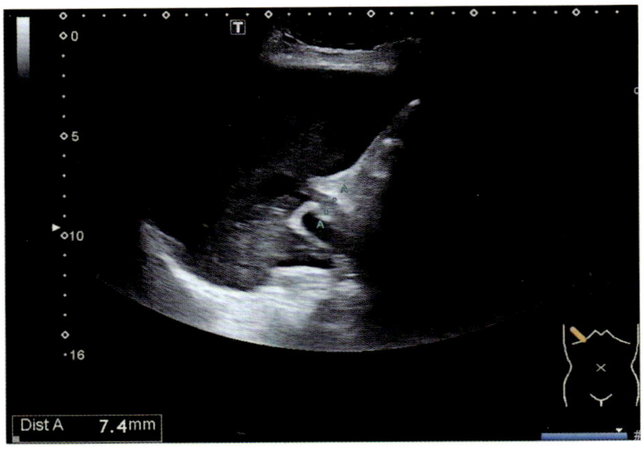

图 5-2-14　肝门胆管癌声像图（管壁浸润型）。

门脉期呈边界清晰的低增强。

（五）远端胆管癌

1. 临床病理特征

远端胆管癌（dCCA）是指位于围肝门区域之外的肝外胆管癌，即原发肿瘤起源于胆囊管汇入胆总管以远至 Vater 壶腹的肝外胆管，占胆管癌的 20%~40%。危险因素包括胆管腺瘤、胆管乳头状肿瘤、胆管上皮内瘤变、胆管-胰管汇合异常、胆管囊肿、原发性硬化性胆管炎等。dCCA 好发于老年人，男性多于女性，早期多无明显临床症状，进展期以进行性黄疸、上腹胀痛、消化不良为主要表现。

dCCA 大体分为硬化型、结节型、息肉型、弥漫浸润型。组织学类型多为腺癌，其他少见类型有肠型透明细胞腺癌、黏液癌、鳞状细胞癌、腺鳞癌等。

2. 声像图特征（图 5-2-15 和图 5-2-16）

dCCA 的生长方式多为管内生长型和管壁浸润型。

管内生长型超声多表现为显著扩张的肝内外胆管突然截断，截断处存在胆管内结节状或乳头状不均匀肿块。胆囊通常增大。结节状或乳头状肿块，多表现为不均匀稍高回声或中等回声，形态不规则，边缘不整齐，后方无声影。肿块与胆管壁分界不清，局部管壁连续性中断，甚至侵犯周围组织。

管壁浸润型超声多表现为扩张的胆管内腔逐渐细窄或呈“鼠尾”征，局部胆管壁不规则增厚、变形，呈中等回声或高回声，管腔不对称、狭窄，与正常胆管壁分界不清。

超声检查应观察胆管壁外侧缘是否清晰、有无回声中断。观察肿瘤周围淋巴结有无转移。同时多切面扫查判断肿瘤是否存在侵犯肝总动脉、门静脉主干、肠系膜上动静脉等邻近血管及胰腺、十二指肠等相邻脏器，是否存在远处淋巴结转移或可疑远处转移等情况。当胆管扩张而 CT/MRI 未见病灶，可用超声内镜来评估，必要时可在超声内镜引导下对可疑病灶或者淋巴结进行穿刺活检。

超声造影显示与邻近胆管壁呈同步增强，增强早期呈等增强或稍高增强，增强晚期呈低增强。

3. 诊断经验分享

显著扩张的肝内外胆管突然截断，截断处存在胆管内结节状或乳头状不均质肿块。扩张的胆管内腔逐渐细窄或呈“鼠尾”征，局部胆管壁不规则增厚、管腔狭窄。

超声造影显示增强早期呈等增强或稍高增强，多与邻近胆管壁同步增强，增强晚期肿块呈低增强。

（六）神经内分泌肿瘤

1. 临床病理特征

神经内分泌肿瘤（NEN）是一组具有异质性的肿瘤，起源于弥散神经内分泌系统。NEN 多发生于胃肠

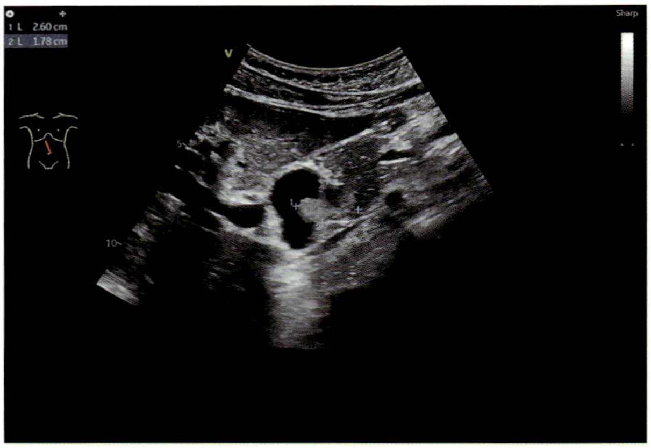

图 5-2-15　远端胆管癌声像图（管内生长型）。

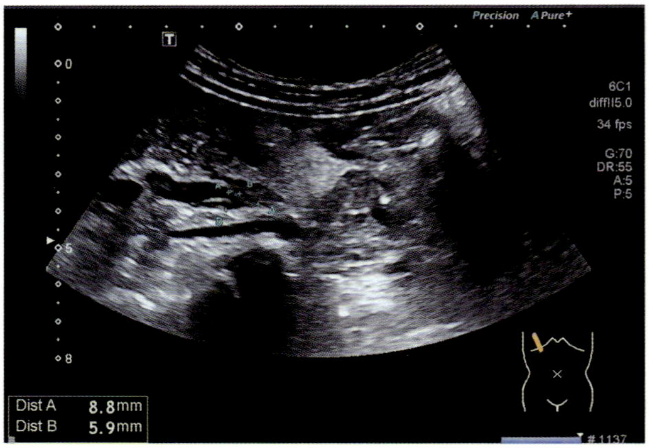

图 5-2-16　远端胆管癌声像图（管壁浸润型）。

道及呼吸系统，胆囊和胆管NEN较少见，起源尚不明确。有学者认为NEN起源于Kulchitsky细胞，也有学者认为NEN来源于慢性炎症刺激介导的黏膜上皮细胞化生、未分化干细胞或胆囊及胆管壁的神经纤维。胆囊和胆管NEN多见于50~65岁，女性多于男性，早期缺乏特异的临床症状，症状主要取决于肿瘤大小、位置、对邻近组织的侵袭或远端转移情况，上腹部不适、疼痛、黄疸是患者就诊的主要原因。肿瘤多为无功能，少数具有内分泌功能，可分泌多种激素和多肽类物质，引起相关临床症状（面色潮红、腹泻、痉挛性腹痛等）。

2019年WHO根据细胞分化程度，将NEN分为分化良好的神经内分泌瘤（NET）、神经内分泌癌（NEC）和混合型神经内分泌-非神经内分泌肿瘤（MiNEN）。分化好的NET分为低级别（G1，核分裂象<2/10HPF，Ki-67指数<3%）、中级别（G2，核分裂象2~20/10HPF，Ki-67指数3%~20%）和高级别（G3，核分裂象>20/10HPF，Ki-67指数>20%）。分化差且Ki-67指数>20%的pNEN称为神经内分泌癌，分为大细胞型NEC和小细胞型NEC。同时具有腺癌和神经内分泌肿瘤两种成分（每一种成分在组织学形态和免疫组织化学上可区分，并各占肿瘤的30%以上）的称为混合型神经内分泌-非神经内分泌肿瘤。

2. 声像图特征（图5-2-17和图5-2-18）

超声多表现为胆囊或胆管内圆形或类圆形肿块，常为单发，边界清晰，包膜常光滑完整，多呈低回声，内部回声多均匀，较大者回声不均匀，可见高回声区。

CDFI显示肿块内常可见粗大血流信号。胆囊NEN可发生于胆囊各部，多见于胆囊底部；胆管NEN可发生于肝外胆管的任何部位，较常见于肝总管和胆总管下段，其次是胆总管中段、胆囊管和胆总管上段。NEN易侵犯肝脏、肝门组织及区域淋巴结，32.39%的胆囊NEN在确诊时已发生肝转移，56.10%的患者存在区域淋巴结转移。超声检查应观察胆囊及肿瘤周围淋巴结（肝十二指肠韧带内淋巴结、肝总动脉旁淋巴结、胰十二指肠前方和后方淋巴结、肠系膜上动脉右侧淋巴结）。

超声造影显示病灶增强早于肝实质，或与肝实质同步增强，增强早期病灶增强水平高于或等于肝实质，呈整体高或等增强；增强晚期病灶多为低或等增强，部分仍可为高增强，较大肿瘤有囊变或坏死的无血管区，

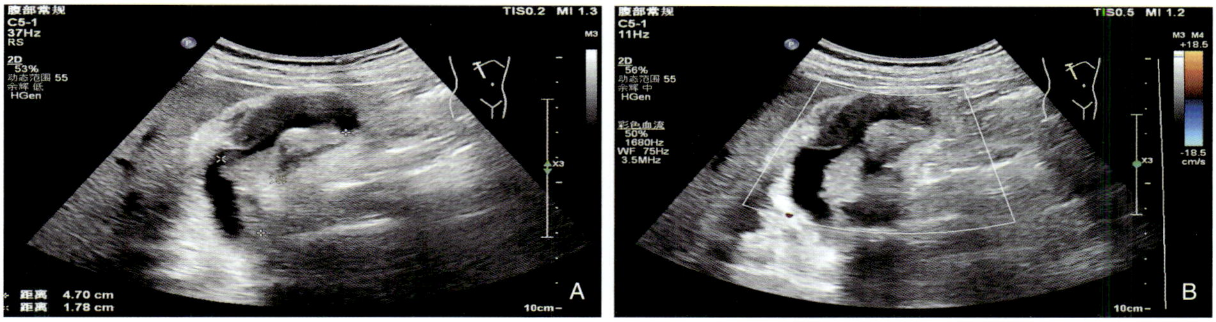

图5-2-17　神经内分泌癌（小细胞型）。(A)声像图；(B)CDFI表现。

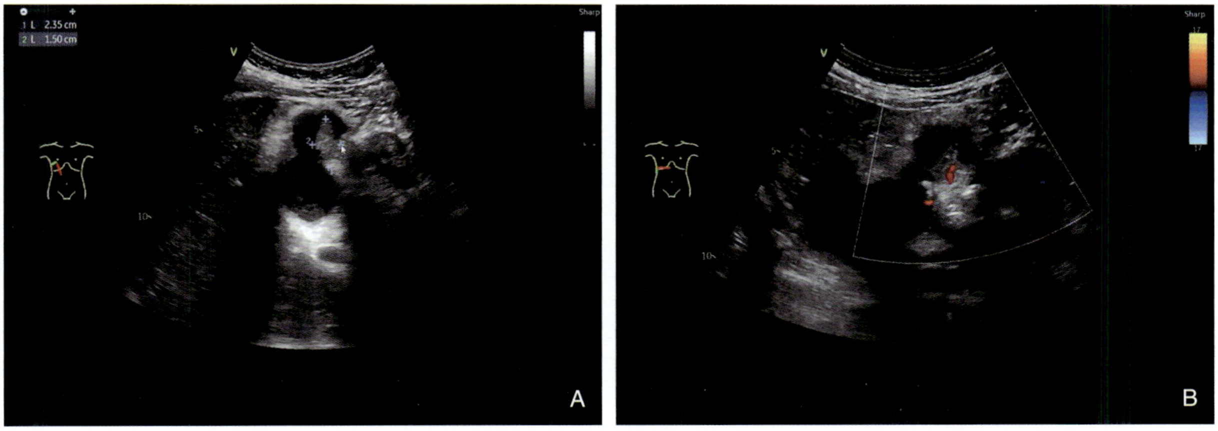

图5-2-18　神经内分泌癌（大细胞型）。(A)声像图；(B)CDFI表现。

呈不均匀增强，部分无功能NEN增强早期低增强，与胆囊癌或胆管癌鉴别困难。

3.诊断经验分享

胆囊或胆管内圆形或类圆形肿块，多呈低回声，边界清晰，多包膜光滑完整。CDFI常可见粗大条形血流信号。

超声造影显示增强早于或与肝实质同步增强，呈高或等增强，增强晚期呈等或低增强，部分可仍为高增强。

第3节 胰腺肿瘤性病变的超声表现

一、胰腺解剖及超声检查方法

(一)胰腺解剖(图5-3-1和图5-3-2)

胰腺是人体的第二大消化腺，具有内分泌和外分泌功能。胰腺位于腹膜后，平L1~2，质地柔软，呈灰红色，长17~20cm，宽3~5cm，厚1.5~2.5cm，前方隔网膜囊与胃相邻，后方有下腔静脉、胆总管、门静脉、腹主动脉等重要结构；其右端被十二指肠环包绕，左端达脾门。胰腺上缘约平脐上10cm，胰腺下缘相当于脐上5cm处。

胰腺自右向左分为胰头、胰颈、胰体和胰尾四部分，胰头是胰腺右端膨大的部分，以肠系膜上静脉及门静脉左缘为左界，长3.5~5.5cm、宽3.5~5.5cm、厚2~3cm。胰头位于L2的右前方，嵌于十二指肠围成的C形凹槽内。钩突是胰头下部向下方及左侧延伸至肠系膜上血管后方的部分，呈三角形、钩状或楔形，将肠系膜上动静脉夹在胰头与钩突之间。钩突下方是十二指肠水平段及左肾静脉。

胰颈是位于胰头与胰体之间的狭窄扁薄部分，长2~2.5cm，厚1~2cm。其前上方邻接胃幽门，后方有肠系膜上静脉和门静脉起始部通过。

胰体位于肠系膜上静脉左缘与腹主动脉左缘之间，占胰腺的大部分，横置于L2前方，略呈三棱柱形，前面及下面被覆腹膜，前面隔网膜囊与胃相邻，后面无腹膜，与腹膜后大血管、膈肌左脚、左肾上腺、左肾及左肾静脉相邻。胰体前缘分隔前面和下面，横结肠系膜附着于此缘。

胰尾较细，自腹主动脉左缘延伸至脾门，胰尾位置最高，可达T12高度。胰尾各面均覆有腹膜。胰尾与脾血管一起，位于脾肾韧带两层之间。

胰体尾总长度可达13cm，比胰头扁平，前后径一般不超过3cm。

主胰管起自胰尾，自左向右走行于胰腺实质内，靠近胰腺背侧。胰管经胰颈向下、向后、向右斜穿胰头及钩突，于十二指肠降段后内侧壁与胆总管汇合，胰胆共同通路长5~7mm，形成管腔稍膨大的肝胰壶腹，开口于十二指肠大乳头。胰管长15~25cm，管径自左向右逐渐增大，胰尾、胰体、胰头部胰管直径分别约为1mm、2mm、3mm。胰头上部常见走行于胰管上的副胰管，开口于十二指肠小乳头。副胰管直径一般不超过1mm，常与主胰管有交通。

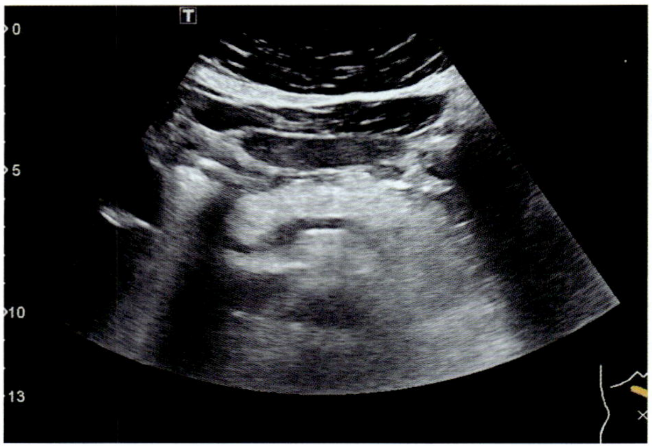

图5-3-1 胰腺长轴切面。

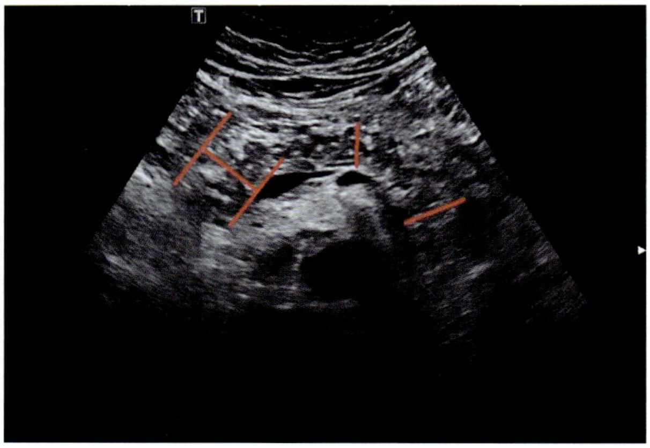

图5-3-2 胰腺径线测量示意图。

(二)胰腺超声检查方法

检查前禁食6~8小时,宜禁早餐后上午进行,患者取仰卧位,充分暴露上腹部。若检查时胃肠道气体干扰明显时,可嘱患者深吸气使肝脏下移作为透声窗显示胰腺,或采用坐位或半卧位,胃内气体上浮至胃底,同时肝脏下移,可改善胰腺显示情况;或嘱患者饮温开水或胃肠造影剂,建立胃十二指肠声窗,有助于清晰显示胰腺。左侧卧位时可借助胃十二指肠声窗,使胰头避开气体干扰,右侧卧位时可借助胃窗使胰尾清晰显示。

探头横置于上腹部相当于L1~2平面,水平位自上而下移动探头,自胰头上缘至十二指肠水平部连续扫查,清晰完整显示胰头及钩突;而后探头向左上逆时针旋转或倾斜,与水平面成10°~30°夹角扫查,可显示胰腺长轴。由于胰腺头低尾高,自右向左逐渐向上向后倾斜,单一切面常难以显示胰头至胰尾的完整长轴切面,扫查时需探头微调角度及倾斜方向。识别胰腺的标志是胰腺周围的血管,包括脾静脉、腹主动脉、下腔静脉、肠系膜上动静脉等。将探头竖直置于上腹部,纵切连续滑行扫查,可获得胰头、胰颈、胰体、胰尾等一系列短轴切面。

二、胰腺肿瘤

(一)浆液性囊腺瘤

1.临床病理特征

浆液性囊腺瘤(SCN)占所有胰腺肿瘤的1%~2%,占胰腺囊性肿瘤的32%~39%,多发于60~70岁女性,男女比例约为1:3,被称为“母亲瘤”。可发生于胰腺任何部位,胰体尾部更多见。一般无临床症状,少数体积较大者可出现腹部不适或腹痛等症状。

2.声像图特征(图5-3-3至图5-3-6,视频5-3-1和视频5-3-2)

按照病变内囊的大小和数目,分为微囊型、寡囊型和实性型。

(1)微囊型SCN。微囊型SCN最常见,表现为边界清晰的分叶状肿物,内由无数大小不等的无回声微囊(<20mm)构成,呈“蜂窝”状结构。囊与囊之间为密集的强回声分隔,与中央瘢痕相连,形成“日光放射”状特征,30%可见钙化,多发生在中央瘢痕处的分隔上。由于囊小及超声分辨率低,易误诊为实性肿物。

超声造影显示肿物内的细小分隔可见“蜂窝”状或网格状强化,中心瘢痕可见延迟强化。部分肿瘤于动脉期强化明显,易误诊为神经内分泌肿瘤。

(2)寡囊型SCN。寡囊型SCN相对少见,约占SCN的10%,由单个或多个大囊组成(多<6个),囊腔相对较大(多>20mm),囊壁纤薄、规则,囊内无特征性的中心瘢痕和钙化灶,通常无壁结节,可见囊壁钙化,病变与胰腺导管不相通,常规超声表现很难与MCN鉴别。

超声造影显示囊壁及囊内分隔与周围胰腺组织同步增强,增强水平多呈等增强。

(3)实性型SCN。实性型SCN很少见,超声表现与胰腺实性肿块相似,术前很难准确诊断。von Hippel-Lindau(VHL)综合征伴发胰腺SCN多见于年轻女性,多个同时存在。

超声造影显示囊壁及囊内分隔与周围胰腺组织同步增强;增强水平多呈等增强;增强后“蜂窝”状结构更显著,内可见多个大小不一的无增强区,中央瘢痕可见延迟增强。

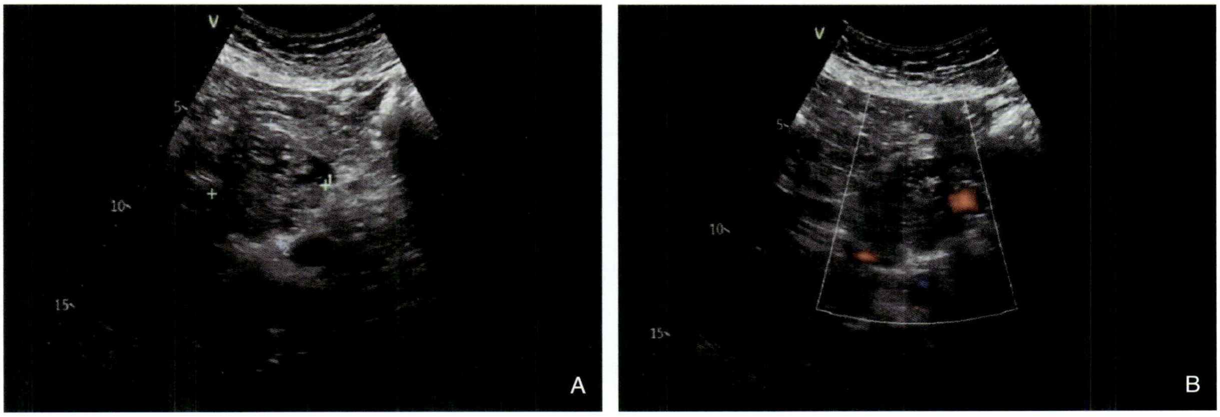

图5-3-3 浆液性囊腺瘤(微囊型)。(A)胰头低回声肿物,边界清晰,呈分叶状,内可见多发无回声微囊及分隔;(B)CDFI显示边缘可见少许血流信号。

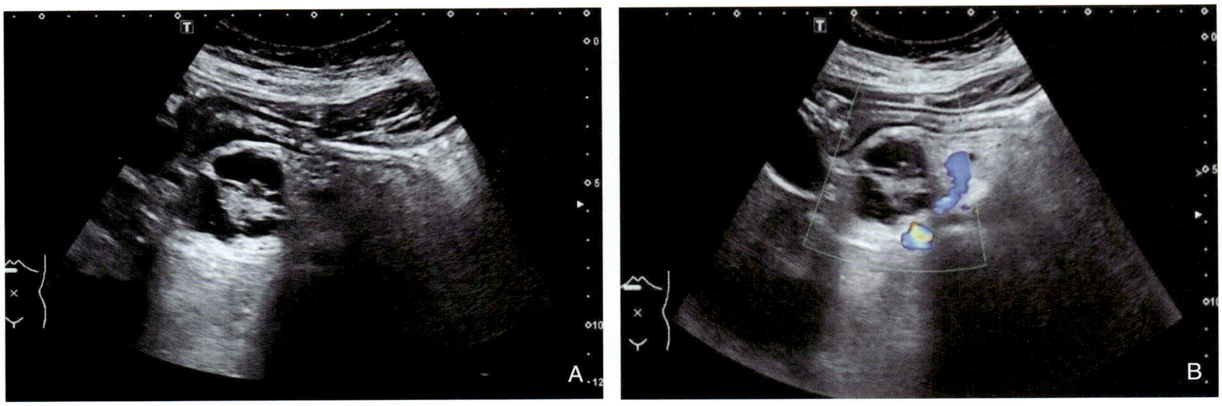

图5-3-4　浆液性囊腺瘤(微囊型)。(A)胰头囊性多房性肿物,边界清晰,呈分叶状,内可见强回声分隔;(B)CDFI显示囊壁及分隔未见明显血流信号。

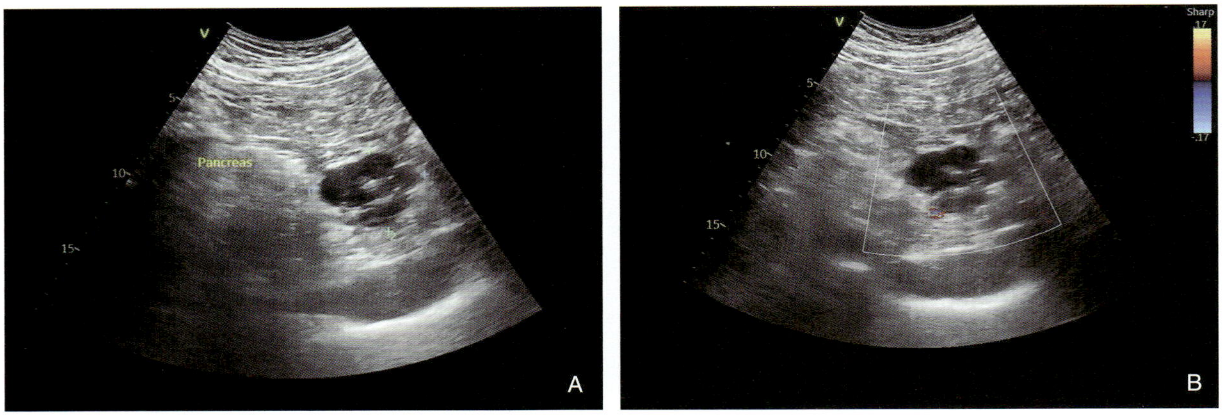

图5-3-5　浆液性囊腺瘤(寡囊型)。(A)胰体尾部囊性肿物,边界清晰,呈分叶状,内可见多发分隔,部分分隔可见强回声钙化;(B)CDFI显示边缘可见少许血流信号。

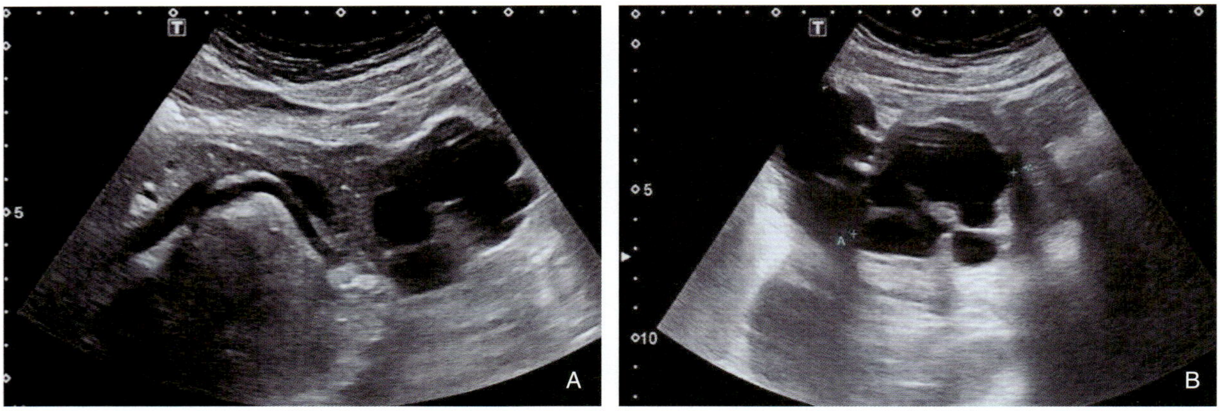

图5-3-6　浆液性囊腺瘤(寡囊型)。(A)胰尾存在囊性肿物,边界清晰,呈分叶状,内可见多发强回声分隔;(B)浆液性囊腺瘤(寡囊型,短轴切面)。

3.诊断经验分享

(1)微囊型SCN。微囊型SCN表现为边界清晰的分叶状肿物,内由无数个微囊组成“蜂窝”状结构,中央瘢痕及分隔钙化,呈“日光放射”状。需要与实性-假乳头状瘤、神经内分泌肿瘤、胰腺癌等相鉴别。

(2)寡囊型SCN。寡囊型SCN由单个或多个大囊

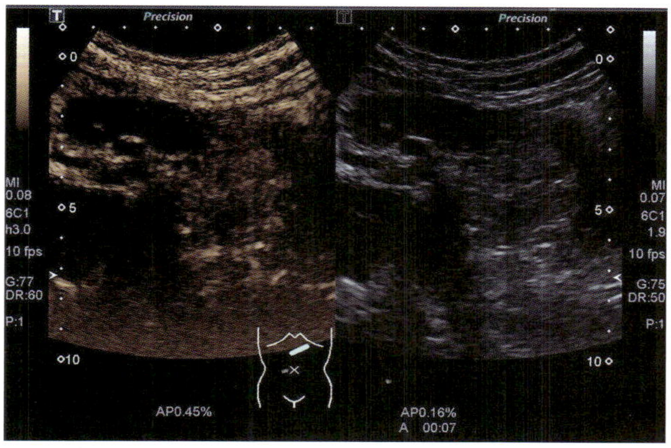

扫码观看高清视频

视频 5-3-1　（胰体尾部）浆液性囊腺瘤（微囊型）。患者女，38 岁，胰体尾肿物，增强期 13 秒可见造影剂进入，与胰腺组织同步增强，与周围胰腺比较呈稍高增强，退出时间慢于周围胰腺组织。造影剂充盈呈“等进慢退”表现。

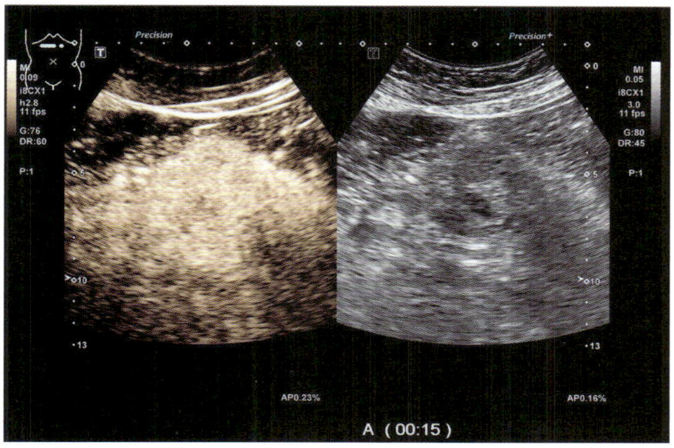

扫码观看高清视频

视频 5-3-2　（胰体尾部）浆液性囊腺瘤（微囊型）。患者女，48 岁，胰体尾肿物，增强早期 7 秒可见造影剂进入肿物，充盈时间略快于胰腺实质，呈不均匀高增强，内可见多发无增强区，造影剂退出时间慢于胰腺实质。造影剂充盈呈“快进慢退”表现。

组成（多<6 个），囊腔相对较大（多>20mm），囊壁纤薄、规则，常无壁结节，可见囊壁钙化，病变与胰腺导管不相通。寡囊型 SCN 需要与黏液性囊性肿瘤、分支胰管型 IPMN、假性囊肿、淋巴上皮囊肿等相鉴别。

（二）黏液性囊性肿瘤

1. 临床病理特征

WHO 根据卵巢间质的存在与否，将产生黏液的胰腺囊性肿瘤分为两类：导管内乳头状黏液性肿瘤（IPMN）和黏液性囊性肿瘤（MCN）。MCN 占所有胰腺囊性肿瘤的 10%，大部分发生于女性，男女比例约为 1∶9，40~50 岁多见，被称为“母亲瘤”。胰体尾部最多见（>95%），很少累及胰头部；多无临床症状，MCN 相关浸润性癌者可表现为上腹部疼痛和体重减轻。最具特征的组织学发现是存在独特的上皮下卵巢样间质，囊液 CEA 水平升高。非浸润性 MCN 预后良好，5 年生存率为 100%。MCN 伴浸润性癌具有侵袭性临床病程。

MCN 肿瘤常较大，平均直径约 6cm（伴浸润性癌者平均直径 9cm），切面呈单房或多房囊性，内壁光滑，高级别者可见附壁结节或乳头，囊内含黏液；与胰腺导管不相通。MCN 含 2 种成分：黏液性上皮和上皮下卵巢样间质。

2. 声像图特征（图 5-3-7 和图 5-3-8，视频 5-3-3）

根据上皮异型程度分为 3 种类型：MCN 伴低度异型增生、MCN 伴高度异型增生、MCN 相关浸润性癌。大部分肿物与胰管不相通。

（1）MCN 伴低度异型增生。胰体尾部单发、边界清晰的无回声或弱回声肿物，类圆形或分叶状，囊壁薄厚均匀，15% 可见钙化，多呈外周“蛋壳”样钙化或点状钙化，位于囊壁或分隔上。可呈单囊或多囊型，囊壁间可见较厚的纤维间隔，超声造影包膜及分隔无明显强化或可见轻度强化。

(2)MCN 伴高度异型增生。肿物体积通常较大，多囊腔，囊壁较厚，大囊内可有子囊。囊壁可见乳头状突起及附壁结节，囊内实性成分增多，超声造影可见间隔、附壁结节及实性成分明显强化。当肿瘤体积大(>5cm)、囊壁不规则增厚、囊内壁结节、血清 CA199 水平升高时，常提示 MCN 伴浸润性癌。MCN 有恶变潜能，其监测及手术的选择与 IPMN 类似，当出现高风险特征时，应考虑手术治疗。

超声造影显示增强早期常呈等增强，少数呈高增强，增强晚期多呈等增强，可见囊壁及分隔增强。病灶被分隔成大小不等的无回声区，囊壁及分隔一般较光滑。

低度异型增生：囊壁及分隔无明显强化或轻度

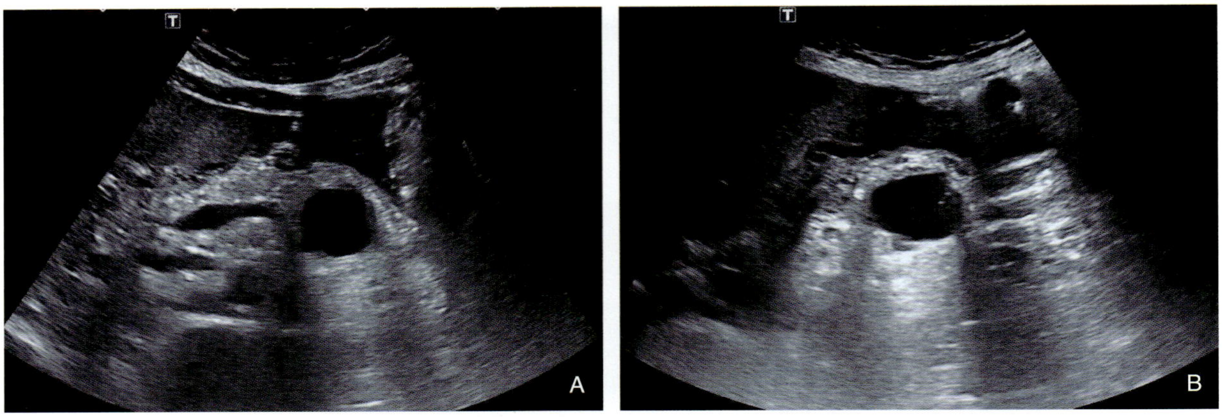

图 5-3-7　黏液性囊性肿瘤。(A)胰体尾部囊性肿物，边界清晰，形态尚规则，内透声好，囊壁稍增厚，最厚为 0.25cm；(B)黏液性囊性肿瘤(短轴切面)。

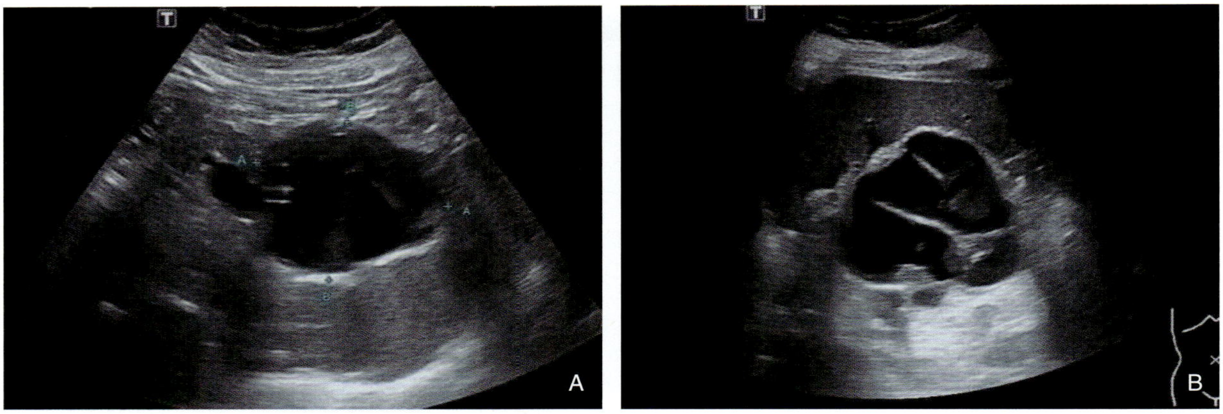

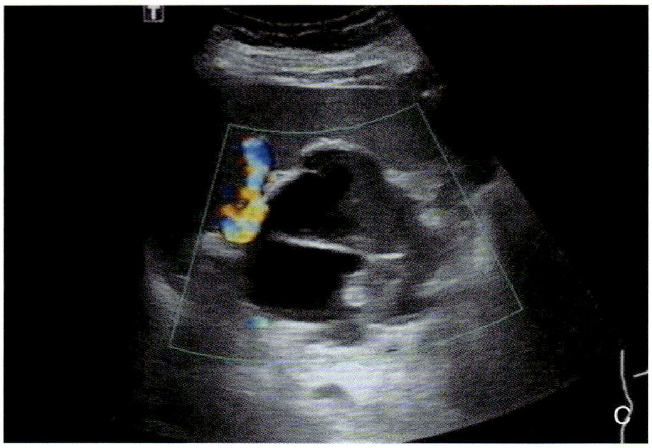

图 5-3-8　黏液性囊性肿瘤伴相关浸润性癌。(A)胰尾部囊实性肿物，边界尚清，形态不规则，内可见多发强回声分隔及乳头状突起；(B)经脾纵切面；(C)CDFI 显示囊壁、分隔及乳头状突起未见明显血流信号。

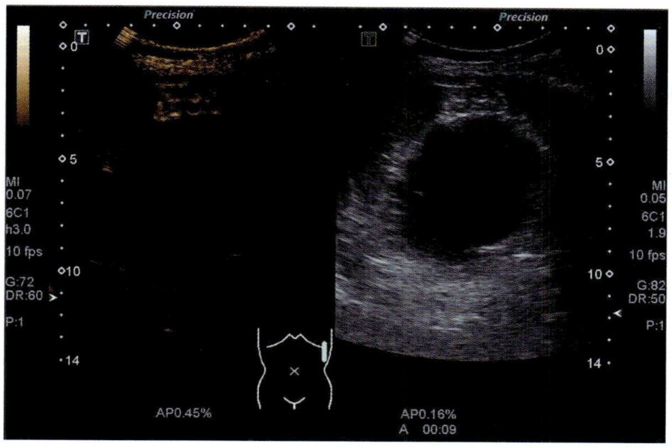

扫码观看高清视频

视频5-3-3 （胰尾部）黏液性囊性肿瘤。患者女，55岁，胰尾部囊性肿物，CEUS显示囊壁与胰腺组织同步增强，囊壁呈等增强，分隔无明显增强。胰尾囊性肿物，于动脉期18秒可见造影剂断续进入囊壁，与胰腺组织比较呈等增强，充盈时间慢于胰腺组织，造影剂退出时间慢于胰腺实质。造影剂充盈呈“快进慢退”表现。

强化。

重度异型增生：分隔、附壁结节及实性成分明显强化。

（3）MCN相关浸润性癌。早期呈等增强或高增强，晚期多为低增强，囊壁和分隔不均匀增厚，病灶实性成分增多，增强不均匀，形态不规则。

3.诊断经验分享

（1）MCN伴低度异型增生。胰体尾部单发、边界清晰、类圆形或分叶状囊性肿块，单囊或多囊型，囊壁薄厚均匀，囊壁或分隔可见外周“蛋壳”样钙化或点状钙化。

（2）MCN伴高度异型增生和MCN相关浸润性癌。囊性肿物体积较大，囊壁较厚，多囊腔，大囊内可有子囊，可见壁结节，囊内实性成分增多。

（三）导管内乳头状黏液性肿瘤

1.临床病理特征

导管内乳头状黏液性肿瘤（IPMN）是起源于主胰管或分支胰管的一种产黏液的以乳头状生长为特征的肿瘤，有3种亚型：胃型、肠型、胰胆管型。IPMN与胰管系统相通，根据累及部位分为主胰管型（MD-IPMN，20%）、分支胰管型（BD-IPMN，40%）及混合型（MT-IPMN，40%）。MD-IPMN：主胰管全程或局段扩张，直径>5mm，排除其他原因引起的梗阻。BD-IPMN：分支胰管囊状扩张，直径>5mm，并与主胰管相通。MT-IPMN：同时具备上述两型特征。MD-IPMN和MT-IPMN的恶性风险（36%~100%）高于BD-IPMN（11%~30%）。

IPMN约占所有胰腺外分泌肿瘤的3%，占胰腺囊性肿瘤的22.0%~56.9%，以50~70岁男性多见，男女比例约为1.5:1。反复发作的上腹部疼痛是主要临床症状，大部分患者因中上腹疼痛或腹部不适就诊，还可见血糖升高、脂肪泻、消瘦、黄疸等。胰体尾萎缩、主胰管扩张、胰腺炎是IPMN的特征性表现。少数患者可无明显的临床症状。

2.声像图特征（图5-3-9至图5-3-12，视频5-3-4至视频5-3-7）

IPMN可起源于胰管的任何部位，70%发生于胰腺头部，20%位于胰体或尾部。可表现为单发性或多灶性。胰腺实质萎缩、胰腺炎等表现有助于IPMN的诊断。

（1）MD-IPMN。主胰管全程或局段扩张，扩张主胰管的下游可见低回声肿块。主胰管扩张≥1cm高度提示MD-IPMN。扩张的主胰管可累及胰管全程，并追踪至壶腹部，管壁不规则增厚，部分可见突向腔内的附壁乳头等实性成分。因局部黏液阻塞，常导致上游胰腺组织发生慢性阻塞性胰腺炎，相邻胰腺实质可见一定程度慢性炎症及腺体萎缩。MD-IPMN需与经典的伴有胰管结石的慢性胰腺炎相鉴别。

（2）BD-IPMN。胰腺囊性肿物与胰管相通，但主胰管不扩张时提示BD-IPMN。BD-IPMN可发生于任何部位，更多见于钩突，分支胰管囊状扩张，可表现为单囊、单个多房囊，或呈簇状，或表现为多个沿着主胰管分布的“葡萄串”状。相邻胰腺实质一般正常，部分超声可明确显示囊性肿物与主胰管的相通关系。

（3）MT-IPMN。肿瘤同时累及主胰管及分支胰管，兼具MD-IPMN及BD-IPMN双重表现。

超声造影可清晰显示扩张胰管内强化的壁结节，

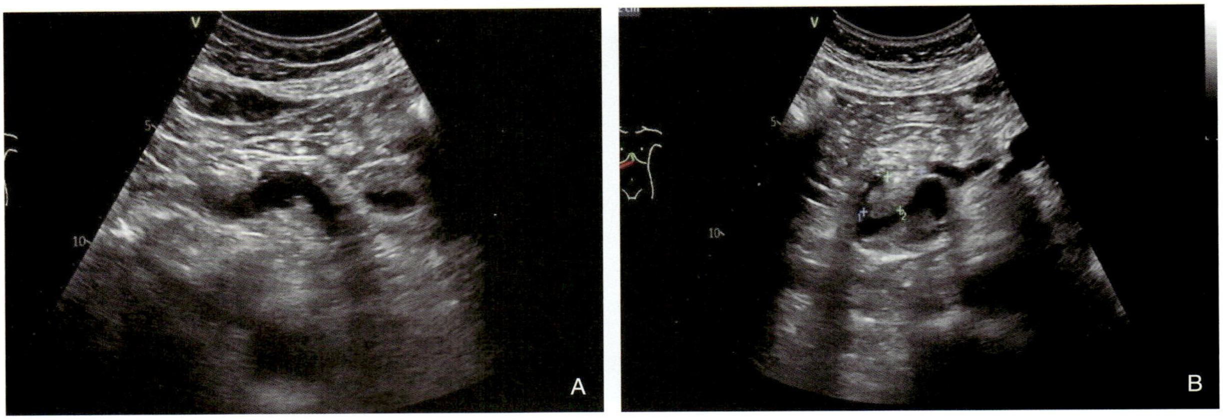

图 5-3-9　MD-IPMN 为局灶癌变。(A)胰管全程扩张，最宽内径为 1.4cm，胰体尾部胰腺实质萎缩；(B)胰管内存在中等回声附壁乳头状结节。

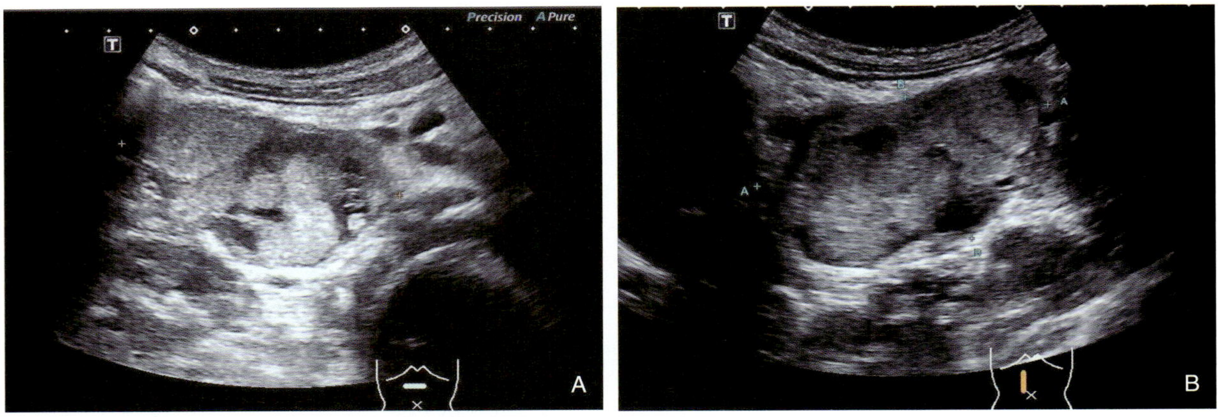

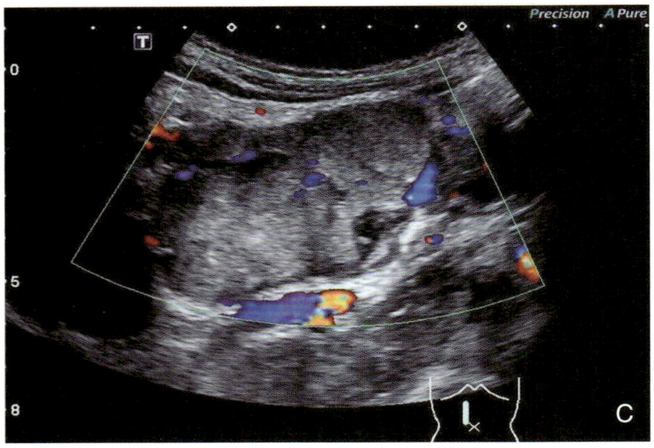

图 5-3-10　IPMN 伴相关浸润性癌。(A)胰头颈部实性肿物，边界欠清，形态不规则，回声不均匀，内可见弱回声区，该肿物与胰管相延续，胰腺导管扩张；(B)纵切面；(C)CDFI 显示实性部分可见丰富的血流信号。

很容易并将胰管内实性成分与无血管的黏蛋白堵塞区分开来。BD-IPMN 表现为分隔及壁结节强化的多房囊性病变。研究表明，超声造影和 MRI 在识别分隔和结节方面的诊断准确性没有显著差异。遗憾的是，超声和超声造影均不能有效显示与胰管系统的沟通，这对于 BD-IPMN 的最终诊断至关重要。

（4）IPMN 恶变。MD-IPMN、MT-IPMN 较 BD-IPMN 更易恶变。国际胰腺学协会(IAP)制定的《福冈国际共识指南》、美国放射学会(ACR)胰腺小组委员会制定的 ACR 白皮书指出胰腺囊性肿瘤“高危特征”表现为胰头囊性病变导致的梗阻性黄疸、强化的壁结节≥5mm、主胰管扩张≥10mm。《福冈国际共识指南》中“令人担忧的特征”包括：胰腺炎，囊肿≥3cm，强化壁结节<5mm，囊肿壁增厚/强化，主胰管 5~9mm，胰管口径突变伴远端萎缩，增长率≥5mm/2 年，血清 CA199 升高，淋巴结肿大。ACR 白皮书中“令人担忧的特征”，包括：囊

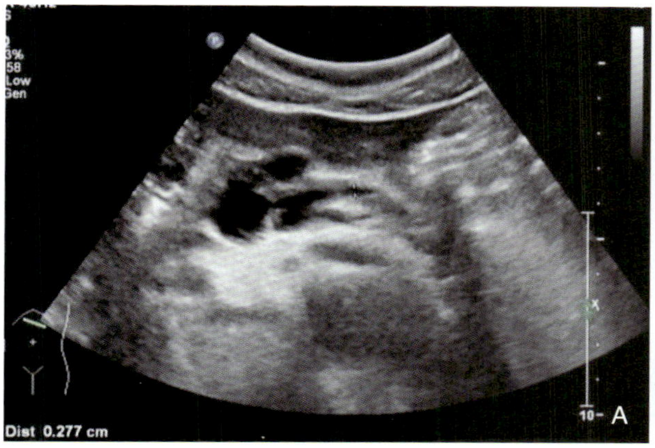

图 5-3-11　BD-IPMN。(A)胰头囊性肿物，呈大囊性改变，内可见增厚的分隔，肿物与胰管相通；(B)囊内可见附壁小结节。

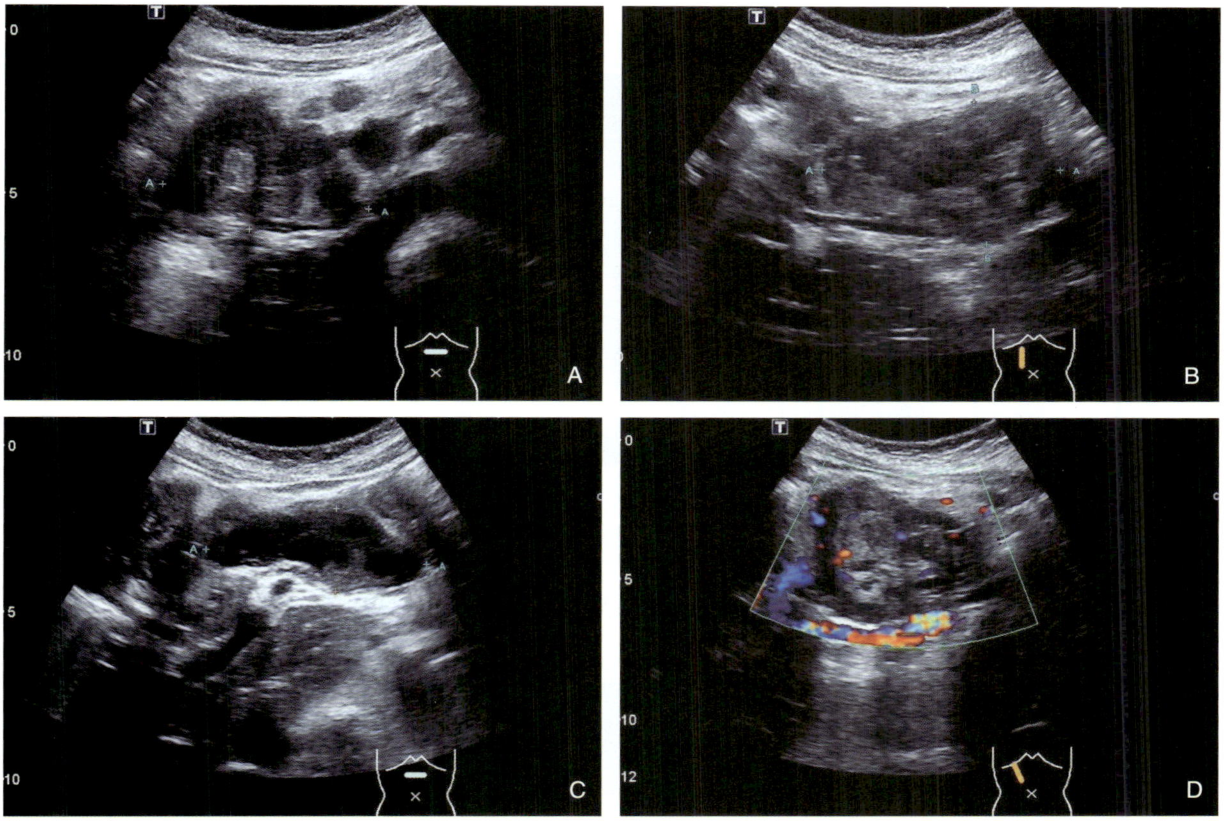

图 5-3-12　IPMN 伴相关浸润性癌。(A)胰头颈低回声实性肿物，边界欠清，不规则，回声不均匀，内可见液性区；(B)纵切面；(C)胰体尾部多发低回声实性肿物，边界欠清，不规则，回声不均匀，内可见液性区；(D)CDFI 未见明显的血流信号。

肿≥3cm，无强化的壁结节，囊肿壁增厚、强化，主胰管≥7mm(无梗阻)。超声可很好地观察囊肿大小及增长情况、胰腺炎、胰管内径及变化情况、囊肿壁及囊内分隔情况、周围淋巴结等，结合超声造影可很容易地识别出强化的壁结节、囊肿壁及分隔，用于无高危因素患者的监测、术前评估及术后随访。

3. 诊断经验分享

(1) MD-IPMN。主胰管全程或局段扩张，扩张主胰管的下游可见低回声肿块。胰腺实质萎缩和胰腺炎病史。超声造影显示主胰管内实性结节，呈轻度强化。

(2) BD-IPMN。胰腺囊性肿物与胰管相通，但主胰管不扩张，多见于钩突。

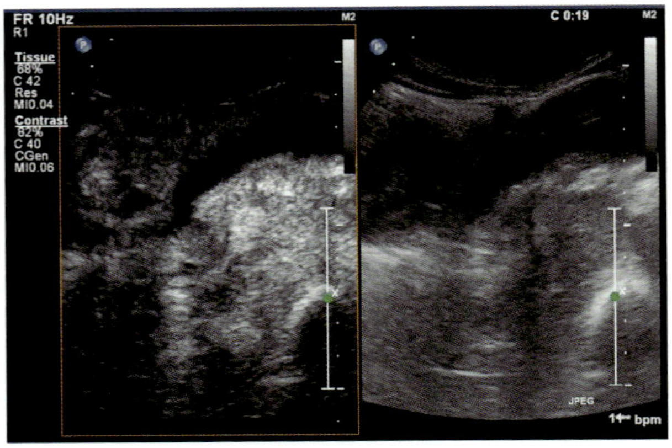

扫码观看高清视频

视频 5-3-4 （胰腺）导管内乳头状黏液性肿瘤（IPMN）伴高级别上皮内瘤变，局灶癌变。胰头颈部肿物，增强早期 8 秒可见造影剂进入，充盈时间快于胰腺组织，与胰腺组织比较呈等增强，18 秒开始退出，造影剂退出时间快于胰腺实质，与周围胰腺组织比较呈低增强。

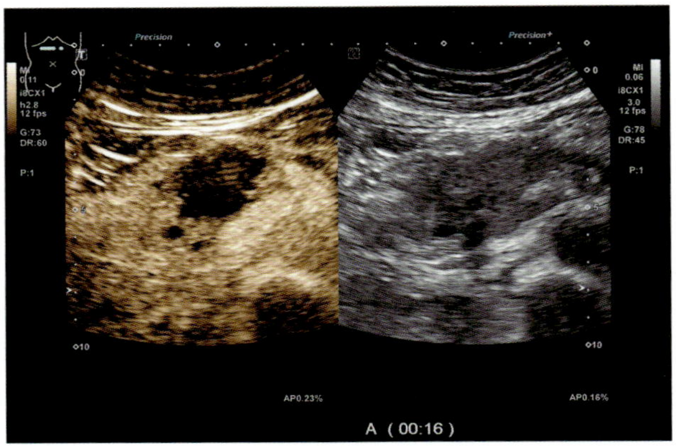

扫码观看高清视频

视频 5-3-5 （胰腺）导管内乳头状黏液性肿瘤（IPMN）伴高级别上皮内瘤变，局灶癌变。胰颈体部肿物，增强早期 16 秒可见造影剂进入，与胰腺组织比较呈低回声，充盈时间慢于胰腺组织，28 秒开始退出，造影剂退出时间快于胰腺实质，与周围胰腺组织比较呈低增强。

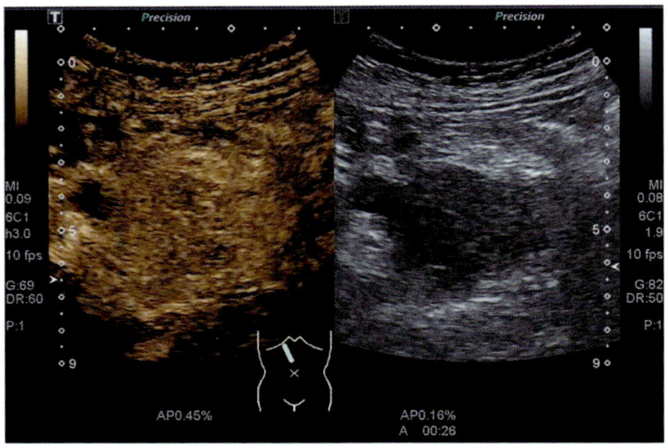

扫码观看高清视频

视频 5-3-6 （胰腺）IPMN 伴相关浸润性癌，浸润性癌成分为中分化导管腺癌。胰头部实性肿物，增强早期 17 秒可见造影剂从肿物周边进入，充盈时间慢于胰腺实质，与周围组织比较呈等增强，31 秒开始退出，造影剂退出时间略快于胰腺实质，与周围胰腺组织比较呈低增强。

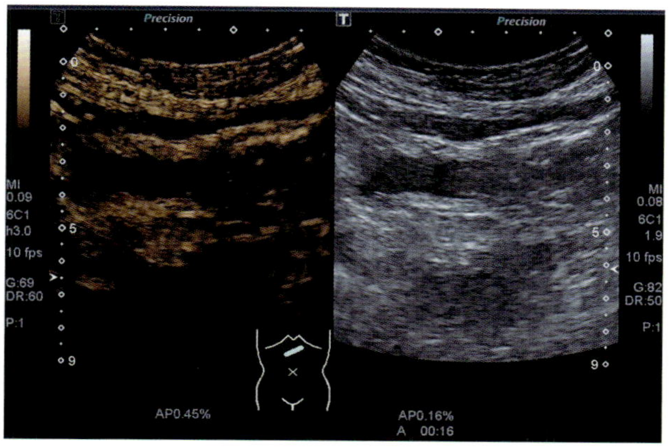

扫码观看高清视频

视频5-3-7 （与5-3-6为同一患者）胰体尾部胰管内实性肿物，增强早期18秒可见造影剂从肿物周边进入，造影剂充盈时间慢于胰腺实质，与周围胰腺组织比较呈低增强，26秒开始退出，退出时间略快于胰腺实质，与周围胰腺组织比较呈低增强。

（四）胰腺导管腺癌

1.临床病理特征

胰腺导管腺癌（PDAC）是一种具有腺泡（导管）分化的浸润性胰腺上皮性肿瘤，好发于胰头，绝大多数单发。吸烟、营养与饮食因素（肥胖、低体力活动、高饱和脂肪摄入、低蔬菜和水果摄入）、饮酒、慢性胰腺炎等被认为与PDAC有关。临床症状无特异性，多表现为食欲减退、消化不良、背痛、不明原因的体重减轻、黄疸等。PDAC是一种恶性程度极高的消化系统肿瘤，早期无明显症状，疾病进展迅速，化疗有效率低，患者预后极差，总体5年生存率仅为8%。

2.声像图特征（图5-3-13和图5-3-14，视频5-3-8和视频5-3-9）

超声多表现为边缘模糊、形态不规则的实性肿块，胰管突然梗阻和上游扩张。胰头癌直径通常为2~4cm，胰体尾癌体积更大，偶见微囊和大囊区域。胰头癌常导致胆总管和（或）主胰管狭窄及上游扩张，呈“双管”征。上游胰腺实质萎缩，回声减低，呈阻塞性慢性胰腺炎表现。多数胰腺癌向后方浸润，胰头癌可侵犯壶腹、十二指肠、肠系膜上动静脉、下腔静脉、门静脉等。胰体尾癌可侵犯腹腔干、脾动静脉、肠系膜上动脉、胃壁、左侧结肠、脾脏及左肾上腺等。

超声造影显示增强早期肿块呈低增强，较邻近胰腺实质慢或同步，快速消退呈低增强。增强早期及晚期病灶呈不均匀低增强；50%病灶内增强早期可见肿瘤血管；增强晚期病灶边界更加清晰；3%表现不典型，增强早期呈等增强，增强晚期呈等或低增强；5%病灶坏死较明显，难与MCN鉴别。

3.诊断经验分享

肿瘤边缘模糊，呈浸润性生长，阻塞胰管，上游主胰管扩张、胰腺实质萎缩。易侵犯周围血管和器官，易发生肝转移。

超声造影显示肿瘤增强早期呈低增强，少数可呈等增强，快速消退，增强晚期呈低增强。

（五）胰腺神经内分泌肿瘤

1.临床病理特征

胰腺神经内分泌肿瘤（pNEN）起源于胰腺神经内分泌细胞，发病率占所有胰腺肿瘤的1%~3%，好发于中年人，可分为功能性和无功能性两大类，临床表现多变，功能性者常因分泌过量激素而引起各种临床综合征。胰岛细胞瘤表现为Whipple三联征，胃泌素瘤表现为难治性、反复发作或不典型部位的消化性溃疡；胰高血糖素瘤表现为胰高血糖素升高、糖尿病、坏死性游走性红斑等。

绝大多数pNEN位于胰腺实质，生长于胰管内的pNEN罕见，在所有pNEN中占比<5%，起源于胰管上皮细胞内的多能干细胞。组织病理学诊断标准：肿瘤完全或大部分生长在胰管内并沿胰管蔓延，伴或不伴周围胰腺实质侵犯。由于阻塞胰管导致阻塞性胰腺炎，患者临床症状常表现为腹痛。

2.声像图特征（图5-3-15至图5-3-17，视频5-3-10和视频5-3-11）

pNEN超声多表现为胰腺内圆形或类圆形低回声肿块，体积多较小，边界清晰，常可见强回声包膜，内部回声均匀；较大肿瘤边界不清，可因出血囊性变出现无回声区，中央部位偶有斑块状强回声钙化。当pNEN

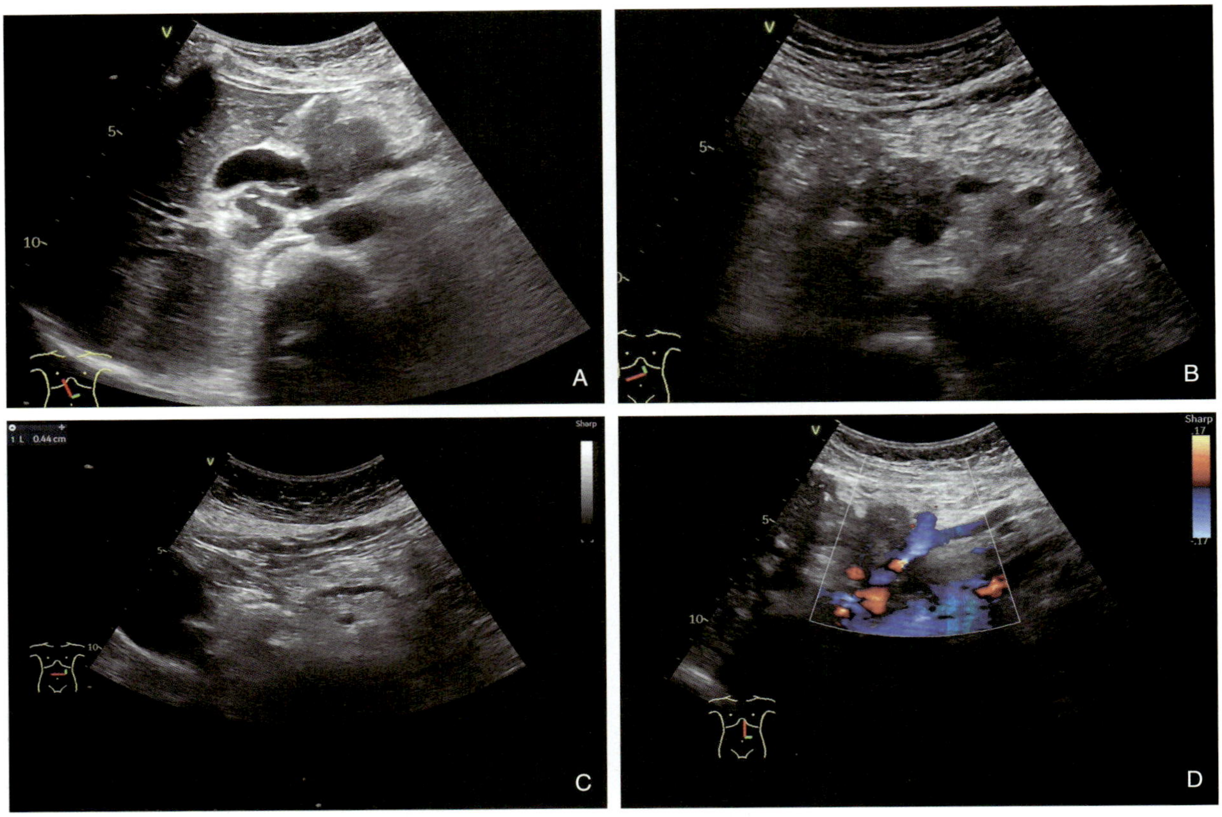

图 5-3-13　胰头导管腺癌。(A)胰头低回声实性肿物，边界不清，形态不规则，内部回声不均匀，压迫胆总管下段；(B)横切面；(C)远端胰管扩张；(D)CDFI 显示肿物未见明显血流信号，肿物与门静脉分界不清。

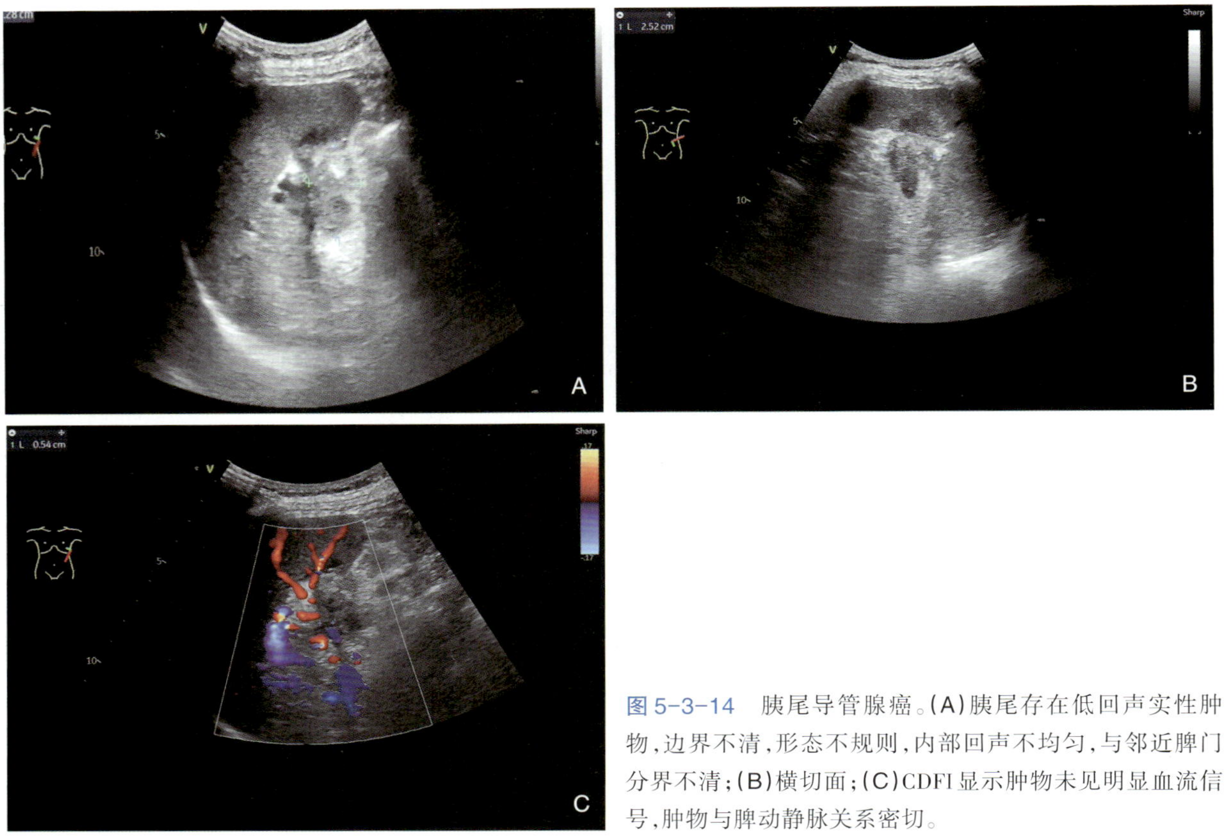

图 5-3-14　胰尾导管腺癌。(A)胰尾存在低回声实性肿物，边界不清，形态不规则，内部回声不均匀，与邻近脾门分界不清；(B)横切面；(C)CDFI 显示肿物未见明显血流信号，肿物与脾动静脉关系密切。

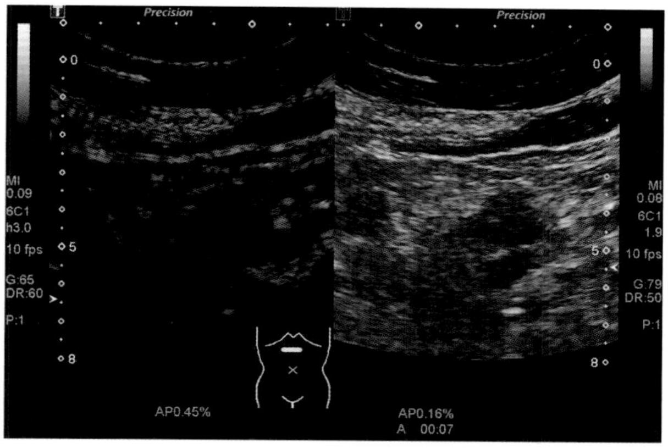

扫码观看高清视频

视频5-3-8 胰腺高-中分化导管腺癌。患者女，66岁，胰颈体部低回声实性肿物，增强早期9秒肿物开始增强，晚于邻近胰腺实质，呈不均匀低增强，20秒开始退出，增强晚期呈不均匀低增强。造影剂充盈呈“慢进快退”表现。

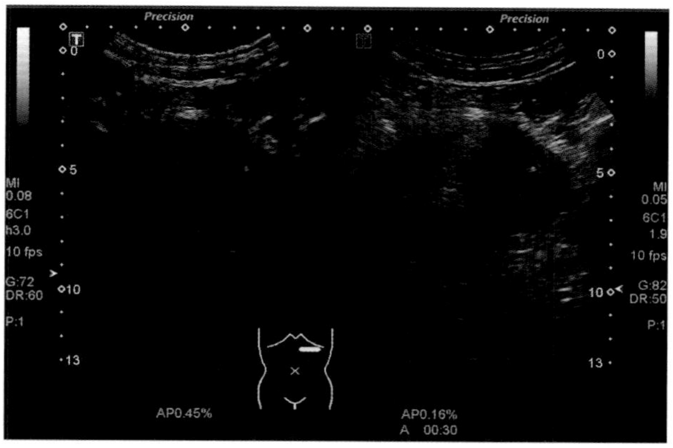

扫码观看高清视频

视频5-3-9 胰腺低分化导管腺癌。患者男，56岁，胰体尾部低回声实性肿物，增强早期23秒可见造影剂从肿物周边进入，晚于邻近胰腺实质，呈不均匀低增强，增强晚期33秒开始退出，退出时间略慢于胰腺组织，呈不均匀低增强，肿物内可见片状造影剂未充盈区。

体积较大时可压迫胰管，引起上游胰管扩张，受压胰管处呈“鸟嘴”样表现，胰管通而不畅。

CDFI显示肿块内常可探及丰富血流信号。可出现肝转移、淋巴结转移。超声造影显示G1、G2、pNEN动脉期大多数显著高增强，G3 pNEN往往增强不明显。

pNEN是异质性较高的肿瘤，多为实性，囊性pNEN占pNEN的17%~36.1%。多为无功能性和无症状，男性相对多见，易合并1型多发性内分泌肿瘤（MEN-1），生物学行为相对惰性，患者长期预后更好。囊性pNEN可发生于胰腺任何部位，超声可见明显的囊性区域，可表现为微囊型、大囊型。微囊型超声检查中呈实性占位性病变，而非囊性，易误诊。由于囊壁具有丰富的血供，超声造影表现为肿瘤边缘高增强。

肝转移是pNEN最常见的远处转移，发生率为28.0%~50.7%。若超声发现胰腺低回声实性肿物，体积较大伴中央钙化，同时肝内出现多发囊实性占位，实性部分为高回声，中央可见液性区；或pNEN术后，肝脏出现体积较小、回声均匀的低回声或高回声，应考虑到pNEN肝转移的可能。

超声造影显示pNEN病灶增强早于或与胰腺实质同步增强，增强早期病灶增强水平高于胰腺实质，增强晚期病灶多为低增强或等增强。部分可仍为高增强，较大肿瘤有坏死的无血管区，呈不均匀增强，部分无功能NEN增强早期低增强，与胰腺癌鉴别困难。

3.诊断经验分享

胰腺内边界清晰，圆形或类圆形低回声肿块，体积较小，常见强回声包膜，回声均匀，较大者中央可见液性区及斑片状钙化。CDFI可见丰富的血流信号。

pNEN可出现肝转移。病灶增强早于或与胰腺实质同步增强，增强早期病灶高增强，增强晚期呈低增

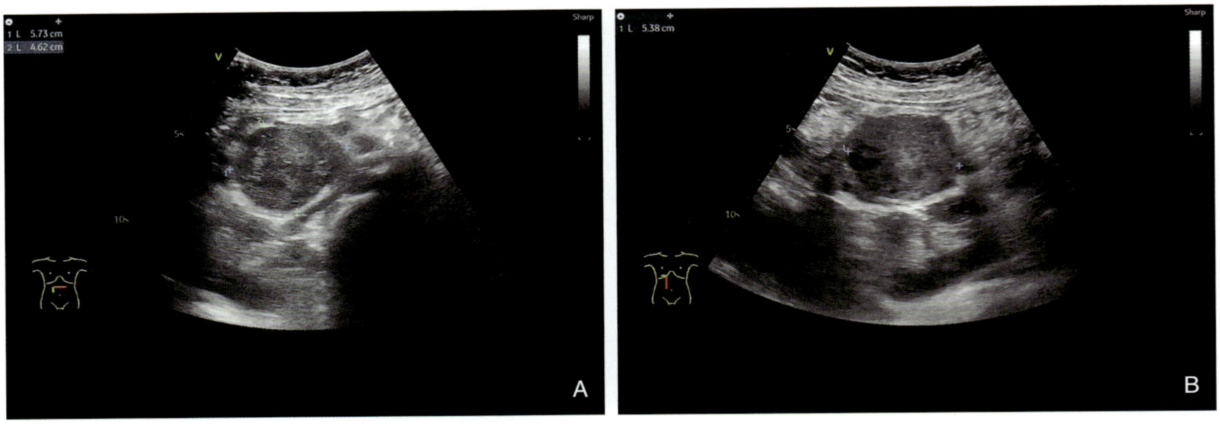

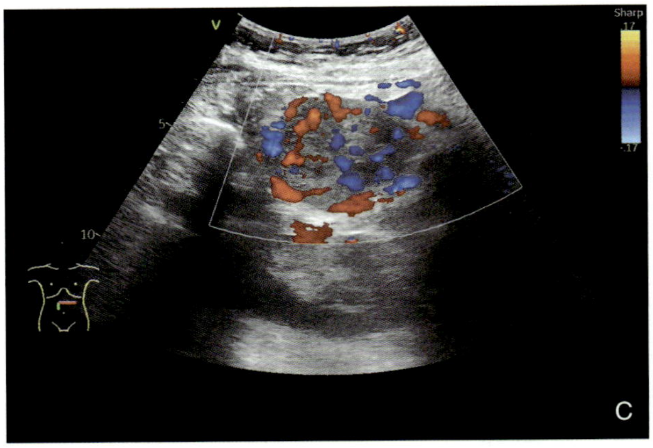

图 5-3-15　胰头神经内分泌肿瘤 G2。(A)胰头实性肿物，边界清晰，包膜完整，形态欠规则，内部回声不均匀，可见强回声钙化；(B)纵切面；(C)CDFI 可见肿物内血流信号较丰富。

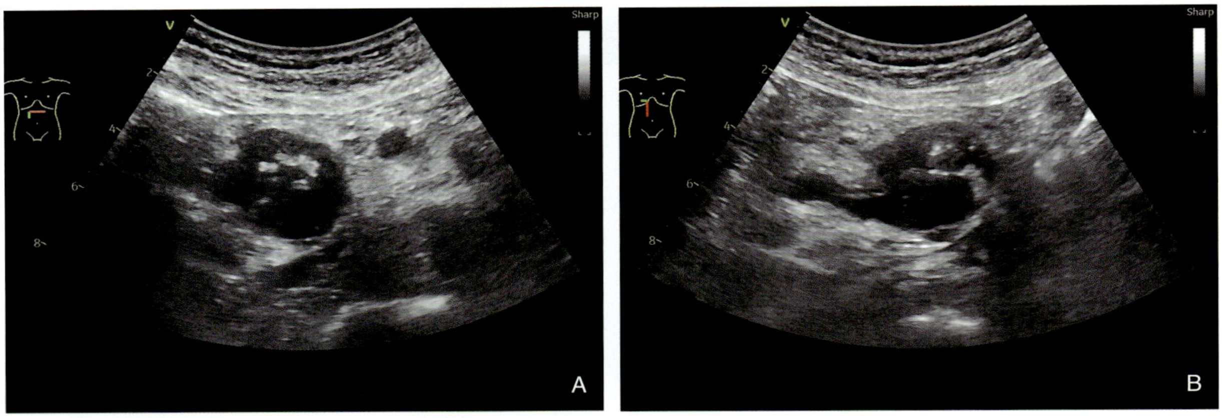

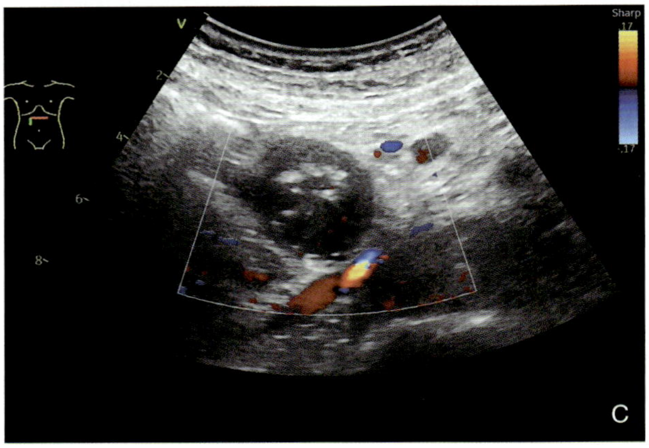

图 5-3-16　神经内分泌肿瘤 G3。(A)胰头存在低回声实性肿物，边界欠清，形态不规则，回声不均匀，其内可见多发强回声钙化，其远端主胰管均匀性扩张，宽约 0.7cm；(B)胆总管受肿物挤压扩张；(C)CDFI 可见血流信号较丰富。

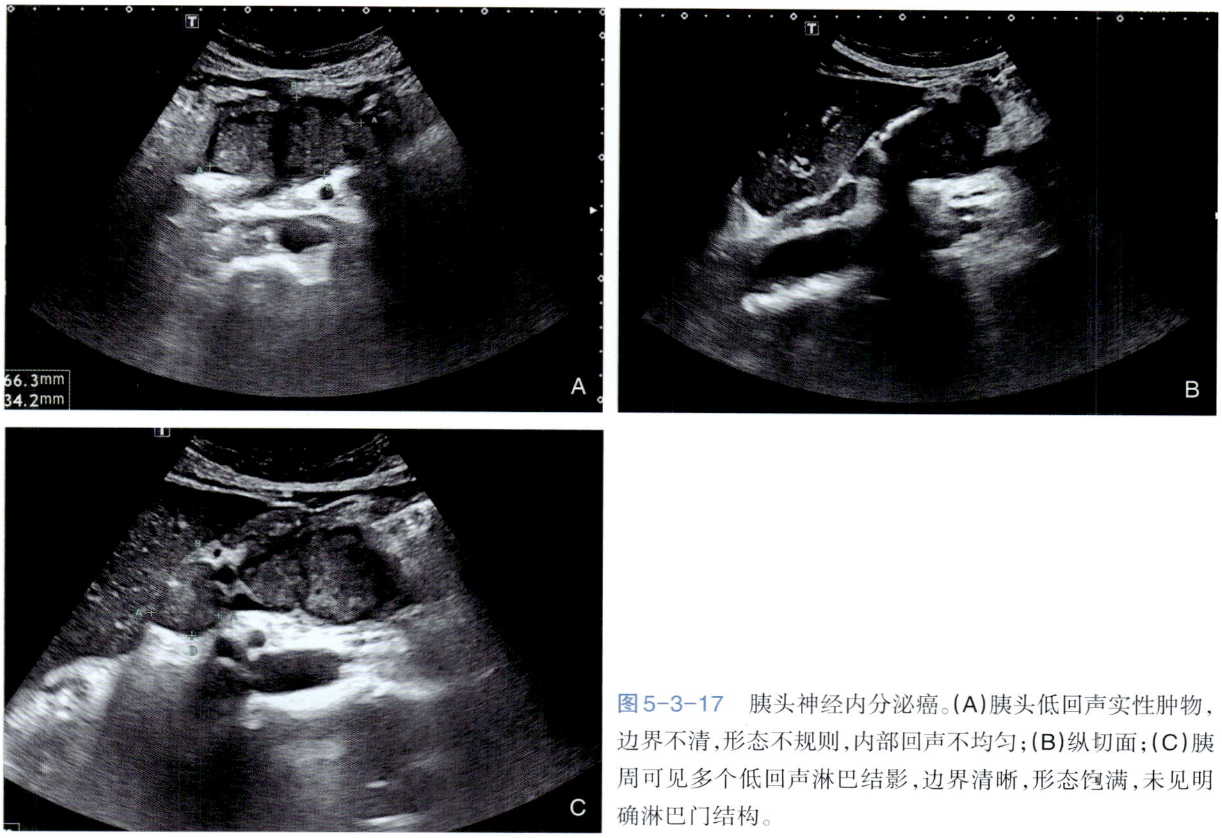

图5-3-17　胰头神经内分泌癌。(A)胰头低回声实性肿物，边界不清，形态不规则，内部回声不均匀；(B)纵切面；(C)胰周可见多个低回声淋巴结影，边界清晰，形态饱满，未见明确淋巴门结构。

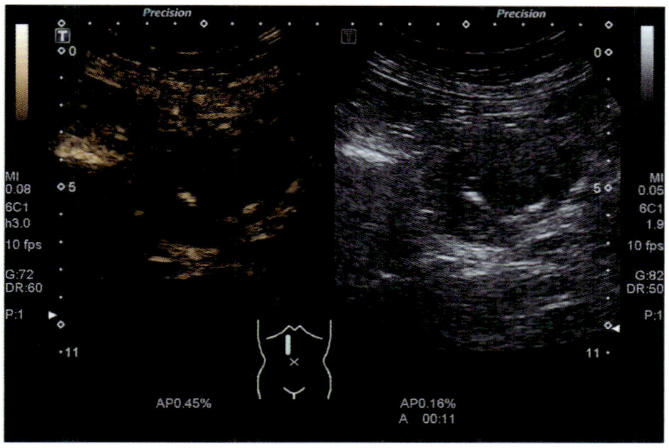

扫码观看高清视频

视频5-3-10　胰腺神经内分泌肿瘤G2级。患者女，61岁，胰头实性肿物，增强早期13秒开始增强，快于邻近胰腺实质，呈不均匀高增强，增强晚期呈高增强。

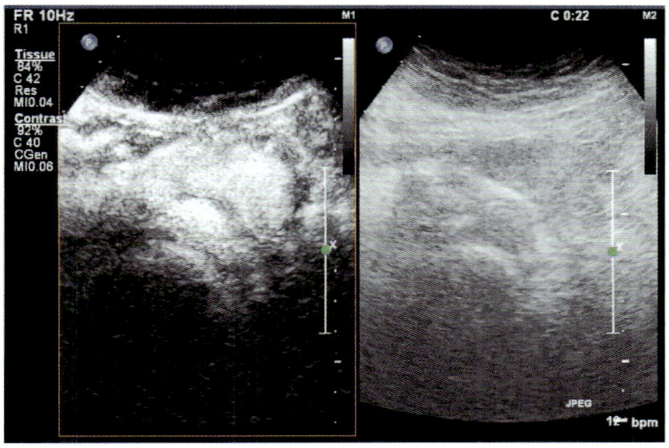

扫码观看高清视频

视频5-3-11　胰腺神经内分泌肿瘤G2级。患者女，67岁，胰体尾实性肿物，增强早期13秒开始增强，慢于邻近胰腺实质，呈不均匀高增强，24秒开始退出，增强晚期呈高增强。

强、等增强或高增强。

(六)实性假乳头状肿瘤

1.临床病理特征

实性假乳头状肿瘤(SPN)好发于年轻女性,女性占90%,被称为“女儿瘤”,可发生于胰腺任何部位,胰头和胰尾常见。大部分SPN无临床症状,肿瘤大时可出现腹部不适、腹痛等症状,体检可扪及腹部包块。SPN为低度恶性,预后较好,术后5年生存率可达95%。

2.声像图特征(图5-3-18和图5-3-19,视频5-3-12至视频5-3-14)

SPN多表现为单发、边界清晰的囊实性肿物,通常体积较大,可见完整或不完整的强回声包膜,类圆形或分叶状,大部分可见囊性变。囊性成分多位于中心,实性区域多位于周围,可见典型的乳头状结构。30%~65%可见周边点状或结节状钙化。很少有胰管胆管扩张现象。

超声造影显示增强早期常见周围包膜环状高增强,肿瘤实质可表现为低增强或等增强,增强晚期消退为低增强。多可见包膜环状强化。较大病灶增强早期及晚期呈不均匀等增强,内可见多个大小不一的无增强区。较小病灶增强早期呈等增强或低增强,增强晚期呈低增强,内未见无增强区。

3.诊断经验分享

年轻女性,单发,边界清晰,类圆形或分叶状囊实性肿物,体积较大,周边可见强回声包膜,周边点状或结节状钙化。

超声造影显示增强早期包膜环状高增强,肿瘤实性部分增强早期低或等增强,增强晚期消退为低增强。

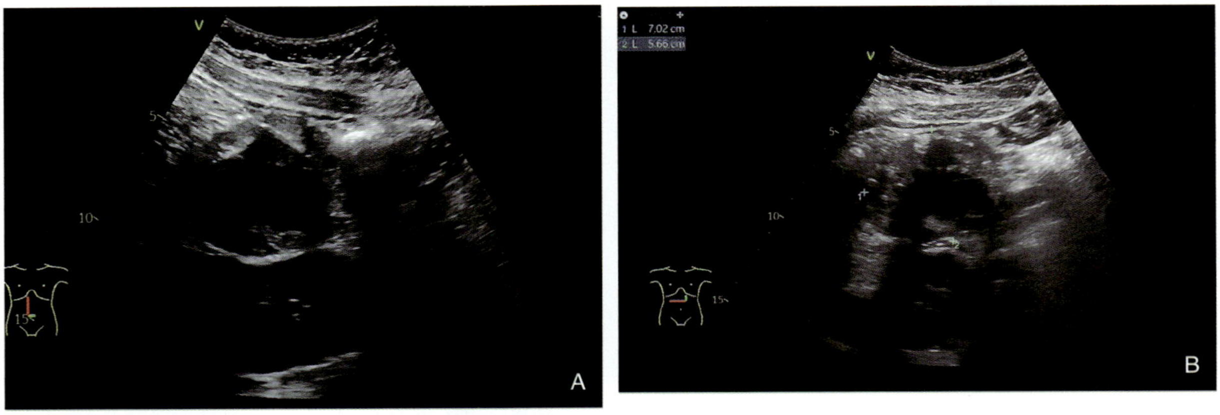

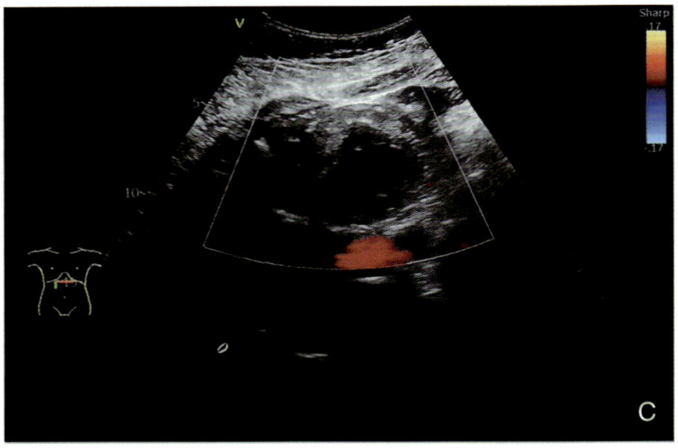

图5-3-18 胰头实性假乳头状肿瘤。(A)胰头囊实性肿物,边界清晰,形态欠规则,内部回声不均匀,周边部分可见强回声钙化,胰管未见明显扩张;(B)横切面;(C)CDFI未见明显的血流信号。

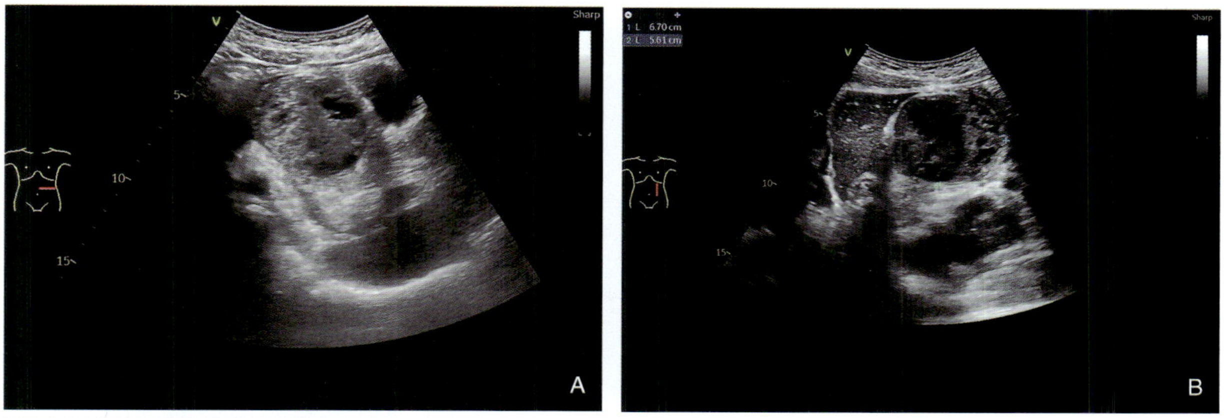

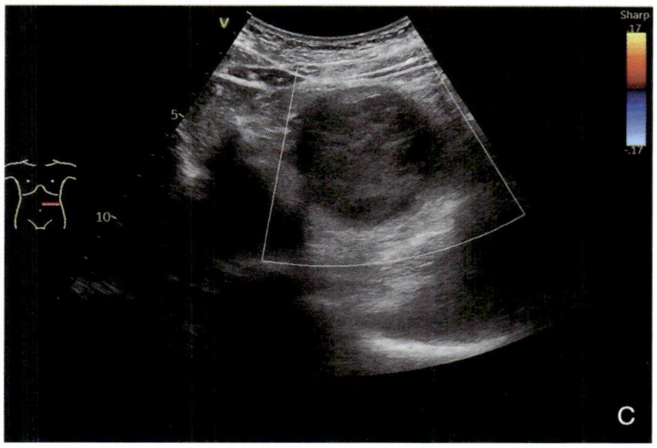

图 5-3-19 胰尾实性假乳头状肿瘤。(A)胰体尾部实性肿物,边界清晰,形态规则,周边可见强回声包膜,内部回声不均匀,可见多发无回声区,胰管未见明显扩张;(B)纵切面;(C)CDFI 未见明显的血流信号。

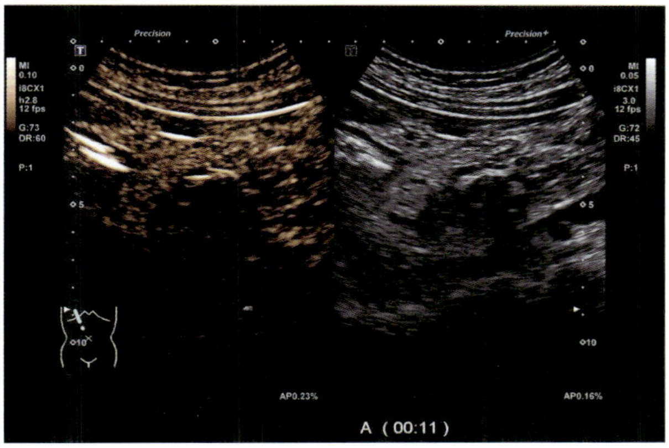

扫码观看高清视频

视频 5-3-12 胰腺实性假乳头状肿瘤。患者男,20 岁,胰头部实性肿物伴钙化,增强早期 13 秒开始增强,慢于邻近胰腺实质,呈不均匀等增强,24 秒开始退出,增强晚期均为低增强。

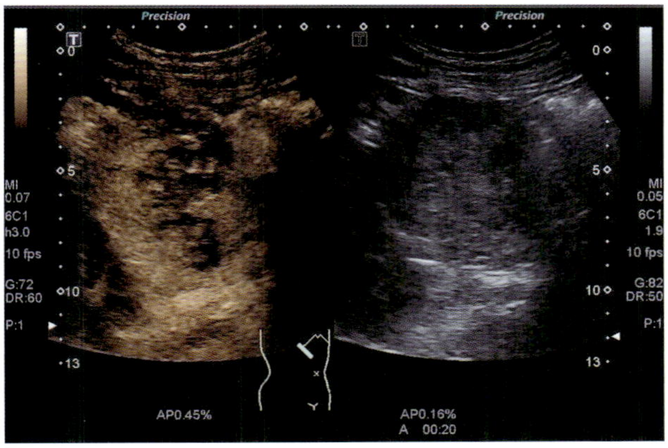

扫码观看高清视频

视频 5-3-13 胰腺实性假乳头状肿瘤肝转移。患者男,46 岁,胰腺巨大实性肿物,增强早期 14 秒开始增强,与胰腺实质同步增强,呈不均匀低增强,25 秒开始退出,增强晚期呈不均匀低增强。

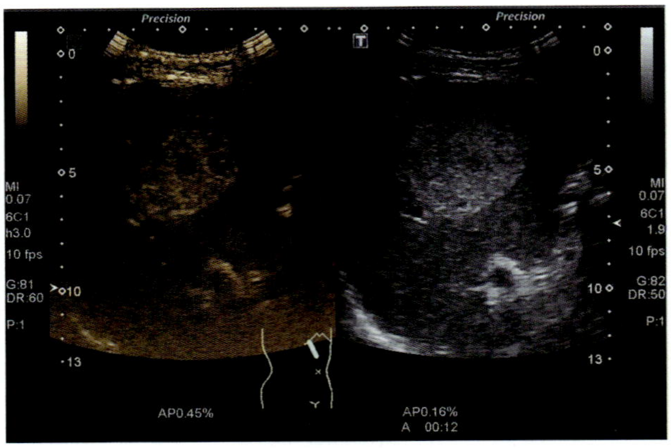

扫码观看高清视频

视频 5-3-14 胰腺实性假乳头状肿瘤肝转移(与视频 5-3-13 为同一患者)。患者男,46 岁,胰腺巨大实性肿物,肝内多发实性肿物。肝右叶肿物于增强早期 14 秒开始增强,略早于邻近肝实质,呈不均匀高增强,可见包膜环状增强,27 秒开始退出,快于邻近肝实质,增强晚期呈不均匀低增强。

第 4 节 胃肠道肿瘤性病变的超声表现

一、胃肠道解剖与超声检查方法

(一)胃部解剖及超声检查方法

1. 胃部解剖

胃上方连接食管,下方延续为十二指肠,是人体消化管道中最膨大的部分。胃的头区运动可以接收、容纳食物,尾区运动可以搅拌、研磨食物。胃液对胃内容物进行充分混合,消化为食糜,以便肠道能更好地吸收。通过胃的蠕动再将食糜送入小肠。此外,胃还具有一定的内分泌功能,例如分泌胃泌素。

胃形似囊袋状,位于人体上腹部,胃可分为贲门、胃底、胃体、胃窦 4 个部分。贲门也可称为胃食管结合部,是胃的入口;胃窦远端为幽门口,连接至十二指肠,是胃的出口。胃体右上部弧形凹陷为胃小弯,左下部弧形突出为胃大弯。以大小弯为界,腹侧胃壁称为前壁,背侧胃壁称为后壁。由贲门左缘至胃底膨出的锐角称为贲门切迹,胃小弯的最低点划分出胃体及胃窦部两个部分,此点称为胃角切迹。

不同种族、性别、年龄、体形、胃的充盈状态造成了胃在人体腹腔的位置和形态变化较大。大部分的胃一般位于人体左上腹腔,小部分位于右上腹腔。胃按照形态可分为以下几型:角型、钩型、无力型、瀑布型。

2. 胃部超声检查方法

胃的超声检查通常在空腹状态下进行,可通过饮用 500~1000mL 纯净水或显影剂使显示效果更佳。配备凸阵、线阵或扇形扫描探头的高分辨力超声仪可进行胃的超声扫查,扫查时可通过调节频率及深度对不同体形及年龄的人群达到最佳显示条件。

被检查者饮水后仰卧于诊疗床上,充分暴露上腹部,将探头置于左侧肋缘下可显示贲门及胃底,必要时可嘱患者取左侧仰卧位获取更佳的声像图。嘱被检查者平卧,扫查胃体、胃角。被检查者右侧卧位有助于扫查胃窦、幽门及十二指肠。

3. 胃的标准切面

胃扫查的标准切面通常包括食管下段-贲门切面、胃底切面、胃体切面、胃角切面、胃窦切面、胃冠状斜切面。

(1)食管下段-贲门切面

- 长轴切面(图 5-4-1)。将探头斜置于剑突下偏左侧肋缘下纵切,声束方向为左后上方,在肝左叶后方可见食管下段-贲门长轴声像图,如同“鸟嘴”状,纤细的部分为食管下段,膨大处为贲门部。

- 短轴切面。将探头斜置于剑突下偏左横切,与上述长轴切面成 90°,在肝左叶后方可见椭圆形食管横切面。食管壁为环形低回声,食管腔为中心强回声。将探头向下缓慢移动,可观察环形结构逐渐增大,即为贲门短轴声像图。

(2)胃底切面。将探头斜置于左侧肋缘下,侧动探

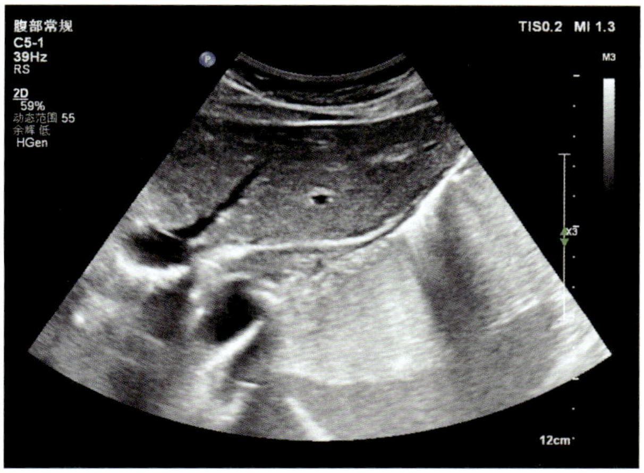

图5-4-1　正常食管下段-贲门切面声像图。

头大于45°，使声束方向朝左后上方，可显示出胃底。当胃腔充满显影剂时，可观察到胃底呈现为椭圆形结构，胃壁薄。

(3)胃体切面

•长轴切面。将探头在上腹部偏左沿胃体长轴移动探头，可观察到胃体的前壁、后壁及胃大弯的下缘。胃体后方和胰腺的体部、尾部相毗邻。

•短轴切面。将探头在上腹部偏左横向移动扫查，可以观察到胃体的短轴切面。其图像呈椭圆形，图像左侧显示为胃小弯，右侧为胃大弯，后方为胰腺。

(4)胃角横切面。将探头放置在上腹正中，连续移动，横向扫查，可观察到左右两个相邻的椭圆形结构，即"横8字"状的胃角切面，其交接点为胃角切迹，切迹的左侧显示为胃体，右侧显示为胃窦。

(5)胃窦切面

•长轴切面。将探头斜置于右上腹部，缓慢转动探头角度，当达到最长胃腔的图像时，则为胃窦的长轴切面。调整声束方向，使其与幽门长轴平行，可观察到胃窦的前后壁、幽门延续至十二指肠球部。

•短轴切面。在胃窦的长轴切面将探头旋转90°，以左右或上下方向连贯扫查，可显示出胃窦短轴图像。

(6)胃冠状斜切面。将探头斜置于左上腹部，略向右侧倾斜扫查，可获得胃的冠状斜切面。

按照以上标准切面依次扫查，能较完整地显示出胃的各个部分。正常的胃壁结构在超声图像上由内向外呈现为5个层次(高-低-高-低-高回声)：第一层高回声带显示为黏膜层，它是由黏膜表面产生的界面反射形成；第二层为低回声带，它显示的是黏膜肌层；第三层为高回声带，它显示的是黏膜下层；第四层为低回声带，它显示的是固有肌层；第五层为高回声带，显示的是浆膜层，它由浆膜外组织产生的界面反射形成。相信通过多部位、多切面的连续扫查方式可较完整地显示胃，并且减少病变的遗漏。

(二)肠道解剖及超声检查方法

1.肠道解剖

肠道包括十二指肠、小肠、大肠及直肠。小肠由空肠及回肠组成，大肠由盲肠、阑尾、结肠及直肠组成，主要功能是分泌消化液、吸收营养、排泄废物等。

(1)小肠。小肠是指起始于十二指肠空肠曲至盲肠的部分，成人大部分小肠位于左侧腹腔，由肠系膜固定于后腹壁，大约上2/5为空肠，下3/5为回肠。肠系膜内走行滋养小肠的肠系膜上动脉及淋巴管与神经。

(2)大肠。大肠包括回盲部、盲肠、升结肠、横结肠、降结肠、乙状结肠及直肠，其中盲肠、横结肠、乙状结肠的位置变化较大，需通过肠腔的回声来识别各段大肠。

•大肠肠壁。无黏膜绒毛，且黏膜形成明显的皱襞，即有效扩大吸收和分泌功能的表面积，大肠的黏膜肌层发达。

•肠壁肌层。肠壁的肌肉发达，分为内环肌、外纵肌，且两层肌肉间有肌间膜。结肠的外纵肌形成了3条结肠带，结肠带控制肠管舒缩；当肌带之间结肠壁隆起时，结肠袋随即形成。而大肠存在正向蠕动和逆向蠕动，正常情况下，正向蠕动与逆向蠕动相适应。

•浆膜。浆膜可承受肠壁伸展时的牵张力。浆膜可保护血管免受肠管机械活动引起的循环障碍。大肠的浆膜表面可有脂肪垂，其内分布着肠壁小动脉及淋巴结。

(3)直肠。直肠是大肠的末段部分，分为骨盆直肠和肛门部。骨盆直肠为12~14cm，其下部膨大形成直肠壶腹，紧接肛管。肛门内括约肌在肛门上2cm处，内外括约肌联合维持肛管闭合与开放。

2.肠道超声检查方法

检查前应进行排便、排气，且适当充盈膀胱。将超声探头按照结肠的走行，从右下腹至左下腹方向扫查，及时记录病变的部位、范围、形状及回声特点。这种扫查方法适合结直肠肿瘤的筛查，但早期病变容易被忽视或漏诊。

于检查前饮用500~800mL水，胃适当充盈，形成良好的透声窗，同时利用液体在胃肠内的流动，帮助辨别各段肠管，易于显示病灶的部位，以及与周围器官的关系。局部加压检查法适用于较深部位的病变，如阑尾或回盲部。检查时将探头放置于阑尾区,加压探头将周围组织推开,利于获得清晰的阑尾或回盲部病变图像。

肠壁的层次:超声下肠壁可表现为5层结构,由腔内向腔外依次为第一层(高回声),是由腔内液体与肠黏膜所构成;第二层(低回声),相当于肠壁黏膜层;第三层(高回声),相当于黏膜下层,是回声最高的一层;第四层(低回声),为肌层回声,回声均匀,此层次略宽;第五层(高回声)相当于浆膜及浆膜下脂肪组织。肠壁的厚度:正常肠壁的总厚度为0.3~0.4cm。

肠皱襞:各段的肠腔内均可见肠皱襞突入肠腔,皱襞是指朝向肠腔内的峭状隆起或棘状突起。肠皱襞表现为强回声,且高低不同、疏密不等、形态多样,可表现为"梳齿"状、"竹笋"状或"梯子"状。肠皱襞的内部层次结构主要为黏膜和黏膜下层,当肠蠕动时,其形态可改变。可通过肠皱襞鉴别大肠及小肠,小肠的皱襞比大肠更丰富。

结肠带与结肠袋:通过矢状切面扫查大肠时,在肠壁上可显示出一条沿长轴走向的强回声带,宽度约0.5cm,即为结肠带。此带收缩牵拉肠壁,使肠腔外形呈多个波浪形囊袋状,为结肠袋。

二、胃肠道良性肿瘤

(一)胃良性溃疡

1. 临床病理特征

胃溃疡是指发生在胃角、胃窦、贲门、裂孔疝等部位的溃疡,是消化性溃疡的一种。上腹部疼痛是本病的主要症状,疼痛多位于上腹部,也可出现在左上腹部或胸骨、剑突后,常呈隐痛、钝痛、胀痛、烧灼样痛。部分患者可无症状,或以出血、穿孔等并发症作为首发症状。本病的发展与幽门螺杆菌感染、长期服用阿司匹林及皮质类固醇等药物、胃酸和胃蛋白酶的自身消化,以及应激精神因素相关。

2. 声像图特征(图5-4-2)

腹部超声不作为胃良性溃疡的常规检查方法,它主要依靠胃镜检查诊断。饮用胃显影剂后,胃处于充盈状态,便于胃良性溃疡的显示。胃良性溃疡直径一般小于2cm,可表现为圆形或椭圆形的黏膜面凹陷,溃疡边缘较恶性溃疡整齐,没有隆起,且溃疡的底部较为平坦,溃疡周围的黏膜皱襞向溃疡集中,凹陷基底部及周围增厚的胃壁呈低回声,其黏膜面的凹陷处平整或有斑点样高回声。较小溃疡处的胃壁蠕动正常,较大溃疡局部蠕动减弱。

3. 诊断经验分享

胃良性溃疡主要与恶性溃疡相鉴别。胃恶性溃疡直径常大于2cm,外形呈火山口状或是不规则形溃疡,溃疡的边缘隆起明显且不整齐;溃疡底部凹凸不平,黏膜面的凹陷处表面不平整伴强弱不均的高回声,溃疡周围的黏膜皱襞呈结节状增厚。

(二)胃息肉

1. 临床病理特征

胃息肉是指胃壁黏膜面的隆起,分为真性息肉和假性息肉。真性息肉由黏膜腺上皮构成,假性息肉由黏膜的炎性增生所引起。早期胃息肉无临床症状,当息肉较大且表面伴随糜烂和溃疡时,可引起上腹部疼痛、消化道出血等症状。增生性息肉是由黏膜腺上皮的局灶性增生和隆起造成,息肉直径一般小于2cm以下,呈球形,表面光滑,息肉的基底部宽,常有蒂。息肉可以单发或多发,当息肉体积较大时,表面可出现糜烂或溃疡。胃黏膜息肉是最常见的类型,因长期慢性胃炎造成的胃上皮过度增生引起,而胃腺瘤性息肉(也称胃腺瘤)为一种真性的胃黏膜肿瘤,在光镜下可见到小管状和绒毛状的病理结构,而一部分腺瘤性息肉与息肉样早期胃癌很难鉴别。

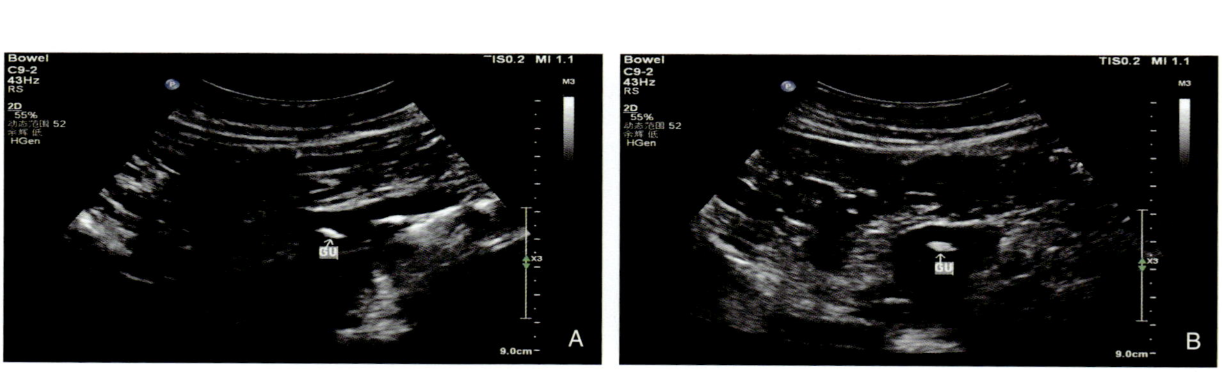

图5-4-2 胃良性溃疡。(A)胃壁黏膜面凹陷处斑点样高回声;(B)凹陷基底部及周围增厚的胃壁呈低回声。

2. 声像图特征(图5-4-3和图5-4-4)

胃的黏膜层可见一息肉样结构突入胃腔，有一细长的蒂相连，息肉在胃腔内可随胃的正常蠕动而摆动。而胃壁的其他层次，包括黏膜下层、肌层和浆膜层结构正常。胃息肉呈结节状低回声或中等回声团，较小的息肉表面常光滑，较大的息肉内部回声粗糙、增强。息肉可呈现分叶、糜烂或溃疡，其黏膜毛糙，表面不光滑。CDFI多难以显示息肉内部血流信号及频谱。

饮用胃显影剂后，超声可显示胃壁黏膜层的结节状病变，但各种类型的胃息肉超声表现缺乏特异性，患者仍需进行胃镜确诊。虽然腹部超声不能作为胃息肉的常规检查，但对于已经确诊的胃息肉，可应用超声检查随访。

3. 诊断经验分享

胃息肉为局限于胃黏膜层的结节状低回声或中等回声团，息肉直径相对小，常有细长蒂，突入胃腔生长，而胃壁其他层次结构正常，较大息肉的内部回声可不均匀。

(三)结肠息肉

1. 临床病理特征

常见的结肠息肉包括腺瘤性息肉及错构瘤性息肉。腺瘤性息肉是常见的结肠良性肿瘤病变之一，由增生的黏膜上皮细胞形成，常为多发性，多为家族遗传性疾病。目前腺瘤被公认为癌前病变，它代表了管状、绒毛状和绒毛管状腺瘤的总称。因此，早期发现、及时诊治腺瘤对预防结直肠癌至关重要。

错构瘤性息肉指的是错构瘤性、炎性及增生性息肉，它属于上皮源性瘤样病变性息肉，属于非真性肿瘤的瘤样病变或假瘤。一般与癌的关系不密切。

2. 声像图特征

(1)腺瘤性息肉。在充盈的肠腔内，息肉样病变可表现为由黏膜层突向腔内的黄豆粒大小(0.5~3.0cm)的类圆形或乳头状隆起，有蒂，蒂可长可短；病变处黏膜层、肌层及浆膜层分界清晰，肠蠕动波正常。

(2)错构瘤性息肉。结肠错构瘤为表面光滑、边界清晰的圆球形中等回声区，有短蒂，内部可出现散在分

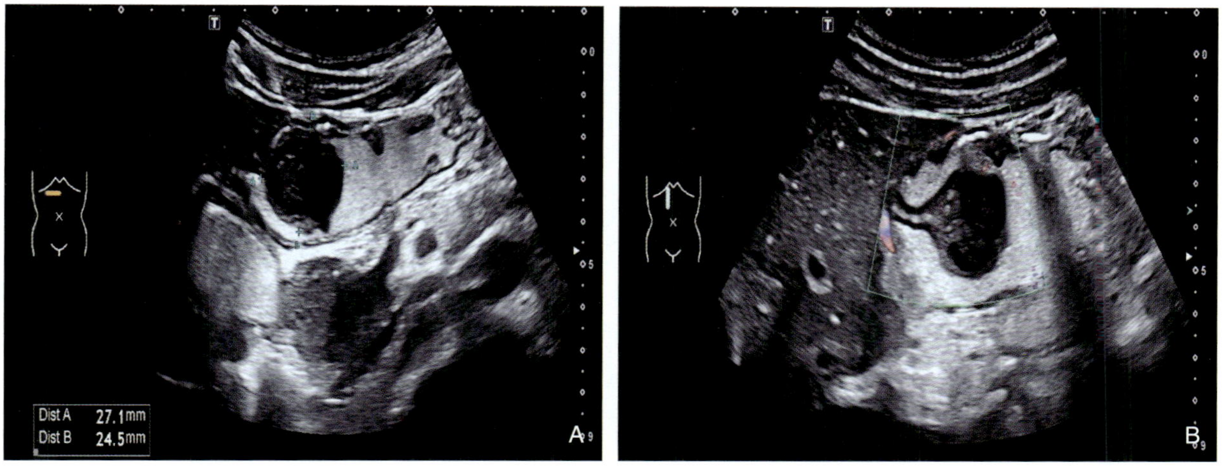

图5-4-3 胃体炎性纤维性息肉。(A)口服胃造影剂充盈后，胃壁黏膜层低回声团，突入胃腔，表面光滑，回声均匀，周围胃壁层次结构清晰；(B)口服胃造影剂充盈后，胃内低回声团有一细长的蒂与胃壁相连，ADF未见明显的血流信号。

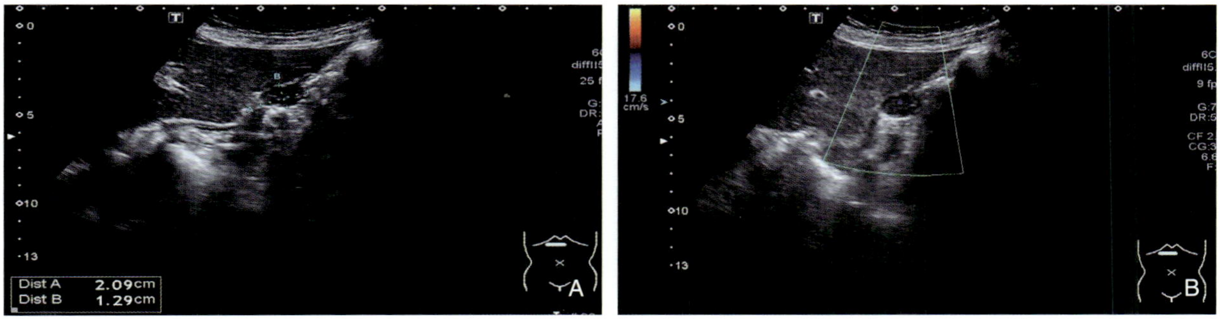

图5-4-4 胃底腺息肉。(A)胃壁内低回声团，边界清晰，回声均匀；(B)CDFI未见明显的血流信号。

布的细小低回声区，其基底部的肠黏膜完整，层次清楚。

3.诊断经验分享（图5-4-5）

结肠息肉来源于黏膜上皮，呈类圆形、表面光滑的中等回声，肠壁层次分界清晰，肠蠕动波正常。息肉体积相对小，有长短不一的蒂伸入肠腔，肠黏膜层次清晰。

（四）胃平滑肌瘤

1.临床病理特征

胃平滑肌瘤是一种较为常见的胃良性肿瘤。它来源于胃的平滑肌层，在胃的良性肿瘤中占17%~46%，少数病例可发生恶变。胃平滑肌瘤多呈圆形或者球形，并且向胃腔内突起，直径通常为2~4cm，也有病例的直径可达10~20cm。胃平滑肌瘤常为单发，胃体及胃窦部是其好发部位。较小的平滑肌瘤边界清晰，不侵犯周围的组织。胃平滑肌瘤的好发年龄大于50岁，且无明显性别差异。当肿瘤小于2cm时，患者无任何不适状，大部分病例通过体检发现。当肿瘤体积较大或伴随溃疡时，可产生上腹部胀满、压迫或上消化道出血的症状，于体格检查时在上腹部可扪及包块。

2.声像图特征（图5-4-6）

（1）超声表现。局限于胃壁内生长的肿块，大部分为球形，也可为哑铃状，可出现分叶或呈不规则形。肿物多单发，一般直径小于5cm。肿物内部回声呈低回声，边界清晰，内部回声均匀，无明显包膜。少部分肿瘤的黏膜可出现溃疡。

（2）分型

●腔内型。此型最多见。肿瘤位于黏膜下，突向胃腔内生长，将黏膜面顶起，黏膜层连续且完整，胃的横切面超声图像中可显示胃腔缩窄。

●壁间型。肿瘤同时向胃腔内及胃腔外生长，黏膜层向胃内隆起，浆膜层向胃腔外突出。

●腔外型。此型较少见。肿瘤主要向胃腔外生长，浆膜面完整，表面光滑，但向胃腔外膨出。此型非常容易被

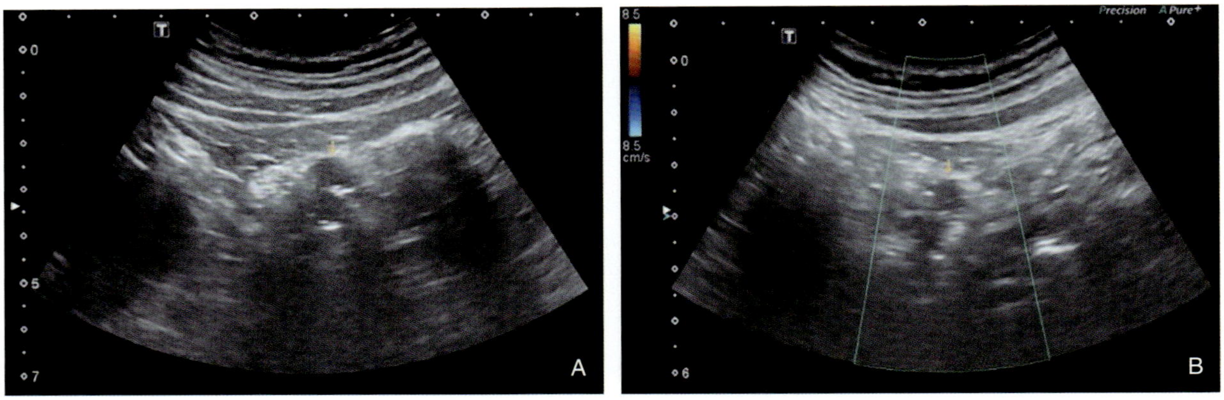

图5-4-5　结肠息肉。（A）声像图；（B）CDFI表现。

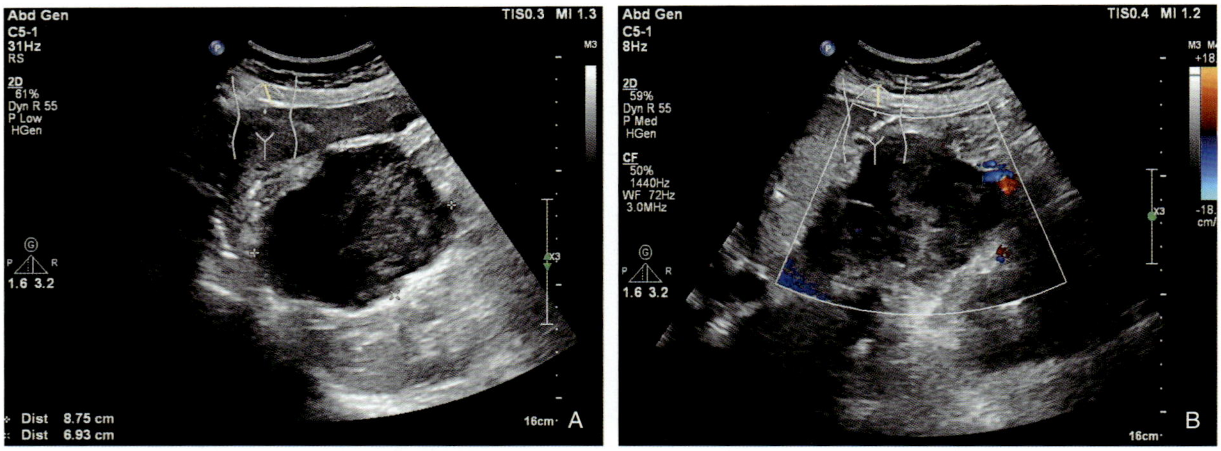

图5-4-6　胃平滑肌瘤。（A）上腹部存在低回声实性肿物，边界尚清，形态尚规则，回声不均匀，与胃壁关系密切；（B）CDFI可见点状血流信号。

误诊为肝脏或脾脏来源的肿瘤，扫查时应关注。

3.诊断经验分享

胃平滑肌瘤好发于胃体及胃窦部，是来源于胃平滑肌层的良性肿瘤。肿瘤常为单发，直径一般小于5cm，局限于胃壁内生长，大部分为边界清晰的球形，内部呈均匀低回声，无明显的包膜。

（五）胃的其他类型良性肿瘤

1.临床病理特征

胃的其他类型良性肿瘤包括胃脂肪瘤、胃神经源性肿瘤、胃纤维瘤等。胃脂肪瘤是一种起源于胃的良性间叶源性肿瘤，它由胃壁黏膜下层脂肪组织的增生引起。胃脂肪瘤多呈圆形肿物，突向胃腔内，无明显的蒂结构，脂肪瘤表面较光滑，包膜完整。当脂肪瘤体积较大时，其表面黏膜可伴随糜烂、溃疡出现。胃脂肪瘤以单发常见，大小不一。胃神经源性肿瘤在临床中极少见，其包括神经鞘瘤和神经纤维瘤。好发部位为胃体部的黏膜下层、黏膜层或浆膜层，以单发者居多。胃神经鞘瘤的生长速度缓慢，肿瘤一般呈梭形或椭圆形，肿瘤的包膜较为完整，边界清晰。大体标本剖面呈半透明的灰白色。胃神经纤维瘤可表现为多发性结节状团块，其边界不清，团块质韧，弹性好。胃神经源性肿瘤诊断较为困难，若患者同时出现皮下多发结节，可帮助诊断。胃纤维瘤好发于胃窦，肿块常起源于胃黏膜下层（第三层）。肿块内部是由密集的成纤维细胞束构成，瘤体质硬，包膜完整，但黏膜表面可能出现糜烂或溃疡出血。

2.声像图特征（图5-4-7和图5-4-8，视频5-4-1）

胃脂肪瘤是源于胃壁黏膜下层的高回声团块，呈圆形或卵圆形，且边界清晰，团块表面的胃黏膜层及黏膜肌层结构清晰，瘤体后方回声可有衰减。

胃神经源性肿瘤的声像图特征表现为胃壁黏膜肌层或黏膜下层的实性低回声肿块，其内部回声较均匀，但缺乏其他特异性。

胃纤维瘤表现为上腹部的局限性实性肿物，肿物位于黏膜下层。肿瘤多呈圆形或类圆形，包膜完整，其内部回声为中低回声，较小的纤维瘤回声均匀，其周围的胃壁层次及回声表现正常。

3.诊断经验分享

胃脂肪瘤来源于黏膜下层，呈高回声，表面的胃黏膜层及黏膜肌层结构清晰。

胃神经源性肿瘤好发于胃体部的黏膜下层、黏膜

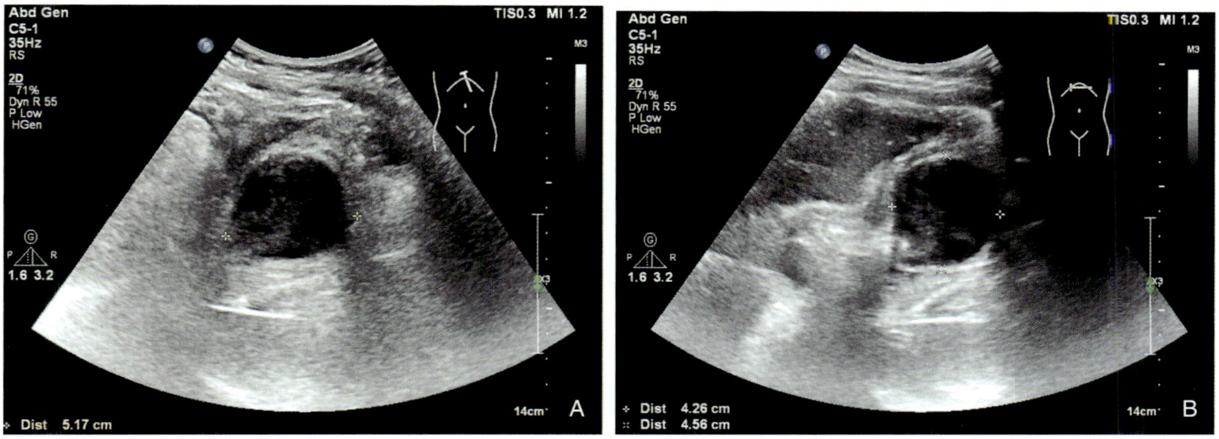

图5-4-7　胃体神经鞘瘤。（A）长轴切面声像图；（B）短轴切面声像图。

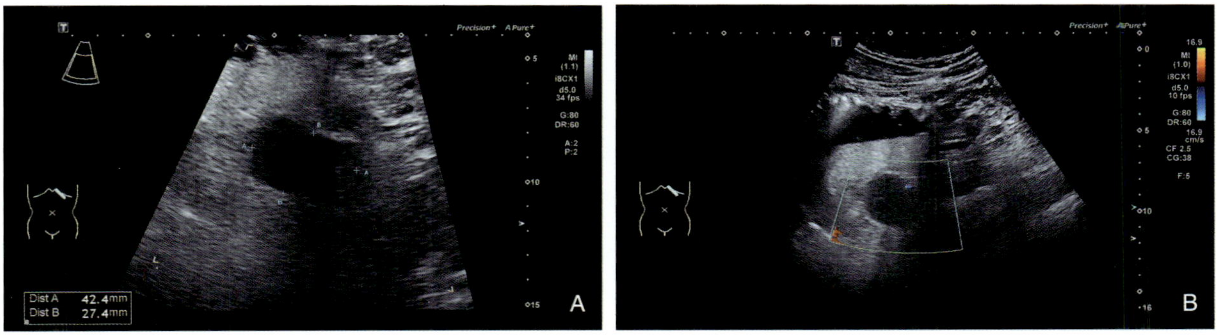

图5-4-8　胃神经鞘瘤。（A）口服胃造影剂充盈后声像图；（B）口服胃造影剂充盈后的CDFI表现。

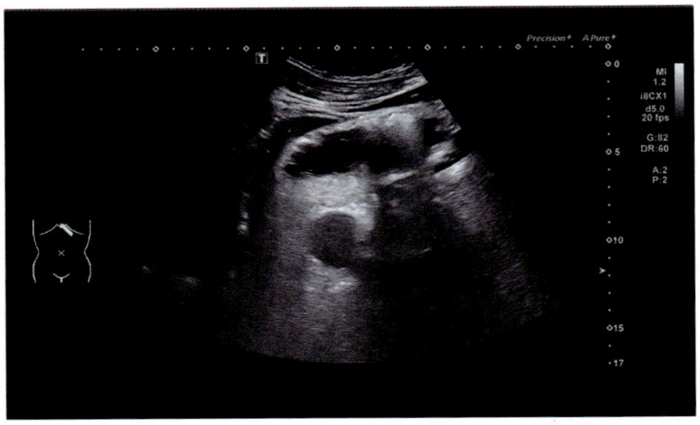

扫码观看高清视频

视频 5-4-1 胃神经鞘瘤。患者男，46岁，口服胃肠造影剂充盈后，胃壁有实性低回声肿物，突入胃腔，黏膜面完整，周围胃壁层次清晰。

层或浆膜层，以单发者居多，肿瘤生长缓慢，一般呈梭形或椭圆形，肿瘤的包膜较为完整，边界清晰。

胃纤维瘤的超声表现与间质瘤或平滑肌瘤极为相似，但回声略高。

(六)结肠其他类型良性肿瘤

1. 临床病理特征

结肠其他类型肿瘤主要包括脂肪瘤、平滑肌瘤等。结肠脂肪瘤是临床中少见的良性肿瘤，其生长缓慢且一般不会癌变。它可能与脂肪的异常代谢或肠内的营养不良相关，由病变处的脂肪沉积引起。结肠脂肪瘤可能无症状，常通过肠镜检查发现。部分患者可能会出现腹痛、胀气或大便习惯的改变，严重者亦可产生黏液脓血便。

结肠平滑肌瘤是一种良性病变，临床较为少见。如平滑肌瘤仅位于患者肠壁肌层，直径较小，未引起明显梗阻等临床表现，患者定期观察即可。如怀疑平滑肌瘤发生癌变，患者应经超声、内镜检查，进一步明确肿瘤的性质。如平滑肌瘤短期内迅速增大或导致梗阻症状，患者应积极通过手术进行治疗。

2. 声像图特征

结肠脂肪瘤的声像图特征：来源于肠壁的浆膜层向外生长或来源于肠系膜的低回声团块，边界清晰，较小者回声均匀，可有蒂或呈环形生长，较大时可导致肠腔狭窄或梗阻。

结肠平滑肌瘤的声像图特征：壁间型平滑肌瘤为肌层的连续性中断，可探及低回声团块，回声均匀，肠壁黏膜层及浆膜层连续性完整。黏膜下型表现为黏膜皱襞变薄，可见边缘整齐的圆形低回声区，腔内外型团块分别向腔内和腔外隆起生长，当肿块较大时可造成压迫现象。

3. 诊断经验分享

结肠脂肪瘤来源于肠壁的浆膜层或肠系膜的低回声团块，边界清晰，生长缓慢。

结肠平滑肌瘤是发生在肠黏膜与浆膜间的肿瘤，其肌层的低回声连续中断，呈圆形低回声区，但黏膜与浆膜层完整。

三、胃肠道恶性肿瘤

(一)胃癌

1. 临床病理特征

胃癌是我国最为常见的消化道恶性肿瘤，且发病率较高，每年约17万人死于此病，几乎占全部恶性肿瘤死亡人数的1/4。此外，每年胃癌新发病例约为2万人，严重威胁着人们的生命及生活质量。胃癌的好发年龄为40~60岁，男女发病比例约为2∶1。胃窦部、胃体小弯、贲门部、胃底部为常见的胃癌发生部位。按照胃癌组织的浸润深度，将胃癌分为早期胃癌和进展期胃癌(中、晚期胃癌)。早期胃癌的症状常不明显，难以发现，常因胃镜检查偶然发现。随病程的进展，胃部症状明显加重，可出现上腹部疼痛、胃部饱胀，同时患者体形消瘦、体重减轻，出现贫血症状等。晚期胃癌常发生转移症状，可出现颈部淋巴结肿大、黑便、腹水及严重恶病质等体征。

2. 声像图特征(图5-4-9，视频5-4-2)

早期胃癌在超声检查中较难发现，进展期胃癌可通过观察胃壁厚度、层次、蠕动波及是否存在转移来诊断。

(1)胃壁厚度。进展期胃癌的胃壁呈局限性或弥漫性增厚，且厚度常大于1cm，表现为形状不规则的低回声区，按照大体形态可分为肿块型、溃疡型、弥漫型。肿块型指胃壁呈局限性低回声隆起，且基底较宽，突向胃腔，但黏膜面不光滑，可断续，肿块呈现为“菜花”状。溃疡型指胃壁局限性增厚，突向胃腔，低回声肿物的基底宽，表面溃疡呈现“火山口”形。弥漫型指病灶处胃

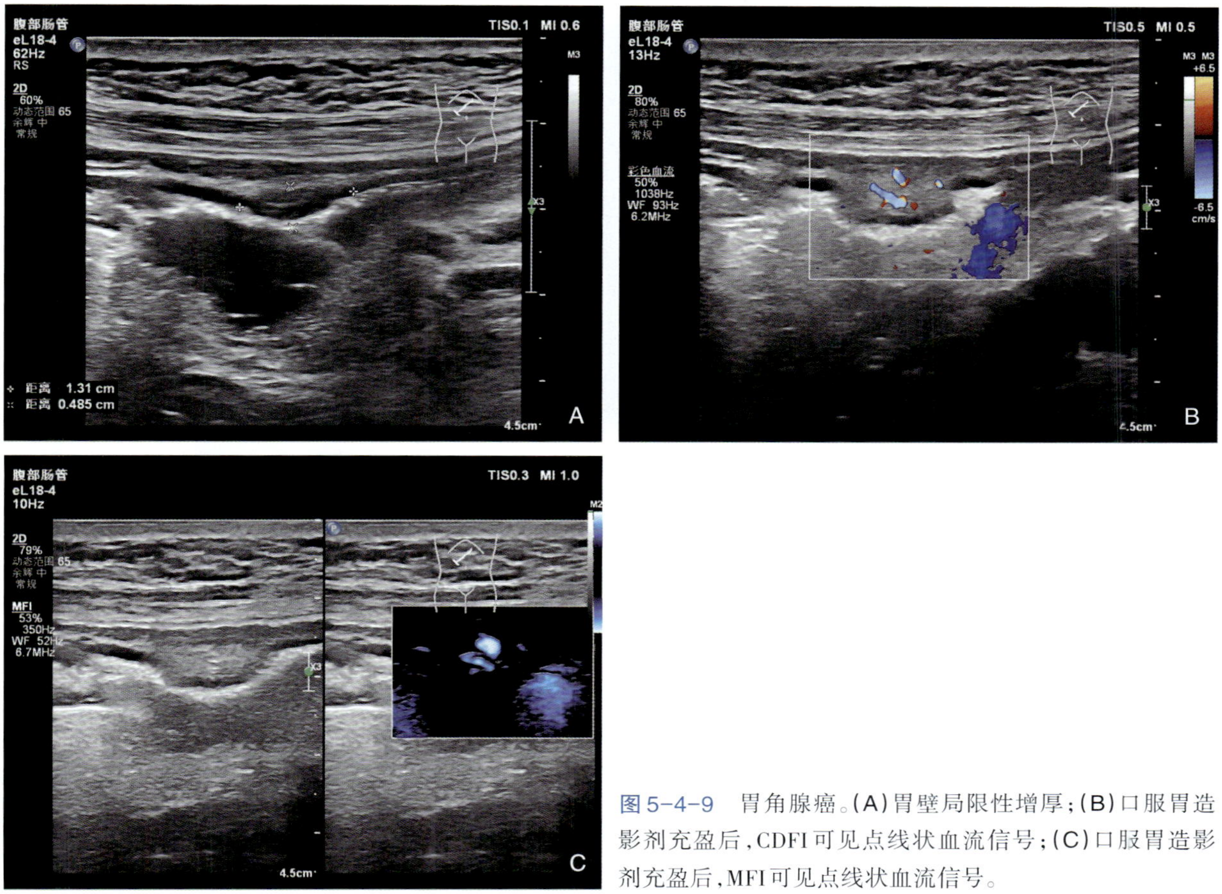

图 5-4-9 胃角腺癌。(A)胃壁局限性增厚;(B)口服胃造影剂充盈后,CDFI可见点线状血流信号;(C)口服胃造影剂充盈后,MFI可见点线状血流信号。

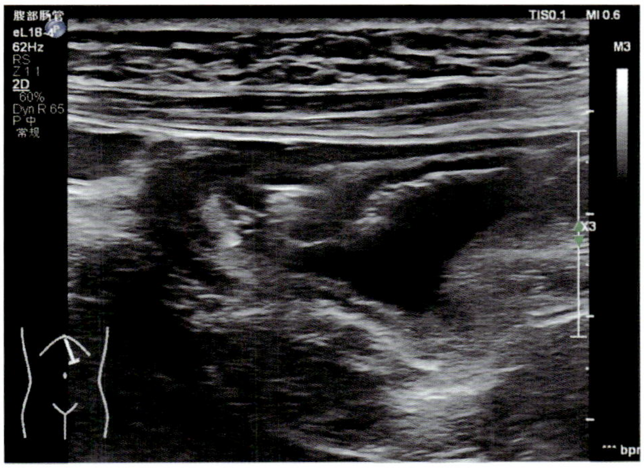

扫码观看高清视频

视频 5-4-2 胃角腺癌。患者女,69岁,口服胃肠造影剂充盈后,胃角部胃壁局限性增厚,以黏膜层及黏膜下层为主。

壁不规则增厚,可弥漫至整个胃壁(皮革胃),易造成梗阻或狭窄。

(2)胃壁层次。胃壁层次不清,黏膜面断续、不光滑,溃疡表面常呈强回声反射;肿瘤范围较大,可突破浆膜面,向胃外侵犯。

(3)蠕动消失。病灶处及周围胃壁正常蠕动波消失。

(4)转移征象(图5-4-10,视频5-4-3)。胃癌可发生淋巴转移,表现为胃周淋巴结肿大;也可血行转移至肝脏,表现为肝脏实性占位;抑或发生腹膜种植转移,表现为腹膜增厚,可伴随腹水。

(5)口服胃造影剂充盈后的声像图特征(图5-4-11,视频5-4-4)。口服造影剂后胃腔充盈良好,形成完美的透声窗,同时造影剂可排除胃腔内气体造成的干扰。病灶处胃壁可呈局限性或弥漫性不规则增厚,其回声减低,胃壁黏膜下层(或肌层、浆膜层、浆膜外组

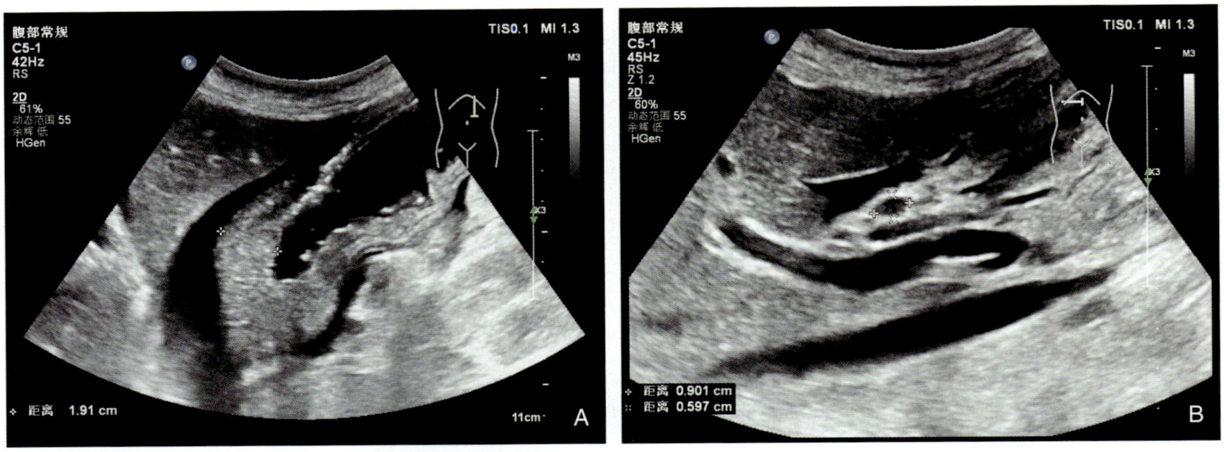

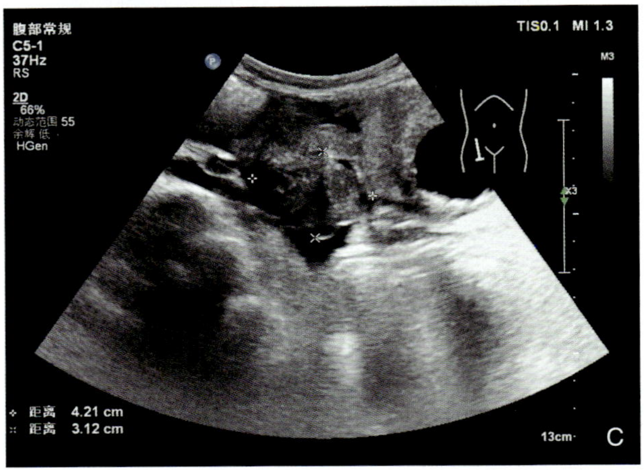

图 5-4-10　胃体低分化腺癌。(A)胃壁不规则增厚;(B)胃周淋巴结肿大;(C)卵巢转移瘤伴腹水。

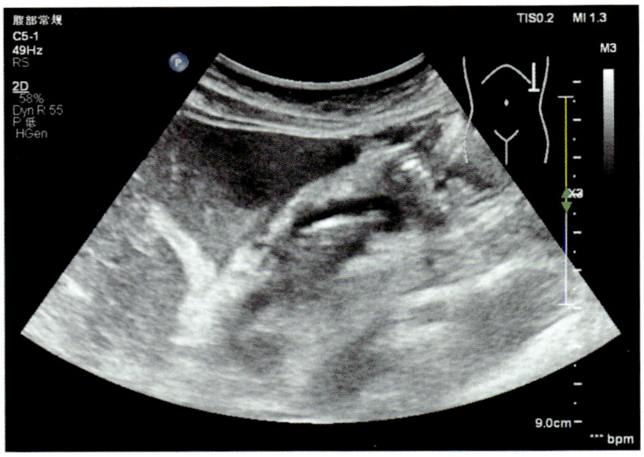

扫码观看高清视频

视频 5-4-3　胃腺鳞癌。患者女,52 岁,口服胃肠造影剂充盈后,胃窦部壁不规则增厚,层次不清,呈实性低回声区,肿物边界不清,侵犯肝左叶。胃周网膜增厚,上腹腹腔、腹膜后可见多发转移瘤。

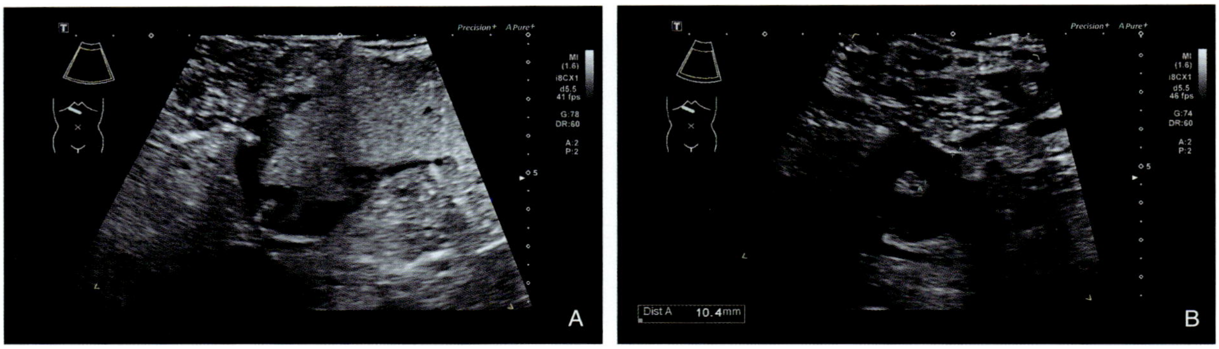

图 5-4-11　胃腺癌。(A)口服胃造影剂充盈后,胃壁不规则增厚;(B)胃壁增厚致幽门狭窄。

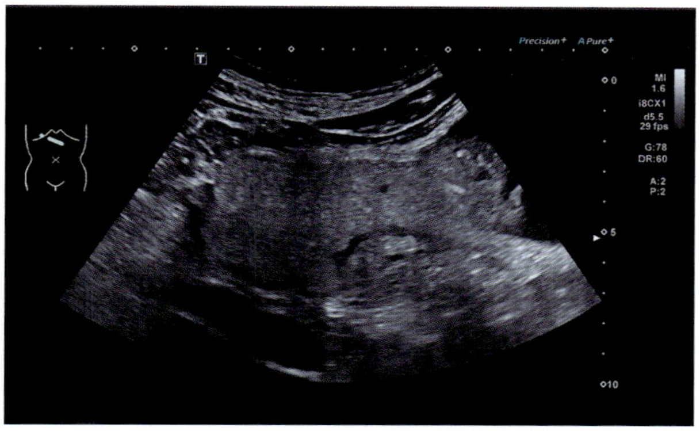

扫码观看高清视频

视频 5-4-4 胃腺癌。患者男，56岁，口服胃肠造影剂充盈后，胃窦近幽门部壁不规则增厚，层次不清；浆膜层中断，与周围组织界限不清；黏膜面不规则凹陷；幽门管壁僵硬，蠕动消失。

织）的层次结构不清。病灶处黏膜面破溃，可见黏膜凹陷，呈“火山口”状，表面见不规则强回声斑块附着；或表现为宽基底的实性肿块，该处胃壁僵硬，蠕动消失。CDFI可见较丰富的血流信号。当病灶累及幽门时，可观察到幽门管壁僵硬，蠕动消失，管腔明显变窄，造影剂通过缓慢或受阻，可表现为胃潴留。

3.诊断经验分享

早期胃癌难以通过超声检查发现，但进展期胃癌具有典型的超声表现——胃壁不规则增厚，层次不清，黏膜面出现溃疡或肿块等。随病程进展，其浸润深度可达浆膜面，甚至突破浆膜；胃的正常蠕动波减弱或消失，可出现梗阻症状。此外，超声检查较胃镜检查的优势在于诊断周围淋巴结或远处器官的转移。

4.胃肠造影的优势

胃肠造影通过口服或灌肠超声造影剂可使胃肠腔内充盈，有助于降低胃肠腔内异物对超声诊断的影响，同时抑制了无回声型造影剂在后方回声产生的增强效应与混响效应，进而提升了病灶超声诊断的符合率，可清晰地显现出胃肠壁的组织学结构。国内外学者应用此技术对于胃肠道恶性肿瘤的浸润、病变程度、血供状况、周围组织淋巴细胞数目等进行综合评估，证实该技术可制订出完善且可靠的临床治疗方案。此外，胃肠超声造影剂的实际应用可将声束传递至胃十二指肠，提升胃周围组织与腹膜后的病变显示概率，使诊断效果更贴合实际。

（二）胃肠道间质瘤

1.临床病理特征

胃肠道间质瘤（GIST）是胃肠道的一种特异性间质瘤，可发生于整个胃肠道，从食管到肛门，有时还可发生于胃和肠邻近的大网膜和肠系膜。GIST曾经被划分为平滑肌肿瘤，包括平滑肌瘤、细胞性平滑肌瘤、平滑肌母细胞瘤和平滑肌肉瘤。然而，20世纪60年代的电子显微镜研究表明，胃平滑肌瘤缺乏典型的平滑肌分化细胞的超微结构特征。因此，“胃肠间质瘤”被应用于此类胃肠道肿瘤，GIST也成为目前广泛用于胃肠道特异性间质瘤的术语。

GIST是日常临床中最常见的胃肠道上皮下病变（SEL），它起源于Cajal间质细胞，主要由酪氨酸激酶受体KIT和（或）血小板源性生长因子受体-α（PDGFR-α）的致癌突变引起。10%~30%的GIST具有恶性潜能。此外，有报道称，不仅大的、有高核分裂指数的GIST往往表现为恶性的临床表现，而小的、有低核分裂指数的GIST也有很少一部分表现为恶性，并且可发生转移。因此，GIST被认为是一种潜在的恶性肿瘤。

在GIST的流行病学调查中，平均诊断年龄在60岁左右，每年发生的频率为每百万人6.8~14.5例。GIST最常见于胃（51%），其次为小肠（36%）、结肠（7%）、直肠（5%）和食管（1%）。GIST最常见的症状是胃肠道出血，包括急性呕血、黑便和伴随的贫血症状；还会由于肿瘤的肿块效应引起腹痛、腹胀和不适。既往研究表明，15%~30%的GIST患者可以无症状，其GIST是在尸体解剖或手术治疗其他疾病时偶然发现的。

2.声像图特征（图5-4-12，视频5-4-5）

GIST在超声图像中表现为上腹部的局限性实性肿物，肿物来源于胃壁，多位于黏膜下层。肿瘤多呈圆形或类圆形，可突向胃腔或腔外。肿瘤大小为数毫米到十余厘米，活动性好。其内部回声为中低回声，较小的间质瘤回声均匀；当肿瘤较大时（常大于5cm），可呈分叶状，内部回声不均匀，同时内部可出现无回声的液性区或强回声钙化。较小的GIST血流信号不丰富，随肿瘤增大血流信号增多，较为混杂的粗大血流信号常

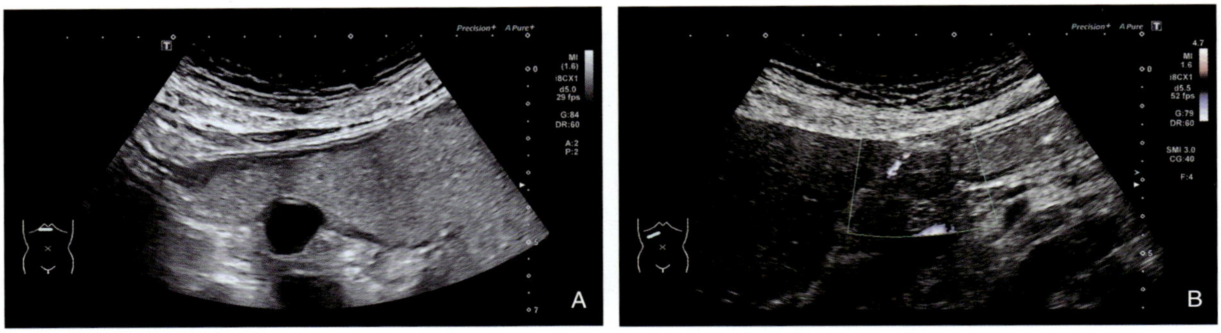

图 5-4-12 胃肠间质瘤（胃体小弯侧）。(A)口服胃造影剂充盈后声像图；(B)口服胃造影剂充盈后的ADF表现。

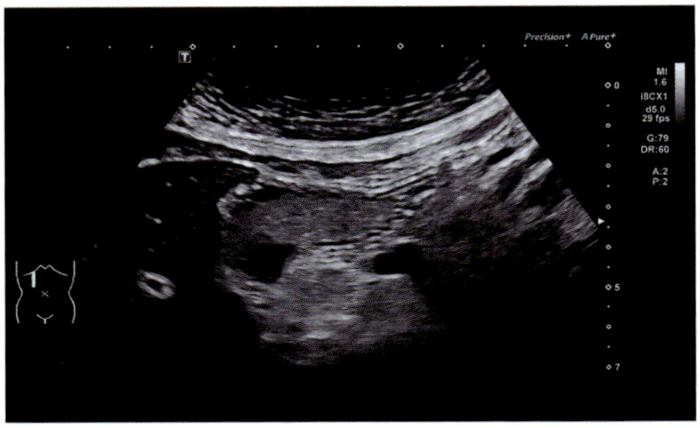

扫码观看高清视频

视频 5-4-5 胃肠间质瘤。患者女，62岁，口服胃肠造影剂充盈后，胃体实性低回声肿物，起自黏膜下固有肌层，呈外突性生长，黏膜面完整，周围胃壁层次清晰。

可提示恶性间质瘤。若同时检测到肝内转移灶或腹腔淋巴结肿大，常可诊断为恶性间质瘤。

按照部位分为腔内型、壁间型、外生型。腔内型较为多见，黏膜层完整突入胃腔内，基底较为平整。壁间型指肌层间质瘤同时向腔内及腔外生长，黏膜层突向胃腔内，浆膜层突向胃腔外。外生型指间质瘤向胃腔外生长，胃黏膜层比较平整，浆膜层向外膨出，此型应多与邻近胃的其他肿瘤鉴别。

3. 诊断经验分享

GIST为来源于胃壁黏膜下层的局限性实性肿物，肿块大小不一，大部分边界清晰，呈圆形或类圆形。随着肿块体积增大，内部由均匀的低回声变为可出现液性区或强钙化的混杂回声，且内部可探测到粗大的血流信号，此时常提示恶性。若同时检测到肝内转移灶或腹腔淋巴结肿大，常可诊断为恶性间质瘤。

（三）胃平滑肌肉瘤

1. 临床病理特征

胃平滑肌肉瘤与胃肠道的其他间质肿瘤类似，主要起源于平滑肌组织，少部分可能为神经起源，部分由良性恶变而来。病灶大多位于胃近侧的1/2，即贲门、胃底区域，其次是胃体部，巨大的平滑肌肉瘤有时可累及全胃。

2. 声像图特征

胃平滑肌肉瘤与胃平滑肌瘤同样起源于胃壁肌层，但超声表现为形态不规则、边界不清的实性低回声肿物。当肿物较大时可出现肿瘤内部的液化坏死区域，且可伴随不规则的强回声反射。

肿瘤的黏膜面常出现较深较广的溃疡，且溃疡的凹陷面形态不规则。

扫查时可能发现胃周围淋巴结肿大或肝脏占位，常提示转移的发生。

3. 诊断经验分享

胃平滑肌肉瘤为起源于胃壁肌层的恶性肿瘤，超声表现为形态不规则、边界不清的实性低回声肿块，肿块体积相对较大，胃壁正常层次消失，其胃黏膜面常出现溃疡。晚期多伴随淋巴结及其他器官的远处转移。

（四）胃肠道淋巴瘤

1. 临床病理特征

胃肠道是结外淋巴瘤最常见的受累部位，占5%~20%，其多数为非霍奇金淋巴瘤。虽然淋巴瘤可累及胃肠道的任何部位，但其最常发生的部位是胃，其次是小肠和回盲区。胃肠道淋巴瘤通常继发于广泛分布的淋巴结病，原发性胃肠道淋巴瘤罕见，仅占所有胃肠道恶性肿瘤的1%~4%。胃肠道淋巴瘤通常没有临床特异性，与其他良性和恶性肿瘤难以区分。

超声检查不能区分胃肠道淋巴瘤和较常见的胃肠癌。但超声检查的优点在于可观察淋巴瘤对胃肠壁的浸润程度和周围淋巴结的情况。虽然胃淋巴瘤及胃癌的病灶通常均显示为低回声，但浸润性胃癌倾向于胃壁垂直生长，而淋巴瘤倾向于以水平延伸为主，且更多累及胃周淋巴结。

本病起源于黏膜下层的淋巴组织，病灶大小不等。淋巴瘤可呈单个或分叶状，突入胃肠腔，可造成狭窄。部分也可表现为浅表性局限性的隆起，或如脑组织沟回般的粗大皱襞。淋巴瘤质地较软，其内部通常发生出血、坏死或有囊性变，黏膜面也可发生溃疡，质地脆，容易伴随出血。发病男多于女，可出现各种胃肠道症状，如上腹饱胀、疼痛、恶心、呕吐、黑便、食欲减退等。体检时可在上腹部扪及肿块。

2. 声像图特征（图5-4-13）

胃肠道淋巴瘤可分为局灶性病变和弥漫性病变。局灶性病变包括息肉样肿物、黏膜表面光滑的胃肠壁增厚，呈实性低回声，胃肠壁层次不清或伴有溃疡的肠壁黏膜皱襞增厚；弥漫性病变包括弥漫性溃疡或结节性病变，可表现为弥漫分布的胃肠壁异常增厚且伴随溃疡或低回声结节形成。

病灶处增厚的胃肠壁内部表现为低弱回声或类似无回声，透声好，且病灶后方的回声可略增强；增加增益，可见肿物内部的结节融合状结构。CDFI显示肿块内部及周边可探及丰富的血流信号。

淋巴瘤较胃肠癌的病灶质地软，虽然胃肠壁的增厚较为明显，但造成胃肠腔狭窄的程度并不如胃肠癌严重。

淋巴瘤病灶处的黏膜可显示为溃疡凹陷，伴随不规则的强回声反射。若病灶处表面无溃疡、凹陷，则黏膜层回声可以是完整的。

淋巴瘤更容易发现胃肠系膜内多发肿大的低回声淋巴结。

3. 诊断经验分享

胃肠道淋巴瘤起源于黏膜下层的淋巴组织，超声表现多种多样，主要表现为胃肠壁浸润性不规则增厚，层次不清，以水平延伸为主，也可形成局限性的腹腔实性肿块，其黏膜面不一定出现溃疡。胃肠道淋巴瘤所造成的梗阻程度较胃肠癌轻，且更容易伴随肠系膜浸润及系膜间淋巴结肿大。CDFI显示肿块内部及周边

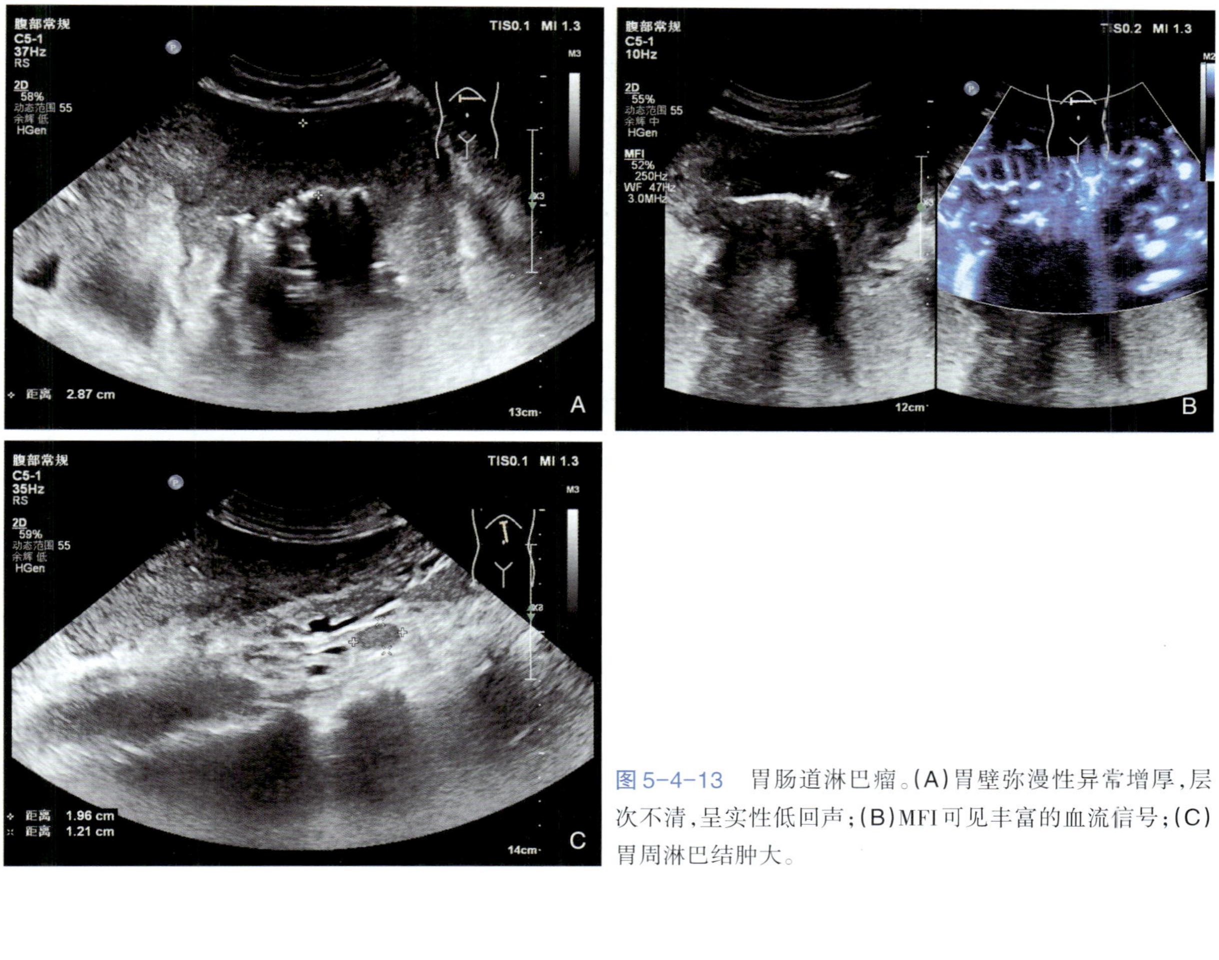

图5-4-13　胃肠道淋巴瘤。(A)胃壁弥漫性异常增厚，层次不清，呈实性低回声；(B)MFI可见丰富的血流信号；(C)胃周淋巴结肿大。

可探及丰富的血流信号。

(五)结直肠癌

1. 临床病理特征

结直肠癌为全世界第3位最常见的恶性肿瘤。以40岁以上中老年男性多见。直肠癌表现为便血、排便习惯改变和大便性状改变;左半结肠癌表现为肠梗阻;右半结肠癌表现为腹部包块、腹痛、贫血及消瘦。结直肠癌容易经血行转移至肝、肺、骨等部位。

2. 声像图特征

(1)肿瘤的一般表现(图5-4-14)。中晚期肠癌表现为腹部实性低回声肿块,显示为“假肾”征,“假肾”周边为不规则增厚的肠壁,肠壁层次不清,呈实性低回声区,形如肾皮质;“假肾”中心为肠腔内的气体,呈强回声,形似肾的集合系统,但CDFI检测不到肾动脉样血流信号。转动探头横切肿块时,切面呈现出中心强回声、周边低回声的“靶”征。当肿瘤较大时可引起肠梗阻,表现为肿块近端肠管扩张,肠内气体或液体往返流动。同时,当肿瘤突破结肠浆膜层时,可引起周围肠系膜增厚及淋巴结肿大。

(2)肿瘤的超声分型

●结节团块型。肿瘤表现为结节或乳头,由肠壁黏膜面突出,形成基底宽、表面不光滑的结节或团块,肿瘤对肠内容物的通过影响小。中等大小的团块会占据一部分肠腔空间,且局部肠壁增厚、僵硬,肠壁浆膜面可见膨隆,多为早中期结肠肿瘤。

●菜花溃疡型。此型多为中晚期肠癌,肠壁呈环状或半环状增厚,肿瘤的基底宽度常大于5cm,黏膜面凹凸不平,导致肠腔狭窄,并可伴有不同程度的肠梗阻。肿瘤的浸润深度达肌层或浆膜层。溃疡型表现为周边隆起,肿瘤表面不光滑,常伴随破溃,形似“火山口”状或菜花状。肿瘤常突破浆膜,与周围组织粘连或侵犯邻近脏器。

●扁平隆起型。病灶处肠壁局灶性增厚,肠黏膜隆起,回声减低,层次不清;同时,肠管僵硬,正常肠蠕动波减弱或消失。

●肠癌的转移。结直肠癌可直接浸润至腹盆腔的相邻组织,如直肠癌可直接向后侵犯骶骨,向前侵犯会阴。腹腔内可出现多发肿大淋巴结,形态饱满,回声减

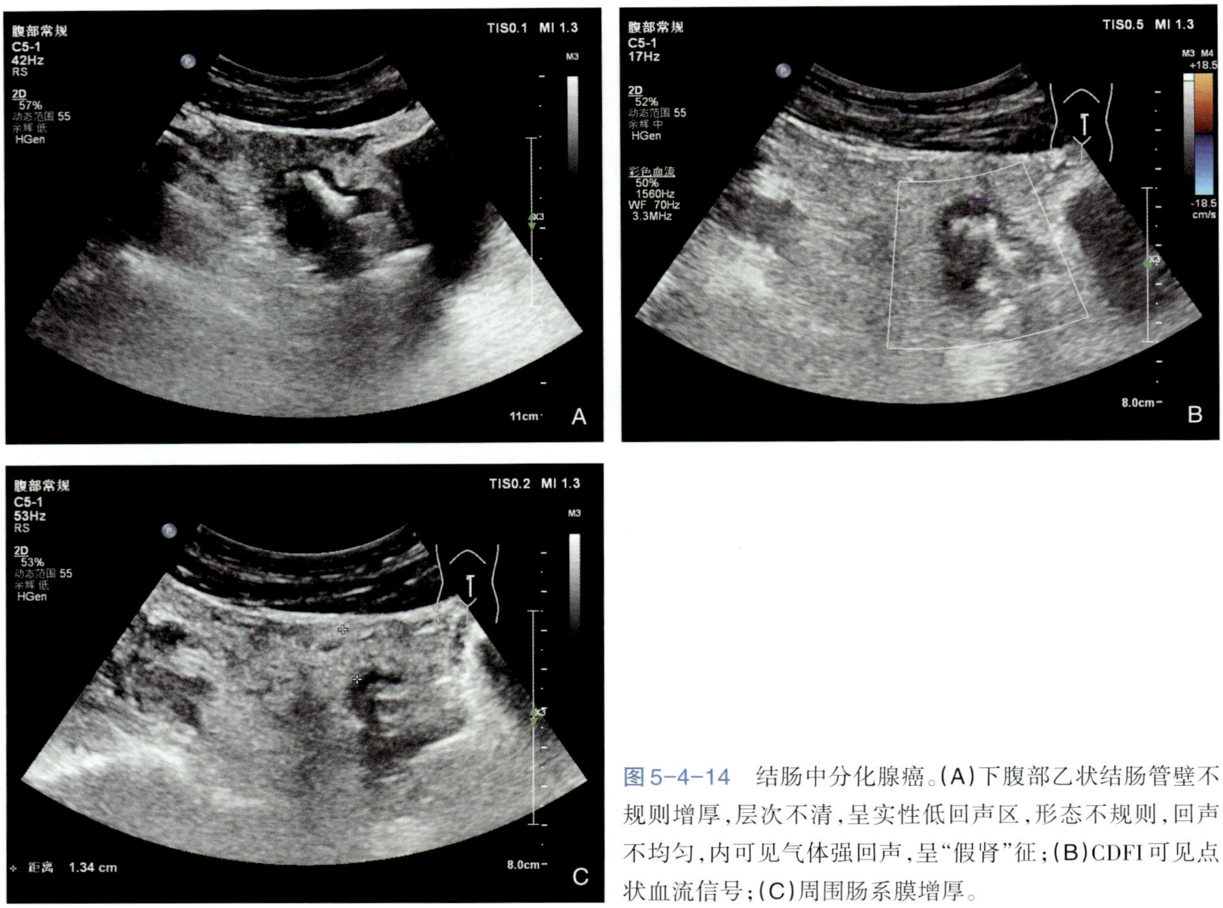

图5-4-14 结肠中分化腺癌。(A)下腹部乙状结肠管壁不规则增厚,层次不清,呈实性低回声区,形态不规则,回声不均匀,内可见气体强回声,呈“假肾”征;(B)CDFI可见点状血流信号;(C)周围肠系膜增厚。

低，皮质不规则增厚，CDFI可探及较丰富的血流信号。晚期肠癌常伴随出现腹水或肝内转移瘤。肝内转移瘤表现为多个大小不等的低或高回声结节，较大者可互相融合，CDFI在肝转移瘤周围及内部可探及丰富的血流信号。

（3）直肠癌经造影剂灌肠充盈后腔内超声表现。经造影剂灌肠充盈后，病灶处肠壁表现为局限性不规则增厚或宽基底的实质性肿块向肠腔内突起，其回声减低，层次紊乱不清，可深达黏膜下层（或肌层、浆膜层、浆膜外组织）。病灶处黏膜表面破溃，可呈“火山口”状或菜花状，表面见不规则强回声斑块附着。病灶段肠壁僵硬，蠕动消失，肠腔变窄，造影剂通过缓慢或受阻。CDFI可见较丰富的穿支血流信号。

3.诊断经验分享

40岁以上中老年男性多见此病，临床表现为便血、大便性状改变或腹部实性肿块引起肠梗阻，超声特点为病灶处肠壁不规则增厚，可表现为结节团块型、菜花溃疡型或扁平隆起型。容易造成肠道梗阻，正常蠕动波消失。肿瘤常可突破浆膜，与周围组织粘连或侵犯邻近脏器。

第5节　脾脏肿瘤

一、脾脏解剖及超声检查方法

脾脏位于左上腹季肋区，呈楔形或长椭圆形，与第9~11肋相对，其长轴自左后向右前斜行，大致与第10肋平行。正常脾脏长10~12cm，宽6~8cm，厚3~4cm。脾脏膈面与膈肌相贴，脏面前部与胃底相贴，脏面后部左肾及左肾上腺相邻，下方为结肠脾曲。脾脏脏面中部凹陷处形成脾门，有脾动静脉、淋巴管、神经等出入，与胰尾相毗邻。

脾脏的超声检查体位可选择右侧卧位、左前斜位、仰卧位或坐位，嘱患者左手放于头部使肋间隙增宽，左肋间斜切扫查第9~11肋间，配合探头的摆动以消除或减少肋骨的遮挡，脾门扫查时可辅以冠状面扫查，脾脏较小或存在脾脏定位困难时可辅以俯卧位或坐位扫查。

二、脾脏良性肿瘤

脾脏良性肿瘤占脾脏原发性肿瘤的60%~70%，常无明显临床症状，多在体检时偶然发现。病理类型包括血管瘤、淋巴管瘤、窦岸细胞血管瘤、血管淋巴管瘤、错构瘤等。

（一）脾脏血管瘤

1.临床病理特征

脾脏血管瘤是脾脏最常见的良性肿瘤，其组织学发生基础通常被认为系胚胎发育过程中血管过度发育或分化异常导致的血管畸形。病理上将脾血管瘤分为海绵状血管瘤（SCH）、毛细血管瘤和混合性血管瘤，其中多为SCH，病理镜下见大小不等的血窦，壁内衬单层内皮细胞，无包膜。

2.声像图特征（图5-5-1至图5-5-4）

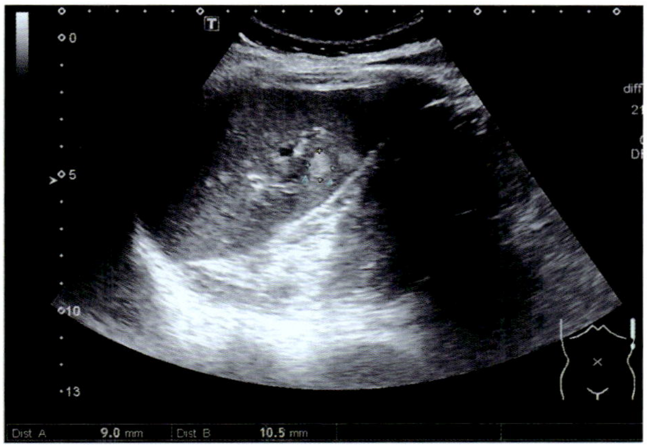

图5-5-1　高回声血管瘤声像图。

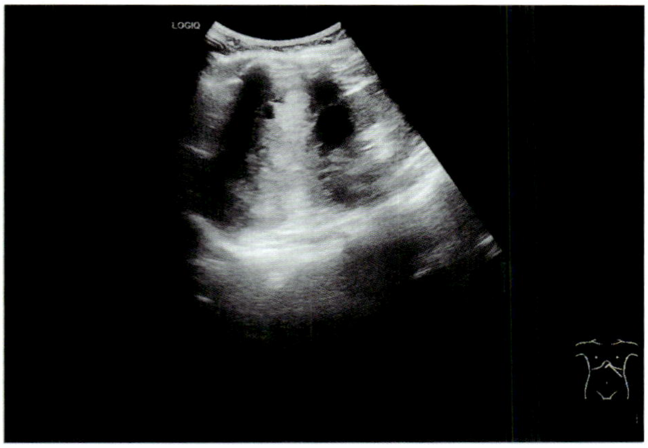

图5-5-2　高回声血管瘤伴血窦声像图。

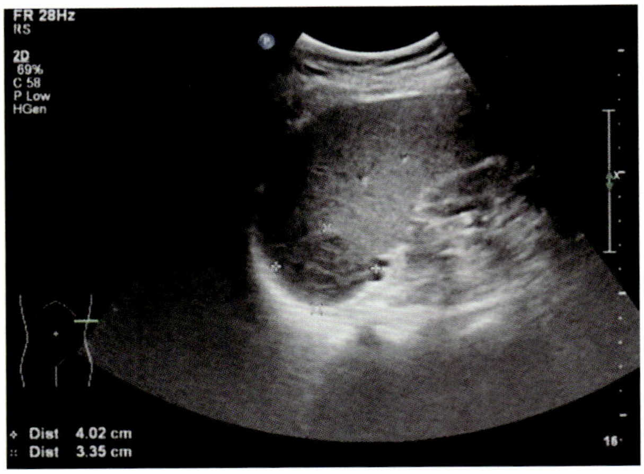

图5-5-3　低回声血管瘤声像图。

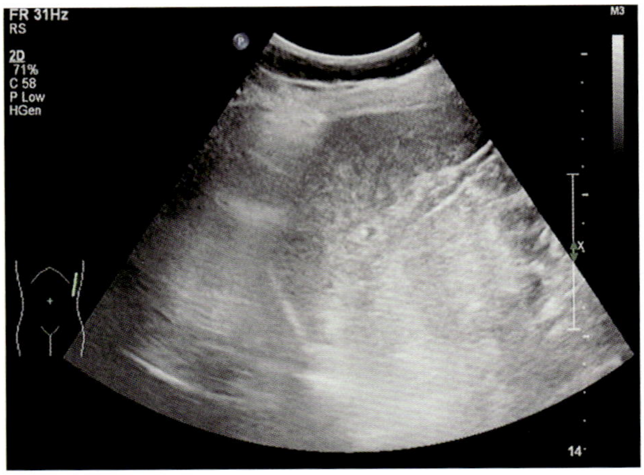

图5-5-4　弥漫型血管瘤声像图。

●脾脏血管瘤声像图与肝脏血管瘤相似，具有以下声像图特征：

●脾脏血管瘤可单发或者多发，也可呈弥漫型，有时可遍布整个脾脏。

●脾脏血管瘤多为圆形或椭圆形、边界较清的高回声结节，较大者可为低回声或混合回声。

●瘤体内形成较大血窦时可出现无回声区，易误诊为脾囊肿。

●瘤体中心或边缘可出现钙化，极少数会发生囊性变、破裂出血。

●脾脏弥漫型血管瘤表现为脾脏明显增大，脾内遍布大小不等结节，结节多为高回声，低回声少见，边界欠清，无明显包膜。

●CDFI常显示为周边型点状或短线样血流信号，静脉血流为主，动脉频谱少见，肿瘤内部血流信号稀少。

3.诊断经验分享

体位改变、压迫及探头频率的转换可引起脾脏血管瘤高、低回声的变化。

脾脏高回声血管瘤应注意与陈旧性血肿、转移瘤相鉴别。二维声像图中，局部放大观察脾脏血管瘤内部常可见管状切面结构，此特征有助于与陈旧性血肿、转移瘤的鉴别诊断。

脾脏低回声血管瘤应注意与脾脓肿、淋巴瘤、转移瘤相鉴别。血管瘤作为良性肿瘤多生长缓慢，短期随访多无明显变化；脾脓肿患者可伴有发热等症状，急性期呈低回声，亚急性期可出现液化区；脾脏淋巴瘤多合并真性脾大，可伴有腹膜后及浅表淋巴结肿大，且病程进展较快；脾脏转移瘤多具有原发肿瘤病史，血清学相应的肿瘤标志物升高的特点。

（二）脾脏淋巴管瘤

1.临床病理特征

脾脏淋巴管瘤属于脾脏脉管瘤的一种，较罕见，病理镜下见大量淋巴管肿瘤样扩张。管腔内充满蛋白性液体，组织学分为毛细血管型淋巴管瘤、海绵状淋巴管瘤和囊状淋巴管瘤。

2.声像图特征（图5-5-5）

脾脏内多发或单发的囊性肿物，边界清晰，内可见分隔，分隔密集时可呈“蜂窝”状改变。分隔或囊壁可见钙化。脾脏淋巴管瘤可伴有脾大，但多为瘤体造成的脾脏局限性增大。CDFI多检测不到血流信号。

3.诊断经验分享（图5-5-6）

脾脏淋巴管瘤需与囊性或囊实性转移瘤、黏液性肿瘤等相鉴别。

（1）囊性或囊实性转移瘤。囊性或囊实性转移瘤

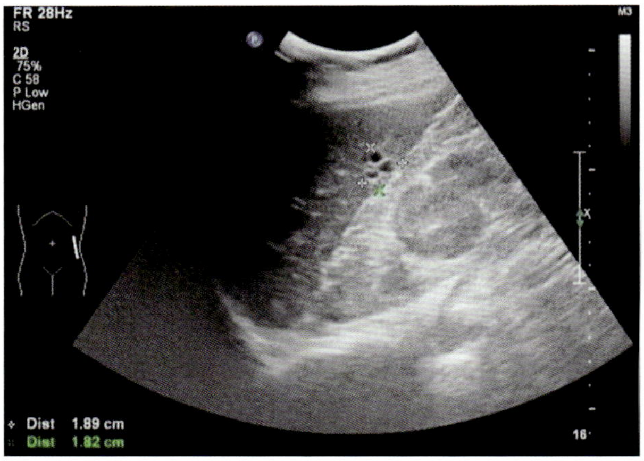

图5-5-5　脾脏淋巴管瘤声像图。

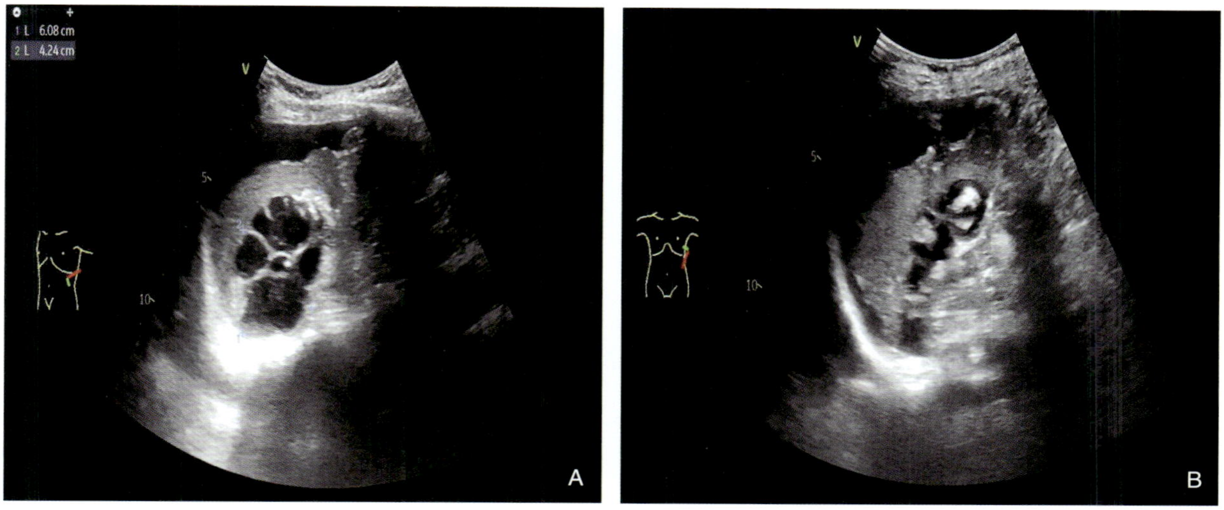

图 5-5-6 (A)脾脏黏液性肿瘤声像图；(B)脾脏黏液性肿瘤声像图(多发病灶)。

常为卵巢来源的转移瘤，患者有卵巢癌病史，脾脏肿物为短期内新发或增长迅速，肿瘤标志物CA125等升高是鉴别诊断的要点。

(2)黏液性肿瘤。脾脏黏液性肿瘤极为罕见，呈囊实性，边界不清，病灶多较大，可占据整个脾脏。

(三)脾脏窦岸细胞血管瘤

1. 临床病理特征

脾脏窦岸细胞血管瘤(LCA)起源于脾脏红髓的窦岸细胞，为脾脏特有的一种罕见的原发性良性疾病。其发病年龄广泛，发病中位年龄约50岁，男女发病比例约为5∶3。其病因尚不清楚，有研究提示可能与免疫系统异常有关。肿瘤无明显纤维包膜，但与周围脾脏常边界清晰。病理镜下可见大小不等、互相吻合的血管腔，腔内见乳头结构并衬覆单层内皮细胞。免疫组化中内皮细胞(第Ⅷ因子相关抗原、CD31等)和组织细胞(CD68、溶菌酶等)标志物同时表达。LCA的临床表现与影像学特征均不特异，明确诊断通常依靠术后的病理学检查。

2. 声像图特征(图5-5-7)

LCA声像图可表现为多发(常见)或单发的类圆形病灶，边界清晰，可为高回声或低回声，多发时可大小不等，最大径为0.1~11cm。CDFI显示无明显血流信号或内部少至中等量血流。

3. 诊断经验分享

LCA声像图无明显特征性表现，鉴别诊断时多需结合临床。

LCA表现为多发病灶时，应注意与淋巴瘤、转移瘤相鉴别。脾脏淋巴瘤一般伴有真性脾大，常伴有腹膜后或浅表淋巴结肿大。转移瘤多具有原发肿瘤病史、血清学相应的肿瘤标志物升高的特点。

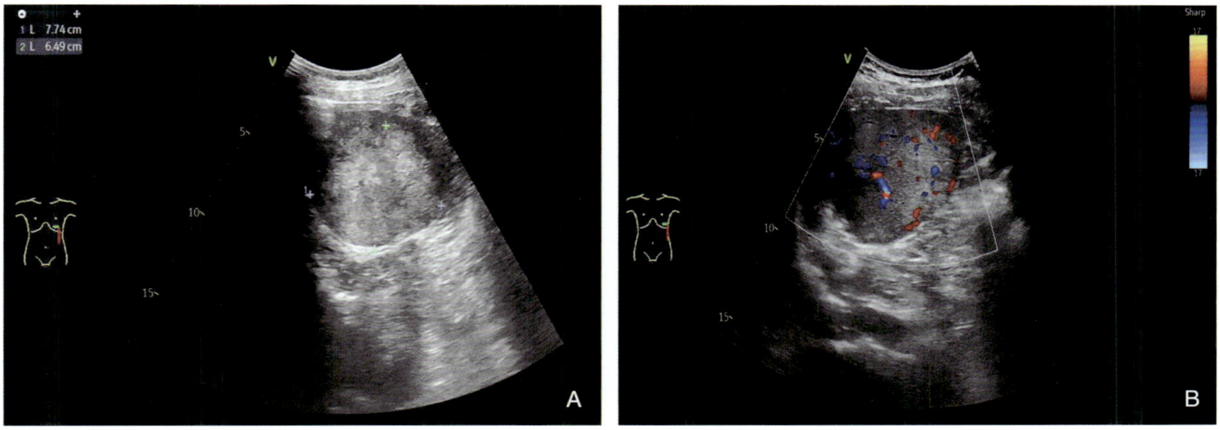

图 5-5-7 窦岸细胞血管瘤。(A)声像图；(B)CDFI表现。

LCA表现为单发病灶时，应注意与血管瘤、原发性血管肉瘤相鉴别。血管瘤多体积较小，海绵状血管瘤可伴有钙化。原发性血管肉瘤为恶性病变，病程较短，进展较快，肿瘤体积一般较大，病灶内可出现坏死或出血，部分可伴有肝转移。

三、脾脏恶性肿瘤

脾脏恶性肿瘤中，淋巴瘤最为常见，其次为脾脏转移瘤，罕见有原发性血管肉瘤、血管平滑肌肉瘤、淋巴管内皮肉瘤等。

(一)脾脏淋巴瘤

1.临床病理特征

淋巴瘤临床表现为发热、乏力、消瘦，颈部、腋下、腹股沟、腹腔、腹膜后多发淋巴结无痛性肿大，脾大明显时可有左上腹胀痛。脾脏淋巴瘤多为全身性淋巴瘤同时脾脏受累，原发于脾脏且局限于脾脏的淋巴瘤较少见。文献报道，恶性淋巴瘤有60%~70%出现脾脏浸润，霍奇金和非霍奇金淋巴瘤均可累及脾脏。

2.声像图特征(图5-5-8至图5-5-13)

(1)二维声像图。不同于其他脾脏病变造成的脾脏局限性增大，脾脏淋巴瘤通常伴有真性脾大。脾脏淋巴瘤因其生长方式不同而声像图表现多样，可分为以下几种类型：

1型：弥漫增大型，脾脏显著增大，实质回声减低，分布不均匀，脾内无明显结节，超声诊断较困难。

2型：粟粒结节型，脾脏内遍布直径1~10mm粟粒状低回声小结节，边界欠清，密集处呈“蜂窝”状。

3型：多发大小不等结节型，脾脏内可见多发大小不等的低回声实性结节，结节直径1~10cm，常伴有脾大。

4型：孤立肿块型，脾脏内单发的低回声肿块，直径多大于3cm，也可为直径大于10cm的单发巨大肿块，肿块内部多呈强弱不等混合回声。

(2)CDFI。病灶内部或周边可检测出增多的血流信号，呈高速动脉频谱。

3.诊断经验分享

脾脏淋巴瘤需与脾脏其他低回声占位相鉴别，淋巴瘤表现为多发大小不等结节型或孤立肿块型时，需与低回声脾脏血管瘤、脾脏转移瘤、原发性脾脏血管肉瘤、窦岸细胞血管瘤相鉴别。

淋巴瘤患者出现脾大时，不一定为脾脏受侵；淋巴瘤伴有脾脏浸润灶时，不一定伴有脾大。

淋巴瘤患者进行脾脏超声检查时，若腹部探头未检测出明显结节，应进行局部放大仔细观察或联合应用高频探头，可提高粟粒结节型脾淋巴瘤的诊断率。

脾脏淋巴瘤的诊断需结合全身其他部位淋巴结情况、病灶进展速度、病程等综合考虑。

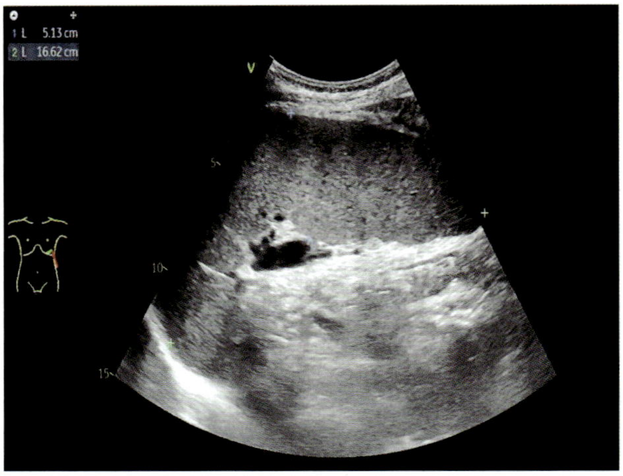

图5-5-8 粟粒结节型淋巴瘤声像图。

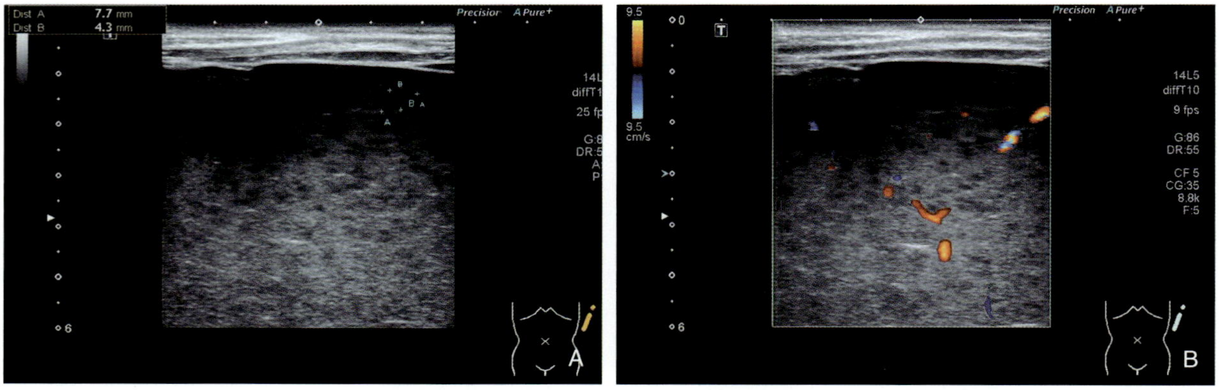

图5-5-9 粟粒结节型淋巴瘤。(A)高频超声；(B)CDFI表现。

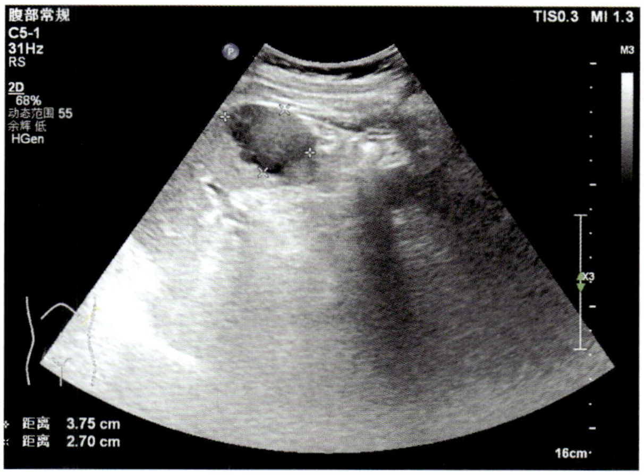

图5-5-10　结节型淋巴瘤声像图。

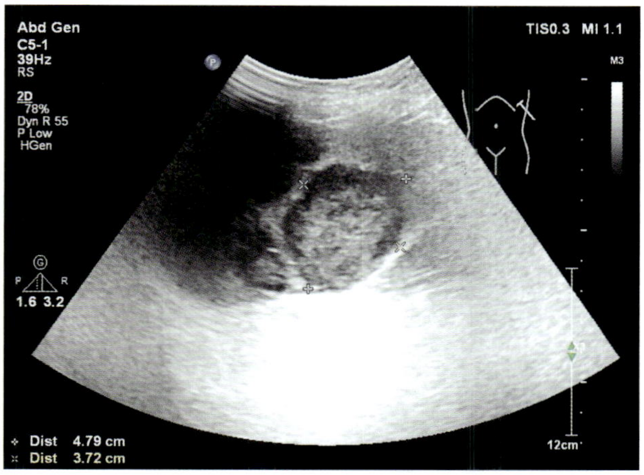

图5-5-11　结节型淋巴瘤声像图。

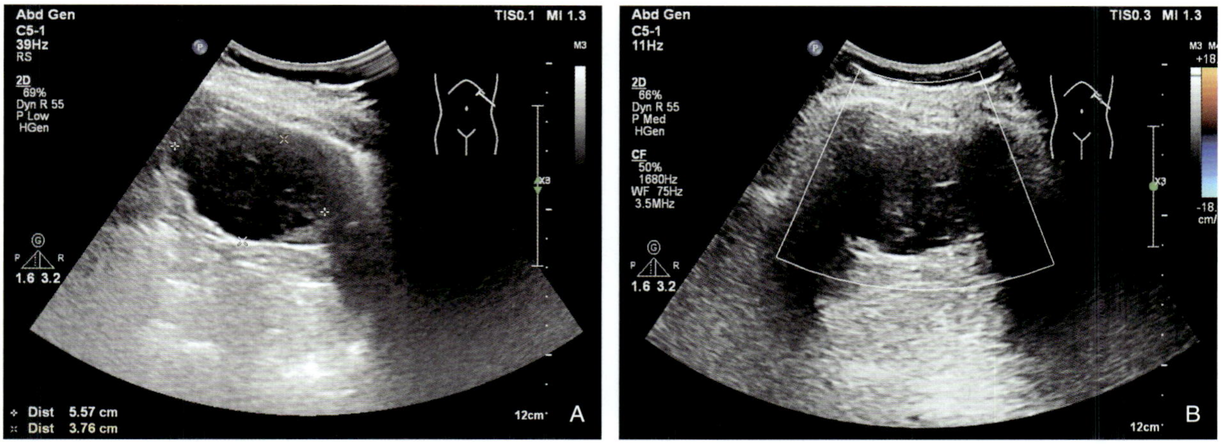

图5-5-12　肿块型淋巴瘤。(A)声像图;(B)CDFI表现。

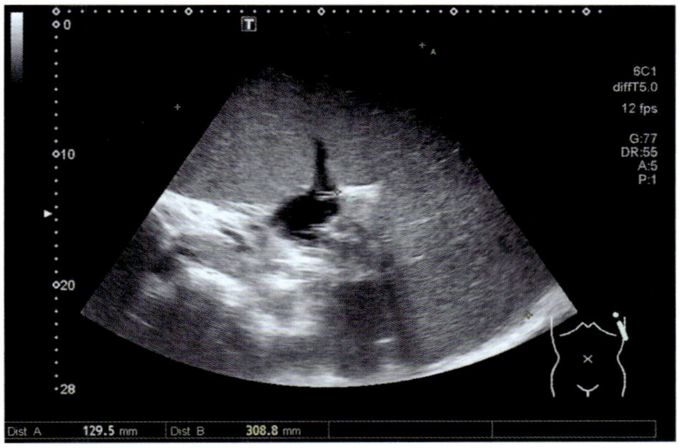

图5-5-13　弥漫增大型淋巴瘤声像图。

(二)脾脏转移瘤

1. 临床病理特征

脾脏转移瘤多为恶性肿瘤终末期表现,多具有原发肿瘤病史。脾脏转移瘤的原发灶常为胃肠道、肺、卵巢、子宫、乳腺等器官的恶性肿瘤,胰尾、胃底及腹膜后恶性肿瘤也可直接浸润脾脏。

2. 声像图特征(图5-5-14至图5-5-21)

脾脏转移瘤可单发或多发,边界清晰或不清,呈类圆形或不规则形,多结节可相互融合,可引起脾大,也可为正常大小脾脏。

脾脏转移瘤可位于实质内也可位于脾被膜处,实质内转移瘤多经血行转移,为脾脏大多数转移瘤的转移方式,被膜处的转移瘤为直接浸润或腹腔种植,如胃底、胰腺肿瘤对脾脏面的直接浸润,卵巢癌腹腔种植转移至脾被膜。

脾脏转移瘤因其原发灶来源不同,可具有不同的声像图表现,可呈实性、囊实性,甚至囊性,可呈低回声、高回声、等回声或混合回声,部分结节可有低回声晕环,呈“牛眼”征。

CDFI可见多为周边或内部稀疏血流,部分可检测

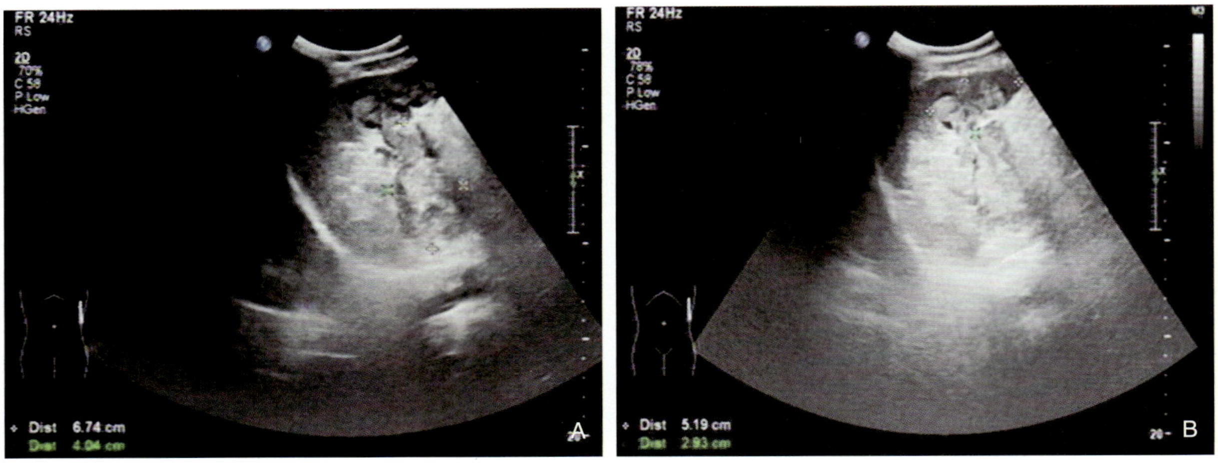

图 5-5-14 胰尾肿瘤浸润脾脏。(A)胰尾病灶;(B)脾病灶。

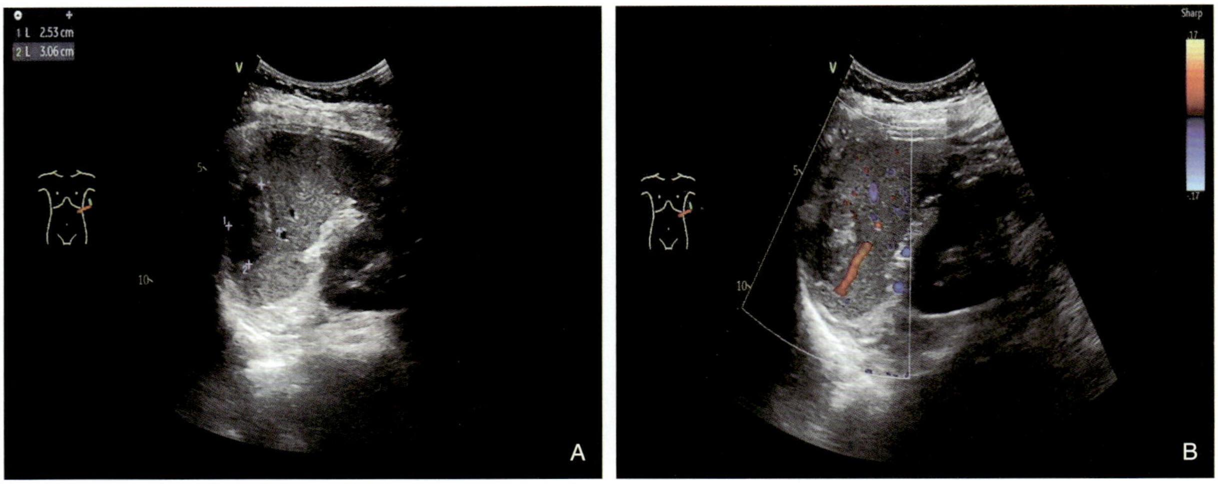

图 5-5-15 (A)脾转移瘤中分化肝细胞肝癌声像图;(B)脾转移瘤肝细胞肝癌 CDFI 表现。

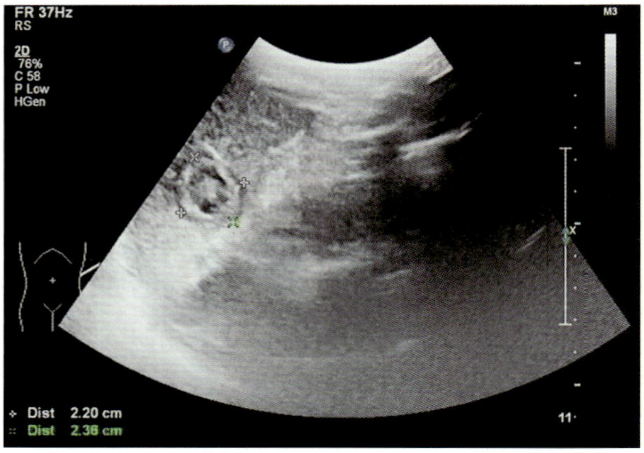

图 5-5-16 脾转移瘤左肺腺癌声像图。

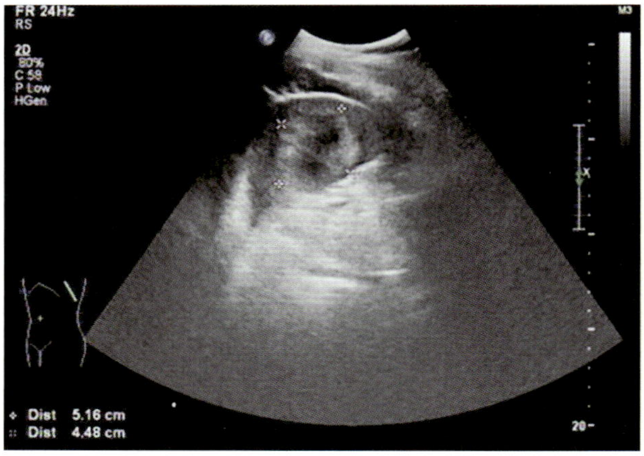

图 5-5-17 脾转移瘤左肺癌声像图。

到高速动脉频谱。

3.诊断经验分享

脾脏转移瘤主要需要与血管瘤、淋巴瘤(多结节型和肿块型)相鉴别,诊断过程中结合病史、病程十分重要。

转移瘤引起的脾大多为脾脏局限性增大,可有脾被膜的局限性隆起。

部分转移瘤具有原发灶的特征性表现,如卵巢癌脾脏转移可表现为与原发灶相似的囊实性或偏囊性结节。

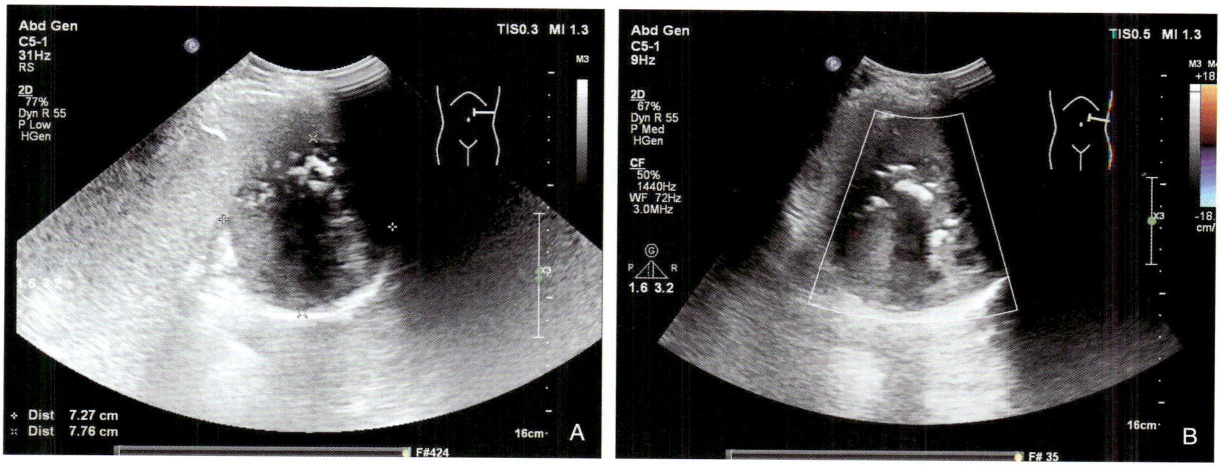

图5-5-18 (A)脾转移瘤胃肠道间质瘤声像图;(B)脾转移瘤胃肠道间质瘤CDFI表现。

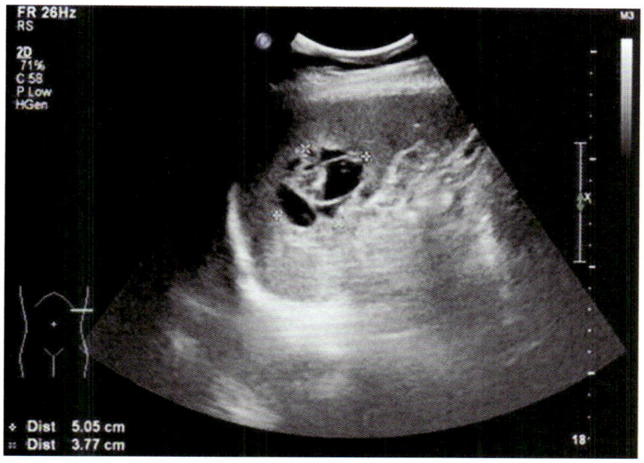

图5-5-19 脾内囊实性转移瘤卵巢癌声像图。

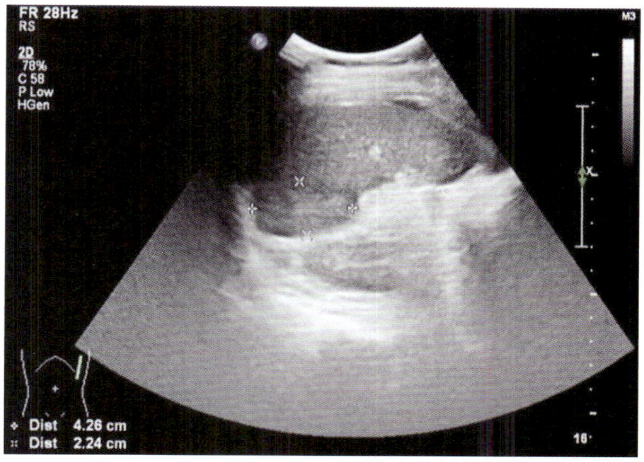

图5-5-20 脾被膜处实性转移瘤卵巢癌声像图。

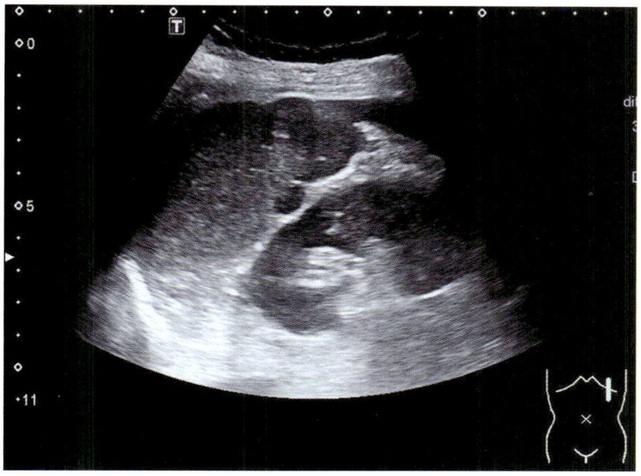

图5-5-21 脾被膜处实性转移瘤卵巢癌声像图。

脾脏转移瘤多与患者肝脏转移瘤呈相似表现,如结肠癌脾脏转移瘤多与肝脏转移瘤相似,呈高回声,胰腺癌或肺癌脾转移灶多呈低回声,肝脏转移瘤伴有钙化时,脾脏内转移灶也可出现钙化。

(三)脾脏原发性血管肉瘤

1.临床病理特征

脾脏原发性血管肉瘤(PSA)是一种起源于血管内皮细胞的、罕见的脾脏原发恶性肿瘤,是脾脏非造血系统最常见的恶性肿瘤,任何年龄均可发病,40岁以下少见,平均发病年龄50~60岁,中位生存时间短,恶性度极高,易发生转移,预后普遍较差。好发转移部位依次为肝脏、骨骼及淋巴结,部分患者也会出现腹腔内及脑部转移。临床症状不明显,早期发现难,主要表现为脾大、左上腹痛及腹部不适,继发脾破裂的发生率约25%。贫血(主要为红细胞减少)是PSA最常见的实验室表现,部分患者出现血小板减少及白细胞增多。病理学表现不一,不同病例之间或同一个病例不同病灶的表现都有差异,多数为不典型的内皮细胞呈“蜂窝”状、“海绵”状排列。

2.声像图特征(图5-5-22和图5-5-23)

脾大,病变较大致脾脏变形,脾脏表面隆起、不平整。

脾脏回声不均伴一个或多个高低混杂回声的病变，结节多较大、可融合，分为Ⅰ型（单发）、Ⅱ型（多发、分离）、Ⅲ型（弥漫）3种类型。

病灶内可出现坏死液化区。

伴有脾破裂时，脾被膜中断，脾周或腹盆腔内可检测到游离液体。

出现肝转移瘤，脾门周围淋巴结肿大。

CDFI可见结节内丰富的动静脉血流。

3.诊断经验分享

PSA需要与脾脏淋巴瘤相鉴别。脾脏淋巴瘤无论单发或多发病灶，绝大多数病灶密度较均匀，而PSA多数病灶密度不均匀，这是两者的鉴别要点。其高转移率及实验室检查（如红细胞减少等特征）也可作为重要鉴别点。

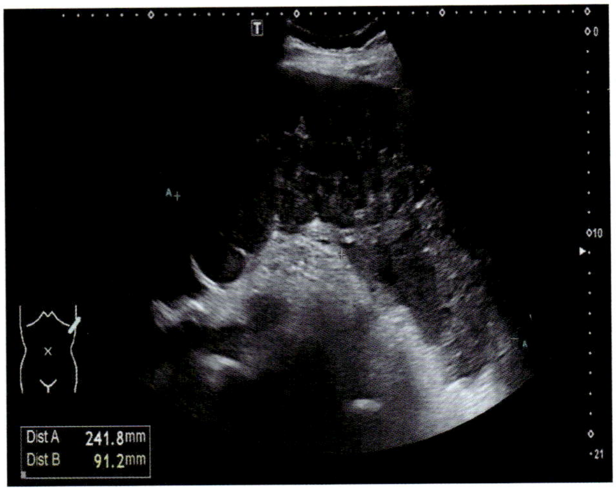

图5-5-22 脾脏血管源性肉瘤声像图。

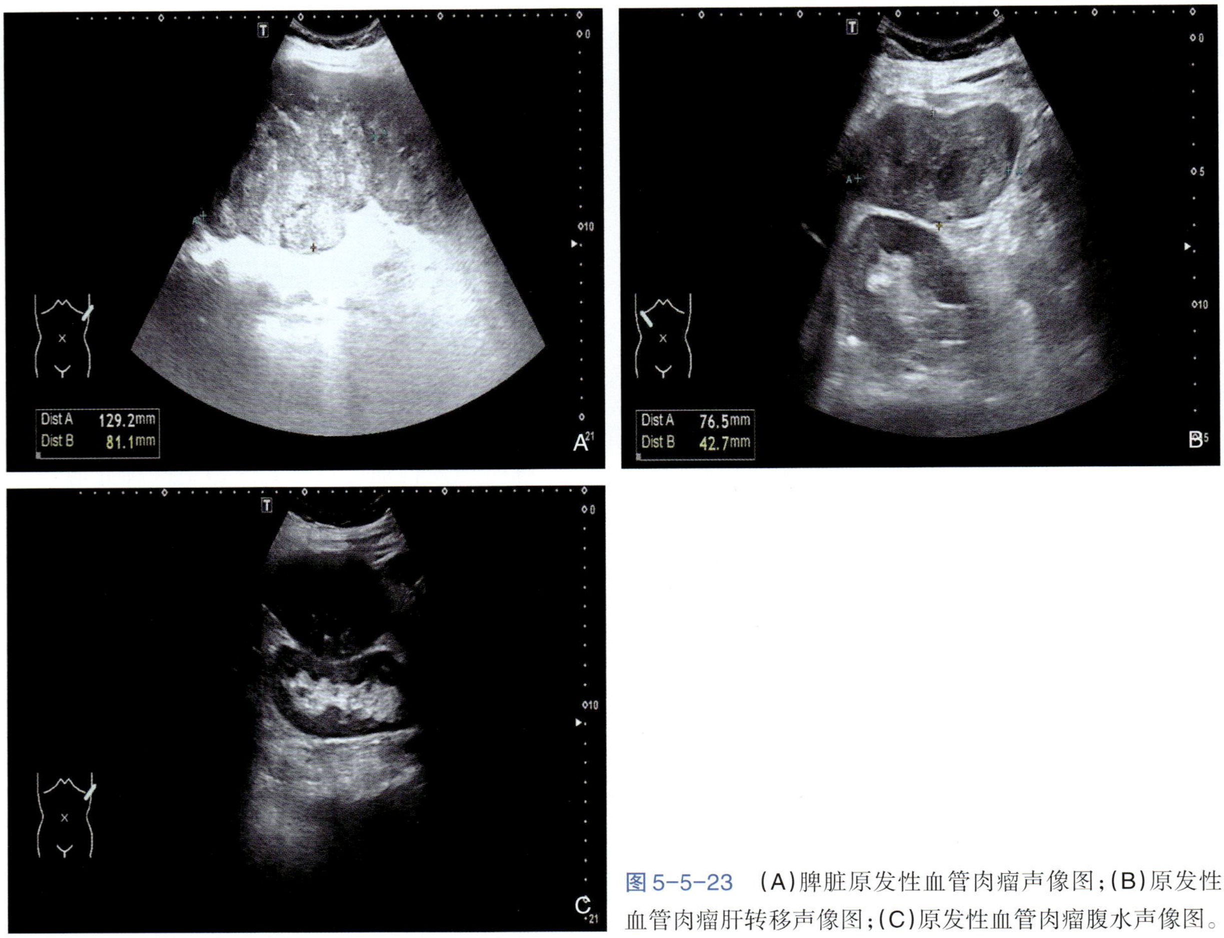

图5-5-23 （A）脾脏原发性血管肉瘤声像图；（B）原发性血管肉瘤肝转移声像图；（C）原发性血管肉瘤腹水声像图。

第6节　腹膜后肿瘤

一、腹膜后间隙解剖及超声检查方法

(一)大体解剖

腹膜后间隙位于腹后壁前方,介于壁腹膜与腹内筋膜之间,上起自横膈,下到骶骨及髂嵴,向下与盆腔腹膜外间隙相通。此间隙内含有大量疏松结缔组织,并经腰肋间隙三角与结缔组织相连,该间隙内有肾、肾上腺、胰腺、大部分十二指肠、输尿管、腹主动脉、下腔静脉、腹腔神经、交感神经、交感神经干淋巴等重要结构。在解剖学上,它被划分为前间隙、中间隙和后间隙。前间隙包括胰头、十二指肠、胃底、胃体;中间隙包括胰体和胰尾、左肾和左肾上腺;后间隙包括右肾和右肾上腺。

(二)超声解剖

腹膜后间隙是一个潜在的腔隙,无法直接通过超声显示,只能依靠腹膜后脏器和血管定位。常先采用纵切面显示下腔静脉和腹主动脉长轴切面,在不同水平再进行横切面和纵切面及多角度扫查,显示腹主动脉分支、下腔静脉各属支血管与腹膜后脏器切面解剖关系,观察有无异常肿物或肿大淋巴结。对于腹膜后肿物,超声重点观察肿物的性质,累及的范围,与周围血管、脏器等的关系,以及在血管及其主要分支旁有无肿大淋巴结。

(三)超声检查方法(图5-6-1至图5-6-3)

经胰腺长轴横切面,显示肾旁前间隙内的胰腺、脾静脉和肠系膜上动脉,肾周围间隙内的腹主动脉和下腔静脉。

经肾门横切面,显示肾脏、肾动静脉位于肾周围间隙。

经腹主动脉长轴纵切面,显示胰腺和肠系膜上动脉位于肾旁前间隙,腹主动脉位于肾周围间隙。

二、腹膜后良性肿瘤

(一)囊状淋巴管瘤

1. 临床病理特征

腹膜后囊状淋巴管瘤(RCL)可能来自胚胎发育过程中迷离的淋巴组织残余,90%发生在婴幼儿。好发于颈部,发生于腹膜后者不多。其组织学特征为由淋巴管壁构成的囊性结构扩张,其中的液体通常为淋巴液。病变组织中可见到淋巴管壁增厚、平滑肌束增生、淋巴细胞浸润等特征。

2. 声像图特征(图5-6-4)

单房或多房性无回声区,形态多呈扁椭圆形,紧贴于腹后壁,边界清晰,可位于腹膜后间隙任何部位。

部分囊内含浆液或乳糜液时可有沉积物回声,有时可合并囊壁钙化和囊内出血。

CDFI可见囊壁无或存在少许血流信号,囊腔内无明显血流信号。

3. 诊断经验分享

超声检查主要表现为“囊肿型”,肿物较大,沿疏松结缔组织间隙呈“钻缝样生长”。

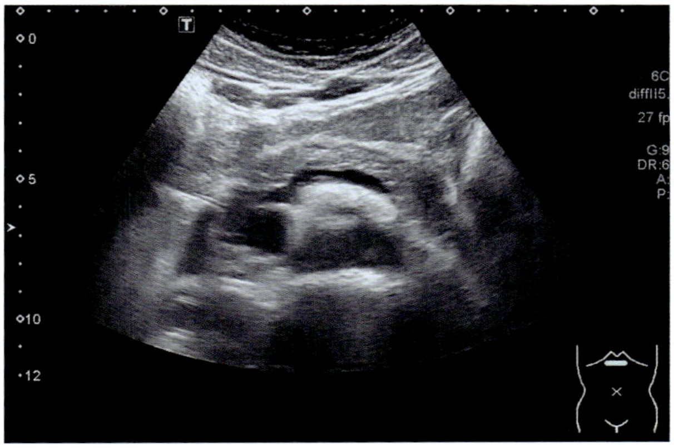

图5-6-1　经胰腺长轴横切面。

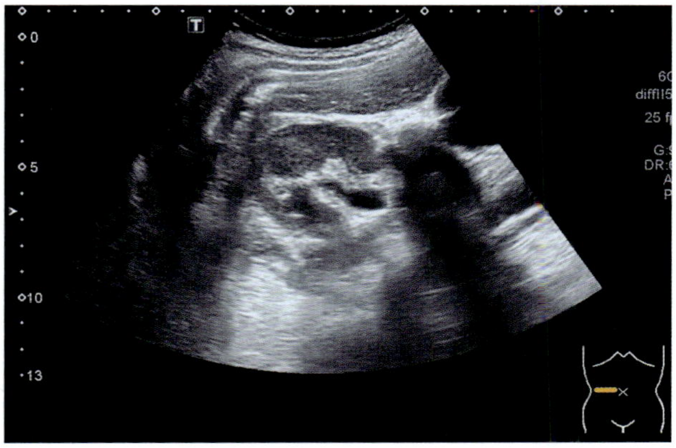

图5-6-2　经肾门横切面。

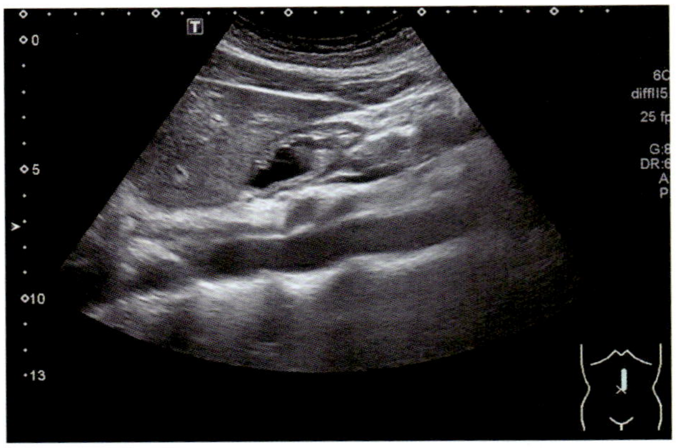

图5-6-3 经腹主动脉长轴纵切面。

(二)神经鞘瘤

1. 临床病理特征

神经鞘瘤也叫施万细胞瘤,是来源于周围神经的Schwann鞘(即神经鞘)所形成的肿瘤,在不同性别及年龄人群中均有可能发生。来源于腹膜后的神经鞘瘤极少,占所有神经鞘瘤的0.7%~2.7%,好发于脊柱旁、肾脏周围。病变多为良性,包膜厚而完整,生长缓慢,常有小囊结构。瘤体较大者可由于出血,液化坏死发生囊性变。

2. 声像图特征(图5-6-5)

神经鞘瘤呈圆形或椭圆形,形态规则,边界清晰,包膜完整。

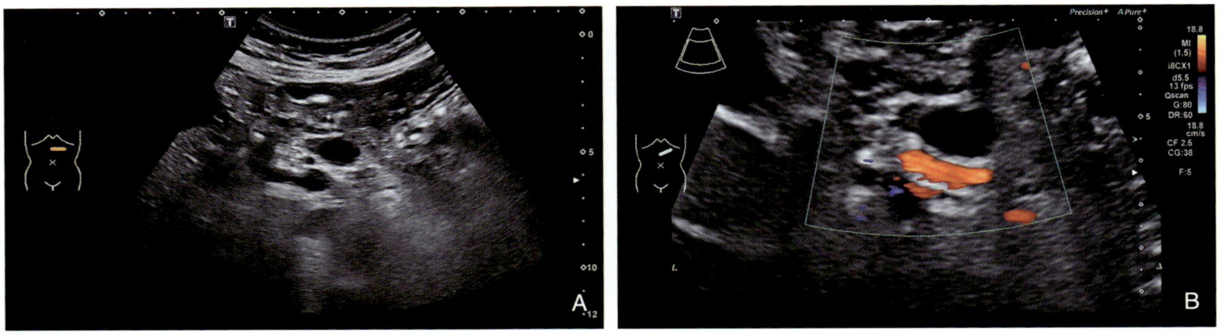

图5-6-4 囊状淋巴管瘤。(A)声像图;(B)CDFI表现。

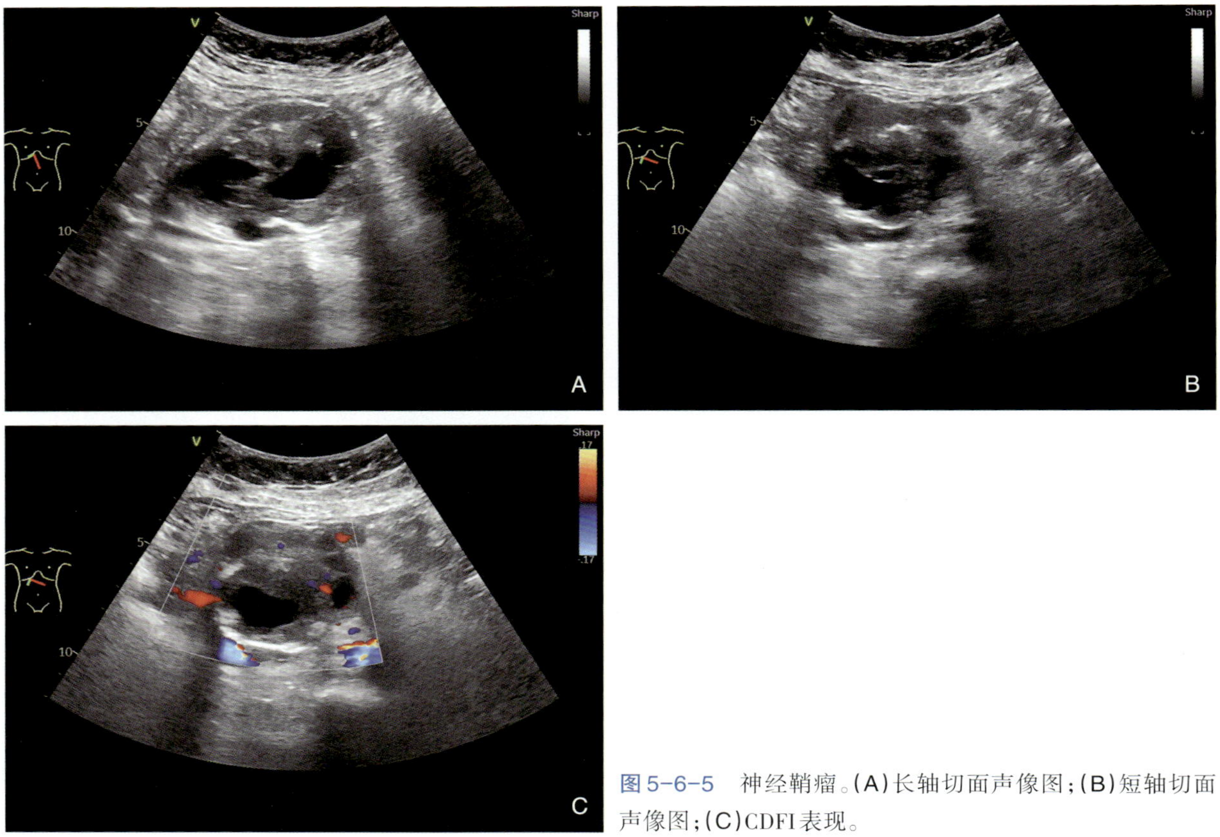

图5-6-5 神经鞘瘤。(A)长轴切面声像图;(B)短轴切面声像图;(C)CDFI表现。

以低回声为主，内部回声不均匀，后方回声增强，瘤体较大时可有囊变。

CDFI可见病变内有少许或较丰富的血流信号，并伴有周边不规则血流。

3. 诊断经验分享

神经鞘瘤好发于女性，中青年多见，多无明显临床症状，不易侵犯血管。

（三）副神经节瘤

1. 临床病理特征

副神经节瘤是起源于神经嵴细胞的神经内分泌肿瘤。发生于肾上腺髓质的副神经节瘤即嗜铬细胞瘤，肾上腺外副神经节瘤可发生于腹膜后任何部位。

2. 声像图特征（图5-6-6）

病灶呈圆形或椭圆形，边界清晰，有完整包膜，部分壁厚。

病灶内部常为低回声，均质或不均质，也可见斑点状强回声。较大者内部常可见大小不等的无回声区。

CDFI可见病灶内有血流信号，血流灌注多为丰富、多支供血，但可呈不规则分布。

3. 诊断经验分享

好发于肾动脉至腹主动脉分叉水平的主动脉旁区域，以单发常见，一般有完整纤维包膜，为富血供肿瘤。功能性副神经节瘤患者常由于分泌过多的儿茶酚胺而引起高血压、头晕、头痛、心悸等症状。

（四）Castleman病

1. 临床病理特征

Castleman病（CD）又称血管滤泡性淋巴组织增生或巨大淋巴结增生，是一种少见的淋巴组织增生性疾病，常见于颈部、腋窝、腹腔、腹膜后等部位，也可侵犯纵隔和盆腔。以相应区域淋巴结肿大为临床表现，可伴有全身症状，如疲乏、发热、盗汗、腹痛等。常见病理类型包括多形性型、透明血管型和混合型。

2. 声像图特征（图5-6-7，视频5-6-1）

腹膜后单发或多发的圆形或卵圆形肿物，边界清晰，形态规则，部分可呈分叶状，多位于主动脉和下腔静脉之间的间隙内。

病灶可呈均匀的低回声，点线样高回声、斑点状强回声，亦可见囊性区。

CDFI显示透明血管型血流较丰富，有淋巴门型、周围型、周边粗大血流型及混合型。浆细胞型肿物周边及内部常无明显血流信号。

与肝实质对比，超声造影显示病灶呈高增强或等

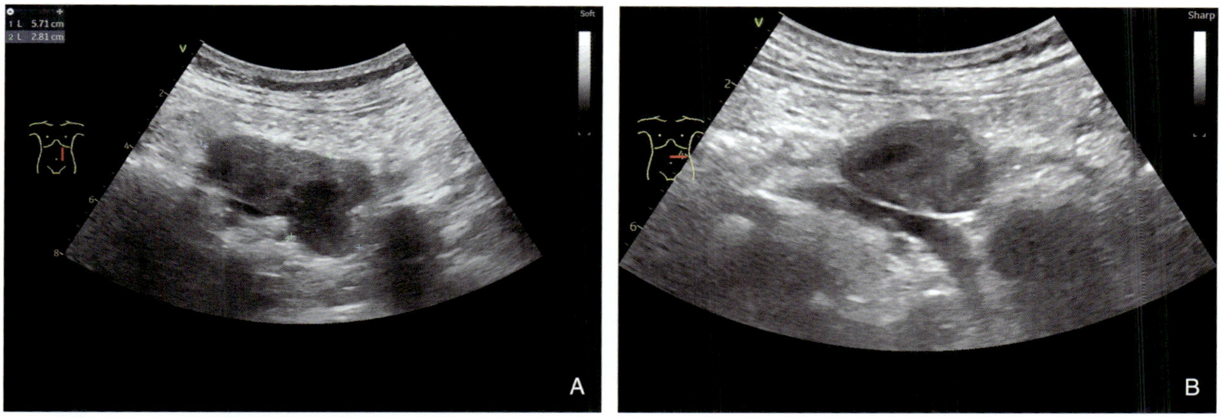

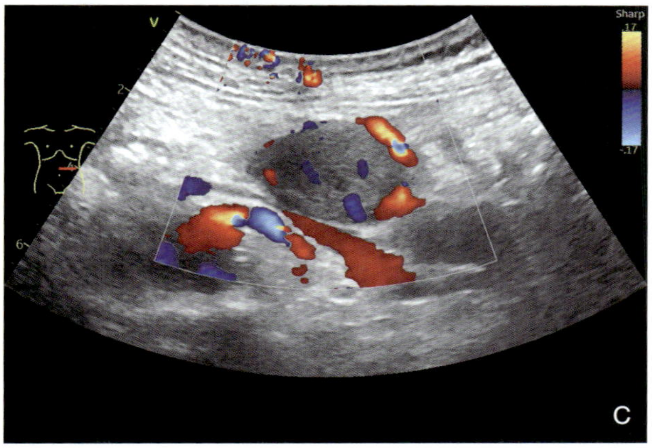

图5-6-6　副神经节瘤。（A）长轴切面声像图；（B）短轴切面声像图；（C）CDFI表现。

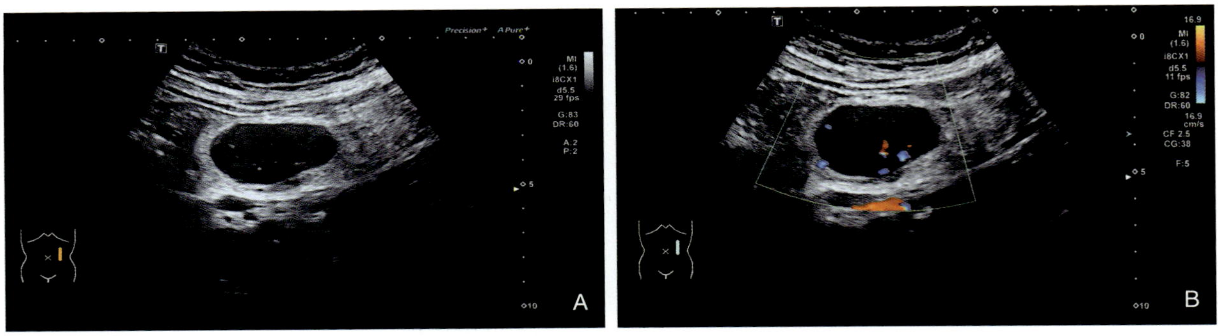

图5-6-7 Castleman病。(A)声像图;(B)CDFI表现。

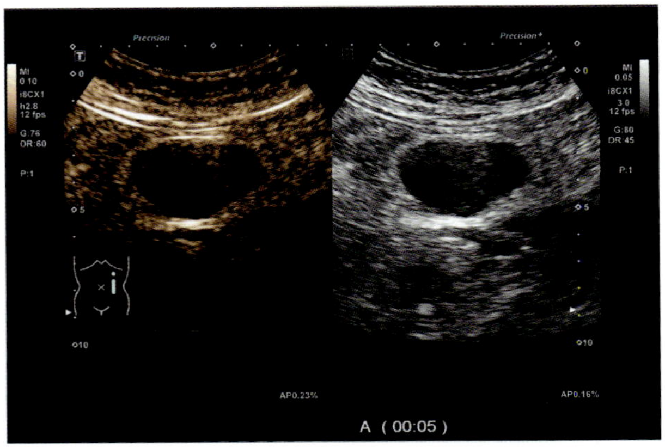

扫码观看高清视频

视频5-6-1 腹膜后Castleman病。患者女,52岁,左上腹腹膜后实性肿物,动脉期7秒可见造影剂从深面进入,呈树枝状逐渐充填,15秒强度达到峰值,呈均匀增强,静脉期造影剂缓慢退出。病理:(左侧腹膜后)结合免疫组化结果为Castleman病,透明血管型。

增强、增强方式多为周边向中心增强。

3.诊断经验分享

超声检查中,如果观察到肿块具有清晰的边缘、内部呈断续短线样高回声,CDFI显示丰富血供,应考虑Castleman病的可能,并进一步扩大扫查范围。

三、腹膜后恶性肿瘤

(一)脂肪肉瘤

1.临床病理特征

腹膜后脂肪肉瘤(RLS)是最常见的腹膜后间叶组织肿瘤,在所有恶性肿瘤中,RLS发病率约占1%,约占所有软组织肉瘤的25%。2020年版WHO的软组织肉瘤分类包括高分化脂肪肉瘤(WDL)、去分化脂肪肉瘤(DDL)、黏液样细胞脂肪肉瘤(MLS)、多形性脂肪肉瘤(PLS)和黏液样多形性脂肪肉瘤(MPS),其中WDL和DDL最为常见。临床上多见于男性患者,大多数腹膜后脂肪肉瘤为原发性,良性脂肪瘤鲜有恶变。

2.声像图特征(图5-6-8)

腹膜后脂肪肉瘤瘤体巨大,呈圆形、椭圆形或分叶状,轮廓清晰,常呈分叶状。

由于其脂肪含量及分布不同,内部回声呈不均匀低或高回声,常因合并出血、坏死、囊性变而呈现大片状不规则无回声区,可有强回声钙化形成,但较少见。

脂肪肉瘤是由恶性脂肪组织细胞组成的肿瘤,血管密度较低,血流速度也相对较慢。因此CDFI显示的血流信号较少。此外,脂肪肉瘤还常常伴随着坏死和囊性变等,这些因素也会影响探测到的血流信号。

3.诊断经验分享

WDL主要显示为内部有细线样分隔、无明显坏死的高回声或高回声为主的肿瘤;DDL为内部无细线样分隔、常见坏死的低回声或低回声为主的肿瘤。

(二)平滑肌肉瘤

1.临床病理特征

腹膜后平滑肌肉瘤(RLMS)是腹膜后肉瘤的第二大常见类型,好发于中老年女性,多呈球形生长,无包膜,发现时肿瘤常已较大并伴有囊性变。RLMS具有3种生长模式:血管腔外、血管腔内外、血管腔内。

2.声像图特征(图5-6-9)

为腹膜后椭圆形或分叶状肿物,可见包膜,边界清晰。

多呈低回声,内回声多不均匀,后方回声无增强或减低,钙化罕见。

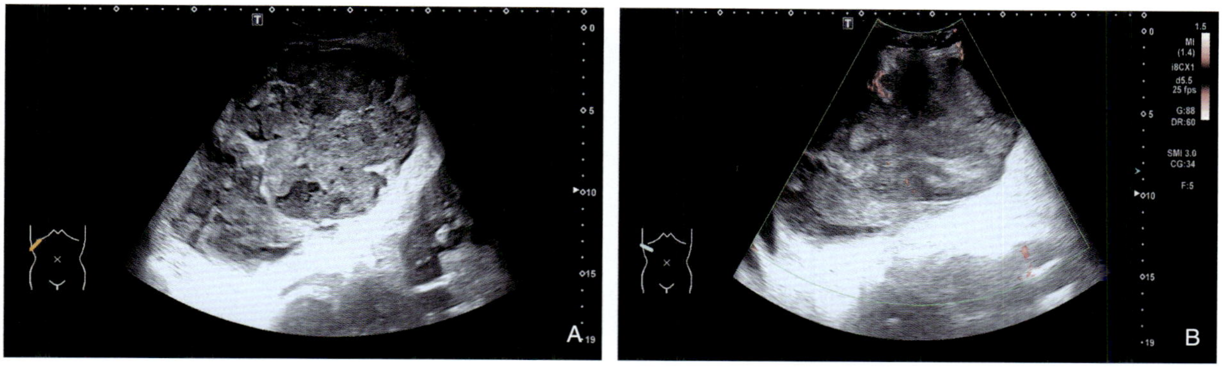

图5-6-8　腹膜后脂肪肉瘤。(A)声像图;(B)高级动态血流成像(ADF)表现。

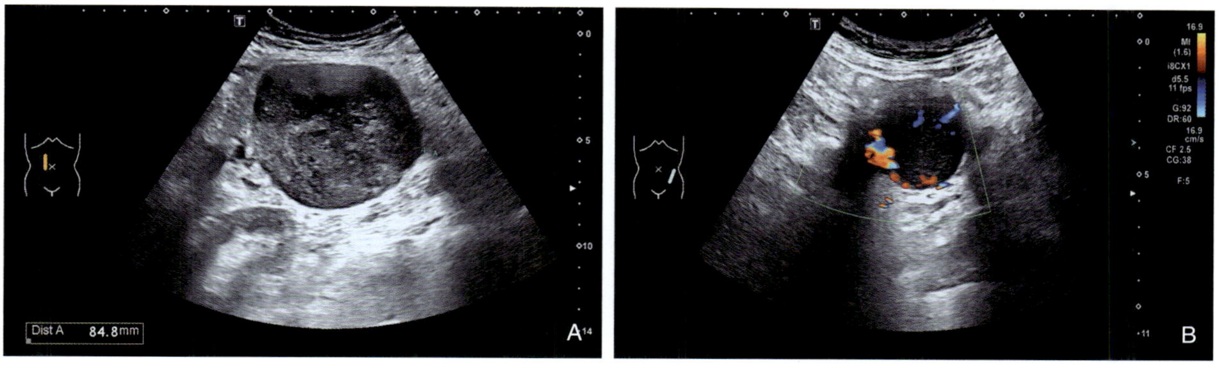

图5-6-9　腹膜后平滑肌肉瘤。(A)声像图;(B)CDFI表现。

腹膜后平滑肌肉瘤有明显囊变倾向,肿瘤内可出现大片不规则无回声区。

CDFI多显示较丰富的血流信号。

3.诊断经验分享

腹膜后平滑肌肉瘤超声无明显特异性表现,易发生坏死、囊性变,易侵犯下腔静脉及肾静脉。

(三)恶性淋巴瘤

1.临床病理特征

组织病理学将淋巴瘤分为霍奇金淋巴瘤(HL)和非霍奇金淋巴瘤(NHL),在我国NHL的发病率是HL的7倍。腹膜后恶性淋巴瘤是发生于淋巴结和淋巴结以外及单核巨噬细胞系统的肿瘤,有多中心起源的倾向。腹膜后恶性淋巴瘤可以是全身淋巴瘤的一部分,亦可为局部发生,瘤体巨大者少见。常见的临床症状为发热、消瘦、乏力等。

2.声像图特征(图5-6-10)

受累淋巴结多分布于腹膜后大血管周围或脊柱旁,病灶可呈圆形、卵圆形、分叶状或团块状。

受累淋巴结呈不均匀低回声,其内可有线样或条状强回声分隔,后方回声无增强或衰减。

CDFI显示血管穿过病灶或病灶沿血管浸润而血管本身无明显狭窄、包绕等受侵表现,即"血管漂浮"征是其特异性表现。

3.诊断经验分享

单发包块型腹膜后NHL典型超声表现为单发低回声包块,多数形态不规则或呈分叶状,内部回声不均,可有网状分隔、"血管包绕"征。多发结节型腹膜后NHL典型超声表现为多个边界清晰的类圆形低回声,边界规整,内部回声均匀,呈散在或聚集分布时,可呈"鹅卵石"征。

(四)腹膜后转移性肿瘤

1.临床病理特征

腹膜后转移性肿瘤(RPT)多原发于消化或生殖系统,转移途径因原发肿瘤部位不同而不同。胃癌的腹膜后转移,首先到达脾动脉和胃左动脉淋巴结,然后侵犯腹腔动脉旁淋巴结,晚期腹主动脉旁肿大的淋巴结可丛集或相互融合呈块状;结肠癌首先侵犯肠系膜血管周围淋巴结和肠系膜根部淋巴结,继而累及腹主动脉旁淋巴结;子宫、宫颈和卵巢癌则向骶前、髂血管旁和腹主动脉旁淋巴结转移。

2.声像图特征(图5-6-11)

聚集成团的低回声结节位于脊柱、腹膜后大血管

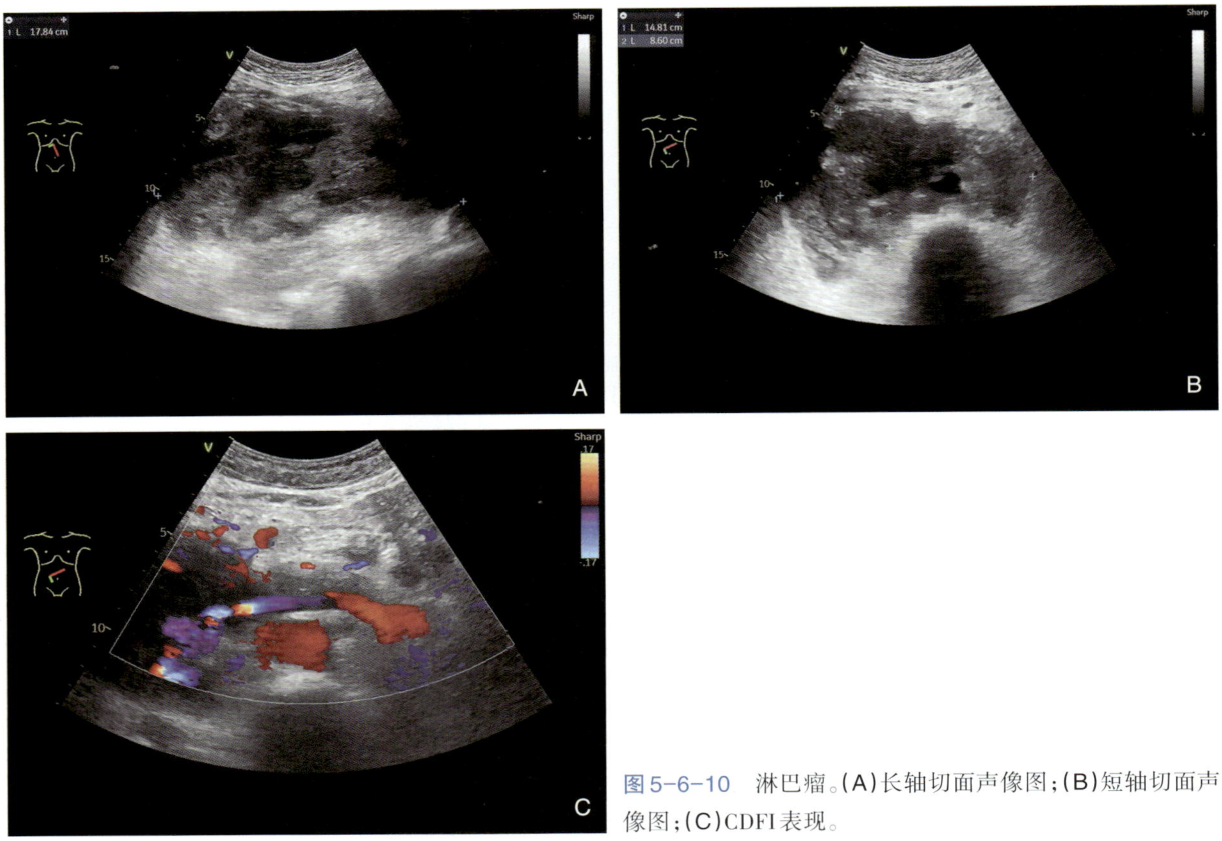

图 5-6-10　淋巴瘤。(A)长轴切面声像图;(B)短轴切面声像图;(C)CDFI 表现。

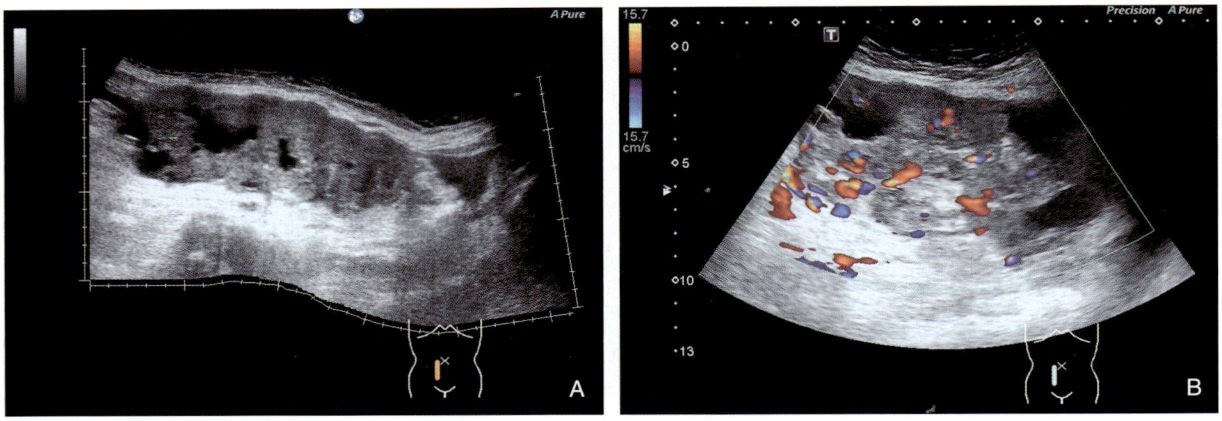

图 5-6-11　腹膜后转移性肿瘤。(A)声像图;(B)CDFI 表现。

前方或周围,大小不一,可相互融合,呈分叶状,边界欠清。

肿物内部可发生坏死、纤维化等改变,表现为强回声与弱或无回声混杂的不均质结构。

CDFI 显示部分病灶从周边伸入淋巴结内的杂乱血流信号。

3. 诊断经验分享

患者有恶性肿瘤病史是腹膜后转移性病变与其他腹膜后原发性病变的鉴别要点。

参考文献

[1]Lee J, Minami Y, Choi B, et al. The Afsumb Consensus Statements and Recommendations for the Clinical Practice of Contrast-Enhanced Ultrasound using Sonazoid[J]. 2020,39(3):191-220.

[2]Caraiani C, Boca B, Bura V, et al. CT/MRI LI-RADS v2018 vs. CEUS LI-RADS v2017-Can Things Be Put Together? 2021;10(5).

[3]Dietrich C, Nolsøe C, Barr R, et al. Guidelines and Good Clinical Practice Recommendations for Contrast Enhanced Ultrasound (CEUS) in the Liver - Update 2020 - WFUMB in Cooperation with

EFSUMB, AFSUMB, AIUM, and FLAUS. 2020, 41(5): 562-585.

[4]陈敏华，严昆，戴莹等.肝超声造影应用指南(中国)(2012年修改版)[J].中华超声影像学杂志，2013，22(8): 696-722.

[5]Ardelean M, Sirli R, Sporea I, et al. Contrast enhanced ultrasound in the pathology of the pancreas - a monocentric experience [J] Med Ultrason, 2014, 16: 325-331.

[6]D' Onofrio M, Canestrini S, De Robertis R, et al. CEUS of the pancreas: still research or the standard of care[J]. Eur J Radiol, 2015, 84: 1644-1649.

[7]Paul S. Sidhu1, Vito Cantisani, Christoph F. Dietrich, et al. The EFSUMB guidelines and recommendations for the clinical practice of contrast-enhanced ultrasound (CEUS) in non-hepatic applications: update 2017 (Long Version) [J]. Ultraschall Med, 2018, 39 (2): e2-e44.

[8]Tommaso Vincenzo Bartolotta, Angelo Randazzo, Eleonora Bruno, et al. Focal Pancreatic Lesions: Role of Contrast-Enhanced Ultrasonography[J]. Diagnostics, 2021, 11: 957.

[9]Lan Wang, Fang Nie, Tiantian Dong, et al. Nonhypovascular pancreatic ductal adenocarcinomas: CEUS imaging findings and differentiation from other types of solid pancreatic lesions[J]. Clin Hemorheol Microcirc, 2022, 81(2): 163-176 .

[10]Jie Qiu, GuoChao Zhao, ShuaiNan Shi, et al. Application of dynamic contrast enhanced ultrasound in distinguishing focal-type autoimmune pancreatitis from pancreatic ductal adenocarcinoma[J]. Clin Hemorheol Microcirc, 2022, 81(2): 149-161.

[11]Jiayan Huang, Jie Yang, Jianming Ding, et al. Development and validation of an ultrasound-based prediction model for differentiating between malignant and benign solid pancreatic lesions[J]. Eur Radiol, 2022, 32(12): 8296- 8305.

[12]Yanjie Wang, Guanghan Li, Kun Yan, et al. Clinical value of contrast enhanced ultrasound enhancement patterns for diferentiating solid pancreatic lesions[J]. Eur Radiol, 2022, 32(3): 2060-2069.

[13]WanYing Jia, Yang Gui, XueQi Chen, et al. Evaluation of the diagnostic performance of the EFSUMB CEUS Pancreatic Applications guidelines (2017 version): a retrospective single-center analysis of 455 solid pancreatic masses[J]. Eur Radiol, 2022, 32(12), 8485-8496.

[14]XingZhao Li, Jun Song, ZhiXia Sun, et al. Diagnostic performance of contrast-enhanced ultrasound for pancreatic neoplasms: a systematic review and meta-analysis[J]. Dig Liver Dis, 2018, 50 (2): 132-138.

[15]Xueqi Chen, Fengzhi Hao, Yang Gui, et al. Enhancement patterns in the venous phase of contrast-enhanced ultrasounds: diagnostic value for patients with solid pancreatic lesions[J]. Quant Imaging Med Surg, 2021, 11(10): 4321-4333.

[16]Ming Xu, Xiaoju Li, Xiaoer Zhang, et al. Application of Contrast-Enhanced Ultrasound in the diagnosis of solid pseudopapillary tumors of the Pancreas[J]. J Ultrasound Med 2019, 35(12): 3247-3255.

[17]Wang Y, Yan K, Fan Z, et al. Clinical value of contrast enhanced ultrasound enhancement patterns for differentiating focal pancreatitis from pancreatic carcinoma: a comparison study with conventional ultrasound[J]. J Ultrasound Med, 2018, 37(3): 551-559.

[18]李昶田，安力春.IgG4相关性自身免疫性胰腺炎的超声造影表现[J].中华医学杂志，2022，102(7): 518-522.

[19]李莹，杨文兵，柯晓康.多发结节型脾脏窦岸细胞血管瘤的影像表现与病理对照分析[J].放射学实践，2023，38(2): 183-187.

[20]刘欣欣，赵武干，王冠男，等.脾脏窦岸细胞血管瘤16例临床病理分析[J].临床与实验病理学杂志，2022，38(5): 623-625.

[21]宋春利，彭波，庄华.超声造影在脾脏局灶性病变的诊断价值[J].中国超声医学杂志，2022，38(5): 532-535.

[22]吕东博，岳松伟，高剑波，等.脾脏窦岸细胞血管瘤影像表现及临床分析[J].临床放射学杂志，2021，40(4): 732-736.

[23]陈璐，张艳梅，吴丽华，等.脾脏原发性血管肉瘤临床病理观察[J].现代肿瘤医学，2020，28(20): 3575-3579.

[24]王瑞，秦明伟.脾脏淋巴管瘤的影像学表现及鉴别诊断[J].中国医药科学，2019，9(17): 142-144.

[25]王子明，余玉明.单发巨大脾窦岸细胞血管瘤1例[J].中国现代医学杂志，2019，29(5): 128.

[26]丁方俊，李红.彩超在原发性脾脏淋巴瘤诊断上的应用分析[J].心理月刊，2019，14(4): 122，21.

[27]陈志奎，张秀娟，钱清富，等.脾血管瘤的超声分型与诊断分析[J].中国超声医学杂志，2019，35(1): 84-86.

[28]薛红红，沈娟，白宝艳，等.脾脏窦岸细胞血管瘤的超声造影表现与病理对照分析[J].医学影像学杂志，2017，27(3): 489-491.

[29]罗成华.中国腹膜后肿瘤诊治专家共识(2019版)[J]. Chinese Journal of Oncology，2019，41(10).

[30]Mack T, Purgina B. Updates in Pathology for Retroperitoneal Soft Tissue Sarcoma[J]. Curr Oncol, 2022, 29(9): 6400-6418.

[31]张杰颖，余小多，宋艳，等.腹膜后去分化脂肪肉瘤的影像学表现及病理对照[J]. Chinese Journal of Oncology，2019.41(3).

[32]卢瞳，居胜红.腹膜后副神经节瘤的影像学诊断与鉴别诊断[J].中华放射学杂志，2020，54(10): 1033-1037.

[33]邓欢，曹博，卫勃.腹膜后脂肪肉瘤的病理亚型及特点[J].中华普通外科杂志，2021，36(12): 958-960.

第6章 泌尿及生殖肿瘤的超声诊断

第1节 肾肿瘤

一、肾脏解剖及正常超声表现

(一)肾脏解剖

肾脏位于腹膜后、脊柱两旁。左肾较右肾高1~2cm,左肾上极平T11水平,下极平L2水平;右肾上极平T12水平,下极平L3水平。其外形似蚕豆,主要由肾包膜、肾实质、肾窦(集合系统)及血管组成。

(二)肾脏正常声像图表现

1.肾包膜

肾包膜由较强回声的纤维膜及较强回声的肾周筋膜组成,两者之间填充回声稍低的肾周脂肪组织。

2.肾实质

肾实质由肾皮质和肾髓质构成。肾皮质位于表层,肾被膜的下方,呈均匀低回声,其回声略低于肝、脾;肾髓质位于深层,回声较肾皮质更低,由8~15个圆形或三角形的肾锥体放射状排列在集合系统周围而构成。肾皮质延伸到肾锥体间所形成的结构是肾柱,其回声与肾皮质相同。婴幼儿、青少年及身材瘦弱成年人的肾实质回声有时似无回声(呈极低回声)。

3.肾窦(集合系统)

肾窦由肾盂、肾盏、肾血管、脂肪等构成,呈边缘不规则的强回声。

4.肾门

肾门是肾动脉、肾静脉、输尿管,以及神经和淋巴管的出入部位。

(三)肾脏的检查方法

超声是肾脏检查的常用手段,它能迅速判断肾脏的位置、外形、大小、血供等,在肾脏疾病的诊断、疗效观察和预后判断方面具有重要意义。患者采取适当的体位(可采取侧卧位、仰卧位、俯卧位),进行横切面、矢状面及冠状面扫查(图6-1-1)。

二、肾脏良性肿瘤

(一)肾血管平滑肌脂肪瘤

1.临床病理特征

肾血管平滑肌脂肪瘤(AML)属于间叶性肿瘤,发病率占所有肾脏肿瘤的2%~3%,大多发生于女性。临床上一般无明显症状,当肿瘤增大、破裂出血后患者会出现腹痛、血尿等表现。肿瘤无包膜,组织学分为经典型AML和上皮样AML。经典型AML由血管、平滑肌、脂肪组织等不同成分、不同比例构成。肾上皮样血管平滑肌脂肪瘤(EAML)在经典型AML的基础上,以上皮样细胞增生为主,生长方式呈浸润性、破坏性,具有恶性潜能。本病可单侧发病,亦可双侧累及,双侧发病者多合并结节性硬化症。

2.声像图特征(图6-1-2至图6-1-4,视频6-1-1)

(1)AML的声像图特征。根据血管、平滑肌、脂肪组织等比例不同,可将本病分为3种情况。

- 高回声型AML。肿瘤以脂肪成分为主,血管、平滑肌成分分布于脂肪内,超声声像图表现为边界清晰、回声均匀的高回声团块。
- 低回声型AML。肿瘤以血管、平滑肌成分为主,脂肪成分极少或仅有少量脂肪组织,其回声呈低或中低表现,类似于肾皮质,当合并出血、坏死后瘤体内会

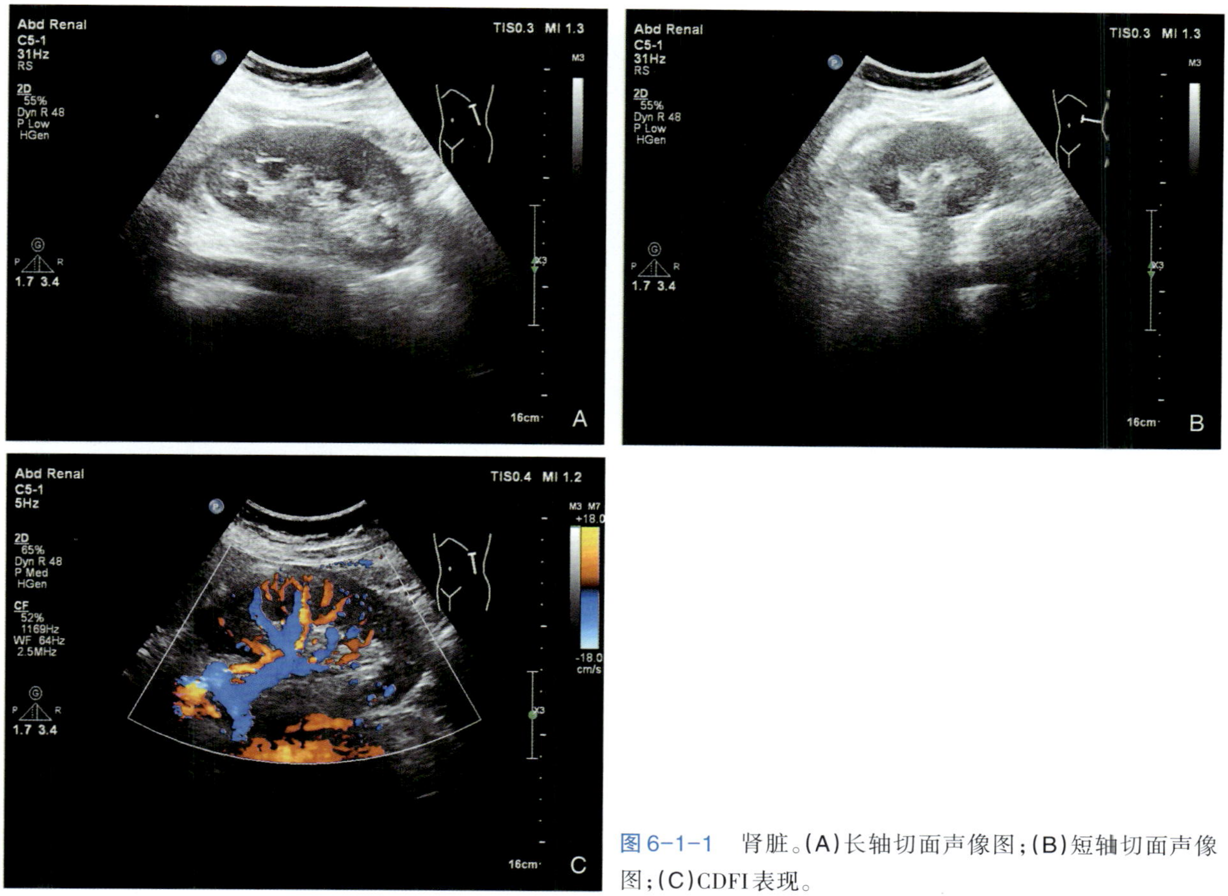

图 6-1-1　肾脏。(A)长轴切面声像图;(B)短轴切面声像图;(C)CDFI表现。

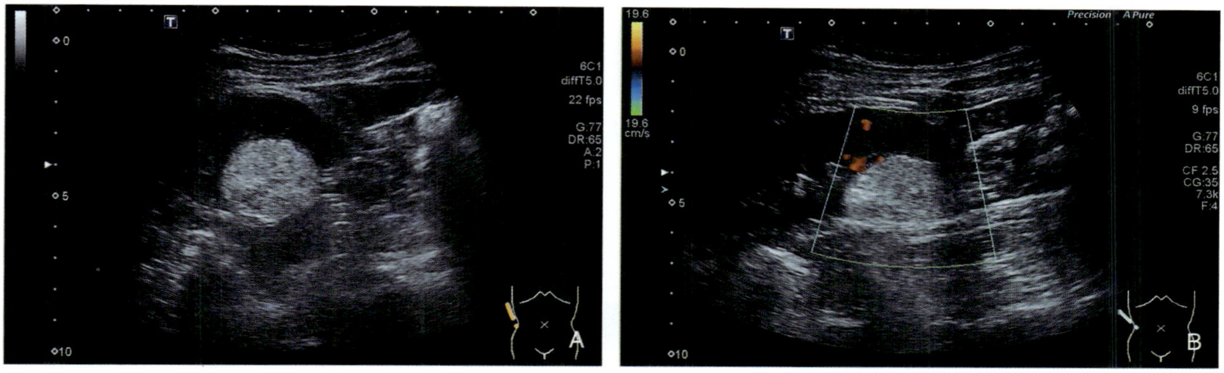

图 6-1-2　右肾血管平滑肌脂肪瘤。(A)右肾下极高回声肿物,边界清晰,形态规则,内部回声尚均匀;(B)CDFI未见明显的血流信号。

出现囊性区。此类型相对少见。

•混合回声型AML。血管、平滑肌、脂肪组织3种成分混合存在。多表现为稍高回声,或混合回声内有高回声团,其中高回声强度高于肾窦回声,瘤体体积一般较大,形态不规则。典型者呈"洋葱皮"样改变,即高回声区和低或无回声区层次环绕、相互间隔,可能是瘤体反复出血或疾病成分以平滑肌为主。

•AML一般很少检测到血流信号,部分肿瘤可检测到分支少、形态单一的星点状或短棒枝状血流。

•AML因其病理成分不同,超声造影表现也不相同。血管占比少,管壁缺乏弹性者多呈"慢进慢退";血管占比高,且管壁弹性好者,多呈"快进慢退"。AML表现为向心性增强方式的主要原因是瘤体内血管走行迂曲、畸形,因此造影剂进入缓慢,然后从周围开始缓

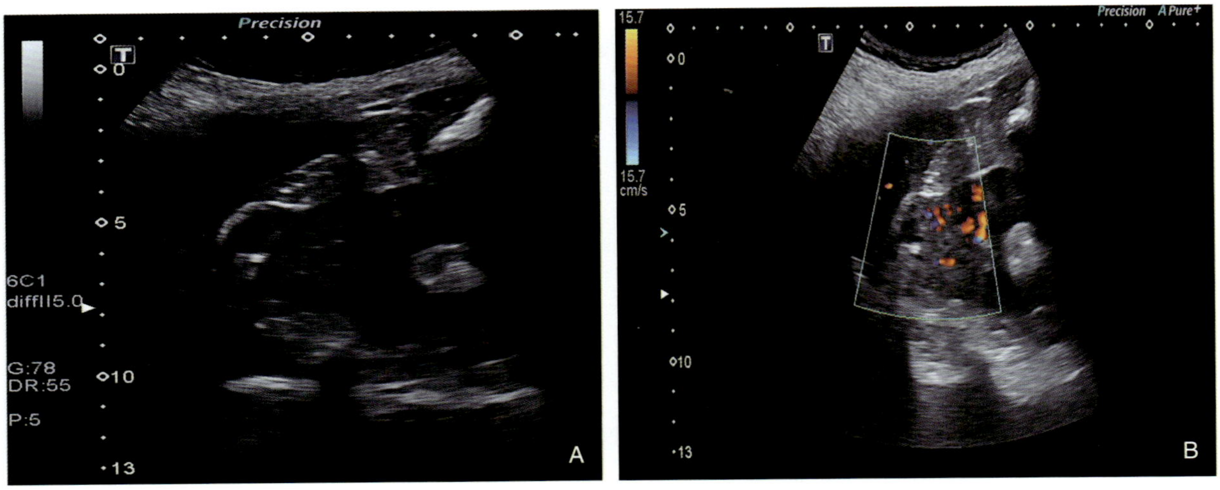

图6-1-3 左肾血管平滑肌脂肪瘤。(A)左肾上极低回声肿物,边界尚清,形态欠规则,内部回声欠均匀;(B)CDFI可见点状血流信号。

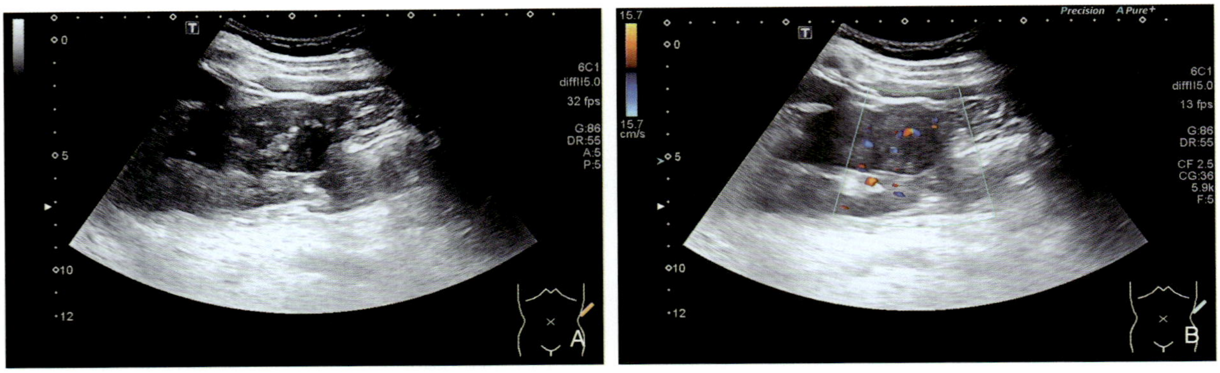

图6-1-4 左肾上皮样血管平滑肌脂肪瘤。(A)左肾下极低回声肿物,边界欠清,形态欠规则,内部回声不均匀,内可见强回声;(B)CDFI可见稍丰富的点状血流信号。

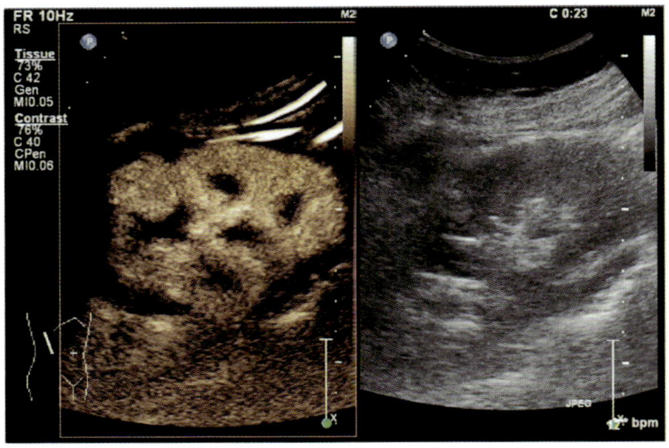

扫码观看高清视频

视频6-1-1 (右肾)血管平滑肌脂肪瘤。患者女,53岁,右肾中部高回声肿物,动脉期18秒可见造影剂从肿物周边进入,与周围肾皮质相比呈等增强,充盈时间略慢于周围肾皮质,退出时间略慢于周围肾皮质。造影剂充盈呈“慢进慢退”表现。

慢消退，造影剂持续时间较长。增强程度呈等增强或高增强者可能是因为肾属于富血供脏器，肿瘤亦呈富血供表现；也有乏血供的AML呈低增强表现。另外，增强的均匀也与肿瘤大小相关，较小的肿瘤多呈均匀增强，而较大的肿瘤易出现出血、囊性变而多表现为不均匀增强。

（2）EAML的声像图特征。与典型的AML不同，EAML呈低回声，边界可清晰，也可因为其浸润性生长的方式表现不清晰，内部回声可均匀，也可因出血、坏死等表现为不均匀，但大多数病灶能探及CDFI血流信号。

超声造影显示大部分EAML表现为缓慢向心性增强，体积较小的肿瘤（一般<4cm）达峰时多呈均匀高增强表现，与经典型AML表现相似，说明两者同源；当瘤体较大时可能发生自发性出血现象，超声造影表现为不均匀增强。

3.诊断经验分享

参见肾细胞癌及肾嗜酸细胞腺瘤章节。

（二）肾嗜酸细胞腺瘤

1.临床病理特征

嗜酸细胞腺瘤是一种良性上皮性肾肿瘤，占肾肿瘤的3%~7%，发病年龄60~70岁，男性发病率几乎是女性的2~3倍。多为单发，约10%的病例同时患有肾细胞癌。大体标本上肿瘤大小不一，5cm左右者存在完整包膜。切面呈棕黄色、棕红色或褐色。出血、坏死、钙化不常见。约30%的肿瘤可见中央星形瘢痕。患者一般无临床症状，当肿瘤增大时，可有腰腹疼痛和血尿的出现，造成肿瘤内和腹膜后出血的风险。

2.声像图特征（图6-1-5，视频6-1-2）

肿瘤位于肾实质、肾窦内，呈低回声或中低回声者多见，边界清晰，形态规则，内部回声因肿瘤大小不一可均匀，也可不均匀，瘤体较大时，可出现钙化、坏死或

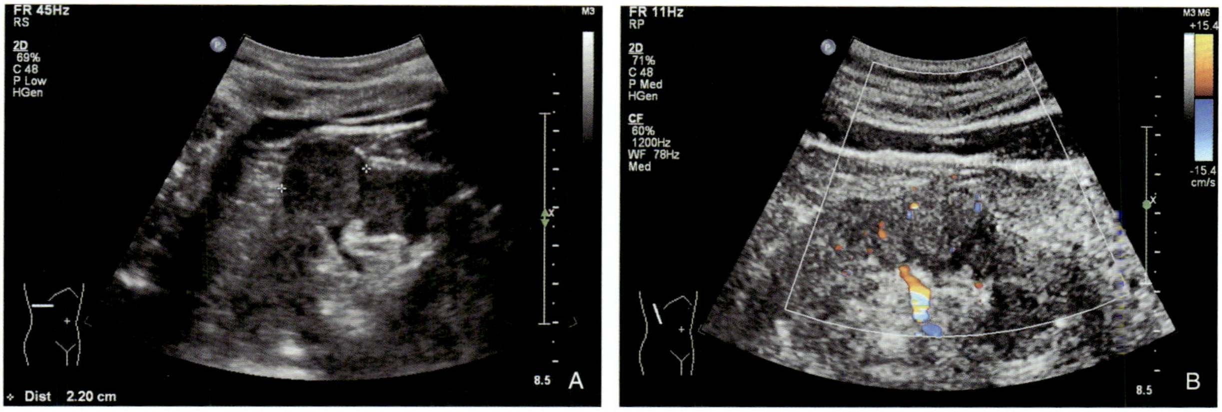

图6-1-5 右肾嗜酸细胞腺瘤。（A）右肾中部低回声肿物，边界清晰，形态尚规则，内部回声不均匀，肿物中心可见线样强回声；（B）CDFI边缘可见少许点状血流信号。

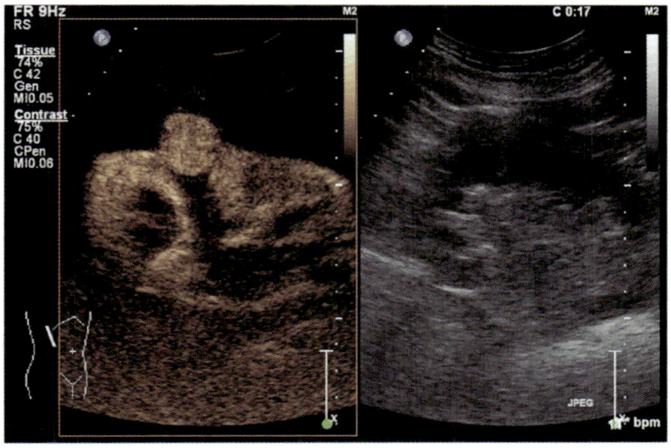

扫码观看高清视频

视频6-1-2 （右肾）嗜酸细胞腺瘤。患者男，67岁，右肾中部中低回声肿物，动脉期11秒可见造影剂从肿物周边进入，与周围肾皮质相比呈高增强，充盈时间略快于周围肾皮质，退出时间略快于周围肾皮质。造影剂充盈呈“快进快退”表现。

中央星形瘢痕形成。中央星形瘢痕表现为肿瘤中心的高回声，由瘤体中心向周边放射状发散的许多条状强回声。另外，肾嗜酸细胞腺瘤很少发生囊性变、坏死。

CDFI显示肿瘤的血供与肿瘤大小相关，一般肿瘤周边可探及星点状血流，内部多无血流信号。

肿瘤在皮髓质早期表现为周边向中央的持续弥漫性均匀高增强，呈富血管表现。瘤体内造影剂在皮髓质晚期逐渐退出，表现为低回声。若中央部见不规则的无增强区，则与病理组织学的中央星形瘢痕相匹配，是肾嗜酸细胞腺瘤的特征性表现。

3.诊断经验分享

灰阶超声或超声造影发现中央部星形瘢痕者应考虑该病的可能。

三、肾脏恶性肿瘤

(一)肾细胞癌

1.临床病理特征

肾细胞癌(RCC)是男性第六大常见癌症，女性第十大常见癌症，多发生于50~70岁，男女比例接近2∶1。典型三联征包括腰痛、腹部肿块和血尿。约50%的患者就诊时没有任何症状。部分患者由于瘤体较大而发生泌尿生殖系统梗阻而表现为急性或慢性腰痛。另外，疾病晚期还可能出现贫血、发热、消化不良等表现；少部分患者还可诱发内分泌紊乱、肝功能失调、红细胞增多症、高钙血症、高血压等疾病。

目前最常用的肾肿瘤分型系统是2016年WHO发布的第4版泌尿系统肿瘤分类。包括肾透明细胞癌(CCRCC)、肾乳头状细胞癌(PRCC)、肾嫌色细胞癌(CRCC)、家族易位相关性肾细胞癌、集合管癌、肾类癌。2016年WHO肾脏肿瘤新分类中还增加了透明细胞乳头状肾细胞癌(CCPRCC)、管状囊性肾细胞癌(TCC)、遗传性平滑肌瘤病和肾细胞癌综合征相关性肾细胞癌、琥珀酸脱氢酶(SDH)缺陷型肾细胞癌、获得性囊性肾疾病相关性肾细胞癌等肿瘤类型。其中，前3种细胞类型临床更常见。

(1)肾透明细胞癌。CCRCC最常见的肾细胞癌亚型，占所有肾细胞癌的70%~90%。相对于其他亚型的肾细胞癌，其预后更差，更易表现晚期症状或已发生转移。大体标本上，CCRCC的特征是含有不同数量的囊性变、出血和坏死的黄色实性区域，可有假包膜。显微镜下，它们通常由精细复杂血管网络内的透明细胞组成，但也可能完全由嗜酸性颗粒状细胞质的细胞组成，特别是高级别细胞。

(2)肾乳头状细胞癌。肾乳头状细胞癌占所有肾细胞癌的10%~15%。大体标本上呈实性，常呈灰色或棕色，可伴或不伴囊性变，切面柔软易碎，常出现坏死和出血。根据目前WHO的分类，分为1型和2型肿瘤。1型肿瘤通常由低级别核的立方体细胞构成的乳头状结构组成。2型肿瘤具有丰富的嗜酸性细胞质，表现出核假分层和核级更高。与其他常见肿瘤类型相比，2型肿瘤多灶性和双侧性更常见。

(3)肾嫌色细胞癌。肾嫌色细胞癌占所有肾细胞癌的3%~5%，通常是散发的，一般预后良好。大体上呈典型的棕褐色。显微镜下，由突出细胞膜的大细胞、苍白的细胞质，以及具有核周晕的卷曲的“葡萄干”核组成。

2.声像图特征(图6-1-6至图6-1-10)

临床上常见的肾细胞癌类型主要以透明细胞癌、乳头状细胞癌及嫌色细胞癌为主，在超声检查中主要

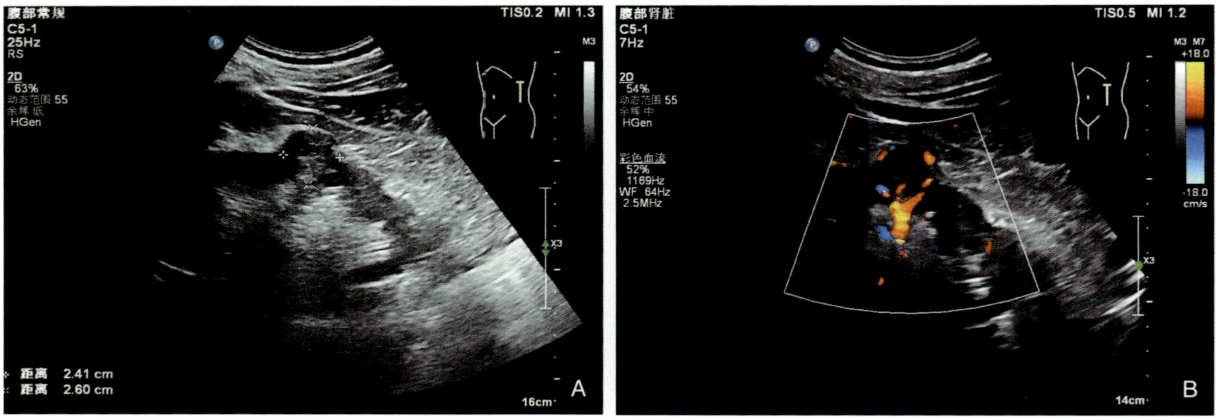

图6-1-6 左肾透明细胞癌。(A)左肾中部中低回声实性肿物，边界清晰，形态尚规则，内部回声不均匀，内可见小囊性区；(B)CDFI可见点条状血流信号。

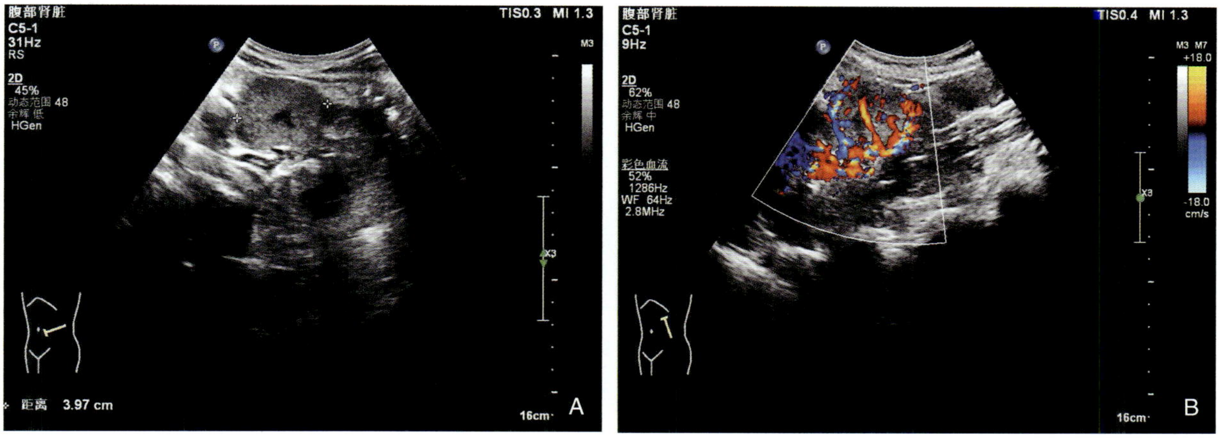

图6-1-7　左肾透明细胞癌。(A)左肾中下稍高回声实性肿物，边界清晰，形态尚规则，内部回声不均匀，内可见小囊性区；(B)CDFI可见丰富杂乱的血流信号。

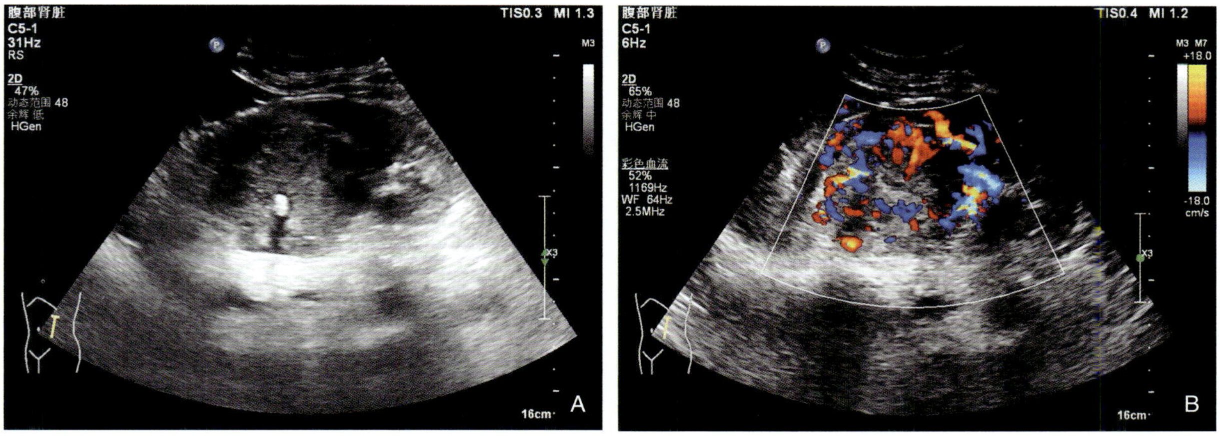

图6-1-8　左肾透明细胞癌。(A)左肾上极中低回声实性肿物，边界尚清，形态欠规则，内部回声不均匀，内可见强回声钙化；(B)CDFI可见丰富杂乱的血流信号。

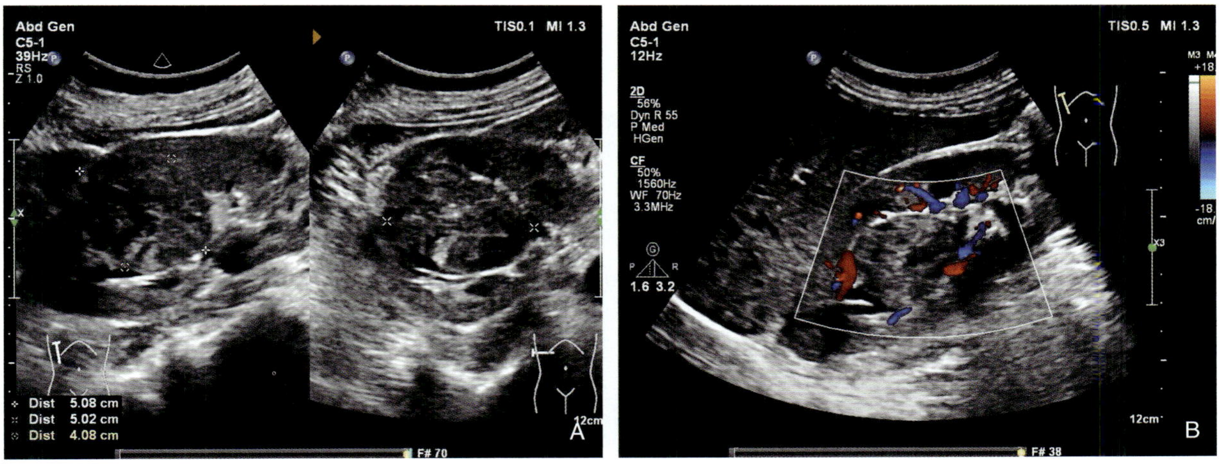

图6-1-9　右肾乳头状细胞癌。(A)右肾中部中低回声实性肿物，边界尚清，形态尚规则，内部回声不均匀，内可见点状或短线样强回声钙化；(B)CDFI未见明显的血流信号。

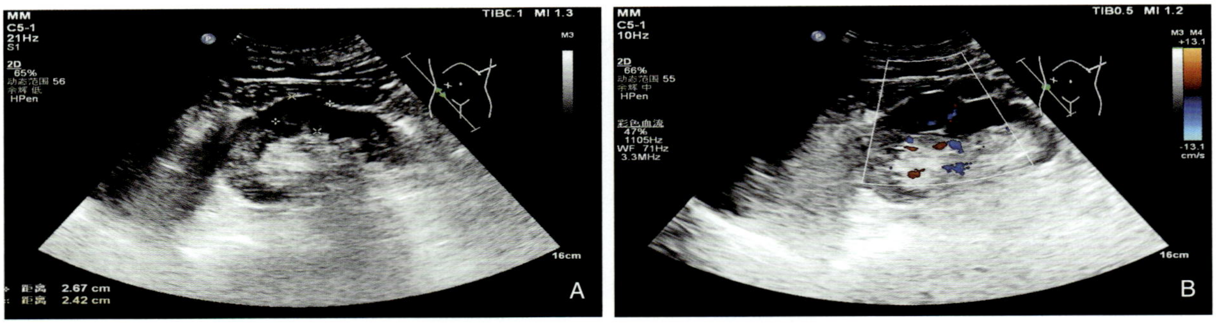

图6-1-10 左肾嫌色细胞癌。(A)左肾中部中高回声实性肿物，边界尚清，形态尚规则，内部回声尚均匀；(B)CDFI可见点状血流信号。

注意以下几方面。

(1)肾脏外形。当肾内出现局限于肾实质内的1~2cm的肿块，肾脏外形及轮廓无明显异常；当肿物处于肾包膜下，可导致肾包膜局限性隆起；另外，随着肿瘤的增大，肾脏表面凹凸不平，并可侵犯肾实质、肾窦、肾周邻近组织及器官，出现晚期浸润表现。

(2)肾细胞癌的灰阶超声表现。肿块多呈圆或类圆形，边界清晰，回声多样，可呈低回声、高回声、等回声或混合回声(与肾皮质比较)，但多以中低回声为主。回声的变化与肿块的大小相关，约50%直径小于3cm的肾细胞癌表现为高回声，临床上称为小肾癌。部分肾细胞癌周边会出现窄带样低回声晕环，是瘤体周边的假包膜，它主要由纤维组织和受压的肾实质构成，是肾细胞癌的特征性表现之一，同时也预示病变处于早期阶段，癌细胞分化较好。部分病例还可见点状或短线样的强回声钙化。随着肿瘤体积的增大，肿瘤边界逐渐不清晰，形态变得不规则，呈分叶状，瘤体内部发生出血、坏死，囊性区出现的概率也随之增加。较大的肿瘤向内生长压迫、侵及肾窦时，致肾窦局部受压变形、移位、中断、显示不清；侵犯肾盂时，造成肾盂、肾盏分离、积水。

(3)肾细胞癌的CDFI表现主要有5种。①无血流：瘤体内未探及血流信号；②少血流型：瘤体内可见少许点状、线样或星点状血流信号；③抱球型血流：瘤体周边见动脉血流环绕，部分进入瘤体内；④环形血流：围绕肿瘤周边可见环形或近似环形的血流信号；⑤血流信号丰富、杂乱：瘤体内部血流信号丰富、杂乱。一般直径较小的肾细胞癌会表现为无血流或少血流型；直径3~4cm的肾细胞癌瘤体周边检出抱球型或环形血流的概率较大；直径>3cm的肿瘤血流信号丰富、杂乱者较多。

(4)晚期征象。当发生血性转移时，此时肾静脉，甚至下腔静脉管腔增宽，管腔内可见低弱回声反射，此处血流信号缺损，或低弱回声周边可见纤细不规则的血流信号。部分患者出现淋巴结转移，常位于肾门区或腹主动脉周围，呈圆形或类圆形的低回声团块。

(5)超声造影在肾细胞癌中的应用(视频6-1-3至视频6-1-6)

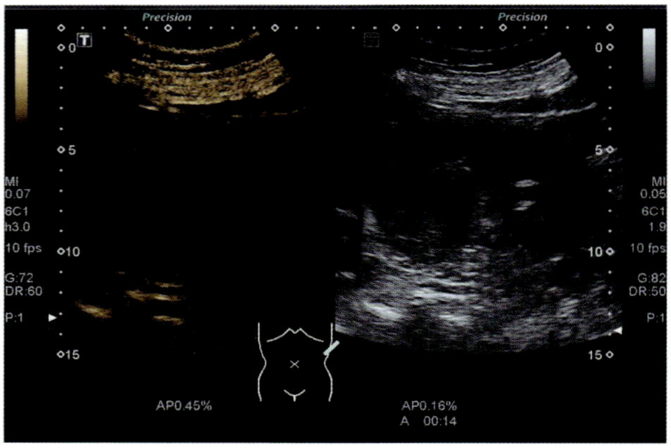

扫码观看高清视频

视频6-1-3 (左肾)透明细胞癌。患者女，64岁，左肾上极低回声肿物，动脉期15秒可见造影剂从肿物周边进入，与周围肾皮质相比呈高增强，可见片状造影剂未充填区，充盈时间快于周围肾皮质，退出时间快于周围肾皮质。造影剂充盈呈“快进快退”表现。

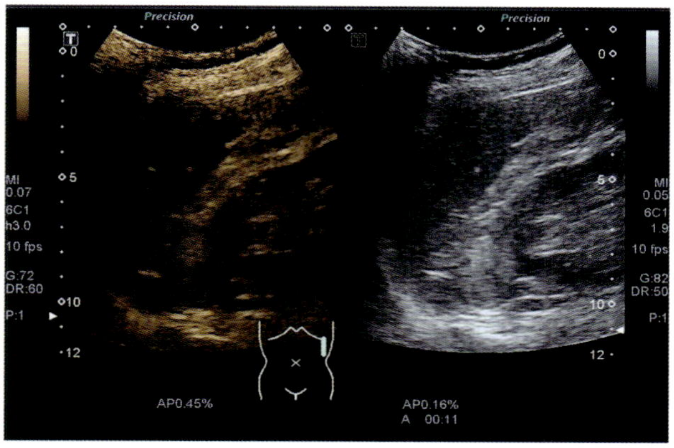

扫码观看高清视频

视频 6-1-4 (左肾)透明细胞癌。患者男,64岁,左肾上极中高回声肿物,动脉期14秒可见造影剂从肿物周边进入,与周围肾皮质相比呈中高增强,充盈时间略慢于周围肾皮质,退出时间快于周围肾皮质。造影剂充盈呈"慢进快退"表现。

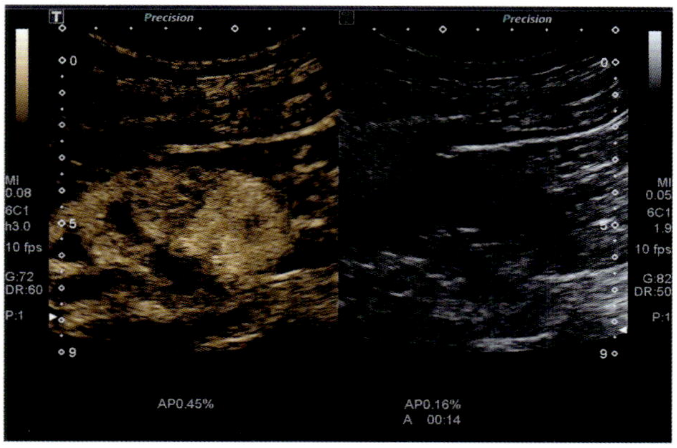

扫码观看高清视频

视频 6-1-5 (右肾)乳头状肾细胞癌。患者女,64岁,右肾中部低回声肿物,动脉期10秒可见造影剂从肿物中心进入,与周围肾皮质相比呈低增强,充盈时间略慢于周围肾皮质,退出时间快于周围肾皮质。造影剂充盈呈"慢进快退"表现。

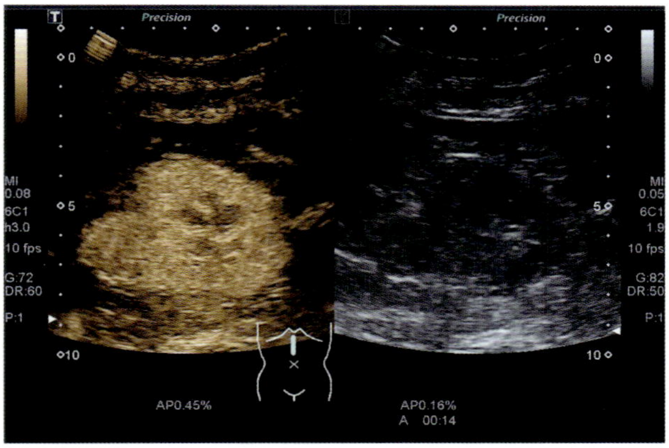

扫码观看高清视频

视频 6-1-6 (右肾)嫌色细胞癌。患者女,63岁,右肾下极低回声肿物,动脉期11秒可见造影剂从肿物周边进入,与周围肾皮质相比呈低增强,充盈时间略慢于周围肾皮质,退出时间快于周围肾皮质。造影剂充盈呈"慢进快退"表现。

• 超声造影时相。主要由皮质增强期(9~12秒)、髓质增强期(20~40秒)、流出相(髓质增强期结束后3分钟)3个时相组成。根据造影剂进入肿瘤与造影剂进入肾皮质的时相比较,肾肿瘤造影类型主要分为快进快退型、快进慢退型、快进同退型、慢进快退型、慢进慢退型、慢进同退型、同进同退型、同进快退型、同进慢退型。肾细胞癌主要以快进快退及慢进快退型为主。

•肿瘤增强方式。分为高增强、等增强、低增强，肾细胞癌主要以高增强为主。

•造影剂分布情况。分为均匀分布及不均匀分布，体积较大的肾细胞癌多呈不均匀分布，分化良好、体积较小的肾细胞癌多呈均匀分布。

•假包膜。部分肾细胞癌会在造影剂进入后或廓清时刻瘤体周边出现环形强化的亮环，是肿瘤处于早期、分化良好的表现。

3.诊断经验分享

当超声发现肾实质内异常团块影，是诊断肾占位的直接征象。但部分疾病需应鉴别：

(1)不同肾细胞癌亚型之间的相互鉴别。主要是透明细胞癌、乳头状细胞癌及嫌色细胞癌之间的鉴别。它们在二维声像图上表现相似，难以鉴别，但在超声造影中的表现还是有所不同的：透明细胞癌在肾皮质期表现为弥漫性均匀或不均匀增强（小于3cm的多表现为均匀增强），肿瘤呈富血供表现。由于其增强表现仅限于瘤体内实性部分，使瘤内乏血供的坏死、出血更加清晰。皮髓质晚期，瘤体内造影剂逐渐消退，与邻近肾实质相比，表现为等增强或轻度低增强，增强模式以“快进快退”或“慢进快退”“高增强”为主；乳头状及嫌色细胞癌以“慢进快退”“低增强”表现更为多见，其中乳头状细胞癌更易出现坏死区，呈不均匀低增强；嫌色细胞癌多呈均匀低增强。

(2)与血管平滑肌脂肪瘤的鉴别。肾细胞癌与乏脂类及上皮样平滑肌脂肪瘤在二维声像图上很难区分，可使用CDFI加以鉴别：肾细胞癌多可探及周边环形或半环形血流，而乏脂类及上皮样平滑肌脂肪瘤一般无此表现；另外，血管平滑肌脂肪瘤在超声造影中多呈缓慢向心性增强，慢退表现，而肾细胞癌多表现为“快进快退”或“慢进快退”。

(3)与肾嗜酸细胞腺瘤的鉴别。造影过程中若见到中央星形瘢痕则更怀疑为肾嗜酸细胞腺瘤。

(4)肿物来源于右肾。若肿物来源于右肾且体积较大，应注意与肝脏肿瘤或右侧肾上腺肿瘤相鉴别。

(5)与肾囊肿伴感染或肾脓肿相鉴别。在二维声像图上很难鉴别，此时进行超声造影，囊肿和脓肿全程造影剂不会进入病灶内。

(二)囊性肾癌

1.临床病理特征

根据病理特点将囊性肾癌(CRCC)分为4种类型，即单房囊性肾癌型、多房囊性肾癌型、单纯性囊肿癌变型及肾癌囊性坏死型。

2.声像图特征（图6-1-11至图6-1-13，视频6-1-7至视频6-1-9）

(1)囊壁。大多病变囊壁增厚、毛糙、不光滑，极少部分可表现为薄而规则的薄囊壁。

(2)分隔。单房囊性肾癌一般不会出现分隔，对于多房囊性肾癌来说，其分隔薄厚不一，呈高回声，且较

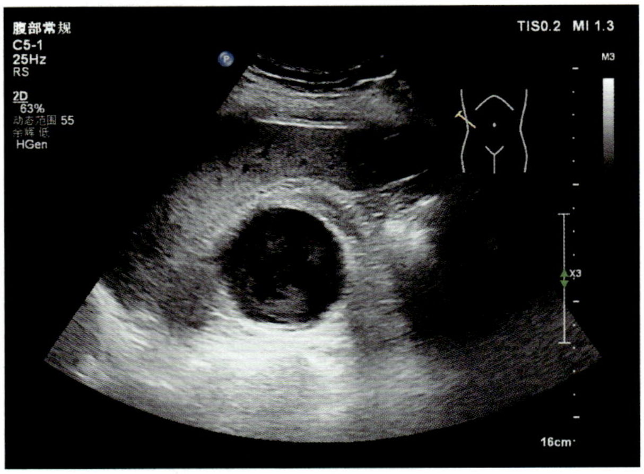

图6-1-11　右肾单纯性囊肿。右肾囊实性肿物，内透声差，可见强回声分隔。

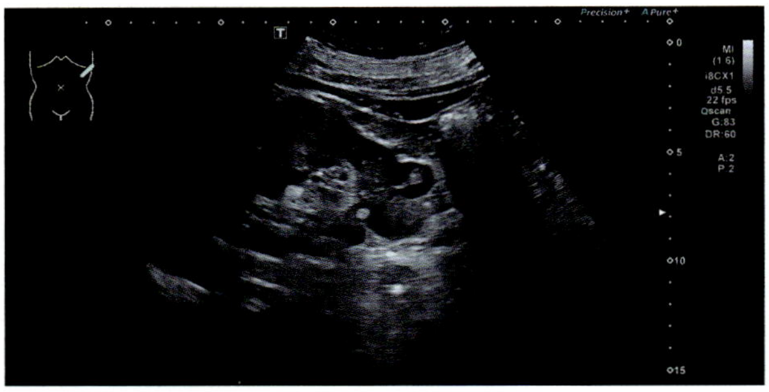

图6-1-12　左肾透明细胞癌。左肾下极囊实性肿物，边界清晰，形态规则，回声不均匀。

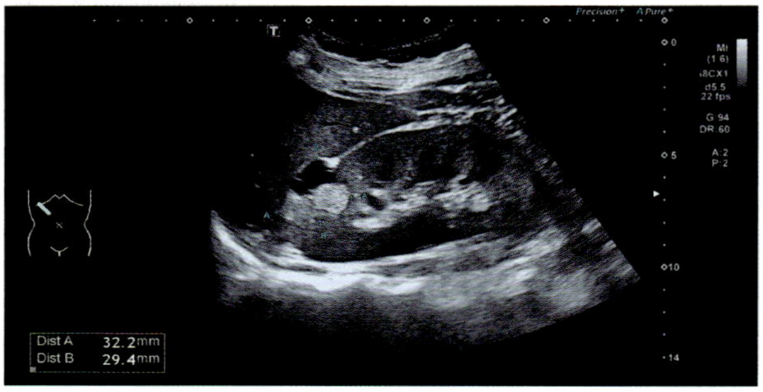

图6-1-13　右肾透明细胞癌。右肾囊实性肿物，边界尚清，形态欠规则，回声不均匀。

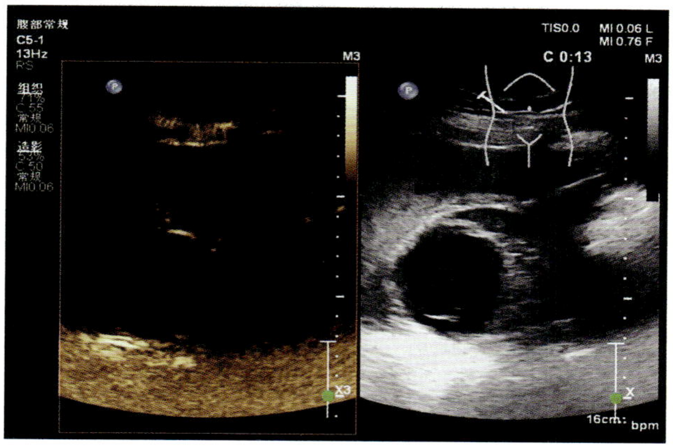

扫码观看高清视频

视频6-1-7　（右肾）单纯性囊肿。患者男，36岁，右肾中部囊实性肿物，超声造影显示肿物内实性区及分隔全程无造影剂增强。

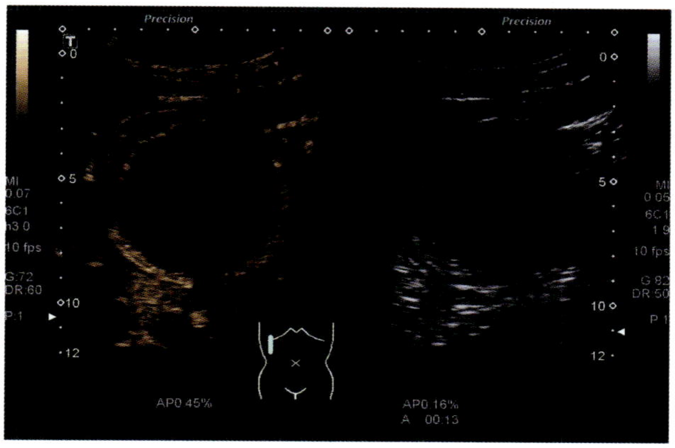

扫码观看高清视频

视频6-1-8　（左肾）透明细胞癌。患者男，60岁，左肾囊性肿物伴厚壁，灰阶超声 Bosniak Ⅲ级，动脉期9秒可见造影剂进入“囊肿”的厚壁，与周围肾皮质相比呈高增强，充盈时间快于周围肾皮质，退出时间快于周围肾皮质，造影剂充盈呈“快进快退”表现，造影后升为Bosniak Ⅳ级。

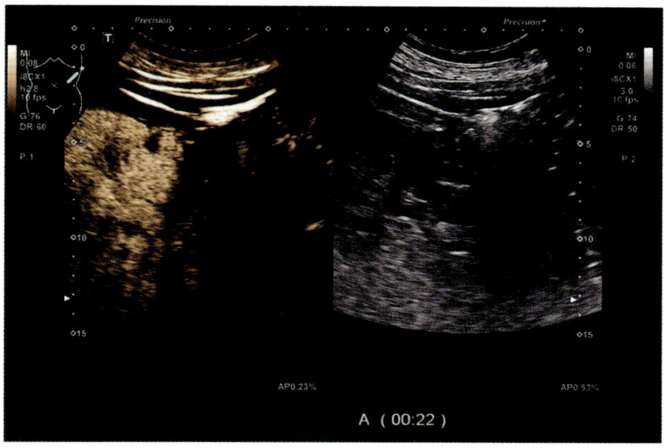

扫码观看高清视频

视频6-1-9　（右肾）透明细胞癌。患者男，54岁，右肾下极囊实性肿物，灰阶超声 Bosniak Ⅳ级，动脉期17秒可见造影剂进入肿物实性区，与周围肾皮质相比呈高增强，充盈时间等同于周围肾皮质，退出时间快于周围肾皮质，肿物内可见片状造影剂未增强区，造影剂充盈呈“慢进快退”表现。

密集，部分可表现典型的“蜂窝”状。仅少部分病例分隔少且薄，但可在囊壁与分隔交界处出现局限性壁增厚的现象；另外，也有部分病例出现“囊中囊”的表现，其内的囊壁也可有增厚的表现。

（3）壁结节。典型的囊性肾癌附囊壁或分隔上可见中高回声乳头，乳头可规则或不规则，回声可均匀或不均匀，也可发生囊性变、坏死。乳头大多由分化良好的透明细胞构成。

（4）囊液成分。囊液可透声好，也可呈弱回声或稍高回声。但囊内稍高回声的血块需与壁结节相鉴别，血块一般可随体位移动。

（5）钙化。囊壁、分隔内可见呈线条状、斑点状或壳状的钙化，分布于增厚的囊壁和（或）分隔上。

（6）CDFI显示在增厚的囊壁、分隔、壁结节等实性成分中可探及点状、线样血流信号，但CDFI仅限于检测出粗大的血流信号，对细小的血管不易检出。对于体积不大的囊性肾癌周边可检出环形或半环形血流信号，是瘤体周边的毛细血管假包膜的组成部分。

（7）囊性肾癌超声造影表现多与其起源、成分有关：病灶可表现为"快进快退、高增强"，可能与病灶含透明细胞较多有关；呈"同进慢退、高增强"表现，可能与恶性肿瘤细胞内血管内皮生长因子（VEGF）表达较高致新生血管增生有关；还可表现为"同进慢退、不均匀等或高增强"，可能与其起源于肾皮质的近端小管有关。总之，超声造影表现多种多样，诊断中还需细心鉴别。基于超声造影的肾脏囊性病变的Bosniak分级见下文。

3.诊断经验分享

囊性肾癌与单纯性肾囊肿伴出血或感染、复杂性囊肿、肾脓肿、囊性肾瘤的二维声像图表现相似，不易鉴别，应用超声造影观察囊壁厚度、囊壁是否光滑、分隔薄厚、分隔均一度、囊液成分、壁结节等内部细微结构的影像表现，帮助判断病灶良恶性。

4.基于超声造影（CEUS）的肾脏囊性病变的Bosniak分级

（1）Bosniak Ⅰ级。囊壁细如发丝（壁厚≤2mm），无回声、分隔、钙化或实性成分，CEUS强化后未见增强。

（2）Bosniak Ⅱ级。囊内可有1~2个细如发丝的分隔、附壁或附分隔内细小的钙化物，CEUS强化后可显示最小分隔的轻度增强而无软组织结节样增强。

（3）Bosniak ⅡF级。有多个（个数≥4个）细如发丝的分隔，平滑的薄壁（壁厚≤2mm）或增厚的间隔（隔厚≥3mm），以及附壁或附分隔内的结节状钙化，随着时间推移，这类肿物恶性程度明显增加。CEUS可见分隔或囊壁的强化，但往往不可测量。

（4）Bosniak Ⅲ级。本级囊肿是一种不确定的肿块，恶性程度为50%左右。CEUS强化后囊壁和（或）分隔不规则增厚（厚度≥4mm、不规则范围为≤3mm的局灶或弥漫性凸起）可有明显增强，但无结节样增强。

（5）Bosniak Ⅳ级。本级囊肿约90%以上有恶性可能，是一种诊断相对明确的恶性肾脏囊性肿物，CEUS强化后能显示囊壁或分隔增厚，并有结节样增强（结节直径≥4mm）。

（三）集合管癌

1.临床病理特征

集合管癌病变发生在肾髓质，极为罕见（1%~2%）。临床症状主要为血尿、腰腹痛，具有高侵袭性。由于其生长部位，有时难与肾盂癌相鉴别。肿瘤常单发，大体上坚硬，呈棕白色，瘤体内可出现出血、囊性变、坏死。

2.声像图特征（图6-1-14）

集合管癌主要有以下特点。肿瘤位于肾髓质。声像图上表现为边界不清的低回声团块，内部可见无回声区，是肿瘤坏死、出血所致。肿瘤增大可侵犯肾皮质、肾窦、肾盏、肾盂等，甚至突破肾包膜并累及周围组织。由于瘤体靠近肾盂，可造成不同程度的肾盂积水。CDFI显示肿物可血流信号丰富，也可血流信号稀疏；如因肿物增大，肾静脉受累，表现为肾静脉管腔内出现低弱回声，CDFI显示此处血流信号充盈缺损。肿瘤较早发生转移，常见转移部位是淋巴结、肺、肾上腺和肝脏，因此超声检查应注意相应部位的扫查。

集合管癌属于乏血供肿瘤，造影呈"慢进快退、不均匀低增强"的表现，瘤内可见大片状或小斑片状不规则低或无增强区。

3.诊断经验分享

当肿物靠近肾脏上极或下极时，与肾细胞癌难以鉴别。但肾细胞癌多有假包膜形成，这是两者鉴别点之一；另外，集合管癌呈浸润生长，更易侵犯周围组织且钙化少见。当存在肾积水时，与肾盂癌不易鉴别，若肿块大部分位于肾髓质，但对肾盂有侵入，则考虑为集合管癌的可能性大；若在肾盂内壁上探及低回声结节影且整体位于肾盂内，则考虑为肾盂来源肿瘤。

（四）肾盂癌

1.临床病理特征

肾盂癌是尿路上皮肿瘤的一种，最常见的症状是肉眼血尿，部分患者为镜下血尿。约20%的病例出现腰痛，10%的病例出现腰部肿块。晚期可出现恶病质表现。原发性肾盂癌包括移行上皮细胞癌、鳞状细胞癌和腺癌。移行细胞癌占大多数，鳞状细胞癌约占8%，可能与尿石症引起的慢性炎症和感染有关。

2.声像图特征（图6-1-15，视频6-1-10）

典型表现：肾盂或肾盏内探及实性中低或低回声

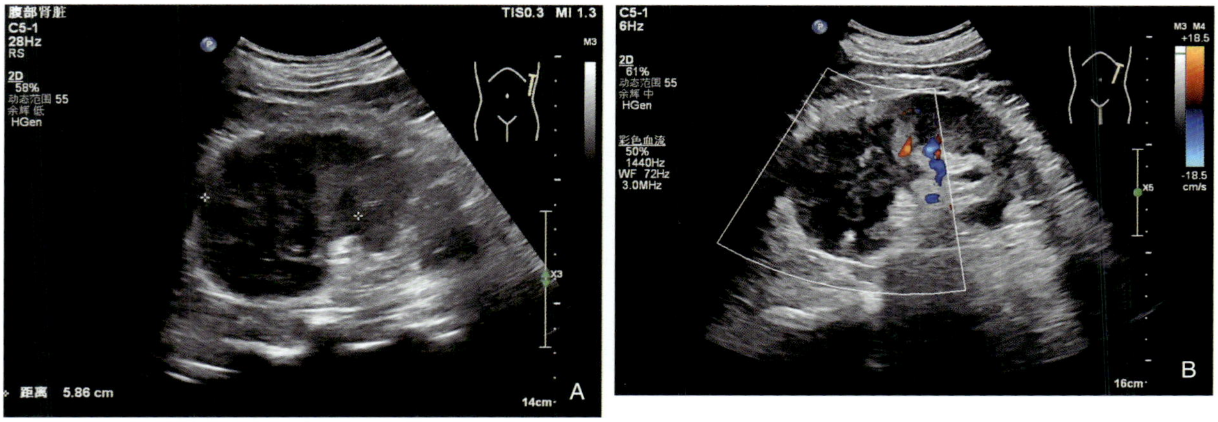

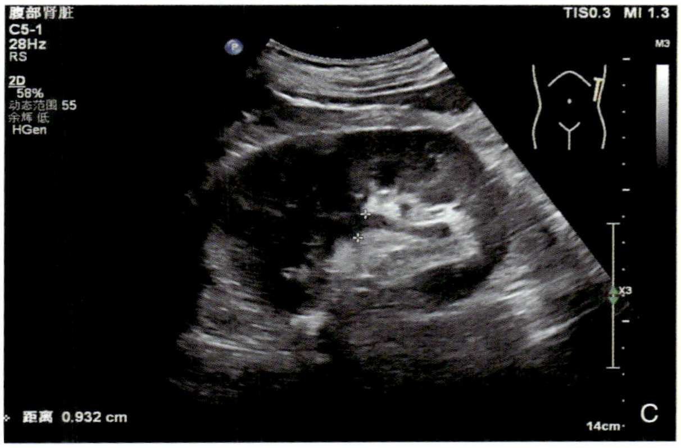

图 6-1-14 左肾集合管癌。(A)左肾上极低回声实性肿物,边界不清,形态不规则,回声不均匀,与肾髓质分界不清;(B)CDFI未见明显的血流信号;(C)累及肾盂。

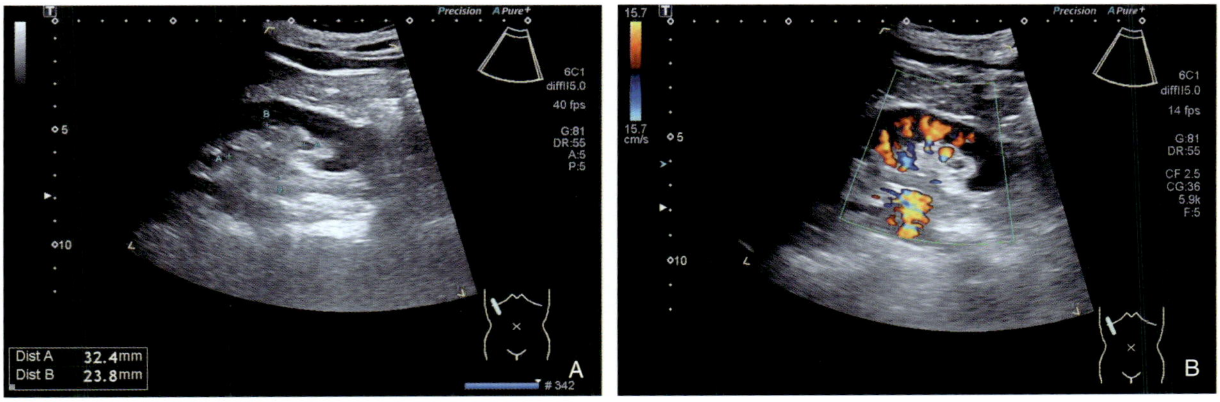

图 6-1-15 右肾盂高级别乳头状尿路上皮癌。(A)右肾盏及肾盂内实性低回声区,边界不清,形态不规则,回声不均匀;(B)CDFI未见明显的血流信号。

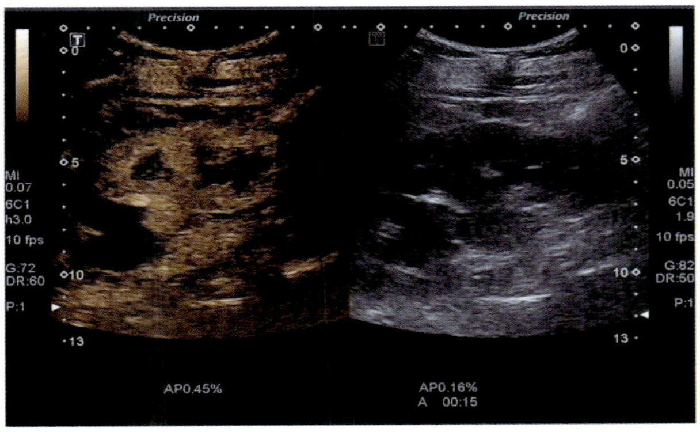

扫码观看高清视频

视频 6-1-10 (右肾肾盂)浸润性尿路上皮癌。患者女,70岁,右肾肾盂低回声肿物,动脉期12秒可见造影剂从肿物周边进入,与周围肾皮质相比呈低增强,充盈时间略慢于周围肾皮质,退出时间快于周围肾皮质。造影剂充盈呈"慢进快退"表现。

团块，团块边缘不规则，肾盂或肾盏可有不同程度分离。

肾脏外形：肿块较小时，肾脏轮廓未见明显改变，仅在肾盂或肾盏内出现边界较清或欠清的低回声团块。部分小于1cm的肿瘤超声显示不清时，嘱患者饮水至膀胱过度充盈达到肾盂分离的目的，以清晰显示瘤体。当瘤体较大时（直径>3cm），肾脏轮廓变大，外形饱满。部分病例会侵犯肾窦，致肾窦强回声带截断。

不同病理类型肾盂癌的超声表现：移行上皮细胞癌多短蒂，呈菜花状或乳头状，向内（肾盂腔）生长，浸润肾实质者较少；鳞状细胞癌和腺癌的瘤体基底宽，呈浸润性生长，瘤体边界不清，形态不规则，其中鳞状细胞癌类型多伴有结石影像。

晚期征象：少数癌细胞可脱落种植到输尿管及膀胱，或部分靠近肾盂输尿管连接处的肿瘤会累及输尿管，此时输尿管管壁增厚、管腔变窄，附管壁可见低弱回声反射。种植到膀胱时可见附膀胱壁的团块影，不随体位移动。另外，还应注意肾门区有无肿大淋巴结影。当发生血性转移或浸润到肾静脉时，肾静脉管腔增宽，腔内可见低弱回声团块影。

瘤体较小时（直径<2cm）CDFI一般不会探及血流信号或可见少许点状血流信号；当瘤体较大时，可探及短棒状或线状血流。

肾盂癌属于乏血供肿物，超声造影主要表现为“慢进快退、低增强”，部分病例造影剂不均匀分布，可能是因为病灶存在出血、坏死等。

3.诊断经验分享

当肿块位于肾脏上下极与邻近肾实质分界不清时，应注意与肾细胞癌进行区分。肾盂癌多伴有积水，而肾细胞癌不常有。另外，肾盂癌属于乏血供肿瘤，CDFI多表现为无血流或星点、线样的血流信号；而肾细胞癌多表现为内部血流信号丰富、杂乱，且部分肿瘤还可见周边环形血流信号。另外，肾盂癌超声造影表现为低增强，而肾细胞癌则多表现为不均匀高增强，并可能检出假包膜。

当肾盂内探及低弱回声区时，还应注意有肾盂内血块的可能。它与肾盂癌在灰阶超声上的表现类似，应结合患者病史（如血尿、尿路结石等），嘱患者变换体位扫查观察低弱回声区有无变化。当还不能明确诊断时，可进行超声造影检查：肾盂癌超声造影表现为低增强的肿块影，而肾盂内血块全程造影剂无进入。

肥大的肾柱有可能被误认为肾盂肿瘤。鉴别方法是嘱患者饮水至膀胱过度充盈，若显示肾盂内低回声团块则考虑为肿瘤，无此征象则考虑为肥大的肾柱。另外，进行超声造影后，肥大的肾柱与肾皮质表现相同，造影剂“同进同退、等增强”，而肾盂癌不会有如上表现。

（五）其他肾脏恶性肿瘤

临床上，还有些不常见的恶性肿瘤，它们在常规超声声像图上多表现为边界清晰或不清的实性低回声区。

肾淋巴瘤（RL）分为原发性和继发性两类。原发性极少见，病灶通常体积大，回声较肾细胞癌低，边界不清，内部不易出现坏死区，血供多较丰富；继发性多见双侧肾脏受累，多个病灶，肿瘤大小不等，形态各异，边界不清，呈极低回声。

肾转移瘤的诊断主要需要结合患者病史，如有其他器官恶性肿瘤且处于晚期阶段患肾实质内见低回声团块影时，则不能除外有转移瘤的可能。

肾肉瘤通常体积较大，不同病理类型的声像图表现有一定差别。

肾母细胞瘤、肾神经母细胞瘤等详见儿童肿瘤章节。

第2节　输尿管肿瘤

一、输尿管解剖及正常超声表现

（一）输尿管解剖

输尿管是一对细长的肌性管状器官，走行于腹膜后，左右各一，上端起自肾门，下端止于膀胱输尿管开口处。全长约30cm，内径约6mm 。输尿管分为腹段（跨越髂动脉之前）、盆段（进入盆腔，跨越髂血管处）、膀胱壁内段（输尿管进入膀胱三角区）。

具有3个狭窄部。第一狭窄：肾盂输尿管移行处；第二狭窄：输尿管跨越小骨盆入口处，相当于髂总和髂外动脉处；第三狭窄：膀胱壁内段。结石最容易滞留于这些狭窄部位。

(二)输尿管正常声像图表现

正常输尿管声像图上管壁呈较高回声、内径为4~6mm的细管状结构。管壁清晰、光滑,管腔内充满无回声的尿液,有时可观察到蠕动。两侧输尿管膀胱交界处有喷尿现象,CDFI可见彩色花斑样血流信号。

(三)输尿管的检查方法

正常情况下输尿管无病变时不会显示。若想正常显示输尿管,应嘱患者大量饮水至膀胱过度充盈,肾盂、输尿管积水的情况下便于输尿管的检查。患者采取适当的体位(可采取侧卧位、仰卧位、俯卧位),探头置于肾门,循序向下沿输尿管走行位置进行扫查,并适当加压。

二、输尿管良性肿物

(一)输尿管开口囊肿

1.临床病理特征

输尿管开口囊肿又称输尿管末端囊肿,是输尿管延迟开放所致,输尿管末端在膀胱黏膜下囊性扩张,向膀胱腔内膨出。囊肿内层为输尿管黏膜,外层为膀胱黏膜,两者间为输尿管肌层。囊肿大小差别很大,大者可占据几乎整个膀胱。多见于小儿,尤其是女童,偶见于成年人。病变较小时,无明显临床症状;若因囊肿出口处狭窄严重或合并感染,则会出现排尿不畅、尿失禁、尿流中断、腰腹部胀痛、尿路感染等症状。

2.声像图特征(图6-2-1和图6-2-2)

囊肿可完全位于膀胱内,表现为圆形、椭圆形或弧形的无回声区,囊壁纤细,可单侧或双侧发病,体积可因输尿管的节律蠕动而有相应变化。用CDFI探查时,可见膀胱内的彩色流动信号呈"风中火苗"样。另外,对于输尿管囊肿患者,超声检查时还应对肾脏进行扫查,除外重复肾、重复输尿管及肾积水的可能。

3.诊断经验分享

该病诊断的关键是明确囊肿发生的部位,以及大小是否改变。

(二)输尿管息肉

见儿童常见肿瘤章节。

三、输尿管癌

(一)临床病理特征

输尿管癌常见于40~70岁的男性,主要症状为血尿。以移行细胞乳头状癌多见,其次是鳞状细胞癌及腺癌。好发于中下段,呈浸润性生长;感染时可出现发热、膀胱刺激征、脓尿等。部分患者因尿路梗阻而引起腰腹痛、肾绞痛等。

(二)声像图特征(图6-2-3)

肿瘤位于输尿管管腔内,形态可呈类圆形,也可呈

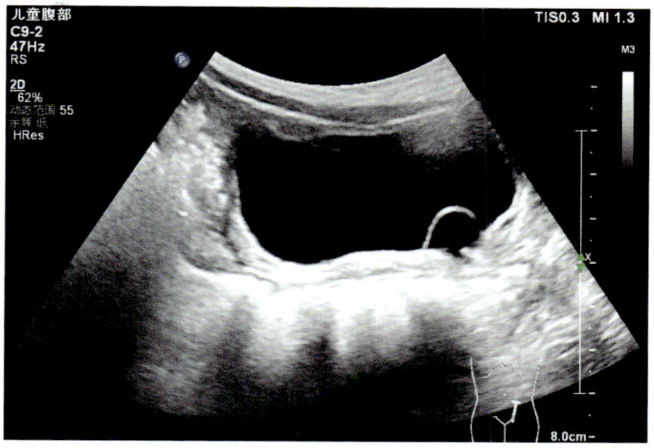

图6-2-1　输尿管开口囊肿。膀胱内左侧输尿管开口处囊性无回声区。

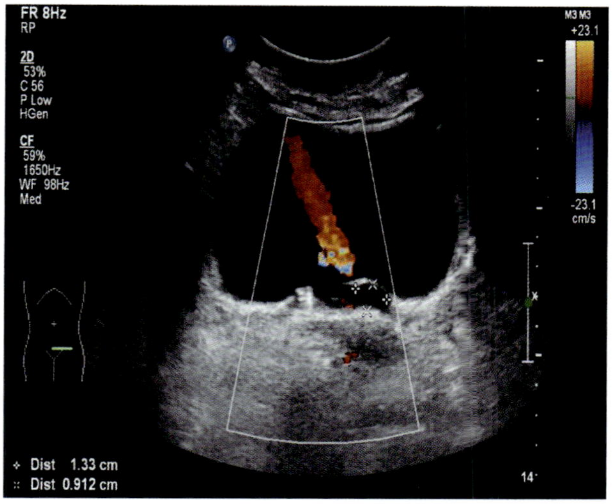

图6-2-2　输尿管开口囊肿。CDFI可见膀胱内的"风中火苗"样流动血流信号。

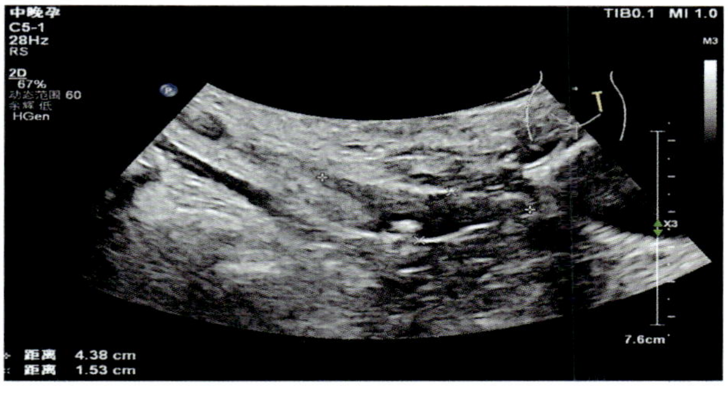

图6-2-3　左输尿管高级别尿路上皮癌伴尿路上皮原位癌。左侧输尿管下段管腔内可见实性低回声区,边界不清,形态不规则,回声不均匀,内可见强回声团。

条形等不规则形态；回声可呈等回声或低回声；因病理性质不同，肿瘤边缘可规则清晰，也可与周边分界不清；大小不一，小者仅几毫米，大者可至数厘米，肿瘤的大小决定了尿路梗阻的严重程度，造成不同程度的肾盂、输尿管扩张、积水。有些病变是非肿块型的，表现为输尿管管壁的不规则增厚，与周边软组织分界不清，该型也会造成肾盂、输尿管的扩张、积水，检查时应加以注意。CDFI可探及病变区域的星点状血流信号或无血流信号检出。检查中还应注意邻近组织有无受侵，淋巴结有无肿大等。

（三）诊断经验分享

超声诊断时首先发现肾积水，之后沿输尿管管腔向下追踪，至输尿管管腔中断或逐渐变窄的部位应见到输尿管管腔内的团块或异常增厚的输尿管管壁，并结合患者病史应考虑输尿管恶性肿瘤的可能。此外，还应注意病变周围边界清晰与否、周围有无异常淋巴结等。

第3节　膀胱肿瘤

一、膀胱解剖及正常超声表现

（一）膀胱解剖

膀胱空虚时呈三棱锥体形，充盈时则呈椭圆形，膀胱解剖常分为底、体、颈、尖4个部分。男性膀胱位于直肠、精囊腺前方，女性膀胱位于子宫前方，双侧输尿管开口于膀胱后下壁。

膀胱内壁被覆黏膜，正常膀胱排空后壁厚约3mm。在膀胱底内面由尿道内口及双侧输尿管开口围成三角形区域称为膀胱三角区，此处由于膀胱黏膜与肌层紧密相连，无论膀胱收缩或扩张，该区域始终保持平滑，此处是膀胱肿瘤、结核的好发部位。

膀胱正常生理功能包括储存尿液与周期性排尿，正常人每次排尿后膀胱并非完全排空，有少量尿液残留，称为残余尿，正常人残余尿量约10mL。

（二）膀胱正常声像图表现

正常膀胱壁呈中强回声，呈三层结构，分别由黏膜层（含黏膜下层）、肌层、浆膜层（含浆膜下层）组成，厚为1~3mm。经直肠腔内扫查能更清晰地显示膀胱壁的三层结构。

双侧输尿管末端开口于膀胱后壁，排尿时可见输尿管口喷尿现象，尿流自后方斜向对侧前方，有断续中高回声移动，使用多普勒超声可更清晰地观察尿束。

（三）膀胱的扫查方法

膀胱超声扫查方法分为经腹扫查与腔内扫查，其中经腹扫查最为常用，腔内检查多为经直肠或经阴道扫查。

1.经腹扫查

检查前嘱患者充分饮水憋尿直至有尿意，必要时可通过导尿管向膀胱注入无菌生理盐水250~400mL。检查时患者取仰卧位，选用线阵或凸阵探头，3.5~5MHz凸阵探头更常用，观察前壁病灶有时可选用线阵探头。将探头置于患者腹中线耻骨联合上方，将探头稍向患者足侧倾斜，膀胱显示为三角形或卵圆形无回声，再向左/右移动探头，观察膀胱纵切面。之后由纵切面将探头逆时针旋转90°，自头侧至足侧进行扫查，完整观察膀胱。膀胱侧壁及前壁有时受伪影干扰不易显示，嘱患者侧身30°~45°，可更清晰显示膀胱壁。

2.经直肠扫查

检查前不宜过度充盈膀胱，患者取左侧卧位或膝胸位，将耦合剂均匀涂抹至探头表面并外套橡胶套，再涂耦合剂后徐缓插入直肠，自深至浅得到一系列横切面图像，纵向扫查膀胱将探头缓慢向顺/逆时针方向旋转，得到纵切面图像。

二、膀胱乳头状瘤

（一）临床病理特征

膀胱良性肿瘤在膀胱上皮来源肿瘤中所占比例小于10%，包括尿路上皮增生和不典型增生、乳头状瘤、息肉等。内翻性乳头状瘤（IPB）临床少见，多发生于膀胱三角区，多由于慢性炎症反复刺激局部上皮组织增生所致，患者可无明显症状，由于声像图表现和膀胱癌相近，超声多难以明确鉴别。

（二）声像图特征（图6-3-1）

1.灰阶超声

多呈带蒂乳头状肿块，形态较规则，表面光滑，呈现稍强回声或高回声，内部多回声均匀，部分肿块则表现为周边强回声，内部回声偏低。部分肿块蒂不明显，

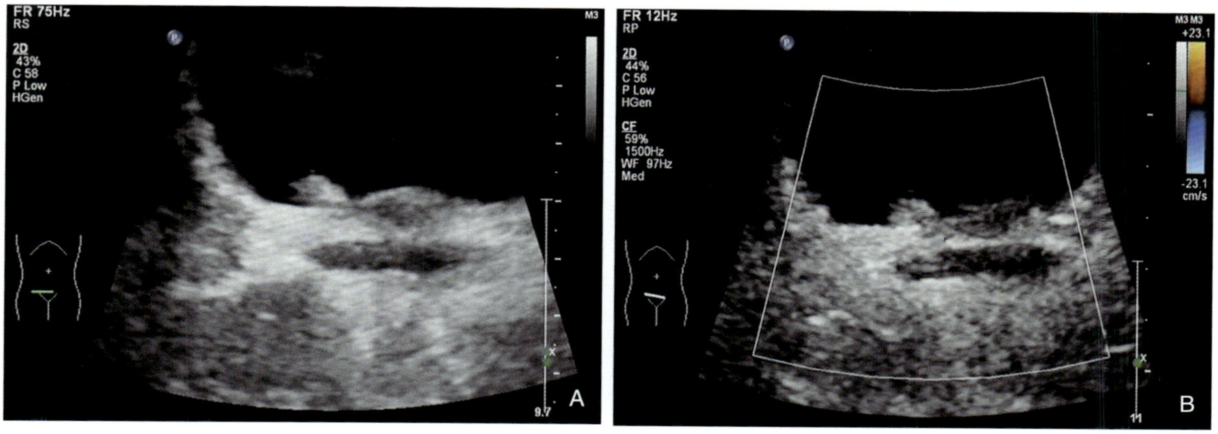

图6-3-1 膀胱乳头状瘤。(A)声像图;(B)CDFI表现。

可能是膀胱充盈不足或蒂过短所致。

2.CDFI

多数不可探及明确血流信号,即使降低血流速度标尺,仅有少数肿块可探及点线状血流信号。

3.膀胱壁连续性

与膀胱癌不同,内翻性乳头状瘤不浸润膀胱壁,故膀胱壁完整、连续,但对于较小的病灶难以通过观察膀胱壁连续性除外膀胱癌的可能。

(三)诊断经验分享

通过超声区分内翻性乳头状瘤与膀胱癌是十分困难的,但内翻性乳头状瘤存在特征性声像图表现,如膀胱壁完整、连续等,并且若肿块边缘不规则,呈菜花状表现,则倾向膀胱癌。目前超声造影对鉴别膀胱结节良恶性的有效性也缺乏大量文献支持,因此膀胱肿物的定性诊断仍然依赖膀胱镜检查。

三、膀胱癌

(一)临床病理特征

膀胱癌是泌尿系统最常见的肿瘤,可分为上皮性肿瘤和非上皮性肿瘤,其中上皮性肿瘤约占膀胱肿瘤的95%,以移行上皮乳头状癌最为常见,好发于膀胱侧壁和膀胱三角区。膀胱癌好发于50岁以上男性,男性多于女性,肿瘤可单发或多发。临床早期症状常表现为间歇性肉眼血尿,晚期与肿瘤坏死或并发感染等因素有关,可伴随尿频、尿急、尿痛,若肿瘤造成膀胱出口梗阻时,可造成排尿困难,甚至尿潴留。

(二)声像图特征(图6-3-2)

1.膀胱壁结节

膀胱壁向腔内突出的中低或中等回声团块,多位于膀胱三角区、侧壁和后壁。结节大小不一,形态多不规则,基底部较宽,可呈菜花状、乳头状或结节样,部分可见局灶性钙化。

2.膀胱壁连续性改变

分化较好或早期膀胱癌多由窄蒂连于膀胱黏膜,膀胱壁可完整、连续;低分化膀胱癌基底较宽,部分肿块突向膀胱腔,另一部分向肌层内侵犯,膀胱壁回声杂乱或缺损。

3.CDFI

可在肿瘤基底部或内部探及肿瘤血管,为动脉频谱。

4.三维超声

实时三维彩色多普勒超声可观察到二维超声无法观察的冠状面,从而完整构筑病灶三维结构和形态,特别是观察病灶浸润膀胱壁深度有明显优势,应用三维超声可明显提高膀胱癌诊断和分期的准确率。

(三)诊断经验分享

当遇到老年男性患者、出现肉眼血尿时,若在膀胱内探及乳头状肿块时应首先考虑膀胱癌的可能,当肿瘤伴有强回声反射,需通过改变体位与膀胱结石相鉴别,与结石不同,肿瘤不会随体位改变移动位置。有时还需与膀胱腔内的凝血块相鉴别,改变体位凝血块形态可发生改变,位置也可能移动,而肿瘤同样形态位置不会发生明显改变,同时若探及明确血流信号也可与凝血块或结石相鉴别。对于女性患者,膀胱肿瘤还需与膀胱壁子宫内膜异位症相鉴别,周期性下腹痛、痛经等症状可提示子宫内膜异位症,腔内超声对膀胱壁的细节显示可观察到膀胱壁子宫内膜异位形成的包块多为低回声,部分内部可见小液性区,可作为和膀胱肿瘤的区别点。对于膀胱癌分期的诊断,有时需要借助三维超声观察病灶浸润深度。

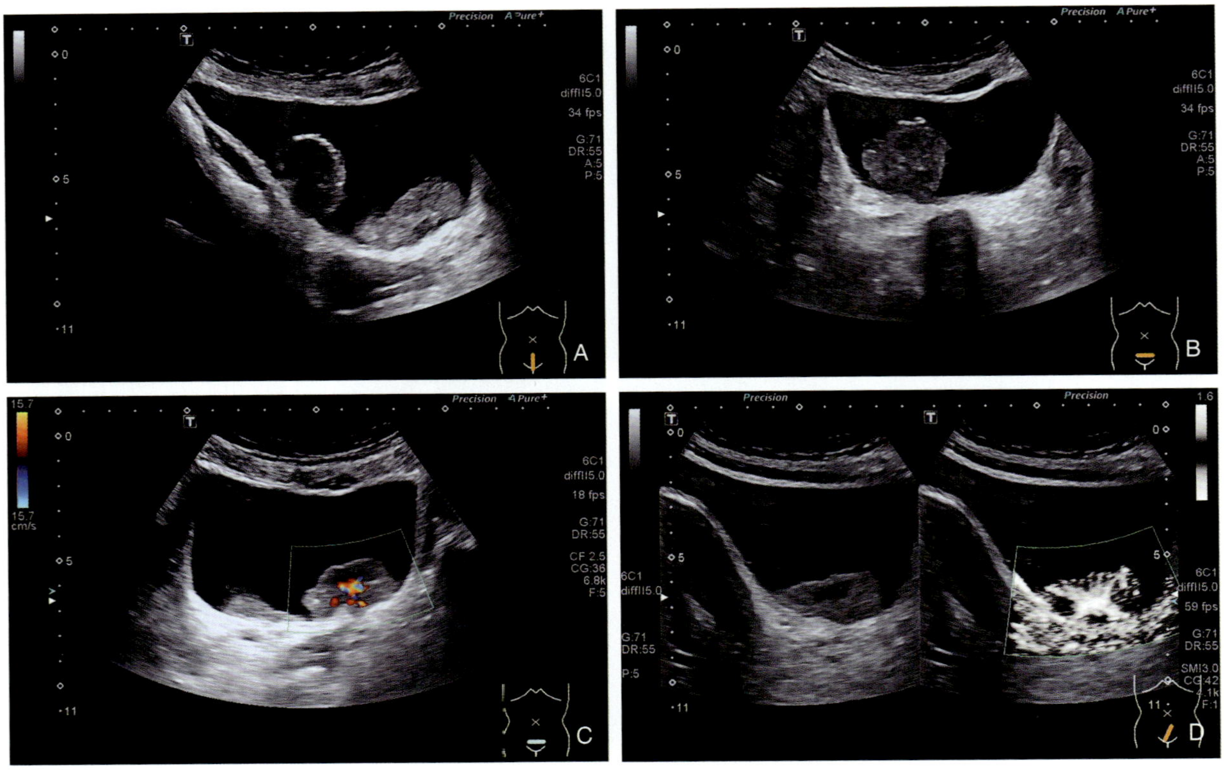

图6-3-2　膀胱癌。(A)长轴声像图;(B)短轴声像图;(C)CDFI表现;(D)SMI表现。

第4节　前列腺肿瘤

一、前列腺超声解剖

(一)前列腺解剖

前列腺紧邻膀胱下方,位于尿生殖膈与膀胱间,后方邻近直肠。前列腺自膀胱至尿生殖膈包绕尿道,呈倒置栗形或草莓形,可分为基部(底部)、中部、尖部,位于其两侧神经网广泛包裹前列腺包膜组血管,由于包膜组动静脉可作为盆腔神经丛发出的标志,多数学者将此结构称为血管神经束(NVB)。

前列腺传统按解剖部位分区目前已较少应用,临床及影像学多以内外腺或区带划分。前列腺由移行区(TZ)、中央区(CZ)、外周带(PZ)、前纤维基质区及周围包膜结缔组织组成。其中移行区位于近端尿道周围,为前列腺增生好发区域;中央区位于近端尿道后方,双侧射精管走行于此处;外周带主要位于前列腺后下方,起自底部后缘,向尖部包绕前列腺两侧及后部,为前列腺癌好发区域。内腺一般包括移行区及尿道周围组织,外腺包括中央区及外周带。

(二)前列腺正常声像图表现

经直肠超声探头较腹部凸阵探头距离前列腺更近,对腺体结构显示更清晰,目前临床主要应用经直肠超声对前列腺进行扫查。正常前列腺为近似腺体的中低回声,横切面呈栗形,纵切面呈钝角三角形,内外腺比例约为1:1,内外腺分界较清晰。前列腺双侧大小腺体基本对称,包膜清晰,内部回声均匀,多普勒超声显示内腺血流多较外腺丰富。超声扫查中多选择纵切面测量上下径、前后径,以及横切面测量左右径结果较为可靠。

(三)前列腺的扫查方法

前列腺超声扫查常用经腹扫查、经会阴扫查及经直肠扫查几种方式,其中经直肠扫查最常用且易获得高质量的图像。

1. 经直肠扫查

经直肠扫查当天需排空直肠,必要时清洁灌肠,患有肛裂及严重痔疮为经直肠超声扫查的禁忌证。检查时嘱患者左侧卧位，屈膝并充分暴露会阴部，选用探头为端扫式或双平面腔内探头，频率为6~10MHz，可根据检查目的调节频率高低，低频可显示前列腺大体形态轮廓，高频可显示外周带及中央区细节，以检出局部病灶，将耦合剂均匀涂抹至探头表面并外套橡胶套，再涂耦合剂后徐缓插入直肠，推进4~6cm后将探头与直肠紧密接触，自前列腺横、纵切面进行扫查。

2. 经腹扫查

经腹扫查前嘱患者憋尿，保持膀胱中等量充盈，过度充盈或充盈不佳均可能影响图像质量。检查时，患者取仰卧位，使用凸阵或扇扫式、相控阵探头，频率为3.5~5MHz，将探头置于患者耻骨联合上方，显示前列腺横切面图像，后旋转探头90°，得到前列腺纵切面图像。

3. 经会阴扫查

嘱患者取左侧卧位或截石位，使用凸阵探头为佳，频率3.5~5MHz，将探头置于会阴部或肛门前缘，扫查前列腺矢状面、冠状面和斜冠状面，由于缺少声窗及图像不够清晰，此法较经腹及经直肠扫查少用。

二、良性前列腺增生

(一)临床病理特征

2020年全球良性前列腺增生(BPH)患者超过2.1亿，占男性总人数的6.05%，欧美国家居多。我国BPH发病在地理上呈现差异，中南部和西南部地区患病率最低，西北地区最高，近年来发病趋势总体呈上升态势，与世界范围内发病率的差距正在逐渐缩小。

BPH是老年男性常见的泌尿系统疾病，病因多与性激素年龄化改变有关，可导致不同程度的下尿路症状(LUTS)，主要表现为尿频、排尿困难、夜尿增多等。

BPH病理表现为腺体组织、平滑肌组织及纤维结缔组织增生，进而形成增生结节，主要发生于移行区，当增生区域压迫尿道或膀胱出口时，患者多出现临床症状。

(二)声像图特征(图6-4-1)

1. 前列腺增大

前列腺对称性增大多见，且前列腺前后径增大最为重要。根据临床对于BPH的诊断依据，主要通过估算前列腺重量，而由于前列腺比重在1.00~1.05之间，故估算前列腺重量基本等于其体积。

对于前列腺体积的计算一般临床采用前列腺体积$=0.523 \times D1 \times D2 \times D3 cm^3$，D1、D2、D3分别代表前列腺上下径、左右径、前后径。

2. 前列腺形态变化

BPH时前列腺形态饱满，近似圆形，多以移行区(内腺)增大为主要表现，内腺明显增大，外腺变薄，内外腺比例失调，可呈不对称性增大。经直肠超声(TRUS)下可测量移行区左右径与前列腺左右径比值，BPH患者比值多大于2∶1。部分患者可出现前列腺增大突入膀胱，突入部分中央凹陷处为尿道内口，符合这种声像图改变的患者常伴有明显下尿路症状。

3. 前列腺增生结节

伴随BPH可在腺体内发现大小不等的实性结节样改变，多呈等回声或强回声，部分增生结节可能压迫尿道使其走行迂曲变形。

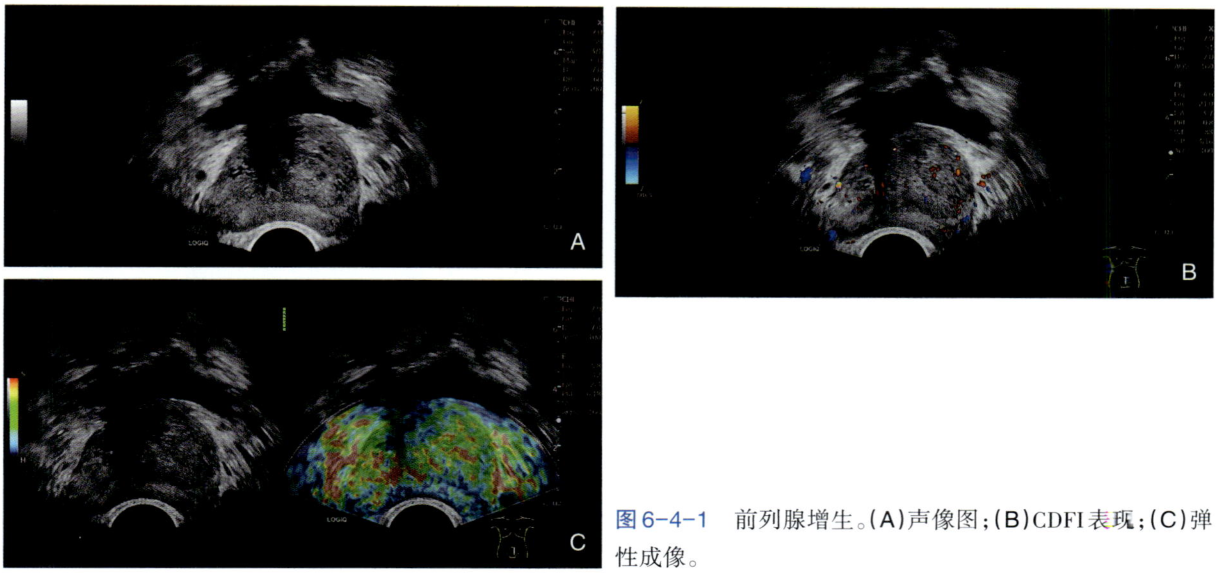

图6-4-1　前列腺增生。(A)声像图；(B)CDFI表现；(C)弹性成像。

4.前列腺结石

位于内外腺之间可见点状、斑片状或线样强回声反射，部分后方伴有声影，而靠近尿道的结石也可能压迫尿道导致患者出现症状。

5.CDFI

与正常前列腺组织相比，BPH组织血供更丰富，增生结节周围可见环绕血流，脉冲多普勒显示为低阻力动脉频谱。

6.弹性成像

前列腺增生好发于移行区，移行区增大，周围组织受压，但很少引起移行区或周围组织硬度明显增高，同时伴发的粗大钙化或结石周围组织的硬度明显增高。

7.膀胱小梁小房形成、残余尿或尿潴留等

BPH导致下尿路梗阻，进而引起残余尿增多或尿潴留。下尿路梗阻同时造成膀胱逼尿肌代偿增生，膀胱壁增厚、毛糙，并出现突出的小梁及凹陷的小房，部分小房可发展为膀胱憩室。此外，诸如膀胱结石、肾盂积水等也可并发于BPH。

(三)诊断经验分享

BPH超声诊断主要依靠形态学变化，包括前列腺体积增大、前列腺内外腺比例改变及膀胱等间接改变。目前一般认为前列腺正常重量为20g，结合比重及体积公式可估算前列腺大小及重量，但仅仅前列腺增大不足以诊断BPH。前列腺增生多始于移行区，因此移行区大小也是前列腺增生的诊断要点之一。另外，膀胱小梁小房形成、残余尿量增多等下尿路梗阻症状也提示前列腺增生的可能。除影像学特征外，患者排尿异常等病史也需考虑在内。同时前列腺增生患者伴有部分腺体突入尿道内口进入膀胱，需与膀胱肿瘤相鉴别，主要观察三角区膀胱壁是否连续、完整，结构是否清晰，肿块是否与前列腺移行区相连。

三、前列腺癌

(一)临床病理特征

据Globocan2020年数据，我国前列腺癌的标化发病率为10.2/10万，低于美国的80.4/10万；我国的标化死亡率为4.6/10万，美国为8.9/10万。随着我国经济发展及国民平均生活水平提升，导致生活习惯及饮食结构改变，前列腺癌发病率持续走高，2020年我国前列腺癌发病率约为15.6/10万，新发病例超11万，死亡人数超5万人。

前列腺癌患者腺体的规律性生长方式基本消失，多表现出腺体形状与大小不等。癌细胞体积较大，核染色质粗，部分核呈现为空泡状，常有较大、明显的核仁。根据腺体的分化程度和间质的浸润状态为标准，从分化良好(pattern 1)到未分化(pattern 5)共5级，并根据肿瘤不同区域的生长方式差别分为主要及次要两种生长方式，两种生长方式评分相加即构成了前列腺癌Gleason评分系统(Gleason score 2~10)。近年来随着相关研究的深入，Gleason分级系统(Gleason grade 1~5)逐渐取代了评分系统，因其可对Gleason7分有争议的部分患者给出更细致的区分。Gleason评分与Gleason分级可根据活检或手术标本特征提示患者预后及风险分层，为临床治疗策略的制订提供依据。

大部分前列腺癌位于前列腺外周带，远离尿道，所以早期的前列腺癌几乎很难发现症状，前列腺癌出现症状往往为局部晚期或转移病变。下尿路梗阻症状往往是肿瘤压迫、侵犯尿道所致。肿瘤阻塞射精管会导致血精或少精。前列腺癌浸出包膜还会损伤血管神经束而出现勃起功能障碍(ED)。晚期患者下肢水肿可能是肿瘤侵犯盆腔淋巴结并压迫髂血管引起。前列腺癌转移至骨盆、椎体和四肢骨骼会导致骨痛，如果侵犯骨髓会导致全血细胞减少。由于缺乏前列腺癌筛查和公共健康教育不足，国内前列腺癌检出时多为局部晚期或进展期，常见临床表现为尿路症状和骨痛。

患有前列腺癌的危险与血清PSA水平密切相关，PSA作为诊断工具能够检出大部分前列腺癌，但其高敏感性不能掩盖特异性低的缺点。目前临床应用0~4ng/mL为正常值，超过10ng/mL则高度怀疑前列腺癌，而4~10ng/mL被定义为“灰色地带”，需要结合经直肠超声、MRI等其他检查手段，多项临床指南及专家共识均认为PSA大于4ng/mL，无论有无影像学发现或直肠指诊，都应进行前列腺穿刺活检。

(二)声像图特征(图6-4-2，视频6-4-1)

1.早期表现

外周带是前列腺癌的主要发生区域，占70%~90%。早期前列腺癌多在外周带显示为低回声、等回声或回声不均质的实性结节，边界清晰或不清晰，形态不规则。但由于传统灰阶超声的成像原理及分辨率限制，可检出的病灶约占所有前列腺癌的30%。

2.局部晚期及进展期表现

随着病灶进一步生长，可向外生长至周围脂肪组织，前列腺周围的强回声包膜可出现扭曲、中断或模糊不清。局部晚期或进展期前列腺癌超声征象明显，多

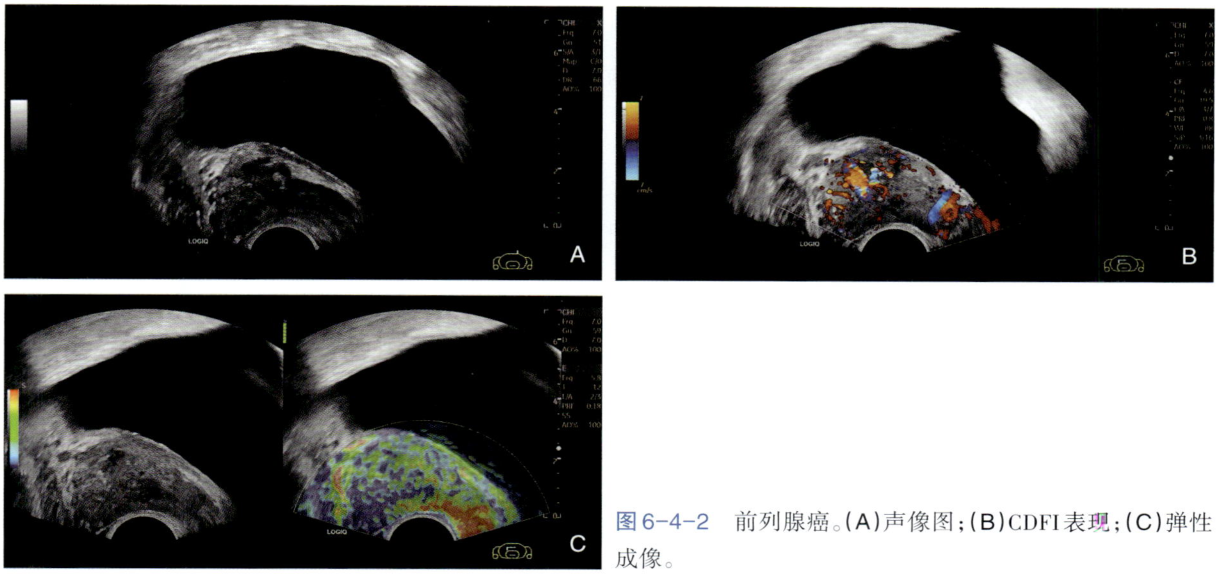

图6-4-2 前列腺癌。(A)声像图;(B)CDFI表现;(C)弹性成像。

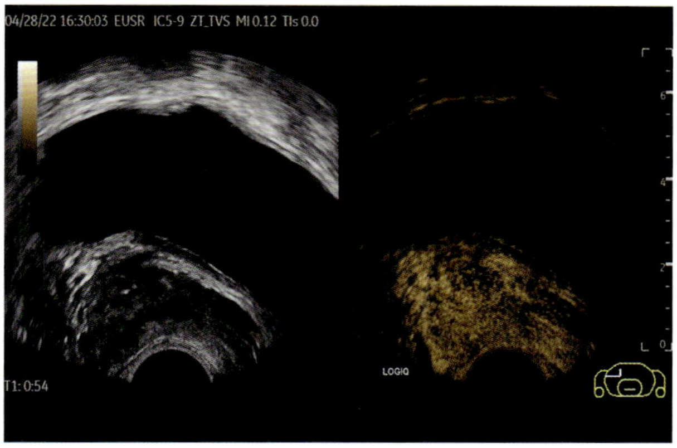

扫码观看高清视频

视频6-4-1 前列腺癌。患者男,72岁,前列腺右侧肿物,增强期16秒可见造影剂进入肿物,早于前列腺组织,呈明显高增强,退出时间早于前列腺组织。造影剂充盈呈"快进快退、高增强"表现。

可见腺体非对称样增大,前列腺边缘不整,包膜不清,内部出现边界不清的低回声病灶。另外,可出现对膀胱、精囊、直肠的侵犯及盆腔淋巴结肿大。

3.CDFI

部分前列腺癌病灶处可见较正常腺体丰富的血流信号,但由于多普勒超声仅可显示部分粗大血管,不能探及细小血管,且良性前列腺增生也可出现丰富血供,故血流信号的增多并不能作为前列腺癌明确诊断依据。

4.超声造影

除PSA、肛门指诊、前列腺相关影像学异常外,超声造影亦可适用于前列腺内特别是外周带发现可疑病灶的患者。操作过程中应注意横切面扫查对比双侧腺体灌注情况以发现异常灌注区,同时应注意对前列腺背侧区域造影时避免加压导致灌注受阻。前列腺癌超声造影表现多样,根据分化程度不同,与正常腺体组织对比可出现低增强或高增强,但目前早期高增强被认为具有更好的诊断符合率,同时弥漫性早期不均匀增强以弥漫型前列腺癌多见。

5.弹性成像

正常前列腺整体质偏软,肿瘤组织细胞密度高于正常腺体组织,前列腺中央区、外周带发现硬度明显升高的病灶提示前列腺癌可能性,弹性成像等技术联合系统活检可提高超声引导下靶向活检的准确性。

(三)诊断经验分享

首先需要明确的是,前列腺灰阶超声、多普勒超声、弹性成像抑或超声造影在诊断准确率上均不能满足前列腺结节的诊断需要,需要结合PSA、直肠指诊、MRI等检查手段,以前列腺活检作为诊断金标准(表6-4-1)。

表6-4-1 前列腺癌与良性前列腺增生鉴别要点

声像图表现	前列腺癌	良性前列腺增生
位置	外周带多见，可见于中央区	移行区多见
回声	低回声、等回声	等回声、中强回声多见
边界	多边界不清	边界清晰
血流	较对侧正常腺体丰富	内部血流不丰富，可见周边环绕血流
超声造影	结节型前列腺癌：快进、高增强	结节性前列腺增生：结节内部均匀等增强，周边环状高增强
	弥漫型前列腺癌：弥漫性快进、非均匀增强	非结节性前列腺增生：外周带造影剂进入较晚，移行区增强较早，完全廓清时间内腺较晚，外腺较早
弹性成像	结节硬度较同深度正常腺体升高	硬度无明显变化或均匀对称升高

经直肠超声观察到前列腺外周带或中央区低回声、等回声或混合回声结节，边界不清，均不能除外前列腺癌的可能性。移行区中强回声或等回声结节多为良性前列腺增生结节，移行区及前纤维基质区很少出现前列腺癌病灶，但当病灶体积较大时也可向内侵犯至移行区。除根据病灶位置及二维声像图表现诊断外前列腺超声造影、弹性成像也有一定帮助，但目前经直肠超声对于前列腺癌患者的获益仍主要在活检前病灶的评估，对于不能除外恶性的结节，可在前列腺系统活检的基础上附加靶向活检1~2针。根据结节的位置选择合适的穿刺路径，可明显提高活检总阳性率、单针含肿瘤比例并降低假阴性率。

另外，对于前列腺指示癌的标定也是活检前经直肠超声的重要作用，临床上目前将前列腺癌最大的癌灶定义为“指示癌”，通常也是Gleason分级最高的病灶，由于Gleason分级与患者预后的紧密联系，因此，由经直肠超声（或联合MRI等检查）在前列腺穿刺活检前对指示癌准确定位和评估，可提高活检的阳性率并减少因取材不充分导致患者预后风险被低估的可能性。MRI由于其高组织分辨率、多参数、重复性好等特点，在前列腺癌诊断及评估仍是最佳检查手段，应用于前列腺MRI的PI-RADS分类利用客观标准的描述方法和相对统一的诊断标准，为前列腺癌诊断提供了更系统化的影像学信息。

临床上目前多以超声作为MRI的补充或活检前评估、活检导航手段，可有效提高前列腺活检的阳性率，并尽可能减少系统活检漏诊前列腺癌的问题。

第5节 男性生殖系统肿瘤

男性生殖系统肿瘤分为生殖细胞肿瘤及非生殖细胞肿瘤。男性生殖细胞肿瘤包括起源于性腺组织及性腺外组织的生殖细胞肿瘤，其中绝大多数起源于性腺组织，如睾丸。性腺组织起源的生殖细胞肿瘤指睾丸生殖细胞肿瘤（TGCT）。TGCT占睾丸肿瘤的95%，占泌尿生殖系统肿瘤的3%~9%，发病率占男性恶性肿瘤的1%~2%。原始生殖细胞具有多向分化能力，向生殖细胞分化为精原细胞瘤，向胚胎组织分化为畸胎瘤（成熟性及未成熟性），向胚外组织分化为内胚窦瘤及绒毛膜上皮癌，而多种成分的TGCT又称为混合性生殖细胞瘤。

一、阴囊、睾丸及附属结构解剖及正常超声表现

（一）阴囊、睾丸及附属结构解剖

阴囊由中隔分为左右双侧，内容物对称分布，内含睾丸、附睾及部分精索。阴囊壁由外向内分为数层，最内侧为睾丸鞘膜壁层，其与内侧鞘膜脏层围成鞘膜腔，内含少量液体。

睾丸为表面光滑的卵圆形结构，上被覆鞘膜脏层。睾丸被膜由鞘膜脏层、白膜及血管膜共同构成，其中白膜在睾丸后侧向内凹陷形成睾丸纵隔，其内有睾丸网。

附睾分为头、体、尾三部分，附着于睾丸后外侧，同睾丸相同，睾丸鞘膜脏层同样覆盖附睾。

精索连接于附睾，内包含输精管、动脉及蔓状静脉丛等，精索鞘膜被覆其表面。睾丸附睾附件分别附着于睾丸上极和附睾头，大多数呈带蒂的卵圆形结构。蔓状静脉丛汇集睾丸附睾的血液，在阴囊根部汇合成数条精索内静脉，重度精索静脉曲张时，蔓状静脉丛的血液可通过交通支分流汇入精索外静脉。

(二)阴囊、睾丸及附属结构正常声像图表现

阴囊壁呈薄厚均匀中等回声，双侧阴囊基本对称，部分正常人鞘膜腔可见少许液体。双侧睾丸大小基本相同，纵切面呈卵圆形，横切面近似圆形。睾丸包膜光滑，实质回声呈细腻均匀的中等回声，偏后侧可见条索状高回声睾丸纵隔。取睾丸最大纵切面及横切面，分别测量长径、横径及厚径，正常成年人睾丸长径为3.5~4.5cm，横径为2~3cm，厚径为1.8~2.5cm。附睾测量同样取最大纵切面测量，分别测量头、体、尾部厚径，正常成年人附睾头部厚径小于1cm，尾部厚径小于0.8cm。

附睾纵切面头部膨大、体部狭长，附着于睾丸后外侧，回声均匀。头部多呈中等回声，体尾部回声稍低。精索纵切面呈条索状，横切面呈圆形，精索内可见数条管状结构，呈不均匀高回声。多数人睾丸、附睾附件呈卵圆形，内部回声以中等回声多见，少部分呈无回声。

(三)阴囊、睾丸及附属结构的检查方法

检查前无须特殊准备，嘱患者取仰卧位，充分暴露后提拉阴茎使阴囊上移便于检查，多采用7~12MHz线阵探头，阴囊肿大明显时，可选用较低频率的凸阵探头。扫查时探头宜轻放，压力尽可能小，扫查时应结合灰阶图像及彩色多普勒，并将双侧睾丸对比扫查。

二、睾丸良性肿物

(一)睾丸表皮样囊肿

1.临床病理特征

睾丸表皮样囊肿是少见的睾丸良性肿瘤，其发生率不足睾丸肿瘤的1%。睾丸表皮样囊肿囊壁内皮由鳞状上皮构成，分泌角化物，角化物不断脱落可呈层状，囊壁上皮可发生退行性变而钙化。

临床上患者就诊多为单侧睾丸无痛性包块，无明显临床表现。人绒毛膜促性腺激素(β-HCG)及血清甲胎蛋白(AFP)均为正常，且无染色体异常，少数患者可能有阴囊不适或轻度疼痛。

2.声像图特征(图6-5-1，视频6-5-1)

灰阶超声诊断睾丸表皮样囊肿缺乏特异性，主要起到提示诊断的作用。超声造影在睾丸表皮样囊肿与

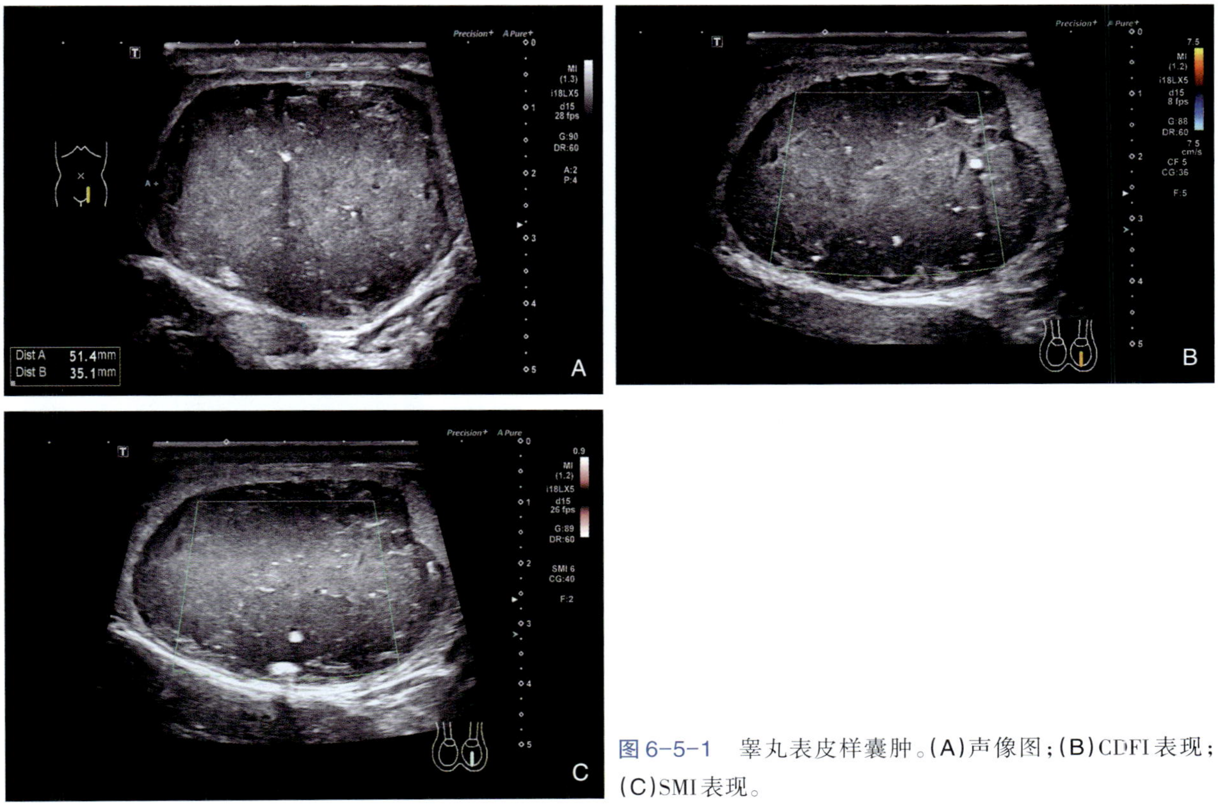

图6-5-1　睾丸表皮样囊肿。(A)声像图；(B)CDFI表现；(C)SMI表现。

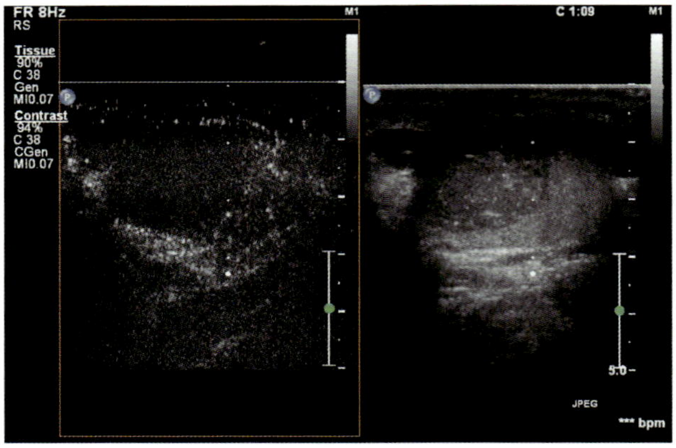

扫码观看高清视频

视频6-5-1 睾丸表皮样囊肿。患者男，33岁，左侧睾丸肿物，增强期25秒可见造影剂进入睾丸组织，肿物内未见造影剂进入，呈无增强表现。

其他睾丸恶性肿瘤鉴别中起重要作用。灰阶超声表现为睾丸内圆形局限性多样性回声，即囊内容物可为无回声，也可呈均匀或不均匀回声或呈“洋葱皮样”小圈及钙化等改变，肿块内无血流，这种声像图也可见于单一上皮样畸胎瘤。睾丸表皮样囊肿具有独特超声造影表现，特点为全程无增强，这一点对于该病的诊断具有很高的特异性。

3.诊断经验分享

睾丸表皮样囊肿诊断主要依靠超声造影，全程无增强是其特征性表现。其次，“洋葱皮”样声像图表现及血清β-HCG、AFP无异常变化，也可与其他生殖细胞来源睾丸肿瘤相鉴别。

(二)睾丸畸胎瘤

1.临床病理特征

睾丸畸胎瘤是由一种或若干不同胚层(内、中、外胚层)组织构成的睾丸生殖细胞肿瘤，分为畸胎瘤、皮样囊肿及伴有恶性成分畸胎瘤等。睾丸畸胎瘤占睾丸肿瘤的2%~9%，多见于1~2岁儿童和25~35岁成年人，青春期前常见为良性，约占儿童良性睾丸肿瘤的50%。但在青春期以后，尤其是在25~35岁，畸胎瘤发病通常是以恶性居多，且在就诊时已出现远处播散和远处转移。

睾丸畸胎瘤多是由两种或两种以上胚层构成，包括内胚层的黏液腺体，中胚层的软骨、骨、肌肉和淋巴组织，以及外胚层的鳞状上皮和神经组织。皮样囊肿是一种特殊类型的良性单胚层畸胎瘤，显微镜下表现为富含毛发、角化物的囊肿，伴有皮肤附属器结构。

绝大多数患者表现为睾丸无痛性肿块，肿块质硬、结节状或不规则。成年人患者AFP水平与良恶性密切相关。儿童睾丸畸胎瘤患者相对于其年龄AFP水平处于正常范围，但由于6个月内婴儿AFP水平差异较大，故AFP水平的高低无法准确提示。

2.声像图特征(图6-5-2和图6-5-3)

睾丸畸胎瘤声像图表现多样，灰阶超声多表现为肿块边界清楚的实性或囊实性肿物，因存在软骨、不成熟骨组织或钙化而产生强回声斑，非钙化的纤维组织产生回声衰减，陈旧性出血及坏死表现为弱回声或囊

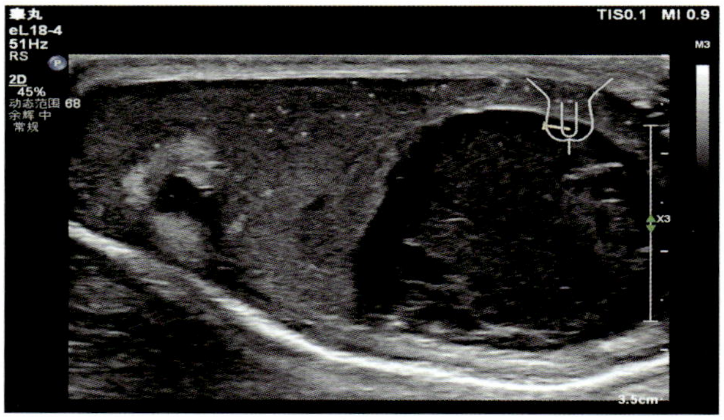

图6-5-2 睾丸畸胎瘤声像图。

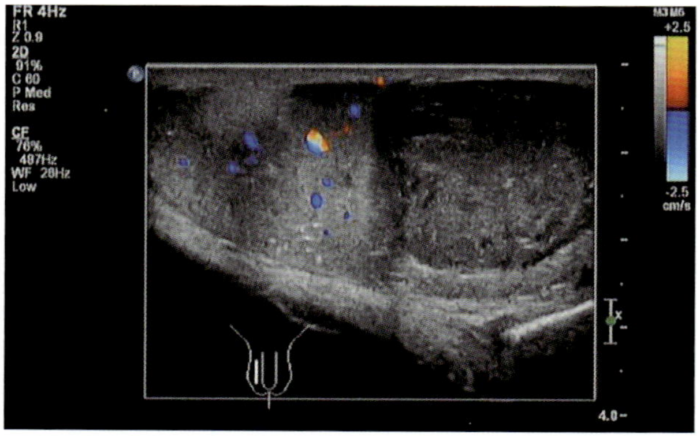

图6-5-3 睾丸畸胎瘤CDFI表现。

性灶。CDFI显示少量血流信号。部分畸胎瘤显示为睾丸内囊性肿物，内可见强回声带。

超声造影对于囊实性肿物可显示动脉期肿物边缘及分隔呈明显强化，略高于周围睾丸实质，延迟期造影剂退出晚于睾丸实质，呈快进慢退表现。肿物内部囊性区及部分实性区无强化，但目前相关病例及研究较少，尚需要进一步研究及病例资料支持。

3.诊断经验分享

睾丸畸胎瘤灰阶超声探及软骨、骨组织等强回声时，可提示睾丸畸胎瘤诊断。但由于睾丸畸胎瘤本身声像图表现多样，很难与胚胎癌、部分表皮样囊肿及混合型生殖细胞瘤相鉴别，超声造影可辅助诊断，但目前相关文献尚无统一结论。

三、睾丸恶性肿瘤

（一）精原细胞瘤

1.临床病理特征

睾丸精原细胞瘤是最常见的睾丸生殖细胞肿瘤，约占总数的55%。患者通常单侧发病，好发于中青年，相较于其他睾丸生殖细胞肿瘤，精原细胞瘤发病较晚。睾丸精原细胞瘤根据组织病理学特征可分为以下三类：经典型精原细胞瘤、精母细胞型精原细胞瘤、间变型精原细胞瘤。睾丸精原细胞瘤患者常无特异性临床表现及体征，部分患者睾丸无痛性肿大或无意中触及睾丸肿物就诊，少数患者可出现瘤内出血或梗死而引起病变侧睾丸的疼痛。精原细胞瘤病变多局限，患者总体生存率较高。

2.声像图特征（图6-5-4和图6-5-5，视频6-5-2和视频6-5-3）

（1）睾丸肿大。患侧睾丸多较对侧增大，肿大的睾丸保持卵圆形，包膜光滑完整，较少见到肿瘤侵犯睾丸包膜，突向包膜外和侵犯睾丸外组织。

（2）灰阶超声。典型的精原细胞瘤呈形态规则实性团块，也可呈分叶状，与正常睾丸组织尚存在模糊分界，病变区回声偏低，多可见高低回声相间的混合回声。若病变侵及整个睾丸，整体病灶呈不均匀低回声。

（3）CDFI。由于睾丸的结构挤压、破坏，睾丸动脉分布错乱，部分闭塞部分扩张，另出现新生血管。CDFI可见血流增加、杂乱，睾丸内动脉频谱呈低速低阻型，血流速度10cm/s左右，RI0.4~0.5范围内。

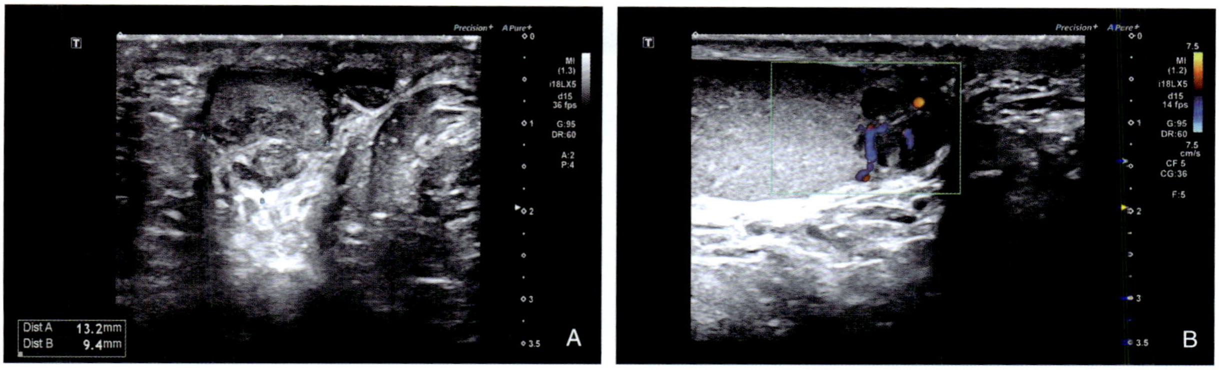

图6-5-4　睾丸精原细胞瘤。(A)声像图；(B)CDFI表现。

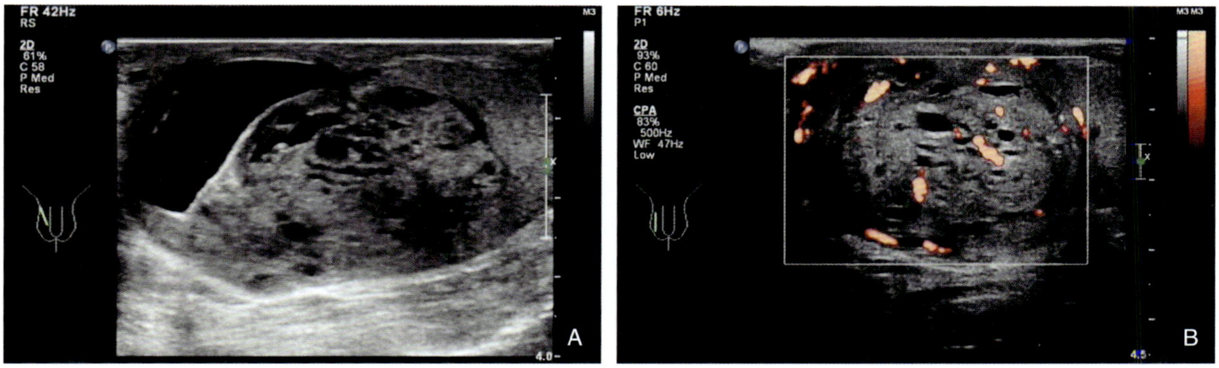

图6-5-5　混合型生殖细胞肿瘤（畸胎瘤+胚胎癌）。(A)声像图；(B)CDFI表现。

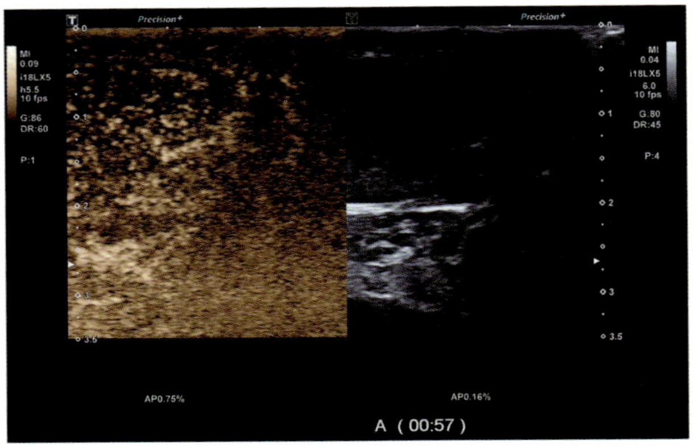

扫码观看高清视频

视频6-5-2　睾丸精原细胞瘤。患者男，56岁，右侧睾丸肿物，增强期21秒可见造影剂进入肿物，早于睾丸组织，呈明显高增强，退出时间与睾丸组织近似。造影剂充盈呈“快进、高增强”表现。

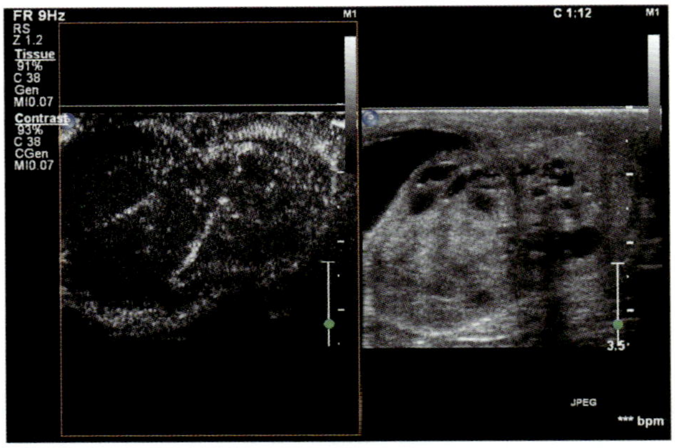

扫码观看高清视频

视频6-5-3　混合型生殖细胞瘤。患者男，27岁，右侧睾丸肿物，增强期20秒可见造影剂进入肿物，早于睾丸组织，呈不均匀高增强，退出时间慢于睾丸组织，肿物部分区域呈低增强，肿物内同时可见无增强区，整体呈现“不均匀增强伴局部高增强”。

(4)附睾及鞘膜改变。精原细胞瘤一般不侵犯睾丸外组织，极少见合并睾丸鞘膜积液。

(5)超声造影。多数病灶呈早期快速填充，达峰后呈不均匀高增强。据文献报道，肿瘤较大时，病灶内可见不规则无造影剂填充区。

3.诊断经验分享

精原细胞瘤较畸胎瘤、胚胎癌等生殖细胞肿瘤回声均匀，多形态规则或分叶状，超声造影表现“快进、高增强”及整体病灶均增强等表现也有一定鉴别诊断价值。对于混合型生殖细胞肿瘤，超声造影的特点则兼有多种生、殖细胞肿瘤的特点，如含有胚胎癌成分，则出现“快进、高增强”，如含有卵黄囊瘤则出现无造影剂填充区，含畸胎瘤成分则出现不均匀增强等。

(二)睾丸间质细胞瘤

1.临床病理特征

睾丸间质细胞瘤(Leydig细胞瘤)属于性索间质肿瘤，成人患者多表现为单侧睾丸无痛性肿大，30%的患者有男性乳腺发育，性欲、性功能低下。儿童患者多见早发第二性征，如阴茎肥大、阴毛早现等。80%~90%的睾丸间质细胞瘤为良性，恶性间质细胞瘤常见于中老年患者。睾丸间质细胞瘤是非生殖细胞肿瘤，肿瘤细胞呈实性片状或巢状分布，细胞间富含血窦或毛细血管，周围有纤维性间质或水肿分隔，与正常睾丸组织分界清楚。

2.声像图特征(图6-5-6)

睾丸间质细胞瘤的声像图表现。具有一般良性肿瘤特点，常单发，多为类圆形，多为直径小于1cm小肿物，边界清晰，形态规则，呈实性低或中等回声，后方回声无明显衰减或增强。CDFI显示周边环绕丰富血流为睾丸间质细胞瘤特点，多为RI<0.5低阻血流信号。超声造影：部分病例表现为不均匀高增强，但无明显特异性。

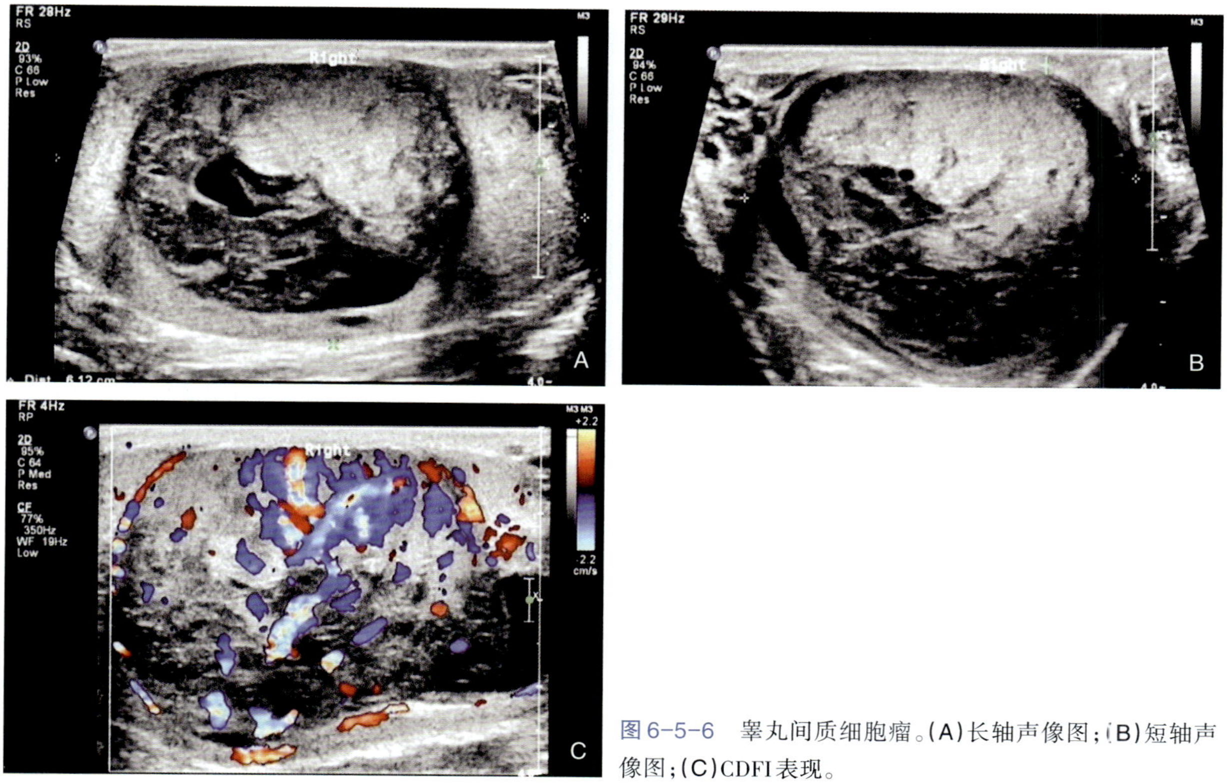

图6-5-6　睾丸间质细胞瘤。(A)长轴声像图；(B)短轴声像图；(C)CDFI表现。

3.诊断经验分享

睾丸间质细胞瘤需与精原细胞瘤进行鉴别。精原细胞瘤多见于成人，部分患者可触及病灶，灰阶超声多显示患侧睾丸较对侧增大，较小时表现为细密均匀的低回声，与睾丸实质分界清楚，肿物较大时回声则较为杂乱。当患者病灶小，呈低回声，无钙化，富血供，尤其是周边环绕较丰富的血流信号、血流频谱 RI<0.5 时，应考虑睾丸间质细胞瘤的可能性。

(三)睾丸淋巴瘤

1.临床病理特征

睾丸淋巴瘤是老年男性最常见的睾丸恶性肿瘤，可单侧受累，也可同时累及双侧，可呈结节样病灶，也可弥漫分布于睾丸。肿瘤细胞呈浸润性生长，包绕、压迫输精小管和正常睾丸血管，临床通常表现为肿块进行性增大，正常睾丸实质破坏。睾丸淋巴瘤多为非霍奇金淋巴瘤，最常见的病理类型是弥漫大B细胞淋巴瘤或睾丸NKT细胞淋巴瘤，除个别患者组织学结构为结节性淋巴瘤外，所有睾丸淋巴瘤均为弥漫性。

2.声像图特征(图6-5-7)

局限或弥漫低回声区。单侧睾丸或双侧睾丸出现局限病灶，或整个睾丸弥漫性增大且回声减低。附睾。睾丸淋巴瘤可出现附睾受累，睾丸及附睾均肿大。CDFI显示病灶内血供丰富，且出现正常睾丸血管穿行为睾丸淋巴瘤特点。

3.诊断经验分享

弥漫性睾丸淋巴瘤需与睾丸炎性病变相鉴别，局灶性睾丸淋巴瘤和睾丸生殖细胞肿瘤或间质细胞瘤的鉴别也具有临床价值。多数文献报道睾丸淋巴瘤病灶内可见正常睾丸血管穿行，然而这些声像图改变也可见于一些非肿瘤性疾病，如慢性肉芽肿性睾丸炎和其他炎症等，并伴有富血供改变，或表现为睾丸弥漫性增大及回声减低，伴整个睾丸血供增多。

睾丸淋巴瘤病灶内可见睾丸正常血管走行，这一特征仅是睾丸浸润性肿瘤的病理学表现，也可出现在其他浸润性肿瘤，如浆细胞瘤和白血病中。根据病灶内正常血管穿行这一特征仅可判定为浸润性肿瘤，但仍可根据此特征基本排除生殖细胞和间质细胞肿瘤的可能。

参考文献

[1]郭万学，燕山，杨浣宜，等. 超声医学[M].6版. 北京：人民军医出版社，2011：1676.

[2]Andrew R Lienert, David Nicol, et al. Renal angiomyolipoma [J].

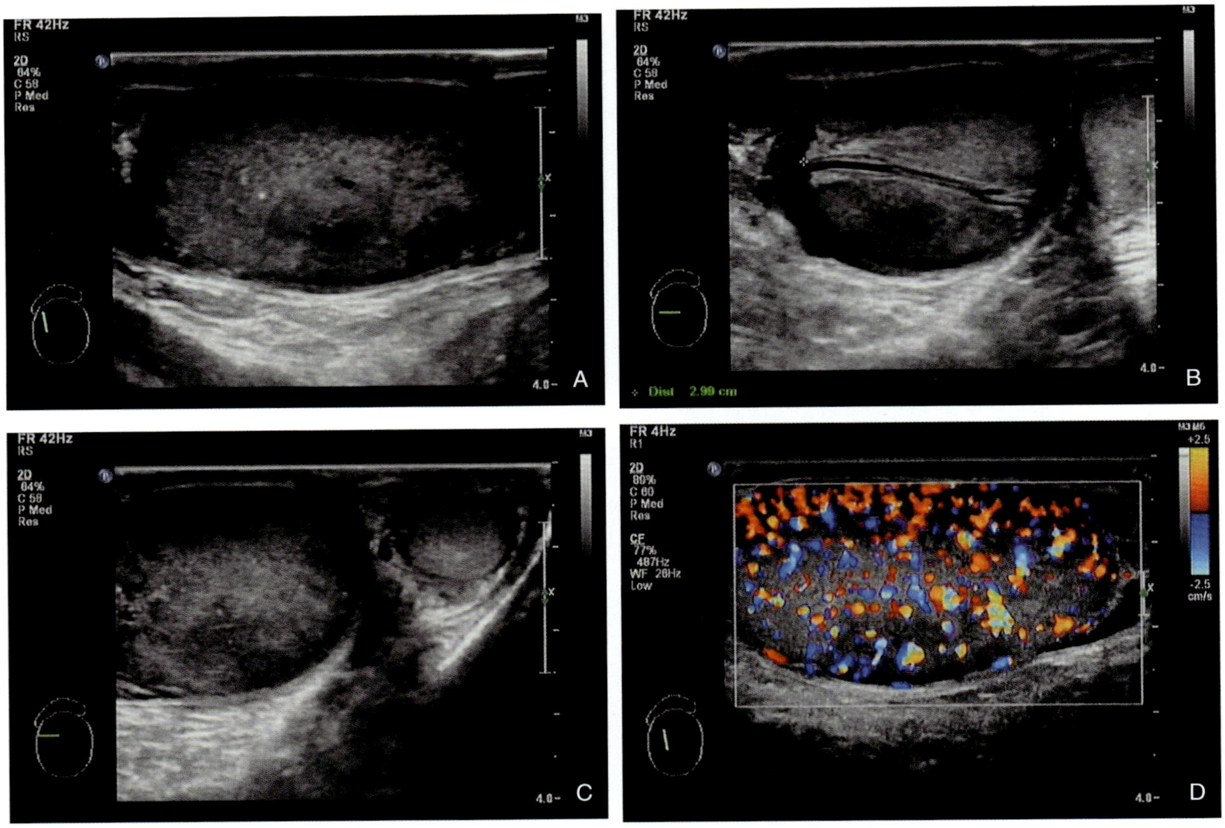

图6-5-7 睾丸淋巴瘤。(A)长轴声像图;(B)短轴声像图;(C)患侧较对侧明显增大;(D)CDFI表现。

BJU Int,2012,110 Suppl 4:25-7.

[3]李翠仙,黄备建,陆清,等.超声造影在肾上皮样血管平滑肌脂肪瘤中的应用[J].中华超声影像学杂志,2014,23(9):786-790.

[4]Perez-Ordonez B, Hamed G, Campbell S, et al. Renal oncocytoma: a clinicopathologic study of 70cases [J]. Am J Surg Pathol, 1997,21(8):871 - 883.

[5]James J Hsieh, Mark P Purdue, Sabina Signoretti, et al. Renal cell carcinoma [J]. Nat Rev Dis Primers, 2017, 3:17009.

[6]Holger, Moch, Antonio, et al. The 2016 WHO Classification of Tumors of the Urinary System and Male Genital Organs-Part A: Renal, Penile, and Testicular Tumors[J]. European Urology, 2016.

[7]徐建红,姜丽娜,靳霞,等.小肾癌超声表现与病理学改变的关系[J].中华医学超声杂志:电子版,2017,14(6):4.

[8]孙培,黄备建,薛立云,等.超声造影在复杂性肾囊肿及肾透明细胞癌囊性变鉴别诊断中的应用价值[J].中华超声影像学杂志,2019,28(12):1045-1049.

[9]Roupret M, Babjuk M, Comperat E, et al. European Association of Urology guidelines on upper urinary tract urothelial cell carcinoma: 2015 update[J]. Eur Urol, 2015, 68: 868-879.

[10]白人驹,吴恩惠,刘望彭.医学影像诊断学[M].北京:人民卫生出版社,2001:794.

[11]杨希,党春江.泌尿系统原发性结外淋巴瘤的临床及影像学表现[J].国际放射医学核医学杂志,2013,37(4):4

[12]Andrzej Smereczyński, Tomasz Szopiński, Tomasz Gołąbek, et al. Sonography of tumors and tumor-like lesions that mimic carcinoma of the urinary bladder[J]. Journal of Ultrasonography, 2014, 14(56):36-48.

[13]Yun Bai, Jun Lin, An Chen, et al. Contrast-enhanced ultrasonography promotes differential diagnosis of ureteral neoplasms[J]. Br J Radiol, 2021, 94(1127):20210078.

[14]陈志伟,阳建军.实时三维彩色多普勒超声检查在膀胱肿瘤诊断与分期中的应用[J].中国基层医药,2011,18(2):222-223.

[15]中国抗癌协会泌尿男生殖系统肿瘤专业委员会前列腺癌学组 前列腺癌筛查中国专家共识(2021年版)[J].中国癌症杂志,2021,31(5).

[16]徐辉雄,郭乐杭.前列腺超声造影临床应用指南(2012)解读[J].中华医学超声杂志(电子版),2014,11(2):105-107.

[17]李业钊,李红学,苏海庆,等.睾丸精原细胞瘤的超声造影特征[J].齐鲁医学杂志,2015,30(2):138-140.

第7章 妇科肿瘤的超声诊断

扫码观看三维图像

第1节 女性盆腔应用解剖及扫查方法

一、女性盆腔应用解剖

(一)外生殖器

女性外生殖器是指生殖器官的外露部分,又称外阴,包括耻骨联合下缘至会阴及两股内侧之间的组织。有阴阜、大小阴唇、阴蒂和阴道前庭,阴道前庭为两侧小阴唇之间的菱形区。外生殖器前为阴蒂,后为阴唇系带,前方有尿道外口,后方有阴道口。在此区域内尚有前庭球、前庭大腺、尿道口、阴道口及处女膜。

(二)内生殖器

女性内生殖器包括子宫、输卵管及卵巢,输卵管和卵巢常被称为子宫附件。

(三)内生殖器毗邻的器官

女性生殖器与骨盆腔及其他器官不仅在位置上相互邻接,而且血管、淋巴及神经也有相互紧密联系。某一器官的增大、缩小、充盈或排空固然可影响邻近的器官,在妇产科疾病的诊断、治疗上也有相互影响。因此,对于邻近器官的了解也很重要。

二、女性盆腔扫查方法

分为经腹部及经阴道两种方法:

(一)经腹部超声

经腹部超声需要被检查者充盈膀胱,将探头切换至腹部超声模式,探头纵向放置于下腹部盆腔,如膀胱充盈良好,可显示宫体、宫颈,然后探头横向放置下腹部盆腔,可显示双侧附件,输卵管如无病变、占位或积水,通常不显像。双侧卵巢通常位于宫体的两旁。

(二)经阴道超声

经阴道超声检查前,首先对未曾接受过此项检查者简要介绍操作过程,并了解有无阴道检查的禁忌证,将仪器探头更换至阴道超声状态,常规习惯近场位于图像的下方,纵切面图像下方为患者的足侧,上方为头侧,横切面图像的左侧为患者左侧,图像右侧为患者的右侧,检查前患者排空膀胱,或保留少许尿液以便定位,对前倾前屈的子宫,可少留一些尿液。对未婚女性、阴道畸形、阴道感染者是绝对禁忌(图7-1-1)。

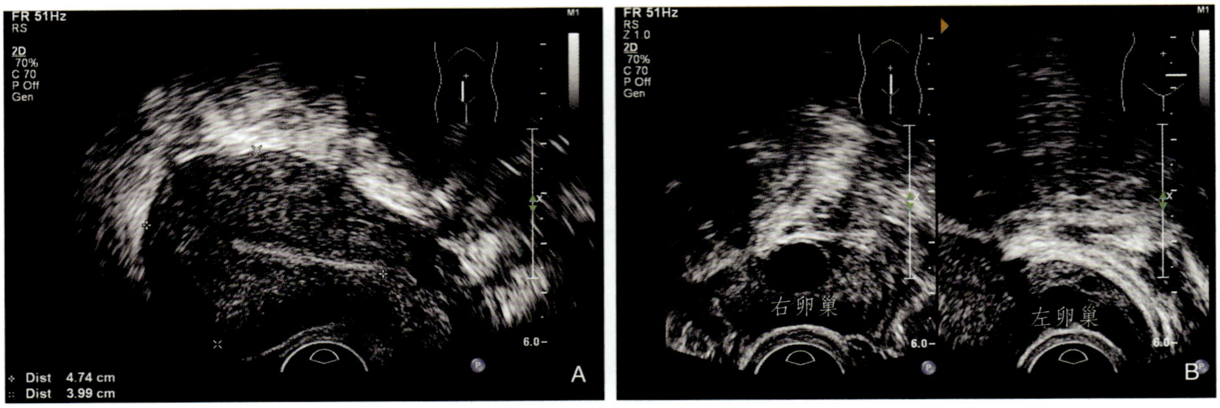

图 7-1-1 (A)经阴道超声检查声像图(子宫);(B)经阴道超声检查声像图(卵巢)。

第2节 子宫肿瘤

一、子宫良性肿瘤

(一)子宫腺肌病

1. 临床病理特征

子宫内膜通过基底膜侵入子宫肌壁,并引起子宫肌组织反应性增生,使子宫增大,称为腺肌病。临床症状主要为痛经、肛门坠胀、经血量增多、不孕等。少数患者可无症状。

2. 声像图特征

主要是子宫形态上的改变,表现为子宫增大,宫底变圆钝,子宫呈弓形、短粗状、筒状、球状或外形不规则等。子宫内膜前移或后移。如果内膜异位病灶聚集在一起呈突起包块,似肌瘤但无包膜,血流星点状,为肌腺瘤(图 7-2-1)。

3. 诊断经验分享

本病需与子宫黏膜下肌瘤及子宫肌瘤相鉴别。

(二)子宫肌瘤

1. 临床病理特征

子宫肌瘤是女性生殖器中最常见的良性肿瘤。育龄女性 20%~25% 有子宫肌瘤,多数患者无任何症状,常在盆腔超声检查时偶然发现。

肌瘤一般为实质性圆形结节,表面光滑,呈白色,质地硬,切面为旋涡状结构,周围肌组织受压形成假包膜,包膜中分布有放射状血管,供给肌瘤营养,肌瘤越大,血管越多越粗。瘤体假包膜受压时,肌瘤中心血管减少,易引起循环障碍而使肌瘤发生各种退行性变。显微镜下肌瘤由皱纹状排列的平滑肌纤维相互交叉形成旋涡状,其间含不等量的纤维结缔组织,细胞大小均匀,呈卵圆形或杆状,核染色较深,其中平滑肌细胞成分较多、细胞分裂较活跃者称为富于细胞性平滑肌瘤。

子宫肌瘤绝大多数长在宫体部,肌瘤原发于子宫肌层,根据肌瘤发展过程中与子宫肌壁的关系分为以下几种:

(1)肌壁间肌瘤。肌瘤位于子宫肌层内,周围均被肌层包围,最为常见,占总数的 60%~70%。

(2)浆膜下肌瘤。肌瘤向子宫浆膜面生长,突出于子宫表面,占总数的 20%~30%,阔韧带肌瘤属于此类。

(3)黏膜下肌瘤。肌瘤向子宫内膜方向生长,突出于子宫腔,仅由黏膜层覆盖,占 10%~15%。

(4)宫颈肌瘤。宫颈肌瘤少见,仅占 1%~2%,小的宫颈肌瘤可无任何临床症状,较大的宫颈肌瘤多表现为压迫症状,妇科内镜检查发现宫颈增大。

2. 声像图特征(图 7-2-2 和图 7-2-3)

(1)子宫增大、形态失常。肌壁间肌瘤和黏膜下肌瘤子宫常均匀增大;浆膜下肌瘤、较大或数目较多的肌壁间肌瘤常导致子宫不规则增大。

(2)黏膜下肌瘤。表现为边界清晰的实性团块,依据瘤体肌细胞数量与纤维间质比例的不同,以及瘤体是否出现变性(玻璃样变、囊性变、红色样变等),瘤体可呈低回声、等回声、高回声。CDFI 通常表现瘤体周围出现环状或半环状血流信号。

(3)浆膜下肌瘤。子宫肌层内异常回声结节向浆

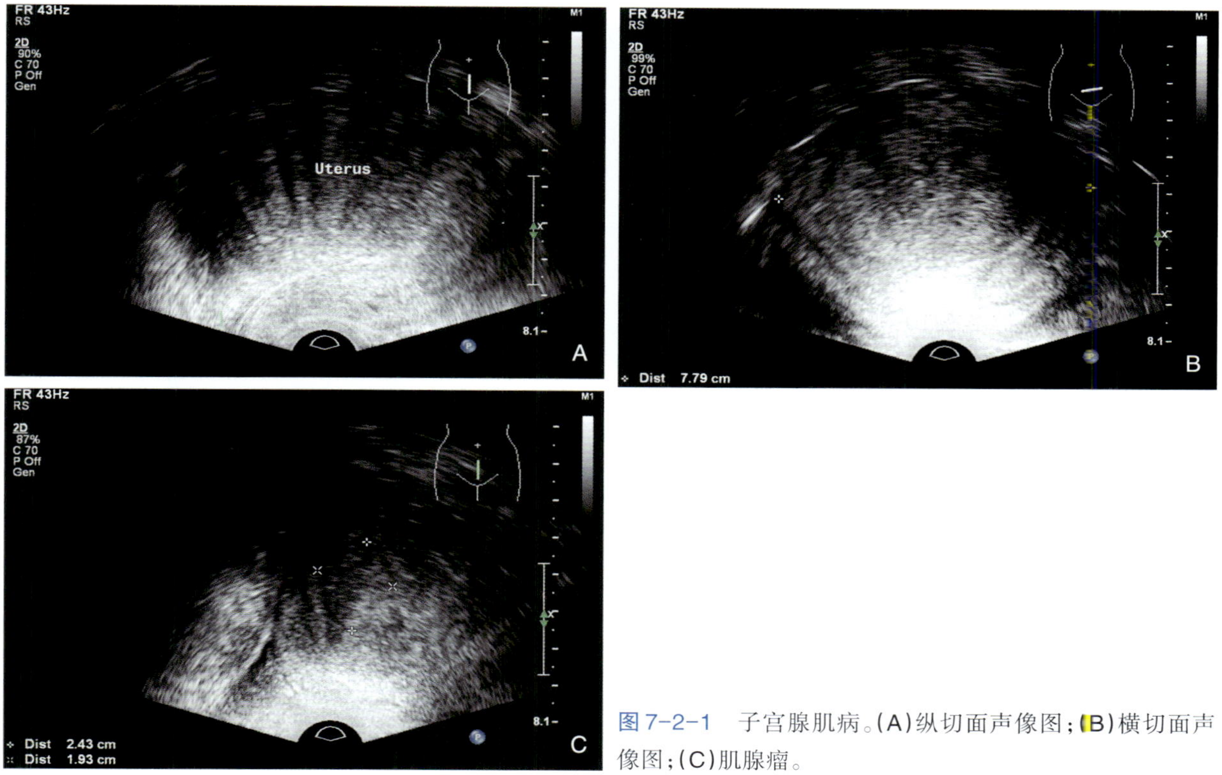

图7-2-1 子宫腺肌病。(A)纵切面声像图;(B)横切面声像图;(C)肌腺瘤。

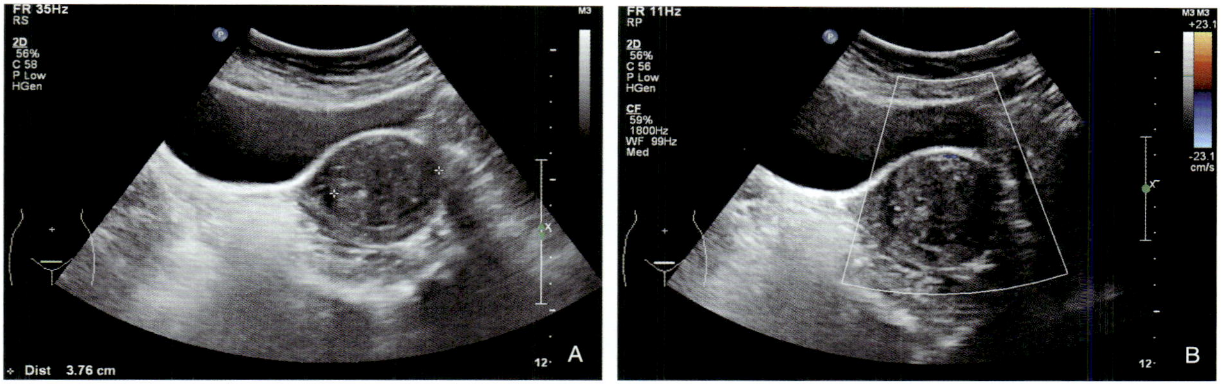

图7-2-2 黏膜下肌瘤。(A)横切面声像图;(B)CDFI表现。

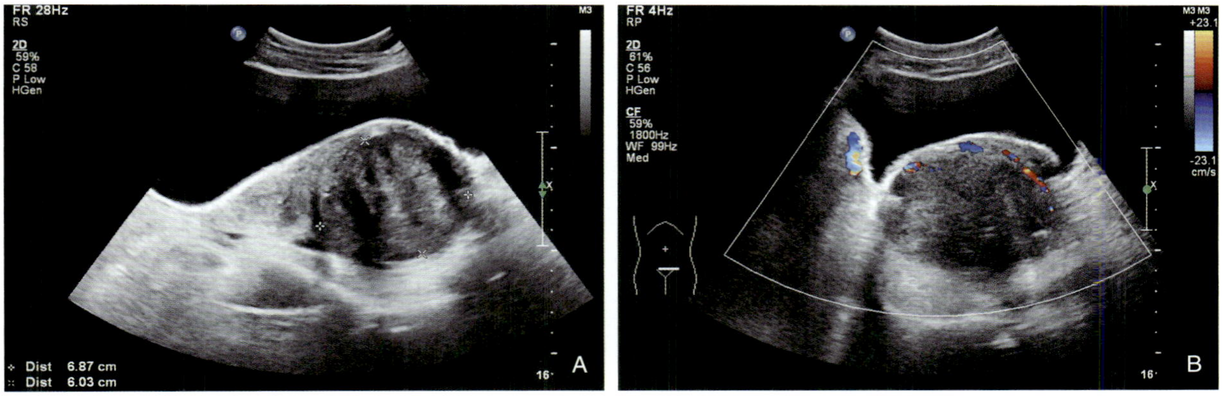

图7-2-3 浆膜下肌瘤。(A)横切面声像图;(B)CDFI表现。

膜下突出，导致子宫变形。

(4)宫颈肌瘤。小肌瘤表现为宫颈肌层内结节，边界清晰，可呈低回声或高回声，宫颈及宫颈管形态结构正常；大的肌瘤或多发性宫颈肌瘤可致宫颈增大变形，宫颈管结构不清。

3.诊断经验分享

(1)前壁或后壁型腺肌病与巨大子宫肌瘤的鉴别。鉴别要点是仔细寻找病灶周围有无正常肌层，子宫肌瘤常在病灶周围扫查到正常肌层。

(2)子宫腺肌病与子宫肌瘤的鉴别。鉴别关键是分辨病灶周边有无假包膜，肌瘤边界清晰，周围有假包膜回声，CDFI显示假包膜上有环状血流信号。

(3)弥漫型子宫腺肌病与子宫肥大症的鉴别。子宫肥大症的病理特征为平滑肌细胞肥大，子宫纤维化，胶原纤维增生，肌层肥厚，子宫重量大于120g，超声表现为子宫均匀增大，肌层回声稍不均匀。当腺肌病较轻时，肌层也仅表现为回声稍不均，超声无特异性，鉴别困难，此时主要靠有无痛经病史来鉴别。

(4)子宫腺肌病合并感染时与子宫肉瘤的鉴别。子宫腺肌病合并感染时病灶内血流异常丰富，而子宫肉瘤也表现为肌层内边界不清病灶，血流异常丰富。两者鉴别需结合病史、诊断性刮宫，必要时行超声引导穿刺活检辅助诊断。

(5)宫颈肌瘤。小肌瘤表现为宫颈肌层内结节，边界清晰，回声可低或高，宫颈及宫颈管形态结构正常，大的肌瘤或多发性宫颈肌瘤可致宫颈增大、变形，宫颈管结构不清，肌瘤常为不均质低回声，伴声衰减，边界较清。

(三)子宫内膜息肉

1.临床病理特征

子宫内膜息肉是子宫内膜腺体和纤维间质局限性增生隆起而形成的一种带蒂的瘤样病变，它不是真正的肿瘤，40~50岁女性多见。临床表现以月经量增多、月经期延长、月经淋漓不尽、白带增多、绝经后子宫出血等为主，亦可无症状。

2.声像图特征(图7-2-4)

单发息肉表现为宫腔内不均匀低回声团或增强回声团，呈水滴状，在内膜较厚时，可见内膜形态不对称，息肉与正常内膜间界限清晰可辨。

多发内膜息肉表现为子宫内膜增厚，回声不均，仔细辨认可发现内膜内有不规则团簇状高回声斑，与正常内膜界限模糊。

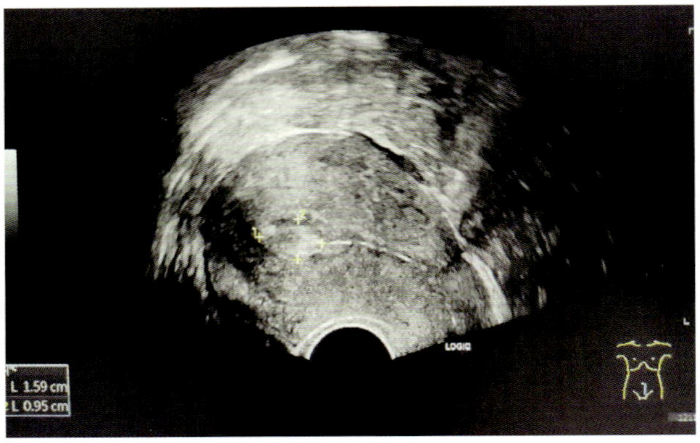

图7-2-4 子宫内膜息肉。

子宫内膜基底层与肌层边界清晰，无变形，若合并宫腔积液，则形成自然宫腔造影，息肉显示得更清晰。

子宫动脉的血流频谱、子宫肌层血流信号无异常改变，少数病例可在息肉蒂部显示点状或短条状彩色血流信号，并可记录到中等阻力(RI>0.40)动脉血流频谱及低流速(4~8cm/s)静脉血流频谱。

3.诊断经验分享

其与黏膜下肌瘤的鉴别要点是前者一般为中强回声，病灶呈团状、水滴状，内膜形态不对称或宫腔线偏移，后者一般为低回声。

与子宫内膜癌鉴别时，一是内膜回声不均匀，杂乱，内膜形态、轮廓不规整；二是内膜基底线回声模糊，内膜周边的低回声晕(结合带)中断、模糊或消失，肌层受累时可显示内膜与肌层局部或全部分界不清，CDFI显示病灶内及肌层受累区容易检测出异常低阻力动脉型血流频谱(RI<0.40)。但早期癌变难以鉴别，需结合诊断性刮宫病理检查。

二、子宫恶性肿瘤

(一)子宫内膜癌

1.临床病理特征

子宫内膜癌是指发生于子宫内膜的癌，又称宫体癌，为女性生殖器常见三大恶性肿瘤之一，80%以上发生于绝经期女性，高发年龄为50~60岁。近年发病率呈上升趋势。子宫内膜癌的病因与长期雌激素刺激、子宫内膜腺瘤型增生过长、不典型增生过长、遗传等因素有关。子宫内膜癌生长较缓慢，局限在内膜的时间长，转移途径主要为直接蔓延和淋巴转移。Ⅰ期癌局限在子宫内膜，Ⅱ期癌累及宫颈，Ⅲ期癌侵犯子宫浆膜和(或)附件，Ⅳ期癌侵犯膀胱、直肠及远处转移。子宫内膜癌早期无明显症状，临床表现包括不规则子宫出血、绝经后子宫出血、阴道排液、白带增多。晚期出现下腹痛及全身症状。妇科检查早期无明显异常，晚期子宫可增大变形或盆腔内扪及不规则肿物。

2. 声像图特征（图7-2-5）

（1）子宫内膜回声特点。早期病灶细小，仅表现为内膜少许增厚，回声均匀，无法与内膜增生过长相鉴别，需根据病史和诊断性刮宫诊断。随病情的发展，子宫内膜逐渐增厚。

（2）子宫肌层回声。当病变累及肌层时，局部内膜与肌层界限不清，局部肌层呈低而不均质回声，与周围肌层无明显界限，肌层受侵犯范围较大时，肌层增厚肥大，回声普遍降低而不均匀，无法辨别子宫正常的结构。

（3）子宫轮廓。早期子宫外形轮廓多无明显变化，晚期病灶范围扩大，累及子宫浆膜，附件及宫旁组织时，可出现子宫增大、变形、轮廓模糊，与周围组织分界不清。

（4）CDFI。子宫内膜内或内膜基底可显示一至数个条状、短棒状或点状彩色血流信号；有肌层侵犯时，受累肌层局部血流信号增多，血流信号丰富，可根据此表现辅助判断肌层侵犯程度。

（5）内膜癌晚期。肿瘤向子宫体外侵犯、转移，可在宫旁出现混合性低回声肿块，与卵巢腺癌声像相似，容易误诊为卵巢囊腺癌。

3. 诊断经验分享

（1）局限型子宫内膜癌与子宫内膜息肉的鉴别。一是内膜不均回声与周围正常内膜边界是否清晰，内膜息肉边界清晰，而内膜癌边界不清；二是病灶部位与正常肌层有无清晰边界，内膜息肉内膜基底层完整，内膜与局部肌层边界清晰，而内膜癌常有肌层浸润，分界不清；三是是否在病灶内显示异常血流信号及检测到低阻力型（RI<0.40）动脉频谱，内膜息肉血流信号稀少，无低阻力型血流频谱。

（2）弥漫型子宫内膜癌与子宫内膜增生过长的鉴别。一是观察内膜是否均匀，内膜增生过长内膜是均匀性增厚，内膜癌回声杂乱无序、强弱不均；二是内膜基底线是否清晰，内膜癌累及肌层时，与肌层分界不清；三是CDFI显示内膜及肌层是否有丰富血流信号，特别是有无低阻力血流频谱，内膜癌血流丰富，容易记录到极低阻力的动脉血流频谱。

（3）晚期子宫内膜癌与卵巢癌的鉴别。在于仔细辨认子宫颈结构，在宫颈上方的是子宫体，当找不到另一正常宫体结构时，应高度怀疑子宫病变而非卵巢。

（4）子宫内膜癌与子宫肉瘤的鉴别。多数情况下子宫肉瘤发生于肌层，子宫内膜间质肉瘤则可发生于内膜，此时鉴别诊断需依赖病理检查。

（5）晚期子宫内膜癌与多发性子宫肌瘤的鉴别。肌瘤结节周边可见假包膜，子宫内膜回声正常，内膜与肌层分界清楚。晚期内膜癌内膜增厚明显，回声杂乱，与肌层分界不清，肌层回声低而杂乱，病灶无边无界呈弥漫生长，子宫呈不规则形或分叶状变形增大，在癌变内膜及肌层内测到低阻力动脉血流频谱有助于鉴别。

4. 临床评价

子宫内膜癌的声像表现随肿瘤的部位、大小、浸润范围、转移情况的不同而差异较大。阴道超声探头可贴近子宫检查，图像分辨率好，可较准确地测量内膜厚度，观察内膜声像特征及血流动力学信息，从而发现早期内膜病灶，可获得更多更准确的解剖、血流和病理信息，因此对子宫内膜癌的诊断，经阴道超声检查比经腹扫查更为重要和有效，结合诊断性刮宫病理检查是确

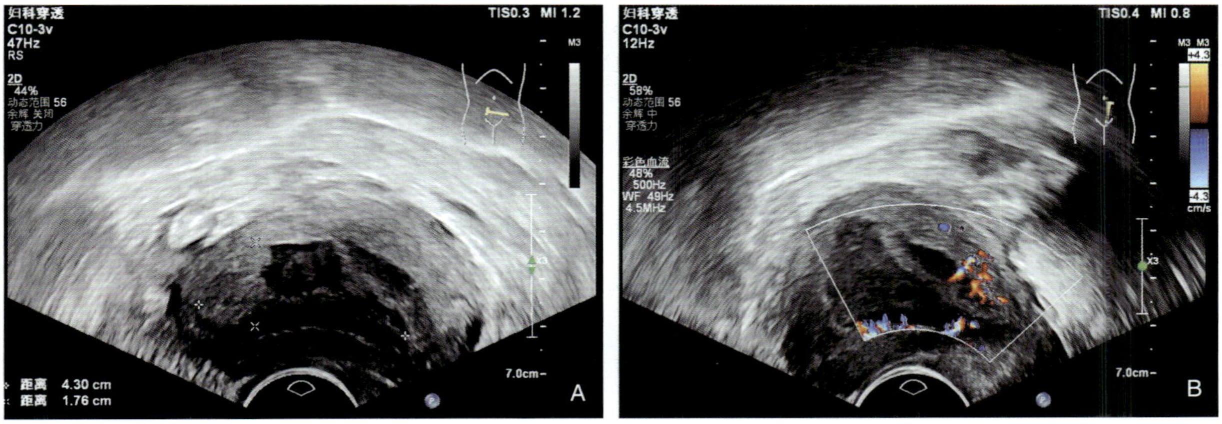

图7-2-5　子宫内膜癌。(A)声像图；(B)CDFI表现。

诊本病的常用可靠手段。经阴道超声检查对判断内膜癌肌层浸润深度及宫颈受累情况的准确率亦较高。但由于阴道超声探头穿透力有限，对巨大晚期癌肿及癌肿远处侵犯或转移的病灶显示不清，或因病灶超出扫查范围而漏诊，此时结合经腹扫查可获得较完整准确的诊断信息。当二维超声对肌层侵犯显示不清时，采用CDFI观察局部血流改变有助于诊断。

(二)宫颈癌

1.临床病理特征

宫颈癌在病理学上包括宫颈不典型增生、宫颈原位癌和宫颈浸润癌。其组织发生部位多为宫颈管单层柱状上皮与宫颈外口的鳞状上皮之间的移行区处，当宫颈上皮化生过度活跃，伴各种致癌因素刺激时，移行带区鳞状上皮不典型增生，病因继续存在时，病变可继续发展为原位癌，最后形成浸润性癌。浸润性癌在肉眼上观察有4种类型：外生型、内生型、溃疡型和颈管型。前3种类型常向阴道穹隆部蔓延，在阴道窥器检查时容易观察，临床上采用宫颈细胞学检查结合宫颈组织活检得以诊断；后一种类型病灶发生于宫颈管处，为腺癌的生长方式，常向上累及宫体，阴道窥器无法观察，需经阴道超声辅助诊断。

早期宫颈癌常无症状，宫颈浸润性癌的症状和体征有：

- 接触性阴道流血。
- 阴道排液。
- 癌肿侵犯周围组织可出现继发性症状如尿道刺激征、大便异常、肾盂积水、肾功能不全等。
- 局部体征包括宫颈口赘生物或宫颈肥大、质地硬。根据宫颈质地、活动度、与盆壁的关系可初步判断临床分期。

2.声像图特征(图7-2-6)

(1)外生型宫颈癌。宫颈增大，宫颈形态不规则，宫颈外口处可见实质性不均质低回声肿块。

(2)内生型宫颈癌。宫颈增大，宫颈管结构消失，宫颈呈不均匀实性低回声，也可因癌肿呈弥漫性生长而表现为宫颈管内膜弥漫性增厚。

(3)宫颈癌宫体浸润。子宫下段内膜和肌层与宫颈边界不清，宫体正常结构难辨。

(4)宫颈癌宫旁侵犯。膀胱侵犯时，低回声肿块突向膀胱，膀胱后壁连续性中断；增大压迫输尿管时可出现输尿管扩张及肾积水；肿块向后或向宫旁生长时，宫颈结构与盆腔内器官结构关系混乱不清。

3.诊断经验分享

超声检查对外生型宫颈癌的定性诊断价值不大，常在妇科阴道窥器检查发现宫颈病变后才有声像图的改变，图像改变也无特异性；但对部分颈管型宫颈癌，经阴道彩色多普勒超声对早期诊断起重要的作用。另外，对组织病理确诊宫颈癌的病例，超声检查可初步判断盆腔器官有无浸润，但对于癌肿浸润范围的判断比较困难。可疑宫颈癌病例应首选经阴道彩色多普勒超声，在应用时注意操作轻柔，防止宫颈接触性出血。

(三)子宫肉瘤

1.临床病理特征

子宫肉瘤来源于子宫肌层的平滑肌或结缔组织，发生率低，但恶性度高，转移途径为血行转移，多见于围绝经期女性。

(1)平滑肌肉瘤。占子宫肉瘤的50%，可原发于子宫平滑肌纤维或血管壁平滑肌，约2/3来源于子宫平滑肌瘤的恶变。

(2)子宫内膜间质肉瘤。占肉瘤的10%，来自子宫内膜间质细胞，起源于子宫内膜功能层，又分为低度和高度恶性间质肉瘤。

(3)恶性米勒管混合瘤(MMMT)。占肉瘤的40%，来源于残留的胚胎细胞或间质细胞化生，含肉瘤和癌

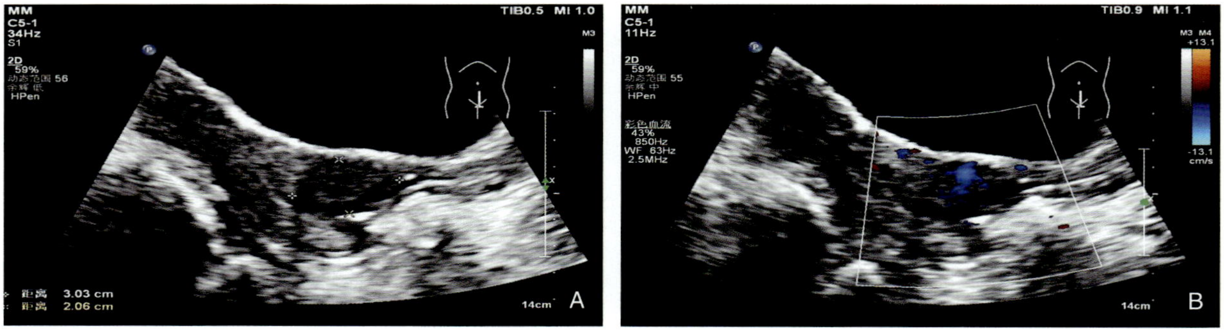

图7-2-6 (A)子宫颈癌；(B)子宫颈癌CDFI表现。

两种组织成分，又称癌肉瘤。

2. 声像图特征（图7-2-7）

（1）子宫肌瘤肉瘤变。原有的肌瘤短期内迅速增大，与周围肌层分界变模糊，假包膜消失，瘤内旋涡状、花纹状或衰减回声变成极不均匀低回声，或出现絮状不规则液性区，有时因回声减低，瘤体后方回声少许增强。

（2）子宫内膜间质肉瘤。表现为宫腔内实性结节，呈高或低的不均匀回声，边界部分清、部分不清，有时瘤内坏死出现不规则液性区。

（3）CDFI。瘤内血流丰富，呈散在点状、网状或条状分布，瘤周边无环绕血管，但瘤体中央坏死形成无血管区时，周边丰富血流呈环状，可见动脉性频谱和大量静脉性频谱，频谱多普勒可见高流速（30cm/s以上）、低阻力（RI<0.4）的动脉频谱。瘤内丰富血流信号和极低阻力血流频谱的特征是肉瘤的重要表现。

3. 诊断经验分享

子宫肉瘤与子宫肌瘤相鉴别：有生长速度快、血运丰富的特点。目前超声检查对子宫肉瘤的诊断特异性低，术前正确诊断率很低，主要是由于其生长部位和病变的特征与子宫肌瘤、子宫内膜癌极为相似，需靠手术病理确诊。由于发病率低，早期超声表现无特异性，对此病的警惕是正确诊断的关键。

（四）恶性滋养细胞肿瘤

1. 临床病理特征

恶性滋养细胞疾病最常见的有侵蚀性葡萄胎和绒毛膜癌（简称“绒癌”）。前者继发于葡萄胎，后者可发生于流产或足月妊娠分娩后。它们在病史、病理特征上各不相同，但主要临床症状、体征、HCG变化和处理原则方面基本一致，特别是声像学上有共同的表现，难以区分开来。

2. 声像图特征（图7-2-8和图7-2-9）

（1）子宫内病变。宫内回声杂乱，多种回声并存。子宫肌层增厚，回声减低，肌壁布满蜂窝状液性区，间有不规则片状液性区，病灶边界不清，子宫呈“千疮百

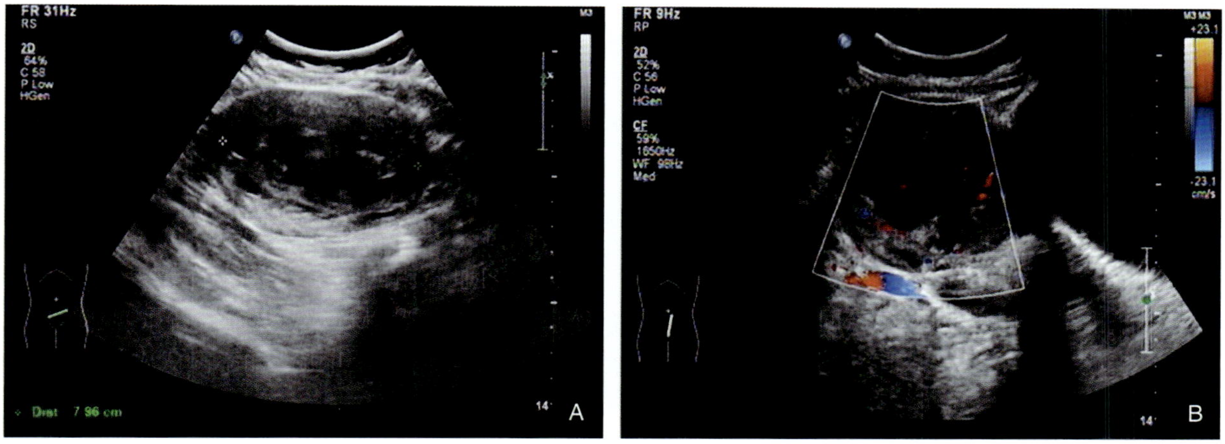

图7-2-7　子宫肉瘤。（A）横切面声像图；（B）CDFI表现。

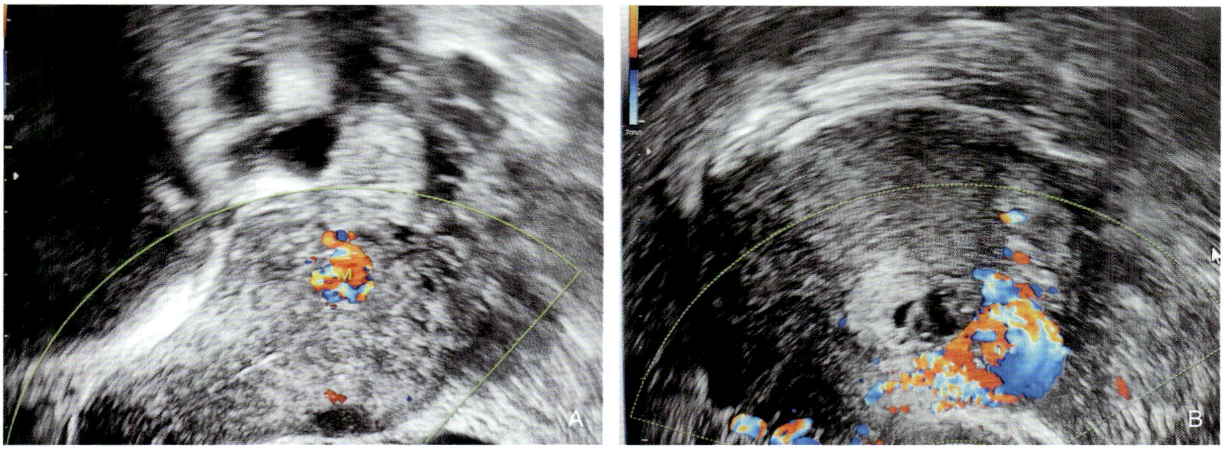

图7-2-8　侵袭性葡萄胎。（A）纵切面声像图及CDFI表现；（B）横切面声像图及CDFI表现。

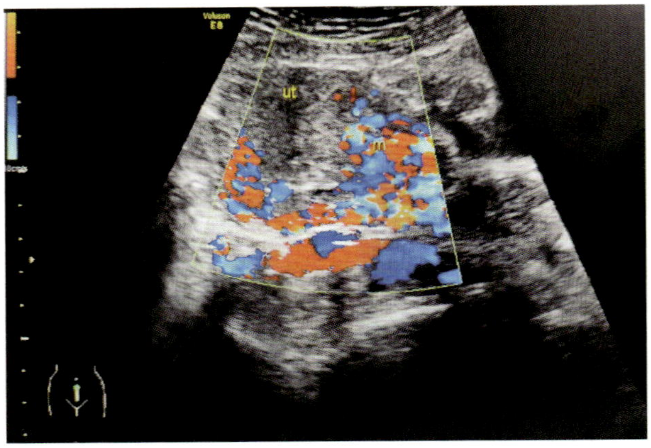

图7-2-9 绒癌CDFI表现。

孔”状，浆膜下可见管道状回声环绕子宫，称“子宫裂隙”。宫腔内可因积血呈不均匀低回声，内膜常难显示。

(2)子宫旁病变。未得到及时诊治时，癌瘤迅速穿透肌层，侵犯宫旁组织，此时子宫结构难辨，外形不规则，宫旁受侵犯血管极度扩张，呈“蜂窝”状、“管道”状液性区，宫旁组织出血坏死时在子宫侧壁形成不规则低回声包块，宫旁不规则液性区为局部血管受侵而异常扩张。

(3)CDFI。在子宫病灶内的异常回声区显示大片的五彩镶嵌的彩色血流信号，此为恶性滋养细胞疾病子宫血管构筑异常的特征性表现。子宫切面血流面积显示率显著大于其他与妊娠有关疾病的子宫血流面积显示率，肌壁大片不均质低回声区中无血流信号时，提示局部组织坏死。

3.诊断经验分享

发生于宫外孕的绒癌可在正常子宫一侧见到不规则低回声肿块，边界不清，二维声像难与宫外孕鉴别。

第3节 卵巢肿瘤

卵巢肿瘤是女性生殖器的常见肿瘤。恶性卵巢肿瘤是女性生殖器三大恶性肿瘤之一，由于卵巢位于盆腔深部，不易被扪及，恶性卵巢肿瘤早期无症状，当肿瘤长大或有症状时已是晚期，加上卵巢癌至今缺乏有效的早期诊断方法，卵巢恶性肿瘤的生存率仍较低，成为严重威胁女性健康的肿瘤。利用超声检查这一无创、简便、可重复的技术定期检查，可筛查卵巢肿瘤，有望提高早期恶性卵巢肿瘤的检出率。卵巢肿瘤组织学分类方法很多，目前普遍采用的是世界卫生组织(WHO，1973)制定的卵巢肿瘤的组织学分类法，了解组织学分类有助于掌握卵巢肿瘤的超声特征与病理表现的相关性。

常见肿瘤组织来源特征：

- 体腔上皮来源的肿瘤最多见，占原发性卵巢肿瘤的50%~70%，其恶性类型占卵巢恶性肿瘤的85%~90%。
- 生殖细胞肿瘤来源于内胚叶组织，占卵巢肿瘤的20%~40%，生殖细胞有发生所有组织的功能，未分化者为无性细胞瘤；原始胚胎成分多者为胚胎癌；向胚胎结构分化者为畸胎瘤，占大多数；向外胚结构分化为内胚窦瘤、绒毛膜癌。
- 特异性性索-间质肿瘤约占卵巢肿瘤的5%，性索上皮分化形成颗粒细胞瘤或支持细胞瘤，向间质分化形成卵泡膜细胞瘤或间质细胞瘤，此类肿瘤称为功能性卵巢肿瘤，具有内分泌功能。
- 转移性卵巢肿瘤占卵巢肿瘤的5%~10%，其原发部位常为胃肠道、乳腺及生殖器官。

一、卵巢良性肿瘤

(一)单房囊肿病变

1.临床病理特征

来源于附件的囊性肿块包括卵巢功能性潴留囊肿和输卵管的泡状附件等，后者远离卵巢，均为充满液体的囊泡，形态上相似，直径通常为5~8cm，发生在卵巢的潴留囊肿需病理学检查。

2.声像图特征(图7-3-1)

单房囊肿，壁薄，内为无回声区，一般不超过5cm。

3.诊断经验分享

肿物内无实性成分，壁薄。

(二)黄体血肿

1.临床病理特征

排卵后卵泡膜层破裂，引起出血，血液潴留在卵泡或黄体腔内形成血肿。正常黄体直径为1.5cm左右，以后转变为白体并在下一个周期的卵泡期自然消退。

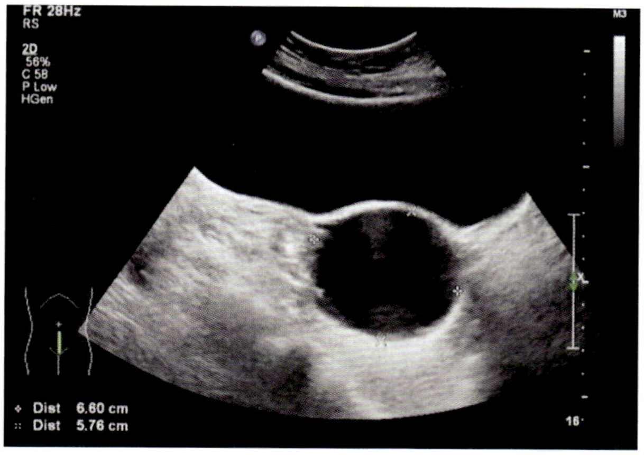

图 7-3-1　卵巢单房囊肿，壁薄，内为无回声区，一般不超过5cm。

若黄体内出血量多，则形成黄体血肿或称黄体内出血。

2. 声像图特征

黄体早期，囊内出血较多时，表现为卵巢内近圆形囊肿，囊壁厚，内壁粗糙，囊内杂乱不均质低回声，回声表现多样化；黄体中期，黄体血肿内血液凝固，部分吸收，囊壁变薄而规则，内壁光滑，囊内回声减低，呈粗网状、细网状结构；最后至黄体晚期，血液吸收后囊肿变小，转变为白体，内部回声呈实性稍高回声，与周围卵巢组织分界不清，需靠 CDFI 显示其周围环状血流判断（图 7-3-2）。

3. 诊断经验分享

黄体血肿或黄体囊肿的 CDFI 表现在黄体囊近卵巢的质部可见一条供应血管，放射状发出分支到黄体囊壁，彩色多普勒或能量多普勒在黄体囊的周围可显示环绕的血流信号。

（三）卵巢子宫内膜异位囊肿

1. 临床病理特征

由于内含暗褐色黏糊状陈旧性血液，似巧克力液体，也称巧克力囊肿。巧克力囊肿可单发或多发，大小不一，因囊内出血张力大，囊内液常外漏引起局部炎性反应和组织纤维化，导致卵巢和囊肿固定在盆腔内，与周围组织粘连不能活动。镜下检查子宫内膜异位病灶的囊壁上可见到子宫内膜上皮、内膜腺体、内膜间质，但反复出血的病灶可能无此典型组织结构，但若有典型临床症状，镜检时能找到少量内膜间质细胞亦可诊断。囊壁薄、内壁光滑，囊内回声较多，呈均匀的云雾状低回声，为典型的巧克力囊肿表现，此类回声常为月经期或月经刚结束时，囊内巧克力样液体稍稠。

2. 声像图特征（图 7-3-3）

较小的卵巢巧克力囊肿经阴道扫查可在囊肿外侧见到部分正常含卵泡的卵巢组织，借此判断囊肿来源于卵巢，但囊肿较大时，则难以见到正常卵巢组织。巧克力囊肿呈圆形或椭圆形，可单发或多发，囊壁外缘较清晰，但内壁毛糙，囊肿内回声根据月经周期、病程长短不同而有一定特征性的改变。

3. 诊断经验分享

均匀稀疏回声巧克力囊肿与卵巢单纯性囊肿鉴

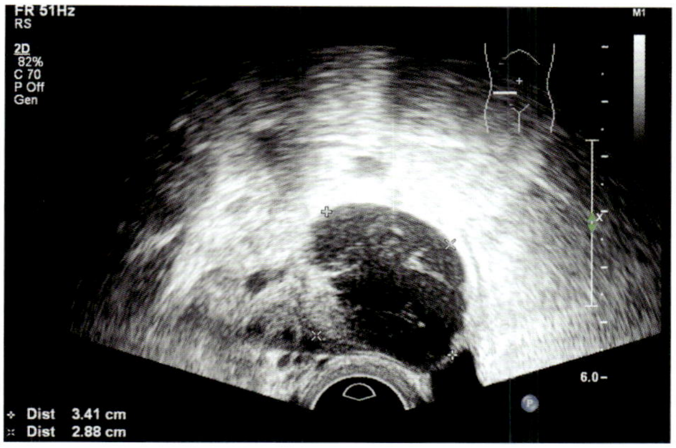

图 7-3-2　黄体血肿。

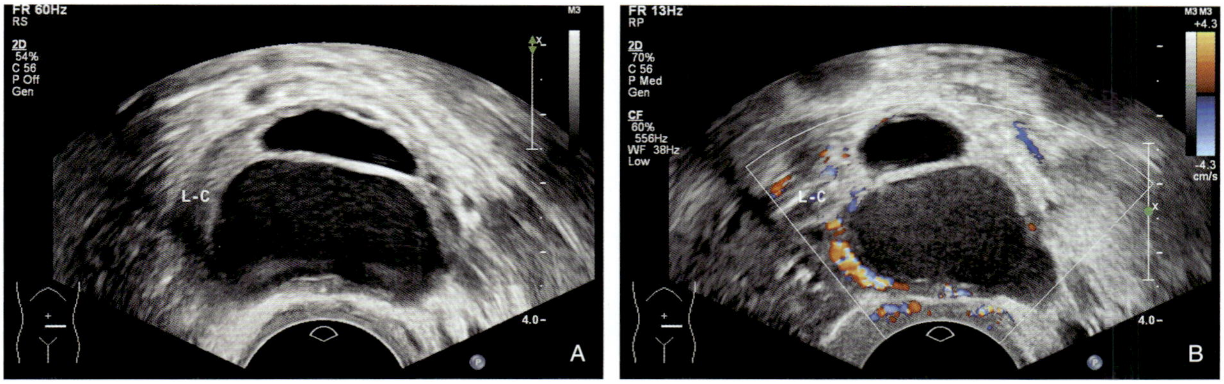

图 7-3-3　(A)卵巢子宫内膜异位囊肿；(B)卵巢子宫内膜异位囊肿 CDFI 表现。

别：根据调节超声增益后囊内有无回声。

均匀云雾状低回声巧克力囊肿与输卵管卵巢积脓鉴别：后者有盆腔炎症表现，仔细扫查囊肿囊壁厚薄不均，可显示管道状结构。巧克力囊肿合并感染时鉴别较困难，需结合有无巧克力囊肿病史。

（四）卵巢囊腺瘤

1. 临床病理特征

卵巢肿瘤中最常见，包括浆液性囊腺瘤和黏液性囊腺瘤，属于上皮性来源的卵巢肿瘤，发病年龄多为30~60岁，肿瘤常为单侧发生，呈圆球形，表面光滑有血管，可呈单房或多房。

2. 声像图特征（图7-3-4）

浆液性囊腺瘤大部分为单侧发病，体积以5~10cm多见，超声表现为附件区圆形或卵圆形囊性包块，囊壁薄、光滑，大多数囊内透声好，CDFI显示囊壁及分隔上少有血流信号，此超声特征多与巧克力囊肿相似；而乳头状囊腺瘤囊壁增厚，可见乳头状突起。

黏液性囊腺瘤体积大于浆液性囊腺瘤，超声表现为附件区厚壁囊性包块，体积巨大时可充满整个腹腔，囊内透声差，可有多条纤细分隔显示。

3. 诊断经验分享

浆液性囊腺瘤的囊性部分一般为无回声，呈圆形，瘤体一般小于10cm，囊壁较薄，囊壁厚度一般小于3mm，如多房的囊腺瘤，分隔纤细，囊壁上或分隔上无血流信号或探及少量血流信号；而黏液性囊腺瘤好发为单侧，表面光滑，容易生长巨大，大于10cm，甚至占据整个腹盆腔，囊性部分为云雾状弱回声，分隔多见。

（五）卵巢成熟畸胎瘤

1. 临床病理特征

成熟畸胎瘤是最常见的卵巢肿瘤之一，占卵巢良性肿瘤的10%~20%，占生殖细胞肿瘤的85%~97%，占畸胎瘤的95%以上。好发年龄为20~40岁，常为单侧，10%~17%为双侧。肿瘤中等大小，呈圆形或椭圆形，表面光滑。剖面为单房，内含油脂和毛发，有时见牙齿和骨片。肿瘤可含内、中、外胚层，偶尔为单胚层结构，形成卵巢甲状腺肿。卵巢成熟畸胎瘤恶变率为2%~4%，多发生于绝经后女性，畸胎瘤中一种成分恶变形成恶性肿瘤。

2. 声像图特征（图7-3-5）

肿物呈圆形或椭圆形，其内部回声情况与其组成成分有关。内部回声可呈低回声、等回声、高回声或强回声，或镶嵌存在。高回声和强回声多数为脂肪、毛发或牙齿，往往形态不规则，附于囊壁一侧，低回声为液体成分。肿块内部脂质与液性成分之间形成较为清晰的分界线，并随体位变化。根据不同的回声特点可分为“面团”征、“脂液分层”征、“瀑布”征或“垂柳”征。CDFI在肿块内部及边界较难探及血管，少血流或无血流信号。

（1）“脂液分层”征。一般情况下囊内可见细小的点状强回声密集地分布于囊肿的上部，下部为无回声区，呈明显的脂液分层，变换体位两者可相混，亦可因囊肿蒂扭转而出现上方为无回声，下方为脂液强回声。

（2）“面团”征或“发团”征。脂类颗粒黏聚在一起，形成规则或不规则的强回声团，可粘贴于内壁，后方回声轻度衰减。

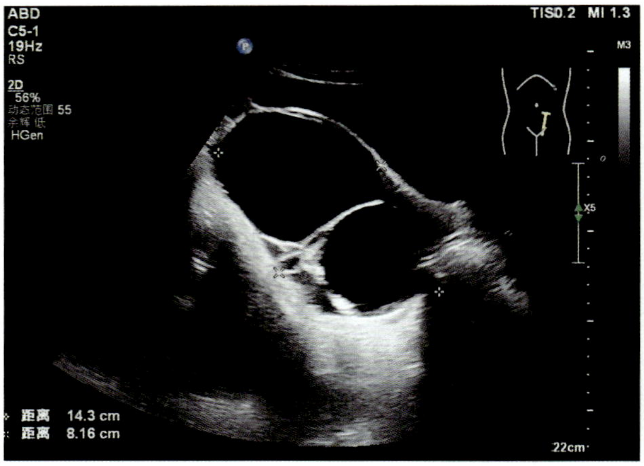

图7-3-4 黏液性囊腺瘤。

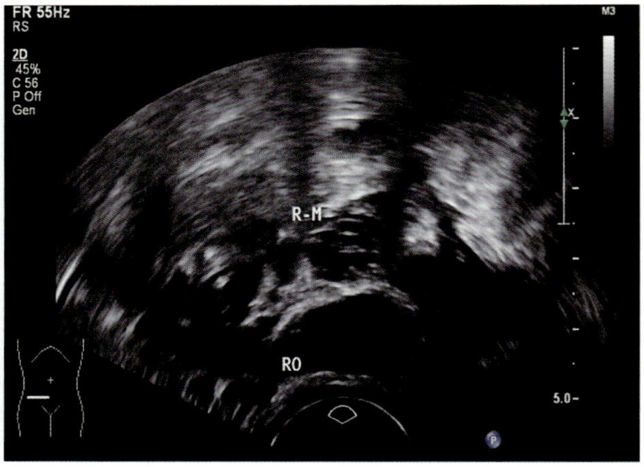

图7-3-5 成熟畸胎瘤。

(3)类囊性。多为圆形或椭圆形,囊壁较厚,多为单房,内为密集的点状强回声,有时在内壁处可见一薄层液性区,易与巧克力囊肿混淆。

(4)短条状强回声型。囊内散在分布短条状强回声。

(5)混合型。囊内结构复杂,可见上述两种或以上的声像图,可有密集的点状高回声、脂液分层、强回声团、"发团"征或"面团"征等。

(6)难辨型。卵巢囊性畸胎瘤内部多为强回声,与肠管回声相似,夹杂在肠管中不易辨认,容易混淆,经腹部超声不容易发现,多于经阴道超声检查时发现。

3.诊断经验分享

卵巢成熟畸胎瘤中以混合型占多数,其声像图以囊内"脂液分层"征、"面团"征或"发团"征、囊内短条状强回声等最具有特征性,根据这些声像图特点,不难诊断卵巢成熟畸胎瘤。但也经常有一些畸胎瘤内部结构复杂多样,往往与其他卵巢囊性肿块如卵巢浆液性囊腺瘤、巧克力囊肿等难以区别,甚至与较大的子宫浆膜下肌瘤相混淆,有时也容易与肠道气体相混淆。

(六)卵泡膜细胞瘤

1.临床病理特征

卵泡膜细胞瘤属于来源于原始性腺中的性索及间质组织的卵巢性索间质肿瘤,为良性肿瘤,多为单侧发生,常与卵巢颗粒细胞瘤合并存在,是具有内分泌功能的卵巢实性肿瘤,能分泌雌激素,常合并子宫内膜增生过长。肿瘤为圆形或椭圆形,实质性,黄色或白色,表面被覆有光泽、薄的纤维包膜,切面呈灰白色。镜下瘤细胞呈短梭形,胞浆富含脂质呈空泡状,细胞交错排列呈旋涡状,被结缔组织分隔。

2.声像图特征(图7-3-6)

肿物一般为圆形实性肿块,边界及轮廓清晰,内为密集均匀稍低回声,由于透声性良好,后方回声轻度增强,类似囊性肿物,与巧克力囊肿的云雾状高回声型极为相似,但没有囊壁结构,内部回声在调大增益后可见轻度"栅栏"状衰减。部分瘤体表现为实性不均质低回声,内见少许边界较清晰的液性区。CDFI显示内部散在分布的较微弱血流信号,记录到低速、中等阻力血流频谱,RI在0.40~0.50,最大血流速度为15cm/s左右,但也可见高速低阻力型频谱,此时与颗粒细胞瘤难鉴别,应考虑卵泡膜-颗粒细胞瘤。

3.诊断经验分享

卵泡膜细胞瘤的二维声像特征介于实性的纤维瘤和囊性的"云雾"状高回声型巧克力囊肿之间,结合CDFI有一定的特征性,约有一半病例可经超声检查诊断出来。部分病例误诊为巧克力囊肿、卵巢纤维瘤和浆膜下肌瘤,鉴别时主要根据:①椭圆形肿块无包膜结构;②瘤体内回声衰减不明显;③瘤体低回声结构内有少许血流信号;④同侧卵巢无显示。合并内分泌功能改变,如功能性子宫出血者,发现具有以上特征的实性卵巢肿瘤时,应考虑卵泡膜细胞瘤的诊断。

(七)卵巢纤维瘤

1.临床病理特征

卵巢纤维瘤亦属于来源于原始性腺中的性索及间质组织的卵巢性索间质肿瘤,占卵巢肿瘤的2%~5%,多见于中年女性,单侧为多。肿瘤常伴发腹水或胸腔积液,称为梅格斯综合征。肿瘤为圆形或分叶状,质地坚硬,白色,大小中等,表面光滑,切面呈灰白色,镜下大量含胶原纤维的梭形瘤细胞呈编织状排列。

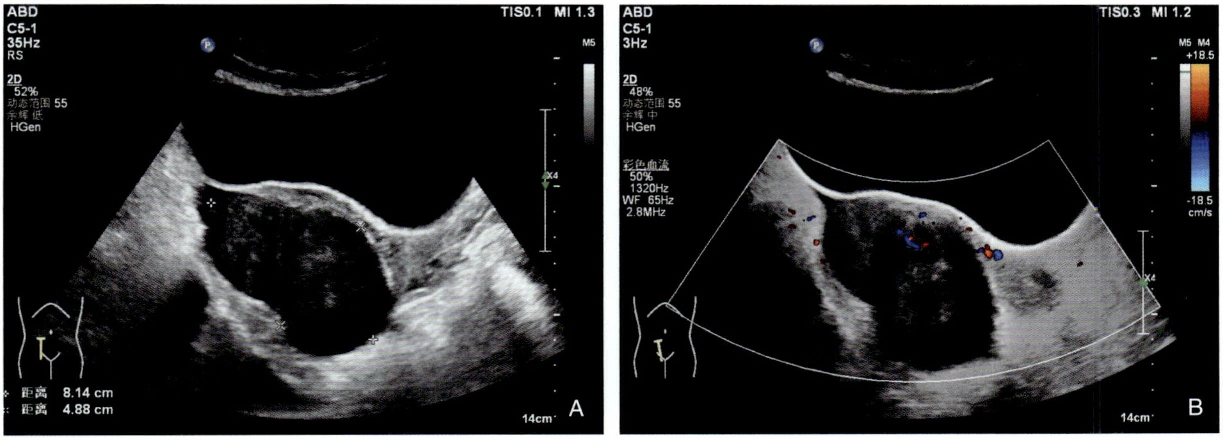

图7-3-6 (A)卵泡膜细胞瘤;(B)卵泡膜细胞瘤CDFI表现。

2.声像图特征(图7-3-7)

声像图为圆形或椭圆形实性肿块,边界及轮廓清晰,无包膜回声,内部回声似肌瘤,为不均质实性低回声,致密,后方伴回声衰减,可有强回声钙化斑及无回声小囊,CDFI在近场可见少许血流信号,远场有衰减,常无血流显示,可伴胸腹水。

3.诊断经验分享

卵巢纤维瘤内部回声与浆膜下子宫肌瘤相同,鉴别要点为肿瘤与子宫和卵巢的关系,如果能显示双侧正常卵巢,对于排除卵巢纤维瘤有很大的帮助。

(八)勃勒纳瘤

1.临床病理特征

卵巢勃勒纳瘤又称纤维上皮瘤,目前认为主要来自卵巢表面上皮和间质,占卵巢肿瘤的2%~3%,可分为良性、临界恶性和恶性3种类型,良性占大部分。良性勃勒纳瘤瘤体直径往往小于2cm,大多数为单侧,肿瘤呈实质性,常与囊性卵巢肿瘤如黏液性囊腺瘤、子宫内膜样肿瘤等同时发生,为附着在壁上的硬结节,与周围分界清楚,切面呈纤维瘤样,有“沙粒”状钙。镜下表现为在丰富的纤维间质内有圆形、边界清晰的上皮细胞巢,间质可见灶性玻璃样变和钙化。

2.声像图特征(图7-3-8)

良性勃勒纳瘤典型的二维超声表现为实性肿块,瘤体内部回声因明显衰减而无法显示,整个瘤体表现为扇形深重声影,呈“蛋壳”征。当肿瘤与其他囊性卵巢肿瘤并存时,声像图较复杂,可在囊肿内或囊壁上找到瘤体。

3.诊断经验分享

瘤内“蛋壳”样深重声影与一般纤维瘤实性回声伴衰减不同,也与畸胎瘤内强回声伴声影有差别,出现此声像特征的卵巢勃勒纳瘤占2/3,可帮助诊断。

二、卵巢恶性肿瘤

(一)浆液性囊腺癌和黏液性囊腺癌

1.临床病理特征

卵巢囊腺癌包括浆液性囊腺癌和黏液性囊腺癌,前者为卵巢恶性肿瘤中最常见者,占40%,一半病例为双侧,表面光滑或有乳头状物,灰白色,切面为多房,腔内充满乳头,常伴出血坏死,囊液混浊,肿瘤呈乳头状

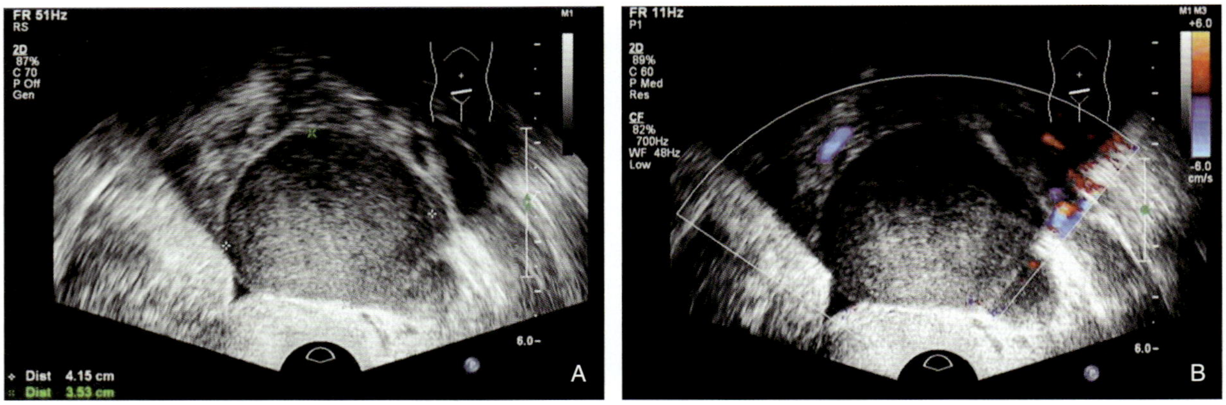

图7-3-7 (A)卵巢纤维瘤;(B)卵巢纤维瘤CDFI表现。

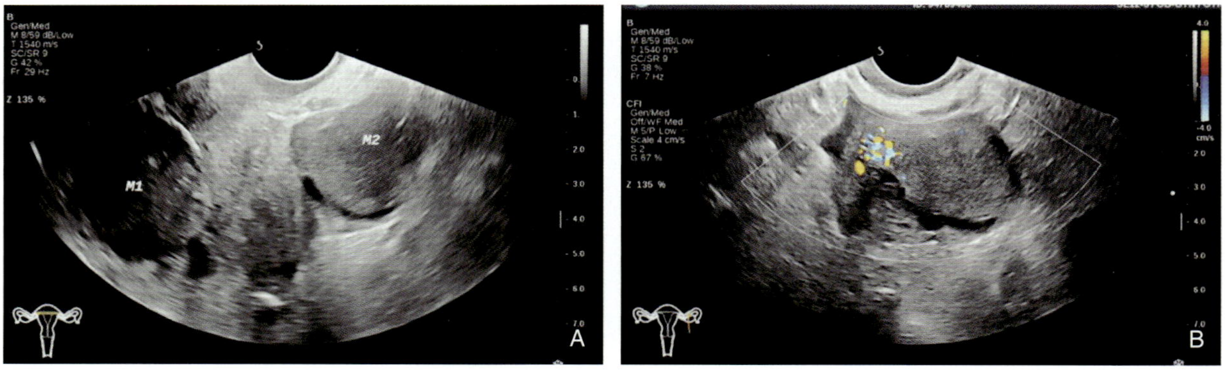

图7-3-8 (A)勃勒纳瘤;(B)勃勒纳瘤CDFI表现。

生长，乳头上皮细胞明显增生。后者占恶性卵巢肿瘤的10%，单侧多见，瘤体较大，囊壁可见乳头或实质区，质地脆，粗天鹅绒样或乳头状，切面多房，囊液混浊或血性。腺体细胞明显异型，分泌黏液可形成细胞外湖。临界恶性是指上皮细胞有增殖活跃及核异型，表现为上皮细胞层次增加，但无间质浸润，是一种低度潜在恶性肿瘤，生长缓慢，转移率低，复发迟。肿瘤内同时含浆液性和黏液性囊腺癌成分，或肿瘤病理为腺癌，无法分浆液性或黏液性，为混合性囊腺癌和混合性腺癌，可分为高分化、中等分化和低分化腺癌。

2. 声像图特征（图7-3-9和图7-3-10）

二维声像图上难以区别浆液性抑或黏液性囊腺癌，均表现为囊实性肿块。回声类型多为Ⅳ型或Ⅴ型，回声杂乱，有囊性为主、实性为主及囊实混合性回声。囊性为主的肿块囊壁较厚而不均，有粗细不均的分隔，囊液常呈无回声，有囊内出血时呈不均质低回声，实性为主则囊内壁实性块状突起，中部可见大小不等的囊性区，乳头向外生长时肿块边界难辨。黏液性囊腺癌有时具有多隔分房、囊性区内有含黏液的密集云雾状低回声等特征，与浆液性有所不同。混合性腺癌表现为囊实性肿块声像，其肿瘤的实性成分愈多，意味着分化程度愈低，CDFI有共同的表现，表现为肿块边缘、间隔上和中央实性区可见到丰富血流信号，可记录到低或极低阻力频谱，RI≤0.40，边缘则有较高速血流，最大流速常大于30cm/s。

超声造影显示卵巢囊腺癌增厚囊壁及内部实性成分有造影剂充盈呈高增强，造影强化的开始增强时间早、达峰时间早、消退时间早，时间-强度曲线上升支陡直、下降支陡直或平缓。

3. 诊断经验分享

主要与卵巢囊腺瘤鉴别，卵巢囊腺瘤囊壁及囊内分隔薄，厚度均匀，囊壁实性结节较小且少见。一般无

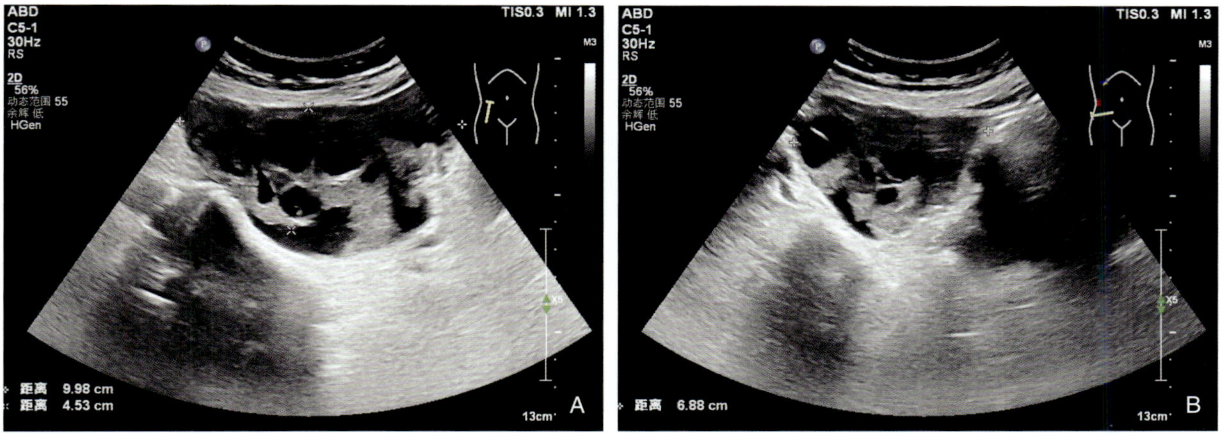

图7-3-9 浆液性囊腺癌。(A)长轴切面声像图；(B)短轴切面声像图。

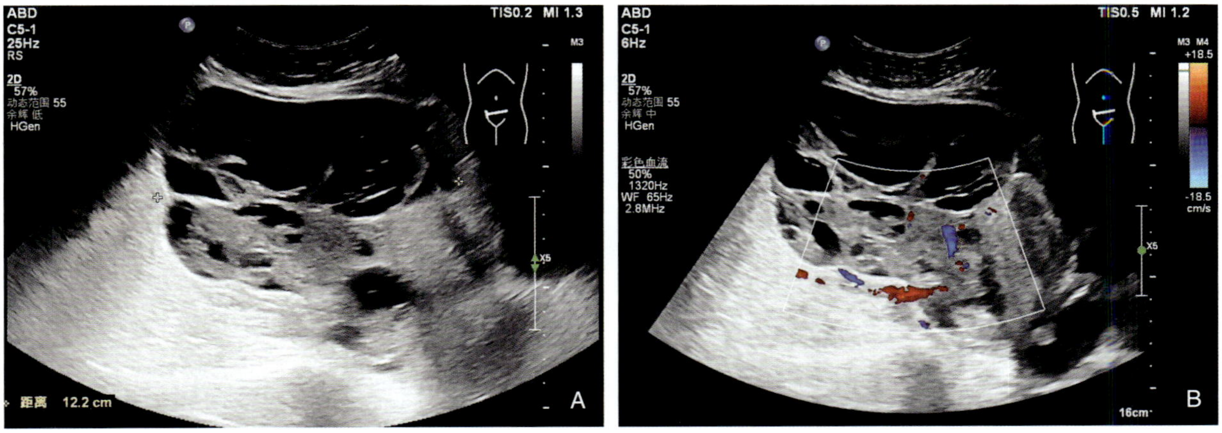

图7-3-10 (A)黏液性囊腺癌；(B)黏液性囊腺癌CDFI表现。

淋巴结肿大、腹腔转移及腹水征象。

(二)未成熟畸胎瘤和成熟畸胎瘤恶变

1. 临床病理特征

未成熟性畸胎瘤好发于儿童和青年女性，较罕见，临床上有甲胎蛋白升高的表现。瘤体较大，含有2~3胚层，未成熟胚胎组织分化程度不同，主要为原始神经组织。成熟畸胎瘤恶变发生在年龄较大女性，恶变成分为癌或肉瘤组织，成熟畸胎瘤有1%~2%发生癌变。偶见向单一胚层高度分化即单一胚层高度特异性的畸胎瘤如卵巢甲状腺肿，可分泌甲状腺素引起甲状腺功能亢进，占畸胎瘤的2%~3%。另外还有类癌也属于单胚层高度特异性畸胎瘤，为低度恶性。

2. 声像图特征(图7-3-11和图7-3-12)

二维图像大多表现为囊实性肿块，其囊性区或实性区内可含有实性高回声团或结节状高回声，有时伴声影。

3. 诊断经验分享

主要与卵巢成熟畸胎瘤相鉴别，瘤体内实性区CDFI可显示或多或少的血流信号，可记录到低阻力血流，血流灌注指数(PI)≤1.0，RI≤0.50，可帮助鉴别成熟畸胎瘤，后者瘤内无血流信号。

(三)卵巢内膜样癌

1. 临床病理特征

卵巢内膜样腺癌占卵巢恶性肿瘤的10%~24%，大小不等，多为囊性，有乳头生长，囊液多为血性。镜下形态类似子宫内膜腺癌，30%为腺棘皮癌，并常并发子宫内膜癌，两者合并存在时难以鉴别是原发于卵巢还是从子宫转移而来。

2. 声像图特征(图7-3-13)

二维声像类似卵巢乳头状囊腺癌，肿块以囊性为主，少有实性者，大小不等，囊壁厚薄不均，壁不光滑，可见分隔及附壁的实性乳头或团块，内透声差。CDFI显示囊壁及囊内实性成分均可见较丰富血流信号，PW多呈高速低阻血流。

3. 诊断经验分享

术前鉴别困难。本病可能的来源为子宫内膜异位囊肿恶变，也常与子宫内膜癌或实性的勃勒纳瘤并发，因此当发现囊实性类似囊腺癌的肿块时，若有子宫内膜异位囊肿病史或同时发现子宫内膜癌时，应注意卵巢内膜样腺癌的可能。

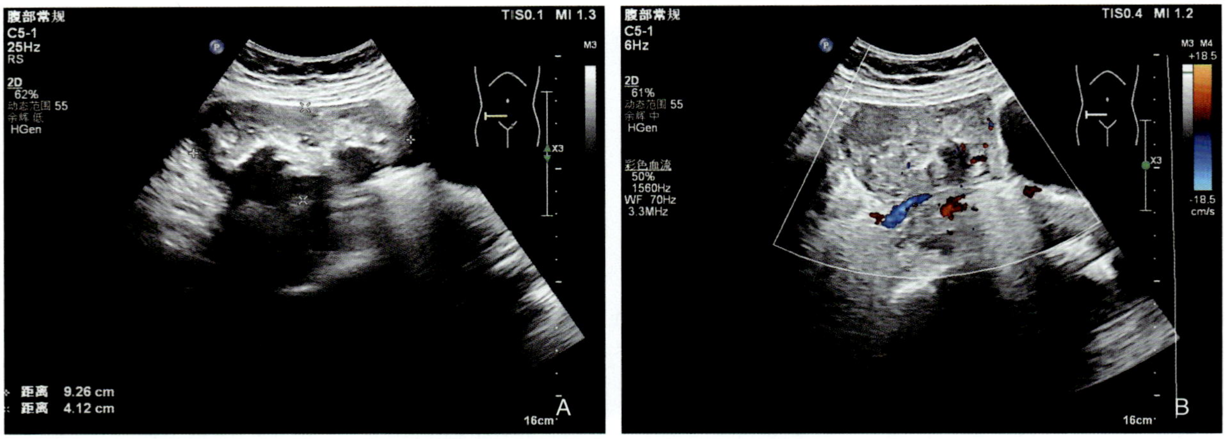

图7-3-11 (A)未成熟性畸胎瘤；(B)未成熟性畸胎瘤CDFI表现。

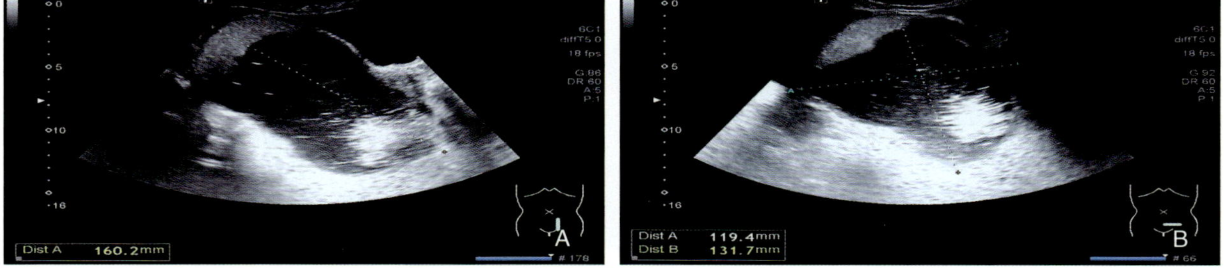

图7-3-12 成熟性畸胎瘤恶变。(A)长轴切面声像图；(B)短轴切面声像图。

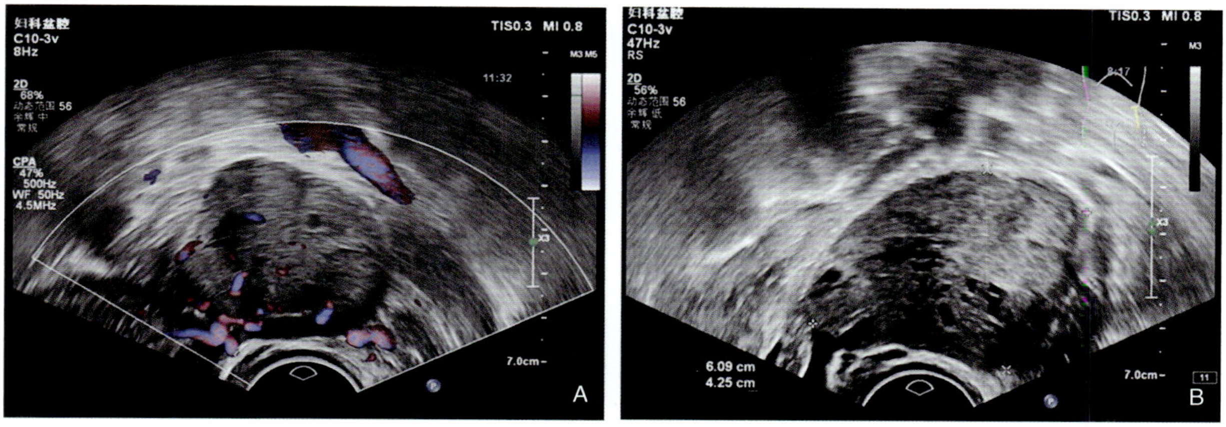

图7-3-13 卵巢内膜样癌。(A)纵切面;(B)CDFI表现。

(四)颗粒细胞瘤

1. 临床病理特征

颗粒细胞瘤来源于卵巢性索-间质细胞,是一种功能性肿瘤,3/4以上有雌激素活性,出现不规则阴道流血等临床症状。单侧多见,多为实性,体积不大,圆形或椭圆形,有包膜,剖面组织呈黄色、红色,质脆易碎,可有单个或多个囊腔,属于低-中度恶性肿瘤。

2. 声像图特征(图7-3-14)

肿块以实性不均质回声为主,无明显声衰减,实性成分内含囊性结构,也可含液体成分,表现为多房分隔。由于肿瘤有产生雌激素的功能,瘤体内部血管扩张明显,血流阻力下降,CDFI显示为肿瘤内实性部分血流异常丰富,呈低阻高速型。常合并子宫内膜增厚,子宫增大,肌层血流信号增加。

3. 诊断经验分享

(1)实性卵巢颗粒细胞瘤与浆膜下子宫肌瘤的鉴别。前者瘤内部常见小囊腔回声,后者内部一般无囊腔,且多数情况下可发现蒂或通过CDFI观察发现浆膜下肌瘤与子宫间血流的密切关系,再结合临床资料一般可鉴别。

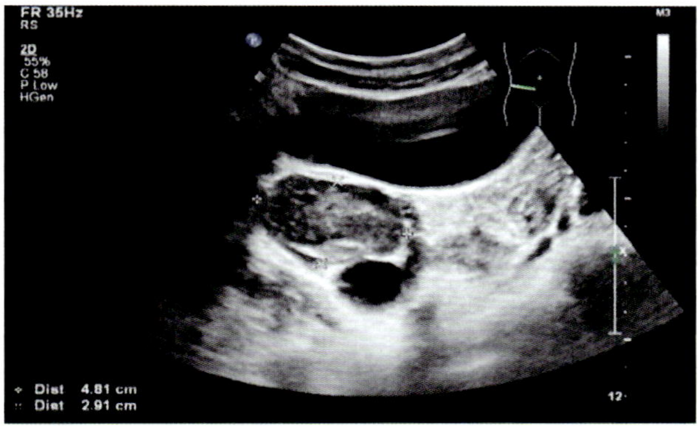

图7-3-14 颗粒细胞瘤。

(2)多房、囊实性的卵巢颗粒瘤与浆液性囊腺癌、黏液性囊腺瘤/癌的鉴别。典型浆液性囊腺癌的囊壁及分隔厚而不均,囊内实性回声不规则,常见乳头;黏液性囊腺瘤/癌囊内含有黏液的密集“云雾”状低回声,颗粒细胞瘤囊内分隔有时呈“蜂窝”状,形态相对规则,囊壁及分隔尚光滑,无乳头状结节突入囊腔,还需结合临床资料综合诊断,但多数情况下鉴别仍困难。

(3)囊肿型颗粒细胞瘤与囊腺瘤或卵巢单纯性囊肿的鉴别。多数情况下鉴别较困难,需结合临床资料。

(五)无性细胞瘤

1. 临床病理特征

无性细胞瘤为中等恶性,占卵巢恶性肿瘤的3%~5%,多见于青春期及青年期,肿瘤含滋养叶细胞时可出现人绒毛膜促性腺激素(HCG)异常,肿瘤对放疗敏感,预后较好。瘤体中等大小,实质性,单侧多见,触之如橡皮样,切面分叶状,淡棕色。镜下肿瘤细胞呈圆形或多角形,核大胞浆丰富,呈片状或条索状排列,由少量纤维组织分隔。

2. 声像图特征(图7-3-15)

肿瘤形状较规则,边界较清晰,内为实质性不均质稍低回声,无声衰减,瘤体中部可见树枝状稍高回声分隔,将实性肿瘤组织分隔成小叶状低回声区,CDFI显示瘤内血管主要分布于稍高回声的分隔上,血流频谱呈高速低阻力型。

3. 诊断经验分享

在年轻女性(20~30岁)筛查过程中,如果超声发现一个体积大、实性、分叶状的附件肿块,内部回声不规则,且在CDFI显示高度血管化,应引起对卵巢无性细胞瘤的怀疑。

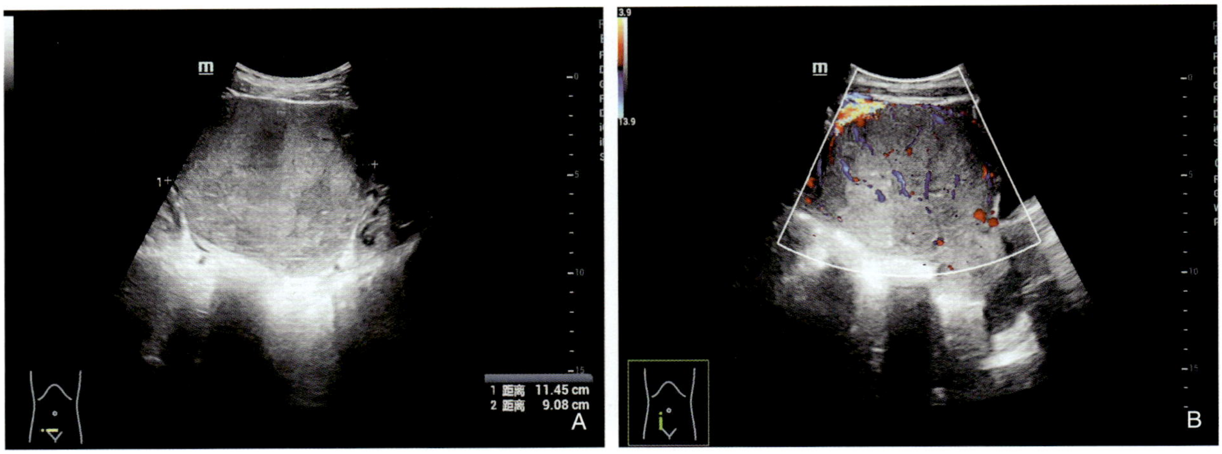

图 7-3-15 (A)无性细胞瘤;(B)无性细胞瘤 CDFI 表现。

(六)内胚窦瘤

1. 临床病理特征

内胚窦瘤即恶性卵黄囊瘤,或称胚胎性癌,为卵巢生殖细胞恶性肿瘤,恶性程度高,60% 为单侧,发病平均年龄 18 岁,血清甲胎蛋白浓度增高,常与畸胎瘤并存。包膜完整光滑,形态不规则,切面上大部分为实质性,组织脆,缺血、出血、坏死和囊性变,实质部分中可见形态不规则大小不等的囊腔,含胶状囊液,囊腔大小不等。早期即可发生转移,预后差。

2. 声像图特征(图 7-3-16)

肿块表现为实性为主的囊实性结构,瘤体较大,实性部分为较均质的等回声或稍低回声,内见大小不一、边界清晰的小囊腔散在分布。CDFI 显示为肿块实性部分内血管扩张,血流信号非常丰富,血流阻力很低。

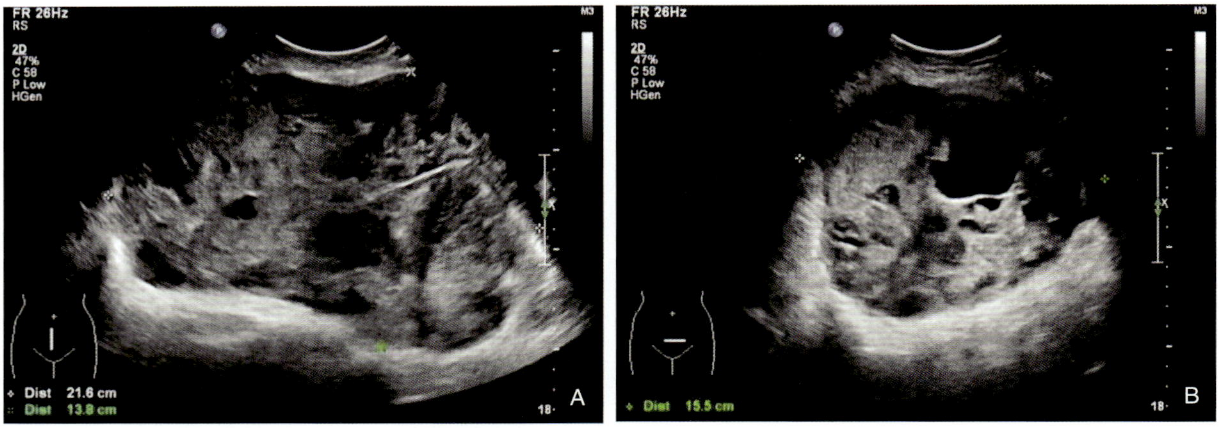

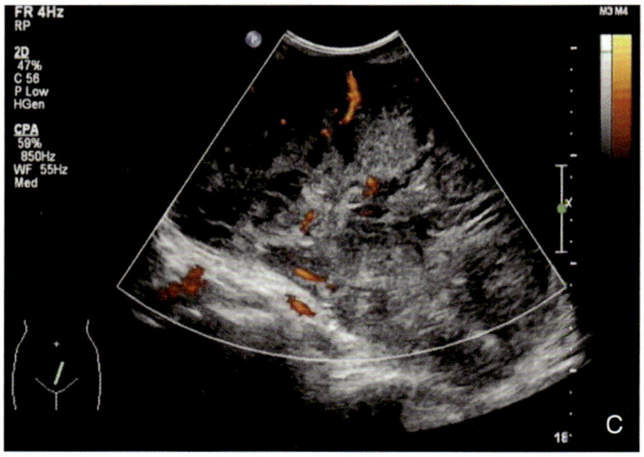

图 7-3-16 内胚窦瘤。(A)纵切面声像图;(B)横切面声像图;(C)CDFI 表现。

3.诊断经验分享

卵巢内胚窦瘤通常在20~30岁的年轻女性中发现，表现为疼痛和血清甲胎蛋白显著升高。超声显示卵巢内胚窦瘤多为单侧、体积大、多房囊实性或实性，实性组织质地细腻，略高回声，血管丰富。

(七)恶性勃勒纳瘤

1.临床病理特征

恶性勃勒纳瘤罕见，呈实性或囊性伴附壁结节，恶变成分为上皮，多数表现为移行细胞癌，纤维间质无明显异型，但有癌细胞浸润。其诊断应符合以下标准，即瘤内上皮含恶性成分，可见良性和恶性上皮的中间过渡形态，有间质浸润，必须除外卵巢转移癌。临界恶性勃勒纳瘤呈单房或多房囊性，囊内有乳头状突起，也可呈实性。

2.声像图特征

肿块以实性结构为主，因无特异性图像，难与其他恶性肿瘤鉴别。

3.诊断经验分享

卵巢勃勒纳瘤需要与以下疾病鉴别：

(1)浆膜下子宫肌瘤并钙化。子宫肌瘤的钙化多不规则，可呈弧状、斑片状、结节状等，如果扫查发现完整的双侧卵巢即可排除卵巢病变的可能。

(2)卵巢畸胎瘤。瘤体较少为一个完整的低回声包块或者单纯囊性包块，一般回声较混杂，常有脂肪、毛发等多种成分征象。

(3)卵泡膜细胞瘤。卵泡膜细胞瘤常为低回声包块，内部回声尚均匀，钙化少见。

(4)卵巢纤维瘤。卵巢纤维瘤不含上皮成分，为实性低回声包块，声衰减常见，瘤体内钙化少见。

(5)卵巢库肯勃瘤。患者有胃肠道肿瘤病史，多累及双侧卵巢，卵巢表面不光滑，内回声不均匀，钙化少见。

(6)卵巢无性细胞瘤。儿童和青少年发病多见，肿瘤多呈不均匀低回声，包块内血流信号丰富。

(7)卵巢囊腺瘤及囊腺癌。以囊性及囊实性存在，钙化少见，若出现钙化也以沙粒样钙化为主。

(八)卵巢转移瘤及其他盆腔内恶性肿瘤

1.临床病理特征

体内任何部位的原发性癌均可能转移到卵巢形成卵巢转移癌，占卵巢肿瘤的5%~10%，大多累及双侧卵巢，病灶表现为多发性结节，镜下可见原发肿瘤的形态特征。常见的卵巢转移癌为库肯勃瘤，为含明显印戒细胞成分的黏液性腺癌，占所有卵巢肿瘤的3%~4%，大多来自胃肠道，肿瘤大小不等，表面光滑结节状，切面实性，可见灶性黏液样区，伴出血坏死。镜下上皮细胞胞浆内富含黏液，可见印戒细胞，间质内可有黏液，形成黏液湖。

2.声像图特征

(1)库肯勃瘤(图7-3-17)。双侧卵巢均受累，肿块回声实性不均质稍高回声，有时伴衰减，无明显包膜反射，但边界清晰，呈肾形，CDFI显示瘤内血流丰富。肿块内血流频谱以中等阻力(RI>0.40)为主，很少记录到低阻力血流，此点与原发于卵巢的恶性肿瘤不同。常在盆腹腔其他部位扫查到边界不清、有相似回声的肿块，合并腹水。

(2)其他盆腔肿块(图7-3-18)。包括直肠癌盆腔内侵犯和转移，发生在生殖器官以外的盆腔内实性肿瘤应与卵巢的原发性恶性肿瘤鉴别，例如大网膜间叶

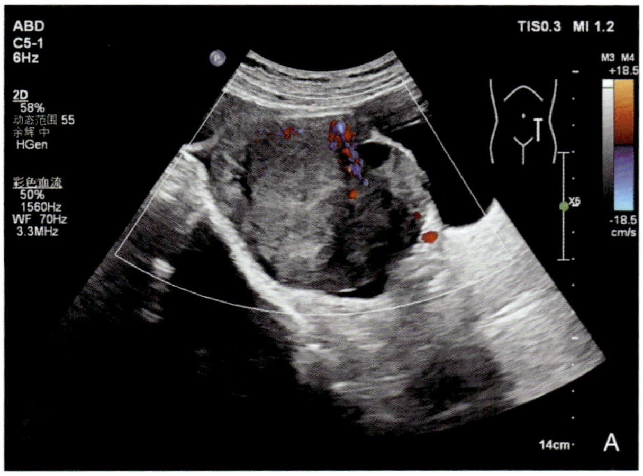

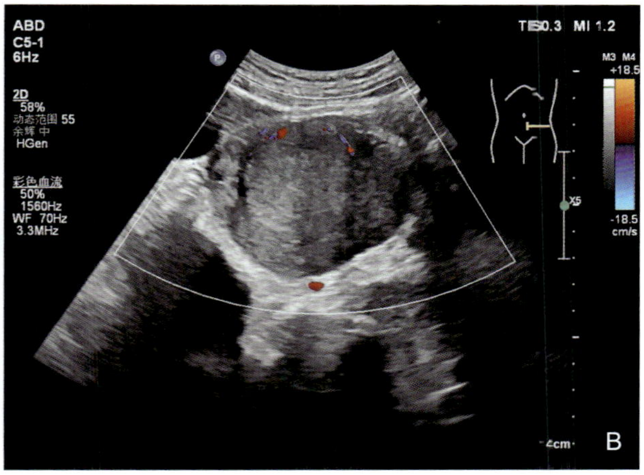

图7-3-17 库肯勃瘤。(A)纵切面声像图及CDFI表现；(B)横切面声像图及CDFI表现。

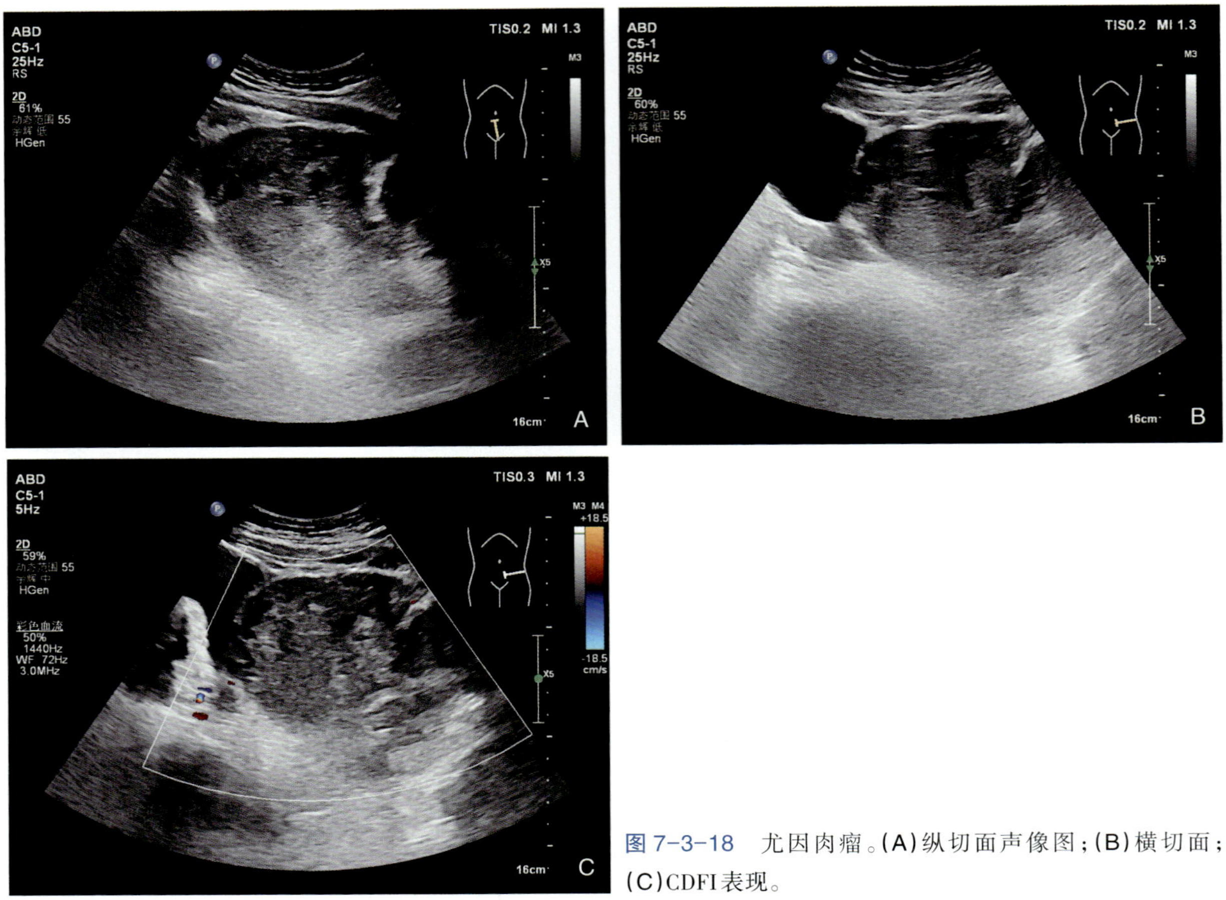

图 7-3-18　尤因肉瘤。(A)纵切面声像图;(B)横切面;(C)CDFI表现。

细胞瘤表现为盆腹腔内实性不均匀低回声肿块,肿块内有大量丰富血流信号,血管粗大,可记录到低阻力血流频谱,腹膜后肿瘤也表现实性不均质低回声肿块,但仔细扫查肿块来源于腹膜后。

(3)恶性卵巢肿瘤复发。卵巢癌术后或化疗后需注意复发或残存癌,经腹扫查对盆腹腔内较小的复发或残存癌常常不敏感,经阴道扫查能够清晰地显示阴道残端及其周围的病变。癌肿常表现为不均质低回声结节,形状不规则,边界欠清,病灶稍大时应用CDFI可在瘤内显示低阻力的血流信号,借此可与阴道残端血肿或机化鉴别。腹膜局限性增厚应考虑卵巢肿瘤种植,周围器官侵犯时局部出现低回声肿块,边界不清。复发癌常与腹水并存,早期少量腹水的检出有助于诊断。

3.诊断经验分享

卵巢转移瘤主要来自乳腺、肠道、胃、生殖道及泌尿系统,源自淋巴瘤或胃,乳腺和子宫肿瘤的卵巢转移瘤几乎在所有病例中都是实性的,而源自结肠、直肠或胆道的卵巢转移瘤则表现出更多的异质形态,多数为多囊性且边界不规则。

第4节　原发性输卵管癌

一、临床病理特征

原发性输卵管癌发病率很低,占妇科恶性肿瘤的0.5%,主要根据病史和原发灶的超声表现特征、侵犯范围诊断。多发于绝经后女性,平均发病年龄为52岁。病因可能与慢性输卵管炎症有关。早期无特异症状和体征，常被忽视。肿瘤进展可出现输卵管癌三联征，即阴道排液、腹痛、盆腔肿块。阴道排液为常见和特异性的症状，排液为浆液性、黄色、无臭，呈间歇性，量时多时少，有时为血性。病变侧下腹部隐痛、钝痛，有时阴道排液前呈绞痛。部分患者可出现下腹肿块，妇科检查在子宫一侧盆腔内可扪及活动度差的肿物。晚期出现血性腹水。肿瘤转移途径有直接种植和淋巴结转移，尤其是子宫和卵巢周围淋巴结常受累，也可经血循环转移至肺部和阴道壁。临床分期与卵巢恶性肿瘤分期相同。单侧多发，癌肿好发于壶腹部，起自输卵管黏膜。输卵管结节状增大，增粗呈"腊肠"形，外观似输卵管积水，内含血性液体，其切面见输卵管管腔扩大，壁薄，内含灰白色乳头状或"菜花"状赘生物。镜下癌肿为腺癌。

二、声像图特征(图7-4-1)

子宫旁不规则形肿物，无包膜，内呈混合性回声，多为"腊肠"形、圆形、壁较厚的囊性结构，其内为不均匀低回声，囊壁上有时见乳头状结构。子宫内常有宫腔线分离、宫腔积液征象，子宫大小正常，内膜无明显增厚。CDFI显示宫旁肿块囊壁上或实质部分内见散在血流信号，与卵巢恶性肿瘤相似，血流呈低阻力型，RI<0.40。

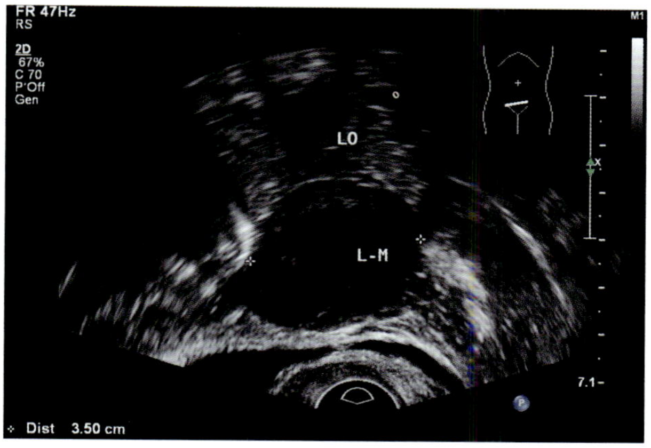

图7-4-1　原发性输卵管癌。

三、诊断经验分享

(一)卵巢囊腺瘤

输卵管癌肿瘤增大时超声图像上与卵巢囊腺癌相似，加上癌肿多侵犯卵巢，故常被误诊为卵巢囊腺瘤。此时鉴别的关键为病史，不规则阴道排液是重要的鉴别依据。

(二)输卵管卵巢脓肿

单纯声像图上难以鉴别，病史有时不典型，无发热、腹痛时炎症容易漏诊，需结合妇科双合诊，若附件区有明显压痛可帮助诊断。

第5节　卵巢-附件影像报告和数据系统(O-RADS分类)

2020年，美国放射学会(ACR)正式发布了卵巢-附件影像报告和数据系统(O-RADS)超声风险分层与管理的共识指南。指南将卵巢附件超声所见的风险分为六类(O-RADS 0~5)，涵盖了从正常到高度恶性风险的范围。

一、分类方法

(一)O-RADS 0

评价不完全。

(二)O-RADS 1

正常绝经前卵巢，仅用于正常绝经前患者，包括卵泡和黄体，为避免引起患者的误解，建议超声报告将其描述为卵泡和黄体，而非囊肿。

(三)O-RADS 2

几乎可以肯定的良性病变(恶性风险<1%)，用规范化超声术语描述的典型良性囊肿(最大直径<10cm)，其中包括卵巢出血性囊肿、成熟畸胎瘤、子宫内膜异位囊肿、卵巢旁囊肿、腹膜包涵囊肿、输卵管积水。

(四)O-RADS 3

恶性低风险病变(恶性风险1%~10%)：最大直径≥10cm的O-RADS 2类病变，单房囊肿伴囊壁不规则增厚且厚度<3mm，彩色血流评分<4分、最大径<10cm的多房囊肿，无血流信号的任意大小、外壁光滑的实性病变。

(五)O-RADS 4

恶性中等风险病变(恶性风险10%~50%)：多房囊肿≥10cm、内壁光滑、彩色血流评分1~3分，其中包括以下几种情况——任意大小多房囊肿，内壁光滑，彩色血流评分4分；任意大小多房囊肿，内壁不规则和(或)有不完整分隔，任意彩色血流；任意大小单房囊肿，有实性成分，没有乳头状突起，任意彩色血流；任意大小单房囊肿，有1~3个乳头状突起，任意彩色血流；任意大小多房囊肿，有实性成分或乳头状突起，彩色血流评分1~2分；任意大小实性或实性为主肿物(实性成分≥80%)，轮廓清晰，彩色血流评分2~3分。

(六)O-RADS 5

恶性高风险病变(恶性风险≥50%)：任意大小单房囊肿，>4个乳头状突起，任意彩色血流；任意大小多房囊肿，有实性成分，彩色血流3~4分；任意大小实性或实性为主肿物(实性成分≥80%)，轮廓光滑，彩色血流4分；任意大小实性或实性为主肿物(实性成分≥80%)，轮廓不光滑，任意彩色血流；伴腹水和(或)腹膜结节。

二、应用该共识指南的注意事项

共识指南是针对无急症、无明显卵巢癌家族史或BRCA基因突变等卵巢癌中危风险的患者；若存在以上风险因素，则风险分层与管理会有差异。

应用O-RADS时，应注意每例患者均应被分为绝经前或绝经后，绝经后指闭经≥1年。

病变大小是风险评估中的重要因素，应准确测量病变的最大直径。

O-RADS仅适用于累及卵巢或输卵管的病变。若盆腔病变来源不明但考虑起源于卵巢或输卵管，或考虑为卵巢旁囊肿或腹膜包涵囊肿，可用O-RADS系统；但若盆腔病变明确非卵巢或输卵管来源，并不适用O-RADS。

检查途径上，O-RADS共识指南建议经阴道超声检查，必要时可辅助经腹部或经直肠超声检查。

对于多发或双侧病变，每个病变均需单独评估，且以O-RADS评分最高的病变指导治疗。

三、O-RADS 的风险分层与管理

(一)O-RADS 0

评价不完全，推荐重复超声检查，在某些病例中可建议MRI检查。

(二)O-RADS 1

正常卵巢，无须额外检查或随访。

(三)O-RADS 2

几乎可以肯定的良性病变(恶性风险<1%)，无须随访或监测；某些情况下需要接受超声专家检查或行MRI检查，并由妇科专科医生管理。

(四)O-RADS 3

恶性风险为1%~10%，大多数病变为良性，但共识指南强调合适的影像学评估非常重要，接受超声专家检查或行MRI检查是降低漏诊风险所必需的。

(五)O-RADS 4

恶性风险为10%~50%，共识指南指出O-RADS 4病变是在手术治疗前需要咨询或转诊至妇科肿瘤专家处理。

(六)O-RADS 5

恶性风险为50%~100%，应直接转诊至妇科肿瘤专家处理。

患者的绝经状态、超声专家的影像学评估、MRI的影像学特征和血清生物标志物(如CA125)在决定是否转诊至妇科肿瘤专家治疗时起着非常重要的参考作用。

四、O-RADS 共识指南的局限性

该影像报告和数据系统所采用的数据库只包括了经过手术的病变，可能会高估良性病变的恶性风险。用于检验描述术语的IOTA Ⅰ~Ⅲ期数据为回顾性研究，而非前瞻性研究。

第6节　妇科肿瘤的超声造影指南

一、适应证

常规超声无法判断附件区囊实性肿块内部类实性成分血流情况时，可借助超声造影明确有无血流灌注，鉴别其是否为有活性组织。

在常规超声的基础上，需进一步了解附件区囊实性肿块的良恶性，以及附件区实性肿块的组织来源。

在常规超声的基础上，更多了解子宫肌瘤、腺肌病

及宫腔占位病变(内膜息肉、黏膜下肌瘤、胚胎组织残留物等)超声诊断信息,提高诊断及鉴别诊断能力。

子宫恶性肿瘤:提高超声检查的敏感性和特异性,帮助了解肿瘤的浸润范围、程度和周围脏器的侵犯情况。

妊娠相关疾病:如异位妊娠、胎盘植入、滋养细胞疾病等,通过异常血流的检测,提高诊断价值、指导临床和疗效观察。

盆腔炎性病变的诊疗和疗效观察。

超声介入中应用:引导穿刺活检,指导局部消融治疗和疗效评估。

二、检查方法

根据检查需要选择经腹部或经阴道探头,经腹部探头频率为2.5~4.0MHz,经阴道探头频率为5.0~9.0MHz。

(一)造影前常规超声检查

采用经腹部及阴道或直肠联合方式检查,了解子宫及附件区一般情况。

(二)超声造影检查

1.造影剂及造影条件设置

造影剂按说明书的要求配制。声诺维经外周静脉团注,推荐用量:经腹部检查为1.5~2.4mL,经阴道检查建议为2.4~4.8mL。造影条件的设置要求图像达到最优化,能获得充分的组织抑制并保持足够的深度穿透力,增益调节以二维灰阶背景回声刚刚消失、膀胱后壁界面隐约可见为准。

2.造影检查步骤

探头切面固定于目标区域,先切换到造影成像模式,调节超声造影成像条件。

注射超声造影剂并开始计时,当造影剂微泡到达目标时,缓慢扇形扫查整个病灶,观察造影剂灌注情况。

连续存储超声造影120秒内的图像,如有必要也可连续存储3分钟内的图像。

3.检查注意事项

扫查方式选择:根据目标病灶大小及位置选择扫查方式,推荐尽量采取经腹部超声扫查。如肿块位于子宫后方且位置较深,肿块后缘距离体表超过10cm,或需观察囊性肿块后壁小乳头或结节结构时,可采取经阴道超声扫查方式。

目标区域的选择:对于附件区实性或多房囊性肿块,应选择CDFI显示血流最丰富的区域为目标;对于附件区囊实性肿块,则选择病灶的实性部分为目标。除病灶外,建议显示部分子宫肌层或卵巢组织作为参照。如不能同时显示病灶及参照目标,建议2次注射造影剂。2次注射造影剂时,建议先观察病灶造影剂灌注时间、消退时间及灌注模式,而后观察子宫或卵巢组织造影剂灌注时间、消退时间及灌注模式。

注射造影剂时针头内径应不小于20G,以免注射时因机械冲击产生微泡破裂,影响造影效果。

对于需采取2次注射造影剂的患者,间隔时间至少10分钟,以保证循环中的微泡已清除。

三、观察内容

对于盆腔肿块超声造影评价方法及指标尚无统一的标准,参阅文献报道及多中心研究结果,建议采用定性观察方法进行分析。

(一)造影时相的划分

将造影时相划分为增强早期及增强晚期。增强早期指子宫动脉开始灌注至子宫肌层灌注,回声逐渐增强达峰值的过程;增强晚期指自子宫肌层回声开始减低至造影前水平的过程。

(二)观察指标

关于子宫和附件肿块超声造影评价方法及指标目前尚无统一标准,参照2020年发布的《中国超声造影临床应用指南》及文献报道及多中心的研究结果,建议采用定性的观察方法进行分析,鉴别肿块良恶性时,可同时进行时间-强度曲线定量分析做补充。

(三)观察及记录病灶增强时间、增强水平及增强形态

病灶增强时间以子宫肌层为参照,分为早增强、同步增强及迟增强;增强形态可分为均匀及不均匀增强;增强水平以子宫肌层为参照,分为高、等、低及无增强。

四、临床应用

(一)对于肿物(视频7-6-1和视频7-6-2)

造影时内无血流灌注的附件区肿块,绝大部分为良性病变。

(二)对于附件区的囊实性肿块(视频7-6-3和视频7-6-4)

有回声的类实性成分如有造影剂灌注增强,则提示其为活性组织,反之则提示该部分为无活性组织。如子宫内膜异位囊肿及畸胎瘤中的类实性成分常无增

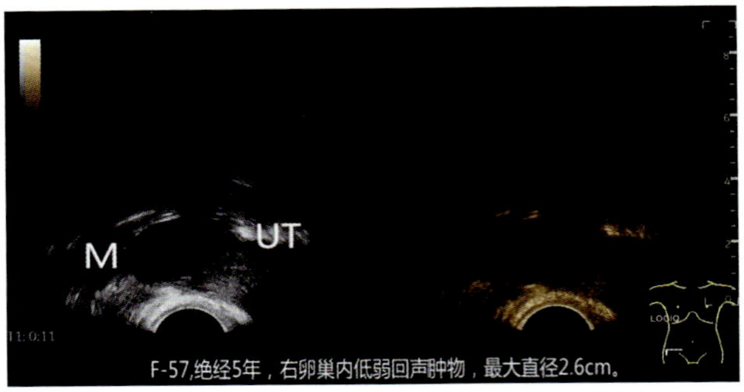

扫码观看高清视频

视频 7-6-1　右卵巢子宫内膜异位囊肿。患者女，57 岁，绝经 5 年，右卵巢混合回声肿物，最大径 2~6cm。超声造影后，肿物内部未见明显增强。

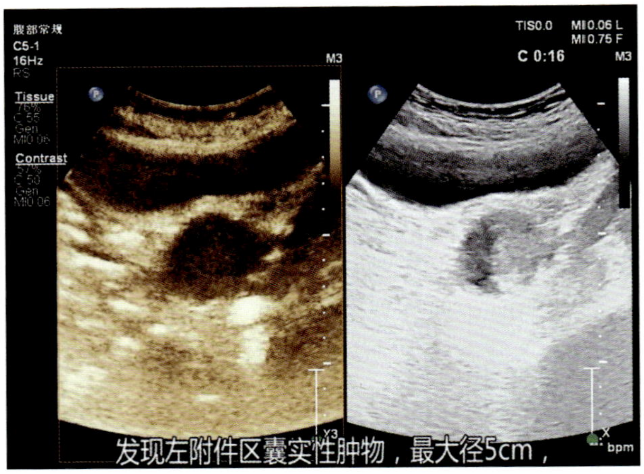

扫码观看高清视频

视频 7-6-2　左卵巢黄体血肿。患者女，46 岁，既往因子宫肌瘤行子宫切除术，仅肋骨继发性肿瘤入院。发现左附件区 5cm 肿物，超声造影后肿物内部无增强，周边呈厚环状增强，提示肿物为出血性囊肿，患者 1 个月后复查肿物消失。

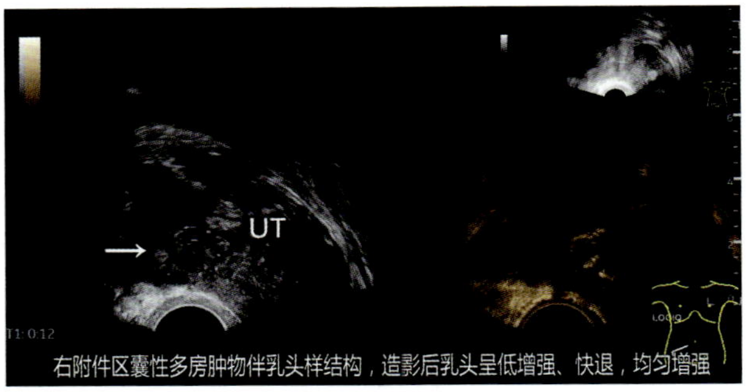

扫码观看高清视频

视频 7-6-3　右卵巢交界性浆液性囊腺瘤。患者女，50 岁，右附件区囊性多房肿物伴乳头样结构，超声造影后乳头样结构呈可见增强，与子宫肌层相比，呈“同进快退、低增强，均匀增强”表现。

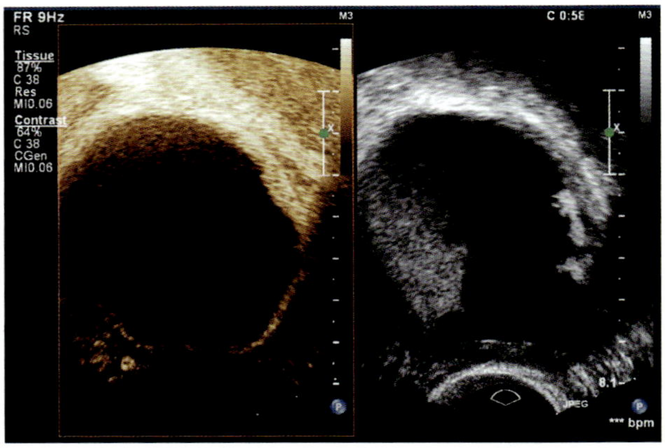

扫码观看高清视频

视频 7-6-4　巧克力囊肿。肘静脉注射声诺维造影剂 2~4mL，造影剂于 11 秒从卵巢肿物的周边包膜进入，27 秒达峰值，囊肿内部及附壁的实性乳头始终无明显增强。

强，而囊腺瘤的类实性成分常有增强。

(三)附件区恶性病灶(视频7-6-5至视频7-6-7)

附件区恶性病灶表现为增强时间早且消退较快，增强水平稍高或等增强、增强形态不均匀。良性病灶常表现为增强时间晚于子宫肌层，呈等或低增强，增强形态较均匀。

(四)某些病灶造影(视频7-6-8和视频7-6-9)

某些病灶造影表现具有一定的特点，可为其鉴别诊断提供信息。

- 卵巢转移瘤造影表现具有多样性。但来源于胃肠道的转移瘤常有如下表现：注入造影剂后肿瘤内部较大的供血动脉首先增强，而后向周边部分支，肿瘤灌注血管呈“树枝”状，伴盆壁转移时，癌肿浸润部分和增厚腹膜呈现恶性肿瘤的同样的灌注特点。
- 卵巢性索间质来源的实性肿瘤造影时主要表现为增强时间晚于子宫肌层，瘤体呈整体等增强或低增强，与浆膜下肌瘤增强模式不同，有助于两者的来源鉴别。

附件区脓肿造影时常表现为较典型的不均匀多房环状增强，环内呈无增强。

卵巢及卵巢肿瘤蒂扭转：完全扭转时，病灶区始终

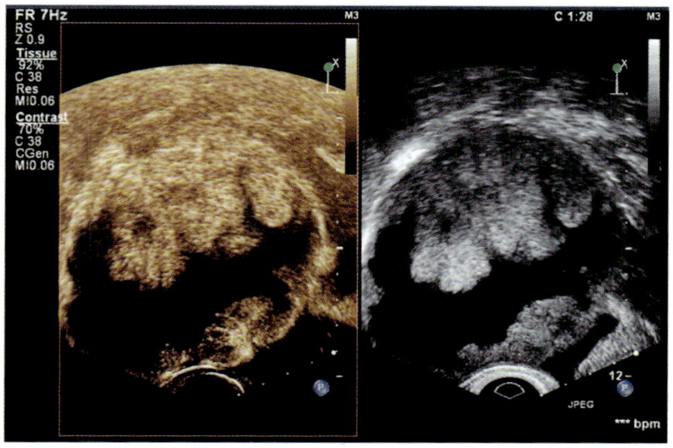

扫码观看高清视频

视频7-6-5　浆液性囊腺癌。肘静脉注入声诺维造影剂2~4mL，10秒时，造影剂从卵巢肿物周边进入，实性部分于22秒达峰值，24秒开始退药，153秒基本廓清。

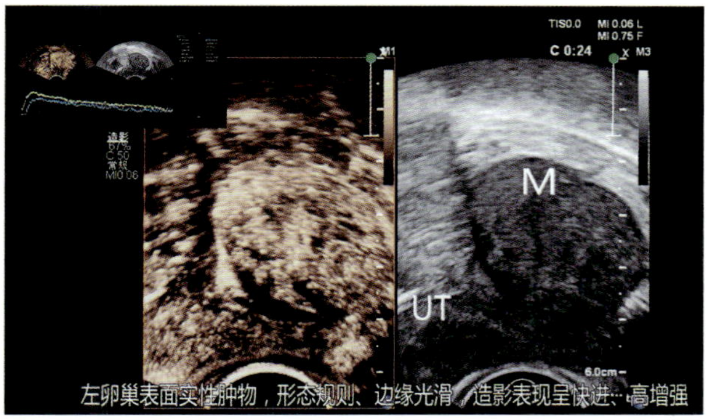

扫码观看高清视频

视频7-6-6　左卵巢高级别浆液性癌。患者女，54岁，左卵巢表面实性肿物，形态规则，边缘光滑，超声造影后，肿物与子宫肌层相比，呈“快进同退、高增强”表现。术后病理：(左卵巢)高级别浆液性癌。

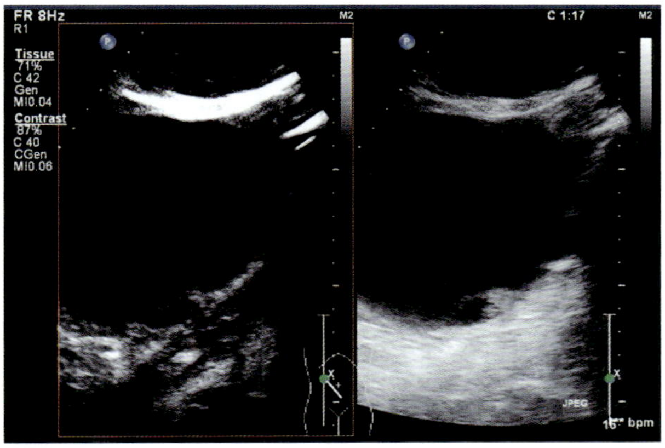

扫码观看高清视频

视频7-6-7　卵巢交界性浆液性乳头状瘤。患者女，37岁，附件区囊实性肿物，造影模式为：于动脉期28秒肿物内部的实性成分、囊壁及囊内边缘处的纤细分隔可见造影剂进入，50秒左右肿物内壁实性成分达到高峰，1分40秒时开始缓慢廓清。

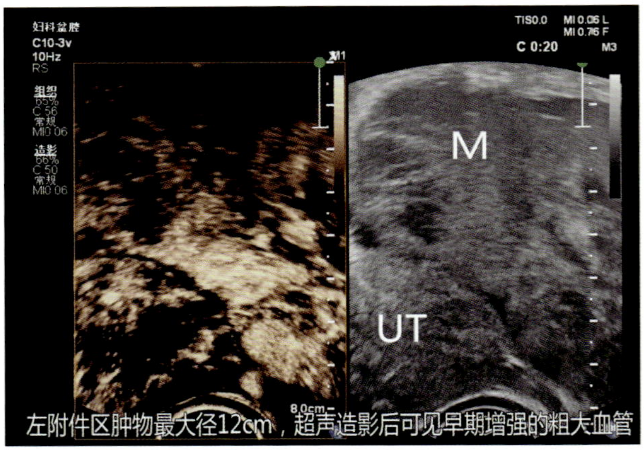

扫码观看高清视频

视频7-6-8　双附件区转移性腺癌(胃来源)。患者女，51岁，双附件区实性肿物，6年前胃远端中低分化腺癌手术史。左侧肿物12cm，超声造影后可见早期增强的粗大血管，肿物与子宫肌层相比，呈“快进同退、稍高增强”。术后病理：(双附件区)腺癌，可见印戒细胞，符合转移性。

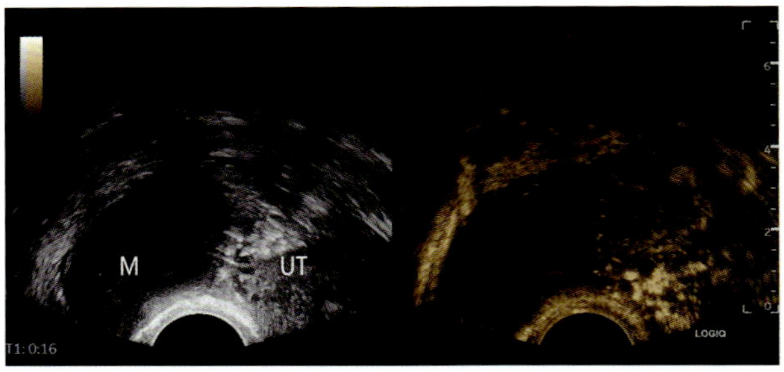

扫码观看高清视频

视频7-6-9　右卵巢卵泡膜纤维瘤。患者女，36岁，右附件区实性肿物，边缘光滑，形态规则，超声造影后，与子宫肌层相比，肿物呈“慢进、低增强”表现。

未见造影剂灌注；部分扭转时，病灶区实性部分或整个病灶可见造影剂灌注延迟、早期表现为不均匀高增强，晚期呈低增强。超声造影实时显示扭转蒂的微循环状况，可帮助判断扭转的形成和扭转程度，为临床治疗方式的选择提供依据。

(五)子宫病变

1.正常子宫

正常子宫的超声造影表现：子宫供血主要来源于子宫动脉及其分支。子宫动脉主干呈双侧分布，在宫颈内口水平依次分支上行支和下行支等动脉血管。上行支沿子宫侧缘上行，达子宫底高度，进入肌层后依次发出第一分支(弓形动脉、营养肌层外1/3)、第二分支(放射状动脉、营养肌层中1/3)、第三分支(螺旋动脉、营养肌层内1/3与内膜)。下行支主要向宫颈供血。各级子宫动脉呈环抱状分布，至中线处汇合。

实时超声造影可清晰显示子宫内动脉的循环灌注特征。注射造影剂后10~20秒，子宫动脉主干及其分支首先灌注呈高增强，随之子宫肌层增强，增强顺序为浆膜层至肌层、至内膜层，宫颈与宫体同步或稍晚于宫体增强，造影剂分布均匀，肌层强度稍高于内膜层。消退顺序与之相反，即子宫内膜先消退，子宫肌层及宫颈随后同步消退。

2.子宫肌瘤与肌腺病(视频7-6-10和视频7-6-11)

(1)子宫肌瘤。造影结果因子宫肌瘤类型、部位、患者年龄、有无变性等不同存在较大差异、肌壁间有假包膜时，包膜首先增强呈包绕的环状，随后造影剂进入瘤体内部，表现为均匀等增强或高增强。小的肌瘤包膜增强不明显，瘤体呈均匀增强。消退时顺序相反，瘤体内部造影剂消退较正常肌层快，表现为相对低回声，而假包膜消退相对较慢呈稍高回声，可较好地勾画出瘤体边界，清晰显示肌瘤数目、大小和位置。有蒂的黏膜下肌瘤，蒂部血管首先增强，并伸入宫腔，再显示由其分支血管包绕肌瘤周边并进入瘤内，瘤体呈均匀增强。无蒂的黏膜下肌瘤则表现为基底部出现树枝状或丛状滋养血管的增强，并迅速向宫腔内膜侧的瘤体充盈。浆膜下或阔韧带，增强早期先显示与宫体相连的瘤蒂血管，再发出分支环绕并伸入瘤体，增强时间与子宫肌层基本一致，表现为同步灌注，增强强度可高于或等于肌层，体积大的多呈低增强。

肌瘤玻璃样变性肌囊性变时，变性区域无造影剂

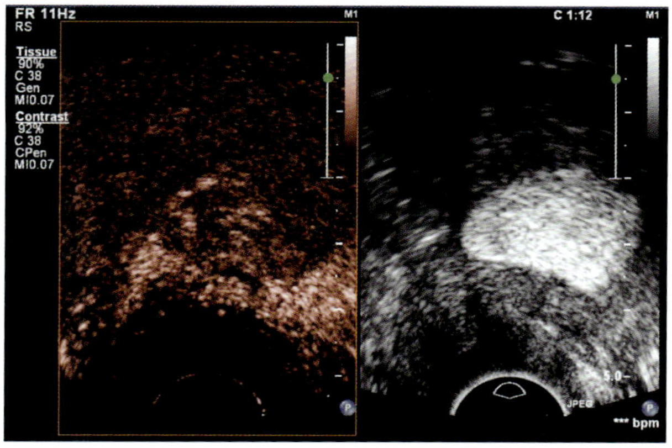

扫码观看高清视频

视频 7-6-10　子宫肌瘤变性。肘静脉注入造影剂声诺维 2~4mL，造影剂于 12 秒进入子宫肌层，几乎同时进入子宫后壁中强回声区，对比子宫肌层，呈低增强，22 秒达峰值，28 秒开始廓清，与子宫肌层几乎同时，3 分钟时后壁中强回声区基本廓清。

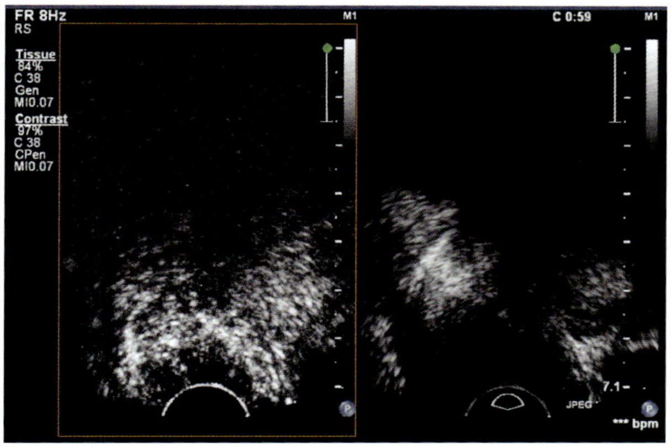

扫码观看高清视频

视频 7-6-11　宫颈癌。肘静脉注入声诺维造影剂 2~4mL，造影剂于 10 秒时开始进入宫颈及宫颈病灶区，早于子宫肌层，增强强度高于子宫肌层，18 秒达峰值，19 秒开始退药，早于子宫肌层，内呈不均匀增强。于 2 分 23 秒基本廓清，呈“快进快退”模式。

灌注，其余部分仍有肌瘤典型的灌注及消退特点。肉瘤样变时，可见多条滋养血管呈不规则分支状同时灌注，瘤体内造影剂分布明显不均匀，并见大片充盈缺损区，消退时无明显包膜感，病灶与肌层分界不清。

（2）腺肌病。子宫腺肌病根据病变分布的范围，分为弥漫性和局限性两种。超声造影时肌层病变区灌注表现为多样化，开始灌注时间可较正常子宫提前，同步或延后，整个病变区呈非均匀性，多灶性增强，与周围正常肌层分界模糊，消退时，病变区与周围肌层几乎同时消退。子宫腺肌病不形成假包膜，整个造影过程均未见明显的周围环状增强，与子宫肌瘤明显不同，可为两者的鉴别诊断提供依据。

（3）子宫内膜息肉。子宫内膜息肉由肌层内子宫动脉分支发出的细条状滋养血管供血，内膜组织通过螺旋动脉供血，供血的途径不同决定了内膜息肉的超声造影表现。超声造影时，内膜息肉开始增强时间等于或稍晚于子宫，早于子宫内膜，呈整体快速增强，增强强度与子宫肌层基本一致，高于子宫内膜增强水平，继发囊性变时，增强早期可见不均匀性增强。

（4）子宫内膜癌。早期常规超声检查多无异常，或仅有内膜增厚，超声造影多无灌注异常。随着癌肿浸润进展，中晚期内膜癌超声造影显示明显的灌注异常。增强早期，内膜组织显示快速高增强，开始增强时间，达峰时间明显早于周围正常肌层。消退时，癌肿区造影剂减退快，呈相对地增强，与周围正常肌层分界相对清晰。造影剂的强度分布变化，勾画出病变范围浸润肌层的深度与范围，对临床治疗和分期有指导意义。

（5）子宫颈癌。取决于病程发展的不同阶段，具有较高的诊断准确率。Ⅱ期以上的癌肿在增强早期呈现为早于宫体的快速不均匀高增强，迅速达到高峰，形成环状及团状高增强造影表现，与子宫体形成明显界限；增强晚期造影剂退出快于宫体，呈低增强，即使对于Ⅰb 期宫颈无明显形态变化的患者，超声造影仍可提示局部灌注异常。对于浸润范围的判断，超声造影同样有较高的准确率，子宫体与宫颈癌病变区造影时形成的分界有助于识别宫颈癌的病变范围和浸润程度，为宫颈癌的不同临床分期提供影像诊断依据。在宫颈癌小的局限性浸润评价方面，超声造影存在低估的情况。低分化肿瘤的恶性程度高，生长速度快，病灶内大量迂曲不规则的滋养血管和分裂旺盛的血管内皮细胞，使血管显影区域增加、微气泡反射回声增强，造影时低分化宫颈癌的峰值强度较高中分化者高。

（6）妊娠滋养细胞肿瘤。妊娠滋养细胞肿瘤包括侵蚀性葡萄胎和绒癌等。二维超声表现典型时，呈不规则的“蜂窝”状回声；不典型时，表现为子宫肌层回声不均匀或不均匀中低回声团。CDFI显示病灶区血流丰富或呈“湖泊”样血流信号。超声造影表现为离心式灌注，即由病灶区域一点或多点早期快速高增强，强度高于周围肌层，并向周边快速灌注，或呈肌层内杂乱血管多点多中心向周边快速灌注，并持续增强，消退较晚。CDFI显示血流缺乏的区域，超声造影表现为无增强或低增强。有研究认为，超声造影还可显示肌层异型血管的侵犯范围、深度及穿孔的先兆表现，对临床选择手术治疗具有重要指导意义，治疗有效时，侵蚀灶灌注减少，继而在后期灌注缺失，为临床评价化疗效果与转归从灌注水平提供影像学诊断依据。

（7）介入诊疗中的应用。超声造影引导下进行穿刺活检，能准确确定穿刺取材的部位，保证取材的满意度。穿刺时，将造影增强区域确定为靶点，在该区域取材，取得有活性组织的比例明显提高，从而提高妇科肿瘤的诊断准确性，同时减少穿刺次数，减少术后并发症。

子宫肌瘤、腺肌病局部消融治疗中，超声造影能够实时显示病灶的微循环状况，在术前、术中及术后发挥重要作用。术前超声造影可清晰显示肌瘤的部位、大小，以及与子宫内膜的关系，指导制定消融的治疗方案；术中及术后可准确识别已经无血供状态的变性坏死组织，指导对残留区域再次消融，治疗后随访有助于观察病灶的缩小和转归。

五、局限性

超声造影显示子宫、卵巢及肿瘤组织的灌注特征，为疾病的诊断和局部提供重要信息，对于附件区肿块，虽然文献报道及多中心研究结果显示，附件区良恶性肿块的某些超声造影表现有所不同，超声造影还不能肯定在多数妇科病变中具有特征性征象，常规超声仍是首选的检查方法，超声造影可作为进一步的检查手段。有关输卵管病变的静脉超声在临床研究和报道较少，还需大样本多中心的研究进一步证实。

参考文献

[1]吴钟瑜，等．新编实用妇产科超声学[M]. 天津：天津科技翻译出版公司，2007.

[2]吴钟瑜，等．实用经阴道超声诊断学[M]. 天津：天津科技翻译出版公司，2008.

[3]谢红宁，等．妇产科超声诊断学[M]. 北京：人民卫生出版社，2005.

[4]Andreotti R F, Timmerman D, Strachowski L M，等．2020. O-RADS US Risk Stratification and Management System：A Consensus Guideline from the ACR Ovarian-Adnexal Reporting and Data System Committee[J/OL]. Radiology，294(1)：168-185.

[5]中国医师协会超声医师分会．妇产科疾病静脉超声造影临床应用中国专家共识（2023版）[J]. 中华超声影像学杂志，2023，32(7)：553-565.

[6]中国医师协会超声医师分会．中国超声造影临床应用指南[M]. 北京：人民卫生出版社，2017.

第8章 软组织肿物的超声诊断

第1节 软组织肿物总论

一、临床特征综述

软组织肿物是一组源于脂肪、纤维、平滑肌、血管、淋巴管、外周神经等间叶组织的肿物，其分类复杂多样，位置分布广泛，可发生于头颈部、躯干及四肢。

软组织肿物根据病理学结果分为恶性、良性和中间性，提示不同的生物学行为。恶性软组织肿物呈侵袭性和浸润性生长，局部复发率高，可发生远处转移；良性软组织肿物生物学行为良好，切除后极少复发，治愈率高；中间性软组织肿物表现为局部侵袭性或偶发转移性。软组织肿物常表现为无痛性肿块，恶性肿物累及周围组织后可出现压迫神经、关节受累后活动受限、局部感染后破溃等临床症状。

软组织肿物临床常用影像检查方法包括超声、CT、MRI及PET/CT。超声因其快速便捷为临床首选检查方法，超声检查除了可定位病变位置、测量肿物大小，还可提供肿物内部回声、边界、血供、钙化、后方回声情况等声像图特征。除此以外，对于需要进行活检的软组织肿物可进行精准穿刺引导。CT检查定位能力好，对于评估肿物的钙化及骨化情况优于其他影像学检查。MRI具有较高的空间分辨率，可准确显示软组织肿物的解剖位置及与周围组织（神经、血管、骨骼等）的毗邻关系。PET/CT可评估患者全身病变情况及肿物活性信息。

二、浅表软组织肿物超声检查要点

（一）检查条件

探头选择：位于皮下、血管、神经等浅表软组织肿物选用线阵探头，频率可随病变深度进行调节；位于深部、体积较大的软组织肿物可选用凸阵探头。

对于过于浅表的软组织肿物可使用厚涂耦合剂作为声窗或使用增加透声的医疗产品，从而使肿物成像清晰。

（二）软组织肿物声像图特征

1. 位置

按照软组织分层，肿物可位于皮肤层、皮下脂肪层、深筋膜层、肌层。

2. 回声

回声可分为无回声、低回声、高回声及混合回声，囊肿类多表现为无回声，脂肪瘤多表现为高回声，其余软组织肿物多表现为低回声，若肿物内含有多种间质细胞来源则表现为混合回声。

3. 血流

恶性软组织肿物血流信号多丰富（放化疗后肿物血流信号减少），良性及中间性软组织肿物血流信号不丰富或稀少。

4. 边界

边界在软组织肿物诊断中无明显特异性，如部分肉瘤边界尚清，而部分良性软组织肿物或炎性病变边界多不清。形态亦无明显特异性，肿物大者多形态不规则。

第 2 节　恶性软组织肿物

一、脂肪肉瘤

(一)临床病理特征

脂肪肉瘤是成人常见的软组织恶性肿瘤之一，占恶性软组织肿瘤的10%~20%，发生率仅次于未分化肉瘤，病理组织学分为去分化脂肪肉瘤、黏液样脂肪肉瘤、多形性脂肪肉瘤。

脂肪肉瘤多以进行性生长的无痛性软组织肿块就诊。去分化脂肪肉瘤一般位于腹膜后，大多数无包膜，呈结节状或分叶状，多见于中年至老年人；黏液样脂肪肉瘤多见于青少年的下肢深部软组织内；多形性脂肪肉瘤恶性程度高，多见于老年人，好发于四肢，具有高度侵袭性、易复发和易转移的特点。

(二)声像图特征(图8-2-1至图8-2-3，视频8-2-1)

1. 去分化脂肪肉瘤

团块状或分叶状，边界较清，内部呈较均匀高回声，肿瘤内可有相对低回声区和较丰富的血流信号。

2. 黏液样脂肪肉瘤

较均匀的低回声，纯黏液性的回声会很均匀一致，易被误诊为囊性病变。

3. 多形性脂肪肉瘤

以中低回声为主，内可见散在的、回声稍强的回声

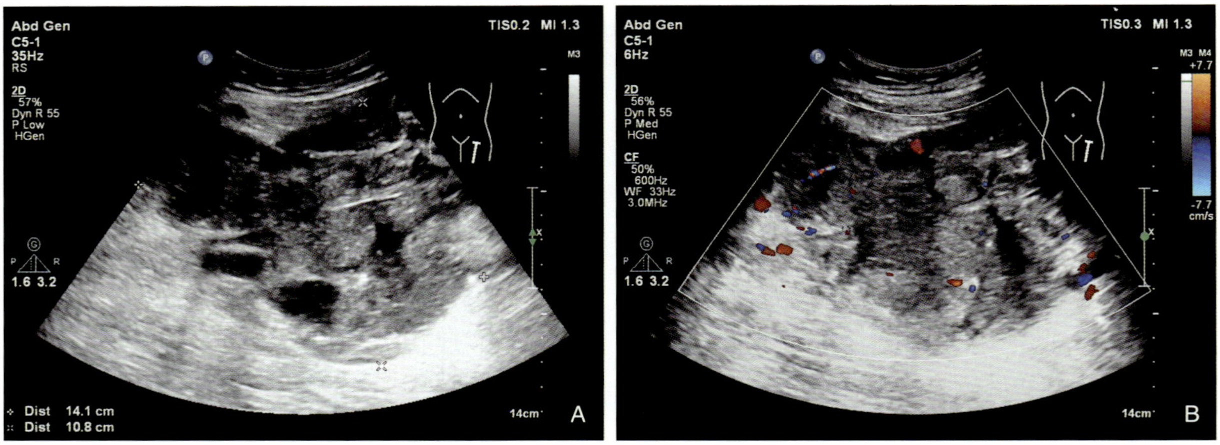

图 8-2-1　去分化脂肪肉瘤。(A)声像图；(B)CDFI表现。

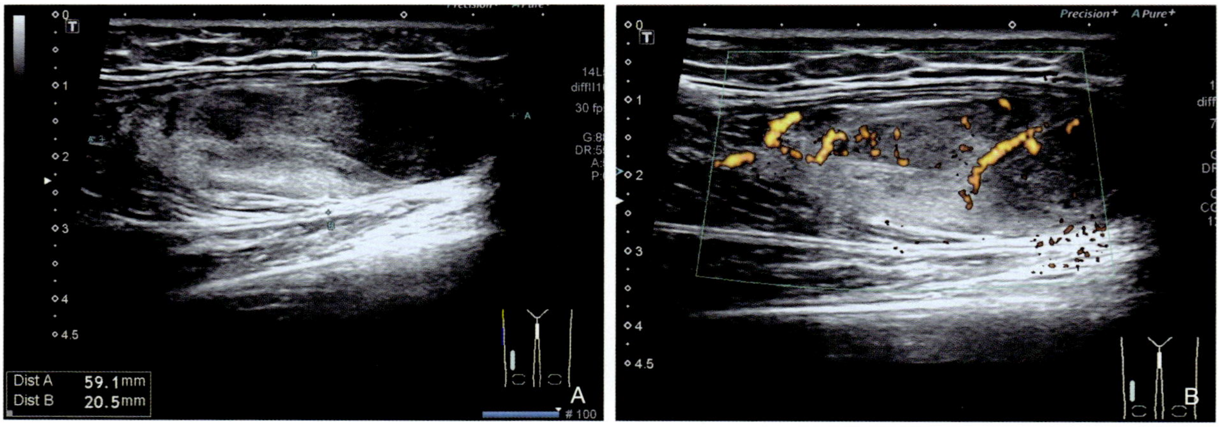

图 8-2-2　黏液样脂肪肉瘤。(A)声像图；(B)CPA 表现

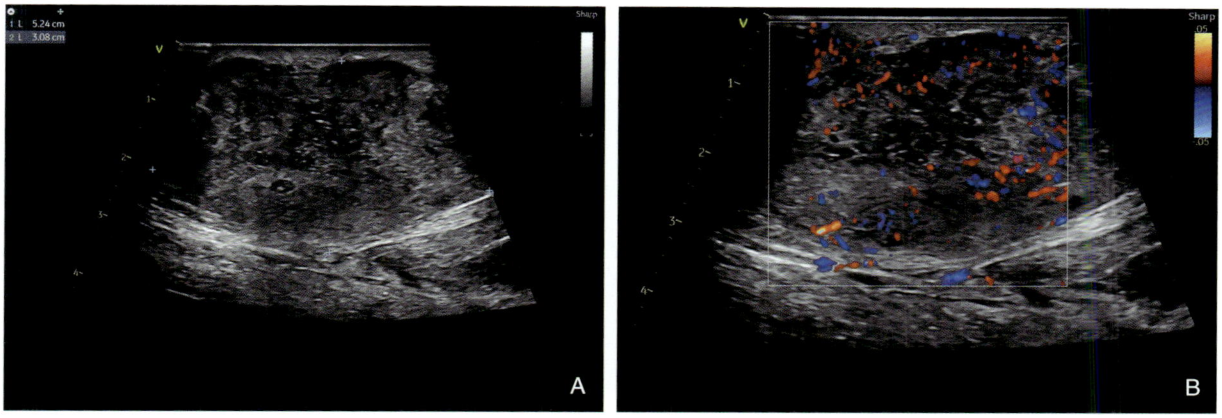

图8-2-3　多形性脂肪肉瘤。(A)声像图;(B)CDFI表现。

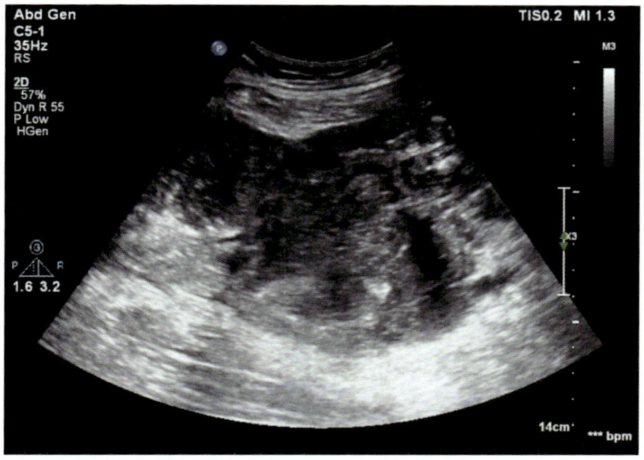

扫码观看高清视频

视频8-2-1　去分化脂肪肉瘤。患者男,53岁,右大腿肌层肿物,呈团块状或分叶状,边界较清,为高低混合回声。

团块,并可见不规则的液性暗区,边界尚清,CDFI可探及稍丰富的血流信号。

(三)诊断经验分享

1. 肌内黏液瘤

边缘清晰,形状规整,以弱回声为主,以“亮帽”征“亮环”征为主要特征的肌内黏液瘤,其周围有可见的高回声脂肪浸润,肿瘤内的血流信号不丰富。

2. 滑膜肉瘤

滑膜肉瘤多发生在关节周围的深部肌肉组织,其超声特征与脂肪样肿瘤不同,其内部无高回声区,通常血流信号丰富。

3. 神经鞘瘤

神经鞘瘤表现为在皮下和肌肉层中结构清晰、呈较规则的低回声肿物,部分肿物内部有片状的无回声区,部分可看到在肿瘤的两端与神经连接。

二、平滑肌肉瘤

(一)临床病理特征

平滑肌肉瘤(LMS)最常见于中老年人,好发部位为腹膜后及盆腔,病理为由显示真性平滑肌分化的细胞组成的恶性肿瘤。平滑肌肉瘤是一种由发生部位不同而决定其生物学行为的肿瘤,按发生部位可分为:深部平滑肌肉瘤、浅表平滑肌肉瘤、血管源性平滑肌肉瘤。深部平滑肌肉瘤以腹膜后和肢体为多见,浅表平滑肌肉瘤以肢体和躯干为多见,血管源性平滑肌肉瘤以大静脉多见。

(二)声像图特征(图8-2-4)

平滑肌肉瘤是软组织内较大实性肿物,边界多较清晰,形态多不规则,部分肿物可见无回声区。CDFI显示血流信号多较丰富。

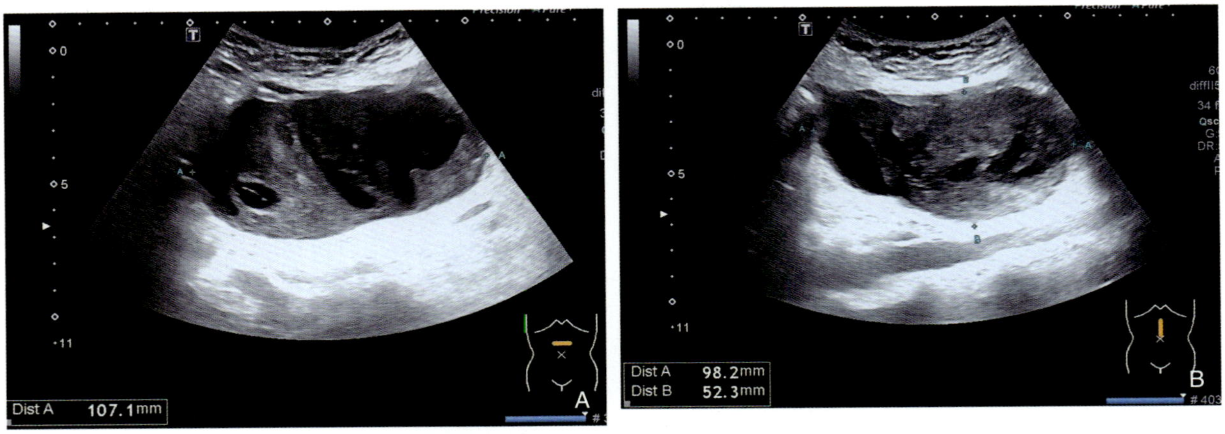

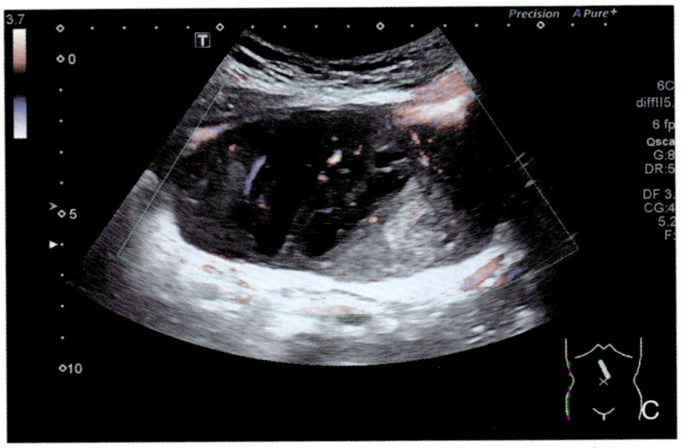

图 8-2-4 平滑肌肉瘤。(A)横切面声像图;(B)纵切面声像图;(C)ADF 表现。

(三)诊断经验分享

平滑肌肉瘤的鉴别诊断主要由其所发生部位决定,深部平滑肌肉瘤主要与韧带样纤维瘤病、肌内黏液瘤、脂肪肉瘤等进行鉴别。血管源性平滑肌肉瘤多表现血管内以实质低回声为主,回声不均一,呈"蜂窝"状的无回声区,并伴有大量的血流信号,常与静脉栓塞相区别。

三、血管肉瘤

(一)临床病理特征

血管肉瘤(AS)为侵袭性血管源性恶性肿瘤,病理上显示为血管/内皮分化的形态学和免疫表征的恶性肿瘤,常见于成人,尤其是皮肤(特别是头皮和面部),但也可累及乳腺、深部软组织(最常见于下肢)、骨骼和内脏器官,血管肉瘤侵袭性强,总体预后差。

(二)声像图特征(图 8-2-5)

本病的二维超声表现为低回声实性肿物,形态多不规则,内部回声不均匀,可伴有钙化及液化坏死。CDFI 显示血流信号较丰富。

(三)诊断经验分享

本病的声像图与其他软组织肉瘤的声像图特征基本一致,无明显特异性。需要与肌间黏液瘤、结节性筋膜炎等良性肿物进行鉴别诊断。

四、恶性周围神经鞘瘤

(一)临床病理特征

恶性周围神经鞘瘤(MPNST)是显示神经鞘(多为施万细胞)细胞分化的恶性肿瘤,可起自周围神经或良性周围神经鞘瘤的基础上,与Ⅰ型神经纤维瘤病(NFⅠ)关系非常密切,通常表现为持续增大的可扪及的肿块,可伴或不伴疼痛。MPNST 具有局部复发率高、远处转移等特点,最常见的转移部位包括肺、骨、胸膜和腹膜后,由于常发生早期转移,恶性周围神经鞘膜瘤的预后较差。

(二)声像图特征(图 8-2-6)

本病二维超声表现为较大的实性肿物,内部回声不均匀,部分可见囊性成分,边界多不清晰。CDFI 显示多数恶性周围神经鞘瘤血流信号较丰富。

(三)诊断经验分享

本病常与良性肿物如神经纤维瘤、侵袭性纤维瘤相鉴别,然而肿物体积多较大,与周围神经关系无法确定,恶性周围神经鞘瘤由于与Ⅰ型神经纤维瘤病关系

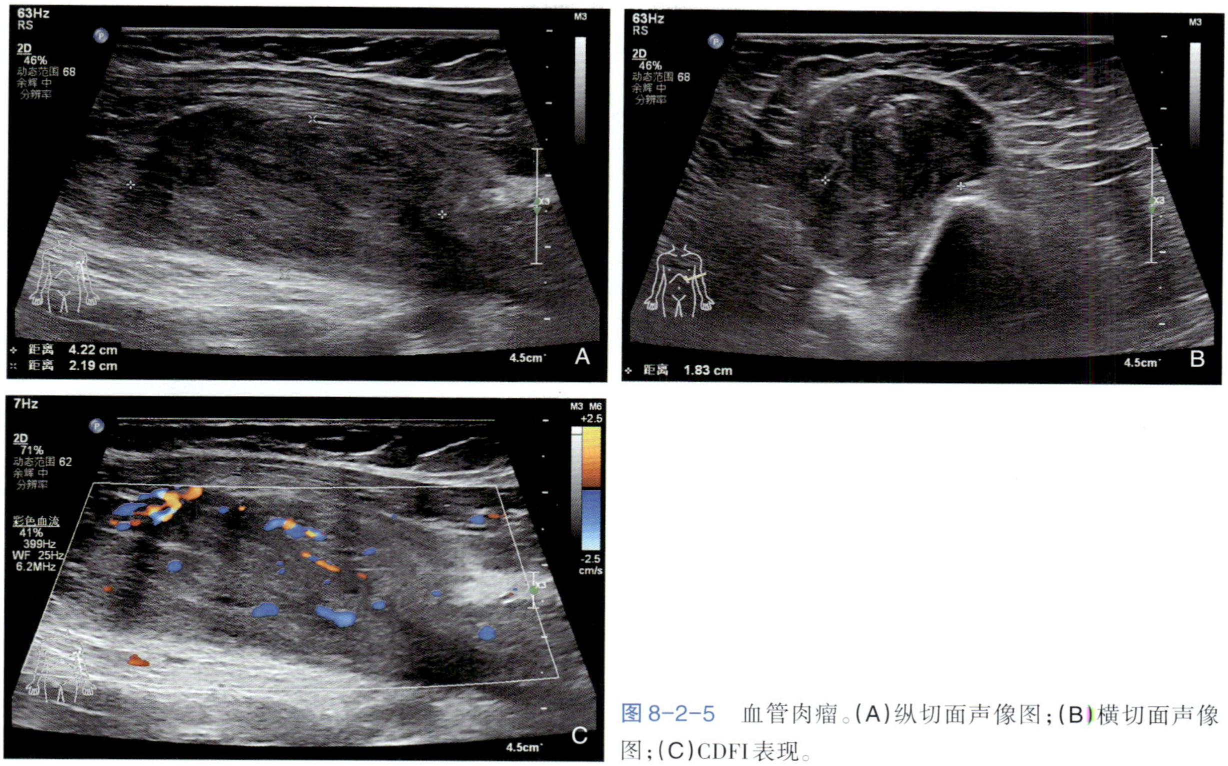

图8-2-5 血管肉瘤。(A)纵切面声像图;(B)横切面声像图;(C)CDFI表现。

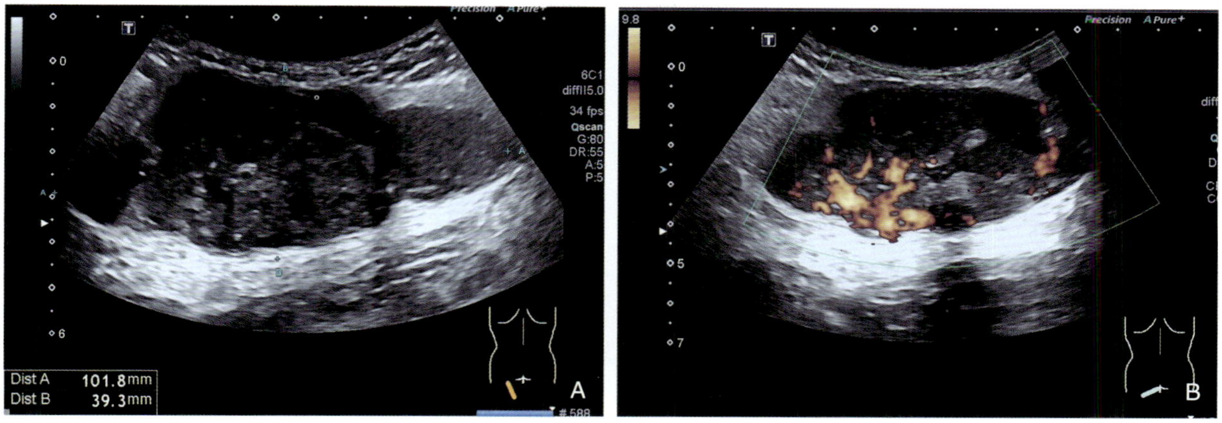

图8-2-6 恶性周围神经鞘瘤。(A)声像图;(B)CPA表现。

密切,可参考患者有无相关病史以协助诊断。

五、滑膜肉瘤

(一)临床病理特征

滑膜肉瘤(SS)病理上显示为不同程度上皮分化的恶性间叶源性梭形细胞肿瘤,细胞遗传学显示特异性的染色体异位t(X;18)(p11;q11)。青年人最常见,常发生于四肢深部软组织,最常见于四肢大关节附近,临床表现为深部缓慢生长的肿块,表现为肿胀,可伴有疼痛,常见复发及转移,转移最常见的部位为肺。值得注意的是,滑膜肉瘤并非起源于滑膜,2013版WHO软组织肿瘤分类将其归入不确定分化肿瘤。

(二)声像图特征(图8-2-7,视频8-2-2)

多表现为四肢关节旁软组织深层实性肿物。一般体积较大,形态不规则,部分可伴有液化及钙化。血供较丰富。

(三)诊断经验分享

滑膜肉瘤与其他恶性软组织肿物超声征象相似,当关节附近出现低回声实性肿物且血供较丰富时,可考虑滑膜肉瘤的可能,需要与韧带样纤维瘤病、肌内黏

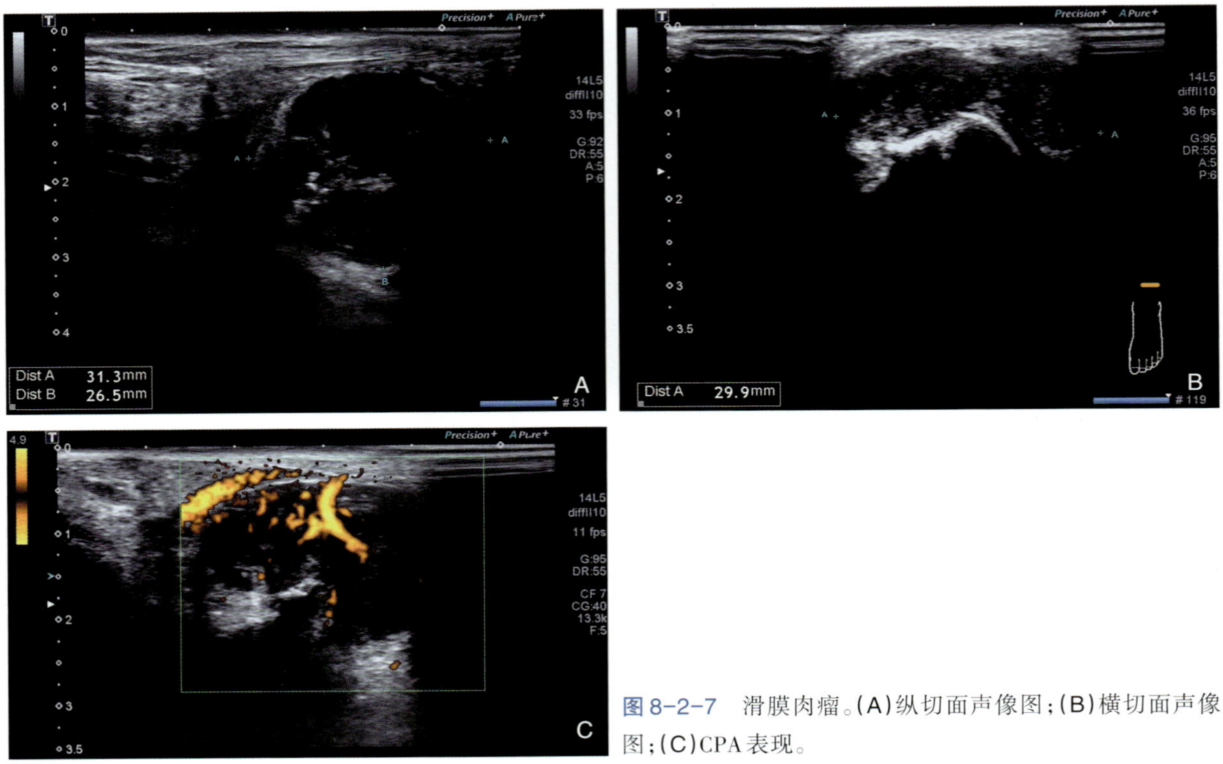

图 8-2-7 滑膜肉瘤。(A)纵切面声像图;(B)横切面声像图;(C)CPA 表现。

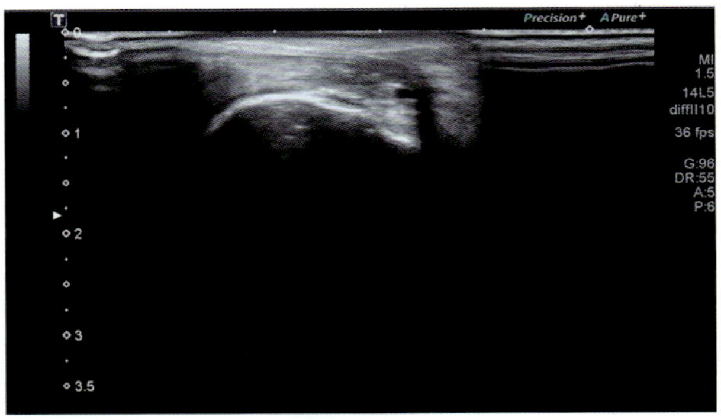

扫码观看高清视频

视频 8-2-2 滑膜肉瘤。患者男,31 岁,左踝部肿物,形态不规则,边界不清,与周围骨组织分界不清,内部回声不均匀,可见强回声钙化。

液瘤、肌间血管瘤、结节性筋膜炎等良性或中间性软组织肿物进行鉴别诊断。

六、骨外尤因肉瘤

(一)临床病理特征

骨外尤因肉瘤(ES)是一种软组织和骨的恶性小蓝圆细胞肿瘤,以特异性 EWSR1 基因重排为特征。以儿童、青少年最为多发,可发生于躯干、四肢(深部软组织,原发于骨者可累及深部软组织)及头颈部。临床上表现为深部迅速生长的软组织肿块,受累部位出现疼痛或肿胀。患者常预后不佳,有侵袭性及早期转移倾向,肺、骨及骨髓为常见转移部位。

(二)声像图特征(图 8-2-8)

骨外尤因肉瘤的超声表现多为形状不规则的、边界不清的回声不均匀实性肿物,可表现为无血流信号或点线状血流信号,部分内部可见囊性变和坏死。

(三)诊断经验分享

本病的临床症状和影像学无明显特征性,最后的

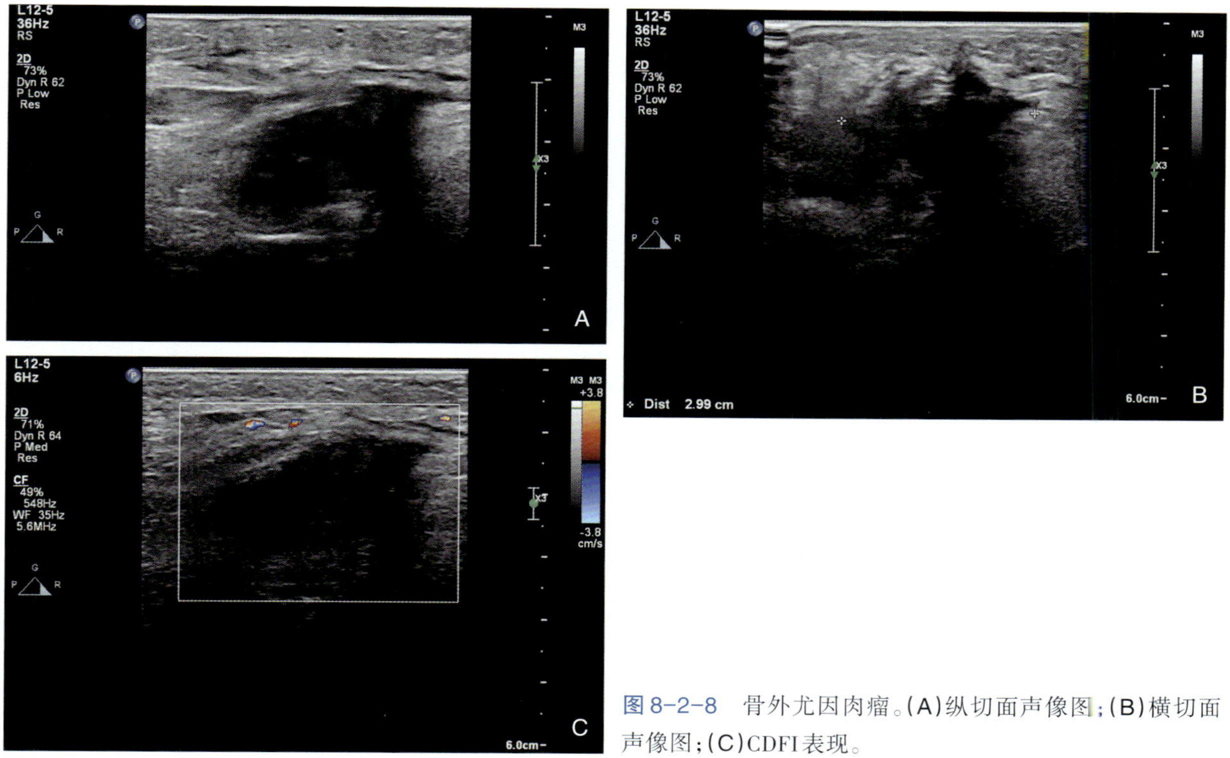

图8-2-8　骨外尤因肉瘤。(A)纵切面声像图；(B)横切面声像图；(C)CDFI表现。

诊断是依靠对病变组织进行的细胞形态学、免疫组化和分子病理学。

七、多形性未分化肉瘤

(一)临床病理特征

多形性未分化肉瘤(UPS)是一种由多形性梭形细胞和多边形细胞组成的高级别肉瘤，肿瘤细胞无特异性分化。多发生于50~70岁中老年人，男性多见。多发生于四肢深部软组织，下肢多见，临床表现为增大的无痛性肿物，可缓慢生长或迅速生长。值得注意的是，UPS在病理诊断时属于一种排除性诊断，即在诊断前必须排除其他类型肿瘤。

(二)声像图特征(图8-2-9)

未分化肉瘤与其他软组织肉瘤声像图类似，体积大，边界清晰或不清，形态不规则，内部回声不均匀，部分可见液性坏死区域。CDFI可见血流信号多丰富。

(三)诊断经验分享

未分化肉瘤声像图上与其他恶性软组织肿物鉴别困难，主要与韧带样纤维瘤病、结节性筋膜炎等良性肿物进行鉴别诊断。

八、软组织淋巴瘤

(一)临床病理特征

软组织淋巴瘤为发生于软组织的恶性淋巴瘤，无淋巴结或皮肤病灶存在。多发生于老年人，好发部位为肢体，特别是小腿。临床表现为突然增大的肿物，病理类型以弥漫大B细胞瘤最为常见，其他类型如淋巴母细胞淋巴瘤、间变性大细胞淋巴瘤、小细胞淋巴瘤。治疗以化疗和放疗为主，其预后取决于具体类型。

(二)声像图特征(图8-2-10和图8-2-11)

1.发生于皮下软组织层的淋巴瘤

超声表现为皮肤及皮下脂肪层增厚，回声增强，伴有裂隙样低回声，边界不清，形态不规则，部分周围回声增强，部分肿物内可见条索状改变。CDFI显示可见点线样血流信号。

2.发生于肌层的淋巴瘤

超声表现为肌层内出现低回声实性肿物，多数肿块边界不清，形态不规则，内部回声尚均匀，周围皮下脂肪层回声增强，肿物多沿肌束走行生长。CDFI显示血流信号较丰富。

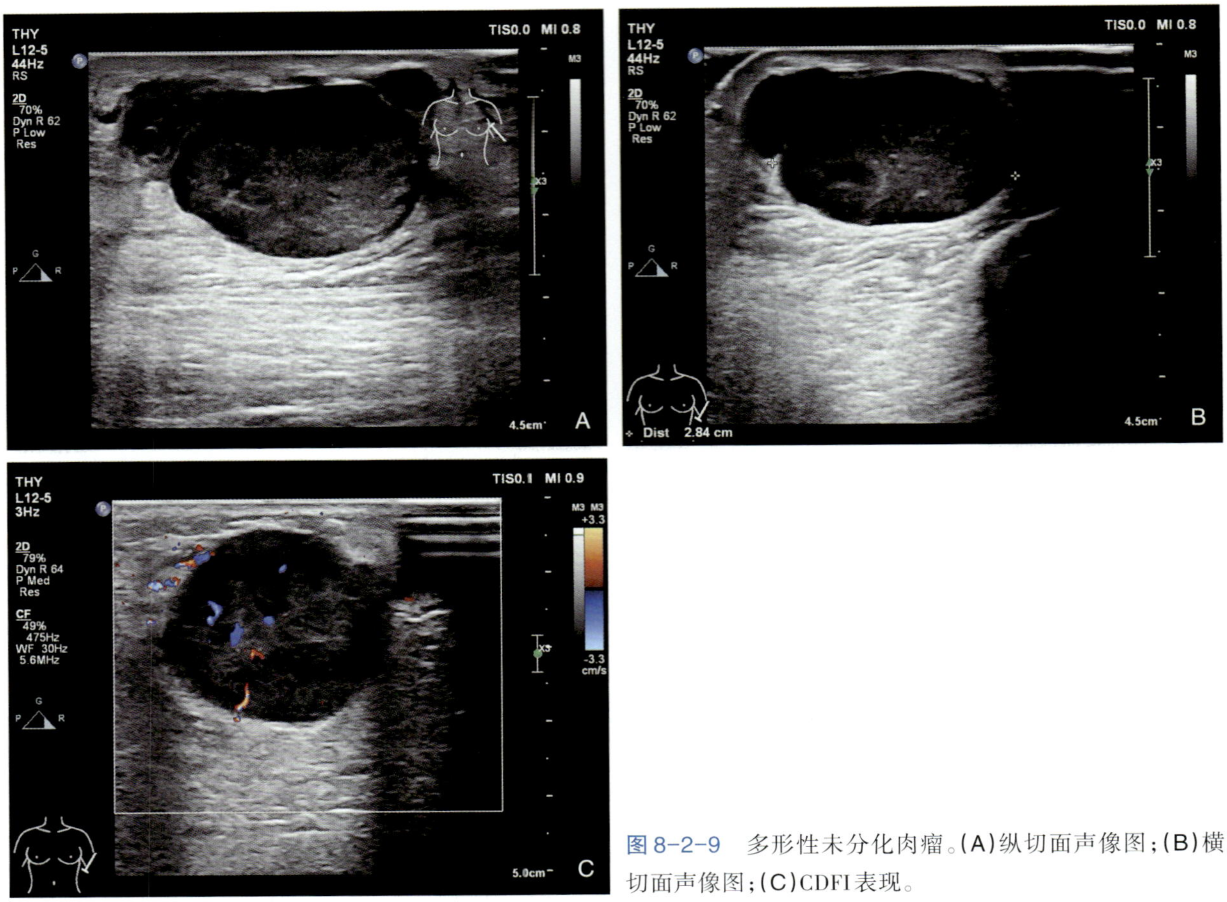

图 8-2-9　多形性未分化肉瘤。(A)纵切面声像图;(B)横切面声像图;(C)CDFI 表现。

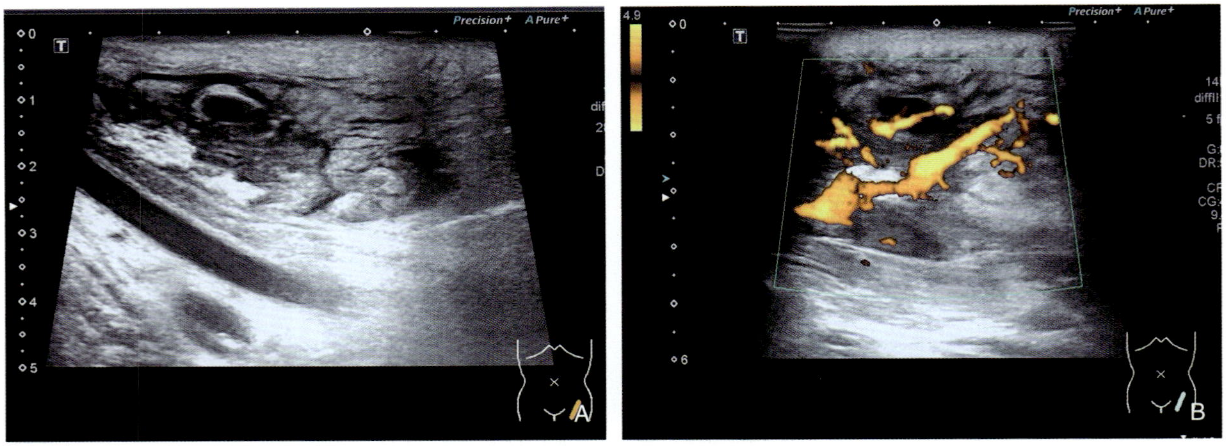

图 8-2-10　皮下软组织层淋巴瘤。(A)声像图;(B)CPA 表现。

(三)诊断经验分享

1. 脂膜炎(与皮下软组织层淋巴瘤的鉴别)

皮下脂肪层低回声区,边界不清,形态不规则,多伴有疼痛,部分内可见无回声区及强回声钙化。CDFI 显示少量血流信号。

2. 肉瘤(与肌层软组织淋巴瘤的鉴别)

低回声实性肿物,边界不清,形态不规则,内部回声不均匀,部分肿物内可见无回声区。CDFI 显示血流信号较丰富。

九、软组织转移性肿瘤

(一)临床病理特征

软组织转移性肿瘤为原发于实质脏器或皮肤的非间叶性肿瘤或原发于其他部位的肉瘤等转移至软组织

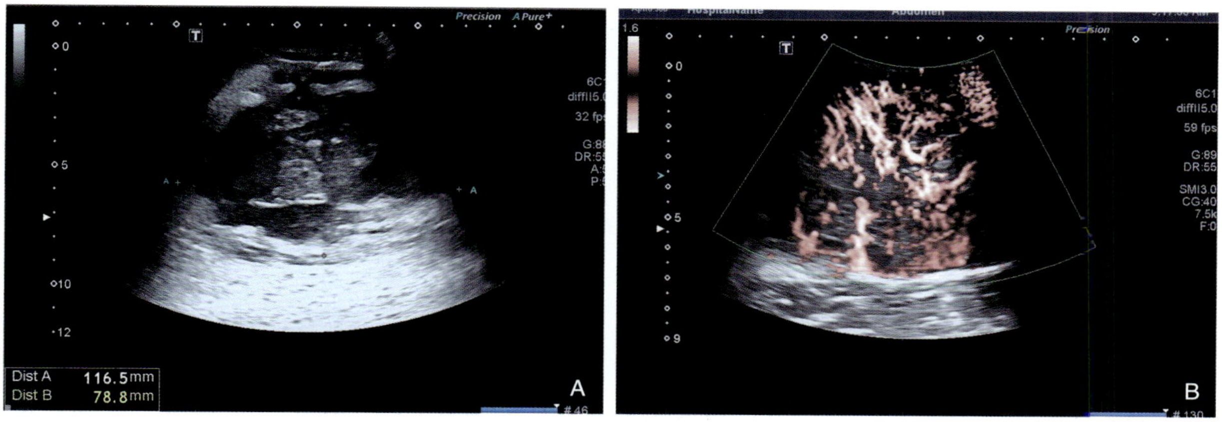

图8-2-11　肌层淋巴瘤。(A)声像图；(B)ADF表现。

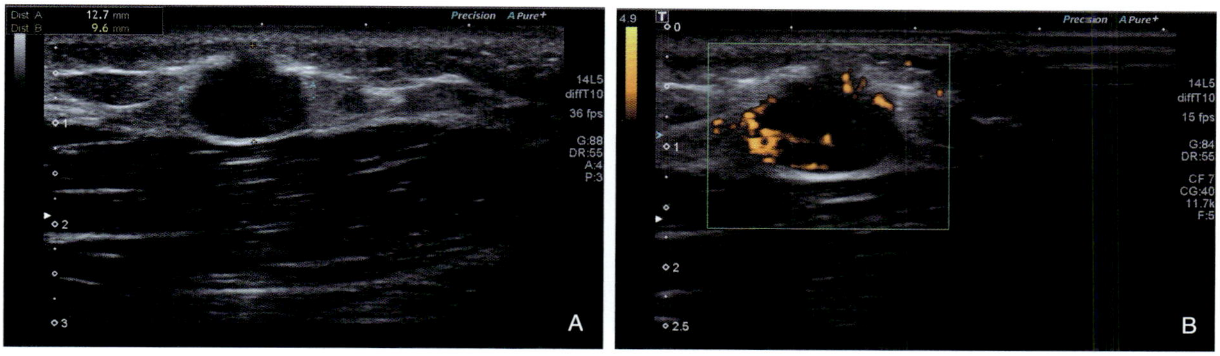

图8-2-12　软组织转移性肿瘤。(A)声像图；(B)CPA表现。

的病灶。临床表现为局部软组织肿物，部分可伴有疼痛，临床和影像学常提示有原发灶。好发部位多为四肢、背部、胸壁及腹壁。病理上软组织转移性肿瘤的组织学形态取决于原发灶组织学形态。

(二)声像图特征(图8-2-12)

超声表现为低回声或混合回声，边界不清，形态不规则，部分可见无回声区。CDFI显示血流信号与原发灶有关。

(三)诊断经验分享

需要与侵袭性纤维瘤病、肉瘤等其他恶性肿物进行鉴别诊断，患者有无原发灶病史为诊断关键。

第3节　良性软组织肿物

一、浅表脂肪瘤

(一)临床病理特征

脂肪瘤是成熟脂肪组织组成的良性软组织肿瘤，为成人最为多见的良性软组织肿瘤，更多见于肥胖人群。浅表脂肪瘤最常见于项背部、肩部、颈部及腹部，多为质地较软、无痛性肿块，较大病灶可伴有疼痛感。

(二)声像图特征(图8-3-1)

皮下实性肿物或结节，长轴与皮肤平行，内部回声为等回声或高回声。多数边界清晰，部分可见包膜，内部可见脂肪组织与线样分隔。多数无明显血流信号，肿物较大时可见点线样血流信号。

(三)诊断经验分享

1. 非典型脂肪瘤样肿瘤

多表现为中高回声实性肿物，体积大，边界多清，

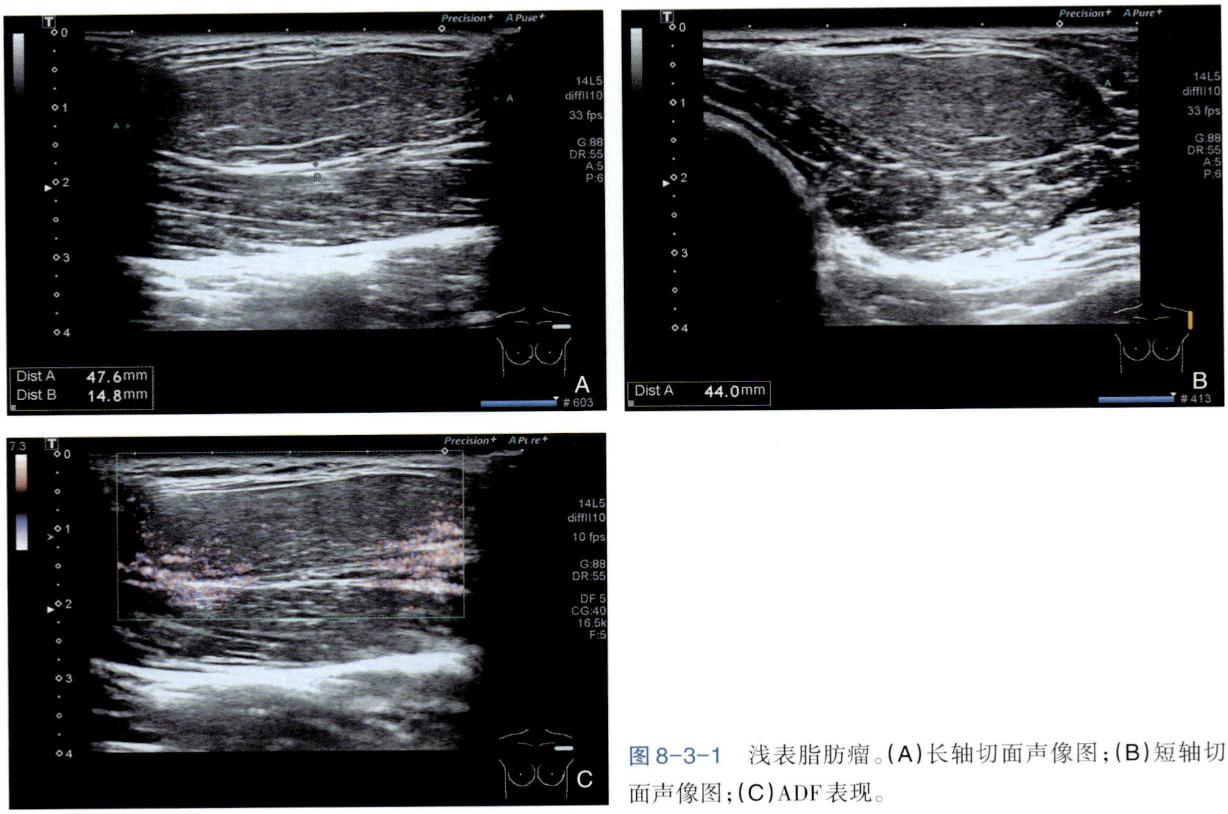

图 8-3-1 浅表脂肪瘤。(A)长轴切面声像图;(B)短轴切面声像图;(C)ADF 表现。

形态不规则,内部回声不均匀,可见较多纤维性分隔。CDFI 显示多为散在分布血流信号。非典型脂肪瘤样肿瘤体积多较大,然而声像图上与脂肪瘤不易区分。

2. 血管瘤

表现为边界不清的混合回声区,内部可见多发网格样低回声或无回声区,呈“蜂窝”状,部分可见强回声后伴声影。

二、肌间脂肪瘤

(一)临床病理特征

肌间脂肪瘤是一种发生于躯体肌肉内和肌间的脂肪瘤,由成熟脂肪组织及平滑肌所组成。发病高峰为 40~60 岁,主要累及四肢,肩部、腹壁等处也可发生。临床表现为生长缓慢的无痛性肿物,深层肌间脂肪瘤常为偶然发现。

(二)声像图特征(图 8-3-2)

肌内脂肪瘤多表现为无包膜,边界清晰或不清晰,边缘可浸润生长,内部回声均匀或不均匀,少或无血流信号,其肿块回声主要是由肿瘤内的脂肪与其他结缔组织混合的均匀程度决定,肌内脂肪瘤可呈现为等回声、高回声或混杂回声。

(三)诊断经验分享

与非典型脂肪瘤样肿瘤进行鉴别:非典型脂肪瘤样肿瘤超声表现为中等或中强回声,边界多较清,可见较多纤维性分隔。CDFI 显示多为散在分布以动脉性血流为主的血流信号。

三、结节性筋膜炎

(一)临床病理特征

结节性筋膜炎(NF)为良性成纤维细胞/肌成纤维细胞性肿瘤,为一种自限性疾病,多数病理以 USP6-MYH9 基因融合为特征,最常见于四肢(尤其是前臂),通常为体积小、质地较硬结节或肿物,由于结节性筋膜炎生长迅速、病程短,组织学上细胞丰富且存在细胞分裂象,因此易误诊为肉瘤,故又称假肉瘤样筋膜炎。结节性筋膜炎起可由深筋膜向上长入皮下脂肪组织,也可向下长入肌层内,或局限于深筋膜内,因此根据解剖部位主要分为皮下型、筋膜型和肌内型。

(二)声像图特征(图 8-3-3)

1. 皮下型和筋膜型结节性筋膜炎

超声表现为皮下脂肪层低回声,体积小,边界较

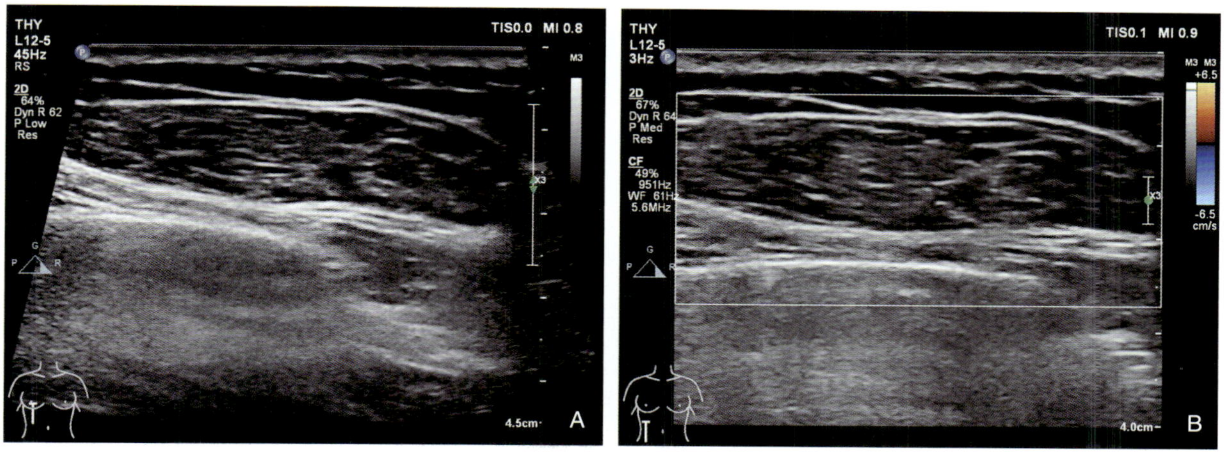

图8-3-2 肌间脂肪瘤。(A)声像图;(B)CDFI表现。

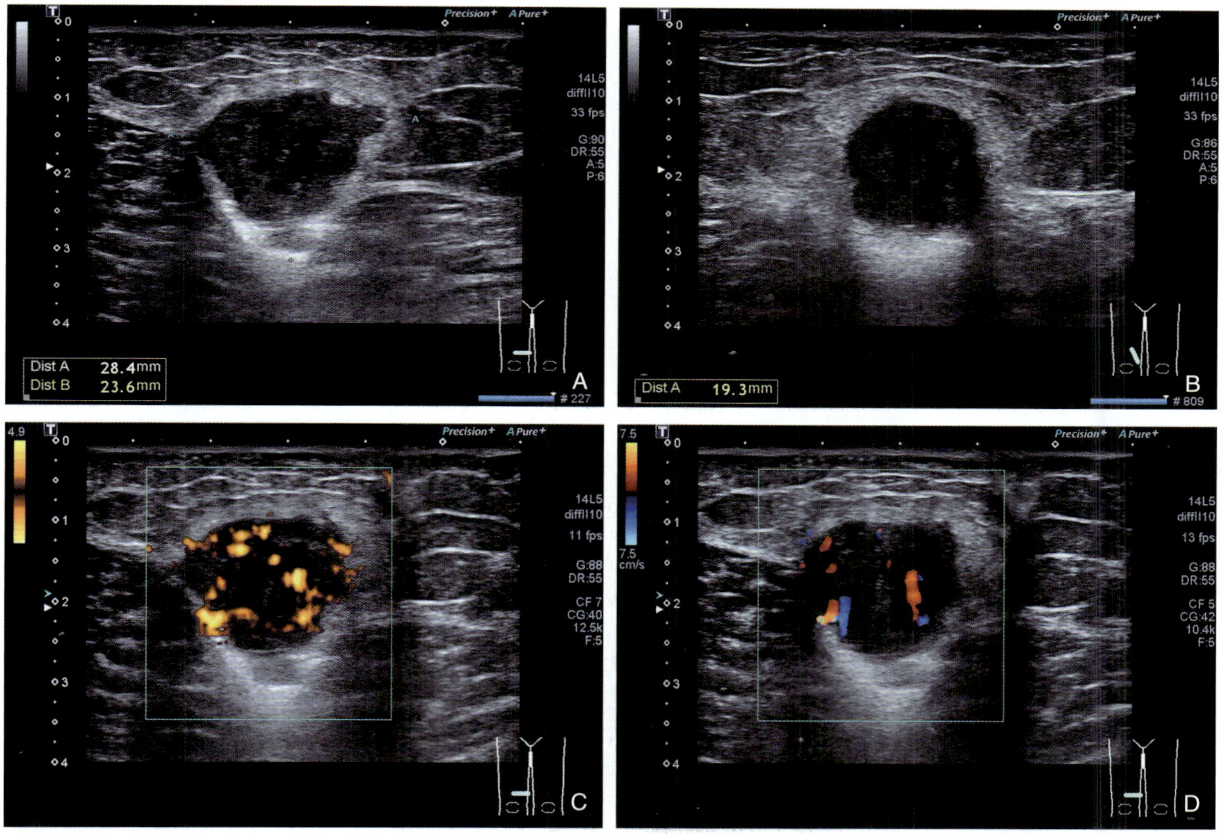

图8-3-3 结节性筋膜炎。(A)长轴切面声像图;(B)短轴切面声像图;(C)CPA表现;(D)CDFI表现。

清,形态规则或不规则,多无血流信号。

2.肌内型结节性筋膜炎

病变位于肌层内,超声多数表现为肌层内低回声团块,形态欠规则,边界欠清,部分为周边血流信号,部分血流信号丰富。

(三)诊断经验分享

结节性筋膜炎的鉴别诊断要考虑其他起源于脂肪、肌肉、神经、血管的几种软组织肿瘤。皮下型和筋膜型结节性筋膜炎主要与脂膜炎、神经源性肿瘤等相鉴别,肌内型结节性筋膜炎主要与肉瘤、韧带样纤维瘤病等相鉴别。

四、增生性肌炎

(一)临床病理特征

增生性肌炎(PM)为假肉瘤样肌成纤维细胞性增生,以节细胞样细胞为特征,发生于肌肉内,是一种良性炎症性肌病。临床表现主要为快速生长的质硬肿物,肿块无包膜,呈浸润性生长。低倍镜下,病变通常沿纤维结缔组织间隔生长,可见“棋盘”样生长结构。

(二)声像图特征(图8-3-4)

1. 纵切面

肌内可见沿肌束走行的梭形混合回声肿物,肌纤维完整,肌束之间见厚薄不一的条带状低回声。

2. 横切面

肌纤维束间的间质增厚,呈“裂隙”征或“龟背”征。

3.CDFI

肿块内可见少量或丰富的血流信号。

(三)诊断经验分享

1. 横纹肌肉瘤

一般较大,呈圆形分叶状,边界多清晰,正常的肌纤维结构消失。

2. 骨化性肌炎

一般多有外伤史,早期呈均匀或者不均匀的低回声,边界欠清,后期肿物内可见散在大小不等钙化。

五、骨化性肌炎

(一)临床病理特征

骨化性肌炎为发生于肌肉内的局限性、自限性、反应性成纤维细胞性病变,显示不成熟阶段骨组织,为一种良性的软组织骨化病变。病因多与局部损失或创伤有关,大腿、臀部、肘部及肩部骨骼肌最为常见。

(二)声像图特征(图8-3-5)

骨化性肌炎可分为急性水肿期、增殖肿块期、钙化修复期,在不同时期有不同的超声表现,中晚期声像图上表现为边界模糊、形状不规则、低回声肿物,且有较大强回声钙化,初期不会出现钙化。

(三)诊断经验分享

与增生性肌炎、结节性筋膜炎进行鉴别诊断。

六、弹力纤维瘤

(一)临床病理特征

弹力纤维瘤(EFD)为一种良性纤维性肿瘤,病理

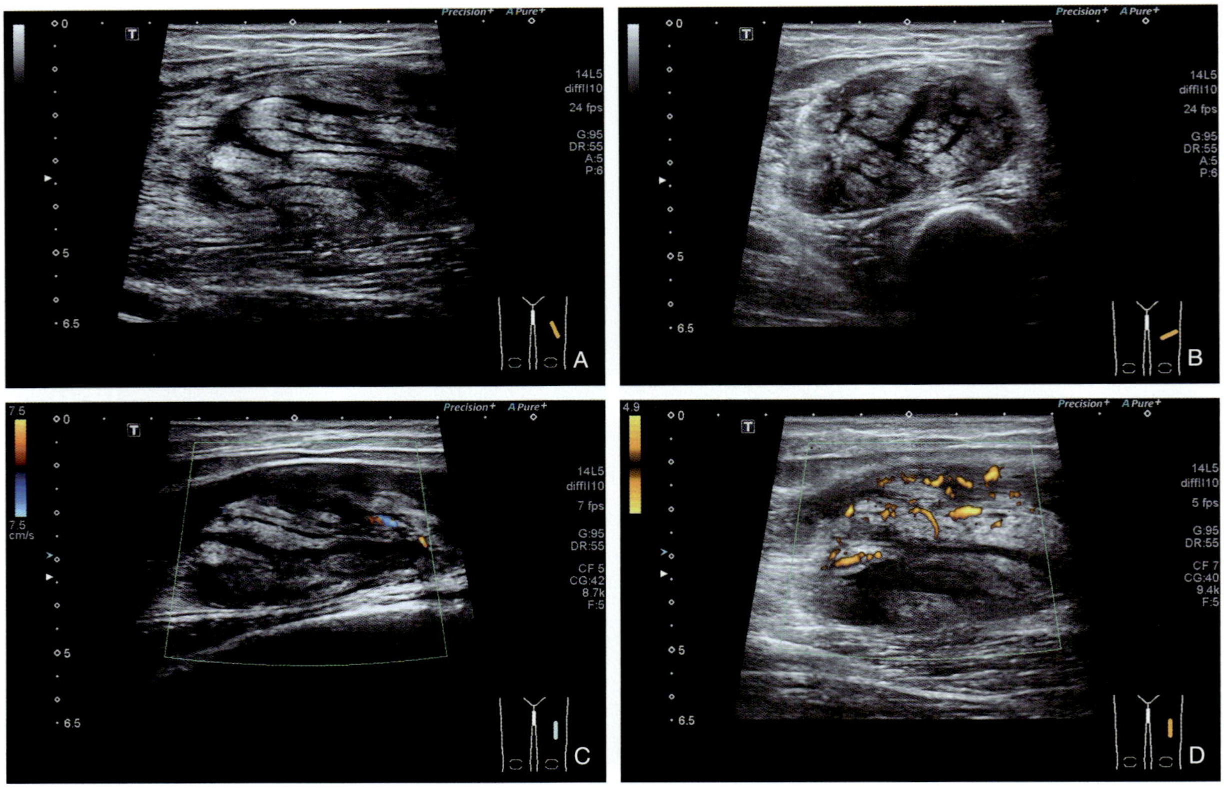

图8-3-4 增生性肌炎。(A)长轴切面声像图;(B)短轴切面声像图;(C)CDFI表现;(D)CPA表现。

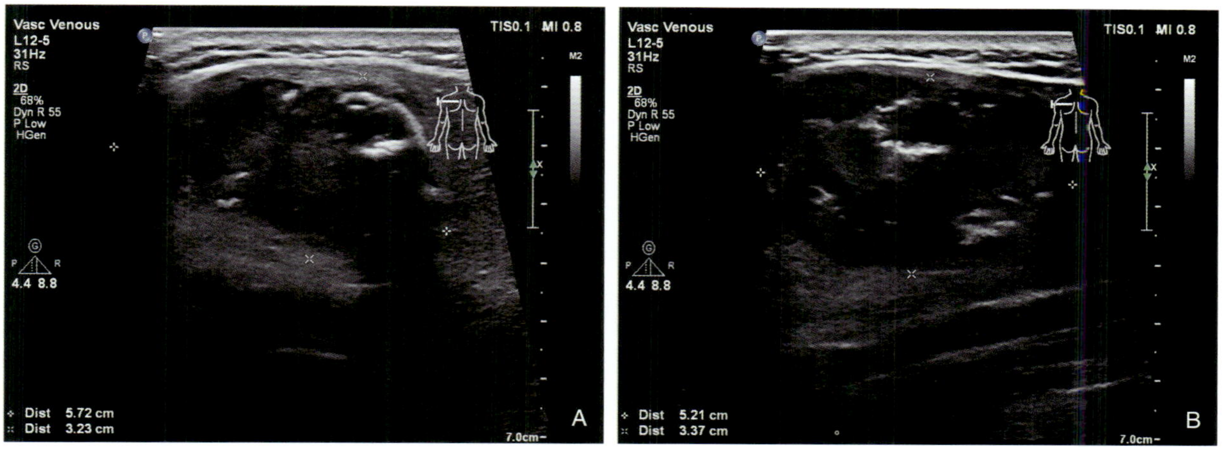

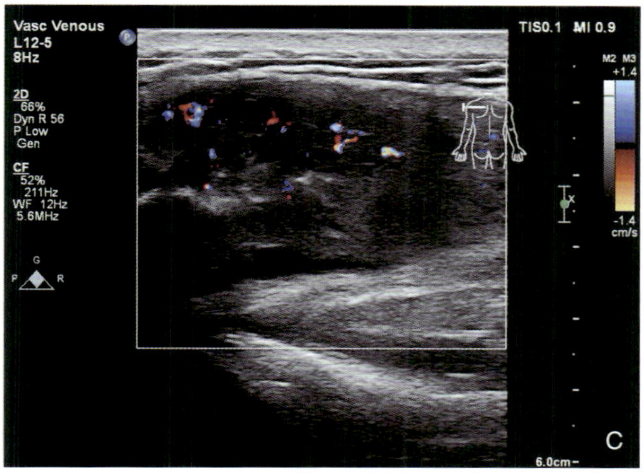

图 8-3-5　骨化性肌炎。(A)长轴切面声像图;(B)短轴切面声像图;(C)CDFI表现。

显示为胶原性间质内含有异常的弹力纤维并混杂多少不等的成熟脂肪组织。最常发生于肩胛骨内侧胸壁上，表现为无痛性、缓慢生长肿块，可单侧发病，也可双侧发病。病因可能与外伤或摩擦有关。

(二)声像图特征(图8-3-6)

肩胛下肌层内可见不均质稍高回声肿物，位置深在，可将其前方肌层拱起。边界不清，内部回声不均匀，部分内可见高回声纤维条索。CDFI无明显血流信号或可见点状血流信号。

(三)诊断经验分享

弹力纤维瘤与其他良性肿瘤的区别主要在于肿瘤出现的部位，如在肩胛下部出现稍不均匀回声实性包块时，应优先考虑弹力纤维瘤的可能。

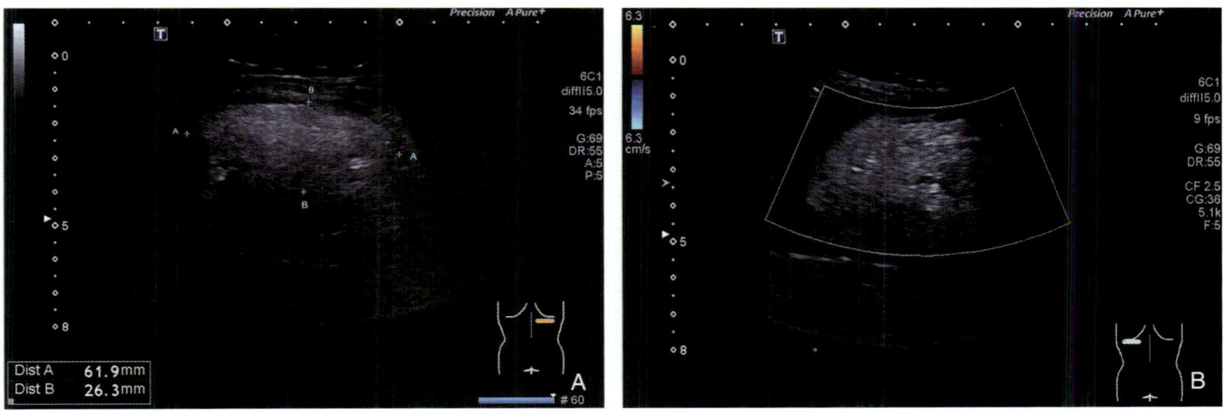

图 8-3-6　弹力纤维瘤。(A)声像图;(B)CDFI表现。

七、局限性腱鞘滑膜巨细胞瘤

（一）临床病理特征

局限性腱鞘滑膜巨细胞瘤（L-GCTTS）为滑膜起源的良性软组织肿瘤，病理上由多种细胞组成，包括体积偏大的上皮样细胞、巨噬细胞及破骨样巨细胞，起自腱鞘、关节内部或滑囊，好发生于指（趾）或屈侧腱鞘，临床表现为无痛性肿块，缓慢性生长，虽为良性但可局部复发。

（二）声像图特征（图8-3-7）

肌腱或关节旁实性低回声，部分肿块可环绕肌腱生长。边界多较清晰，形态规则或不规则，回声多不均匀，部分肿块可侵蚀周围骨质。CDFI显示多数肿块内部及周边可探及血流信号。

（三）诊断经验分享

腱鞘滑膜巨细胞瘤与其他肿物鉴别要点为发病位置，肌腱关节旁实性结节首先考虑腱鞘巨细胞瘤。可与腱鞘囊肿进行鉴别诊断，腱鞘囊肿为边界清晰的囊性回声，大部分透声好，无明显血流信号。

八、肌间血管瘤

（一）临床病理特征

肌间血管瘤（MH）是位于肌肉内呈弥漫性生长的血管瘤，病理表现为骨骼肌内良性血管增生，伴数量不等的成熟脂肪组织。好发于大腿骨骼肌，头颈、上肢及躯干亦可发生，表现为深部缓慢生长肿物，常伴疼痛。发病机制与相应部分血管畸形有关，与外伤无关。虽为良性，但局部复发率高，常由不完全切除导致。

（二）声像图特征（图8-3-8）

二维图像上通常表现为低回声或中高回声肿物，形态不规则，无明显包膜，病变内可见宽窄不一管道样结构，管腔内可见缓慢流动的细密回声。部分肿物内可见大小不等的强回声（静脉石），其后伴声影，肿物紧邻骨骼时可致周围骨皮质表面不光滑。CDFI通常可见迂曲的管状血流信号，此外加压与减压探头病变内血流信号可随之变化。

（三）诊断经验分享

1.骨化性肌炎

肌间血管瘤与骨化性肌炎内均可见强回声，与肌间血管瘤不同的是，骨化性肌炎内无管道样结构，加压探头亦无血流变化。

2.软组织肉瘤

较大的肌间血管瘤可与软组织肉瘤进行鉴别诊断，软组织肉瘤边界清晰或不清晰，形态不规则，内部回声不均匀，部分可见液性坏死区域，大部分无强回声钙化。CDFI可见血流信号多丰富。

九、神经纤维瘤及神经纤维瘤病

（一）临床病理特征

神经纤维瘤是一种良性周围神经鞘膜肿瘤，由施万细胞、成纤维细胞、神经束膜样细胞，以及残留的神经轴突和细胞外基质组成。

神经纤维瘤病（NF）是由于神经嵴细胞发育异常而引起多系统损害的常染色体显性遗传病。根据临床表现和基因定位，NF可分为Ⅰ型神经纤维瘤病（NFⅠ）和Ⅱ型神经纤维瘤病（NFⅡ）。NFⅠ型相对多见，其主要特征为皮肤牛奶咖啡斑和周围神经多发性神经纤维瘤。NFⅡ型患者多为青少年，主要表现为耳鸣和失聪。根据其生长方式分为3种类型：结节型、丛状型、弥漫型。

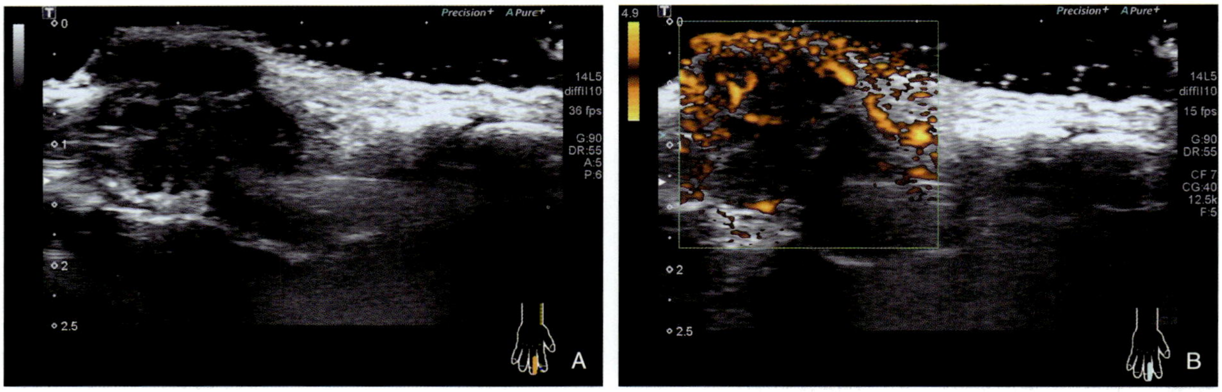

图8-3-7 局限性腱鞘滑膜巨细胞瘤。（A）声像图；（B）CPA表现。

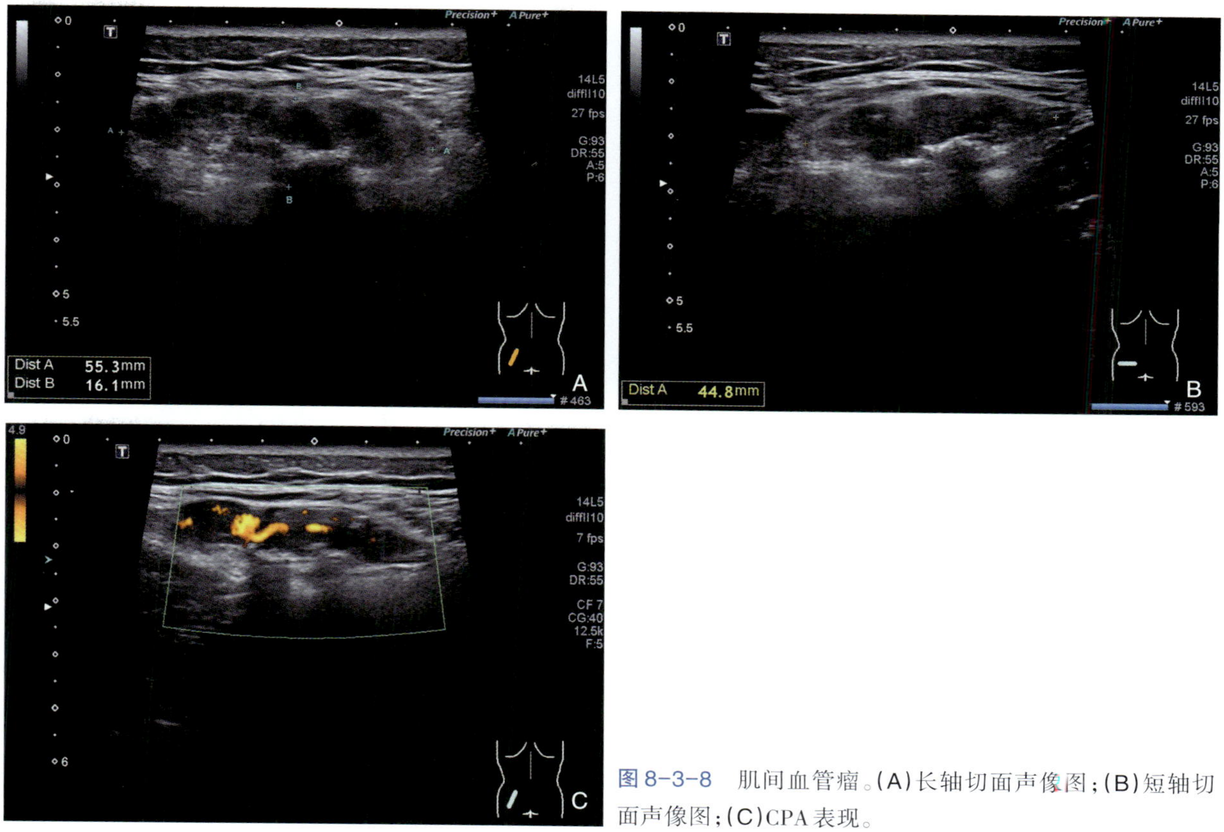

图 8-3-8　肌间血管瘤。(A)长轴切面声像图；(B)短轴切面声像图；(C)CPA表现。

(二)声像图特征

1. 结节型(图8-3-9)

与神经纤维瘤声像图相似，沿神经走向分布，低回声，边界清晰，形态尚规则。CDFI可见点条状血流信号。

2. 丛状型(图8-3-10)

表现为沿神经分布的多发低回声结节，部分肿物内见高回声。CDFI显示血流信号稍丰富。

3. 弥漫型(图8-3-11)

超声显示病变皮下组织及脂肪层增厚，可见结节样低回声的结节穿插于脂肪之间，边界多不清晰，内部回声不均匀，呈"水草"样。CDFI可见较丰富的血流信号。

(三)诊断经验分享

神经纤维瘤或结节型神经纤维瘤病主要与神经鞘

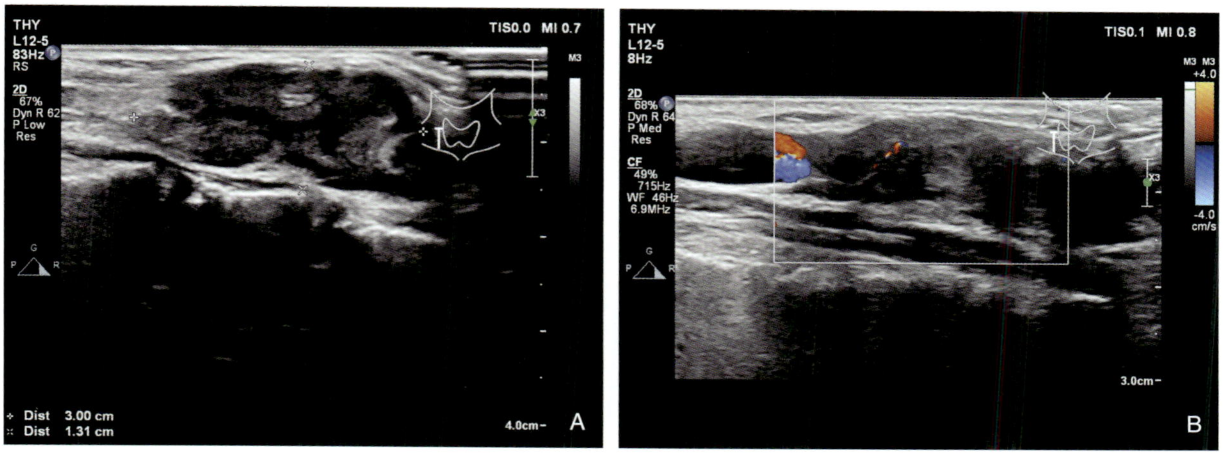

图 8-3-9　结节型神经纤维瘤病。(A)声像图；(B)CDFI表现。

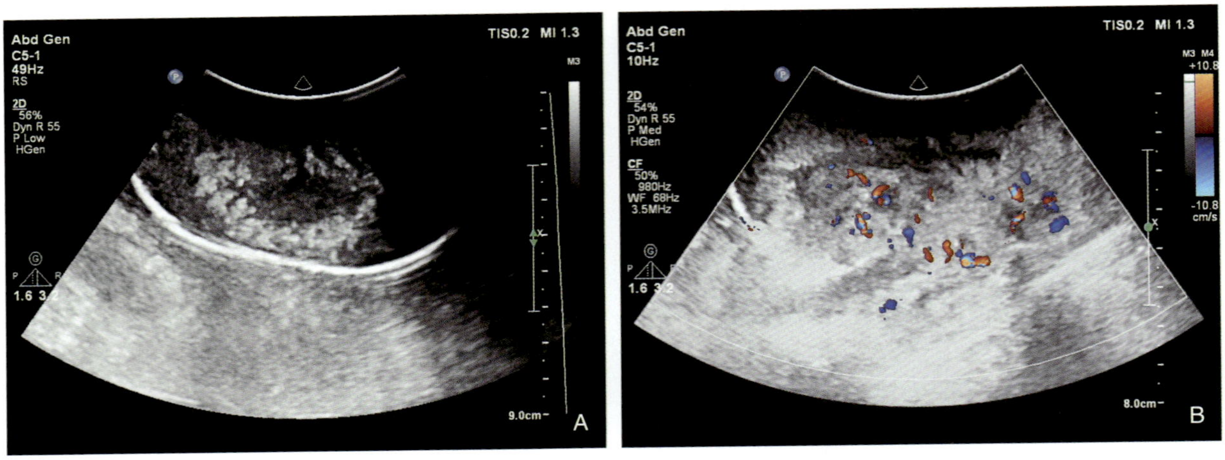

图 8-3-10 丛状型神经纤维瘤病。(A)声像图;(B)CDFI表现。

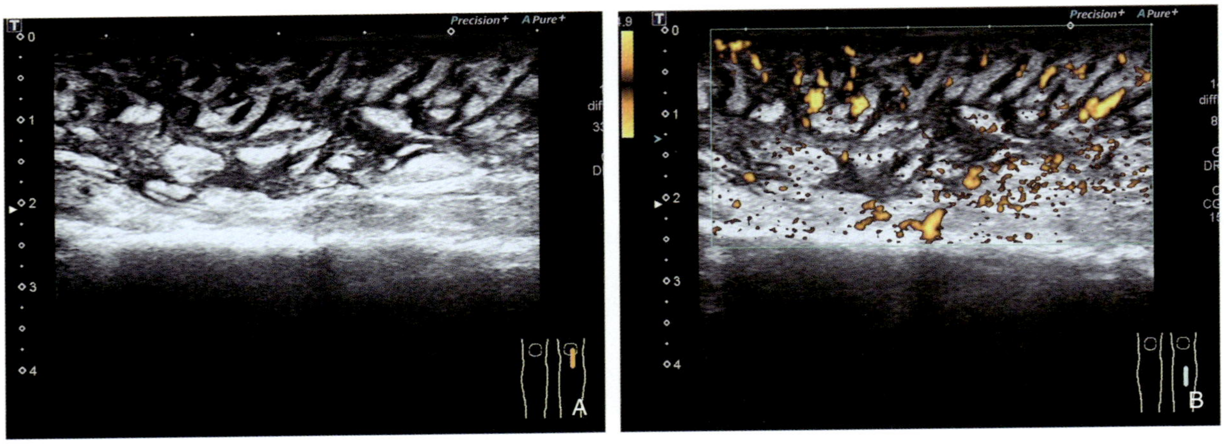

图 8-3-11 弥漫型神经纤维瘤病。(A)声像图;(B)CPA表现。

瘤鉴别诊断,弥漫型神经纤维瘤病要与隆突性皮肤纤维肉瘤进行鉴别诊断。

十、神经鞘瘤

(一)临床病理特征

神经鞘瘤是一种有包膜的主要由施万细胞组成的良性周围神经鞘膜肿瘤。肿瘤多发生于头颈部及四肢浅表软组织,也可发生于腹膜后、后纵隔和实质脏器(胃肠道、肾等)。临床表现为缓慢性生长的无痛性肿块,体积较大者可伴疼痛。神经鞘瘤由比例不等的富于细胞区和稀疏细胞区混合组成,低倍镜下呈"大理石花纹"样,富于细胞区和稀疏网状区之间可分界清晰或有移行。

(二)声像图特征(图 8-3-12 和图 8-3-13)

二维超声表现为低回声实性肿物,部分内可见无回声区,囊性变是神经鞘瘤的病理特征之一,肿物边界清晰,形态多呈圆形或椭圆形。

CDFI实性肿物可见稍丰富的血流信号,囊实性肿物时可在内部分隔及周边探测到血流信号。部分肿物可探测到两端与神经相连,或可见与动静脉伴行。

(三)诊断经验分享

1. 神经纤维瘤

神经纤维瘤一般多发,部分也可单发,形态与神经鞘瘤相似,而神经纤维瘤极少发生囊性变。

2. 结节性筋膜炎

形态多不规则,鉴别相对较容易,当浅筋膜层出现"鼠尾"征时往往不提示神经鞘瘤,多考虑皮下型结节性筋膜炎。

十一、肌内黏液瘤

(一)临床病理特征

肌内黏液瘤(IM)是一种发生于肌肉内的良性间

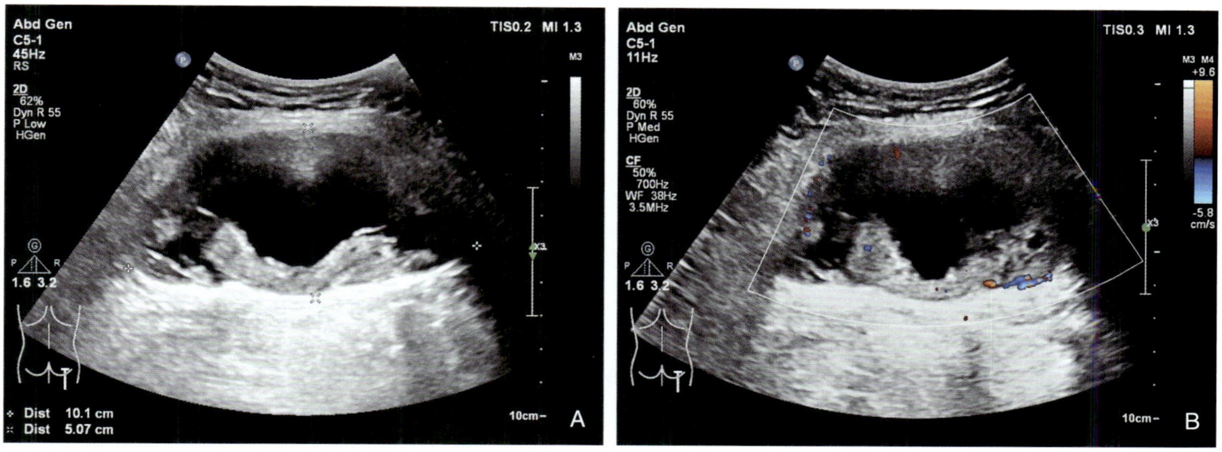

图 8-3-12　神经鞘瘤。(A)声像图;(B)CDFI 表现。

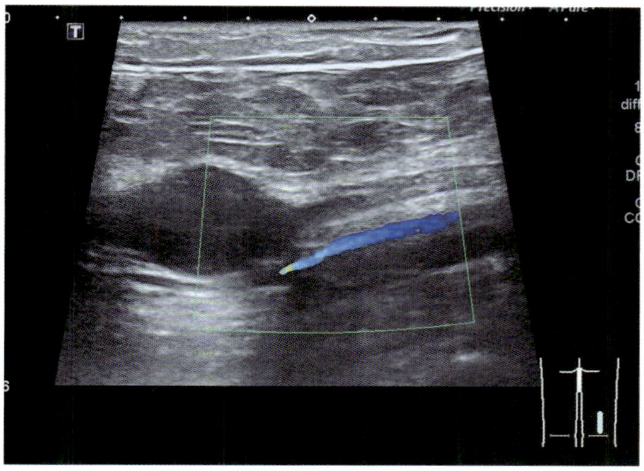

图 8-3-13　神经鞘瘤两端与神经相连,与动静脉伴行。

叶性肿瘤,由形态温和的梭形细胞和大量黏液样基质组成,血管稀少。成年人多见,多发生于大腿(最常见)、臀部、肩部和上臂大肌肉内。临床表现为缓慢生长的孤立性无痛性肿块。

(二)声像图特征(图 8-3-14)

肌层内低回声肿物,边界清晰,多呈椭圆形,内部可见囊性无回声区。肿物两端或周边可见高回声区,呈"亮帽"征和"亮环"征。CDFI 可见少量血流信号。

(三)诊断经验分享

1. 神经鞘瘤

低回声实性肿物,多与神经相连,部分内可见无回声区,血流信号多丰富,呈无特征性的"亮帽"征和"亮环"征。

2. 肌内血管瘤

肌层内低回声肿物,边界不清,形态不规则,部分可伴有弱回声血栓及强回声静脉石,部分肿物内血流信号丰富。

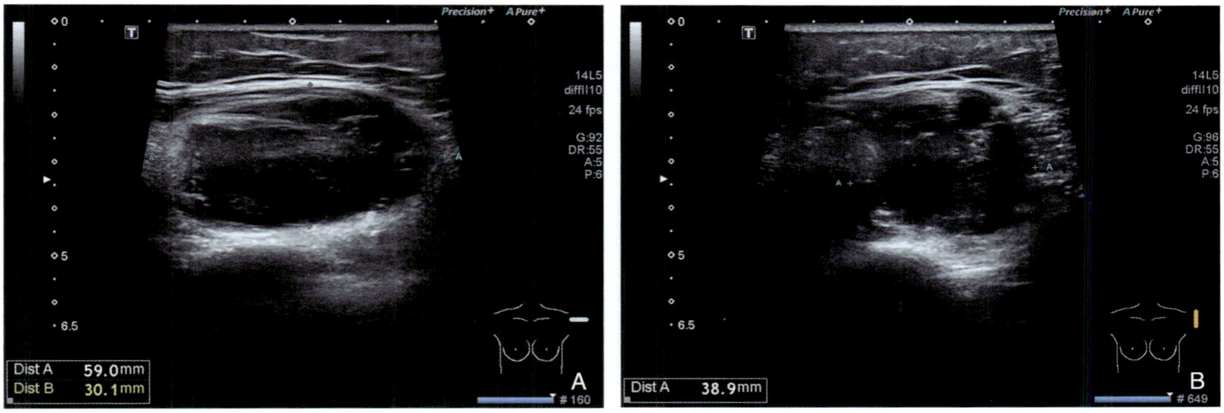

图 8-3-14　肌内黏液瘤。(A)长轴切面声像图;(B)短轴切面声像图;(C)CPA 表现。(待续)

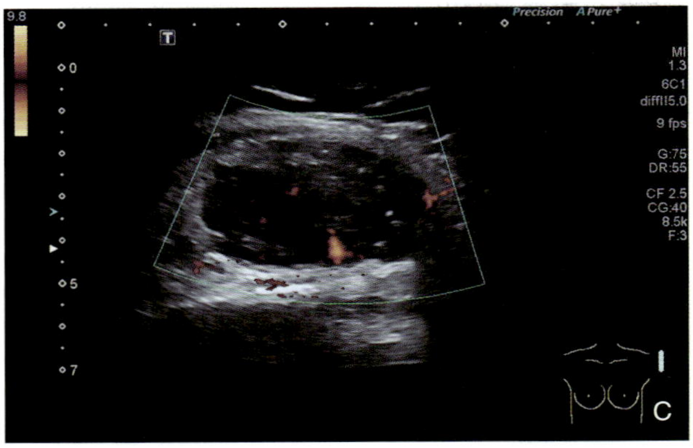

图 8-3-14(续)

第 4 节　中间性软组织肿物

一、非典型脂肪瘤样肿瘤/高分化脂肪肉瘤

(一)临床病理特征

非典型脂肪瘤样肿瘤/高分化肉瘤(ALT/WDL)为一种局部侵袭性间叶源性肿瘤,由非典型脂肪细胞及间质细胞构成。非典型脂肪瘤样肿瘤为脂肪肉瘤最常见形式,常见于中老年人,好发部位为四肢、腹膜后、腹腔等。临床表现为缓慢生长的无痛性肿物,腹膜后肿物可能在显著性增大时才会被发现。解剖部位是其主要的预后因子,发生于四肢的复发率较低,发生于体腔的肿瘤复发率较高。

(二)声像图特征(图 8-4-1)

超声表现为中高回声实性肿物,体积大,边界不清,形态不规则,内部回声不均匀,可见较多纤维性分隔。CDFI 可见点条状血流信号分布。

(三)诊断经验分享

1. 肌间脂肪瘤

多无包膜,边界不清,形态不规则,呈浸润性生长,CDFI 显示血流信号少或无。

2. 脂肪肉瘤

边界不清,形态不规则,回声较低且不均匀。CDFI 显示多血流信号丰富。

二、韧带样纤维瘤病

(一)临床病理特征

韧带样纤维瘤病亦称韧带样瘤(DF)、侵袭性纤维瘤,为中间性(局部侵袭性)但非转移性肌成纤维细胞性肿瘤,以浸润性生长和腹部复发潜能为特征。最常

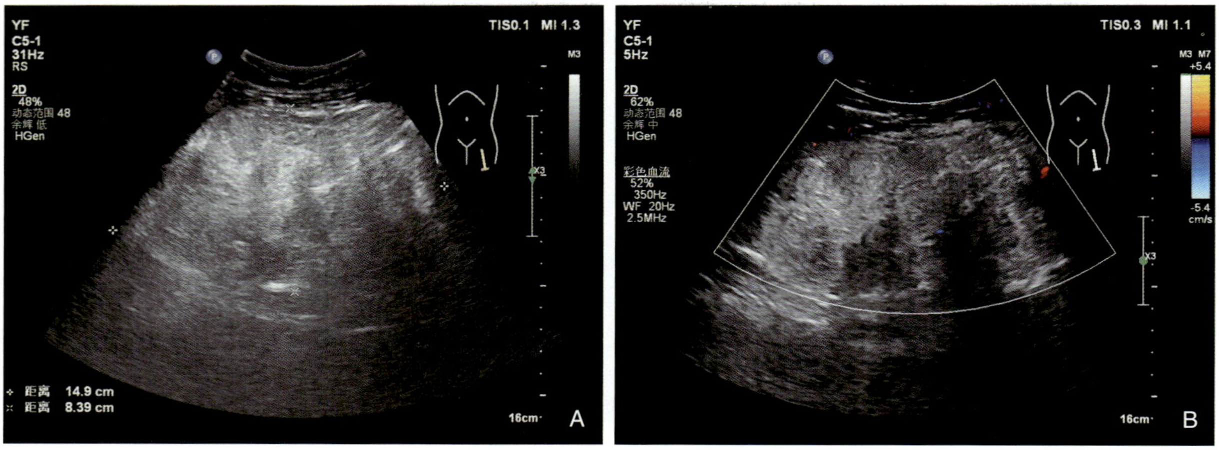

图 8-4-1　高分化脂肪肉瘤。(A)声像图;(B)CDFI 表现。

见于中青年人，女性多见。临床表现常为巨大、无痛性缓慢生长的肿物，分为腹壁型和腹壁外型，腹壁型多见于腹直肌，腹壁外型可见于肩部、胸壁、背部和大腿等。

(二)声像图特征(图8-4-2)

低回声实性肿物，体积一般较大，形态多不规则，边界多清晰。

肿物沿肌束方向生长为其主要特点，部分内可见纤维束样回声。CDFI可见点线样血流信号。

(三)诊断经验分享

1. 子宫内膜异位症

腹壁肌层内低回声团块，边界不清，形态不规则，可随月经周期变化有疼痛感，剖宫产病史多见。

2. 隆突性皮肤纤维肉瘤

超声表现为真皮层及皮下低回声肿块，形态不规则，边缘尚清，内部回声不均匀，血流信号较丰富，很少累及肌层，外观表现为凸出皮肤表面的红色结节，为其特征性外观。

三、隆突性皮肤纤维肉瘤

(一)临床病理特征

隆突性皮肤纤维肉瘤(DSFP)为发生于浅表的局部侵袭性低级别成纤维细胞性肉瘤，可向高级别肿瘤转化伴转移风险增加的纤维肉瘤样隆突性皮肤纤维肉瘤。多见于中青年人，好发部位为躯干及四肢近端，表现为持续性缓慢生长的隆起性结节，局部复发率高。

(二)声像图特征(图8-4-3和图8-4-4)

肿瘤多位于皮下，大部分累及真皮层。形态不规则，部分向下浸润性生长。以低回声为主，内部回声欠均匀，部分内呈混合回声。多数肿瘤内部及周边血供丰富。

(三)诊断经验分享

1. 神经纤维瘤

为沿神经走向分布的类圆形低回声结节，结节或可见与神经相连，血流信号不丰富。

2. 真皮纤维瘤

发生于皮肤，超声呈混合回声或较高回声，血流信号稀少。

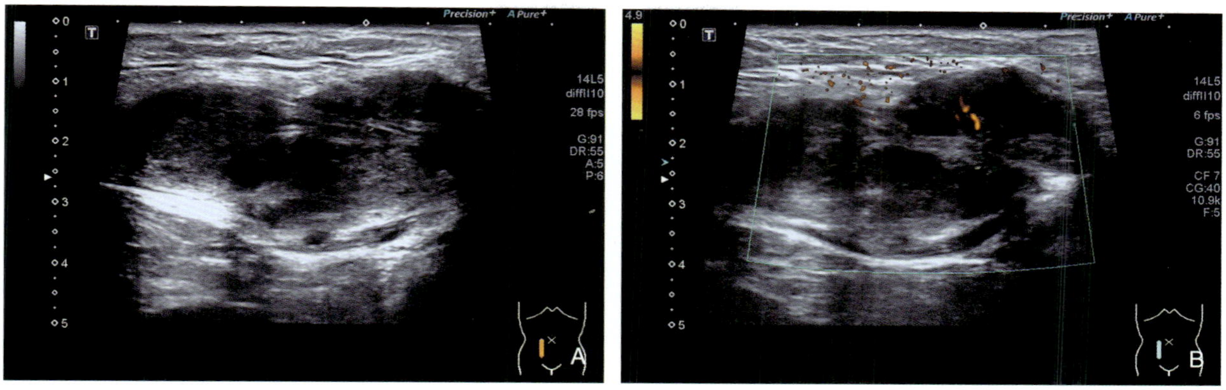

图8-4-2　韧带样纤维瘤病。(A)声像图；(B)CPA表现。

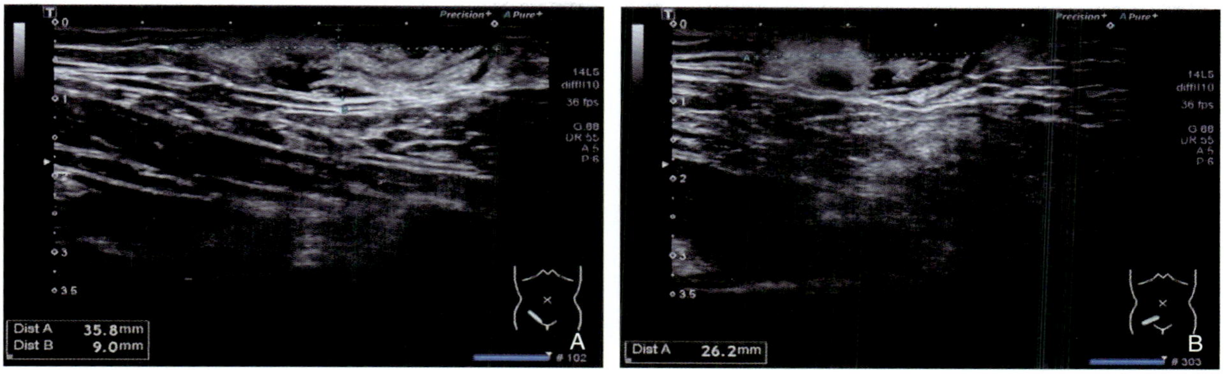

图8-4-3　隆突性皮肤纤维肉瘤。(A)长轴切面声像图；(B)短轴切面声像图。

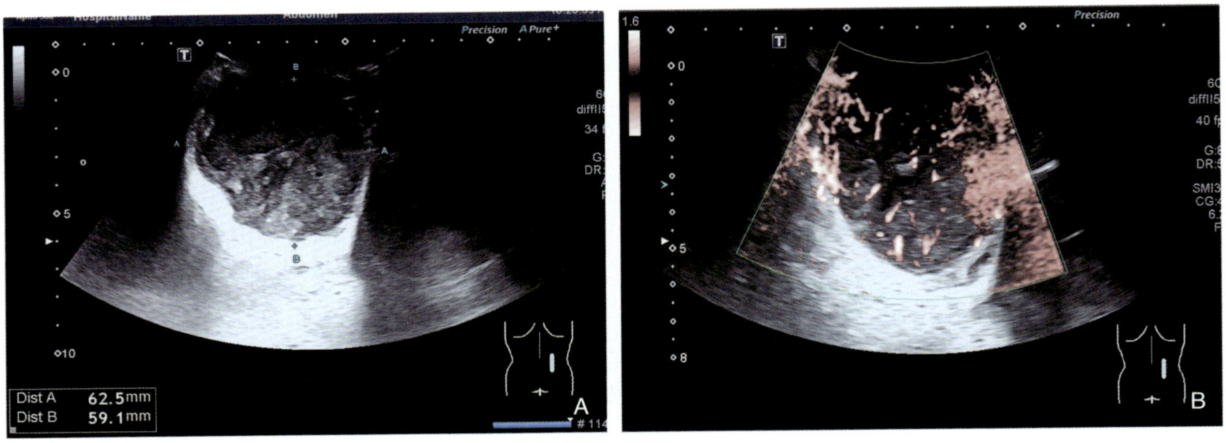

图8-4-4 隆突性皮肤纤维肉瘤。(A)声像图;(B)ADF表现。

第5节 软组织肿物超声造影临床病例

软组织肿物组织来源多样，造成其良恶性肿物超声声像图特征重叠较多，很多时候无法准确判别肿物性质。超声造影可观察肿物内部血管情况及微血流灌注情况，显示肿物造影模式，以下通过病例形式向大家展示软组织肿物超声造影的临床应用价值。

病例1(图8-5-1,视频8-5-1)

患者女，57岁，右大腿肌层肿物，二维超声表现为低回声实性肿物，边界不清，形态不规则，内部回声欠均匀，能量多普勒显示肿物内血流信号丰富。超声造影：肘正中静脉注射4.8mL声诺维，11秒肿物内可见造影剂进入，造影后呈“不均匀高增强”模式。

病理：高级别软组织肉瘤。

病例2(图8-5-2,视频8-5-2)

患者男，30岁，右足部肿物，二维超声表现为低回声实性肿物，边界不清，形态不规则，内部回声欠均匀，SMI显示肿物内血流信号丰富。超声造影：肘正中静脉注射4.8mL声诺维，18秒肿物内可见造影剂进入，造影后呈“不均匀高增强”模式。

病理：滑膜肉瘤。

病例3(图8-5-3,视频8-5-3)

患者男，49岁，左臀部肿物，二维超声表现为低回声实性肿物，边界尚清，形态不规则，内部回声欠均匀，可见多发无回声区，CDFI未见明显血流信号。超声造影：肘正中静脉注射4.8mL声诺维，17秒肿物内可见造影剂进入，造影后呈“不均匀增强”模式，可见大片未增强区域。

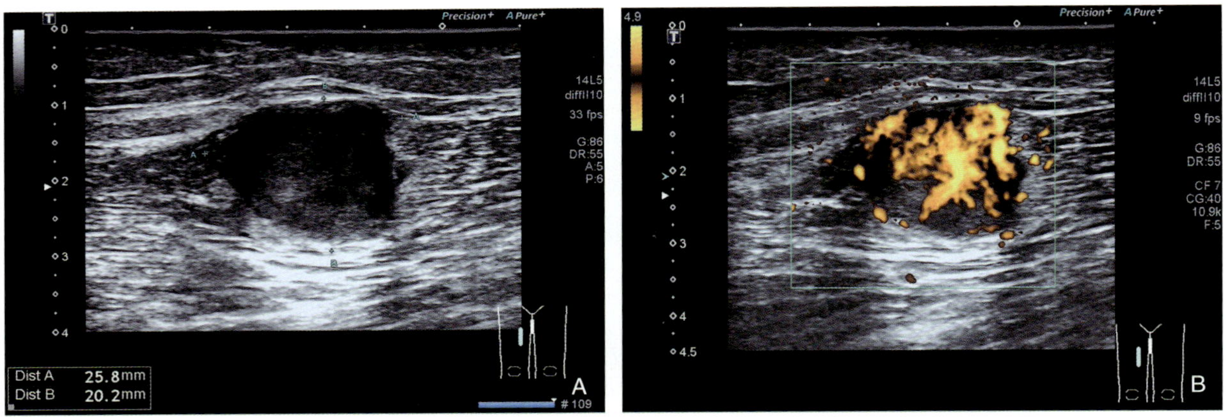

图8-5-1 多形性未分化肉瘤。(A)声像图;(B)CPA表现。

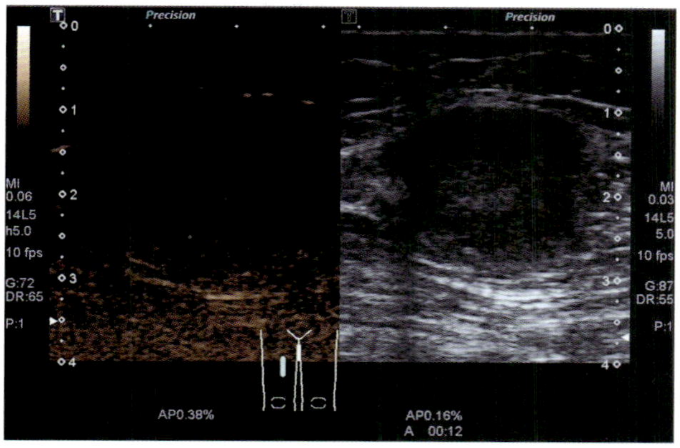

扫码观看高清视频

视频8-5-1　多形性未分化肉瘤超声造影。

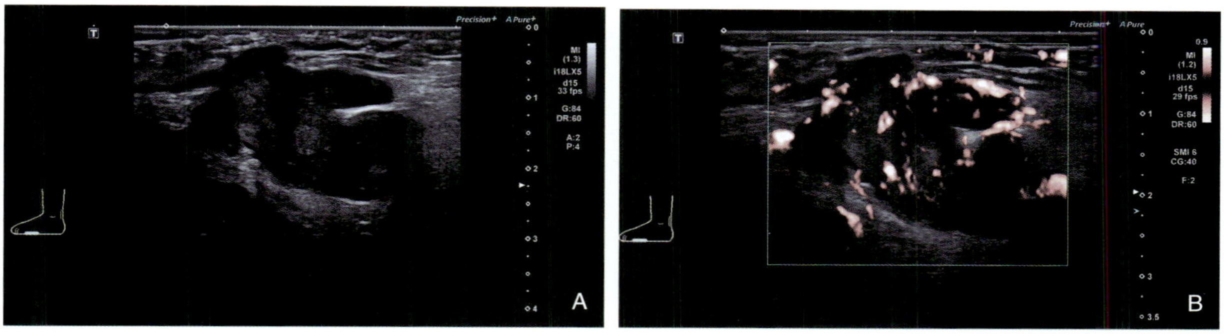

图8-5-2　滑膜肉瘤。(A)声像图；(B)SMI表现。

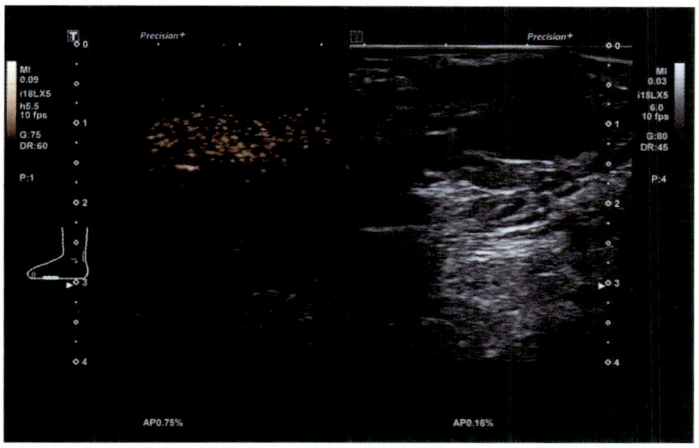

扫码观看高清视频

视频8-5-2　滑膜肉瘤超声造影。

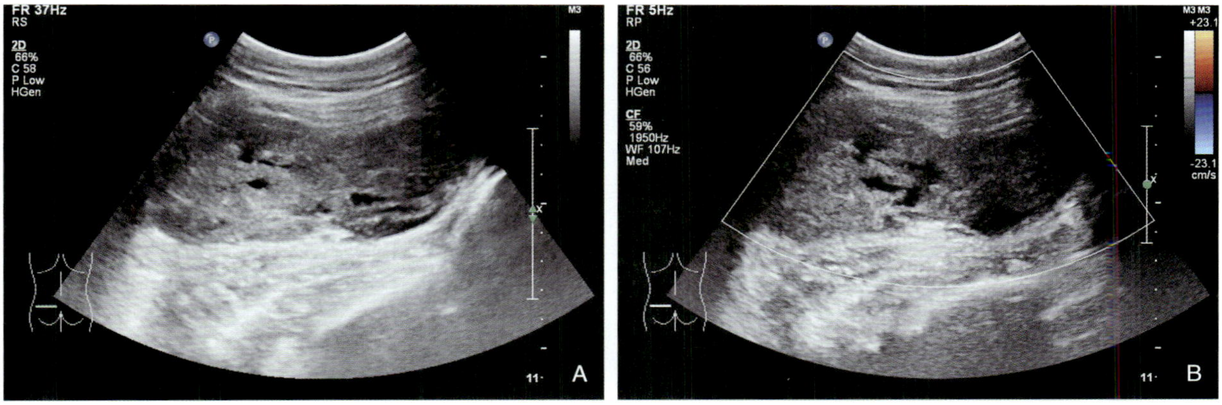

图8-5-3　转移性恶性黑色素瘤。(A)声像图；(B)CDFI表现。

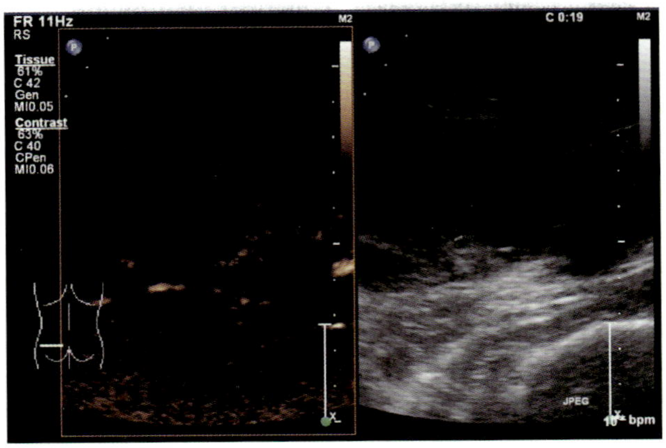

扫码观看高清视频

视频 8-5-3 转移性恶性黑色素瘤超声造影。

病理：转移性恶性黑色素瘤。

病例4（图8-5-4，视频8-5-4）

患者女，54岁，左腹壁肿物，二维超声表现为低回声实性肿物，边界不清，形态不规则，内部回声欠均匀，能量多普勒可见少量血流信号。超声造影：肘正中静脉注射4.8mL声诺维，9秒肿物内可见造影剂进入，造影后呈"不均匀增强"模式。

病理：转移性黏液腺癌，结肠来源。

病例5（图8-5-5，视频8-5-5）

患者女，52岁，右踝部肿物，二维超声表现为低回声实性肿物，边界不清晰，形态不规则，内部回声欠均匀，能量多普勒可见稍丰富的血流信号。超声造影：肘正中静脉注射4.8mL声诺维，17秒肿物内可见造影剂进入，造影后呈"不均匀增强"模式，可见大片未增强区域。

病理：尤因肉瘤。

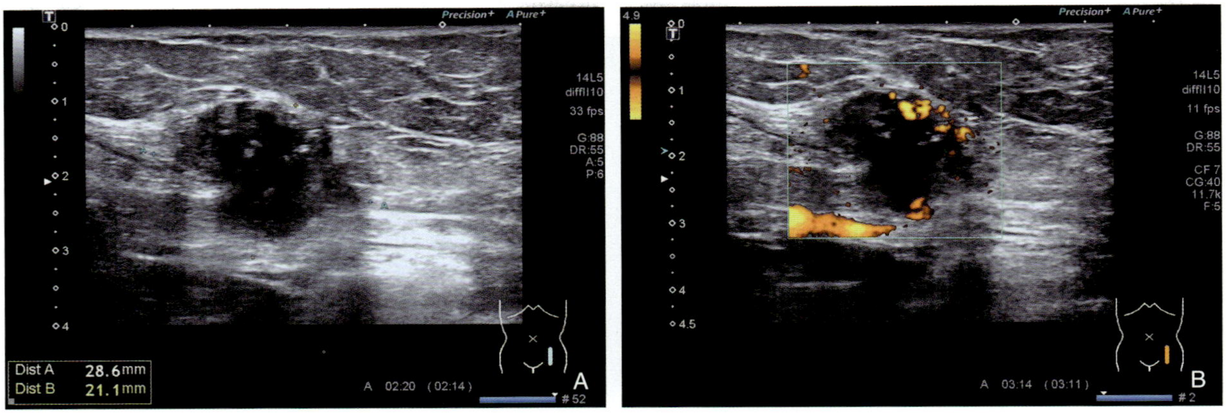

图8-5-4 转移性黏液腺癌。(A)声像图；(B)CPA表现。

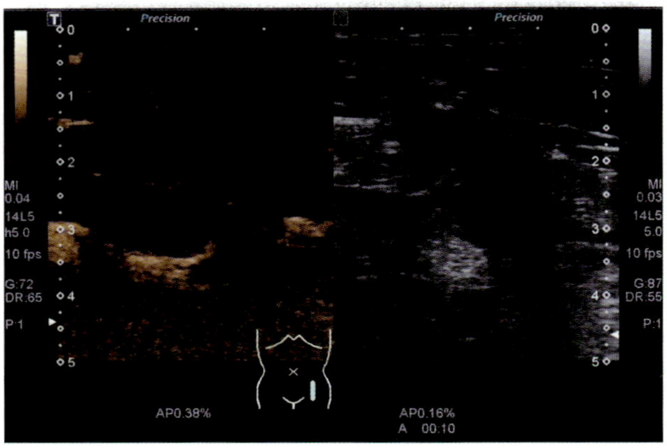

扫码观看高清视频

视频 8-5-4 转移性黏液腺癌超声造影。

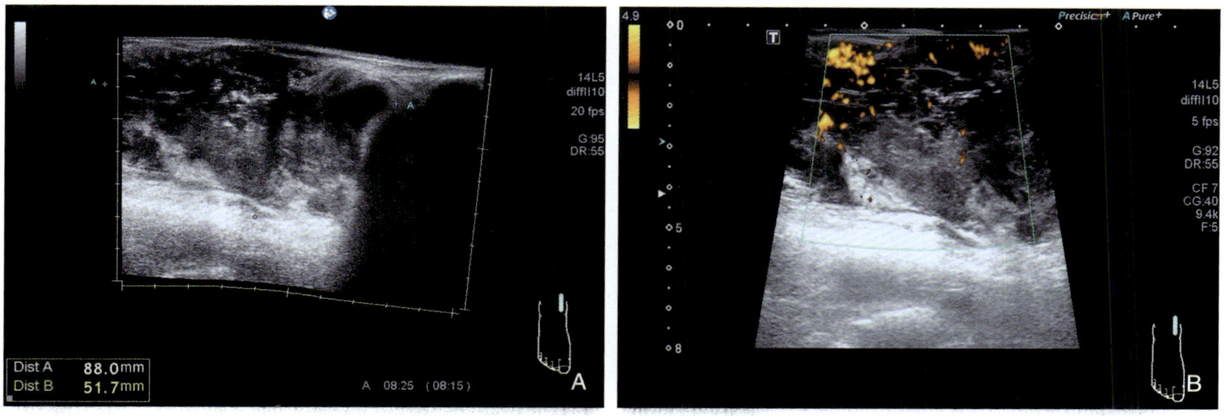

图8-5-5　尤因肉瘤。(A)声像图;(B)CPA表现。

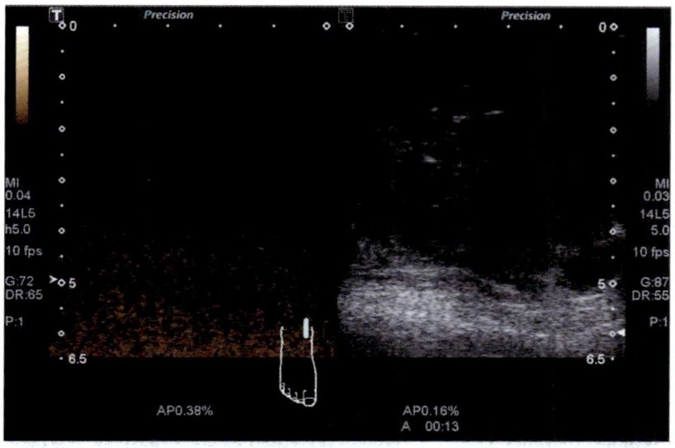

扫码观看高清视频

视频8-5-5　右踝部尤因肉瘤超声造影。

病例6(图8-5-6,视频8-5-6)

患者女,43岁,乳腺癌治疗中,发现右锁上肿物,外院超声报告考虑右锁上未转移,患者10天前锁骨下静脉穿刺置管拔出,二维超声表现为低回声肿物,边界尚清,形态欠规则,内部回声欠均匀,CDFI未见明显的血流信号。超声造影:肘正中静脉注射4.8mL声诺维,肿物内未见造影剂进入,超声考虑为血肿,随访肿物逐渐变小,后续PET/CT右锁上未见明显放射性浓聚,支持血肿诊断。

病理:血肿。

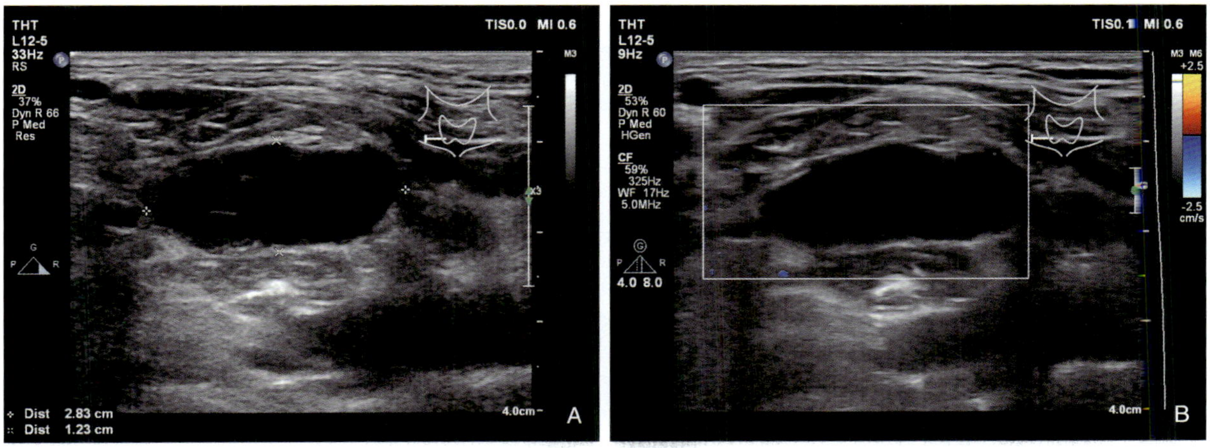

图8-5-6　血肿。(A)声像图;(B)CDFI表现。

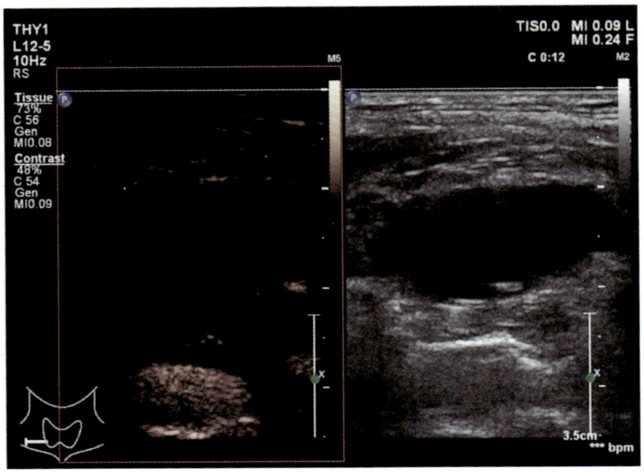

扫码观看高清视频

视频 8-5-6 血肿超声造影。

病例7(图8-5-7,视频8-5-7)

患者女,10岁,右膝部肿物,二维超声表现为低回声实性肿物,边界清晰,形态欠规则,内部回声欠均匀,CDFI未见明显血流信号。超声造影:肘正中静脉注射2.4mL声诺维,11秒肿物周边可见造影剂进入,造影后呈“环形增强”模式。

病理:骨软骨瘤。

病例8(图8-5-8,视频8-5-8)

患者女,40岁,右大腿肌层肿物,二维超声表现为低回声实性肿物,边界清晰,形态尚规则,内部回声欠

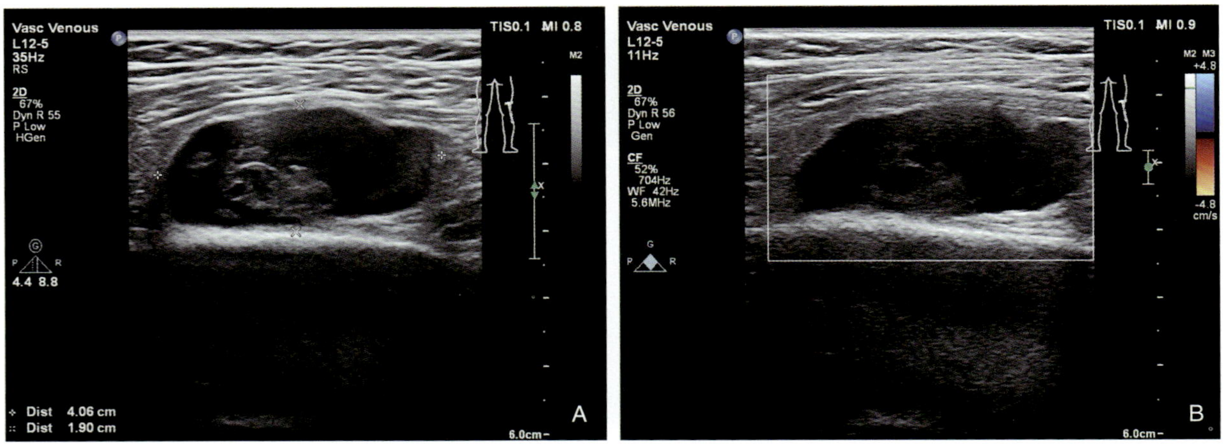

图8-5-7 骨软骨瘤。(A)声像图;(B)CDFI表现。

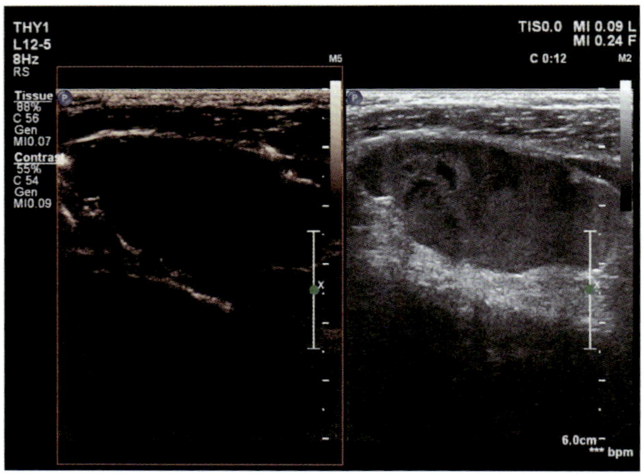

扫码观看高清视频

视频 8-5-7 骨软骨瘤超声造影。

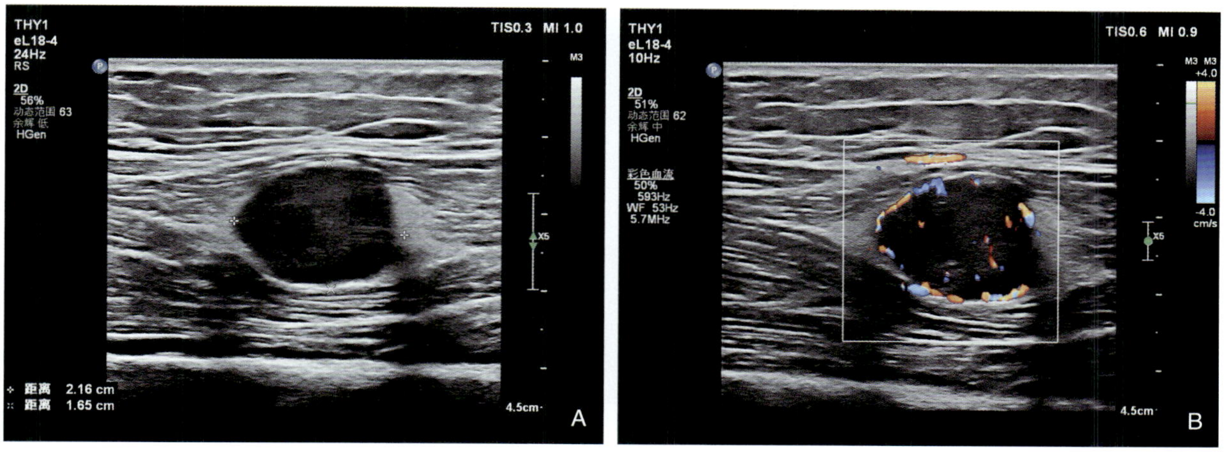

图 8-5-8 神经鞘瘤。(A)声像图;(B)CDFI表现。

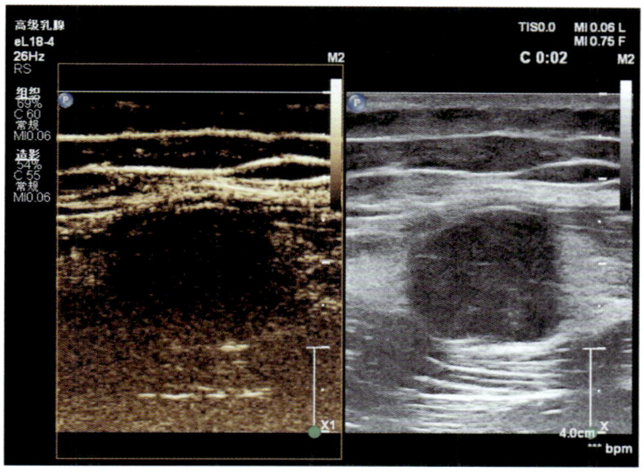

扫码观看高清视频

视频 8-5-8 神经鞘瘤超声造影。

均匀,CDFI可见较丰富的血流信号。超声造影:肘正中静脉注射4.8mL声诺维,12秒肿物内可见造影剂进入,造影后呈“不均匀高增强”模式。

病理:神经鞘瘤。

病例9(图8-5-9,视频8-5-9)

患者男,28岁,左肩部肌间肿物,二维超声表现为低回声实性肿物,边界不清,形态不规则,内部回声不均匀,可见多发强回声钙化,能量多普勒可见少量血流信号。超声造影:肘正中静脉注射4.8mL声诺维,9秒肿物内可见造影剂进入,造影后呈“不均匀增强”模式,可见粗大引流血管及大片无回声区。

病理:肌间血管瘤。

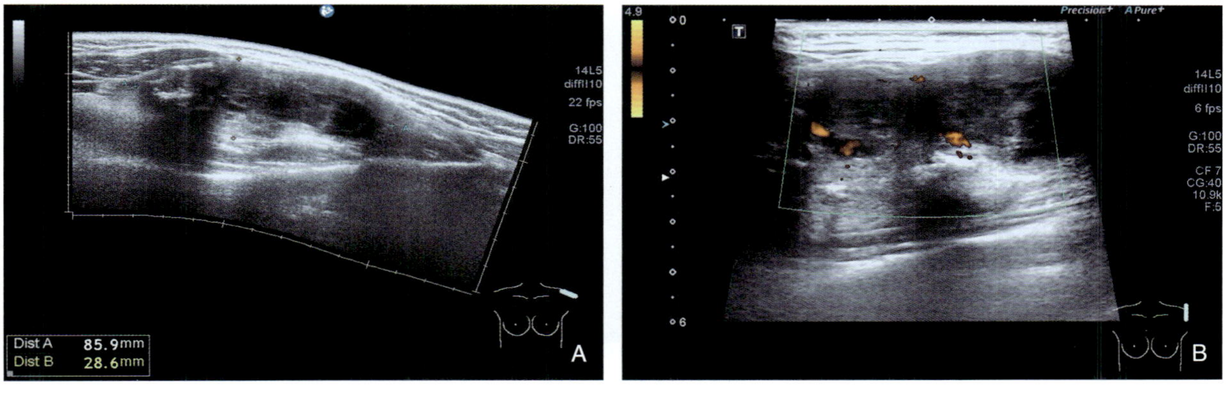

图 8-5-9 肌间血管瘤。(A)声像图;(B)CPA表现。

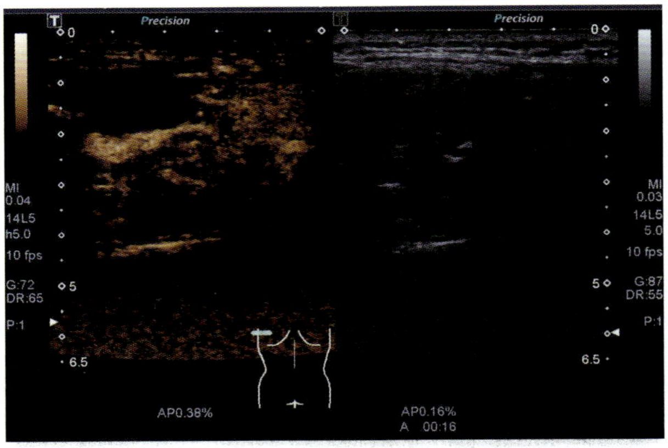

扫码观看高清视频

视频 8-5-9　肌间血管瘤超声造影。

病例10（图8-5-10，视频8-5-10）

患者女，32岁，左大腿肌间肿物，二维超声表现为低回声实性肿物，边界欠清，形态不规则，内部回声不均匀，能量多普勒可见少量血流信号。超声造影：肘正中静脉注射4.8mL声诺维，10秒肿物可见造影剂进入，造影后呈"不均匀增强"模式。

病理：神经纤维瘤。

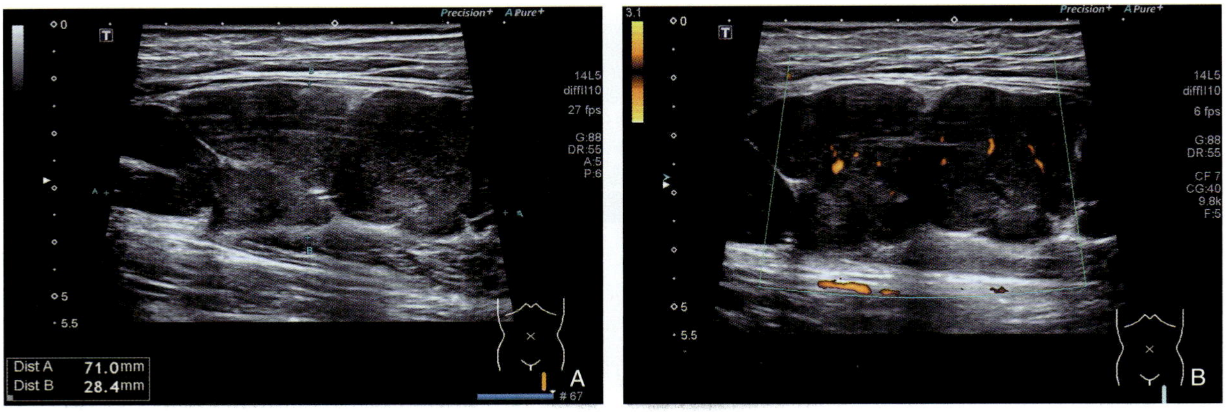

图8-5-10　神经纤维瘤。(A)声像图；(B)CPA表现。

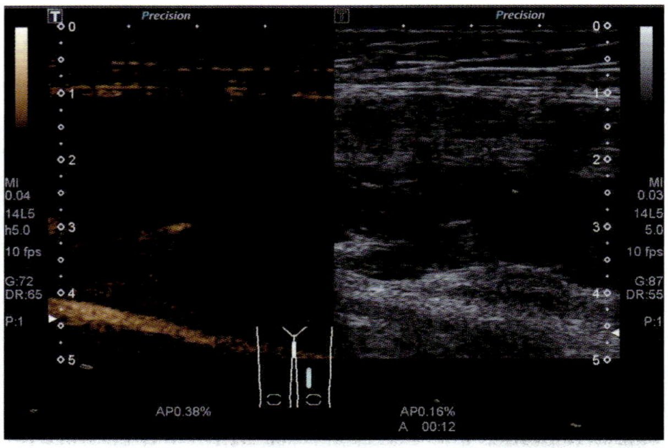

扫码观看高清视频

视频 8-5-10　神经纤维瘤超声造影。

参考文献

[1]Jacobson JA, Middleton WD, Allison SJ, et al. Ultrasonography of Superficial Soft-Tissue Masses: Society of Radiologists in Ultrasound Consensus Conference Statement[J]. Radiology, 2022, 304(1):18-30.

[2]Shimamori N, Kishino T, Morii T, Okabe N, et al. Sonographic Appearances of Liposarcoma: Correlations with Pathologic Subtypes[J]. Ultrasound Med Biol, 2019, 45(9):2568-2574.

[3]李程,梁键锋,曾福强,等.软组织血管肉瘤超声影像诊断[J].影像研究与医学应用,2020,4(22):33-36.

[4]Jin Z, Wang C, Wang D, et al. Malignant and Benign Peripheral Nerve Sheath Tumors in a Single Center: Value of Clinical and Ultrasound Features for the Diagnosis of Malignant Peripheral Nerve Sheath Tumor Compared With Magnetic Resonance Imaging[J]. J Ultrasound Med, 2023, 29.

[5]曹燚,陈涛,赵一冰,等.超声对肢体滑膜肉瘤的诊断及术后随访价值[J].中国超声医学杂志,2018,34(12):1139-1141.

[6]阮中琴,赵浩,肖练,等.骨外尤文氏肉瘤的超声特征分析[J].临床超声医学杂志,2022,24(2):155-158.

[7]黄宇先,陈涛,张淑敏.下肢肌肉软组织B细胞淋巴瘤超声表现1例[J].中国超声医学杂志,2022,38(7):802.

[8]Lee KJ, Jin W, Kim GY, et al. Sonographic Features of Superficial-Type Nodular Fasciitis in the Musculoskeletal System[J]. J Ultrasound Med, 2015, 34(8):1465-1471.

[9]刘勋,陈霰,陈敬一,等.软组织内不同解剖层次结节性筋膜炎超声诊断价值对比分析[J].中国超声医学杂志,2021,37(3):333-335.

[10]张司敏,李睿,韩彤亮.增生性肌炎的彩色多普勒超声声像图特征并文献复习[J].中华诊断学电子杂志,2018,6(3):181-184.

[11]齐清华,王俊魁,吴志彬,等.超声在Ⅰ型神经纤维瘤病中的诊断价值[J].中国医学影像学杂志,2023,31(3):276-278,280.

[12]Ryu JA, Lee SH, Cha EY, et al. Sonographic Differentiation Between Schwannomas and Neurofibromas in the Musculoskeletal System[J]. J Ultrasound Med, 2015, 34(12):2253-2260.

[13]金珍珍,郭稳,陈涛,等.超声鉴别诊断恶性外周神经鞘瘤与神经纤维瘤[J].中国医学影像技术,2021,37(10):1534-1538.

[14]安娜,郭玲,张丁丁,等.外周神经鞘瘤超声特征分析[J].北京医学,2021,43(3):232-234.

[15]Girish G, Jamadar DA, Landry D, et al. Sonography of intramuscular myxomas: the bright rim and bright cap signs[J]. J Ultrasound Med, 2006, 25(7):865-869.

[16]刘勋,陈霰,陈敬一,等.体表软组织内非典型脂肪瘤样肿瘤超声表现与病理对照分析[J].中国超声医学杂志,2021,37(8):951-953.

[17]周胜,肖萤,魏天虹.超声在原发性和复发性隆突性皮肤纤维肉瘤鉴别诊断中的作用[J].中国超声医学杂志,2023,39(7):824-828.

[18]Sangwan A, Goyal A, Kumar A, et al. Contrast enhanced ultrasound for characterization of suspected soft tissue vascular anomalies[J]. Eur J Radiol, 2022, 153:110370.

[19]Wu M, Hu Y, Hang J, et al. Qualitative and Quantitative Contrast-Enhanced Ultrasound Combined with Conventional Ultrasound for Predicting the Malignancy of Soft Tissue Tumors[J]. Ultrasound Med Biol, 2022, 48(2):237-247.

[20]Wang P, Wu M, Li A, et al. Diagnostic Value of Contrast-Enhanced Ultrasound for Differential Diagnosis of Malignant and Benign Soft Tissue Masses: A Meta-Analysis[J]. Ultrasound Med Biol, 2020, 46(12):3179-3187.

第9章 儿童肿瘤的超声诊断

第1节 鳃源性畸形

一、临床病理特征

鳃源性畸形是儿科头颈部鉴别诊断应考虑的重要病变，约占儿科先天性头颈部肿块的20%，仅次于甲状舌管囊肿，是第二常见的疾病。包括第一、第二、第三和第四型，以第二型最常见，占全部鳃源性畸形的90%~95%，第一型占5%~8%，第三和四型罕见，仅占1%。

第一型临床上常表现为3种方式：耳前腮腺区的复发性炎性肿块，若破裂，会导致窦道流液，若累及面神经可引起面瘫；耳部症状包括耳漏、耳廓症状和外耳道流液，并伴有耳部黏液或脓性分泌物；颈部症状为下颌角凹陷处的流液，若感染可发展为颌下炎。第二型常表现为颈部非压痛性肿块，常在上呼吸道感染后迅速增大，严重时可导致呼吸、吞咽困难及斜颈。窦道或瘘管通常在婴儿或儿童期被诊断，典型表现是从下颈部胸锁乳突肌前缘的开口处间断缓慢流液。第三、四型常发生在左侧，常伴随反复上呼吸道感染，表现为颈部疼痛性肿块和化脓性甲状腺炎，新生儿发病，颈部肿块可迅速增大，导致气管受压引发呼吸困难。有时病变可能表现为甲状腺内结节，易被误认为甲状癌。

鳃源性畸形通常由鳞状上皮内衬，囊肿内黏液可发现胆固醇结晶。而窦道和瘘管内更有可能含有纤毛柱状上皮，以及毛囊、汗腺、皮脂腺、软骨。淋巴组织和唾液组织在组织学上也可见到。

二、声像图特征

(一)第一型(图9-1-1)

Pochet三角区(乳突、颏骨、舌骨围成，包含下颌区

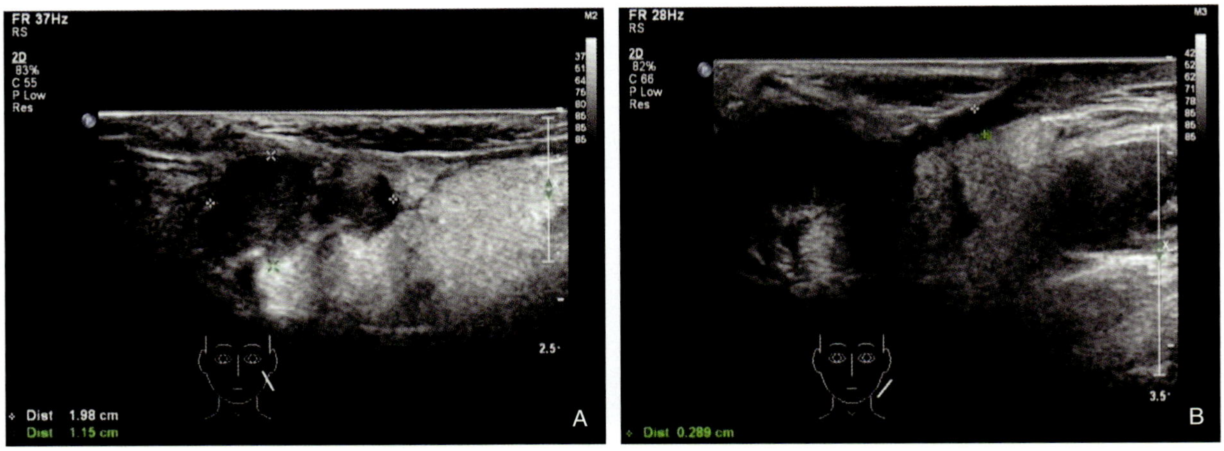

图9-1-1 鳃源性畸形。(A)声像图；(B)伴“鼠尾”征、“窦道”征。

及耳周区）的无回声肿块，边界一般较清，形态不规则，多伴“鼠尾”征、“窦道”征，内壁一般不光滑，内部回声不均匀，与外耳道或腮腺关系密切。

(二)第二型（图9-1-2和图9-1-3）

下颈部（胸锁乳突肌上2/3与下1/3交汇处）皮肤与扁桃体窝之间的区域囊性肿块，边界一般较清，形态尚规则，可呈类圆形、哑铃形，部分伴有“鼠尾”征、“窦道”征，内壁一般不光滑，内部回声不均匀，与胸锁乳突肌及颈动脉关系密切。

(三)第三和四型（图9-1-4）

甲状腺区域（舌骨下至环状软骨、颈部大血管内侧）囊性肿块，边界一般不清，形态不规则，多含窦道、瘘管，内壁一般不光滑，内部回声不均匀，内部强回声气体对该型的诊断具有较高特异性，肿块与梨状隐窝、

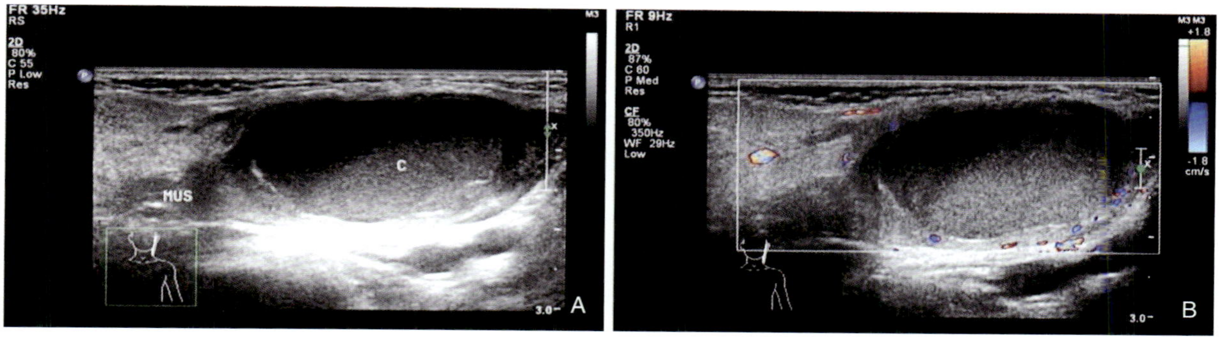

图9-1-2　鳃源性畸形。(A)声像图；(B)CDFI表现。

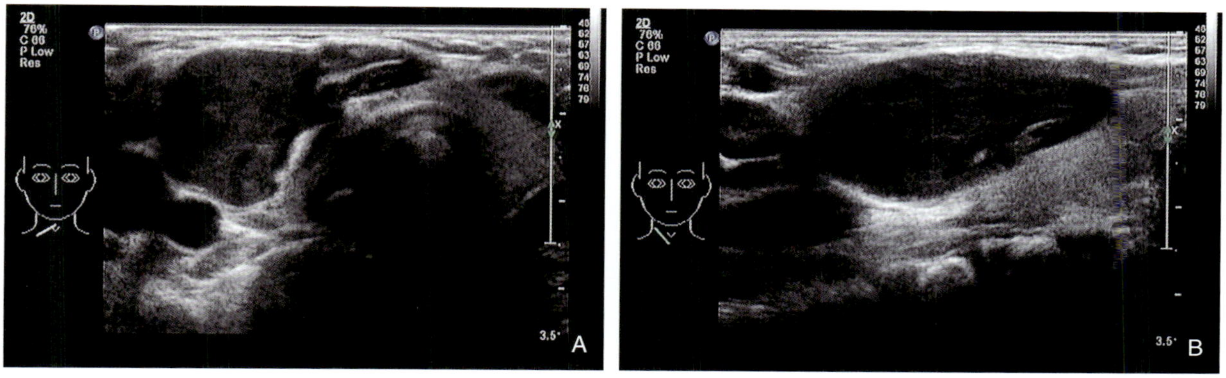

图9-1-3　鳃源性畸形。(A)短轴切面声像图；(B)长轴切面声像图。

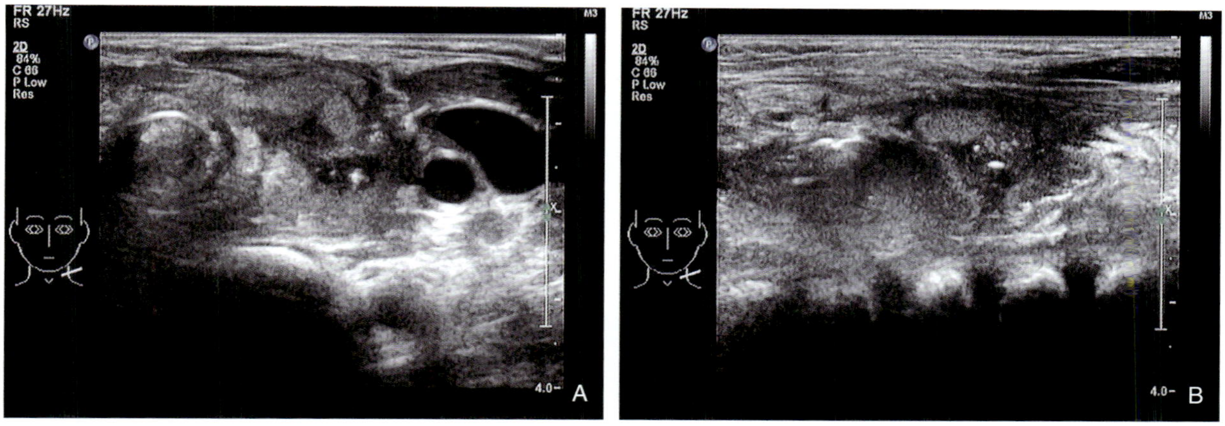

图9-1-4　鳃源性畸形。(A)短轴切面声像图；(B)长轴切面声像图。

甲状腺关系密切。

三、诊断经验分享

(一)表皮样囊肿、皮样囊肿

可发生在身体任何地方,约7%发生在头颈部,好发于中线位置,是由沿胚胎融合线发展的上皮残留物形成的,发病部位一般为颈中线位置及眉弓外侧,一般边界清晰,可伴后方回声稍增强。回声与其内部角蛋白及碎屑多少、排列有关,可呈无回声,低回声,甚至高回声,典型的表皮样囊肿呈"洋葱皮"样改变。一般无窦道及鼠尾征,一般不累及外耳道、腮腺、胸锁乳突肌、颈动脉及梨状隐窝。

(二)甲状舌管囊肿

是儿科最常见的先天性颈部肿块,也是最常见的颈部中线囊性肿块。超声表现:肿块多呈类圆形,部分可见"鼠尾"征,薄壁边界清晰,内部回声为均匀无回声,伴后方回声增强,继发感染或出血时内部回声较复杂,肿块与舌骨关系密切,动态下囊肿和舌骨在吞咽过程中一起移动。CDFI显示一般无血流信号。

(三)淋巴管瘤

超声上肿块表现多种多样,从单间隙到跨间隙,从单房到多房,从大囊到微囊不等。但典型病例表现为边界清晰、形态不规则的多房样无回声肿块,内可见多发强回声分隔,伴发出血时,肿块内可见较密集点状颗粒漂浮。CDFI显示部分分隔处含血流信号。淋巴管瘤常沿组织间隙浸润性生长,此生物学行为使其更容易鉴别。部分淋巴管瘤包含血管成分,统称为脉管瘤。单房淋巴管瘤看起来与许多其他颈部囊性病变相似,但一般无"窦道"征,囊壁薄,内壁光滑。

第2节 甲状舌管囊肿

一、临床病理特征

甲状舌管囊肿(TDC)是最常见的先天性颈部肿块和最常见的中线囊性颈部肿块,占70%,约为鳃源性畸形的3倍,可出现在任何年龄。它由残留的甲状腺原基发展而来,甲状腺原基的迁移始于舌根部的盲肠孔,然后绕舌骨向前和向下,向前下降到甲状腺舌骨膜,最终降至其正常位置,这一过程甲状舌管退化不全造成该病,25%~65%位于舌骨下,20%~25%位于舌骨上,其中60%~80%与舌骨关系密切,75%位于中线,25%位于旁正中的位置。TDC常为无痛性可移动肿块,可随上呼吸道感染而快速增大。由于其通常附着在舌骨上,所以随着舌头的突出而移动。

位于舌根附近的囊肿衬有复层鳞状上皮,而邻近甲状腺的囊肿衬有类似甲状腺腺泡上皮的细胞。超一半的TDC囊壁含有异位的甲状腺组织。囊肿的形成被认为是继发于炎性或上皮分泌液的持续堆积。绝大多数TDC为良性病变。1%的病例可发生恶变,恶性肿瘤发生于异位甲状腺组织,通常是乳头状癌,也可能是鳞状细胞癌。

二、声像图特征(图9-2-1)

超声上,TDC可表现为单纯囊性病变,壁薄、边界清晰、均匀无回声,伴后方回声增强。也可呈假实性,由低回声的蛋白液体或碎片组成。在感染或出血的情况下,可表现为更复杂的囊肿,壁厚分隔,中心回声不均匀,周围软组织回声增强,TDC通常与舌骨关系密切。

三、诊断经验分享

(一)表皮样囊肿、皮样囊肿

约7%发生在头颈部,好发于中线位置,与TDC在位置上有重叠,囊肿一般边界清晰,可伴后方回声稍增强。回声与其内部角蛋白及碎屑多少、排列有关,可呈无回声、低回声,甚至高回声,典型的表皮样囊肿呈"洋葱皮"样改变。一般无"窦道"及"鼠尾"征,囊肿与舌骨无关。

(二)淋巴管瘤

单房淋巴管瘤与TDC相似,但囊肿多呈无回声,囊壁薄,内壁光滑一般无"窦道"及"鼠尾"征,囊肿与舌骨无关。CDFI显示囊肿内部无血流信号,部分囊壁处

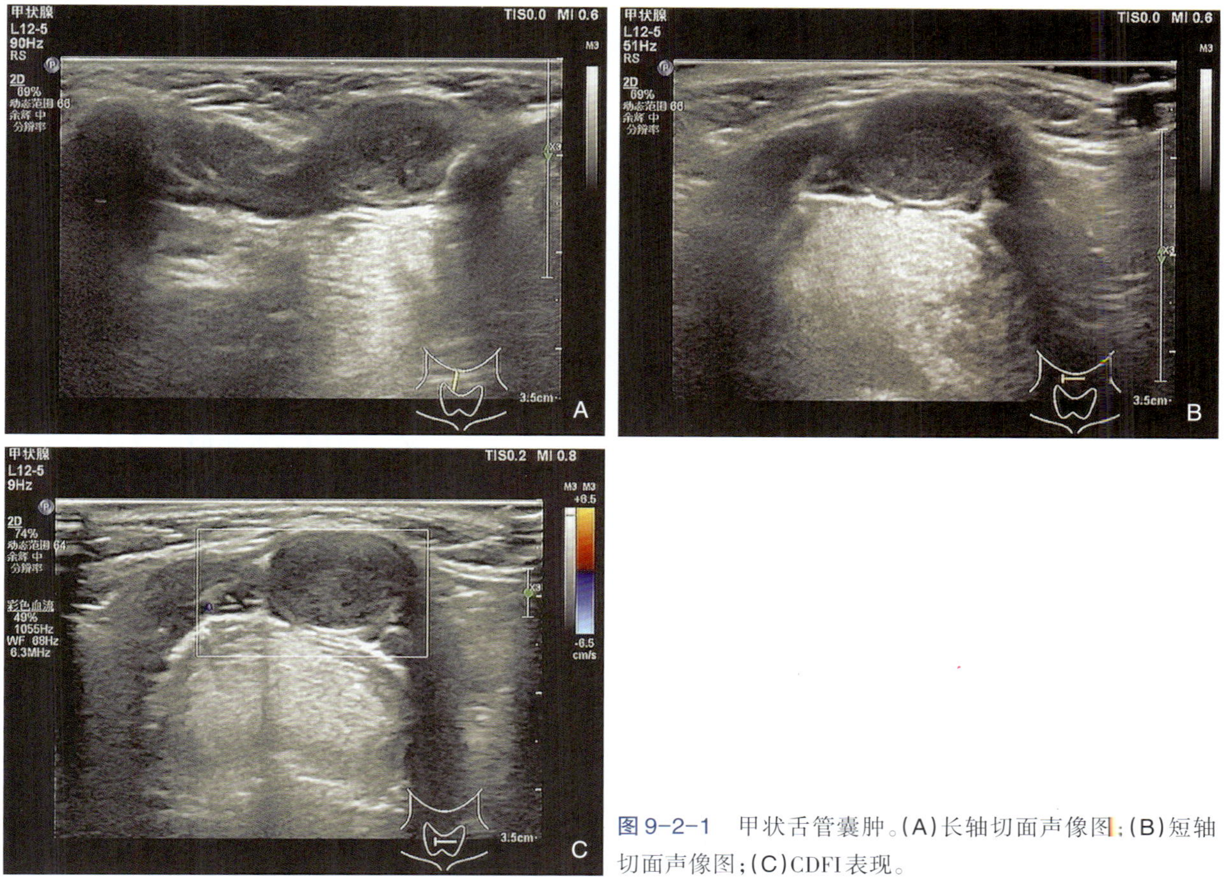

图 9-2-1　甲状舌管囊肿。(A)长轴切面声像图；(B)短轴切面声像图；(C)CDFI表现。

可见血流信号。

(三)鳃源性畸形

部分位置偏中线的第二鳃源性畸形易与TDC混淆，但第二鳃源性畸形主体更偏向一侧，肿块形态较大，与胸锁乳突肌及颈部大血管关系密切，与舌骨无关，不随吞咽动作发生位移，部分肿块可见“窦道”及“鼠尾”征，但窦道方向，向外朝向皮肤表面、向内朝向腭扁桃体窝。

第3节　肝母细胞瘤

一、临床病理特征

肝母细胞瘤(HB)是儿科最常见的肝脏原发性胚胎性恶性肿瘤，约占所有儿科恶性肿瘤的1%。大多数病例在5岁之前确诊，主要影响6个月至3岁的婴幼儿，发病中位数为18个月。HB可能与早产、极低出生体重、家族性腺瘤性息肉病、Beckwith-Wiedemann综合征、18三体相关。患儿临床表现各异，通常表现为无症状的腹部肿块，晚期会出现贫血、体重减轻、黄疸、发热、食欲减退、呕吐、腹痛、腹壁静脉曲张、呼吸困难等症状。确诊时约有20%的患者发现远处转移，主要为肺部转移。80%~90%的患儿甲胎蛋白水平升高，贫血和血小板增多症也很常见。

HB是来源于肝脏前体细胞的胚胎性恶性肿瘤，具有不同细胞类型和不同分化程度的形态学特征。大多数为上皮性肿瘤(上皮型)，包括纯胎儿型、胚胎型、巨小梁型、小细胞未分化型和胆管母细胞型；20%~30%的肿瘤含有间充质成分(混合型)，其中最常见的是类骨质，这是肿瘤中出现钙化及软骨的原因。

二、声像图特征

HB的60%~70%位于肝右叶，也可位于左叶或左右叶均受累，肿块一般较大，可累及大部分肝脏（图9-3-1和图9-3-2）。

（一）孤立肿块或伴发卫星灶的优势肿块

有包膜，边界清晰，形态不规则，相对于肝实质大多呈高回声，也可呈等回声或低回声，由于间质成分的存在，内部回声常不均匀，可有点线样强回声钙化伴后方声影、低回声纤维间隔及无回声出血坏死区（图9-3-3）。

（二）弥漫性浸润性肿块

包膜不明显，边界模糊不清，与正常肝实质分界不明显，形态不规则，弥漫性浸润性生长，周围残留少量正常肝实质。

（三）多普勒超声

多普勒超声有助于检测肝静脉和门静脉血管侵犯，肿瘤内高速血流和门静脉侵犯高度提示恶性肿瘤。

此外，判断肿瘤累及肝脏范围、血管受累（门静脉、肝静脉、下腔静脉）、肝外病变、肿瘤多灶性、肿瘤破裂、尾状叶受累、转移（肺和淋巴结）对临床分期和危险度分组至关重要，因此超声不仅要关注瘤体本身，也要尽可能对以上风险因素做出全面评估。比如超声在区分腹膜小结节和肝脏周围病变方面具有明显优势。

三、诊断经验分享

（一）肝细胞癌

肝细胞癌是儿童第二常见的原发性肝脏恶性肿瘤，最常见于5岁以上的儿童，主要好发于青少年男性。超声典型表现为大小不等的不均匀高回声肿块，但小肝癌多呈低回声，肿块边界多清晰，部分周围可有声晕，形态不规则，血流较丰富。超声造影显示周围包膜下血管引起的弥漫性或不均匀动脉强化，而不同于转移性病变的边缘状动脉强化。

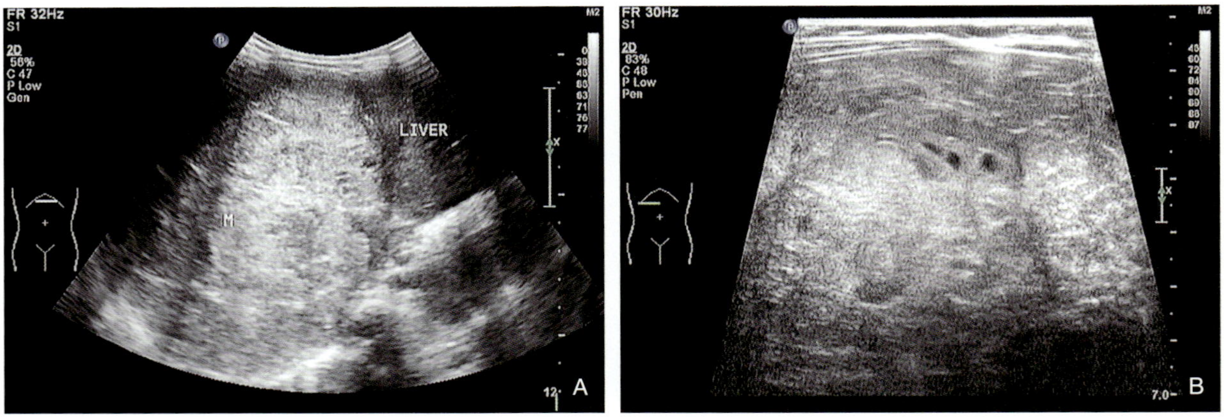

图9-3-1 肝母细胞瘤。(A)声像图；(B)高频扫查声像图。

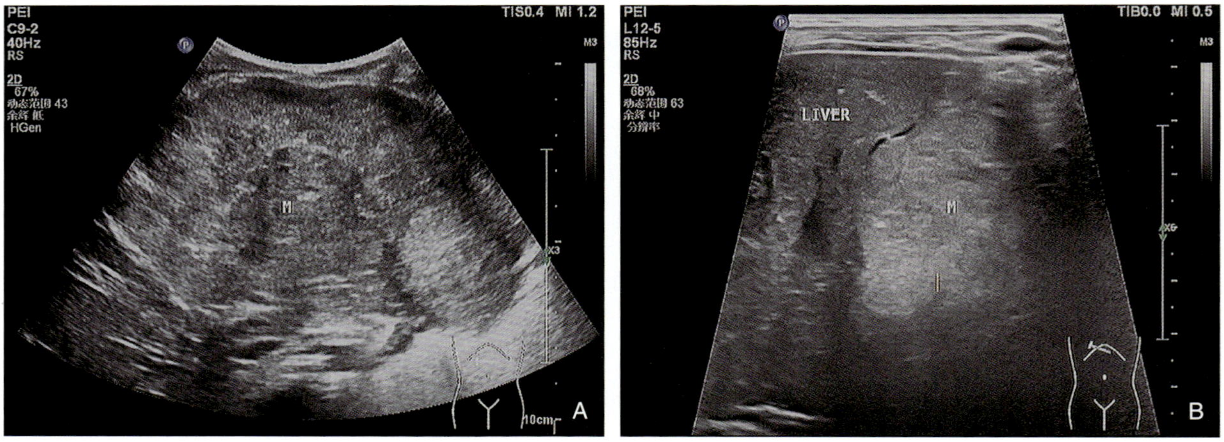

图9-3-2 肝母细胞瘤。(A)声像图；(B)高频扫查声像图。

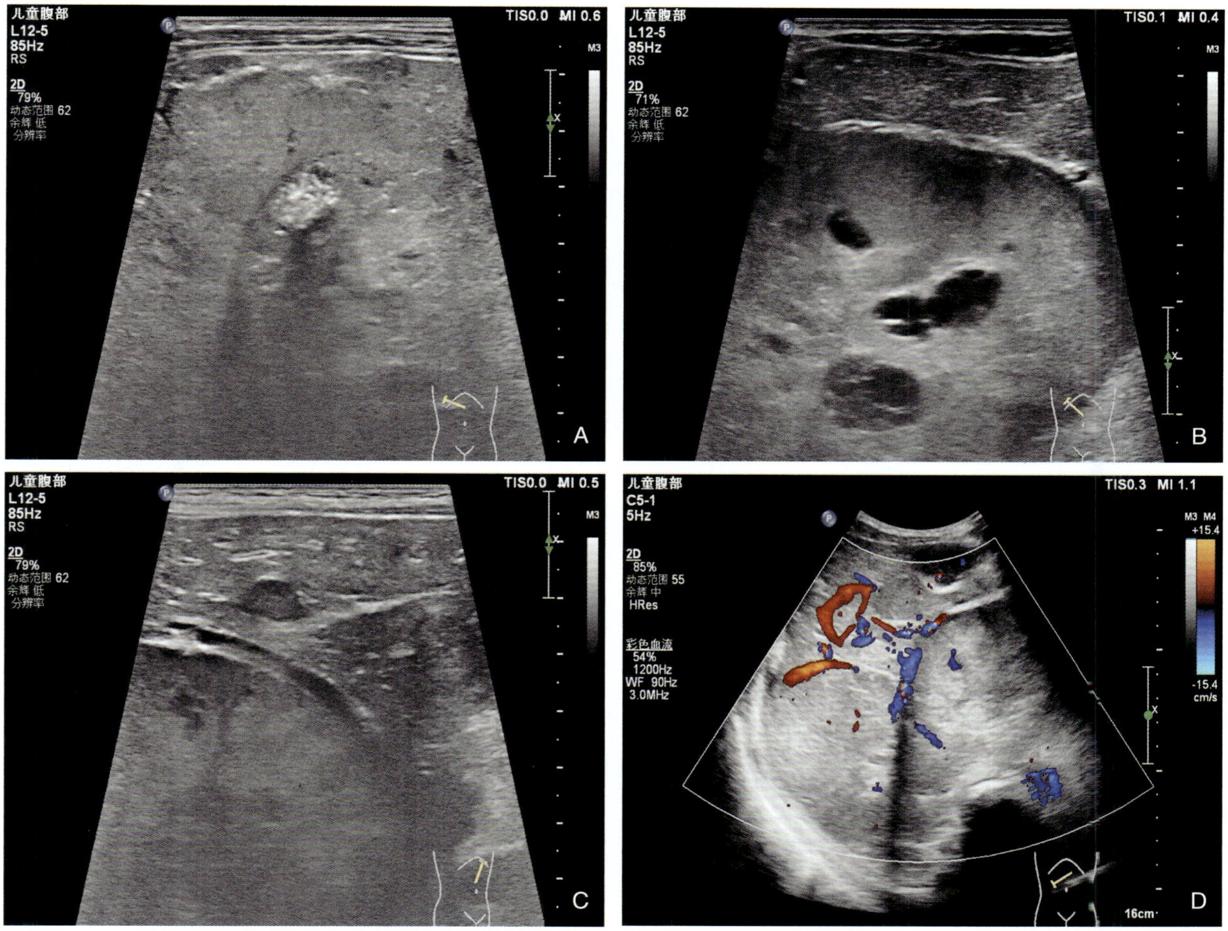

图 9-3-3 (A)肝母细胞瘤内钙化;(B)肝母细胞瘤内出血坏死区;(C)肝母细胞瘤伴卫星灶;(D)肝母细胞瘤 CDFI 表现。

(二)肝未分化胚胎肉瘤

肝未分化胚胎肉瘤是一种起源于间充质的侵袭性肿瘤,好发于6~10岁的儿童,无性别差异,是儿童第三常见的肝脏恶性肿瘤。超声上以高回声为主的实性肿块,伴有局灶性无回声区。

(三)间叶错构瘤

间叶错构瘤是一种良性肿瘤,常见于2岁之前,男孩多发,囊性或实性成分为主。超声最常见的是一个大的多房囊性肿块,呈“筛状”外观,内有多少不等的实性成分及间隔。肿块边界清晰,通常没有真正的包膜,钙化或出血少见,血流信号不明显。

第4节 肾母细胞瘤

一、临床病理特征

肾母细胞瘤又称Wilms瘤,是儿童最常见的原发于肾脏的恶性肿瘤。它来源于肾胚基细胞,约占儿童肾脏恶性肿瘤的90%。多见于1~5岁,男女发病相近,约95%为单侧发病。约有10%的肾母细胞瘤的发生与一些先天性畸形综合征有关,常见的畸形综合征包括WAGR综合征(肾母细胞瘤、无虹膜、泌尿生殖系统异常、智力迟钝)、Denys-Drash综合征和Beckwith-Wiedemann综合征。肿瘤有包膜,切面呈“鱼肉”样,常伴有出血坏死,可有囊腔形成。组织学上肿瘤由胚基、间质和上皮成分构成。患儿常以腹部包块就诊，也可能表现为血尿、腹痛、高血压。大部分患儿的预后较好，手术完整切除后5年生存率在90%以上。

二、声像图特征（图9-4-1至图9-4-4）

患侧肾脏体积增大，形态失常。

肿瘤位于肾脏上极或下极，呈类圆形或分叶状，边界清晰，有包膜。

肿块内部回声与出血、坏死、脂肪或钙化有关，主要分为3种类型：

●实性为主型：实性中低回声肿块，内部回声强弱

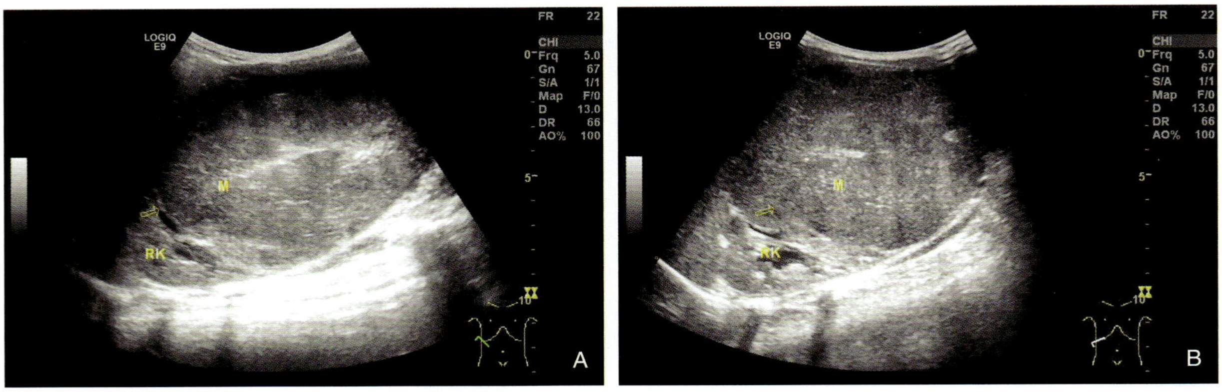

图9-4-1 肾母细胞瘤。（A）长轴切面声像图；（B）短轴切面声像图。

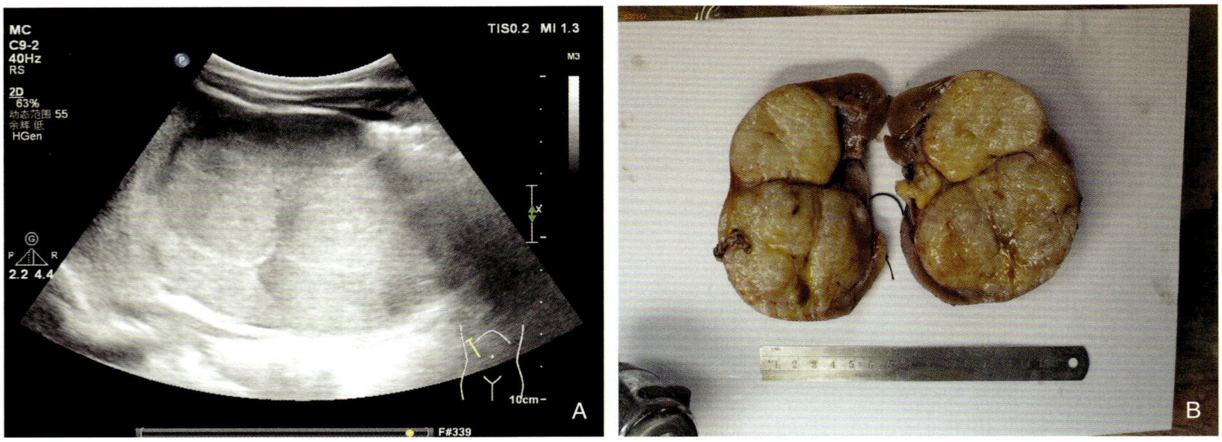

图9-4-2 （A）肾母细胞瘤声像图；（B）完全实性型肾母细胞瘤。

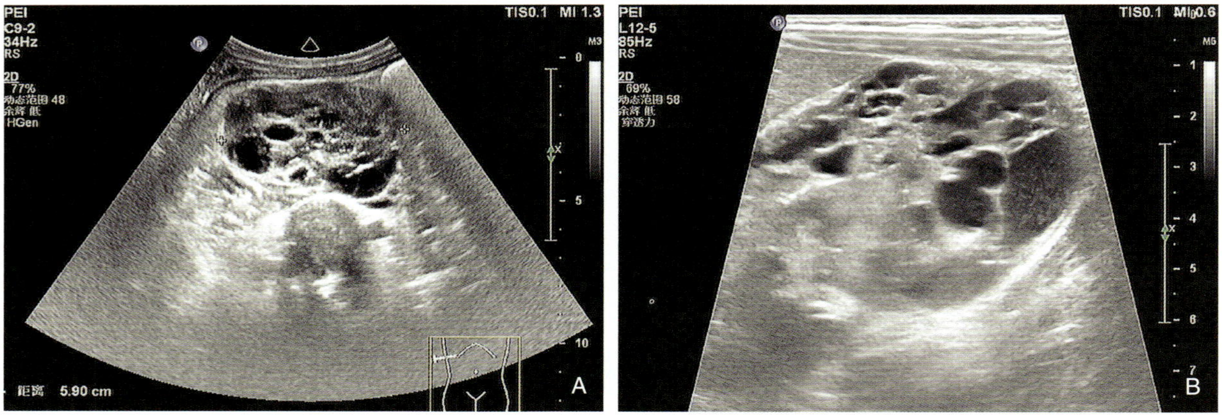

图9-4-3 肾母细胞瘤。（A）声像图；（B）高频扫查声像图。

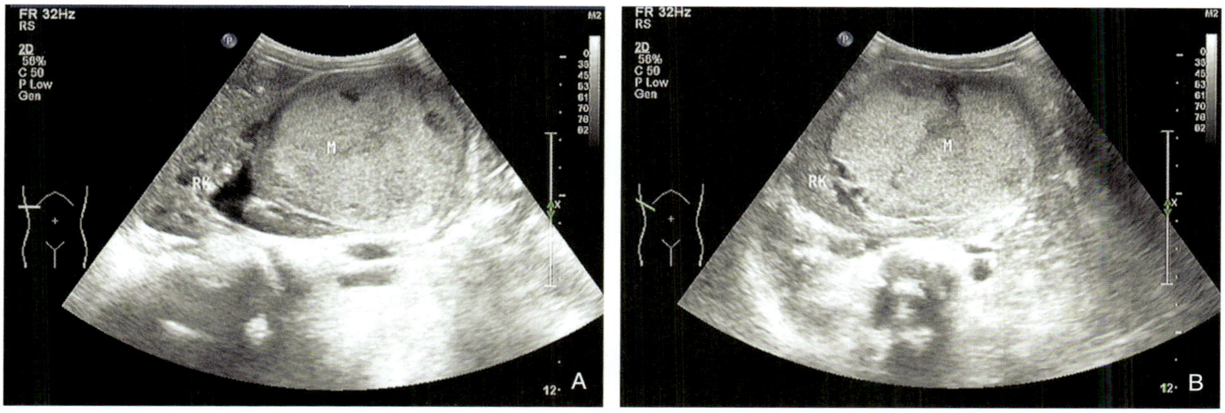

图9-4-4 肾母细胞瘤。(A)长轴切面声像图;(B)短轴切面声像图。

不等,分布不均,合并出血坏死时内可见不规则液性区,此型为最经典的肾母细胞瘤。

- 完全实性型:呈高中低混合回声肿块,内部无明显囊性区。
- 囊性为主型:呈多房分隔的囊性肿块,内部分隔厚薄不均,仅见少许或无明显实性成分,钙化占3%~5%,多位于曾经坏死区边缘。

肿瘤周围可见残余受压的正常肾实质回声,使残肾与肿瘤呈"握球"征,对于占据整个肾脏的肿瘤,应用高频超声扫查寻找周边菲薄的肾实质。

肿瘤累及肾盂时,肾盂内可见不规则实性回声,伴有肾积水。

CDFI显示肿块血供丰富,脉冲多普勒频谱多为高速高阻动脉样滋养血流信号。

瘤体局部浸润生长多不包绕大血管且较少越过中线,常见转移部位为肺、肝等处,肾静脉和下腔静脉的血栓形成较为常见。

三、诊断经验分享

不均匀实性团块,内伴散在囊性区及钙化回声,或多房囊样团块回声,周边显示残余肾实质回声。

第5节 输尿管息肉

一、临床病理特征

输尿管息肉(UP)是源自中胚层的小儿常见的泌尿系良性肿瘤。多为单发,以左侧多见,最常发生于输尿管上1/3或肾盂输尿管移行部。息肉外观多呈菊花瓣状,粉红色或灰白色,半透明状。显微镜下所见为结缔组织、炎症细胞、变异上皮细胞和血管等。临床症状主要是腹腰痛、肉眼或镜下血尿,亦有无症状者。

二、声像图特征(图9-5-1和图9-5-2)

检查前应充分饮水充盈肾盂,超声常首先发现肾盂积水,应用高频超声沿着肾盂向下加压扫查,在周围尿液的无回声衬托下,可见息肉呈中等回声,形态不规则,边界清晰,可见息肉蒂与输尿管壁相连,CDFI显示内可见稍丰富短条状血流信号。

三、诊断经验分享

输尿管息肉多为单发,左侧多见,多位于输尿管上1/3或盂管移行部。肿物边界清晰,呈中等回声团,可见有蒂连于输尿管壁,内部可见血流信号。

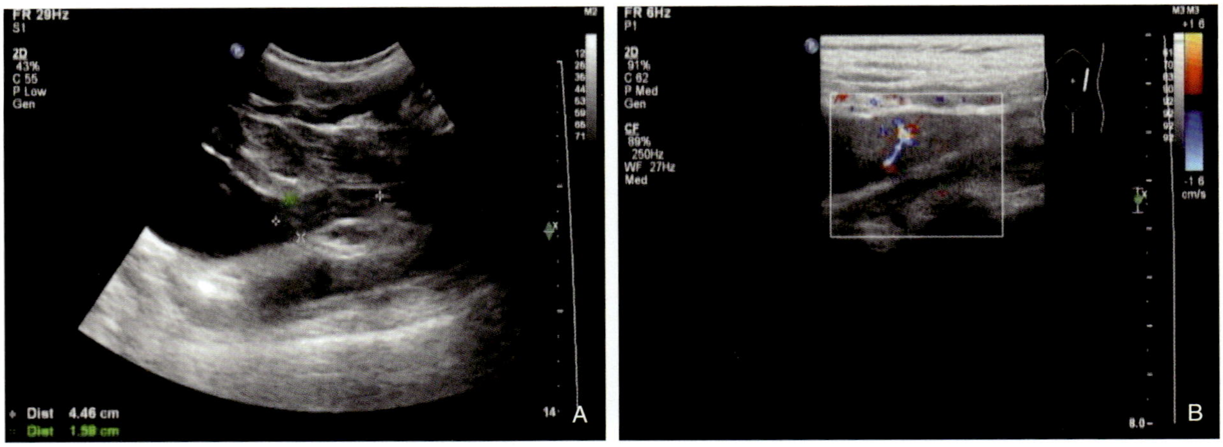

图 9-5-1 输尿管息肉。(A)声像图;(B)CDFI表现。

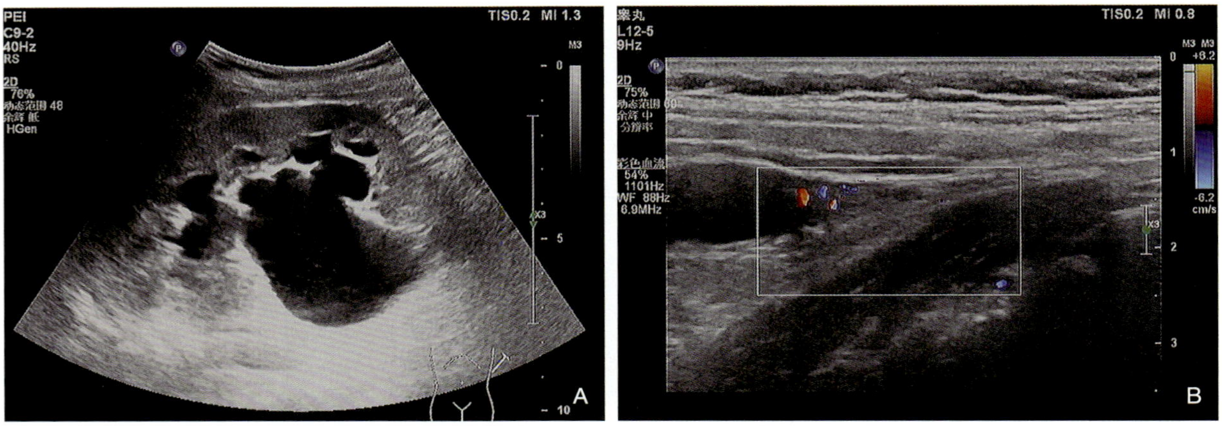

图 9-5-2 (A)肾盂积水声像图;(B)输尿管息肉CDFI表现。

第6节 神经母细胞瘤

一、临床病理特征

神经母细胞瘤是儿童最常见的实体性颅外恶性肿瘤,占所有儿童肿瘤的8%~10%,有85%~90%的神经母细胞瘤发生于肾上腺,其余位于腹膜后、颈部、胸部及盆腔。主要来源于神经嵴的交感-肾上腺谱系,恶性程度高,多数患者于就诊时就已出现了转移,因此早期诊断对其预后极为重要。肿瘤的病理特征为瘤体通常较大、有丰富的血供,瘤体内部常出现出血、坏死、液化及钙化。临床表现主要取决于肿瘤的部位、大小、是否发生转移等。位于腹部者多以腹部肿块、腹胀、疼痛就诊;发生于胸部者可压迫气管引起呼吸困难;发生于盆腔者可引起排尿、排便困难,输尿管受压可引起肾和输尿管积水。肿瘤分泌儿茶酚胺,可引起副肿瘤综合征,90%的患儿尿儿茶酚胺阳性,约2/3的患儿发生转移,转移通常出现在区域淋巴结或骨髓中。部分病例预后良好,只需连续定期超声观察,可在1年内自然消退。

二、声像图特征(图9-6-1至图9-6-5)

肿瘤最常位于肾上腺或腹膜后。不规则分叶状或结节状的实性肿块,边界清晰。内部以不均匀的低回声为主,若合并出血、坏死、液化、囊性变则可见无回声区。

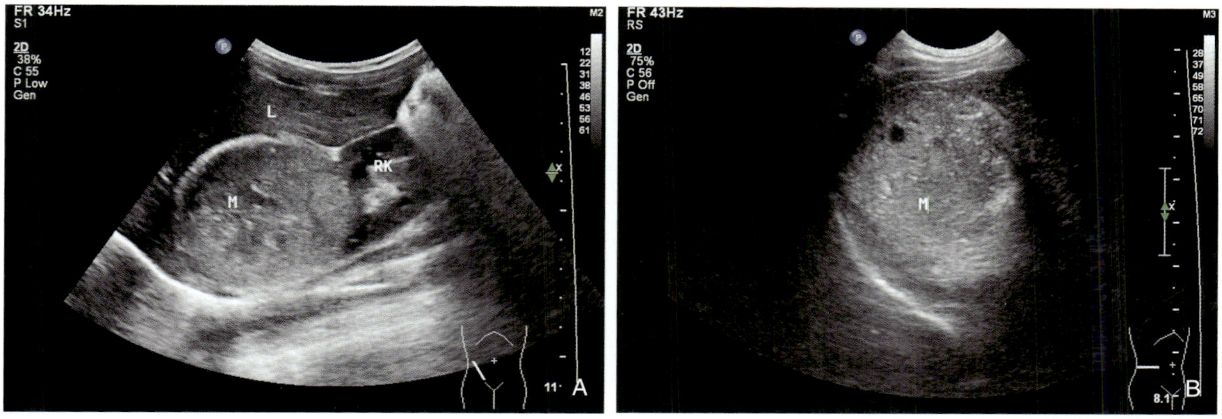

图9-6-1　神经母细胞瘤。(A)长轴切面声像图；(B)短轴切面声像图。

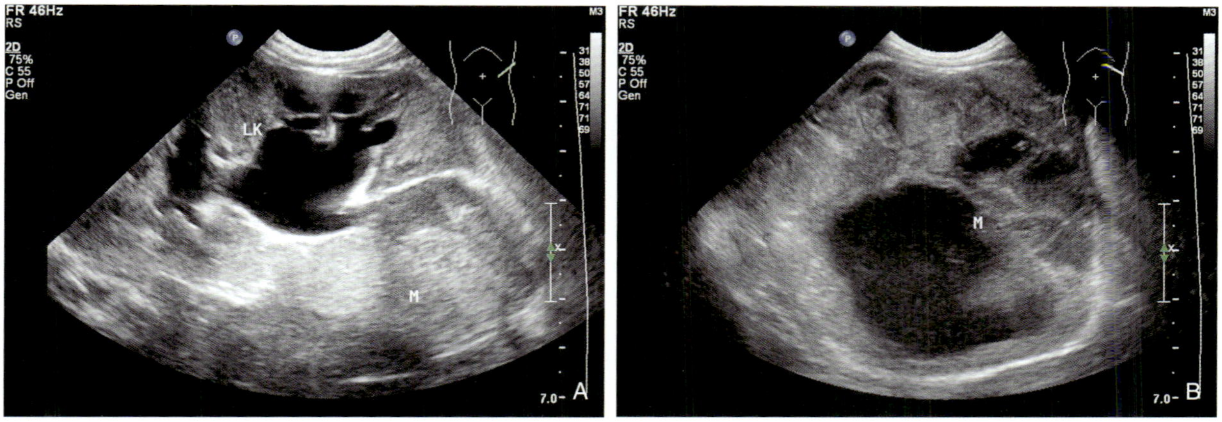

图9-6-2　神经母细胞瘤。(A)长轴切面声像图；(B)短轴切面声像图。

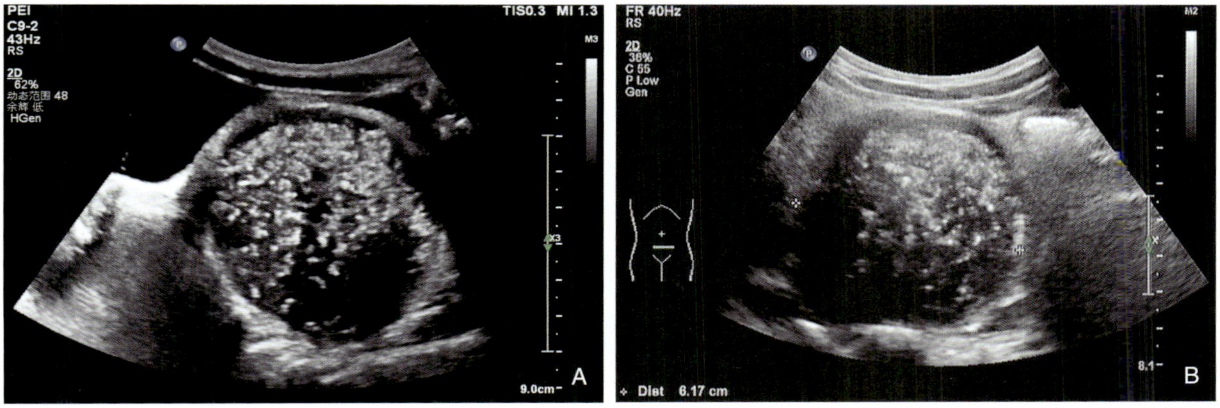

图9-6-3　神经母细胞瘤伴钙化。(A)长轴切面声像图；(B)短轴切面声像图。

瘤体内部常可见钙化，钙化呈点状或片状散在分布，此为神经母细胞瘤的特异性表现，可与其他肿瘤相鉴别。CDFI通常显示肿瘤内的血供比较丰富。肾脏常受肿瘤挤压移位，但边界清晰，可与肾母细胞瘤相鉴别。

肿瘤常跨越中线，使周围脏器受压移位，可压迫包绕腹膜后大血管，而不是浸润血管，主动脉和下腔静脉通常向前移位，肾和肠系膜血管亦可能被肿块包围。

晚期可见下腔静脉、门静脉瘤栓。

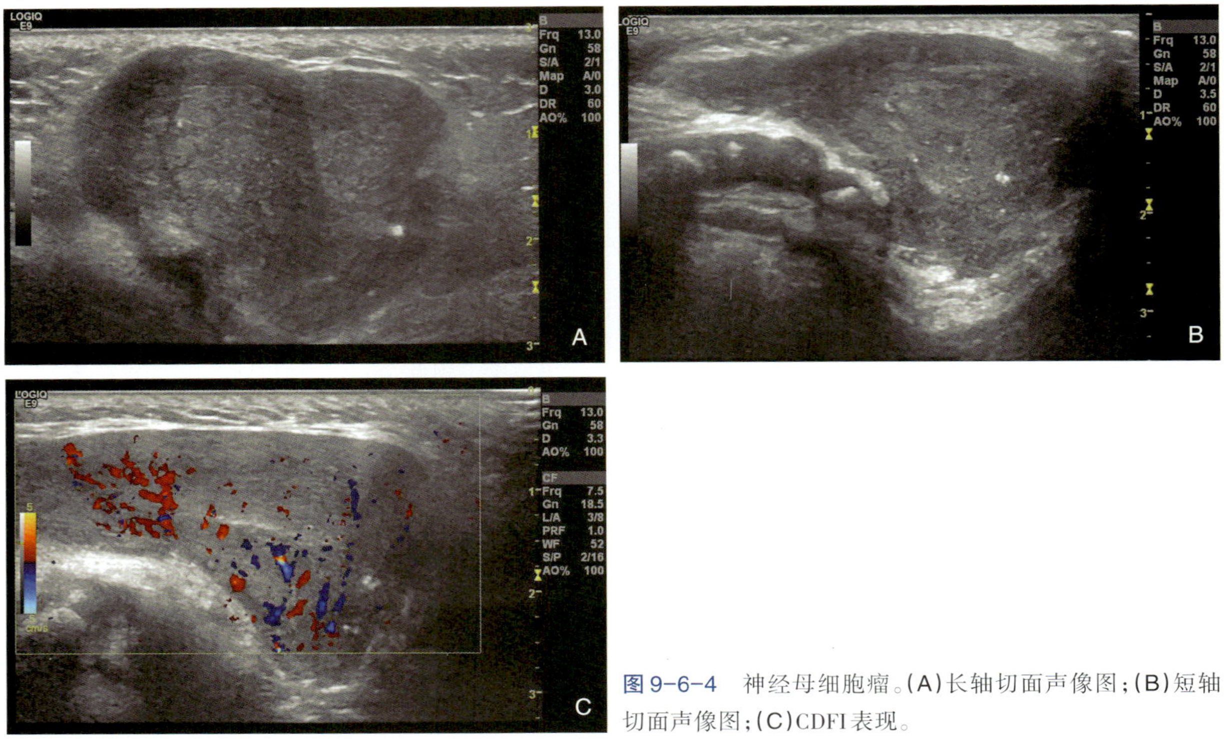

图 9-6-4 神经母细胞瘤。(A)长轴切面声像图;(B)短轴切面声像图;(C)CDFI 表现。

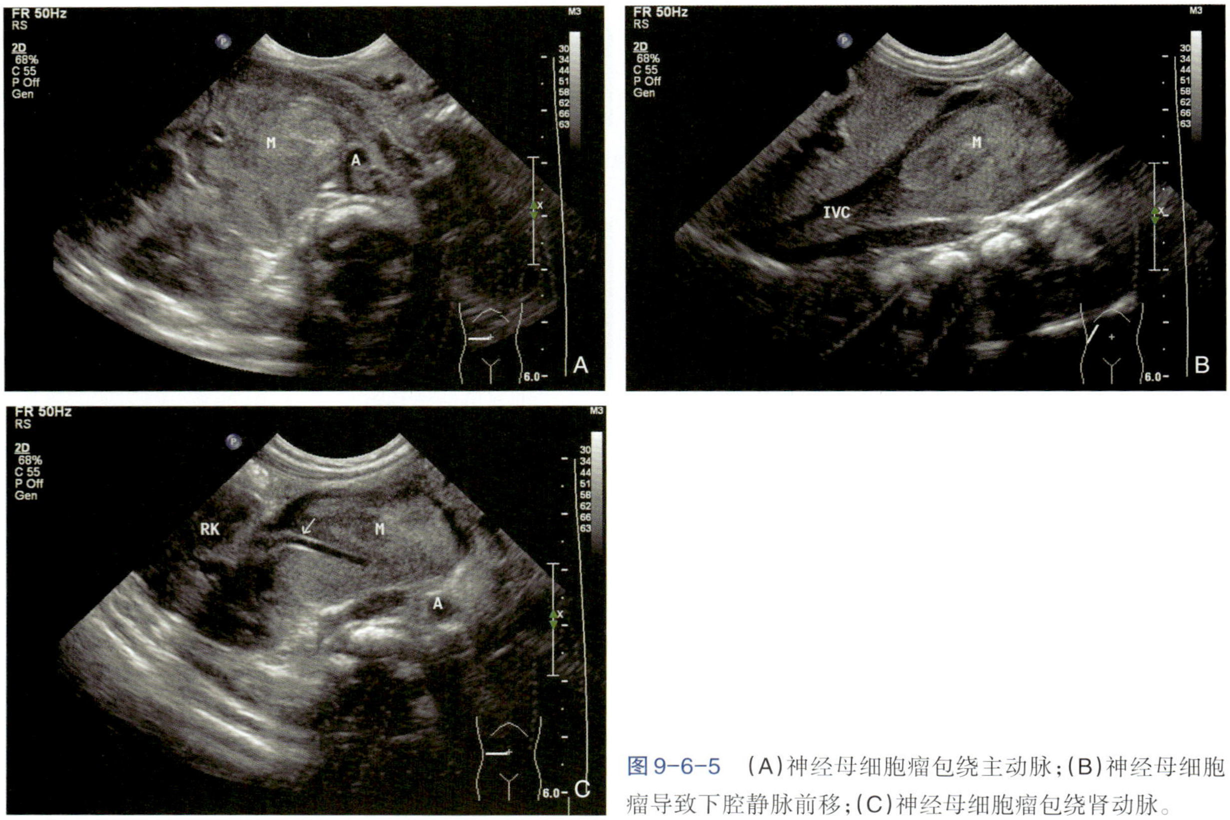

图 9-6-5 (A)神经母细胞瘤包绕主动脉;(B)神经母细胞瘤导致下腔静脉前移;(C)神经母细胞瘤包绕肾动脉。

三、诊断经验分享

瘤体较大的实质性团块,结节状或分叶状,回声不均匀,内部常伴有无回声区及钙化回声,瘤体血流信号丰富。

第7节 睾丸畸胎瘤

一、临床病理特征

畸胎瘤是儿童最常见的睾丸肿瘤，占青春期前睾丸肿瘤的近50%。畸胎瘤多为良性。它们由内胚层、中胚层和外胚层的不同生殖细胞组成，多为椭圆形，大多数为成熟畸胎瘤。通常表现为无痛性阴囊肿大。

二、声像图特征（图9-7-1至图9-7-3）

椭圆形的不均匀混合回声肿块，大多数为囊实性。

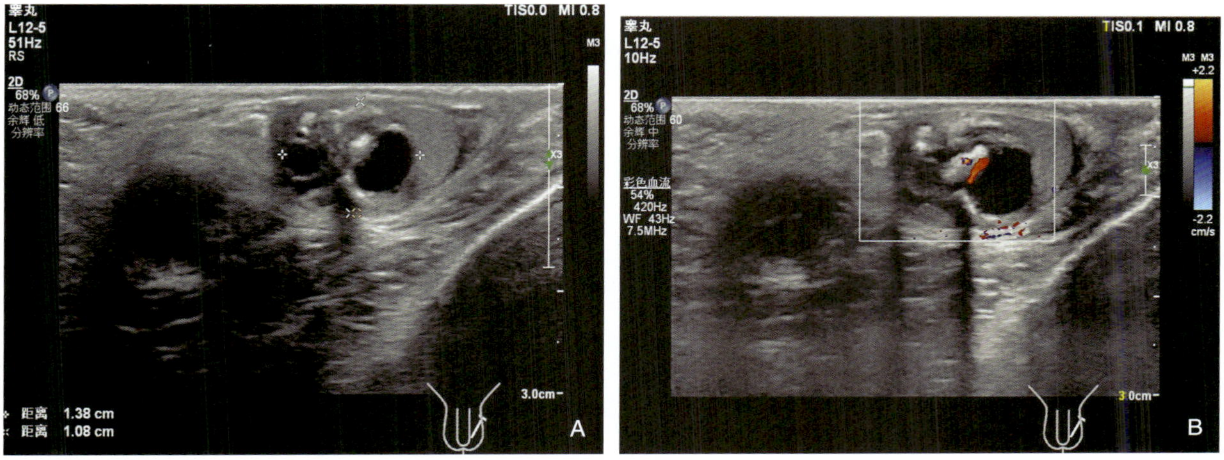

图9-7-1 睾丸畸胎瘤。(A)声像图；(B)CDFI表现。

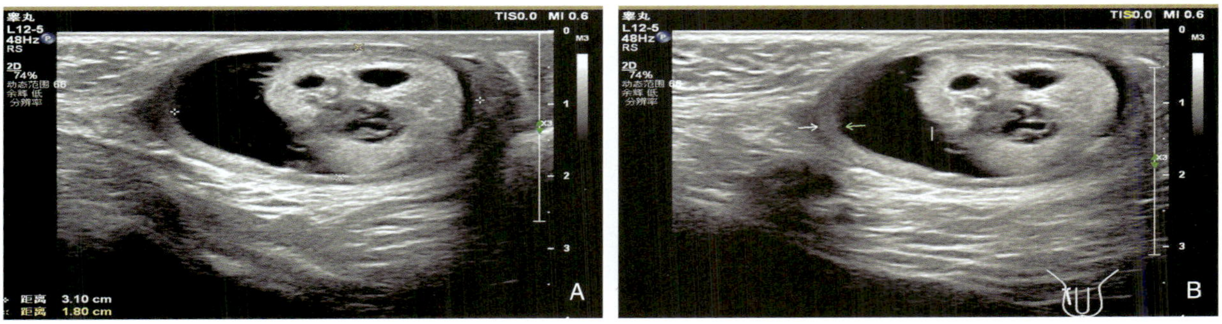

图9-7-2 睾丸畸胎瘤。(A)声像图；(B)周围正常睾丸组织。

内部常伴有强回声钙化，后方伴声影。肿块周围可见正常睾丸组织。瘤体较小者表现为睾丸内的不均匀低回声肿块。CDFI显示瘤体内血流信号稀少。与其他部位较大的畸胎瘤不同，无明显典型的毛发、皮脂、浆液或脂肪等形成的特征性声像表现。

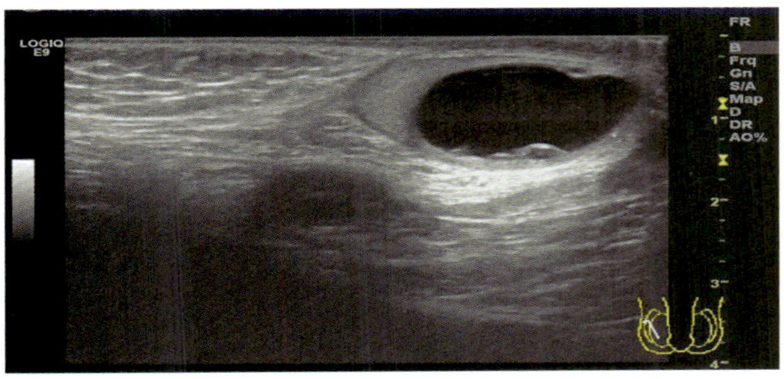

图9-7-3 睾丸畸胎瘤声像图。

三、诊断经验分享

睾丸畸胎瘤为睾丸内囊实性团块伴钙化，周边可见正常睾丸实质。睾丸卵黄囊瘤为实性团块内伴小无回声区，周边可见残存睾丸实质。CDFI显示瘤体内血流信号丰富，AFP值升高。

第8节 睾丸卵黄囊瘤

一、临床病理特征

睾丸卵黄囊瘤是儿童最常见的睾丸生殖细胞恶性肿瘤，占睾丸恶性肿瘤的70%~80%。好发于2岁以内儿童（中位年龄16个月），表现为无症状睾丸增大，超过90%患者的血清AFP水平升高。卵黄囊瘤的预后取决于早期发现和治疗。

组织学上卵黄囊肿瘤比任何其他类型的生殖细胞肿瘤有更多的类型。微囊型最常见，而内胚窦型最典型。不同的组织学类型组合导致不同的超声表现。

二、声像图特征（图9-8-1）

局灶性病变：呈圆形或卵圆形实性肿块，回声均匀或不均匀，内可见随机分布的大小不等的规则或不规则小无回声区，一般没有钙化，肿块边界清晰。弥漫性病变：肿瘤可能是由局灶性病变发展而来的，肿瘤替代了整个受累睾丸，回声不均匀，一般没有钙化。CDFI显示肿块血流一般较丰富。结合患儿年龄一般<2岁、甲胎蛋白水平升高（>100ng/mL）可提示该诊断。

三、诊断经验分享

畸胎瘤是儿童睾丸生殖细胞肿瘤中第二常见的肿瘤。根据生发层（内胚层、中胚层和外胚层）的不同成分超声表现各异，可以是实性、囊性、囊实性肿块。畸胎瘤一般体积较大，易发生囊性变或钙化。而卵黄囊瘤是一种相对简单的回声，有或无囊性结构，钙化少见，无脂肪成分。

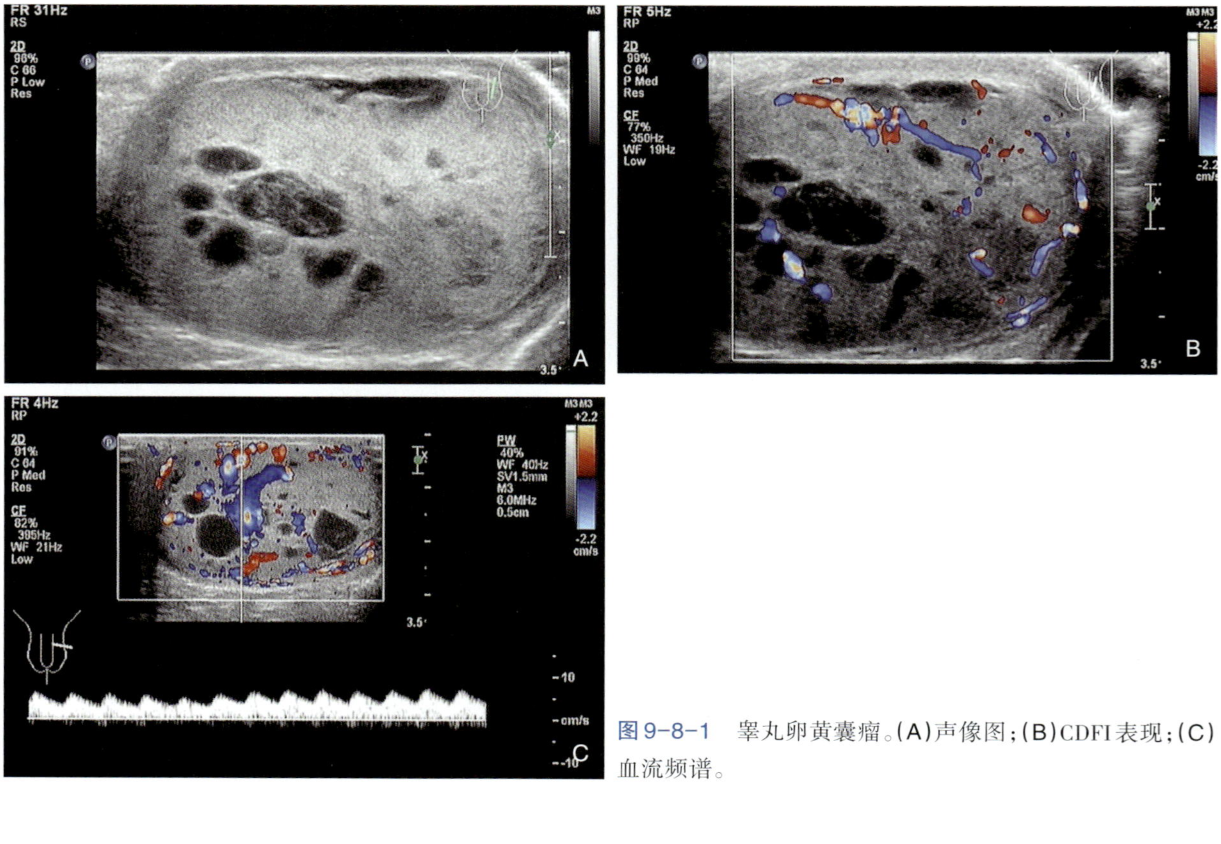

图9-8-1 睾丸卵黄囊瘤。(A)声像图；(B)CDFI表现；(C)血流频谱。

第9节　睾丸肾上腺残基瘤

一、临床病理特征

睾丸肾上腺残基瘤(TART)是睾丸内的肾上腺残余细胞在过量ACTH作用下形成的良性结节。主要发生在先天性肾上腺皮质增生症(CAH)患儿。在组织学上睾丸肾上腺残基瘤类似于睾丸间质细胞和肾上腺皮质细胞,但在生物学上更像肾上腺皮质细胞,而睾丸内的肾上腺皮质残余细胞是来源于胚胎时期随着生殖腺细胞一起迁移的异位肾上腺皮质细胞,这就解释了TART在男性CAH患者中的高发病率。与睾丸间质细胞肿瘤不同,TART通常是双侧的,TART多发生在青春期后,病灶通常是小而多发的。患儿一般均有CAH病史及性早熟症状,体检中发现睾丸内肿块,亦有少数患儿以睾丸结节为首发症状。

二、声像图特征(图9-9-1至图9-9-5)

多双侧发病;双侧多灶性不同大小的病灶。病变位于睾丸门或围绕睾丸纵隔生长,睾丸形态大致正常,睾丸纵隔可不被破坏。与正常睾丸组织相比,小的病变通常表现为低回声,而较大的病变可表现为低回声内伴有内部高回声反射。CDFI显示病灶内的血流信号丰富,可呈现出轮辐状的血流分布,病灶由正常睾丸组织的血管供血。患儿一般均患有CAH,可进一步行双侧肾上腺超声检查,可见肾上腺肢体增粗,走行迂曲,可呈脑回样改变。

三、诊断经验分享

TART一般均有CAH病史,多为双侧发病,病灶位于睾丸门或纵隔旁,低回声,血流信号丰富。

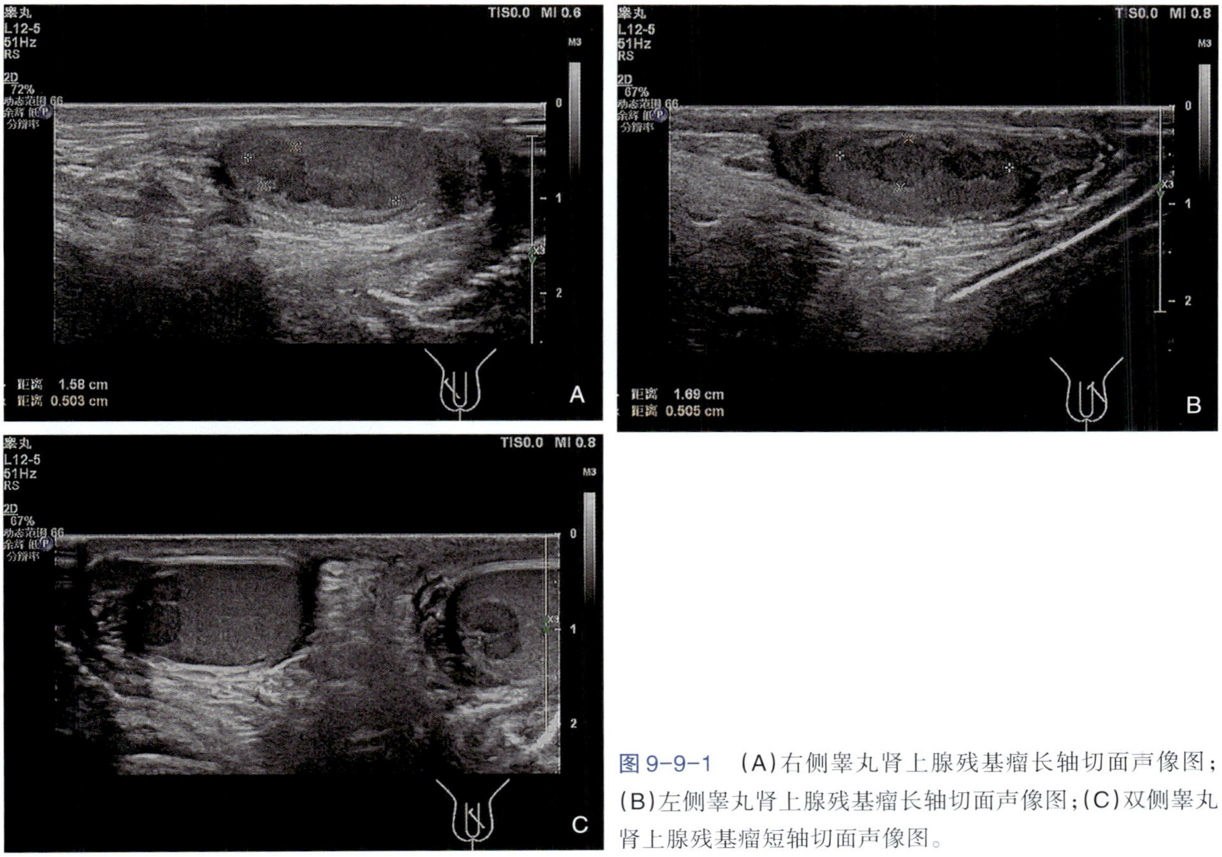

图9-9-1　(A)右侧睾丸肾上腺残基瘤长轴切面声像图;(B)左侧睾丸肾上腺残基瘤长轴切面声像图;(C)双侧睾丸肾上腺残基瘤短轴切面声像图。

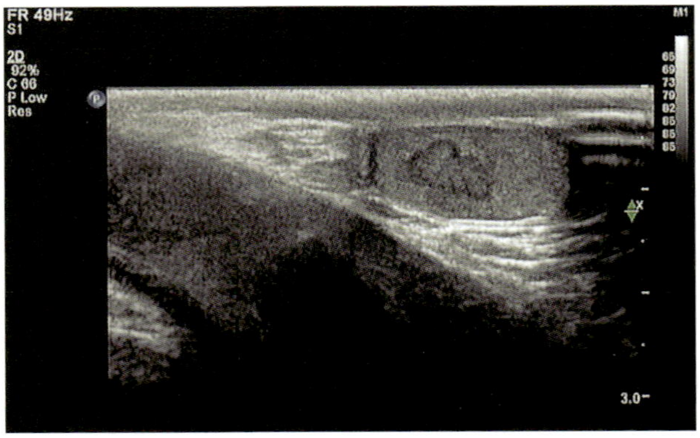

图 9-9-2 睾丸肾上腺残基瘤声像图。

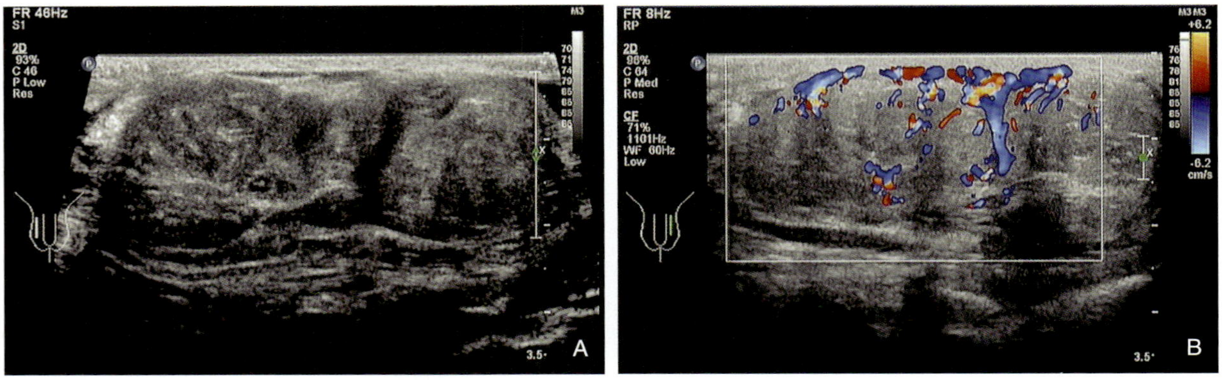

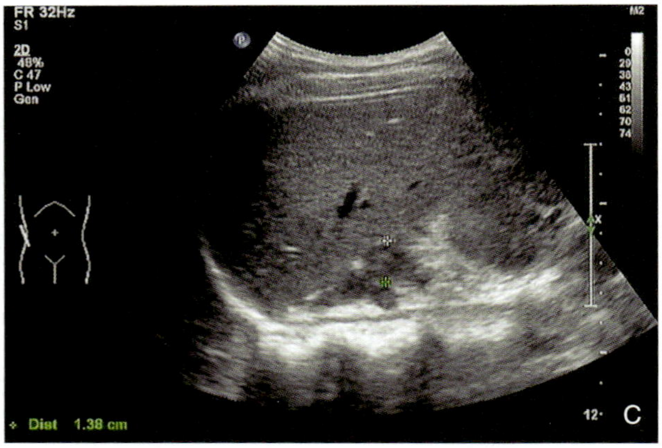

图 9-9-3 (A)睾丸肾上腺残基瘤声像图;(B)睾丸肾上腺残基瘤 CDFI 表现;(C)右侧肾上腺声像图。

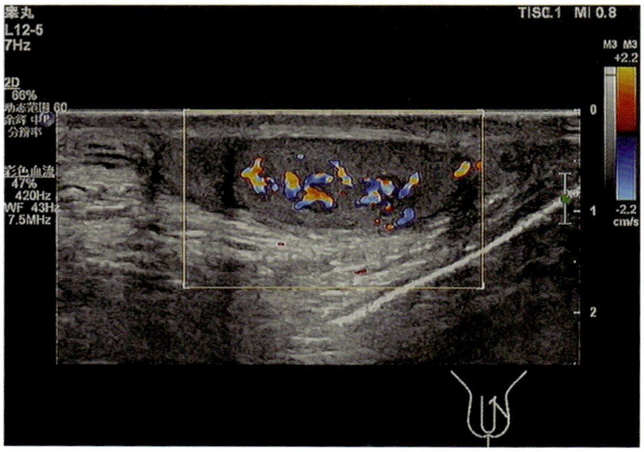

图 9-9-4 睾丸肾上腺残基瘤 CDFI 表现(左)。

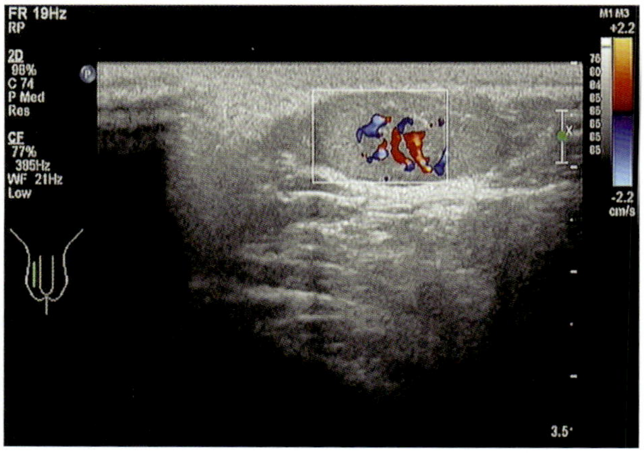

图 9-9-5 睾丸肾上腺残基瘤 CDFI 表现(右)。

参考文献

[1]Riccabona M.Imaging of renal tumours in infancy and childhood [J].European radiology,2003,13(Suppl.4):116-129.

[2]Green D M,Breslow N E,Beckwith J B,et al. Screening of children with hemihypertrophy, aniridia, and Beckwith-Wiedemann syndrome in patients with Wilms tumor:a report from the National Wilms Tumor Study[J]. Med Pediatr Oncol,1993,21(3):188-192.

[3]贾立群,王晓曼.小儿肾母细胞瘤的超声表现[J].实用儿科临床杂志,2005,20(7):661-663.

[4]花立春,周昕,陈俊,等.超声在儿童输尿管息肉中的诊断价值[J].中国医学影像学杂志,2018,26(10):777-780.

[5]Schneider K O,Genzel-Boroviczeny O,Schmid I. Neuroblastoma in a Newborn - An Easily Overlooked Entity[J]. Ultraschall Med,2017,38(4):443-445.

[6]Swift C C,Eklund M J,Kraveka J M,et al. Updates in Diagnosis, Management, and Treatment of Neuroblastoma[J]. Radiographics, 2018,38(2):566-580.

[7]夏焙.小儿超声诊断学[M]. 2版.北京:人民卫生出版社, 2013:717-718.

[8]Balassy C, Navarro O M, Daneman A. Adrenal masses in children[J]. Radiol Clin North Am,2011,49(4):711-727.

[9]方倩,杨博洋,王红英,等.小儿睾丸原发占位性病变的超声诊断[J].广东医学,2021,42(12):1484-1488.

[10]杨泽胜,王世城,解晓莹,等.新生儿肾上腺疾病超声技术检查的研究进展[J].山东医药,2022,62(22):99-102.

[11]LaRiviere CA, Waldhausen JHT. Congenital cervical cysts, sinuses, and fistulae in pediatric surgery[J]. Surg Clin North Am, 2012,92:583-597.

[12]Hoff SR, Rastatter JC, Richter GT. Head and neck vascular lesions[J]. Otolaryngol Clin North Am,201,48:29-45.

[13]Rumboldt Z. Imaging the Neck in Children[M]. Pediatric Neuroradiology,2015:72.

[14]Towbin A J,Meyers R L,Woodley H,et al. 2017 PRETEXT:radiologic staging system for primary hepatic malignancies of childhood revised for the Paediatric Hepatic International Tumour Trial (PHITT)[J]. Pediatr Radiol,2018,48(4):536-554.

[15]Schooler G R,Squires J H,Alazraki A,et al. Pediatric Hepatoblastoma, Hepatocellular Carcinoma, and Other Hepatic Neoplasms:Consensus Imaging Recommendations from American College of Radiology Pediatric Liver Reporting and Data System (LI-RADS)Working Group[J]. Radiology,2020,296(3):493-497.

[16]Morin C E, Artunduaga M, Schooler G R, et al. Imaging for Staging of Pediatric Abdominal Tumors:An Update, From the AJR Special Series on Cancer Staging[J]. AJR Am J Roentgenol,2021, 217(4):786-799.

[17]Schooler G R,Infante J C,Acord M,et al. Imaging of pediatric liver tumors:A COG Diagnostic Imaging Committee/SPR Oncology Committee White Paper[J]. Pediatr Blood Cancer,2022:e29965.

[18]Ranganathan S,Lopez-Terrada D,Alaggio R. Hepatoblastoma and Pediatric Hepatocellular Carcinoma:An Update[J]. Pediatr Dev Pathol,2020,23(2):79-95.

[19]Baheti A D,Chapman T,Rudzinski E,et al. Diagnosis,histopathologic correlation and management of hepatoblastoma:What the radiologist needs to know[J]. Clinical Imaging, 2018, 52: 273-239.

[20]Hermann A-L,L'Herminé-Coulomb A,IRTAN S,et al. Imaging of Pediatric Testicular and Para-Testicular Tumors:A Pictural Review [J]. Cancers,2022,14(13).

第 **10** 章

介入超声在肿瘤中的应用

介入超声是应用超声影像作为引导工具而进行的诊疗操作，最大优势是能够实时监视，在超声影像引导下将诊疗器械准确放置在靶目标上。精准诊疗是介入超声的精髓，微创与安全是介入超声的原则与特点。

介入超声包括超声引导下穿刺活检技术、各种置管引流技术及微创治疗技术。在进行有创操作前需要做好各项准备工作。第一，介入超声室环境需达到无菌要求，介入诊断、治疗及送检所用物品应提前消毒备用，常规配备抢救专用器械、药品等。第二，做好患者术前准备，包括检查血常规、流行病学检查、凝血功能，高龄者及有严重全身基础疾病者需检查心功能、肝功能、肾功能等。术前依诊疗目的的不同，签署相应的知情同意书。第三，操作医生需具备介入超声诊疗资质，熟悉介入超声的操作原则、程序，掌握穿刺、置管及微创治疗的原则、进针技巧等。第四，熟知常见并发症，掌握并发症预防及处置措施，能够做到及时发现判断、果断正确处置，使并发症损害降至最低。

介入诊断及治疗前，应根据患者全身状况、局部情况综合判断，超声医生切记关注病灶局部，更要了解患者整体状况。需严格掌握各项技术的适应证和禁忌证。

第 1 节　介入超声总论

一、介入超声的原则及适应证

无论是超声引导下穿刺活检、置管引流，还是介入超声治疗，均为微创诊疗技术，大部分效果可与外科手术媲美且高效、安全。穿刺活检是介入超声的基础，临床应用广泛。超声造影引导确定病变的活性区域，从而提高活检诊断准确率。超声引导积液穿刺抽液、置管引流等治疗，避免了临床穿刺的盲目性，提高置管成功率和安全性。超声引导消融治疗是一新的领域，也是介入超声的重大跨越，已被应用到越来越多的脏器。

无论在介入操作前的定性、定位，还是局部治疗中实时引导及监测、治疗后疗效评价，以及并发症判断等方面，介入超声都发挥着十分重要的作用。

(一)原则

1. 遵守无菌原则

严格遵守无菌操作规则，包括诊疗空间、仪器设备、针具器械、医护人员操作等。无菌病例在前，感染病例最后；途中发现感染者，应置换穿刺引导器具或经严格消毒后方可进行后者的诊疗，尤其当后行者为胸腹腔内穿刺活检，必要时终止或改日进行，以防交叉感染。

2. 提高穿刺准确性

穿刺针、导丝、治疗针具等金属器具需经过特殊打磨处理，以提高显示的清晰度。

3. 规范操作

避免在同一个进针点反复穿刺。除避开主要脏器和大血管以外，常用彩超观察穿刺途径，以避开异常的血管、胆管或重要脏器。对边界清晰、回声均匀的弱或无回声肿块，需用CDFI、超声造影或结合其他检查排除动静脉瘤。

4. 确定穿刺目标

一般选择相对安全部位进行穿刺活检，如多脏器多部位有占位病变者选择浅表淋巴结或肝脏为穿刺目标。

5. 重视并发症

了解并发症发生的原因并及时预防，掌握其临床及影像表现、早期诊断和处置措施，降低风险。

6. 开展介入超声的项目程序

应先简单后复杂，先乳腺、甲状腺、淋巴结穿刺，再肝脏、胆囊、胰腺穿刺。先做囊液抽吸，再做置管引流。先做各种穿刺活检再做消融治疗；打好基础，以逐渐提高准确性及熟练程度。

（二）适应证

1. 细针穿刺

临床各种影像检查疑有占位性病变经超声检查证实者，原则上皆可施行，主要用于细胞学诊断。通常用于对乳腺、甲状腺及胰腺肿瘤的良恶性鉴别诊断。对贲门、胃及肠管的外生性肿瘤也可适用。可用于对囊性病变或非典型脓肿的进一步确诊。

2. 组织学活检

凡超声显像发现的病变需明确组织病理诊断者皆为适应证。以下情况尤为适用：

- 细胞学检查未能确诊。
- CT、MRI或超声显示肿块较大、侵犯较广，已无法切除。
- 手术未取活检或活检失败。
- 怀疑是转移性肿瘤而原发肿瘤不明者。
- 良性病变需获得组织病理诊断。

（三）禁忌证

有严重出血倾向、大量腹水者。难以避开的大血管及动静脉瘤等。有严重的心、肝、肾等重要脏器功能衰竭。不能配合者。

二、介入超声检查前准备

（一）环境及物品准备

1. 介入超声室环境条件

窗户严密，防止灰尘进入，并配备紫外线消毒灯。

保持室内整洁，应区分无菌区、清洁区及污染区，防止交叉感染，防止差错事故发生。

进入室内应穿戴清洁鞋、帽、口罩。

每周彻底清扫消毒一次，使用前紫外线进行空气消毒30分钟，每月做细菌培养一次。

介入超声室常规准备抢救专用器械、敷料、药品等物品。放在固定位置，并由专人负责保管，确保器械等处于有效使用状态。

药品种类、数目齐全，定期检查均在有效使用期限以内。

2. 穿刺物品准备

（1）穿刺包内物品。弯盘1个，20cm钢尺1把，纱布数块，治疗巾3~4块或洞巾1块，镊子1把，无菌钳1把，滤纸数枚，消毒套、无菌瓶。以上均应高压消毒灭菌。

（2）其他物品。不同规格类型的穿刺针，载玻片数张（细胞涂片用），装有10%甲醛溶液的小瓶多个（浸泡组织用），局麻药（2%利多卡因），一次性注射器（5mL、10mL、20mL各1支），消毒皮肤用碘附、75%乙醇，创可贴或医用黏膏。如为抽液或置管引流者应事先备好引流瓶。灭菌耦合剂。

3. 穿刺物品消毒

（1）探头消毒方法。探头消毒禁忌浸泡及高压蒸汽消毒，亦尽量不采用乙醇、碘酊及碘附等消毒液频繁擦拭探头，因上述方法易损伤探头表面，可采用如下消毒方法：

- 气体消毒法：穿刺前将探头取下，放置等离子低温或环氧乙烷灭菌器中消毒。对探头的插接件部分，消毒前必须用橡胶或塑料袋包裹严密。
- 探头包裹法：用特制的无菌消毒塑料套包裹探头，探头面与包裹物之间涂以灭菌耦合剂或适量无菌生理盐水，排尽塑料套与探头间的气体，使之良好接触。

（2）穿刺器具的消毒与处理

- 目前超声引导穿刺均采用一次性针具，使用后由相关部门负责销毁处理。
- 穿刺完毕将穿刺架卸下，彻底清洗、干燥，灭菌后备用。
- 自动活检枪为多次使用设备，每次使用前可用一次性医用消毒巾擦拭消毒，但操作中仍应遵守无菌操作原则。
- 预备药品，包括常规抢救药品、抗过敏药物、止血药物等。
- 氧气、负压吸引器。

(二)患者准备

1. 患者基本条件

(1)检查血常规、凝血功能、流行病学检查,高龄者及有严重全身基础疾病者必要时检查心功能、肝功能及肾功能。

(2)服药注意事项

介入治疗前口服维生素K阻断剂(华法林等)的患者,建议提前3~5天停药,并于介入治疗前复查国际标准化比值(INR)。

如患者有心房颤动或人工心脏瓣膜,需在相关医生指导下给予肝素过渡性治疗。

对服用抗血小板药物(阿司匹林等)的患者,介入治疗前至少停药5~10天。

2. 患者准备工作

腹盆腔占位介入治疗前应禁食8小时并清洁局部皮肤,腹胀明显者应事先服用消胀药或清洁灌肠。乳腺、淋巴结或甲状腺等浅表器官介入治疗前可少量进食。

肝硬化患者凝血酶原活动度轻度异常者(活动度>60%),或血小板介于(50~90)×10^9/L,或者穿刺靶标为浅表器官者,常应用粗针穿刺,需准备弹力绷带,穿刺结束后加压包扎4~6小时。

结合患者病史、化验检查及需要穿刺或介入治疗的部位、病灶特征,对病情进行危险度分级及介入难度分级,以安排适当资质的医生进行操作。

做好与患者及其家属的术前谈话,并签署知情同意书。

观察皮肤有无感染灶,帮助患者摆好体位,将穿刺部位充分暴露,并询问有无药物过敏史。

向患者解释穿刺过程,取得患者的配合,精神过度紧张者可吸氧或给予适量镇静剂。

3. 胸腹腔穿刺患者的呼吸训练

穿刺针进达胸腹腔时,嘱患者屏气,避免咳嗽及剧烈呼吸。腹部脏器随着呼吸有不同程度的移动,脏器移动下穿刺可能引起定位偏移、疼痛,甚至出血。为了减少或限制呼吸移动,尽量避免深呼吸。

在准备进针时患者控制呼吸。在准备进针或出针前均要求患者平静呼吸或屏气,并迅速进针达靶目标穿刺取材。完全无法控制呼吸动作的患者属相对禁忌证。

技术娴熟者可在患者呼吸暂停瞬间迅速进针取材或出针,完成穿刺活检。

三、基本方法及注意事项

(一)穿刺活检

1. 穿刺部位选择

腹部肿块因其来源和大小不同,位置差异很大,一般都能从不同方向获得其切面图像,需全面扫查,以便选择最适宜的穿刺部位。

较大病变穿刺时容易刺中目标并取材,但常因病变内出血、坏死等影响病理诊断。故应用超声造影协助确定病变有血供、有活性的区域,才能做到在病变最具代表性的区域取材。在较大肿瘤的非中心区取材,成功率高。

胸部病变无论来源于胸壁、胸膜、肺及纵隔,病变清晰显示并确认后才可穿刺取材。穿刺前需与X线或CT比较,准确定位病变的位置,防止误穿。

浅表器官的穿刺因病变相对浅表,便于观察,应选择安全、无坏死的区域活检取材。

其他部位穿刺活检,如前列腺等如何选择穿刺部位,详见本书相关章节。

2. 穿刺体位及途径选择

正确适宜的体位能缩短穿刺距离,提高靶目标显示的清晰度,从而提高准确性,降低并发症。穿刺前,根据超声扫查情况避开大血管、神经等重要结构,根据选择的最短穿刺途径确定体位。

肿块位置较深或难以避开重要结构时,应参考CT及MR图像,选用侧卧位从侧腹壁或俯卧位从背部进针等多方向操作,有可能发现更短、更佳的入路,避开腹膜腔、脊柱等达到目的。

穿刺途径避开重要结构,确定穿刺点并固定体位,使操作较为容易、安全,也可提高微小病灶的穿刺成功率。

腹部穿刺活检途径:

- 肝脏穿刺选择通过正常肝组织的最短途径;对近膈面部位的穿刺要注意避免损伤胸肺组织。
- 胆囊穿刺宜选择经过肝脏胆囊床的入路,以减少胆汁漏的发生;胆囊实性肿瘤宜直刺肿瘤目标。
- 胰头及周围淋巴结穿刺途径应用探头推挤肠腔气体,调整穿刺角度,选择经胃小弯向足侧或经胃大弯向头侧方向穿刺,并尽可能避开胃窦、十二指肠及周围大血管,胰体尾穿刺需要改变体位,必要时水隔离。
- 腹腔肿物穿刺需避免刺透肠壁。
- 肾脏占位穿刺可直接穿刺肿瘤。

●胸腔病变穿刺途径的选择需注意避开肋骨、肩胛骨，尽量选择靠近胸壁、较大病变。注意避开坏死、液化区取材。

●浅表部位穿刺途径需注意避开血管、神经等结构。

●妇科肿物穿刺可经腹壁或经阴道途径穿刺。前列腺穿刺可经直肠或会阴部穿刺。消化道可经内镜途径穿刺等。

3. 穿刺针选择

穿刺针型分为全自动组织切割针、半自动组织切割针和手动负压切割针，需根据靶标部位、大小、预估硬度等综合选择。上述穿刺针均具有以下优势：取材准确、效率高、质量好，损伤小、副作用小，针道种植率低。

（1）全自动及半自动组织切割针特点

●取材较快速、质量好。

●对质地较硬肿瘤更易取材成功。

●半自动切割针适于邻近危险部位取材，可更好地显示、控制针尖与危险部位的关系。

●对质地柔软或者合并坏死液化肿瘤取材成功率有所下降。

●对较小肿瘤受穿刺槽长径限制，不易准确取材。

（2）手动负压切割针特点

●取材灵活，不受病变大小、厚度限制。

●适于邻近危险部位取材，可很好地显示、控制针尖与危险部位的关系。

●适合组织学与细胞学“一针两用”。

●组织太软太硬可能取材不满意。

（3）穿刺针型号选择

●普遍认为18G针穿刺组织活检，所取标本较大、较完整，有利于病理科处理和组织分型。特别是弹射式自动活检枪的应用，使取材更为简便，即使较硬或很小的肿瘤，亦能取得质量好的组织标本，从而大大提高诊断准确率，已成为临床常规应用的活检方法。

●高危人群如出现凝血异常者及危险部位和脏器，建议选用20~21G细针获取组织。在能达到满意诊断的前提下，针型宜先细后粗。

●肾脏、肝脏等弥漫性病变可使用16~18G针，18G针应用最为广泛。

●乳腺病变活检常使用16~18G针，骨肿瘤常用14~16G针。

4. 基本操作步骤

穿刺区域皮肤消毒常用2%碘附，范围较临床常规腹穿、腰穿更广泛，范围至少15~20cm，以便探头扫查移动。

铺巾后采用无菌穿刺探头及给探头套无菌套配合引导装置，再度确认穿刺进针点和穿刺路径。

用1%~2%利多卡因3~5mL局麻，再次扫查定位确认穿刺点并进针皮下，准备进针。

根据靶目标大小、形状、周围解剖结构，设定取材范围，测量皮肤至穿刺目标距离，计算穿刺针进入的合适深度。

胸腹腔脏器穿刺活检用18~21G针，把引导针置入腹壁或胸壁。

再次确认穿刺目标，在病变显示清晰时固定探头，经引导针刺入脏器内肿瘤表面。

切取组织动作要敏捷、准确。手动负压切取组织可在病灶范围内上下提插2次，旋转并保持负压状态出针。自动组织切割针刺向病灶前缘，打开保险，按动扳机，切割后退针。穿刺过程需超声监视活检针及针尖到达的区域。

穿刺活检后常规进行彩超检查，观察针道有无出血、气体、液体漏出等征象。

观察取材量。释放手动针负压状态或推出自动切割针针芯，可获得组织条，置于滤纸片上，尽量保持组织条完整集中，并立即固定于10%甲醛液中。若为血肿、坏死、组织破碎或组织块太小，需再次取材。

再次取材需用碘附纱布消毒针体及针槽，一般一个病灶在不同区域可取材2~4次。

若针管内有残液可同时做细胞学检查，取出穿刺针芯，接10mL注射器，加压反复推注2~3次，把残留在针管内的细胞及液体推在玻片上，立即固定进行细胞学检查。

5. 穿刺技巧及要点

某些位置不太固定的脏器和部位（肝下缘等），容易发生穿刺针偏移；对重度酒精肝或肝硬化穿刺操作不果断也可能会发生因靶目标移位而产生穿刺偏移。使用锋利的穿刺细针和迅速进针时，可在患者屏气或平静呼吸时快速加压进针是可参考的操作手法，可减少这一影响。探头与皮肤尽量垂直，也可减少偏移。

自动活检枪在穿刺针刺入肿瘤表面方能打开保险，确认针尖部位后方能按动切割开关；尤其对深部有大血管、胆管、胆囊等重要脏器结构应测量计算距离，图像显示不清晰时不宜盲目切割，可改用手动负压穿刺，并重视手感。

重视自动活检针前方的结构，对粗大血管尤其要注意距离测量，“宁浅勿深”，以免损伤大血管。

穿刺完毕，将穿刺部位擦净，伤口常规用无菌纱布敷贴，浅表部位也可让患者自行局部加压。如甲状腺、乳腺穿刺患者，嘱患者压5~10分钟。

需常规留观1~2小时，观察有无不适，特别是心率和血压的变化。

(二)置管引流

1. 置管途径选择

根据置管目的、部位，选择适宜的途径。一般液体引流如脓肿引流，选择直接进入脓腔途径较好，避免污染其他脏器。胸腹腔穿刺引流需选择液体厚度较深的途径进针并置管。心包穿刺途径尽量避免经过胸膜腔，多在剑突下穿刺。胆管穿刺路径应视具体情况而定，首选左外下支或右前下支扩张胆管。

2. 引流管选择

可供临床选择的引流管种类较多，胆管、脓腔引流多建议使用8~10F猪尾引流导管，也有医生习惯脓腔引流使用7F双腔导管，利于冲洗和引流。胸腹腔积液引流可选用多孔猪尾导管，如8F管，心包积液引流常用5~6F管，也可选用单孔导管，常用6F管。

3. 操作步骤

彩超扫查了解积液或拟置管区域位置，确定穿刺部位，选择适宜体位及穿刺路径。

穿刺区域皮肤消毒常用2%碘附，范围较临床常规腹穿、腰穿更广泛，直径至少15cm。铺洞巾以便探头调整移动。

用无菌穿刺探头及引导装置，再度确认穿刺进针点和穿刺路径。

用1%~2%利多卡因局麻。局麻后再扫查定位，在积液区域最清晰时固定探头，准备进针操作。

置入管较粗时，建议尖刀片做2~3mm皮肤切口。

在超声实时引导下，将穿刺针经皮穿刺进入靶目标，拔出针芯，观察抽出物性状。

确认抽出物为积液、积脓、胆汁等液体时，向前推送套管，放入适当位置后将穿刺针拔出。

若管腔较细，建议使用导丝法，即二步法。抽出液体后，沿针鞘置入导丝，然后拔出针鞘，使用扩张器扩张针道，沿导丝插入引流管后拔出导丝。

确定引流管位置满意、引流通畅后缝合或应用导管固定装置外固定引流管，外接引流袋。

置管后常规进行彩超检查，观察置管途径、脏器周围有无出血，有无气体、液体漏出等征象。

4. 操作技巧

对于近膈面的脓肿宜在肋缘下进针，向上(头端)做穿刺或在肋间肺底强回声带以下3cm处进针，一般可避免污染胸膜腔。穿刺针从肋缘下或肝下部朝向膈面进针，是常用的穿刺方法。

局部麻醉要充分，操作过程轻巧精准，穿刺置管过程使患者无痛感。

抽液或引流过程中，当液量逐渐减少，可轻度转换患者体位，患者做深呼吸运动等。

5. 注意事项

严格掌握适应证和禁忌证，术前检查需完善。

胸穿后胸壁进针时需紧靠肋骨上缘，侧胸壁进针需从肋间中部，以免损伤肋间血管。

可以经消化道穿刺并抽吸积液、积脓，不建议经消化道置管。

留置的引流管尽可能在腔内保留足够的长度，建议4~5cm，且充分固定，以免脱出。

心包及胸腔积液抽吸时，速度宜慢。

术后卧床休息24小时，密切观察患者症状和生命体征。

需详细观察和记录引流量、引流物性状。引流量突然减少应警惕引流管堵塞或脱出。

(三)注意事项

介入超声诊疗操作中，降低操作风险及并发症，提高穿刺活检诊断率、置管成功率、治疗有效性，达到最终目的。

- 穿刺前常规采用彩超检查，观察穿刺途径。浅表部位加压扫查时，易压扁静脉显示不清，需引起重视。
- 使用引导针引导穿刺。置管及治疗时针具的管径较粗，不易引起偏移。使用细长针穿刺活检十分安全，然而，当遇到阻力大的组织，如某些厚实的皮肤、筋膜，以及纤维结缔组织、硬化的管道等，细针可能发生弯曲变形而偏离预计方向。一般采用较穿刺针粗的引导短针穿刺皮肤达腹壁或胸壁，注意不要刺到脏器，再将细活检针通过引导针内腔刺入目标脏器内，以保证细针沿设定方向达靶目标。使用引导针的另一个好处是可防止肿瘤针道种植。
- 置管前需选择合适的穿刺点，导管摆放位置适中，避免留置的引流管贴壁或引流不畅。置管穿刺时嘱患者平静呼吸下屏气状态，操作者迅速进针，以免导丝打折、移位。二步法置管过程中需要扩张器，以便引流管可顺利置入。

• 各种超声引导下治疗需严格掌握适应证、禁忌证，按照常规规范化治疗，同时结合患者具体情况，制订个体化治疗计划，使治疗安全、有效。

四、并发症及处理

随着超声仪器性能的提高，超声医生经验的积累和技术的提高，超声引导下介入操作的并发症逐渐减少，但仍应对此有足够的重视。常见并发症包括出血、感染、邻近脏器损伤等，不同部位或不同介入操作所引起的并发症有差异，也与患者自身条件有关，应重视介入操作后患者的留观和随访，以便及时发现和处理并发症。

（一）并发症发生率及类型

1. 并发症发生率

多位学者报道的大样本回顾性研究显示，超声引导细针（≤1mm）活检的并发症发生率为0.51%~0.81%，其中严重并发症为0.06%~0.095%，死亡率为0.0011%~0.018%。腹腔脏器粗针（>1mm）穿刺活检并发症发生率稍高，为0.4%~2.5%。细针穿刺活检所致的针道种植转移发生率为0.003%~0.009%，但由于种植转移可能发生在穿刺后数月，甚至25个月后，因此随访时间不够可能低估针道转移的发生率。恶性肿瘤超声引导局部治疗后发生针道转移的风险高于穿刺活检，因肿瘤类型或位置而异。穿刺活检后引起出血的发生率在0~1.48%之间。而脾脏穿刺后出血发生率在1%~2%，略高于其他腹盆腔器官穿刺。

2. 并发症类型

（1）穿刺部位疼痛。是最常见的轻微并发症，发生率可达30%，但一般反应轻，无须处理，最长数小时内可自行缓解。

（2）发热。少数病例有一过性发热，一般小于38℃，可自行缓解，术后高热可能为继发感染。

（3）出血。是介入超声最常见的严重并发症。出血原因主要是穿刺路径通过了较大的血管，彩色多普勒可清晰显示大血管的位置，可有效避免穿刺针具经过较大血管。穿刺针的粗细可能导致出血量的差异，但对于穿刺活检而言，粗针穿刺取得的组织量更多，而细针取得同样的组织量需要更多的穿刺次数，从而也会增加出血概率。大量研究表明，对于肝病变的穿刺活检，使用18G粗针与21G细针并发症无显著差异。因此要根据不同患者情况、穿刺部位、途径、结构及病灶特征选择合适的穿刺针具。

（4）感染。主要原因是介入性器械污染，特别是经直肠、阴道途径操作时，无菌准备不严格所致。此外，损伤肠管或感染性囊液、脓液外漏，可引起腹腔内严重感染，导致腹膜炎。有胆道梗阻和胆管炎的患者偶尔会发展成败血症和休克。

（5）周围组织脏器损伤。穿刺过程中未能全程监测到针尖或管尖的位置，导致周围组织脏器损伤。

（6）针道种植转移。对恶性肿瘤进行介入性诊断和治疗是否会引起针道转移一直是临床担心的问题。经过国内外的多项动物实验证实，穿刺针道上确实能检出肿瘤细胞，但播散的肿瘤细胞能否导致种植生长是受到机体免疫力等多种因素影响的非常复杂的生物学行为。

（7）其他少见并发症，包括膈下脓肿、胆汁性腹膜炎、源于胆道出血的胰腺炎、穿刺针断裂等。

（8）穿刺抽液或置管失败，引流管脱出。

（9）死亡发生率极低，各脏器的介入诊断、治疗所致结果各异。

（二）预防及处理

1. 预防

预防并发症的原则应从规范化介入操作入手，严格掌握适应证和禁忌证，全面评估患者的全身状况及病灶信息。根据病灶位置、大小等信息选择适宜的穿刺路径及针具，减少穿刺次数。大部分并发症发生在介入操作后即刻或4~6小时内，超过80%并发症发生在24小时内，因此，介入操作结束后注意患者留观并及时与临床医生沟通，以处理并发症。

• 介入操作时严格遵循无菌原则，穿刺时无菌病例在前，感染病例在后，途中发现感染者，为防止交叉感染，应暂停其后的穿刺病例。

• 患者在穿刺操作中不移动身体或剧烈咳嗽，胸腹腔穿刺时嘱患者屏气，对于减少并发症和避免假阴性十分重要。

• 局部麻醉应充分，达壁腹膜、胸膜层。有学者建议术前吸入含等量一氧化二氮和氧气的混合性麻醉气体，或静脉注射镇静剂或小剂量麻醉剂预防术后疼痛。肝穿刺过程中避免损伤肋间神经及膈神经也利于防止疼痛。

• 选择合适、安全的穿刺路径，最大限度避开大血管及邻近的重要脏器（如肺、膈肌、胃肠道、胆管、胆囊等）。选择最近的穿刺路线，减少对正常组织的损伤，提高穿刺准确率。

•穿刺过程中监测不到针尖或管尖时，切忌盲目进针。扩张针道时，应由细到粗，逐渐扩张，以免组织撕裂出血。

•避免同一进针点反复穿刺，尤其对于恶性肿瘤或肝硬化患者。胸腹腔深部病变穿刺时，使用引导针，既可固定穿刺针，又可防止胸腹壁的针道种植转移。

2. 处理

一般轻微并发症无须处理，大多可短期消除，注意随访观察有无变化。

出血量少、无明显症状且能够自限性者无须特别处理，较大血管损伤者，需要密切监测生命体征，或行影像学检查密切观察有无进展。对于大量出血造成血压下降等症状者，可静脉输液、血制品以改善血流动力学，同时准备血管造影和外科处理。

合并感染严重者应及时进行局部或全身抗感染治疗，必要时对继发感染灶进行穿刺抽吸或置管引流。

周围脏器损伤严重者可能需要进行相应的外科手术修补。

穿刺置管失败，可重新选择穿刺入路或采用其他引导方法重新穿刺。引流管脱出后，根据残存积液量的多少，决定是否需要再次穿刺或置管。

3. 并发症记录和管理(规范化术语及报告标准)

详细记录治疗过程及术中出现异常情况。

记录术中并发症及抢救处理过程(含用药)。

治疗后即刻行超声或超声造影检查证实无明显出血后，送患者回病房，并与病房交接。

详细交代术后注意事项，可用文字交代。

术者、麻醉者、巡回护士均应签名。

五、小结

超声实时引导可显示介入操作的全过程，在穿刺过程中避开重要器官和血管；穿刺针具和引导装置的改进，可精确控制进针的角度和深度，全程清晰显示针尖位置。作为一种微创诊断和局部治疗的方法，介入超声因其操作简便、安全有效、并发症发生率低，临床应用越来越广泛。

第2节　超声引导下肿瘤穿刺活检

超声引导下穿刺活检作为非手术条件下获得明确病理诊断的最佳技术手段之一，具有准确性高、安全性高且损伤小的特点。在取样充分的条件下，所提供的标本完全可满足细胞学或组织学病理学诊断，为临床医生制订治疗计划提供关键性依据。但需要注意的是，由于活检标本取材的局限性和病变的不完整性，再加上某些疾病的异质性和复杂性，无法像切除标本那样提供全面且完整的病理信息。

一、针吸细胞病理学标本制备及诊断

超声引导下针吸细胞病理学按针道内径大小分为细针针吸细胞病理学(FNAC)(针外径不超过0.9mm)和非FNAC(即针芯活检获取组织条后，以剩余样本制备细胞涂片，针外径在0.9mm以上)。与组织病理学相比，细胞病理学样本处理相对简单，诊断便捷、快速，但因存在样本量少、缺乏组织学结构，诊断有其固有的局限性。现对细胞病理学标本制备、细胞病理学诊断及相关辅助诊断技术的应用做一介绍。

(一)细胞病理学样本处理

1. 涂片制备

传统涂片较为常用的包括拉片法和推片法。拉片法即抽取细胞液滴在载玻片上，将两张载玻片稍加压力反向拉开，即成两张厚薄均匀的涂片。推片法为血液科常用的涂片方法，即选一个边缘光滑的载玻片做推片，并使推片与载玻片之间成40°左右的夹角，将载玻片上的细胞标本匀速推动，做成细胞涂片。

液基涂片穿刺完成后，针道立即以细胞保存液或生理盐水充分冲洗，也可先将穿刺的细胞液先保存至细胞保存液中，以液基制片设备制成液基薄层涂片。

2. 固定及染色

传统涂片和液基薄层涂片制备完成后，应将涂片立即置入95%乙醇固定15分钟以上，然后常规染色。常用染色方法为HE染色、巴氏染色、Diff-Quik染色、吉姆萨染色、瑞氏染色等。

3. 细胞蜡块(CB)制备

针吸细胞学样本还可制备CB。常用方法为离心沉

淀法和厚涂片刮取法。前者采用细胞保存液或生理盐水冲洗针道，离心后取沉淀，甲醛溶液固定6~24小时，常规石蜡包埋；细胞沉淀少或细胞散在不易形成CB时可采用琼脂、凝血酶等介质处理后再行包埋。厚涂片刮取法是指针道内样本喷涂到载玻片上，但不涂开，固定于中性甲醛溶液中，然后刮取细胞层、常规石蜡包埋。

(二)快速现场细胞学评估(ROSE)

ROSE即针吸现场快速评估针吸标本的满意度，评估针吸样本量是否足够。如样本量足够，针吸过程完成；如样本量不足，需再次针吸。

(三)细胞病理学诊断

目前除甲状腺针吸细胞病理学诊断有独立的报告系统，其他部位针吸诊断仍采用传统的巴氏5级诊断。

1. 传统巴氏5级诊断

(1)良性。细胞核无异型性。

(2)良性，有异型性。细胞核有一定异型性，但无恶性特征。

(3)可疑恶性肿瘤细胞。细胞核有一定程度的恶性特征，但在质和量上不足以确诊为恶性肿瘤细胞。

(4)高度可疑恶性肿瘤细胞。细胞形态特征介于Ⅲ级和Ⅴ级之间。

(5)癌或其他恶性肿瘤细胞。细胞形态完全达到恶性肿瘤细胞的标准。

2. 甲状腺细胞病理学Bethesda报告系统(TBSRTC)

为了统一甲状腺FNAC诊断术语及其分类系统的标准化和规范化，美国国家癌症研究所于2007年10月在Bethesda召开了甲状腺FNAC的专题会议，此次会议的重要成果就是TBSRSTC。这一报告系统分为以下6个类别：

(1)标本无法诊断或不满意(non diagnosisi/unsatisfactory)。是指甲状腺FNA标本达不到满意标准。标本满意标准：标本中最少含有6个适宜观察的滤泡细胞团，每团含有10~15个细胞，且最好分布在同一张涂片上。

(2)良性病变(benign)。符合良性滤泡结节(包括腺瘤样结节、胶质结节等)、淋巴细胞性甲状腺炎、肉芽肿性甲状腺炎等。

(3)意义不明确的细胞。非典型性病变或意义不明确的滤泡性病变(AUS或FLUS)。

(4)滤泡性肿瘤或可疑滤泡性肿瘤(FN/SFN)。

(5)可疑恶性肿瘤。

(6)恶性肿瘤。包括甲状腺乳头状癌、髓样癌、未分化癌、转移瘤、鳞状细胞癌、低分化癌淋巴瘤及其他恶性肿瘤。

(四)辅助诊断技术在细胞学中的应用

细胞病理学与组织病理学样本中细胞存在形式不同，但细胞成分没有本质区别，因此，理论上组织病理学能应用的辅助诊断技术也能在细胞病理学样本中应用，关键在于如何处理细胞病理学样本，使之更利于这些技术的应用。以下简单介绍常用辅助诊断技术在细胞病理学中的应用。

1. 免疫组织化学

临床实践及文献报道都证实细胞病理学样本制备成石蜡包埋CB更利于免疫细胞化学技术的应用，不仅背景染色比涂片小，并且便于与组织病理学比较，且CB能长期保存。在无法获得CB时，也可采用未染色涂片或染色后涂片。免疫细胞化学在原发肿瘤类型判断、转移性肿瘤的鉴别，以及指导用药、判断预后等方面均广泛应用。

2. 分子病理学技术

分子病理学广泛应用于新鲜标本、涂片和CB中。在涂片或CB中进行时要染色后选取待检测目标细胞的聚集区，目标细胞不应少于50个，且目标细胞在涂片中所占比例不应少于20%。此外，其他辅助诊断技术如DNA定量检测、流式细胞分析等也可应用于针吸细胞病理学样本。

二、粗针穿刺活检病理学诊断

目前超声引导下粗针穿刺活检(CNB)已成为术前诊断各种肿瘤最常用的方法，广泛应用于乳腺、淋巴结、骨与软组织、肝、肾、甲状腺、肺、前列腺、腹膜后、盆腔等部位肿瘤的诊断。国内外的多项研究结果表明，超声引导下粗针穿刺活检样本与手术切除标本病理诊断结果相比，诊断准确率较高且损伤小。

(一)超声引导下粗针穿刺活检样本的处理

1. 样本的固定

CNB样本离体后应立即固定于10%的中性缓冲甲醛溶液中，固定液的量与样本体积之比最好为10:1，将样本充分浸泡于固定液中，以免风干和蛋白降解，固定6~24小时，固定时间过短(小于4小时)或过长(超过48小时)会对后续的HE常规切片的制片、免疫组织化学及分子检测结果的准确性造成不可逆的影响。

2. 临床信息的填写

病理申请单除了提供患者的姓名、性别、年龄、部位等基本信息外，还应提供临床诊断、影像学诊断、活检方式、穿刺病灶部位、相关病史等，送检医生姓名，以及活检日期也需要注明。用于放置样本的容器要标明患者的简要信息，送检前再次查对，确保样本送检无误。

3.样本的取材与石蜡样本的制片

取材时应记录活检样本量、大小、颜色、质地等。应注意检查样本容器盖及容器内，以防样本的遗漏。所有样本均应全部包埋进行组织学检查。包埋时要保持组织平整并尽量放置在同一平面，有条件的单位最好是每个蜡块1条组织，一般不应超过3条组织。

4.免疫组织化学及其他病理检测方法的应用

如果需要对样本进行重新制片用于免疫组织化学检测，要同时制备一张HE染色切片作为组织学对照。除了可用于免疫组织化学检测外，只要提供的肿瘤组织足够多，粗针穿刺活检样本也可进行流式细胞学检查及分子遗传学分析。

5.组织活检及细胞学检查的优缺点对比

虽然细针抽吸细胞学样本处理相对简单，而且诊断便捷、快速，但因样本量少，缺乏组织学结构，存在其特有的局限性。与细针抽吸细胞学检查相比，粗针穿刺活检的优点是：①可同时兼顾组织结构和细胞学特征的评估；②粗针穿刺活检取材样本较大，取材不充分的概率大大降低；③有助于判断良性病变是否伴有异形增生，基本可区分原位癌和浸润性癌，提高了诊断的准确度；④可对肿瘤组织更好地进行免疫组织化学检测及其他辅助技术检测，为术前放化疗、内分泌治疗和靶向治疗提供依据。细针抽吸细胞学检查与粗针穿刺活检各有优缺点及适应证。对于具体病例来说，应当根据病变的性质和临床治疗的需要做出最合理的选择。

（二）病理报告解读

1.病理报告诊断原则

病理报告要求简单明了。

肿瘤病理类型多种多样，肿瘤异质性明显，而且常伴有坏死、囊性变等继发改变，对病理诊断造成比较大的困难。因此，往往需要进一步的免疫组织化学检测及分子病理学技术的检测，甚至有可能得不到明确的病理诊断。

难以确定时病理医生可能提出倾向性的诊断，建议提供更多的组织，如再次穿刺活检或切检。

2.如何正确看待粗针穿刺活检病理报告

粗针穿刺活检病理诊断需要结合临床病史、体检和影像学所见才能做出比较准确的判断。临床病例讨论有助于避免误诊和漏诊。因此，影像学与组织学的诊断不符是再次活检的指征。

临床医生、影像医生和病理医生应正确认识，粗针穿刺活检报告只是根据穿刺样本做出的，样本中不具有某一特征不代表整个病变一定不具有此特征；反之，某些特征也有可能仅存在于粗针穿刺样本中。因此，要综合粗针穿刺活检结果和切除活检结果才能做出最终的病理诊断。

3.免疫组织化学及分子病理检测技术的应用

免疫组织化学染色在CNB标本中，尤其是对梭形细胞和小圆细胞肿瘤的诊断具有重要意义，对恶性肿瘤分型的鉴别诊断也起到重要作用。但对免疫组织化学染色结果的判定需要注意以下问题：

- 免疫组织化学染色可能出现假阴性和假阳性结果，一定要与HE形态学结合，做出正确判定。
- 在形态学与免疫组织化学结果出现明显矛盾的情况下，要仔细分析原因，以形态学改变为基础，以免疫组织化学染色为参考做出正确判断。
- 对于一些分化程度很低的肿瘤，可能因为没有出现明确的分化，导致免疫表型不明确，这就需要我们在详尽了解各种病例资料的同时，开阔思路，做出诊断或鉴别诊断分析。

此外，有些软组织肿瘤已经明确有特异性的染色体和基因异常，它是肿瘤发生的基础。目前已经可以通过荧光原位杂交（FISH）技术检测到相关的染色体或基因异常，并依此做出肿瘤的诊断，该方法也同样适用于穿刺样本的石蜡包埋切片。

三、浅表肿瘤穿刺活检

（一）甲状腺肿瘤细针穿刺活检

甲状腺细针穿刺抽吸活检（FNA）是术前评估甲状腺结节良恶性敏感性和特异性较高的方法，且成本效益较高，诊断敏感性及特异性均较高，且操作简便易行，术前FNA有助于减少不必要的甲状腺结节手术，并帮助确定恰当的手术方案。甲状腺细针穿刺的目的是明确甲状腺病变的性质及病理分型。

1.适应证

依据患者的临床背景和（或）超声检查结果选择需要进行穿刺的甲状腺结节。近年来，国内外各个学会指南提出，凡直径大于1cm的甲状腺低回声实性结节，均可考虑FNA检查。直径小于1cm的甲状腺结节，如存在下述情况，可考虑超声引导下FNA：

- 超声提示结节有恶性征象。
- 伴颈部淋巴结转移超声影像。
- 童年期有颈部放射线照射史或辐射污染接触史。
- 有甲状腺癌病史或家族史。
- 多发性内分泌肿瘤2(MEN2)/家族性髓样癌(FMTC)——相关RET原癌基因变异。
- 降钙素大于100pg/mL。
- 应注意的是，当结节过小(直径小于5mm)穿刺假阴性增高。

2.禁忌证

(1)绝对禁忌证

患者因意识障碍或颈部伸展障碍或发生持续剧烈咳嗽难以有效配合穿刺操作者。

患者存在严重出血倾向，如合并未治愈的凝血功能障碍性疾病，或停止抗凝治疗未达相关药品说明书规定时长者(即使检验报告显示凝血功能指标正常)。

患者存在尚未纠正的高凝血倾向，有形成颈内静脉内血栓潜在风险者。

超声引导下不能确定活检的合适部位或无法躲避血管等重要结构。

患者存在不稳定型颈动脉斑块，斑块有脱落的风险者。需防范斑块脱落与FNA操作时机上存在巧合关联的潜在医疗风险。

甲状腺结节的超声影像特征高度趋于滤泡性结节，且经治医院病理医生对滤泡性结节细胞学样本缺乏诊断经验者。

(2)相对禁忌证。局部皮肤感染者。

3.术前准备

所需物品：

- 高分辨率实时彩色多普勒超声诊断仪，配合穿刺引导功能。
- 引导探头(7~12MHz高频线阵探头)。
- 穿刺引导架(与探头相匹配一致)。
- 穿刺针(22~27G)。
- 基本穿刺物品包括无菌穿刺包(托盘、无菌孔巾、无齿镊、止血钳、纱布)、空针(5mL、10mL)、碘附、2%利多卡因、载玻片(至少准备4片)、标本固定液(无水乙醇)、TCT溶液(薄层液基细胞学固定液)、消毒手套、无菌探头套等。

4.操作流程

术前根据影像学资料，确认目标病灶，向患者本人及家属交代穿刺目的及风险，请患者知情认可并签署知情同意书。确认患者血常规、凝血功能、流行病学等检验结果无异常。

患者选择平卧位，颈肩部用枕头垫高。先用高频超声探头扫查，确定穿刺点、穿刺途径。

常规消毒铺巾、消毒探头或探头套无菌套。

操作时既可单人一手持探头，另一手持针操作；也可助手持探头引导，术者持针操作灵活、多角度取材，相比固定穿刺架更适合进行徒手FNA操作。用消毒过的或无菌探头套包裹的探头并再次确定穿刺点和穿刺途径，2%利多卡因局部麻醉。

5.穿刺过程(视频10-2-1)

(1)在实时超声引导下，将穿刺针自探头的侧缘刺入，进针方向应始终保持和探头的长轴平行，以便清晰显示针鞘。确认穿刺针进入病灶后，开始取材，取材的方法有两种：

- 负压法：5mL注射器保持1~2mL负压进行反复提插抽吸8~10次，抽吸时可改变针道方向，尽量对结节多点取材，尤其是对超声可疑部位(如小钙化区域或粗大钙化周围)重点取材。取样满意后，去除负压再退针至皮肤外，避免退针过程中吸入针道骨骼肌组织。
- 虹吸法：空针在组织内提插或原地旋转针芯后静置数秒，使切割的细胞进入针内。该方法获得的细胞量较少，但组织损伤小可保持组织细胞结构；出血量少，涂片背景干扰少，退针后如果需要再次进针取材应换用新的注射器进行。

(2)拔针后，将针头内细胞液进行涂片，置入95%乙醇固定。玻片上的凝血块甲醛溶液固定，可进行免疫组化检测，石蜡微包埋切片检查。标本注明来源，并完整填写重要临床信息，对穿刺标本的病理诊断非常重要。

(3)拔针后要充分压迫止血，防止发生出血。复查甲状腺内外有无出血，可结束操作。穿刺处覆盖无菌敷料。

6.注意事项(视频10-2-2)

操作者位于患者头侧易于操作，穿刺方向通常由上极到下极穿刺，但甲状腺或结节较大者可任意改变方向穿刺，但应避开气管和大血管，必要时建立水隔离保护周围组织结构。

- 嘱患者平静呼吸，如吞咽或咳嗽应立即停止操作并将穿刺针拔出。

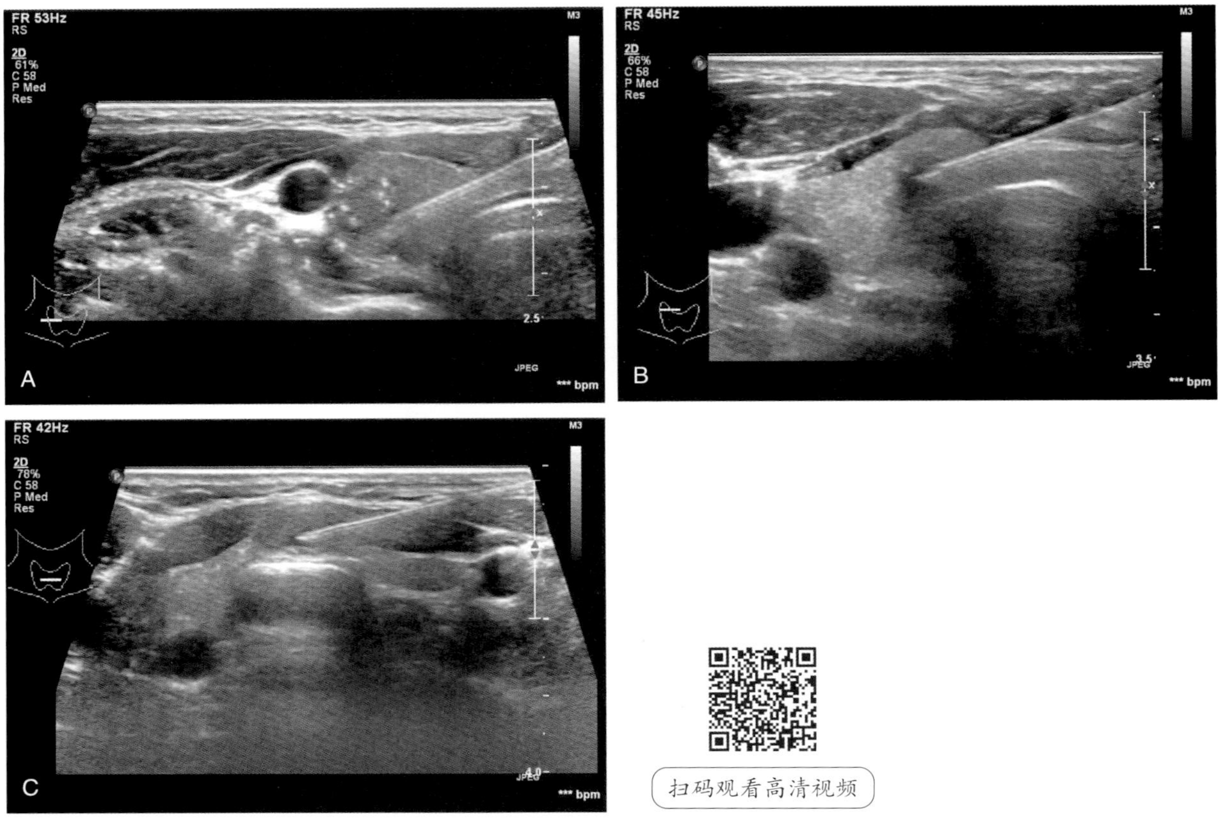

扫码观看高清视频

视频 10-2-1 甲状腺细针穿刺抽吸活检(FNA)。(A)患者女，38 岁，甲状腺右叶实性结节，行甲状腺结节细针穿刺抽吸（虹吸法），用 22G 穿刺针经皮经甲状腺腺体从内侧穿刺抽吸右叶结节，从结节近穿刺点到达远穿刺点，多点位取材。(B)患者女，45 岁，甲状腺峡叶偏右实性结节，行甲状腺结节细针穿刺抽吸（虹吸法），用 22G 穿刺针经皮经甲状腺腺体从内侧穿刺抽吸峡叶结节，从结节近穿刺点到达远穿刺点，多点位取材。(C)患者女，42 岁，甲状腺峡叶实性结节，行甲状腺结节细针穿刺抽吸（虹吸法），用 22G 穿刺针经皮经甲状腺腺体从内侧穿刺抽吸峡叶结节，从结节近穿刺点到达远穿刺点，多点位取材。

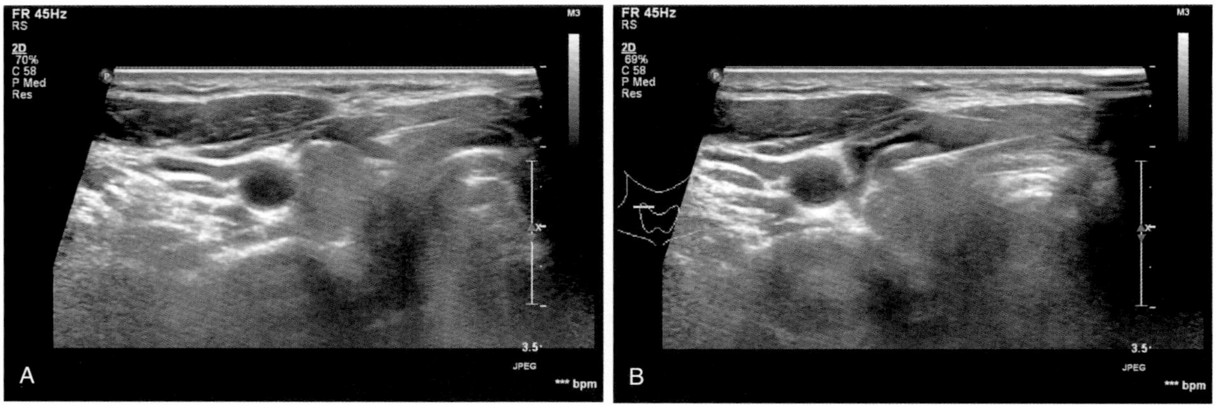

视频 10-2-2 (A)建立水隔离。患者女，48 岁，甲状腺右叶实性结节，结节位置靠近外侧被膜及颈动脉，拟行甲状腺细针穿刺抽吸活检，穿刺前建立水隔离保护颈总动脉。(B)建立水隔离后穿刺活检。患者女，48 岁，甲状腺右叶实性结节，结节位置靠近外侧被膜及颈动脉，拟行甲状腺细针穿刺抽吸活检，建立水隔离后行穿刺活检，用 22G 穿刺针经皮经甲状腺腺体从内侧穿刺抽吸右叶结节，从结节近穿刺点到达远穿刺点，多点位取材。

扫码观看高清视频

如结节内有钙化，穿刺尽量在钙化周边，或者从钙化的间隙进入结节内部后再取材；如果结节是囊实性，实性部分首先穿刺取材，尽量避免过多抽吸入囊内液体，造成取材假阴性，囊性部分可抽吸置入到TCT瓶中，用于液基细胞学检测；如结节血供丰富，应用较细的穿刺针如25~27G或减少穿刺次数，减少出血。

术后应压迫伤口15~30分钟，必要时术后卧床休息4~8小时，普通进食，保持伤口干燥，禁止剧烈运动。

如病灶怀疑为甲状旁腺来源，抽吸物以生理盐水稀释后测甲状旁腺激素（PTH），有助于诊断，如病灶怀疑为髓样癌，抽吸物以生理盐水稀释后测降钙素（CT）。

遇多个结节需要穿刺的情形，需一个结节对应使用一根穿刺针，不可用一根针穿刺多个结节，以免不同结节间标本混杂，影响细胞学诊断准确性；遇多个恶性结节需要穿刺其中之一的情形时，宜选择超声恶性征象最多、最大、最安全、最可能出现阳性病理结果的病灶穿刺。

7. 并发症的表现及预防、处理（图10-2-1和图10-2-2，视频10-2-3）

出血血肿可出现于甲状腺周围间隙、甲状腺实质内或穿刺路径上的颈前带状肌内，通常症状轻微，吸收较快。在患者无明显呼吸困难的情况下，立即停止操作，局部压迫止血20分钟，多数血肿可自行吸收，不需要特殊处理。若颈动脉管壁被刺伤，发生管壁内血肿时需局部压迫止血1~2小时，以防出血沿动脉壁大范围扩散。极少情况下，当出现大血肿或假性动脉瘤时，需留院观察，做进一步处置。FNA损伤结节滋养动脉尚可导致甲状腺结节内假性动脉瘤，需要外科干预。穿刺时应避开大血管（颈动脉、甲状腺上动脉、甲状腺下动脉、穿刺路径上颈前带状肌间与甲状腺腺体表面的可见血管）及重要器官，如气管等。

极少数患者于穿刺时可发生“休克”，其多数为高度紧张或低血糖所致。此时应立即停止操作，患者仰卧，吸氧，监测心率、血压，密切观察生命体征，通常给予进食、短暂休息即可缓解。必要时，应及时联系急诊

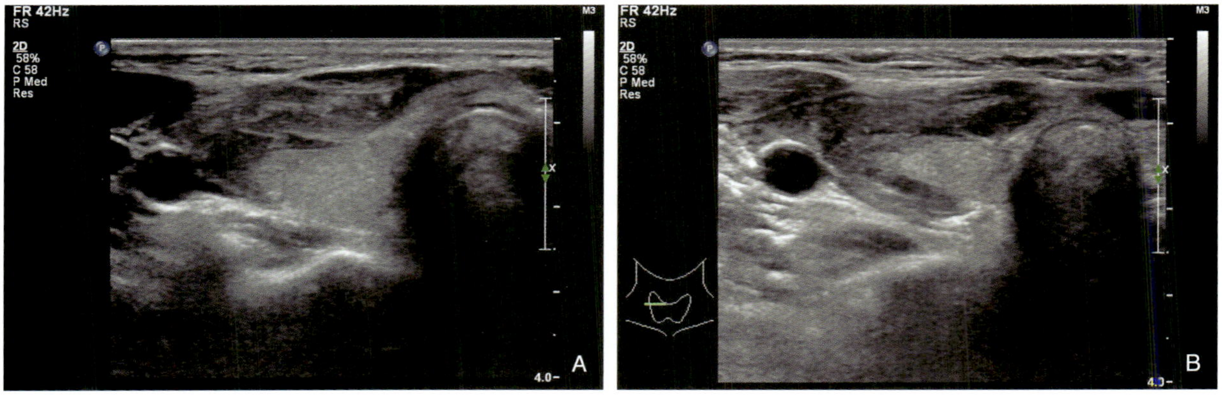

图10-2-1　甲状腺穿刺周围间隙出血。(A)右叶中上浅层；(B)右叶中上浅层及外侧。

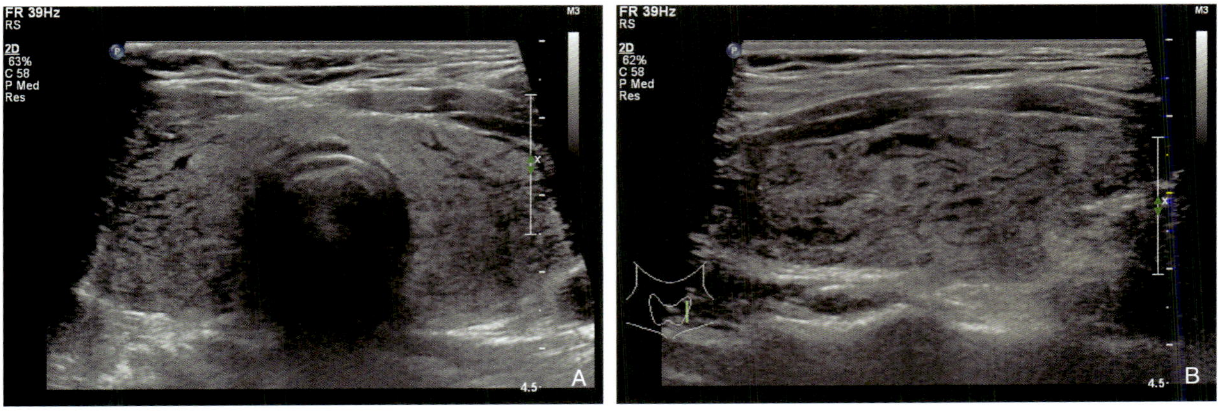

图10-2-2　甲状腺穿刺实质出血。(A)横切面；(B)纵切面。

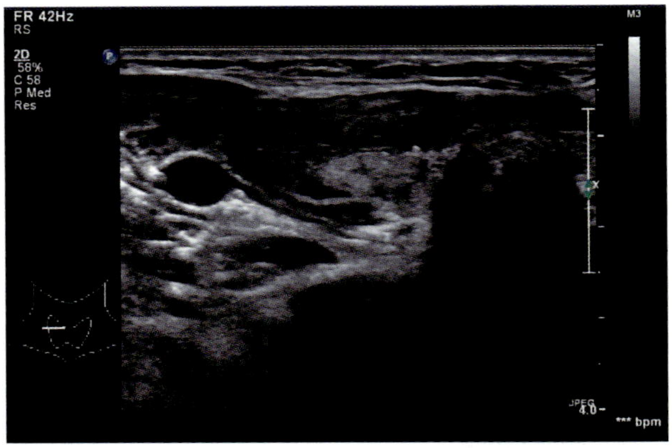

扫码观看高清视频

视频 10-2-3 甲状腺穿刺并发症——出血。患者女，55岁，甲状腺右叶实性结节，行甲状腺细针穿刺抽吸活检，穿刺过程中出现出血，甲状腺实质及周围肌层软组织内肿胀，可见低回声区，按压止血后未见明显进展。

科、麻醉科等相关科室紧急会诊，根据具体情况进一步处置。

FNA导致皮肤穿刺点或穿刺路径感染者较为罕见，轻微感染者无须处理或仅做口服抗生素处理，感染较明显甚至形成脓肿时需介入或外科处理。

FNA术后肿瘤细胞沿穿刺针道种植的发生率极低，文献报道其发生率约为1.2/10^6。

FNA导致气管、食管及喉返神经的损伤很罕见。

8. 临床意义及评价

FNA的诊断准确性取决于多种因素，包括穿刺操作者的经验、涂片标本的制片、细胞病理学家的诊断经验等。目前在经验丰富的机构，FNA假阴性率2%~5%，是非常可靠的方法。超声引导甲状结节穿刺的首要任务是获得足够的标本量，避免取材假阴性，因此应尽量多点、重点、充分取材涂片。即使充分取材，有时也难以断定甲状腺细胞的良恶性，这与甲状腺疾病病理的复杂性及多样性密切关系，必要时结合手术切除整个结节进行组织病理检查。

(二)甲状腺肿瘤活检联合分子标志物检测

甲状腺细针穿刺抽吸活检(FNA)虽然是明确甲状腺结节性质的首选方法，依然存在无法诊断或不确定及意义不明确的非典型病变或滤泡性病变。这些诊断不确定的甲状腺结节包含了Bethesda系统中Ⅲ~Ⅴ类，其恶性的可能性分别为10%~30%、25%~40%和50%~75%。对于这些不确定结节，Bethesda系统及指南中推荐重复FNA检查，但这些重复FNA中仍然有高达50%最终是细胞不足或不确定的结果。这些诊断不确定的甲状腺结节结果，给临床医生及患者带来的问题比较棘手。但如果通过外科手术获得组织病理学诊断，则会导致不同程度的并发症及高额的医疗费用。基于此原因，许多科学家研究这类不确定的甲状腺结节，并使用相关分子标志物来提高FNA诊断的敏感性及特异性。随着甲状腺癌研究在基因、蛋白、RNA等微观水平上的不断深入，已发现多种分子标志物与肿瘤的发生、发展及预后相关，也为甲状腺癌超声引导FNA为代表的早期诊断手段，以及后期的预后判断和靶向治疗都提供了全新的方向。甲状腺癌基因的检测目前主要有BRAF、RAS基因突变，RET/PTC、PAX8/PPARγ基因重排及半乳糖凝集素-3免疫组化检测，还有一种基于167种mRNA检测的Afirma基因表达分类方法的检测等。联合分子标志物检测可提高FNA诊断的敏感性及特异性，精准诊疗。

1. 适应证

符合甲状腺细针穿刺抽吸活检的适应证。对于FNA细胞学检查结果为意义不明确的非典型病变或滤泡病变、滤泡肿瘤或可疑滤泡肿瘤及可疑恶性的患者可综合考虑临床、超声图像特征及患者意愿进行分子标志物检测。

2. 禁忌证

同甲状腺细针穿刺抽吸活检的禁忌证。

3. 术前准备

准备好细针穿刺抽吸活检的仪器和耗材(不在此处赘述)。离心机。生理盐水、去离子水、DNA提取试剂盒、紫外分光光度计、配置突变扩增阻滞体系。

知情同意书：术前向患者及其家属详细说明患者病情并介绍甲状腺FNA联合分子标志物检测的目的和FNA术中及术后易发生的风险，充分征求患者及家属的意见。

4. 操作方法

FNA穿刺操作方法同前一章节。

超声引导下获得FNA穿刺细胞涂片样本。

基因检测过程由病理科完成，不在此处赘述。

5.注意事项

经FNA抽吸活检的细胞涂片样本应尽快送去进行DNA提取，以保证DNA提取浓度最大。

操作步骤要轻柔，减少DNA的人为降解。

根据不同基因检测试剂盒的要求达到相应浓度的DNA，否则浓度太低会出现假阴性。

进行实时荧光定量PCR技术检测突变基因时，每次检测必须设置一个阴性对照、一个阳性对照及内参和外控，以确保实验结果的准确性。

6.并发症预防及处理

同FNA检查的并发症预防及处理。

7.临床意义及评价

近年来，甲状腺癌发病率不断增加，对于甲状腺结节患者重中之重是诊断其结节的良恶性，甲状腺FNA细胞学检查是目前甲状腺结节患者术前最安全且有价值的诊断方法，但其具有一定的局限性。2009年提出的Bethesda分类方法对甲状腺FNA细胞学检查结果进行了分类，对于确诊良恶性的结节可行随访或手术，但对其余Ⅰ、Ⅲ、Ⅳ、Ⅴ类4种细胞学结果除进行反复穿刺再次确诊外，分子标志物联合FNA检测无疑是甲状腺切除术前的一个优化的选择。

大量的研究表明，分子标志物联合FNA检测可提高甲状腺结节的诊断准确率。通过评估基因突变对甲状腺结节良恶性诊断的高敏感性和高特异性可得出排除（阳性检出）和纳入（阴性检出）标准。BRAF基因是研究较多的一类甲状腺癌分子标志物。有研究表明，BRAF V600E在甲状腺结节术前FNA样本中的作用多机构进行综合评估，证实在甲状腺乳头状癌的结节中，BRAF V600E基因突变的诊断特异性为100%。BRAF V600E基因报告与甲状腺乳头状癌患者预后也有一定的相关性，甲状腺乳头状癌BRAF V600E突变型颈部淋巴结转移更多见，而甲状腺乳头状癌BRAF V600E野生型颈部淋巴结转移少见，预后更佳。因此，术前FNA联合BRAF V600E基因检测也可用于评估患者预后，决定患者手术方式。虽然BRAF V600E基因突变诊断特异性高，但其敏感性很低，因此相关研究扩展了对基因突变的研究范围，对多种基因进行检测，包括BRAF、RAS点位突变，以及RET/PTC、PAX8/PPARγ基因重排，其敏感性达到48%~63%，但其同样较低的敏感性也不能作为排除标准，而只能作为纳入标准。

甲状腺肿瘤分子标志物与其发生、转移、预后等密切相关，目前对FNA不确定样本进行分子标志物检测的数据还远远不够，仍需进一步研究这些甲状腺肿瘤分子标志物与甲状腺癌发生、发展、转移、预后之间的关系。而甲状腺穿刺联合分子标志物检测能否应用于临床，甚至基于FNA检测无法诊断的样本，能否根据研究发现的标志物辅助FNA检测的详细指导方针，还需要多方面技术支持和机构认证。

（三）甲状腺肿瘤组织学穿刺活检

粗针穿刺活检（CNB）的标本可保留完整的组织结构，易于做出准确的组织学诊断，特别是在鉴别诊断淋巴瘤、未分化癌时可应用此方法。

CNB的目的是明确甲状腺病变的性质及病理分型。

1.适应证

甲状腺弥漫性病变，如怀疑淋巴瘤、未分化癌。

甲状腺病变范围较大，直径在1cm以上，在活检针安全射程范围以内。

2.禁忌证

（1）绝对禁忌证

患者因意识障碍或颈部伸展障碍或发生持续剧烈咳嗽难以有效配合穿刺操作者。

患者存在严重出血倾向，如合并未治愈的凝血功能障碍性疾病，或停止抗凝治疗未达相关药品说明书规定时长者（即使检验报告显示凝血功能指标正常）。

患者存在尚未纠正的高凝血倾向，有形成颈内静脉内血栓形成潜在风险者。

超声引导下不能确定活检的合适部位或无法躲避血管等重要结构。

患者存在不稳定型颈动脉斑块，斑块有脱落的风险者。需防范斑块脱落与FNA操作时机上存在巧合关联的潜在医疗风险。

（2）相对禁忌证

局部皮肤感染。

女性处于月经期。

3.术前准备

高分辨率实时彩色多普勒超声诊断仪，配合穿刺引导功能。

引导探头（7.5~10MHz高频线阵探头）。

穿刺引导架（与探头相匹配一致）。

穿刺针及自动组织活检针（18~20G穿刺针）及活检枪（自动或半自动）。

基本穿刺物品包括无菌穿刺包（托盘、无菌孔巾、无齿镊、止血钳、纱布）、空针（5mL、10mL）、碘附、2%

利多卡因、标本固定液（甲醛）、消毒手套、滤纸、无菌探头套等。

4. 操作方法（视频 10-2-4）

术前根据影像学资料确认活检位置，向患者本人及家属交代穿刺目的及风险，请患者知情认可并签署知情同意书。确认患者血常规、凝血功能、流行病学等检验结果无异常。

患者选择平卧位，颈肩部用枕头垫高。先用普通探头扫查，确定穿刺点、穿刺途径。

常规消毒、铺巾，消毒探头或探头套无菌套。

用消毒过的或无菌探头套包裹的探头再次扫查，确定穿刺点和穿刺途径，用2%利多卡因局部麻醉。

在使用前一定要了解自动活检枪的射程和穿刺针槽的长度，在活检前应常规调试好自动组织活检枪。试枪时应背离患者，避免患者紧张。取材时尽量不使用“开枪”等令患者紧张的词汇。

在实时超声引导下，将穿刺针沿探头边缘刺入病灶内，扣动扳机。进行取材之前，务必要清晰显示针道，确认气管、颈动脉不在射程范围内，并且留有一定的安全距离。

5. 注意事项

穿刺时避开大的血管神经及重要器官，如气管、颈总动脉等。取材前注意活检枪的射程，预留安全距离和角度。

拔针后要充分压迫止血，防止发生出血

穿刺活检中一旦出现出血，立即停止操作，拔出穿刺针压迫止血。

（四）乳腺肿瘤穿刺活检

当乳腺病变通过综合影像检查难以明确诊断，或疑诊乳腺癌拟进行手术治疗者，需要对病灶进行病理学检查。影像引导下穿刺活检是目前最常用的诊断方法，其中超声引导粗针穿刺活检（US-CNB）因其无放射性、操作简便快捷、实时显示等优势成为国内目前应用最多的穿刺取材方式，目的是明确乳腺病变的性质及病理。

1. 适应证

临床可触及且超声可显示的乳腺瘤样病变或非肿块性病灶，需明确良恶性（BI-RADS 4）。

临床触及不到但超声可检出的乳腺瘤样病变，需明确病变性质。

影像典型的乳腺癌及复发性乳腺癌，术前及治疗前活检，指导治疗。

新辅助化疗后为了评价疗效，需再次行病理检查，以指导进一步治疗。

2. 禁忌证

患者一般状况差、无法耐受或不能配合穿刺术。

超声无法显示病变。

有严重出血倾向。

进针区域内皮肤破溃、感染或结痂。

3. 术前准备

（1）患者准备

患者需提供近期的血常规及凝血检查结果，排除

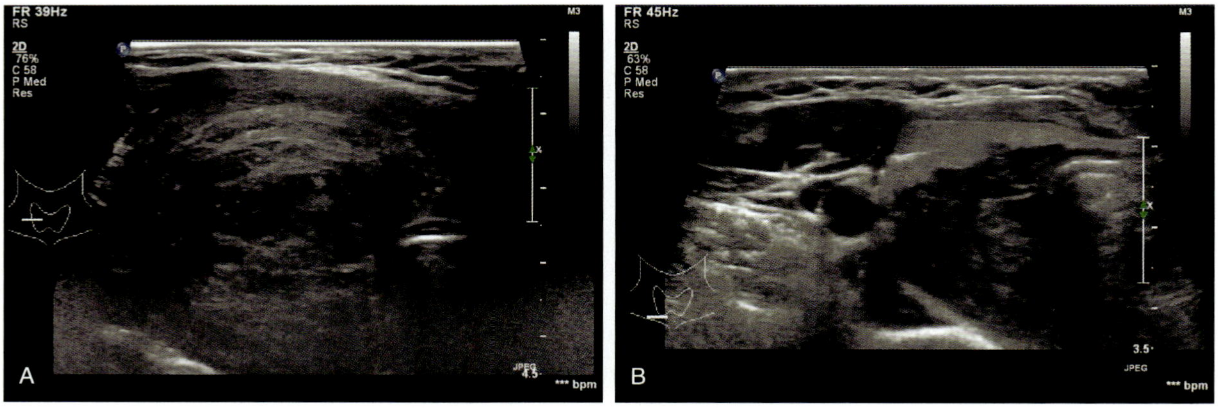

视频 10-2-4 甲状腺肿瘤组织学穿刺活检。（A）患者女，45岁，甲状腺右叶实性肿物，行甲状腺肿瘤组织学穿刺活检，用18G一次性自动活检针经皮经甲状腺腺体穿刺取材。（B）患者女，37岁，甲状腺右叶实性肿物，行甲状腺肿瘤组织学穿刺活检，用18G一次性自动活检针经皮经甲状腺腺体穿刺取材。

扫码观看高清视频

凝血功能障碍及严重感染等，结果异常暂时不能穿刺。经过治疗，以上检查结果正常后再行穿刺活检。

穿刺当日应适当进食进水，以免穿刺前后因紧张或疼痛发生虚脱等症状。

患者需仔细阅读并亲自签署知情同意书，了解穿刺过程、穿刺风险及可能并发症，有疑问及时咨询相关医生。

精神紧张患者应消除紧张情绪后再行穿刺，必要时可服用适量镇静剂或更改穿刺日期。

（2）器材准备

穿刺针：组织学检查所用活检针根据内径的大小分为不同型号，国外最常使用14G活检针，而国内医院更多使用16G及18G活检针，针长10~20cm，配以自动活检枪使用。细胞学或抽吸液体使用20~22G PTC针。

探头：乳腺穿刺多采用高频探头，如肿瘤位置较深需应用穿刺架引导时也可采用低频探头。

穿刺引导架：乳腺穿刺可不使用引导架，根据肿瘤深度自超声探头的一端倾斜相应角度进针，一般可清晰显示穿刺针全貌。当乳腺肿瘤位置深，与胸壁或大血管关系密切，且肿瘤穿刺径大于1.5cm时，可采用低频探头配合穿刺架引导。如穿刺引导架有不同角度时，进针前务必确定超声仪上穿刺引导线角度与欲使用的穿刺引导架角度一致，以免误穿。

注射器及麻药：常备5mL或10mL注射器1~2支，必要时可用20mL或50mL注射器行穿刺抽吸及囊性病变抽液等。采用皮肤及皮下局部麻醉，麻醉药常用2%利多卡因注射液。

4.操作方法

（1）穿刺前超声检查。患者平卧于检查床上，患侧上肢上举，对乳腺肿瘤及周围进行再次扫查，初步确定穿刺部位消毒范围，并根据肿瘤具体位置及适合的穿刺路径决定采取仰卧位、斜卧位或侧卧位，斜卧位时可在患者抬起一侧的背部加软垫以固定体位，充分暴露穿刺区域。

（2）确定进针点原则。对于有保乳可能的患者，进针点须选择在区段手术切除范围内，避免在乳头附近进针；对于乳腺切除术的患者，进针点须选择在肿物如乳头连线的手术切除范围内，使得进针点及针道在手术梭形切口范围内。

（3）穿刺前操作。穿刺区域常规碘附消毒，铺无菌孔巾；使用无菌处理的探头进行再次扫查，显示出肿瘤最大长径并测量，确定进针点后，在皮肤上精确标记；如需使用穿刺架引导时，首先合理选择穿刺引导线角度，然后分别测量穿刺引导线路径上皮肤至肿瘤取材区的距离及引导线穿过肿瘤的长度；选择合适的活检枪激发长度，备用；采取2%利多卡因1~2mL局部麻醉，自穿刺标记点沿穿刺角度进针，在局部皮内及皮下注入麻药。

（4）穿刺取材。穿刺取材分为常用的组织学活检及较少应用细胞学检查两种方法。

（5）组织学活检。常用自由手引导，不使用引导架（图10-2-3）。

- 放置无菌探头于穿刺区域，并稳定探头，使其一端紧贴穿刺标记点。
- 持活检枪自穿刺标记点沿探头长轴进针，探头实时监控进针方向，将活检针前端放至肿瘤浅方。
- 探头显示出穿刺针道，确认针尖所在位置及深度后，打开活检枪保险，激发开关，同时注意超声仪显示屏上活检针针尖向肿瘤活检区域深方移动情况。
- 拔出活检针。

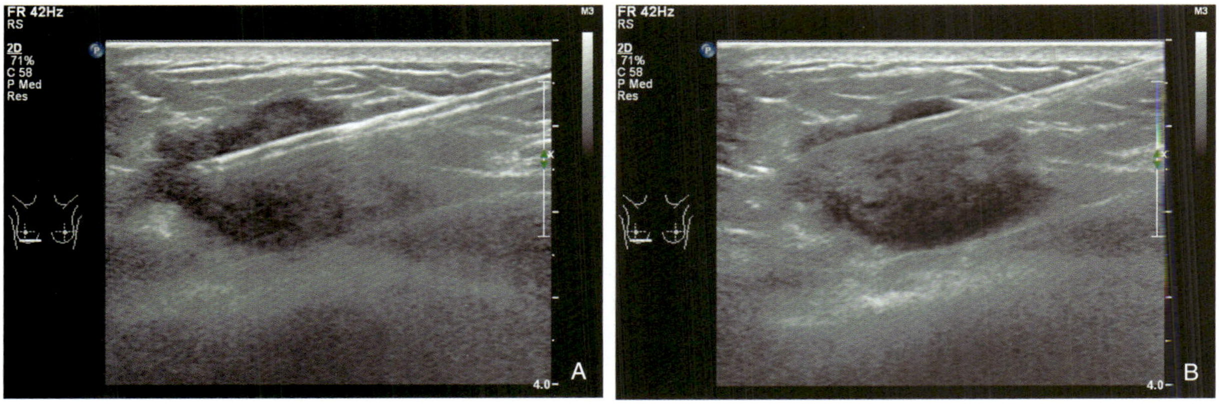

图10-2-3　乳腺肿瘤穿刺活检。(A)其一处；(B)其二处。

•将活检针从活检枪中取出，用消毒滤纸刮取活检针针槽内的组织，判断组织取材满意度，将组织标本置于10%甲醛溶液中固定。

•一般同一个病灶取材2~4次。

（6）细胞学检查。细胞学检查大致步骤与组织学活检相似。不同点如下：细胞学穿刺针进入肿瘤取材区域后，拔出针芯，将针套外接注射器进行抽吸，同时小幅度提拉下插穿刺针3~4次以上，以便能吸取更多的细胞。抽吸完毕后释放负压后拔出穿刺针，将针内抽吸物推置于载玻片上进行涂片，并即刻置入95%乙醇溶液中固定标本，后送染色、镜检等。乳腺肿瘤穿刺活检较少单独采用细胞学检查方法。常采取组织活检后"一针两用"方法，即组织活检针取材除送组织学检查外，用注射器将针筒内残留物推出、涂片，同时送细胞学检查。

穿刺后处置穿刺活检后伤口覆盖无菌敷料，嘱患者按压15~20分钟，按压时要覆盖全针道并在穿刺室外观察15~30分钟，注意患者一般情况，观察穿刺部位有无活动性出血。给患者"穿刺后注意事项"仔细阅读，内容包括：穿刺48小时内局部不要沾水，避免剧烈活动，有进行性局部疼痛或胸痛、气短、呼吸困难等症状应及时就医等。

5.注意事项

肿瘤应显示在屏幕正中或更靠近进针端一侧，缩短进针路径，使穿刺过程更容易、快捷。

选择进针角度时，应避开进针区域内大血管及扩张导管，特别是乳头后方，严格控制穿刺方向及深度，避免伤及肺组织造成气胸。

穿刺枪金属制成，结构精密，不适合长期浸泡或熏蒸消毒，操作时应严格区分无菌区域与污染区域。

同一穿刺点进针，变换取样方向，调整穿刺深度，尽量在肿瘤内多点多部位取材。

囊实性肿瘤穿刺注意尽量避开囊性区域。实性区域内的取材应选择有血流的部分，以减少取到坏死组织的概率。

乳头后方肿瘤穿刺时尽量避免从乳晕进针而应从靠近乳晕的正常皮肤进针，减少患者疼痛。

组织条取出后观察其颜色及完整度，如组织颜色灰暗或组织颜色呈乳白色透明度差考虑为坏死组织；取材不完整、组织条短或呈断条状，可在超声造影下对肿瘤活性区域进行取材。

当穿刺过程由一名医生操作，方便超声显示穿刺针位置及穿刺过程。如果由两名医生配合操作，操控探头的医生要显示出穿刺针的长轴与肿瘤的相互位置，便于穿刺医生掌握针尖走向。如进针后未能在显示屏上发现穿刺针，应停止进针，固定进针端，探头扫查上下移动配合旋转，直到显示完整穿刺针长轴。如穿刺针位置不理想时，应将穿刺针退至皮下重新变换正确方向再次进针。穿刺医生要注意在进针时按照探头的长轴方向进针至皮下，直到显示出穿刺针长轴且方向正确后再将针尖放至待穿刺肿瘤的表面。

6.并发症的表现及预防、处理

超声引导下乳腺穿刺引起的并发症较少。

（1）皮下淤血。最常出现，多由于穿刺时间长，进针次数多，穿刺针较粗，穿刺后按压力度不够或按压时间过短造成的。一般穿刺24小时后采用局部热敷，即可减轻症状，多在1周后淤血减少或消失。

（2）出血。穿刺结束后，部分患者由于按压不及时或按压位置不正确，局部有可能会渗血。及时协助患者于正确位置按压10~20分钟后即可。

（3）疼痛。一般情况下穿刺后局部会有轻微疼痛或不适，大多数人都能忍受，并多在1~2天内症状消失，如果遇到进行性疼痛、持续时间较长不能缓解的，建议及时来医院就诊，除外气胸等严重并发症。

（4）气胸。穿刺角度过于垂直、进针较深时有可能会穿透乳腺后方胸壁，伤及肺组织，造成气胸甚至血气胸；嘱患者如穿刺后出现呼吸困难、胸闷气短、咯血等症状，应及时入院就诊，严密观察，必要时行胸腔闭式引流。

（5）感染。由于患者免疫力低下或局部穿刺点无菌敷贴掉落未及时处理，造成穿刺区域红肿，甚至伴随发热等症状时，需抗感染对症治疗。

（6）针道转移。国内外报道，乳腺穿刺引起的针道转移罕见。

7.临床意义及评价

影像引导下穿刺活检成为诊断乳腺疾病的主要方法，术前通过穿刺活检明确病理类型，可给患者提供更全面的治疗计划，为新辅助化疗的广泛应用提供可能和依据。超声引导穿刺可动态观察肿瘤与穿刺针之间的相互位置、定位准确，取材满意率高、创伤小。原则上，对于超声可视的病灶均可行超声引导下穿刺活检。钼靶立体定位引导穿刺活检对含有微钙化的病灶存在优势，但对于多病灶或邻近腺体边缘病灶的穿刺引导不如超声引导灵活、有优势。超声引导下空心针穿刺活检已经成为目前最常用的乳腺病变诊断手段。

(五)浅表淋巴结穿刺活检

浅表淋巴结肿大是临床中常见的体征,由于超声技术的发展,已成为浅表淋巴结的重要检查方法。对浅表淋巴结超声引导下穿刺活检是现今确诊肿瘤性质和肿瘤分期的重要方法,能避免较大创伤和减少昂贵检查的常规微创检查技术。

淋巴结作为机体免疫系统的重要组成部分分布于身体的各个部位,特别是在颈部、腋窝、腹股沟等这些浅表部位。淋巴结的变化与相应引流区域病变密切相关,常作为多种疾病或肿瘤的重要症状表现或分期依据。淋巴结作为免疫系统的重要组成部分,可在感染、炎症时出现肿大,同样也可在肿瘤细胞沿淋巴道转移或是发生淋巴系统的肿瘤时出现肿大。良恶性淋巴结在影像学表现上有较大的重叠,很多时候难以鉴别。此时就需要进行淋巴结活检,以明确淋巴结肿大或异常的病因。超声引导下淋巴结穿刺活检安全经济、简便易行、患者痛苦小、易接受、准确率高,对疾病的诊断和临床治疗方法的选择有重要意义。

1.适应证

临床或其他影像学检查,如胸片、超声、CT、MRI、PET/CT等发现有异常淋巴结,可疑恶性但不能明确诊断,或者需要病理结果以明确诊断或分期,以确定治疗方式时,均可考虑行超声引导下浅表淋巴结的穿刺活检。

2.禁忌证

浅表淋巴结因其位置表浅所以相对安全,如果有合适的进针路径均可进行穿刺活检。但下述情况需特别注意:

- 怀孕。
- 药物或麻醉剂过敏史。
- 正在服用抗凝血药物。
- 有凝血功能障碍疾病。

以上情况仅为相对禁忌,因颈部、腋窝、腹股沟淋巴结位置表浅,即使出现出血的情况可通过局部加压等方式处理达到止血效果,具体病例需根据实际情况决定。

另外,如果患者局部皮肤存在明显的炎症或放疗后改变,难以找到合适的进针点,不宜进行穿刺活检。当临床怀疑为淋巴瘤时,病理诊断需要较大组织量以明确病理诊断,建议穿刺较多组织,必要时行完整淋巴结切取活检。

3.操作前准备

(1)医生熟悉淋巴系统相关解剖。应熟悉淋巴系统及相关解剖知识,明确浅表淋巴结的分布特点。特别是颈部的淋巴结数量多,而且收集了包括头颈部在内的全身的回流淋巴。全身9条淋巴干汇集成2条淋巴导管,即胸导管和右淋巴导管,分别在左右静脉角汇入静脉系统,因此颈部实际上是全身淋巴回流的最终通路,所以也是最常见的浅表淋巴结穿刺活检部位。

本文在此处以介绍颈部分区为例,腋窝及腹股沟不再赘述。颈部淋巴结的分区:1991年美国耳鼻咽喉头颈外科基金学院为了临床应用方便,将颈部淋巴结分为6个分区,以后美国癌症联合委员会(AJCC)在公布TNM分期时,又补充第7个分区,即上纵隔淋巴结。这一颈淋巴结临床分区的建议已经获得头颈肿瘤学家的同意,20余年来,被学术界广泛应用。

第一区(level Ⅰ):包括颏下及颌下淋巴结。Ⅰa区为颏下淋巴结,Ⅰb区为颌下淋巴结,即两侧二腹肌前腹内侧缘之间和二腹肌前后腹之间,上界为下颌骨,下界为舌骨体。

第二区(level Ⅱ):为颈内静脉淋巴结上区,即二腹肌下、相当于颅底至舌骨水平,前界为胸骨舌骨肌侧缘,后界为胸锁乳突肌后缘。

第三区(level Ⅲ):为颈内静脉淋巴结中区,从舌骨水平至肩胛舌骨肌与颈内静脉交叉处,前后界与Ⅱ区相同。

第四区(level Ⅳ):为颈内静脉淋巴结下区,从肩胛舌骨肌到锁骨上,前后界与Ⅲ区相同。

第五区(level Ⅴ):包括枕后三角区淋巴结或副神经链淋巴结及锁骨上淋巴结。后界为斜方肌前缘,前界为胸锁乳突肌后缘,下界为锁骨。

第六区(level Ⅵ):颈前中央区淋巴结,包括环甲膜淋巴结、气管周围淋巴结、甲状腺周围淋巴结。有人把咽后淋巴结也归属此区。这一区两侧界为颈总动脉内侧缘,上界为舌骨,下界为胸骨上缘。

第七区(level Ⅶ):为上纵隔的淋巴结,两侧界为颈总动脉,上界为胸骨上缘,下界为主动脉弓水平。

(2)患者准备。浅表淋巴结穿刺活检因相对安全,在穿刺前推荐做血常规、凝血功能、流行病学检查,特别是具有前述相对禁忌证的患者。在穿刺前医生需向患者交代穿刺的目的、基本过程、存在的风险及可能的并发症,回答患者相关的问题,并嘱其签署知情同意书。

作为患者，在穿刺前应做好以下准备：

•穿着宽松舒适的衣服，避免穿连体衣服，有条件的医院建议给患者更换病号服。

•局部避免使用滑石粉、除臭剂、化妆品或香水，不戴首饰。

•在术前4~5天停用抗凝类药物，如阿司匹林等。

•携带之前所有的影像学检查资料。

4.操作方法

（1）体位选择。根据不同的穿刺部位，患者采用不同的体位，常见部位可采用以下体位：

•颈部浅表淋巴结患者平卧，在颈后或肩部垫一薄枕头，使头轻度后仰，充分暴露颈部。如果介于Ⅱ~Ⅳ区头可轻度偏向对侧。如果位于Ⅴ区或耳后等处，患者可侧卧。

•腋窝淋巴结患者平卧，将患侧上肢上举抱头，充分暴露腋窝。如果病灶位置较靠后，患者可侧卧。如果病灶位置较高位于锁骨下，将患者上肢侧平举或下垂至身体侧，充分暴露穿刺部分。

•腹股沟淋巴结患者平卧，将患侧下肢轻度外伸外展。

•特殊或少见部位的淋巴结以充分暴露为前提，方便扫查，同时确保有合适的进针点及路径来选择恰当的体位。

（2）常规超声扫查。术前常规超声扫查，确定病灶位置。同时还应注意以下内容：病灶深度，穿刺路径周围是否有大血管，病灶内部血供是否丰富或是否有坏死，有没有需要避开的重要解剖结构。初步确定穿刺进针点、路径及穿刺长度。进针点应选择在正常皮肤区域，避免经过皮损及瘢痕区域。尽可能选择最短的进针途径，以减少操作及增加成功率。此过程中可能需改变患者体位，以进一步配合穿刺。如有必要可进行超声造影等检查，避开囊性和坏死等区域，提高穿刺的阳性率。

（3）消毒铺巾。局部皮肤常规消毒：自病灶中心向外消毒，至少15cm。头颈部消毒时应特别注意眼耳鼻等敏感部位，避免消毒液进入。探头消毒：探头可采用液体消毒、包裹隔离、气体熏蒸等方法。建议对探头采用无菌套包裹隔离法，该法操作方便、效果可靠。将探头无菌套自上而下包裹探头，探头表面与无菌套之间应涂耦合剂。如果无菌套不能覆盖探头线，则需另外以乙醇消毒探头线。

（4）局部麻醉。可采用2%利多卡因局部麻醉，有较强的组织穿透性和扩散性，而且过敏十分罕见。在局部麻醉时应先于所确定进针点处皮下注射形成一皮丘，然后于超声引导下逐层麻醉至病灶表面。应避免病灶内注射，以免影响取材质量。局部麻醉过程同时也验证所设计的穿刺途径，因此建议在超声引导下进行。

（5）穿刺活检及标本处理（视频10-2-5至视频10-2-7）。穿刺活检可以采用细针抽吸细胞学检查，也可采用粗针穿刺取组织学检查。前者相对安全但阳性率低，适用于较小且位置危险的病灶，可适用于甲状腺癌淋巴结转移灶的诊断。后者所取组织量大，适合较大且安全的病灶。

•细针抽吸细胞学检查：以细针或针头在超声引导下按所设计途径穿刺入淋巴结内，抽吸针管并产生轻柔的负压，然后在淋巴结内来回穿刺数次，此过程中需始终保持注射器的负压状态。除去负压，然后连同针

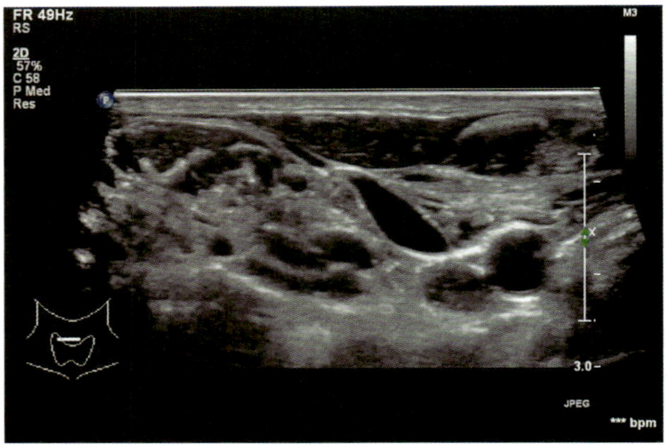

扫码观看高清视频

视频10-2-5　浅表淋巴结细针抽吸细胞学检查。患者男，58岁，右颈部肿大淋巴结，回声不均匀，内可见液性区，可疑甲状腺肿瘤转移来源，行浅表淋巴结细针抽吸细胞学检查。

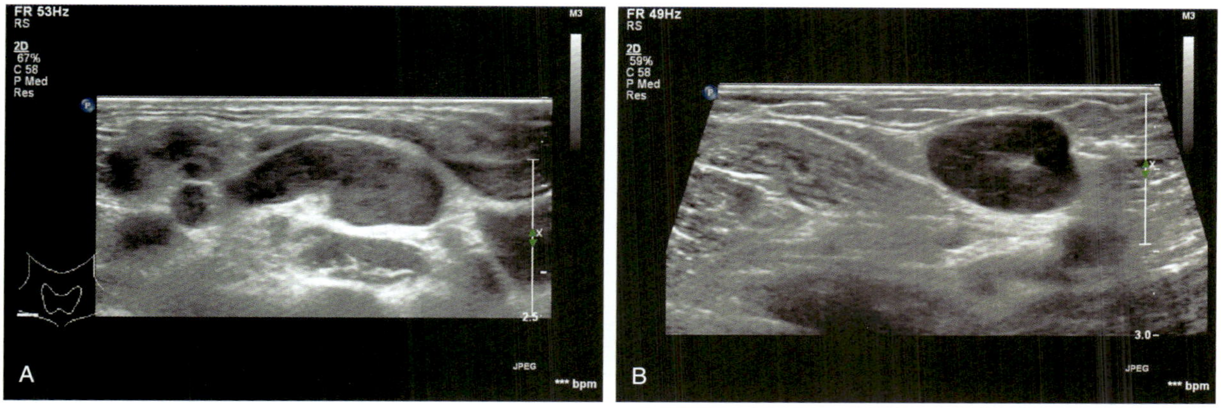

视频 10-2-6　浅表淋巴结组织条穿刺活检。(A)患者男，58岁，右锁上肿大淋巴结，行浅表淋巴结组织条穿刺活检，用18G一次性自动活检针经皮对淋巴结穿刺取材。(B)患者男，62岁，右颈部肿大淋巴结，行浅表淋巴结组织条穿刺活检，用18G一次性自动活检针经皮对淋巴结穿刺取材。

扫码观看高清视频

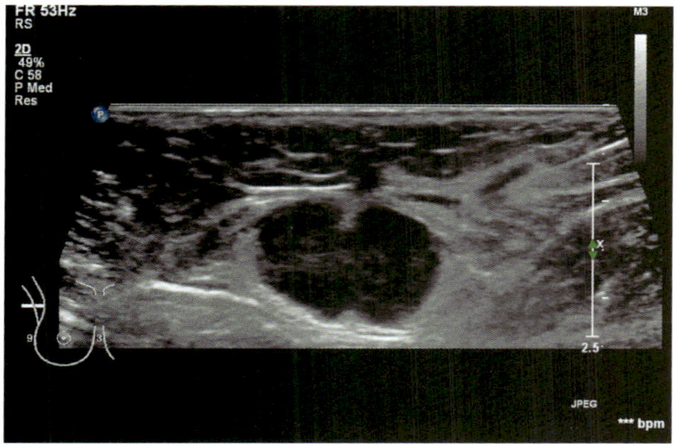

扫码观看高清视频

视频 10-2-7　浅表淋巴结组织条穿刺活检。患者女，55岁，右腋下肿大淋巴结，行浅表淋巴结组织条穿刺活检，用16G一次性自动活检针经皮对淋巴结穿刺取材。

管与细针一起拔出。拔出后取下细针，注射器内吸入适量气体，再次装上细针，针尖斜面朝下，在每一玻片上滴一滴吸取物并制作涂片。通常需多次取样(2~4次)，每次要更换新注射器。

●组织条穿刺活检。组织条穿刺活检因病灶的情况可采用细针，也可采用粗针，通常选用16~18G的穿刺活检针，穿刺长度根据淋巴结的大小而定。不同的穿刺针具穿刺距离调节方式不同，部分穿刺针具可连续调节长度。穿刺前一般无须破皮，特殊病例皮肤增厚、坚韧则需事先以手术尖刀片破皮。与细针抽吸细胞学检查类似，在超声引导下按所设计途径穿刺入淋巴结边缘或刚进入淋巴结内，再次确定穿刺距离。如果采用全自动穿刺活检针则打开穿刺枪保险，确认穿刺针位置特别是末端位置后拔出穿刺针，将样本放入10%甲醛固定液中送病理。如果采用半自动穿刺活检针则手动缓慢推出针芯，时刻观察针芯末端的位置，然后激发，确认穿刺针位置后，同上固定样本送病理。一般取样2~4次，依据所取组织条的质量确定穿刺针数。如果取材质量欠佳应适当增加穿刺次数。

●包扎及观察穿刺完成后以方纱布折叠覆盖穿刺点并以医用胶布固定，按压10~20分钟、留观半小时无不适患者方可离开。离开前嘱患者24小时内保持伤口干燥、避免溅水，同时注意不要进行剧烈动作。

5.技术要点及注意事项

为保证穿刺活检的安全及取材效率，穿刺应全程于超声监视下进行，穿刺针应全程显示。

部分淋巴结活动度较大，此时需以探头配合手指固定淋巴结。

对于较小的淋巴结可以一次穿刺几个相邻并排的淋巴结增加取材量。

对于血管旁较小的淋巴结，特别是颈静脉角处，穿刺角度及穿刺长度均受限，此时可以采用病灶外提前发射的方法或者水隔离法以确保穿刺的安全性。

因为超声存在部分容积效应，因此在穿刺时，特别是针对较小的淋巴结，一定要确保穿刺针显示最为清晰或病灶最大的切面通过病灶中心。

必要时可以先行超声造影检查，避开坏死区。

穿刺时注意位于皮下的较大静脉，如颈外静脉。因位置表浅在探头轻加压时便难以显示，如果损伤容易引起不必要的出血。

颈部穿刺时需要明确进针路径上神经所在的部位，如迷走神经、臂丛、颈丛分支等，避免麻醉及穿刺时损伤。

6. 并发症及其预防与处理

超声引导下浅表淋巴结活检相对安全，极少出现并发症，较常见的并发症为出血，因为位置表浅，进行局部压迫止血处理即可。感染等并发症极为少见，如果出现，应予以针对性抗感染治疗。

7. 临床意义及评价

超声引导下浅表淋巴结穿刺活检所需设备简单、适应范围广泛、定位准确、创伤小、并发症发生率低、只需局部麻醉、操作时间短，因此安全经济、简便易行、患者痛苦小、易接受，而且获得的病理诊断结果准确率高、对疾病的诊断和临床治疗方法的选择有重要意义，是浅表部位淋巴结定性诊断的首选方法。

四、肝胆胰肿瘤穿刺活检

（一）肝脏肿瘤穿刺活检

1. 适应证

（1）肝脏占位性病变。凡超声、CT、MR、PET等影像学检查发现或疑诊肝脏占位性病变，临床要求明确病理性质或需治疗前确诊者皆为适应证。具体包括：

- 经临床或各种影像学检查有占位病变，但性质不明者。
- 被临床诊断为肝脏恶性肿瘤，须明确病理诊断者。
- 为治疗需确定肿瘤的组织学分型及分化程度者。
- 临床诊断肝脏弥漫性病变合并良性占位病变，临床医生或患者要求排除恶性者。
- 消融或介入治疗前需明确诊断者。
- 患者既往有其他脏器原发肿瘤，此次肝内占位不能确定原发或转移者。
- 肝内不同性质占位病变，声像图不典型，需分别定性诊断者。

（2）肝脏弥漫性病变。黄疸、肝大、肝内胆管不扩张、原因不明的肝脏弥漫性病变。病毒性肝病与药物性肝损伤需定性诊断者。临床原因不明肝脏弥漫性病变，为治疗需提供依据者。

2. 相对适应证

既往不明原因出血史，近期无出血者，或门静脉高压致食管静脉瘤多次出血，经治疗有效。

穿刺目标微小、位置深，显示欠清晰，必要时可结合造影下穿刺。

凝血系统疾病或障碍，经对症治疗改善达标准者。

右胸膜腔或右侧膈下感染，穿刺部位不涉及感染区者。

肝缩小，黄疸，腹水，肝外胆道阻塞致细菌性胆管炎需谨慎，可先引流腹水、胆管引流减压后再穿刺。

3. 禁忌证

出凝血时间显著异常，有不可控制的凝血障碍、出血倾向者，如血小板<50×10⁹/L，凝血酶原时间长于正常对照3秒。

肿瘤较大突出于肝表面，张力大，穿刺途径无正常肝组织。

肿瘤内血供丰富，或肿瘤组织邻近大血管，穿刺难以避开。

肝硬化门静脉高压合并张力大的门静脉侧支、血管畸形，穿刺时难以避开等。

大量顽固性腹水者，穿刺后易发生肿瘤细胞腹腔内种植和继发出血。

胆系或膈肌周围感染等，穿刺路径需经过感染区，穿刺后易发生继发性感染。

充血性肝大，镰状细胞贫血性肝病，严重贫血。

4. 操作原则

肝穿刺活检的操作原则是根据病灶的位置、大小选择适宜的穿刺途径，提高穿刺准确性，降低并发症。肝脏穿刺活检较少单独采用细胞学检查方法。可采取组织活检后"一针两用"方法，即组织活检针取材后同时送细胞学检查，两种方法互补可提高诊断率。

- 选择通过正常肝组织自体表至病灶的最短或最安全途径。
- 穿刺途中避开大血管、扩张的胆管及韧带结构，使穿刺针安全通过。

•多切面扫查充分利用肝超声窗，如肝右叶肿瘤穿刺常规从腹侧入路，肿块位置较深时，则应通过右前斜位或左侧卧位自肋间、肋缘下向多方向扫查，探找更安全入路。

•实时超声仪能显示肺底及胸膜腔在呼吸时的上下移动，对近膈面部位的穿刺要注意避免损伤肺组织。

•对位于近膈面（S7、S8区域）的病灶，通常从右侧第5~8肋间朝向膈面扫查，患者持呼气屏气状态可改善膈顶部显示，穿刺针距肺底强回声以下1~2cm处进针，一般可避免途经胸膜腔。

•位于近心膈（S2、S4、S8区域）的肿瘤可从胸骨右旁肋间或剑突下至右肋缘下穿刺进针，患者多持吸气屏气状态，使肝脏整体下移，有利于病灶显示。

•重视正确选择穿刺途径及操作技巧，调控患者呼吸幅度（以平静小幅度呼吸显示病灶为最佳状态），也可训练患者屏气状态下穿刺，可使肝脏穿刺活检更安全，并提高微小病灶或深部病灶的穿刺成功率。

5. 术前准备

（1）器具准备。选择与超声仪器相匹配的探头和穿刺方式。

•可采用穿刺引导架或自由引导穿刺。当病灶小、位置深在，经验欠丰富者建议选择穿刺引导架操作。经验丰富者自由引导操作时可根据操作者习惯选择探头，不用引导装置。

•超声探头采用无菌隔离套或低温等离子消毒。

•选择针具及活检装置并仔细检查器械匹配性，肝占位活检针一般为18~21G。

•无菌活检包（含无菌洞巾、弯盘、布巾钳、无菌纱布）、5mL或10mL注射器。

•利多卡因（2%）5mL、碘附和棉签、胶带、心电监护仪、无菌手套、高弹力腹带。

•准备生理盐水、甲醛固定液（10%甲醛溶液约5mL）等。

（2）患者条件

穿刺前检查血常规及凝血常规，其中血小板小于$<50\times10^9/L$、凝血酶原时间超过正常对照3秒者应给予相应治疗，并在3天内复查证实有改善。

穿刺前口服维生素K阻断剂（华法林等）的患者，建议提前3~5天停药，并于穿刺前复查国际标准化比值（INR）。如患者有心房颤动或人工心脏瓣膜，需在相关医生指导下给予肝素过渡性治疗。对服用抗血小板药物（阿司匹林等）的患者，介入前至少停药5~10天。

评估肝功能Child-Pugh分级，对C级合并大量腹水者应对症治疗，无明显改善者不应强行穿刺。

（3）患者准备

禁食4~6小时，清洁上腹部皮肤。了解病情或手术病史（含有无出血史、腹部手术病史、感染史、糖尿病等），详细询问病史用药情况。

穿刺前应测血压、心电图，心肺疾病及高龄者行胸部X线检查，观察有无肺气肿、胸膜肥厚。出血风险较大者，穿刺前需验血型。

练习呼吸屏气方法，因咳嗽无法配合穿刺者，可服用镇咳药。

嘱患者穿刺前如厕，术中或穿刺后如厕可能会因活动幅度较大导致出血。患者须有家属陪同，以免穿刺前发生低血糖等意外。

解释穿刺步骤，缓解患者紧张情绪。

穿刺前请患者签署穿刺活检知情同意书，穿刺前谈话重点内容如下：

•向患者解释穿刺目的，介绍穿刺过程及注意事项。

•告知穿刺可能发生的并发症。

•告知患者可能取材不满意或发生假阴性，必要时需再次穿刺活检。

•穿刺后需留院观察2小时，并观察确认没有出血。穿刺后3天内尽量避免重体力劳动和剧烈运动。

6. 操作方法

（1）穿刺操作（视频10-2-8）

患者常规取仰卧位，根据病灶部位也可取右前斜位或左侧位，充分暴露乳头上至脐部区域，左侧卧位背部垫枕，右臂上举拉开肋间隙。

常规超声扫查全肝，根据病灶的位置、大小、数目及回声特征，确定拟穿刺的靶标病灶。并再次确定体位，多数从右肋间穿刺，左叶占位常可在剑突下、肋缘下穿刺。

例行彩超扫查，观察病灶血供及途经血管情况。穿刺途径尽可能避开肝内大血管，异常增粗的动脉、静脉。避开胆囊、胆管、肋膈角、肺、胃等相邻脏器以减少并发症。

测量皮肤至病灶取材区的距离及穿过肿瘤的长度，以便选择合适的活检枪激发距离。

毗邻重要结构的较小病灶或大血管旁肿瘤建议采

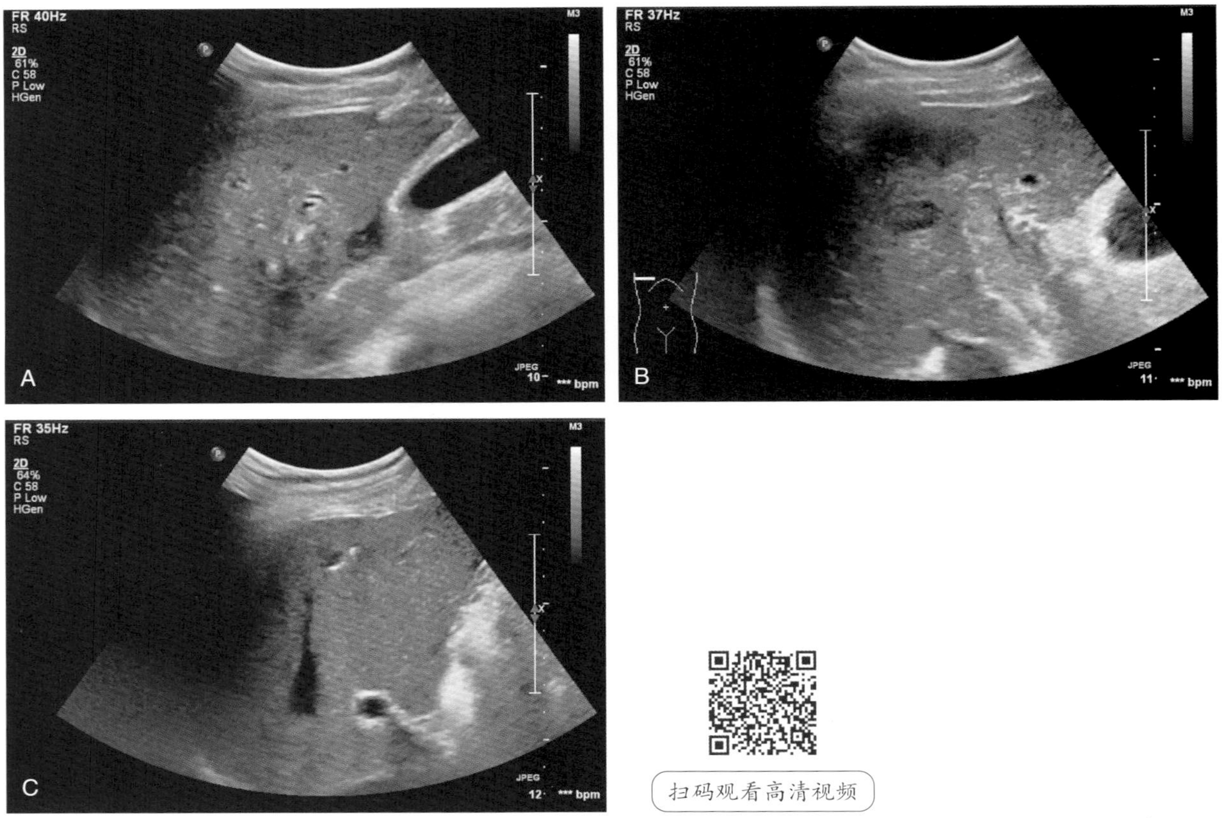

扫码观看高清视频

视频 10-2-8 肝脏肿瘤穿刺活检。(A)患者男，65 岁，肝右叶实性肿物，行肝脏肿瘤穿刺活检，用 18G 一次性自动活检针经皮经肝对肿物穿刺取材。(B)患者男，58 岁，肝右叶实性肿物，行肝脏肿瘤穿刺活检，用 18G 一次性自动活检针经皮经肝对肿物穿刺取材。(C)患者男，60 岁，肝右叶实性肿物，拟行放疗治疗，利用肝脏穿刺活检针，对肝脏肿物行置金标定位。

用手动负压抽吸活检针，避免自动活检枪损伤深方组织。

皮肤常规消毒，铺无菌巾，2% 利多卡因 5mL 在穿刺点进行局部麻醉，麻药应注入到达肝被膜。

先用引导针刺入腹壁，再次确认病灶、固定探头，继而采用活检针进行穿刺取材。

在进针与出针时嘱患者屏气，迅速将穿刺针沿引导线刺达病灶表面，取材应包括肿瘤浅表 1~2mm 正常肝组织。实时观察并记录穿刺取材全过程。

根据摄取的标本量及肉眼外观颜色、实体感等，决定患者的穿刺次数，一般为 2~3 次。取材满意时 1 次也可获得明确病理诊断。

(2)穿刺后处理

将取到的组织推至滤纸片上，浸泡于 10% 甲醛溶液中或其他特定的固定液瓶内，送病理科进行检查。

穿刺结束后常规彩超检查针道及周围，必要时结合造影观察针道有无出血等并发症。

肿瘤较大或邻近肝表面有出血倾向者，穿刺后右侧卧位或仰卧位 2~4 小时。每隔 15~30 分钟测脉搏、血压 1 次，如有脉搏增快减弱、血压下降、烦躁不安等内出血现象，应紧急处理并留院观察。

详细记录穿刺过程及术中出现的异常情况，向患者交代穿刺后注意事项并用文字交代。

穿刺活检可在门诊进行，根据患者的脉搏、血压及腹部情况决定术后留观时间，常规留观 2 小时，无异常即可离院，嘱患者出现不适时来院就诊。

7.技术要点及注意事项

(1)技术要点

病灶穿刺尽可能途经正常肝组织，以减少出血和肿瘤针道种植概率，表浅病灶从正常肝斜向进针，如果不能做到，建议采用 21G 细针穿刺并减少穿刺次数。

操作者须动作灵敏、精准，在患者屏气状态下快速完成取材。

当手动或自动活检针在较硬的肝脏或肿瘤穿刺发生偏移或取材不满意时，应换一种针。

采用手动活检针需重视取材后旋转出针以防止样

本脱落。

囊肿、脓肿、血肿及其他液性成分为主的病变仍以细针吸取细胞或液体诊断，不必用组织切割取材。

（2）注意事项

穿刺活检仍应遵照先易后难的原则，开展工作早期先穿刺位于肝内2cm以上肿瘤，积累经验后再穿刺外周部位或大血管旁肿瘤及位置深在的小肿瘤。

左肝占位穿刺由于解剖结果特点尤其要重视超声引导避开大血管及胆管、韧带结构。

引导针较粗，若刺达肝表面，呼吸移动易造成肝表面划伤或出血，故引导针刺达腹壁内为宜。对肝硬化门静脉高压致肝表面静脉丰富扩张者尽可能选用细针穿刺取材。

取材不当为假阴性产生的主要原因。对较大肿块不同回声区可分别多点取材，尤其要注重对周边实性低回声区取样，中心高回声区或无回声区多为坏死组织，不易获得有效样本。

对肝脏高位近膈面肿块应当避免损伤胸膜腔。有时难免穿过肋膈角，须避免损伤肺底以防发生气胸。

8.并发症及处理

严格掌握适应证、禁忌证，规范操作，可减少并发症的发生。穿刺后留观可及时发现并发症，及早发现、合理处置，可使并发症对患者造成的损失降到最低。

（1）并发症表现

•一般并发症

小部分病例出现穿刺部位出血，一般量很少，行局部指压并留观，凝血功能正常者多可自动止血。极少数患者需要进一步处理。

穿刺后患者精神过度紧张或空腹时间过长导致面色苍白、出冷汗等症状，糖尿病患者尤易发生，可嘱其平卧，服少量糖水，予以安慰，观察症状体征。

小部分病例出现穿刺后疼痛，但一般反应轻，无须处理，约3小时后可自行缓解。较严重的疼痛发病率较低，少见伴发低血压及血管张力失调性晕厥。

少数病例有一过性发热，一般小于38℃，可自行缓解。

误穿肾脏、膈肌、胆囊等邻近组织器官等，发生率低，且一般可自愈，无须特殊处理。

•少见严重并发症

腹腔内严重出血偶尔出现，是经皮肝穿严重的并发症，是穿刺导致死亡的主要原因。一般发生于门静脉高压或肿瘤位于肝表面合并坏死者，或采用粗针活检。通常在术后2~3小时内症状逐渐明显，可因穿刺所致的撕裂伤或肝动脉或门静脉的穿透伤所致。肝组织撕裂致出血发生率极低，约1/3000。

胆瘘胆汁渗漏发生率均较低，但严重者可引起死亡。

胆道出血较少见的并发症，表现为典型的三联征：胃肠道出血、腹痛和黄疸（一般发生在活检后5天内）。

菌血症肝脓肿液化前期、胆道梗阻和胆管炎的患者偶尔会发展成败血症和感染中毒性休克。

针道种植发生率罕见，有文献报道为0~0.009%。

死亡早期报道大样本穿刺活检死亡率为0.006%~0.031%，近年穿刺活检多数相关报道未发生死亡病例，偶见死亡相关报道。

（2）预防方法

穿刺前应严格掌握穿刺活检的适应证和禁忌证，并采取合理的预防、处理措施。

患者在穿刺过程中不宜移动身体或大幅度呼吸，以减少肝脏撕裂伤和出血并发症。

针对恶性肿瘤或重度肝硬化患者进行操作时尤其需要注意，应避免同一点3次以上进针穿刺并尽量选择细针进行。

对于有出血倾向者尽可能避免18G或更粗的穿刺针，并减少穿刺次数。

避免直接穿刺位于肝表面的病变，途经正常肝组织穿刺病灶等措施可减少出血。

活检后疼痛可能与局部腹膜麻醉不彻底、穿刺损伤肋间神经及局部血肿形成等因素有关，从肋骨上缘进针可避免损伤肋间神经所致的疼痛。

对血小板低、出凝血时间延长的患者尤应重视穿刺后腹部检查，必要时行超声检查无出血征象后方可离开穿刺室。

（3）处理措施

一般并发症观察或对症处理大多可短期消除。要重视术后即刻至24小时内出血等紧急并发症，以便早期发现并采取积极的处置措施。

较小的肝内血肿或被膜下血肿，患者多无症状，较大血肿可引起疼痛伴发心动过速、低血压和迟发的血细胞比容下降，一般进行观察及保守治疗。

穿刺后即刻发现出血，需快速评价出血量及寻找出血部位，超声造影可有帮助。血量较少时采取保守治疗，包括使用止血药物，如注射用凝血酶等。

大量不能控制的出血应立即输血，扩容维持生命体征，同时采取积极的止血措施，包括血管介入治疗、局部注射止血凝胶、消融等局部治疗或外科手术止血。

9. *超声造影引导肝脏穿刺活检*

文献报道，常规超声引导经皮肝穿刺活检的诊断正确率为88%~93%，但仍有取材不足、坏死成分较多等因素不足以诊断，需二次穿刺活检或在造影下完成穿刺活检。

（1）适应证

病灶较小或常规超声下鉴别困难无法明确病灶位置。

病变较大，可能合并变性或坏死，常规超声无法明确坏死区域。

肝内多发占位性病变，常规超声表现不同，可能为不同性质病变，需超声造影明确拟行穿刺的靶标病灶。

由于取材部位不当或操作者经验等原因，首次穿刺诊断结果与CT、MRI或临床诊断不符，穿刺活检可能为假阴性者。

（2）禁忌证

常规超声引导穿刺活检禁忌证。

超声造影检查的禁忌证。

严重过敏体质者。

对造影剂或其成分过敏者。

妊娠及哺乳期女性，18岁以下未成年人。

（3）操作方法

- 穿刺前准备及基本操作。同常规超声引导下穿刺活检。
- 超声造影引导下穿刺活检（图10-2-4和图10-2-5，视频10-2-9）。目前一些高档超声仪器配备实时双幅谐波灰阶超声造影软件，可同时显示组织谐波成像模式和造影谐波成像模式。启动程序后，造影谐波成像几乎看不见肝脏的灰阶图像，只能接收来自造影剂的二次谐波信号。而组织谐波成像仍可显示肝脏及病变的情况，可监视穿刺过程，使穿刺取材更安全。造影下穿刺可采用以下几种模式：

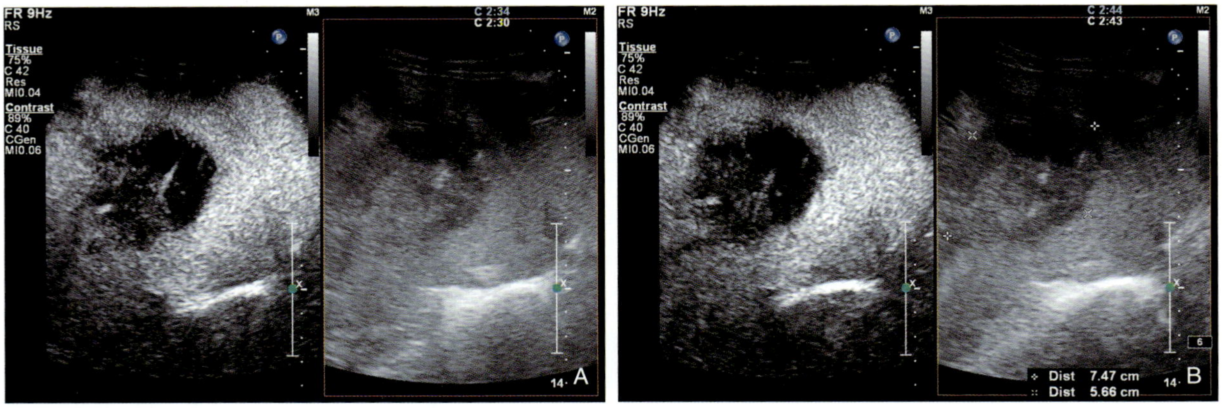

图10-2-4 （A）超声造影引导肝脏同步穿刺；（B）超声造影引导肝脏同步穿刺（病灶大小为7.5cm×5.7cm）。

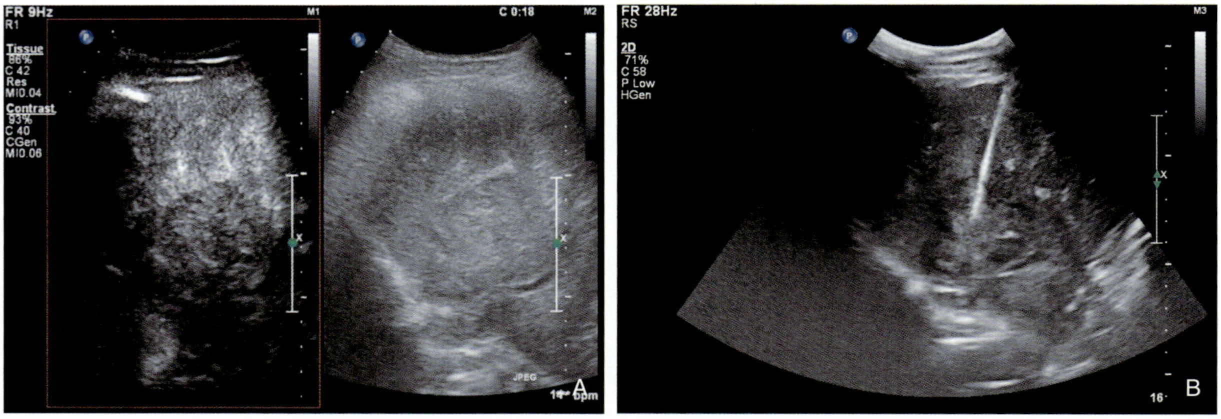

图10-2-5 （A）肝脏穿刺前超声造影；（B）超声造影后肝脏穿刺。

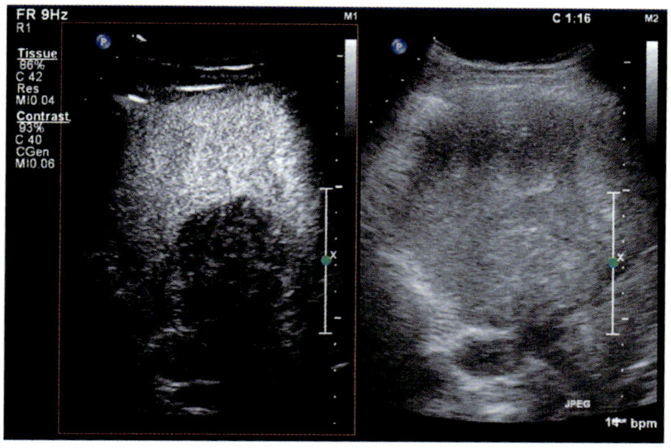

视频 10-2-9 超声造影后肝脏穿刺。患者男，56岁，肝右叶实性肿物，肿物体积较大，内部回声不均匀，常规超声无法确定肿物活性区域，易出现假阴性结果，穿刺前行超声造影检查确定肿物活性区域，随后行肿物穿刺活检。

•同步穿刺注射造影剂并启动内置计时器后，在造影显示的病变异常增强或退出区域，同步进行穿刺活检，组织谐波成像可清晰显示病变和穿刺针的位置，使穿刺活检更加准确。

•动脉期穿刺病灶只表现为动脉期异常增强，可在动脉期穿刺取材，较易获得肿瘤的活性区组织。

•实质期穿刺病灶动脉期不典型或快速闪过不清晰时，可在门脉期或延迟期有廓清时穿刺进针取材。

•造影后即刻穿刺对未配备实时双幅谐波灰阶超声造影软件，可在造影后标注病灶的异常增强区域或退出区域，即刻在常规超声引导下行穿刺活检，避开无增强液化坏死区。

•穿刺后详细记录病灶不同增强区域取材样本特征，送病理科由有经验的病理医生进行组织学和细胞学检查。

•其他穿刺配合同常规超声引导穿刺方法。

(二)胆囊肿瘤穿刺活检

胆系肿块穿刺活检虽然应用较少，但在鉴别诊断困难时，可行超声引导下活检确诊。开展胆系介入超声需具备一定操作经验，同时强调严格掌握适应证、禁忌证，及时观察并发症的发生。胆系肿块经皮穿刺活检主要是明确胆系肿瘤的性质，尤其对疑诊为胆囊癌和胆管癌者做出良恶性鉴别并获得明确的病理诊断。

1.适应证

超声能显示的胆系肿块，例如胆囊癌、肝门胆管癌、肝外胆管癌，有合适穿刺路径者为穿刺适应证。

2.相对及绝对禁忌证

肝门部或肝外胆管癌肿块不明显，仅表现为壁增厚型。

胆囊胆管肿块较小，穿刺进针路径上有重要脏器结构或大血管而又无法避开时。

患者无法配合，如频繁咳嗽、躁动等。

患者有严重出血倾向。

患者合并其他严重疾病，全身状况衰竭或大量腹水者。

3.操作前准备

(1)穿刺器材

穿刺针及引导针组织学检查通常选择21~18G组织活检针，针长17~20cm，多数配以自动活检枪使用。穿刺引导针又称皮针，是一头端为尖锐斜面或呈三棱锥状的空心金属针，作用是建立穿刺皮下隧道、防止针道偏移、减少肿瘤针道种植。18G穿刺活检针应使用16G穿刺引导针。

穿刺引导架：胆系肿瘤常与大血管等重要结构关系密切，建议选用穿刺引导架。穿刺引导架的针槽应选择适合穿刺引导针粗细的规格。需要注意的是，如穿刺引导架有不同角度时，进针前务必确定超声仪上穿刺引导线角度与欲使用的穿刺引导架角度一致，以免误穿。

(2)术前准备

血液化验检查，血常规、凝血功能、流行病学检查。

术前禁食8~12小时，禁水4小时。

术前必须经过腹部超声检查，且腹部超声检查认为胆系病变适合行超声引导下穿刺活检。

对感染性病灶依临床情况决定使用抗生素。

肠管胀气明显者可行胃肠减压，腹水者先行腹水穿刺引流。

(3)术前谈话及患者心理准备。穿刺前向患者说明穿刺目的与操作流程，嘱患者认真阅读穿刺知情同意书，重点告知穿刺过程、穿刺风险及可能的并发症，取得患者理解，并要求患者在穿刺过程中尽量配合医生。穿刺前需签署知情同意书。精神紧张患者应消除其紧张情绪后再行穿刺，必要时可服用适量镇静剂或更改穿刺日期。

（4）医生准备。胆系病变穿刺活检为技术要求较高的超声引导下穿刺活检术，对医生的技术及经验要求较高，一般情况下应由有5年或百例以上腹部穿刺经验的医生完成。操作前，参与穿刺的医生应认真阅读患者的病历资料，重点复习超声及其他影像学资料，严格把握适应证及禁忌证。操作前仔细寻找合适的穿刺入路，保证穿刺的安全性。

4.操作方法

胆系肿块活检具体操作方法同肝脏。这里主要就胆系肿块活检的特点阐述如下：

- 胆囊肿块活检时穿刺针入路应经肝脏胆囊床。
- 胆囊肿块穿刺取材点宜选择胆囊壁增厚最显著处且着重在黏膜层附近取样。
- 注意是否为系膜胆囊（即游离胆囊）。系膜胆囊穿刺时移动度很大，胆汁易流入腹腔引起腹膜炎。
- 肝门胆管癌可经肝实质进行肿块穿刺。
- 远离肝门的肝外胆管癌一般可选择自腹壁直接进入肿块的穿刺途径，但应注意避免损伤胆管、胆囊及大血管。

5.技术要点及注意事项

胆管、胆囊肿物穿刺时，注意穿刺路径。胆囊穿刺应选择经肝脏胆囊床进针。

胆管肿物穿刺要避免损伤胆管、大血管，防止发生胆汁漏、出血。

胆囊癌常见胆囊腔内合并胆泥、凝血块、泥沙样结石等，易误认为“肿块”的伪像，而引起穿刺的假阴性。为提高穿刺活检诊断的阳性率，可在超声造影引导下对可疑病变或有活性部位进行更为精确的穿刺。

胆系的高分化腺癌细胞恶性特征不明显，鉴别诊断须特别慎重，应结合组织学、细胞学进行诊断。

如果胆囊、胆管肿瘤引起肝脏转移，可进行肝脏占位穿刺活检，同样可获得明确的病理诊断。

6.并发症及其预防与处理

（1）常见并发症。并发症有胆汁性腹膜炎、胆汁漏、出血、感染等，严重并发症少见。

（2）预防方法。严格掌握胆系穿刺的适应证、禁忌证，选择合适的针型及针具，减少穿刺次数。穿刺过程中严密监测，重视穿刺入路的选择，避开胆管、大血管。

（3）处理措施。并发症发生时应监测患者生命体征，在一般条件许可时尽量选择保守治疗，当保守治疗无法控制时，选择手术治疗。

7.临床意义及评价

胆系穿刺活检主要用于病理诊断，特别是疑诊恶性病变又失去手术机会的患者，穿刺活检可获得明确病理诊断，有助于制定临床治疗方案。

（三）胰腺肿瘤穿刺活检

超声检查是胰腺疾病患者的首选影像检查方法，常规超声检查虽能发现胰腺占位性病变，但对<2cm的占位检出率不高，对局限性炎性包块与恶性肿瘤常常误诊，造成治疗延误或过度。为了获得明确诊断、常规超声引导下胰腺病变穿刺活检在临床应用广泛，对鉴别良恶性肿瘤能提供可靠的组织和细胞学证据。胰腺穿刺活检主要用于胰腺的实性、囊实性肿物及可疑的弥漫性病变，即对胰腺癌、胰腺转移性癌、淋巴瘤、慢性胰腺炎等胰腺疾病做出病理学诊断。

1.适应证

占位性病变，影像学检查良恶性鉴别诊断困难者。

疑诊慢性局限型胰腺炎或与肿瘤鉴别困难者。

胰腺实性肿物，需获得组织病理学和（或）细胞学定性诊断。

胰腺囊实性肿物>3cm、囊壁有结节、胰管轻度扩张需定性诊断行手术治疗者。

胰腺周围肿大淋巴结>2cm需定性诊断者。

2.禁忌证

急性胰腺炎、慢性胰腺炎急性发作、其他急腹症者。

有严重出血倾向者。

穿刺入路难以避开大血管、胆管、扩张的主胰管者。

患者无法配合，如频繁咳嗽、躁动等。

患者合并其他严重疾病全身状况衰竭或大量腹水者。

腹部胃肠胀气，病变及周围结构显示不清者。

3.操作前准备

（1）穿刺器材

穿刺针组织学检查通常选择18G组织活检针，针长20cm，配以自动活检枪使用。因胰腺病变常质硬，较少选择手动组织切割活检针。胰腺肿瘤穿刺活检较少单独采用细胞学检查方法。细胞学检查可选用20G、21G或22G活检针，针长不小于15cm为宜。也可采取组织活检后“一针两用”方法，除组织活检针取材送组织学检查外，用注射器将针筒内残留物推出、涂片，同时送细胞学检查。

穿刺引导针作用是建立穿刺皮下隧道、防止针道偏移、减少肿瘤针道种植。

穿刺引导架胰腺肿瘤位置深在，常与大血管关系密切，建议选用穿刺引导架。穿刺引导架的针槽应选择合适穿刺引导针粗细的规格。

注射器常备5mL或10mL注射器1~2支，用于皮肤局部麻醉，必要时可用20mL或50mL注射器行穿刺抽吸及囊性病变抽液等。

（2）术前准备

血液化验检查包括全血常规、凝血功能、流行病学检查，必要时肝肾功能、血型检查。

疑诊胰腺炎时查血淀粉酶。

术前必须经过腹部超声检查，且腹部超声检查认为胰腺病变适合行超声引导下穿刺活检。

术前禁食8~12小时，禁水4小时。

肠管胀气明显者可行胃肠减压，腹水者先行腹水穿刺引流。

停用抗凝药物时间达标。

（3）术前谈话及患者心理准备。穿刺前嘱患者认真阅读穿刺知情同意书，重点告知穿刺过程、穿刺风险及可能并发症，取得患者理解，并要求患者在穿刺过程中尽量配合医生。精神紧张患者应消除其紧张情绪后再行穿刺，必要时可服用适量镇静剂或更改穿刺日期。

（4）医生准备。胰腺病变穿刺活检为技术要求较高的超声引导下穿刺活检术，一般情况下应由有5年或百例以上腹部穿刺术经验的医生完成。术前，参与穿刺的医生应认真阅读患者病历资料，重点复习超声及其他影像学资料，严格把握适应证及禁忌证。操作前仔细寻找合适的穿刺入路，以保证穿刺的安全性。

4.操作方法

（1）仪器及用具（图10-2-6）。通常采用弹枪式穿刺器具，常用针型为18G，较少用20G。应用彩色超声诊断仪进行引导，穿刺时能显示并避开血管。探头频率常为3.0~5.0MHz，使用引导架和引导针，这样既能较好地固定穿刺针，又可防止皮下、腹膜外脂肪及腹膜的针道种植转移。

（2）操作方法

术中一般采取仰卧位或斜卧位。

常规消毒铺巾，予2%利多卡因局部麻醉至腹膜壁层，选择能避开血管和胆胰管、避开腹白线、最短穿刺行程的进针点。

用探头适当加压以尽可能避开胃肠。

让患者适当呼吸后屏气，迅速将穿刺针送达靶部位。当穿刺针显示清楚时进行穿刺活检。

组织置于滤纸片上并放入10%甲醛溶液中，送病理组织学检查。

随后用10mL注射器推注穿刺针针套，将其内容物推注于玻片上，放入95%乙醇溶液中固定，送细胞学检查。

最后消毒皮肤穿刺点，包扎。

5.技术要点及注意事项（视频10-2-10）

胰腺恶性肿瘤周围常存在炎性区域，应对肿块较深的不同部位取材2~4针。

取材时避开液化坏死区域，在实性部位取材。

取材满意后，尽量减少进针次数。

自动活检枪适合较硬的肿瘤或炎症，在胰腺病变穿刺中最常用；手动穿刺针适用于软硬适中的组织。无论使用哪种穿刺针均建议一针两用，即同时做组织学与细胞学检查，结果互补。

对囊壁增厚有乳头结节不能排除恶性的囊实性病变，穿刺活检可为手术治疗提供依据。

对于胰头及胰颈占位，可采用加压探头挤压肠管的方法；对于胰腺体尾部占位，可以叮嘱患者改变体位，利用安全声窗，以清晰显示病变且进针路径安全为准；必要时局部水隔离技术，制造穿刺间隙，减少对周

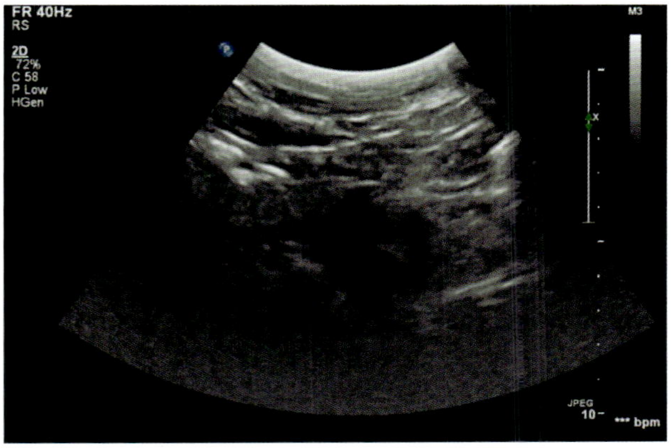

图10-2-6　胰腺肿瘤穿刺活检。

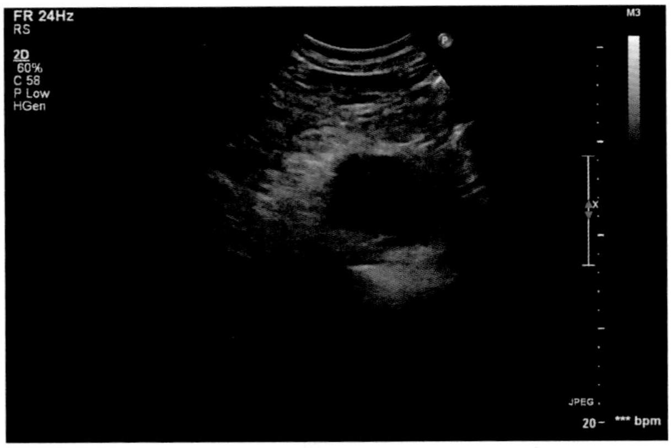

扫码观看高清视频

视频 10-2-10　胰腺肿瘤穿刺活检。患者男，60 岁，胰腺低回声实性肿物，路径避开重要器官及血管，用 18G 一次性自动活检针经皮对肿物穿刺取材。

围组织的损伤。

胰腺占位病变穿刺前，需根据临床病史及体征，对胰腺占位病变做出初步的判断，慎重选择适应证，盲目穿刺可能造成严重后果。

6. 并发症及其预防与处理

（1）常见并发症。少数患者可有穿刺时轻度疼痛不适，多在穿刺后较快缓解，无须特殊处理，观察即可。极少数患者可出现严重并发症，如急性胰腺炎、胰瘘、大出血、感染等，此时应予以住院对症处理。针道种植转移发生率极低，为 3‰~9‰，并与肿瘤本身生物学行为有关。

（2）预防与处理。严格掌握适应证、禁忌证，做好相应穿刺前准备，清晰显示病灶选择安全路径穿刺取材，尽量少经过最好不经过正常胰腺组织直接在病灶取材，是预防并发症的重要环节。对于黄疸患者应避开胆道扩张肝脏，选择安全进针入路或胆道置管引流降低胆道压力后再经肝穿刺。长期使用抗凝药者，即使术前停药时间足够长，仍应格外慎重。此外，取材穿刺时应用探头持续加压腹壁，尽量避开胃肠道，声像图应能清楚显示针道及针尖位置，避免损伤邻近组织或其他脏器。术前胰酶水平高者穿刺前可应用生长抑素等胰酶抑制剂。穿刺操作过程应熟练、迅速，避免呼吸运动导致针尖在病变表面划动引起出血。当发生胰瘘、感染时，多数需要置管引流。

7. 临床意义及评价

胰腺穿刺活检主要用于胰腺的实性、囊实性肿物及可疑的弥漫性病变，即对胰腺癌、胰腺转移性癌、淋巴瘤、慢性胰腺炎等胰腺疾病做出病理学诊断。胰腺病变穿刺活检有重要临床意义，对可能切除的胰腺病变做出明确的术前诊断，对不可切除的晚期胰腺癌避免不必要的开腹探查。胰腺病变取材成功率达 90% 左右。胰腺癌穿刺可出现假阴性，当超声和其他影像学表现、肿瘤标志物强烈疑诊为癌时，可再次活检或选择密切追踪观察变化及手术治疗。

8. 超声造影引导穿刺活检（图 10-2-7，视频 10-2-11）

胰腺病变位置较深，且胰腺肿瘤易合并纤维化，良恶性鉴别困难。对较小病灶，部分合并炎症、纤维化、坏死的不均质病灶，等回声或二维超声下难以明确显示的病灶，无明确周围血管脂肪浸润或肿大淋巴结的胰腺占位性病变，于常规超声导下穿刺活检亦不易准确定位。超声造影能实时、敏感显示病灶及周边实质微血管血流灌注，区分坏死无活性区及有血供活性区、鉴别出肿瘤病灶周围炎性反应区域，有助于穿刺时清楚显示靶目标并避开正常胰腺实质进行穿刺；特别对于部分常规超声显示不清需要取材靶目标的病灶，超声造影可清晰显示肿瘤异常灌注区引导穿刺取材，提高病理诊断的有效性及准确性，减少胰腺炎、胰瘘、出血等并发症，并可对病变进一步明确诊断，避免不必要的穿刺。超声造影可常规用于胰腺穿刺活检的术前方案制定及术中实时引导，以提高穿刺靶向性及准确性，从而进一步提高确诊率及安全性。

（1）适应证

不均匀或较大胰腺病灶，易合并炎症、纤维化、坏死者。

直径<2cm 的胰腺占位病变，常规超声显示不清或无法显示、等回声病灶（其他影像提示胰腺占位但二维超声不能明确显示）者。

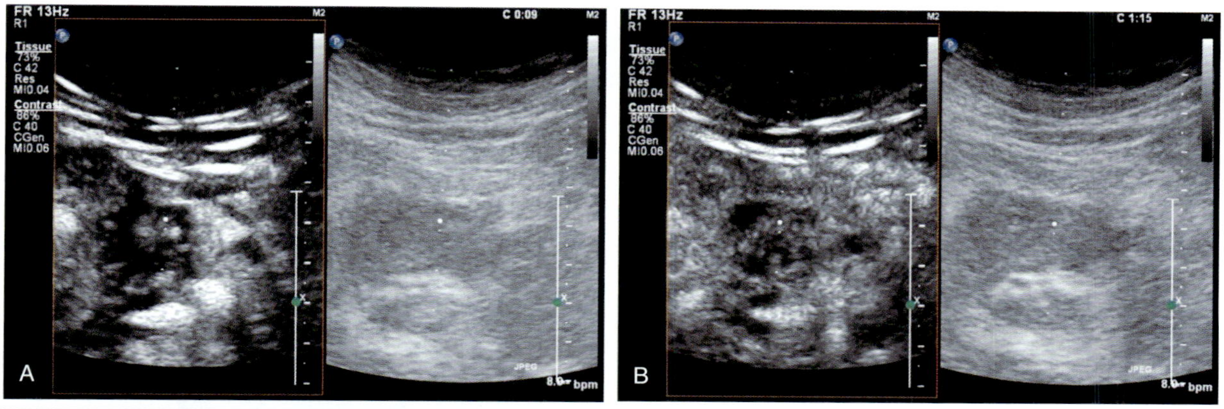

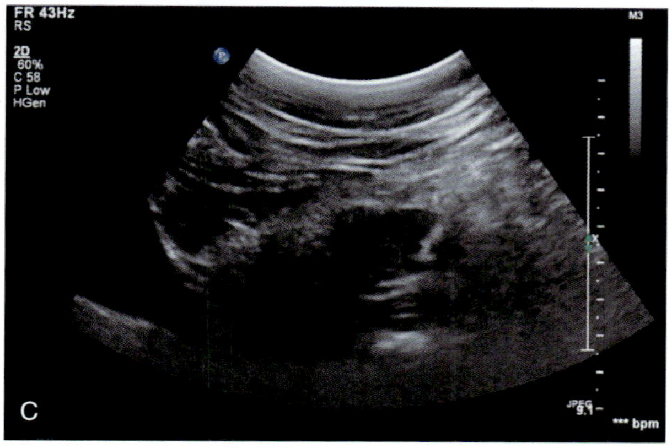

图 10-2-7　(A)超声造影引导胰腺肿瘤穿刺活检；(B)超声造影引导胰腺肿瘤穿刺活检(延长期)；(C)超声造影引导胰腺肿瘤穿刺活检。

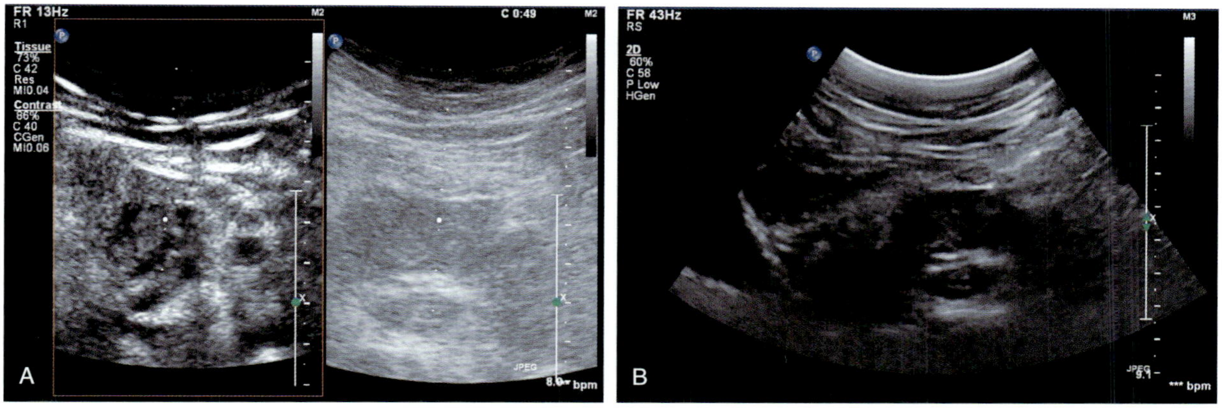

视频 10-2-11　超声造影引导胰腺肿瘤穿刺活检。(A)患者女，56岁，胰腺低回声实性肿物，肿物内部回声不均匀，可见无回声区，常规超声无法确定肿物活性区域，穿刺前行超声造影检查确定肿物活性区域。(B)患者女，56岁，胰腺低回声实性肿物，肿物内部回声不均匀，可见无回声区，常规超声无法确定肿物活性区域，行超声造影检查后确定肿物活性区域，行胰腺肿瘤穿刺活检。

扫码观看高清视频

常规超声引导穿刺结果与影像诊断或临床诊断不相符，可疑假阴性者。

胰腺多发占位、易合并液化坏死的转移性病灶。

慢性胰腺炎背景下胰腺占位。

病灶位置过深或邻近重要结构(大血管、肠道、脾脏等)需要进一步辨认病灶与邻近结构者。

非手术治疗后回声复杂的胰腺肿瘤。

胰腺周边腹膜后肿物及淋巴结。

(2)禁忌证

胰腺穿刺的禁忌证。

对造影剂或其成分过敏者。

妊娠及哺乳期女性、18岁以下未成年人，尚未有临床相关试验结果，需依据临床情况慎用。

（3）穿刺前准备。同胰腺穿刺前准备

（4）操作方法

仪器及造影剂采用低机械指数（MI）（0.06~0.2）造影，应用腹部探头，频率2.0~5.0MHz。配套穿刺引导器：采用自动弹射式或手动式活检枪，常用18~20G穿刺针，造影剂采用声诺维（SonoVue，六氟化硫微泡）。

操作过程：术前行常规超声扫查显示胰腺实质及拟穿刺病灶部位后行超声造影检查。建议4.8mL声诺维分两次使用（每次2.4mL）：第一次造影用于穿刺前了解靶目标血供状态、分布特点及与周围关系，并规划穿刺部位及路径；第二次造影用于实时引导穿刺活检。每次注射造影剂后即刻团注5mL生理盐水冲洗。尽量采用二维超声及超声造影同现的双幅成像模式以便于辨认追踪靶目标，焦点置于肿瘤的后缘以减少对微气泡的破坏，增益及取样范围均调至病变显示最佳。超声及超声造影定位后，常规消毒、铺巾，利多卡因于皮肤进针点处局部麻醉，在第二次超声造影前，做好穿刺准备。嘱患者平静呼吸，于CEUS（必要时与常规超声切换核实）引导下穿刺针进至病灶内前缘按动穿刺枪扳机，重复上述操作2~3次，多点取材。选择动脉期不均匀增强（胰腺导管腺癌呈慢进不均匀低增强；胰腺内分泌肿瘤呈快进高增强；局限性胰腺炎呈同步增强）、造影剂灌注部位穿刺，二维超声显示不清病灶如慢性胰腺炎背景下胰腺占位、等回声病灶等，选择血流灌注与周边实质对比最大部位穿刺。穿刺结束时，采用超声观察有无出血等并发症。操作完成后局部按压15~20分钟，术后禁食6~12小时，随后清淡饮食，如无明显不适可恢复正常饮食。若胰酶水平升高需延长禁食时间。依据患者情况必要时复查胰腺酶学指标、抗感染、抑制胰酶分泌。

（5）技术要点及注意事项。注意事项同常规超声引导下穿刺活检，需注意：

- 针对不同造影增强模式，多部位多点取材，取材应避开无增强液化坏死区。
- 胰腺导管腺癌增强较胰腺实质晚，大部分呈不均匀增强，增强晚期肿瘤轮廓更加清晰，可选择不均匀低增强晚灌注部位行穿刺活检。
- 多数内分泌肿瘤较胰腺实质为早增强及高增强，晚期水平一般与胰腺实质一致或稍低，此类胰腺占位选择高增强部位行穿刺活检更有意义。
- 二维超声显示不清病灶如慢性胰腺炎背景下胰腺占位、等回声病灶等，可选择与周边实质增强模式对比最大部位穿刺。
- 胰腺造影时限短，为清楚显示针尖位置，可使用引导线并于第一次造影时规划进针路径。

（6）并发症及其预防与处理。同超声引导穿刺活检。造影剂过敏者立即停用，给予抗过敏药物，吸氧、监测生命体征等相应处理。

（7）临床意义及评价。常规超声引导穿刺活检是获得胰腺占位性病变组织学样本的有效手段，操作安全、确诊率高，临床应用广泛，但因受肿瘤形态、大小、位置、内部结构等影响，特别是胰腺癌易合并纤维化，可在慢性胰腺炎背景下发生，较大肿瘤内部出现坏死的概率较大，直径<2cm的肿瘤不易显示，囊性病变内可疑实性回声难以辨别是肿瘤结节或坏死沉积物等，均会直接影响穿刺的准确率。超声造影能够清晰显示肿瘤病变内部微血管灌注情况，引导经皮穿刺活检安全且易行，可有效提高肿瘤诊断的准确率，并可避免不必要穿刺。

常规经腹超声无法准确定位的胰腺占位活检还可选择其他影像引导手段，常用方法有CT、超声内镜（EUS）。CT可清楚显示活检病灶的空间位置、大小、形态，区分病灶坏死区与非坏死区，但穿刺时不可实时动态观察进针过程且有一定辐射性；EUS克服经腹超声受胃肠气体及患者腹壁脂肪衰减等影响，但EUS对于疾病的判断、部分病灶取材部位的确定同样依赖于超声图像的声像学特征，亦存在一定局限性，也可在增强超声内镜下更好地显示病灶的活性区引导FNA。细胞病理学诊断较组织学诊断对病理医生要求较高，在除胰腺癌外的胰腺恶性病变的诊断中其准确性较低，部分合并重度纤维化的胰腺癌，细针抽吸活检应用受限，有报道EUS-FNA因炎症影响、活检取材缺乏代表性可造成假阴性结果，但对于有经验的肿瘤中心，细胞学的准确率也较高。目前研究认为18G粗针组织学活检可在安全的前提下获取更多的组织量用于病理学评估，样本取材有效率高，可同时提高诊断胰腺肿瘤的准确性及安全性。超声造影剂微泡通过组织微循环反映病灶内血流灌注情况，可实时动态显示大血管及微小血管，不仅有利于避开大血管、选择安全的进针入路，而且可显示病变与胰周较小血管的毗邻关系，提示血管有无侵犯、包绕、血栓形成等，为临床治疗及分期提供依据。胰腺炎症、肿瘤及正常实质具有不同的造影增强模式，对于因体积过大回声不均、体积过小显示欠佳、合并炎症坏死而常规超声引导穿刺活检定位困难的病灶，于超声引导下经皮穿刺活检可提高取材的准确性，降低并发症的发生率、安全性好，具有较高的临床实用价值。

五、腹腔及腹膜后肿瘤穿刺活检

（一）腹腔穿刺活检

脏腹膜与壁腹膜相互延续、移行，共同围合而成一不规则的潜在腔隙，称为腹膜腔，分为腹腔及盆腔。腹腔内除肝、胆、脾等实质脏器外，尚有胃、空肠及回肠、盲肠和阑尾、结肠等空腔脏器。胃、空肠及回肠、盲肠和阑尾、结肠等空腔脏器的原发或继发性肿瘤组成了腹腔内除实质脏器外的绝大多数肿瘤；另外，腹腔中有大量且丰富的血管、淋巴及神经等，原发于这些组织的肿瘤虽较为罕见，但仍是腹腔肿瘤的重要组成部分。腹膜后间隙位于腹后壁腹膜与腹内筋膜之间，上起自膈，下达盆腔上口处，是一由疏松结缔组织构成的大间隙。腹膜后间隙内主要有胰腺、十二指肠大部分、肾脏、肾上腺、输尿管腹部、大血管、淋巴结及神经等器官结构。腹膜后肿瘤定义为主要来自腹膜后间隙的脂肪、疏松结缔组织、肌肉、筋膜、血管、神经及淋巴组织等的肿瘤。超声引导下腹腔、腹膜后穿刺活检是安全有效获得病理诊断的方法，可为临床制定治疗方案提供依据，有重要的临床应用价值。因此，该法是一种较为简便、经济且安全实用的方法。

1. 适应证

胃肠道壁增厚性改变或肿瘤，需要穿刺来明确病理或指导治疗。

胃肠道含液性包块如感染或囊肿等需要明确性质或穿刺引流者。

肠系膜淋巴结不明原因肿大需明确性质者。

位于腹腔的不明来源肿瘤需明确性质者。

2. 禁忌证

患者一般状况差无法耐受穿刺术。

出血倾向严重、凝血功能明显异常。

胃肠道明显梗阻，尤其是严重梗阻或急性绞窄性肠梗阻，肠腔明显扩张、张力较高者。

大量腹水影响穿刺路径。

位置较深或受胃肠气体干扰，超声难以显示病变并引导穿刺者。

肿瘤较小，超声显示不明确者。

3. 操作前准备

（1）穿刺针选择。同肝胆胰肿瘤穿刺。

（2）注射器等物品。准备5mL注射器1~2支用于皮肤及穿刺路径局部麻醉，必要时使用10mL或20mL注射器以细胞涂片或抽液引流。2%利多卡因5mL。100~200mL生理盐水备用。

（3）穿刺前准备

血液化验检查，患者需检查血常规、凝血功能及流行病学检查。

穿刺术前必须预先进行常规腹部超声扫查，确定肿物位置、毗邻及评估穿刺风险，必要时可行超声造影检查明确肿物内液化或坏死等情况。

穿刺术前禁食8~12小时、禁水4小时，穿刺前应排空大小便。

结直肠病变应当于穿刺前酌情行清洁灌肠准备。

肠管胀气明显应提前服用缓解胀气类的药物或行肠道减压，等待其缓解后行穿刺检查。

精神过于紧张者可适当服用镇静剂。

4. 穿刺操作

（1）穿刺前操作

超声检查确定腹腔肿物位置及与周围脏器组织毗邻关系。

确定穿刺路径，尽量避开大血管及重要脏器，评估穿刺风险。

选择适当的体位，多数采用平卧位，部分升结肠及降结肠病变拟于侧腹部进针穿刺者，可适当垫高患侧或采用侧卧位或斜侧卧位，以便于操作。

充分暴露穿刺区域后，穿刺区域皮肤常规消毒、铺无菌巾。换无菌探头穿刺再次确认肿块、决定皮肤进针点。

（2）穿刺取材（图10-2-8和图10-2-9，视频10-2-12和视频10-2-13）

穿刺点皮肤及皮下组织注射局麻药至腹膜层。穿刺引导线通过肿物活检区域，固定探头，将穿刺引导针沿穿刺架针槽刺入皮肤抵达腹膜。

再次确定穿刺引导针及穿刺线的位置，将组织学活检针套入穿刺引导针针槽内，沿穿刺引导针及穿刺引导线路径刺入腹膜腔直至拟穿刺取材的腹腔肿物表面。

确认穿刺针射程及针尖深方有足够安全的距离，打开保险，激发枪栓，同时实时超声观察穿刺针前进路线及针尖到达的位置，确保安全、准确、有效地取材。

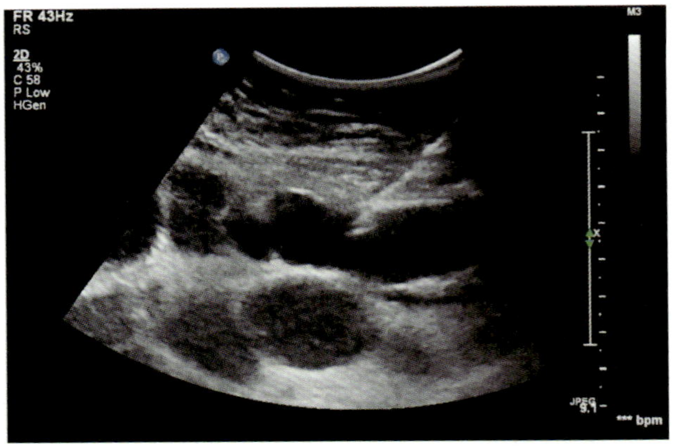

图 10-2-8　腹腔肿瘤穿刺，穿刺针行进至肿物表面。

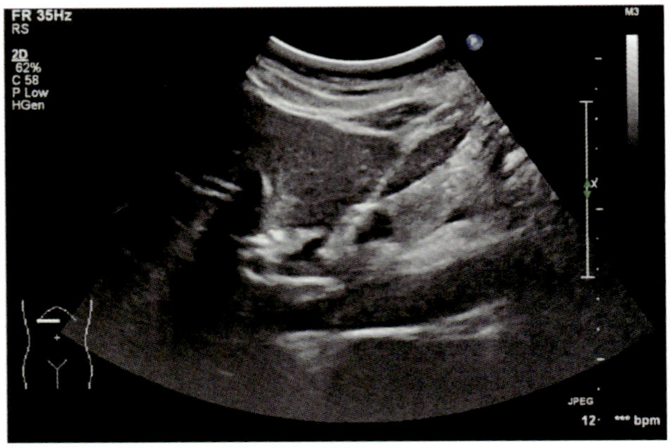

图 10-2-9　腹腔肿瘤穿刺取材。

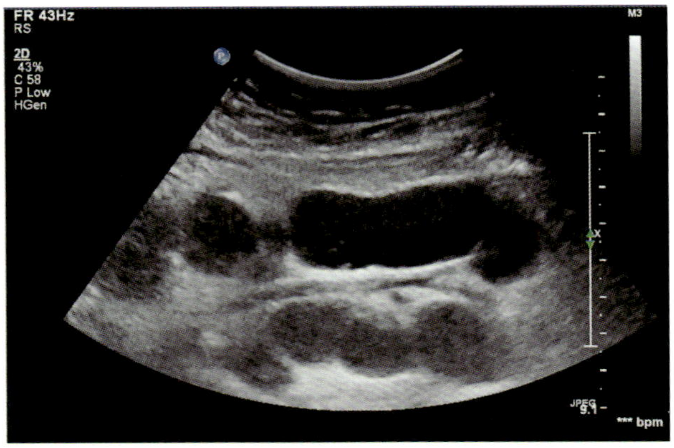

扫码观看高清视频

视频 10-2-12　腹腔肿瘤穿刺至肿物表面。患者女，58 岁，腹腔多发低回声实性肿物，行腹腔肿瘤穿刺活检，穿刺针沿规划路径行至拟取材肿物表面后激发活检枪，穿刺取材。

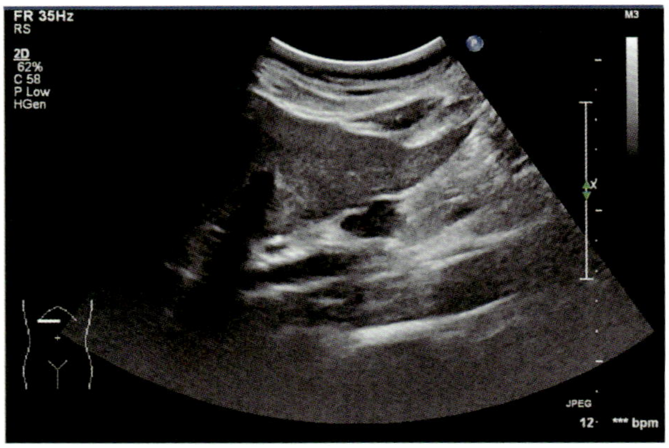

扫码观看高清视频

视频 10-2-13　腹腔肿瘤穿刺活检。患者男，55 岁，肝左叶后方实性肿物，行腹腔肿瘤穿刺活检，穿刺针沿规划路径穿过肝实质达拟取材肿物表面后激发活检枪，穿刺取材。

出针后将针槽内组织条置于消毒滤纸上，放入 10% 甲醛溶液中固定标本。

根据组织取材量，决定穿刺取材次数。

穿刺后应即刻对穿刺路线及穿刺肿物区域进行实时超声扫查，明确有无出血、气胸等并发症。皮肤进针点贴无菌敷料后，嘱患者按压进针点 10~15 分钟，并于穿刺术后观察 30~60 分钟，无明显不适后方可离开。

5.技术要点和注意事项

腹腔内胃肠道占位超声图像表现较为复杂，术前应当准确辨别胃肠道增厚的各个征象，尤其注意与正常组织的鉴别。

对于胃肠道肿瘤，穿刺取材点应选取肿块增厚的最厚处，并尽可能选择肠道前壁或侧壁处穿刺，应使穿刺针尽量避免穿透胃肠腔。

肠系膜或腹腔淋巴结应仔细观察周围血管结构，避免损伤大血管，同时应注意切勿过分加压，避免因加压造成小血管暂时压闭而不能被发现。

对较大的回声不均肿物或囊实性肿物，应选择近肿物周边的低回声区域或实性部分穿刺取材，尽量避免坏死部分，必要时可于穿刺前行超声造影检查寻找增强区域穿刺。

原则上应避免经过脾脏行肿物穿刺活检。

每例穿刺次数应以1~2次为宜，必要时在确定未出血、无穿孔的情况下再增加1~2次。

穿刺后无须特殊处理，应嘱患者注意血压、心率及腹部异常情况，有不适及时就诊。

6.并发症及其预防与处理

经皮超声引导腹腔占位穿刺是较为成熟的穿刺技术，其并发症如肠瘘、出血、腹膜炎等十分罕见。应当做到严格把握适应证，术前仔细扫查设计穿刺路径，术前准备到位，术中操作仔细果断，术后密切监测，及时发现可能存在的并发症。对穿刺人员资质及必要素质的训练也是必不可少的，应当严格实行介入超声穿刺准入制度，并按照分级操作、由不同年资医师执行操作。对于腹腔肿物穿刺，建议高年资医师进行穿刺活检。

7.临床意义及评价

超声引导下腹腔肿物穿刺活检为腹腔肿物病理诊断开拓了一种简便、安全而有效的途径，其临床应用成熟而广泛，为相关疾病患者的确诊提供了重要依据。

(二)腹膜后肿瘤穿刺活检

腹膜后肿瘤包括位于腹膜后间隙各个器官(肾、胰腺、肾上腺及输尿管等)来源的肿瘤。腹膜后肿瘤初期症状不明显，临床发现和诊断较为困难。由于超声、CT、MRI等医学影像成像技术的应用，腹膜后肿瘤检出率有明显提高，但在鉴别肿瘤良恶性及明确组织学来源、指导治疗方面仍存在较大不足。传统开腹手术获取病理组织创伤较大，应用影像引导特别是超声引导技术进行穿刺活检可减少患者创伤，使大多数患者得到确诊并指导进一步治疗。

1.适应证

腹膜后间隙实性或囊实性肿瘤，需明确良恶性、原发或继发性肿瘤。

腹膜后间隙囊性肿瘤，需要明确性质或针吸引流的。

腹膜后间隙淋巴结肿大，需要明确原发、继发并区分病理类型指导治疗或需除外炎性病变的。

无法手术切除的腹膜后间隙肿瘤，为确诊或指导治疗提供病理依据的。

临床治疗效果不显著或肿瘤增大，需再次行病理检查以指导进一步治疗。

2.禁忌证

患者一般状况不佳、有严重心脑血管病史、无法耐受穿刺术。

凝血功能障碍、血友病患者，或长期服用阿司匹林、华法林等抗血小板聚集、抗凝药物未停药。

严重感染，如感染中毒性休克或全身性菌血症或脓毒血症；放化疗白细胞明显降低极易引发感染。

腹膜后肿瘤超声显示不明确。

无合适穿刺入路，例如穿刺路径需经过腹腔大血管、腹腔重要脏器无法避开。

伴有大量腹水、胃肠明显胀气或肠梗阻。

女性患者经期及孕期。

3.操作前准备

(1)穿刺器材。同腹腔肿瘤穿刺活检。

(2)穿刺前准备

血液化验检查，包括血常规、凝血功能、流行病学检查。

术前必须经过腹部超声检查，且腹部超声检查认为腹膜后肿瘤适合行超声引导下穿刺活检。

术前禁食8~12小时，禁水4小时。

穿刺前排净大小便，必要时可清洁灌肠。

肠管胀气明显者可行胃肠减压，腹水者先行腹水穿刺引流。

(3)穿刺前谈话及患者心理准备。穿刺前嘱患者认真阅读穿刺知情同意书，重点告知穿刺过程、穿刺风险及可能的并发症，取得患者理解，并要求患者在穿刺过程中尽量配合医生。精神紧张患者应消除其紧张情绪后再行穿刺，必要时可服用适量镇静剂或更改穿刺日期。

(4)医生准备。腹膜后肿瘤穿刺活检为技术要求较高的超声引导下穿刺活检术，对医生的技术及经验要求较高，一般情况下应由有5年或百例以上腹部穿刺术经验的医生完成。术前参与穿刺的医生应认真阅读患者病情资料，重点复习超声及其他影像学资料，严格把握适应证及禁忌证。操作前确定适合的穿刺入路，以保证穿刺的安全性。

4. 操作方法

（1）穿刺前超声检查

对患者腹膜后肿瘤及周围进行再次扫查，确定穿刺皮肤点及穿刺部位。

设计穿刺路径，合理避开重要脏器及主要大血管，并根据肿瘤具体位置选择适合的穿刺路径。

选择适宜的体位，如仰卧位、俯卧位或侧卧位。

不同卧位在患者腹部、腰部下方或侧方加软垫以固定体位，充分暴露穿刺手术区域。

穿刺区域常规碘附消毒两遍，铺无菌巾以建立手术无菌区域。

将穿刺引导架牢固安装于无菌探头上，使用无菌处理的探头进行再次扫查，以精确确定皮肤穿刺进针点，确定进针方向，合理选择穿刺引导线角度。

分别测量穿刺引导线路径上皮肤至腹膜的距离、皮肤至肿瘤取材区的距离，以及肿瘤可用于活检区域的前后径，合理选择适当的穿刺引导针、适当长度的活检针及适当的活检枪激发距离。

2% 利多卡因 1~2mL 局部麻醉穿刺点皮肤、腹壁各层、腹膜。

（2）穿刺取材（视频 10-2-14）。穿刺取材分为常用的组织学活检及较少应用的针吸细胞学检查两种方法。

●组织学活检

将穿刺引导针通过引导槽沿穿刺引导线所示角度刺入皮肤抵达腹膜，但不要穿透腹膜，以建立穿刺入路的皮下隧道途径。

再次确定腹膜后肿瘤活检区域位于穿刺引导线上。

嘱患者配合呼吸，在肿瘤图像显示最为清晰时，迅速将活检针沿穿刺引导针刺入直至肿瘤活检区域浅方停止。

确认活检针针尖所在位置及深度后，打开活检枪保险，激发扳机，同时注意超声仪显示屏上活检针针尖向肿瘤活检区域深方移动情况。

拔出活检针（出针同时注意不要将穿刺引导针一并带出皮肤）。

若不是一次性活检针，需将活检针从活检枪中取出，用消毒滤纸刮取活检针针槽内的组织，判断组织取材满意度，将组织标本置于10% 甲醛溶液中固定。

必要时在安全前提下进行重复穿刺活检取材，一般取材 2~4 次。

●细胞学检查大致步骤与组织学活检相似、不同点如下：

●细胞学穿刺活检针沿穿刺引导针进入肿瘤取材区域后，拔出针芯，直接提插取材或外接注射器抽吸取材。

●在肿瘤内多角度提拉细胞针 5 次以上，以便能吸取更多的细胞。

●抽吸完毕后即刻将针内抽吸物推置于载玻片上进行涂片，并即刻置入 95% 乙醇溶液中固定标本，送染色、镜检。

●穿刺后处置穿刺活检后伤口覆盖无菌敷料，嘱患者按压敷料 15~20 分钟，并在穿刺室外留观 1~2 小时，注意血压、脉搏和腹部一般情况。

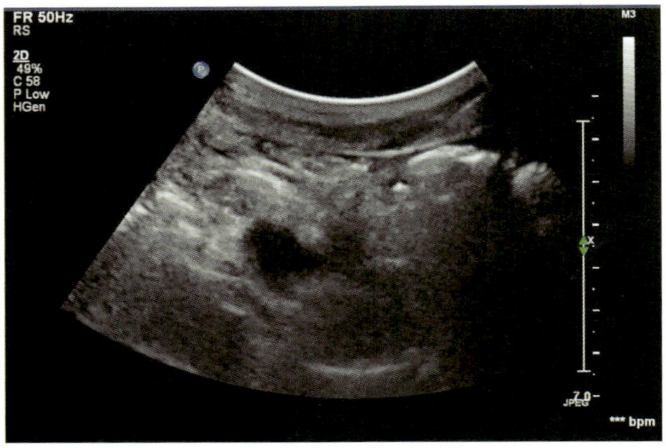

扫码观看高清视频

视频 10-2-14　腹膜后肿瘤穿刺取材。患者男，56 岁，腹膜后多发实性肿物，行腹膜后肿瘤穿刺活检，穿刺针沿规划路径穿过腹膜、网膜等结构达拟取材肿物表面后激发活检枪，穿刺取材。

5.技术要点(图10-2-10,视频10-2-15)

经腹部正前方穿刺腹膜后肿物需注意尽量避开重要大血管及胆管、胰腺、肾脏、脾脏、肾上腺等重要器官及结构。

穿刺时可用探头加压以缩短腹膜后肿物与腹壁间的距离、缩短穿刺路径,并使穿刺区域胃肠道处于压闭的空虚状态。

需注意探查穿刺路径上有无重要大血管时切勿用探头加压,防止探头加压暂时性压闭重要大血管导致观察遗漏,进而导致穿刺针错误进入大血管发生大出血。

穿刺进针尽可能要求患者屏气,进针、取材及出针一气呵成。

穿刺取材点应尽量选择肿块周边质地较均匀处,避开液化坏死及出血区域,并尽可能对肿块内行多点取材活检。

6.注意事项

必须经肝脏或胰腺等脏器行腹膜后肿物穿刺的,可选用较细的活检针并避开脏器内重要结构,如门静脉、肝静脉、主胰管等。

位于膀胱后方或穿刺路径经过膀胱的占位,尽量选择经直肠或阴道、会阴部等行穿刺活检,避免对膀胱的损伤。

每例穿刺活检应常规穿刺取材2~4次,2针取材成功者不需过多穿刺;对穿刺取材不满意者、存在假阴性可能时,也可在超声造影引导下,避开坏死组织,尽量取得满意样本。

细胞学检查获取的样本尽可能保留在穿刺针内,防止出针时负压过大使细胞吸入注射器内。

穿刺操作应熟练、准确、快速,同时注意进针深度及进针的手感,避免进针过深、过浅或粗暴提拉对周围脏器组织的不必要损伤。

7.并发症及其预防与处理

超声引导下腹膜后肿物穿刺的并发症发生率较小,即使需要通过胃肠道行穿刺也很少发生出血、胃肠

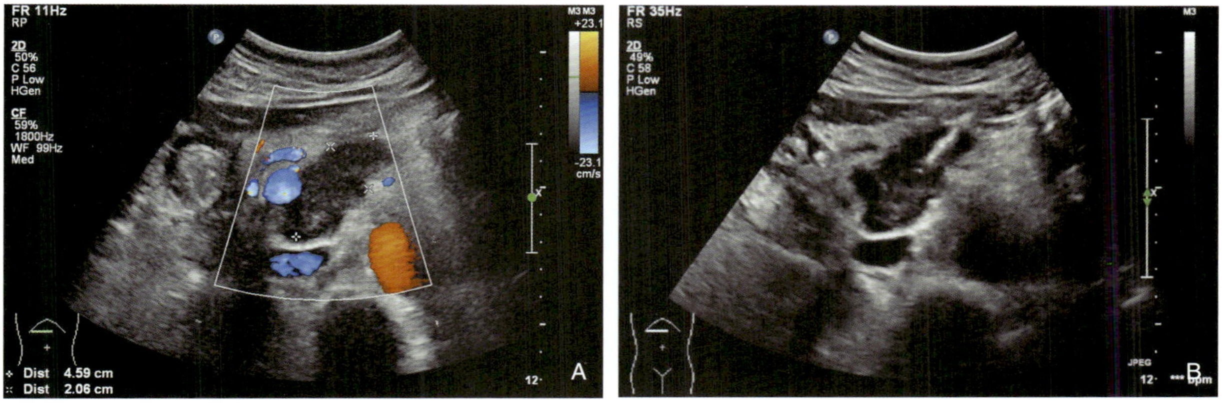

图10-2-10　(A)观察腹膜后肿物路径血管分布;(B)腹膜后肿物穿刺。

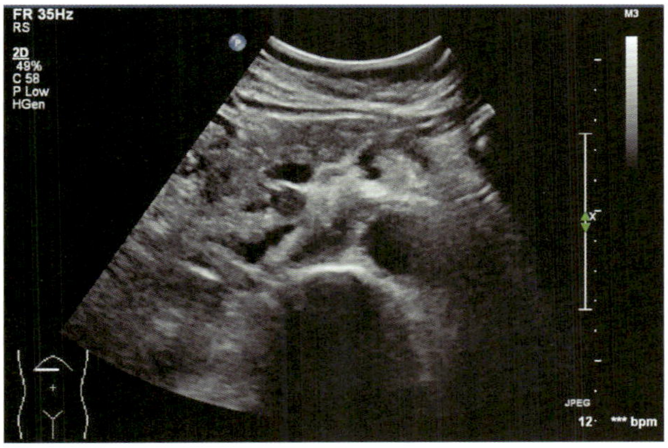

扫码观看高清视频

视频10-2-15　腹膜后肿物穿刺技术要点。患者男,58岁,腹膜后多发实性肿物,行腹膜后肿瘤穿刺活检,规划路径避开肠道、血管等重要结构,在此基础上选择最短穿刺路径,穿刺过程患者屏气,进针、取材及出针一气呵成。

道穿孔等严重并发症。

主要并发症为出血、局部血肿形成、穿刺窦道形成、腹膜炎、穿刺针道肿瘤种植转移等。

为避免穿刺并发症的发生，严格掌握腹膜后肿物穿刺活检的适应证与禁忌证尤为重要。

发生并发症的主要处理如下：

- 小血肿形成可保守观察，如患者无明显不适可无须应急处理。
- 出血量多可使用止血药物。
- 出血量剧增并不可控制时需急诊手术止血（开腹或介入等）。
- 腹膜炎患者需抗感染治疗。

8.临床意义及评价

超声引导下肿物穿刺活检能利用超声实时动态显示观察病灶血流、周边结构、进针路径情况、针尖确切位置等，有效避开大血管、神经、重要脏器及组织等，目前已广泛应用于临床。以往腹膜后肿瘤的病理诊断通常依赖外科手术。近年来，随着腔镜技术的发展，胸腹腔镜检查逐渐替代了传统外科手术。然而，外科手术或腔镜手术创伤较大、费用较高、需要全麻且需要住院治疗，难以作为常规方法及手段在临床特别是门诊中开展。而超声引导下细针穿刺细胞学活检尽管穿刺损伤小、较为安全，但每次穿刺获取样本量有限，难以达到部分腹膜后肿瘤如淋巴瘤等的病理诊断要求。与细针细胞学活检相比，粗针活检取材次数明显减少，取材量大、较完整，有利于病理检查对病变的进一步组织学分型及免疫组织化学检查等。综上所述，在腹膜后肿瘤穿刺活检中，粗针活检的应用更为广泛。

六、泌尿生殖系统肿瘤穿刺活检

（一）肾肿瘤穿刺活检

随着影像技术的进步，肾穿刺活检诊断的准确性得到了明显提高，严重并发症也较前减少，如肾脏小肿瘤穿刺活检病理为良性，有可能改变临床治疗策略而避免不必要的外科手术。另外，随着肾肿瘤的消融微创治疗开展，术前穿刺活检获得肿瘤的病理诊断也是十分必要的。还有一部分晚期肿瘤患者在接受放化疗之前，必须取得病理诊断。上述种种因素使得肾肿瘤穿刺活检的病例数有所增加。

1.适应证

小肿瘤（直径小于3cm），通过各种影像学手段仍无法明确诊断，必须由病理结果来决定是否需要手术者。

肾肿瘤微创治疗前，明确病理类型者。

晚期肿瘤患者，已无手术指征，拟行放化疗或靶向治疗需要术前取得病理诊断者。

2.禁忌证

凝血机制障碍，有严重出血倾向者。

患者一般情况差，无法配合穿刺术。

患者存在严重感染等情况，不能耐受穿刺活检。

3.操作前准备

（1）患者准备

术前检查（凝血功能、肾功能、血常规、流行病学检查、尿常规、心电图、胸片）结果能耐受穿刺活检。

病史询问（糖尿病、高血压等慢性病必须控制在安全范围内，服用抗凝药物者术前3天起停用抗凝药物）。

患者练习屏气及卧床排尿。

（2）医生准备

了解影像学检查结果，包括超声（必要时超声造影）、CT、MRI，全面了解泌尿系统情况。

超声全面扫查肾脏，选择相应穿刺部位及进针路径。

向患者说明治疗的必要性、方法、适应证和禁忌证，可能出现的并发症和不良反应及处理措施，取得患者及其家属的知情和同意，消除患者的紧张情绪。

（3）仪器设备和器械

超声成像仪，配专用穿刺探头或普通探头加穿刺引导线，中心频率3.5MHz。建议使用穿刺引导线，对于技术十分成熟者，也可采用超声引导徒手或自由穿刺。

穿刺针（规格为14~18G，通常应用18G）。

5mL局麻用注射器。

自动活检装置。

穿刺活检消毒包（普通探头引导加配无菌探头套）。

样本瓶、甲醛固定液及灭菌滤纸片。

4.操作方法

（1）操作程序（图10-2-11，视频10-2-16）

体位选择视肿瘤部位可取俯卧位或侧卧位。

穿刺点及路径选择超声检查确认穿刺路径，一般可选择侧腰部或背部进针，应尽量避免前路径进针（避免肠道等重要脏器损伤），右肾肿块在无法找到合适径路时可考虑经肝穿刺。

消毒铺巾常规消毒铺无菌巾，消毒范围超过整个肾脏体表投影区。

局部麻醉2%利多卡因对穿刺点进行局部浸润麻

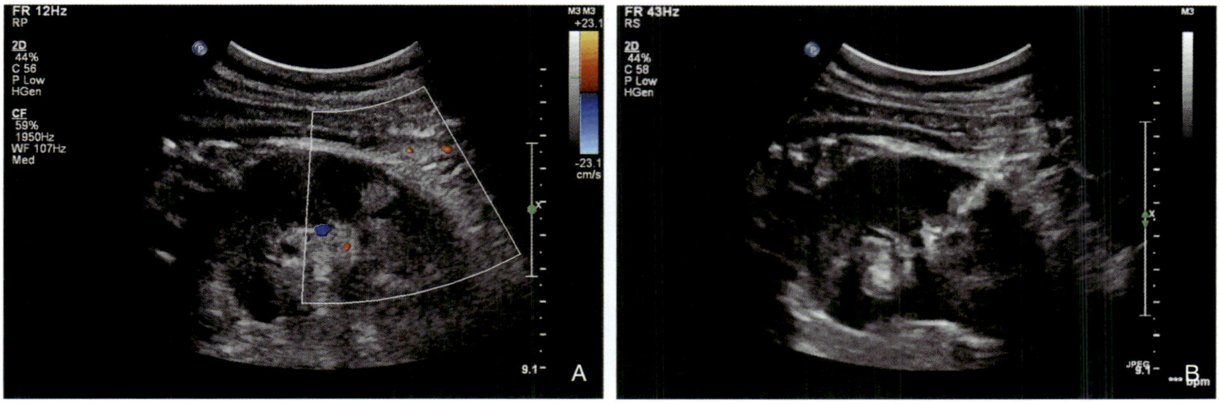

图10-2-11　(A)肾肿瘤穿刺活检前路径确认；(B)肾肿瘤穿刺活检。

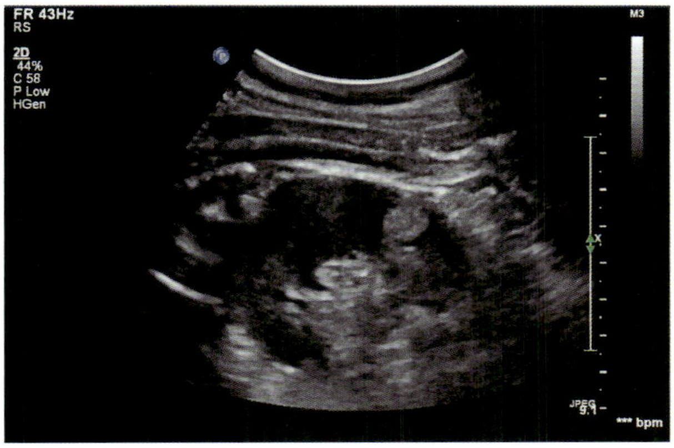

扫码观看高清视频

视频10-2-16　肾肿瘤穿刺活检。患者男，48岁，右肾等回声实性肿物，行肾肿瘤穿刺活检，用18G一次性自动活检针经皮经肾对肿物穿刺取材。

醉至肾包膜。

(2)穿刺取材

局麻处用尖头刀切开皮肤及肌肉组织，在穿刺引导槽内导入活检针并自皮肤切口进入皮下。

实时超声监视下将穿刺针沿穿刺引导线方向导入，直至肿块表面。

打开自动弹射装置的发射保险，嘱患者屏气后随即启动弹射，完成切割过程。

快速退针，打开切割槽检查组织条并取出样本，将其放在无菌滤纸片上，置入有甲醛固定液的样本瓶中。

取材不满意时可再次穿刺活检。

5.技术要点及注意事项

(1)技术要点(视频10-2-17)。必须重视穿刺径路的选择。一般可选择背部进针或侧腰部进针，避免损伤腹腔内脏器。肿块位于肾上极时，应注意尽量避开胸膜。前径路并不是绝对不能应用于肾肿瘤穿刺活检，只是在选择前径路时必须十分慎重，确定能避开肠道等重要脏器，以免造成严重并发症。

(2)注意事项

操作基本与超声引导下肾组织穿刺活检术相同。

穿刺活检取材时，应尽可能靠近肿块周边，取得的组织中能包含一部分正常肾组织和肿瘤边缘组织，有利于病理诊断(肿块中央往往为坏死组织居多)。

6.并发症及其预防与处理

(1)并发症。血尿。肾周血肿。肠道等邻近脏器损伤。穿刺道种植，极为罕见，国外文献报道其发生率为0.44%~1.03%，国内尚未见相关的报道。

(2)预防处理措施。术前慎重选择穿刺径路，可避免严重并发症的发生。术后即刻局部压迫止血，对于减少出血尤为关键。处理措施基本同腹膜后肿瘤穿刺。

7.临床意义及评价

正如前文所述，一般情况下，我们不推荐采用穿刺活检的方法诊断肾肿瘤，尤其对于已经决定采取手术治疗的患者。但随着肿瘤微创消融治疗的飞速发展，目

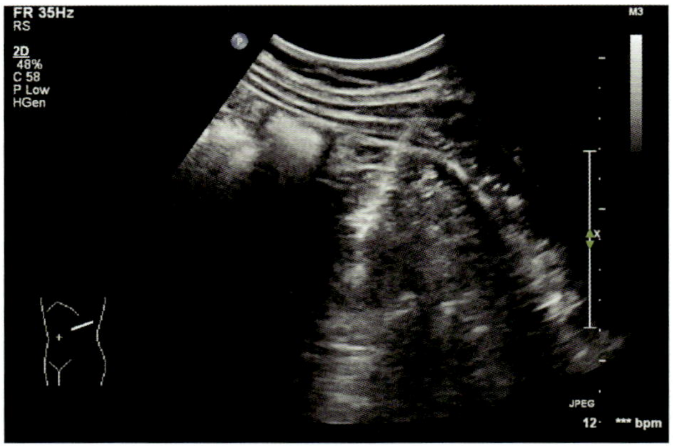

扫码观看高清视频

视频 10-2-17 肾肿瘤穿刺活检技术要点。患者男，37岁，左肾低回声实性肿物，行肾肿瘤穿刺活检，选择腰部进针，规划路径避开肠道、血管、胸膜等重要结构，在此基础上选择最短路径进行穿刺。

前小肾癌的患者采用射频或微波等技术治疗的比率日益增高。术前有一个明确的病理诊断对于医患双方都很重要。正是基于这一点，肾肿瘤穿刺活检的重要性才逐步凸显，也建议有条件时在穿刺活检后即刻配合热消融治疗，有助于减少术后出血、种植转移等风险。

（二）肾上腺肿瘤穿刺活检

随着影像技术的发展，肾上腺病变的检出可通过多种影像实现，包括超声、CT、MRI、PET等。超声引导下穿刺活检是一种安全、微创的技术，是获取病理学诊断的重要手段，同时为患者下一步治疗提供根据。肾上腺病灶传统治疗方法为外科手术，但肿瘤消融治疗技术的发展，超声引导下消融治疗在该领域已占有重要地位。该技术是在超声实时引导和检测下，将消融针直接穿刺进入病灶，进行消融治疗，相比外科切除，具有创伤小、疗效确切、治疗时间短、并发症少、患者恢复快等优势，所以该技术在临床上将有广阔的应用前景。

肾上腺位于腹膜后，位置较深，其周围毗邻的脏器有肝、脾、肾、肠管等。肾上腺肿瘤根据有无内分泌功能分为功能性肿瘤和非功能性肿瘤。功能性肿瘤患者较早出现相应的症状及体征，再结合影像学及实验室检查，有利于疾病的诊断。非功能性肿瘤患者发现较晚，且临床诊断较困难。超声引导下穿刺活检术是确诊肾上腺肿瘤病理类型的重要手段，能为后续治疗方案提供直接证据。

1. 适应证

凡有肾上腺占位性病变（除外功能性肾上腺肿瘤），其诊断、病变程度、治疗、预后等问题尚未解决或不明确者，而且其部位能被超声影像所清晰显示，具备安全的穿刺路径，原则上均适宜进行超声引导穿刺组织学活检。

常见情况如下：

- 怀疑无功能性原发性或转移性肾上腺肿瘤。
- 囊性或囊实性占位性病变的诊断和鉴别诊断。

2. 禁忌证

功能性肾上腺肿瘤；明显出血倾向和（或）凝血功能障碍者；严重感染者。

3. 操作前准备

（1）患者准备。同肾肿瘤穿刺。

（2）器械及药品准备。穿刺针的选择：同肾肿瘤穿刺。备好发生高血压危象的抢救药品。穿刺开始前为患者连接好心电血压监护。

4. 操作方法（图 10-2-12，视频 10-2-18）

（1）体位。受检患者取俯卧位，腹部肋缘下（相当于肾区位置）垫以5~10cm高的棉枕以减少肾脏移动。双上肢置于两侧，头向一侧偏斜。嘱患者平静呼吸。特殊情况下可采用侧位。

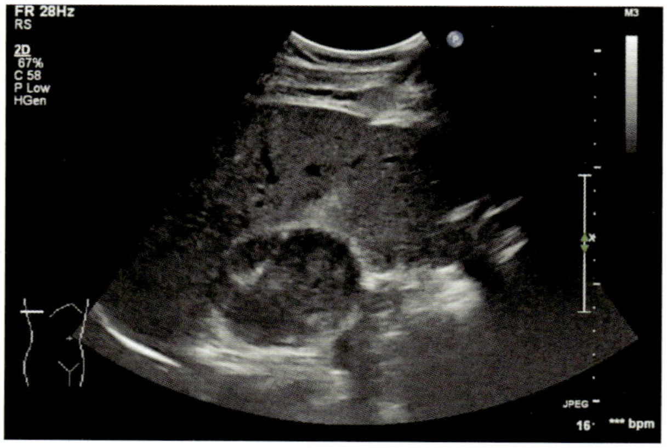

图 10-2-12 肾上腺肿瘤穿刺活检。

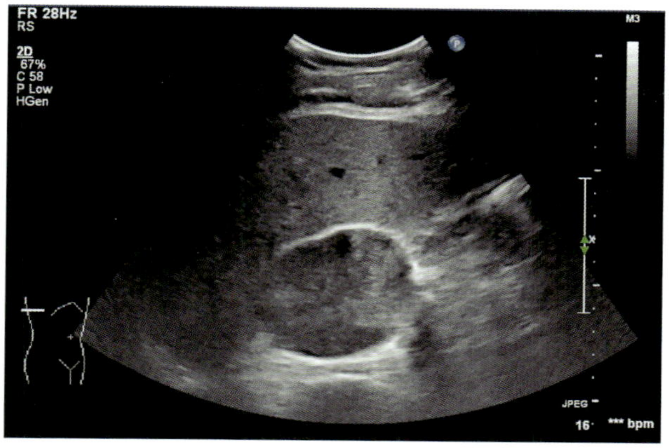

扫码观看高清视频

视频10-2-18 肾上腺肿瘤穿刺活检。患者男，45岁，右侧肾上腺区低回声实性肿物，穿刺路径途经肝脏，穿刺针避开肝内血管、胆管等结构行至肿物内部后，激活活检枪，完成穿刺取材。

（2）皮肤消毒。通常采用碘附消毒液消毒至少2遍，消毒范围上至肩胛下线，下至髂后上棘连线，两侧至腋后线，然后铺巾。

（3）穿刺点定位。在实时超声引导下，操作者能观察到穿刺针的进入路径及深度，因而减少了风险，提高了成功率。

（4）探头位置。通常置于患者平静呼气末状态下肾上腺病变所在位置，力求避免胸廓肋骨的遮挡。适当调整超声探头位置和方向，使病变轮廓显示清晰，避开大血管，测定穿刺距离。

（5）局麻。皮内局麻及沿进针途径做皮下局麻，通常将注射器造成负压的同时先进针，如无出血，边退出注射针边注射局麻药液。

（6）穿刺方法。在穿刺进针前嘱患者屏气，彩色多普勒超声观察所选定的穿刺路径，避开血管，迅速进针至病灶前缘扣动自动活检枪的扳机，弹射针芯刺入病灶后，连带触发使针鞘切割嵌入针芯凹槽内的组织，在瞬间内完成切割组织后迅速拔出穿刺针，完成一次穿刺活检过程。常穿2~3针。

（7）送检。根据病理科要求，即刻送检活检组织。

（8）穿刺术后伤口敷以纱布，胶布固定。

5.技术要点及注意事项

应尽可能地避免患者在深吸气或呼气状态下穿刺。最好是在平静呼吸过程中的吸气一半时屏气不动。此刻穿刺所贯通形成的腹壁腹膜孔与肝表面孔在其后的正常呼吸状态下移动错位较小，并且肋间已展开，有利于声像图的观察。

操作过程中要密切注意患者血压及心电图情况，有无高血压危象发生。

穿刺术后均应采用手指或大鱼际部压迫穿刺点10~20分钟，早期（术后6小时内）应常规检测血压、脉搏、尿色、皮肤面色、出汗情况、腰腹部症状及体征。

6.并发症及其预防与处理

轻微疼痛一般不需要特殊处理，可给予镇痛药物缓解。出血常表现为腹膜后血肿，多为自限性，多不需要治疗。邻近器官组织的损伤如肾脏损伤、胰腺损伤、肝脏损伤等，此类并发症发生率很低。对后期穿刺针道肿瘤种植可消融、手术切除或放疗等治疗。高血压危象较少发生，多由于穿刺刺激肿瘤或肾上腺组织引起儿茶酚胺的释放入血引起，穿刺时尽量避免损伤正常的肾上腺组织。高血压危象是致命性的，应立刻进行急救。

7.临床意义及评价

肾上腺无功能性肿瘤主要有腺瘤、腺癌、脂肪瘤、转移瘤等。无功能性腺瘤患者一般体检发现，无明显症状，肿瘤呈类圆形，形态较规整；无功能性皮质腺癌一般形态不规则，直径常>5cm，可伴有坏死及钙化等，增强影像可见不均匀强化；髓样脂肪瘤较罕见，由多种成分组成，边界较清；这3种类型肿瘤影像学很多情况下表现不典型，很难确诊，一般需要超声引导下穿刺活检肿瘤组织并进行病理诊断。转移瘤在临床中并不少见，易发生肾上腺转移的恶性肿瘤主要有肺癌、乳腺癌、肾癌等，肾上腺转移癌一般可结合肿瘤病史及影像学表现进行诊断，若影像学表现不典型或原发灶不明确可行穿刺活检术并进行病理学诊断。

（三）前列腺经直肠穿刺活检

前列腺癌是当今中老年男性最常见的恶性肿瘤之一，虽然我国发病率远低于发达国家，但随着中国人口老龄化、饮食结构的高脂化及对高龄男性健康检查的普及化，其发病率有持续上升的趋势，且上升速度超过了欧美国家。前列腺穿刺活检是术前诊断前列腺癌的金标准，经直肠超声（TRUS）引导的前列腺穿刺活检自20世纪80年代起应用于临床，是目前公认的安全而又准确的穿刺引导方法。

1. 适应证

直肠指诊扪及前列腺硬结，怀疑前列腺癌者。

血清前列腺特异性抗原（PSA）及其相关指标（如PSA密度、PSA上升速率、年龄相关PSA等）异常而不能用其他原因解释者。

二维灰阶超声检查发现异常前列腺结节和（或）彩色超声检查发现异常血流区域而不能排除前列腺癌者；超声造影、超声弹性成像等检查发现前列腺内异常回声区域不能排除前列腺癌者。

确定前列腺癌具体病理类型和分级，以及了解前列腺内肿瘤分布情况，作为采取合适治疗方案的依据。

评价前列腺癌非手术疗法或局部微创治疗效果。

出现转移性癌，高度怀疑原发脏器为前列腺者。

前列腺穿刺活检病理结果为高级别上皮内瘤或非典型腺瘤样增生者，有重复穿刺指征者。

2. 禁忌证

有出血倾向疾病。会阴部严重皮肤病或局部有急性感染伴全身症状者。肛门狭窄、肛门闭锁或严重痔疮不能行经直肠超声检查者。其他严重心、肝、肾疾病，严重糖尿病未能控制等不能耐受穿刺者。

3. 操作前准备

（1）穿刺设备和器械

彩色多普勒超声仪和经直肠双平面探头或经直肠端射式探头，端射式探头需有穿刺架。

穿刺针具（Tru-cut针或Sure-cut针，规格为16~18G）、自动活检装置。

10mL射器、2%利多卡因、穿刺消毒包（消毒巾、止血钳、小药杯、纱布、消毒滤纸片等）。

盛放标本用的小瓶若干只，内装有适量甲醛固定液（10%甲醛溶液）。

按质控要求装备的专用介入超声室，消毒隔离制度均同门诊手术室。

（2）患者准备

实验室检查（心电图、凝血功能、血常规、流行病学检查、尿常规、血糖、肾功能、PSA及fPSA检测）。

经会阴穿刺者，术前排空大便，如有便秘者在前一天酌情使用少量缓泻剂。

经直肠穿刺者，术前一天进行肠道准备（清洁灌肠或口服番泻叶之类的轻泻剂），并预防性应用抗生素（针对厌氧菌及革兰阴性菌为主）。

穿刺局部皮肤有严重感染或股癣等皮肤病者，经会阴穿刺者需治疗后才能施行穿刺。

（3）医生准备

病史询问（包括PSA指标，有否尿路感染病史及患者全身情况），患者糖尿病、高血压等慢性病必须控制在安全范围内，服用抗凝药物者术前3天停用抗凝药物。

经直肠法超声检查前列腺，了解前列腺情况，制定相应穿刺方案。

向患者说明前列腺穿刺活检的必要性和安全性，可能出现的并发症，并简要说明操作过程，签署知情同意书。

4. 操作方法

超声引导方法包括经直肠超声引导和经会阴超声引导。经会阴超声引导的方法由于图像分辨率低，成像效果差，除因肛门狭窄、闭锁等原因无法行经直肠超声检查者外不用此法作为穿刺引导，在此不再详述。

经直肠超声引导的前列腺穿刺活检方式：根据穿刺途径的不同分为经会阴穿刺和经直肠穿刺。依使用者的习惯、熟练程度及相关条件而采用相应穿刺途径。

（1）经直肠穿刺（图10-2-13，视频10-2-19）

经直肠途径穿刺，取侧卧位或膝胸位。先进行直肠指诊，帮助患者放松肛门括约肌、触诊前列腺有无硬结，同时检查直肠内有无残余粪便。

常规消毒肛门周围，在经直肠端射式探头外套灭菌乳胶套，装上已消毒的穿刺附加器，采用灭菌润滑剂（灭菌耦合剂、利多卡因胶浆等）润滑探头表面，置入直肠内，对前列腺、精囊做全面检查，再次确认穿刺方案。

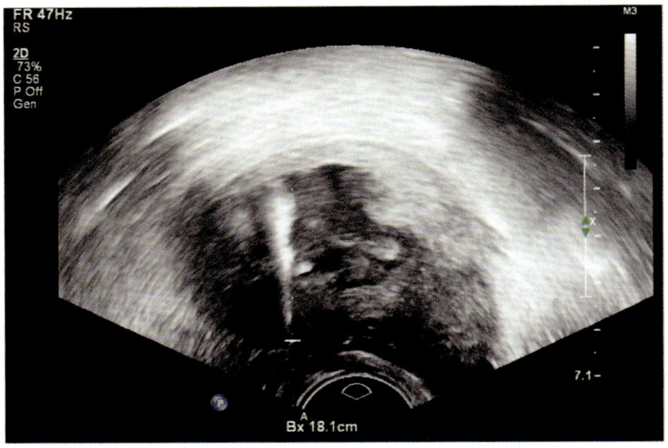

图10-2-13 经直肠前列腺穿刺活检。

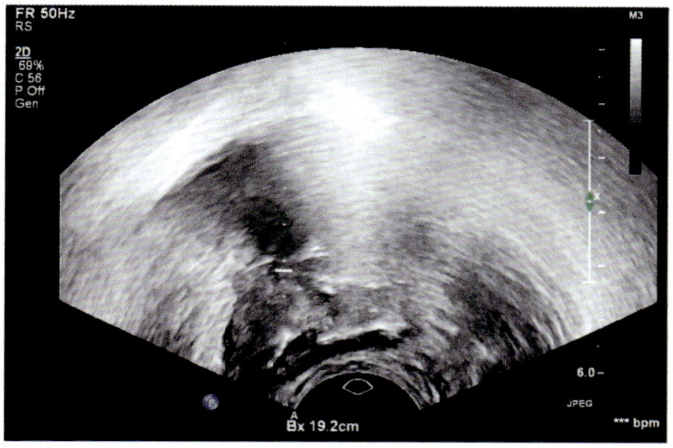

扫码观看高清视频

视频 10-2-19　经直肠穿刺活检。患者男，68岁，前列腺肿物，行经直肠前列腺穿刺活检，确定穿刺点，开启穿刺引导线，调整探头位置，测量穿刺深度，沿穿刺引导线导入活检针，实时监视下穿刺至预定深度，触发活检枪，完成前列腺组织取材。

经直肠穿刺一般不需局部麻醉，在确定穿刺点后，开启超声仪器上的穿刺引导线，调整探头位置，在超声仪显示屏上使目标点与穿刺引导线重合，测量穿刺深度。

沿穿刺引导线导入活检针，实时超声引导下将穿刺针沿引导线方向至预定的深度，打开自动弹射装置的发射保险，触发弹射装置，自动完成前列腺组织切割后退针。

•打开切割槽检查并取出前列腺组织标本置于消毒滤纸上，放入内置甲醛固定液的小瓶内，随即可进行随后点位的活检。多点穿刺所取得的样本必须编号，分开盛放。

(2)经会阴穿刺

经会阴途径穿刺取截石位，垫高臀部，用胶带将阴囊上托、固定(如有专用的手术床则更佳)。

直肠指诊后常规消毒会阴部皮肤，将双平面探头置入直肠内，分别采用凸阵及线阵探头仔细观察前列腺、精囊等部位，再次确认穿刺方案。

根据计划的穿刺点以2%利多卡因对会阴部皮下组织和前列腺包膜周围做局部浸润麻醉。

转动探头，利用线阵探头在前列腺纵切面声像图上确定穿刺目标，测量穿刺目标距探头表面的垂直距离并投影在会阴部皮肤上确立穿刺路径。将穿刺针平行于探头长轴方向导入前列腺内，在超声实时引导下可细微调节进针方向，直至穿刺针到达预定穿刺目标。

余操作同经直肠途径穿刺。完成穿刺以后，穿刺局部敷以无菌纱布，观察2小时后，即可离院并随诊。

5.技术要点和注意事项

(1)技术要点

1)穿刺方案的确立。现阶段尚未形成一种标准的前列腺穿刺术式，对穿刺点的选择各家学者提出了多种方案，主要分为系统穿刺和靶向穿刺。1989年Hodge等率先提出了6点系统穿刺法，即在前列腺两侧旁正中线矢状切面尖部、中部和底部各穿刺一针。此方法简便易行、并发症少，已成为前列腺穿刺活检的基础点位，此后提出的各种系统穿刺技术均是在此基础上改进而来。由于标准的6点系穿刺法穿刺点少、穿刺区域占周缘区比例小，使其假阴性率超过20%，目前多数学者主张扩大穿刺范围。各家学者就穿刺点数目和穿刺点位置的选择提出了多种方案，其中比较有代表性的是1997年Eskew等提出了五区域系统前列腺穿刺法，在标准6点系统穿刺法的基础上又增加了两侧周缘区外侧区域各2点和中线区域上的3点，共穿刺13点。当前列腺体积超过50mL时在每个区域各增加1点，共穿18点。扩大穿刺范围，增加穿刺点数目虽可提高活检的癌肿阳性率，但并发症也相应增多。

靶向穿刺即以经直肠超声或其他影像学发现的可疑区域为靶目标进行穿刺活检。靶向穿刺可提高穿刺样本的阳性率，减少不必要的穿刺针数，但同样面临假阴性率较高的问题。

现国内很多医院应用的方案如下：

•系统穿刺和靶向穿刺结合运用，在确保穿刺点覆盖应穿刺范围的前提下以提高穿刺样本的阳性率，常规穿刺8~10针。

•对于高龄、体弱的患者应尽量减少穿刺点数，特别是PSA值较高，超声图像上前列腺癌表现非常明确而又不适宜做局部介入治疗的患者，可仅做靶向穿刺，穿刺6~8针或者更少针数。

•对前列腺体积大于50mL增生明显者，在移行区(或内腺)适当增加系统穿刺点位。

2)重复穿刺的必要性。由于前列腺穿刺活检存在一定比例的假阴性,临床研究表明对初次活检阴性而仍有穿刺适应证者重复穿刺是有必要的。

(2)注意事项

穿刺前列腺底部区域时易损伤膀胱,应控制进针深度,仔细计算自动活检枪的弹射距离(一般为1.5cm和2.2cm两档),必须留足前向距离。

穿刺应避开尿道,尽量避开海绵体和精囊,特别需要注意的是,经直肠途径系统穿刺时易损伤尿道。

经直肠穿刺术后易发生感染性并发症,术前需做好肠道准备,术前、术后预防性使用抗生素。

经会阴穿刺时,穿刺针必须与线阵探头的长轴保持平行,务必使穿刺针和待穿目标在超声图像上同时清晰显示。

多点穿刺的前列腺标本必须分开盛放并标明采取部位,作为局部治疗方案选点的依据。

6.并发症及其预防与处理

(1)出血性并发症。包括血尿、血精、血便、局部血肿等,是前列腺穿刺术后最常见的并发症,多数不需处理,可自愈。血尿、血精的发生主要与穿刺部位及穿刺针粗细有关,因此穿刺活检应避开尿道,同时尽量避开精囊。在针型选择上宜在保证满足病理情况下尽可能选择细的活检针。术后嘱患者适量多饮水,2周内避免骑自行车等活动。

(2)感染性并发症。包括急性前列腺炎、前列腺脓肿、急性附睾炎等。引起感染的最常见细菌是厌氧菌中的杆类和需氧菌中的肠道球菌,通常是自限性的,偶有严重感染至直肠间隙感染、败血症,甚至死亡的报道。感染性并发症主要发生于经直肠穿刺术后,术前严格的肠道准备、预防性使用抗生素有助于减少感染的发生。术后应住院观察1~2天,继续服用抗生素,如发现发热、寒战等症状应积极进行抗感染治疗。

(3)排尿困难、尿潴留。术后少部分患者可因紧张等因素出现排尿困难,一般可自行恢复,出现尿潴留者可短期留置导尿管辅助排尿。

(4)血管迷走神经症状。术中偶有发生,通常是由穿刺时患者精神紧张及直肠扩张导致胃肠道血管扩张和大脑供血不足引起。术前向患者交代穿刺过程及穿刺的必要性、安全性,穿刺前直肠指诊,穿刺操作时动作轻柔,避免空腹穿刺等措施有助于预防。

7.临床意义及评价

前列腺穿刺活检是术前诊断前列腺癌的金标准,最初是通过直肠指诊来引导穿刺(盲穿),由于其穿刺阳性率低、并发症发生率高,目前已较少在临床开展。自20世纪80年代TRUS引导的前列腺穿刺活检应用于临床以来,迅速为广大医生所接受。虽然也有CT、磁共振引导穿刺活检的报道,但TRUS的引导方法由于其方便、安全、实时、不需复杂的辅助装置和特殊针具、合格标本的获得率高等优势,成为目前最常用的前列腺穿刺引导方法和确诊前列腺癌最主要的方法。

(四)盆腔肿瘤穿刺活检

对盆腔肿瘤术后复发或晚期肿瘤,临床和超声检查常难以做出诊断或病情的评估,采用超声引导行穿刺活检,可明确诊断,为确定治疗方案提供依据。无论是经腹或经阴道途径穿刺活检,患者均能耐受,已成为诊断盆腔肿物的重要方式。超声引导可对穿刺过程进行实时监测,使穿刺活检更安全、准确(图10-2-14)。

1.适应证

盆腔肿物尤其是术后复发或晚期实性肿瘤临床上需明确性质者,均是超声引导盆腔穿刺活检的适应证。

盆腔实性肿物性质不明。盆腔实性肿物触诊不清,来源不明,需明确诊断。可疑盆腔肿瘤复发。髂血管旁肿大淋巴结,需了解其性质。盆腔含液性病变,需明确诊断。如临床怀疑卵巢巧克力囊肿或盆腔炎性包块,有明显临床症状,拟行超声引导下无水乙醇硬化治疗或穿刺抽吸引流,术前需明确诊断者。其他区域如腹膜后、系膜来源的肿瘤需明确诊断者。

2.禁忌证

须严格掌握盆腔穿刺活检的禁忌证,以策安全。盆腔穿刺活检的禁忌证如下:

- 有严重出血倾向、凝血机制有障碍者。
- 穿刺途径无法避开大血管及重要脏器者。
- 超声显示病变不清晰者。
- 已有明确手术指征的附件肿物,不宜穿刺。

3.穿刺前准备

(1)器具准备

超声仪器、探头选择经腹壁穿刺时选用3.0~5.0MHz的引导探头,经阴道穿刺时选用5.0~7.5MHz的阴道探头。

超声引导技术选择大多选择与探头匹配的穿刺架进行导向式穿刺活检。

穿刺针及自动活检装置盆腔肿物穿刺可选用手动活检,亦可选用自动活检。手动活检技术与腹部脏器穿刺相同,故不赘述。多数学者认为,盆腔实性肿物更

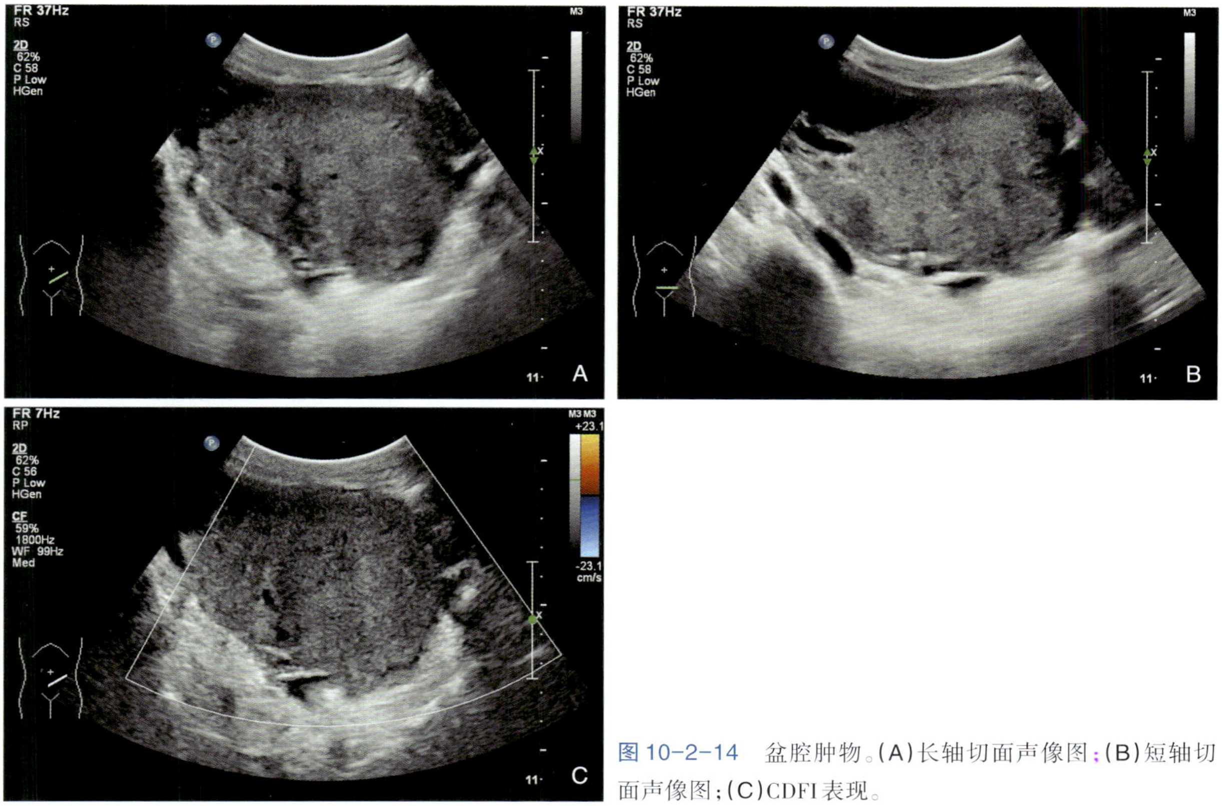

图10-2-14　盆腔肿物。(A)长轴切面声像图；(B)短轴切面声像图；(C)CDFI表现。

多采用自动活检装置及其活检技术。手动活检所采用的组织活检针一般为18~20G，长度20~30cm。盆腔含液性病变可选用普通的18~20G PTC针。

消毒和局部麻醉用品聚维酮碘消毒皮肤或碘附消毒阴道，局部麻醉药物为2%利多卡因溶液。经阴道穿刺无须麻醉。

(2)患者准备

术前实验室常规检查及相关准备穿刺前查验血常规、凝血功能、流行病学检查。

了解相关病史既往患有慢性病者如糖尿病、高血压等，术前应请相应专科会诊，以控制病情，保证操作安全顺利地进行。

了解服药情况询问患者是否服用抗凝药、抗生素等。若使用抗凝药，应按照要求停用，以免增加出血风险。

了解体位术前了解患者是否能保持比较稳定的截石位，从而保证阴道后穹隆的有效消毒和穿刺的顺利进行。

选择穿刺方法根据穿刺路径的安全性和患者的具体情况，选择穿刺活检的途径。

术前谈话及其内容应向患者解释穿刺活检的必要性、基本流程和安全性及存在的风险，重点说明可能出现术后出血、损伤周围脏器等并发症，以取得患者配合。

签署知情同意书需向患者解释可能出现取材不满意，导致不能明确诊断。

4.操作方法

以减少贯穿非穿刺器官和通过最短路径是选择穿刺活检途径的基本原则。一般说来，靠近盆底部的肿物最好选择经阴道途径活检。

(1)经腹壁穿刺活检

患者取平卧位，常规消毒，铺巾。

用消毒过的穿刺探头再次扫查，确定穿刺点和穿刺入路。

用2%利多卡因局麻穿刺点。使用穿刺探头扫查，清晰显示肿物后，保持探头相对稳定。

在实时超声监测下，将穿刺针迅速刺入实性肿物内，按下自动弹射扳机，进行肿物的组织学活检。行诊断性穿刺时，可采用普通PTC针刺入含液性病变的中心部位，抽取内容物行细胞学检查，之后再行相应介入治疗。

拔针后局部加压片刻，敷料包扎。

(2)经阴道穿刺活检或治疗

靠近盆底部的肿物最好选择经阴道途径活检。

患者取截石位，常规消毒外阴和阴道，铺巾。

将消毒过的阴道探头放入阴道内，清晰地显示肿物，并保持探头相对稳定。

在实时超声引导下，将穿刺针迅速刺入实性肿物内，按下自动弹射扳机，进行肿物的组织学活检。

进行诊断性穿刺，可采用普通PTC针刺入含液性病变内，抽取内容物行细胞学检查。

根据抽取物酌情再行相应介入治疗。

5.技术要点

术前应完善相关检查，严格掌握禁忌证。

穿刺前，超声检查确定病灶的位置，正确选择经腹壁或经阴道穿刺。

确定肠管、膀胱、大血管等位置，设计合理的穿刺路径，以避免损伤脏器。

探头适当加压，尽量避开肠管。穿刺时，用探头对腹壁或阴道后穹隆适当施压推移肠管，使肿物贴近腹壁或后穹隆。在无肠梗阻、肠淤血、肠壁水肿的情况下，18~20G穿刺针即使穿过肠管，也是相对安全的。

穿刺时应迅速进针并刺入肿物并取材，否则活动度大的肿物易被推移导致穿刺针滑脱。

重视“一针两用”的原则。获取的组织条，可同时行印片细胞学检查，提高诊断效能。

6.注意事项

卵巢肿物穿刺活检首选自动活检技术，可提高取材的准确性和质量。有研究表明，采用自动活检技术，其诊断准确性高达90%，当肿物较大、伴有坏死液性区时可在造影下穿刺提高穿刺准确性。

采用粗针活检（手动活检16G，自动活检18G）可获得较好的组织学诊断结果。

盆腔肿物活检首选彩色多普勒超声引导方式，若病变隐蔽、患者肥胖可改用经阴道途径活检或CT引导下活检更为安全。

少量腹水对盆腔穿刺活检有利，若大量腹水，应先抽取之后再行活检，以免出血。

遵循上述活检经验，盆腔穿刺多可获得较好的组织学诊断结果。

7.并发症及其预防与处理

盆腔肿物的穿刺活检通常是安全的，很少发生并发症。相对常见的并发症为局部疼痛、出血、感染及周围组织或器官的损伤。

探头适当加压，清晰地显示肿物及针尖所在的位置，术前应用彩色多普勒血流显像技术确定血管位置并在操作中注意避让，这些都是充分保证穿刺活检安全的前提。

术后应立即进行超声复查，一旦发生较明确的出血，应采取相应治疗措施。

经阴道穿刺后，可根据阴道探头带血多少，大致判断阴道出血的情况。出血较多时，可用消毒纱布填塞阴道，压迫止血数分钟后取出。

穿刺活检无须应用抗生素，但疑为炎性肿物或可疑肠管损伤时可预防性使用。

8.临床意义及评价

近年来，由于卵巢晚期肿瘤化疗方案的不断改进和新辅助化疗的使用，卵巢肿瘤的治疗效果已日益改善。盆腔穿刺活检为治疗前提供组织学诊断和分型，且应用日益增多。

第3节　穿刺抽液与置管引流

超声对囊性病变或积液及含液体的扩张管腔具有良好的分辨率，加之具有无辐射、实时、简便等诸多优势，已成为穿刺抽吸与置管引流最常用引导的影像学手段。而超声引导穿刺抽吸与置管引流技术也是介入超声中最基本的技术之一，临床应用广泛。

一、基本理论

（一）技术原则

1.穿刺目标超声显像清晰

超声能清晰显示病理性积液区及其与周围组织器官的关系，这是超声引导下进行抽吸及置管引流的先决条件。在进行超声引导穿刺前，需先根据患者情况，将超声仪器频率、增益、深度等参数调节至最理想状态，并利用有效声窗，清晰显示病变区域及其周围组织结构，一方面确定穿刺入路，另一方面了解病变周围有无重要组织脏器，避免误穿损伤。

2.选择穿刺路径

避开肺、膈肌、大血管、胃肠道、胰腺等重要脏器，避免损伤而引起并发症。可利用彩色多普勒扫查穿刺路径，避开大血管。

选择最佳穿刺路线，减少对正常组织的损伤，同时提高穿刺准确性。

穿刺实质性脏器内的液性区，一般需要经过一段的正常组织进行穿刺，应避免积液外漏造成继发的医源性感染。

3. 实时超声引导和监测

整个穿刺过程需要在超声实时引导和监测下进行。根据穿刺前规划的穿刺路径，在超声引导下进行穿刺，实时监视穿刺针进针或引流管进管过程，观察针尖或管尖到达位置，判断针尖与液性区的关系，同时观察周围组织脏器的情况，及时预判可能引起的损伤，协助调整穿刺路径，避免并发症的发生。

(二)并发症及其处理

1. 疼痛

穿刺前进行局部麻醉，减轻术中患者疼痛感。术后出现疼痛者，若为轻微疼痛者无须处理，但对于疼痛较严重者，要考虑是否液体外漏刺激所致，需要进一步查明原因，并进行相应处理，必要时予以镇痛药。

2. 出血

因穿刺过程中损伤血管所致。若出血量少能自行吸收者无须特殊处理，对于较大血管损伤导致的出血，需要密切监测生命体征，必要时对损伤的血管进行介入性栓塞封堵。如为肝脏、脾脏等实质性脏器活动性出血，还可在超声造影引导下注射凝血药物或进行局部消融止血。严重者需要开放性手术进行止血。

3. 感染

由于无菌操作不严格或原有感染灶穿刺后扩散所致，还可能因引流管管理不善导致感染。对于合并感染者应进行全身及局部的抗感染治疗，必要时对继发的感染灶再进行穿刺抽吸或者置管引流。

4. 周围组织器官损伤

由于穿刺前没有详细评估穿刺入路，或者穿刺过程中由于没有监测到针尖或管尖位置，导致周围组织器官损伤。轻微损伤一般无须特殊处理，仅需密切观察；严重损伤可能需要进行相应的外科手术修补。

5. 脓液、胆汁、尿液等外漏

由于操作不当等原因导致脓液、胆汁、尿液等漏出到胸腹膜腔内，引起继发性的胸膜炎、腹膜炎。严重者可导致患者休克死亡，需及时进行穿刺引流，甚至外科手术处理。对于渗漏轻微，症状不明显者，可予以观察，并加强抗感染、支持治疗。

6. 穿刺或置管失败，引流管脱出

由于各种原因导致的穿刺或置管失败，可重新选择穿刺入路，或者采用其他导向方法重新进行穿刺，当穿刺成功后引流管脱出，可根据残存积液量的多少，决定是否需要再行穿刺或置管。

(三)临床评价

超声引导下穿刺抽液及置管引流是最常用的介入超声技术，可用于心包积液、胸腹腔积液、腹腔内脓肿或囊肿、胆道或泌尿系梗阻性病变等多种病变的诊断及治疗。具有以下显著优势：

1. 安全

超声具有良好的软组织分辨率，可清晰显示病变部位及周围组织结构；同时能实时引导和监视整个穿刺过程；再结合彩色多普勒血流显像，可避开较大的血管及其分支。因此，损伤及出血的发生率大大降低，严重并发症发生率仅为0.2%~8.3%。

2. 简便

超声仪相对较小，移动性好，适合在床边或ICU进行，对于危重患者可在床边进行各种超声引导穿刺或置管，避免搬动，方便随时抢救患者。

3. 经济

相对于其他影像学引导手段，超声引导穿刺费用较低，节省了医疗费用，患者依从性好；另外，超声设备价格相对较低，普及率较高，在基层医院也可顺利开展，从而有利于医疗资源的优化配置。

4. 有效

超声引导下进行各种穿刺抽吸及置管引流的成功率高；实时超声引导下可准确进行穿刺，避开危险部位，提高穿刺置管的成功率。

5. 无辐射

虽然CT及DSA引导下穿刺同样可行，并可定位引流管位置及液性区或管道内病变情况，但对医生及患者均产生电离辐射，限制了其应用，而且增强CT不是实时影像；DSA又缺乏软组织分辨力，因此并不是最理想的影像学引导手段。超声能克服上述不足，因此应用更为广泛。

(四)超声造影在穿刺抽吸与置管引流中的应用进展

1. 经静脉超声造影

通过外周静脉注入超声造影剂，可判断目标病灶及周围器官或组织内的血流灌注情况，鉴别普通超声难以判断的积脓或积血的低回声与实性组织的低回声，确定是否需要穿刺，即确定穿刺适应证；同时还能显示病灶周围供血血管分布情况，从而避开危险部位，提高穿刺及引流效果，降低出血风险。

2.经腔道超声造影

经腔道内超声造影是通过各种引流管注入稀释的超声造影剂，观察造影剂的分布情况。造影剂浓度一般稀释为1:300~1:200，用量根据具体观察目的及观察目标的范围而定，通过经腔道超声造影检查，可准确观察引流管位置。评估腔道内或积液内有无分隔及相互有无交通等情况，制定置管策略，引导穿刺隐匿目标，判断引流效果，评价能否拔除引流管等，从而达到类似于采用碘造影剂X线造影的效果。但与X线造影相比，经腔道内超声造影无辐射性，操作简便易行，可在床边及术中应用，还可采用基波与谐波混合显示模式，同时显示周围组织及器官的解剖信息，故更具有推广应用的前景。

二、胸腔积液、心包积液引流

胸腔积液：由各种病因导致胸膜腔内出现过多的液体称为胸腔积液，俗称胸水，原因多样，以炎症感染最为常见。化脓性病灶累及胸膜或破裂入胸腔可导致脓胸；外伤、胸膜肿瘤、肺肿瘤可引起血性胸腔积液；因淋巴液渗出导致乳糜性胸腔积液；因低蛋白血症、右心衰竭导致漏出性胸腔积液；由于膈下脓肿、急性胰腺炎或邻近胸腹腔脏器手术后导致的反应性胸腔积液。

心包积液（PE）：心包腔内液体增多超过50mL时，临床上称为心包积液，常见病因为感染性，以结核感染最为常见；也可为非感染性，如肿瘤、外伤、尿毒症、系统性红斑狼疮、甲状腺疾病、急性心肌梗死、心功能不全、自身免疫性疾病等。根据渗出物的性质可分为浆液性、纤维性、化脓性、出血性、粘连性等。

临床上X线、CT检查常能做出胸腔及心包积液的诊断，但超声对少量心包积液和胸腔积液的检出更为灵敏，且简便无辐射损伤，同时可在超声引导下进行心包及胸腔穿刺引流积液，因此，成为临床最为常用的微创诊治手段。

（一）适应证

原因不明的中少量心包积液或胸腔积液需要明确性质时可采用定位穿刺抽液诊断。

大量心包积液或急性心脏压塞时，可行超声引导心包穿刺置管引流，减少积液量，缓解心包压力，解除心脏压塞。

肿瘤性胸腔积液或心包积液需要进行药物灌注治疗时，可行超声引导胸腔或心包穿刺置管引流建立重复用药通路。

心包积液或胸腔液体稠厚（如脓液等），穿刺抽吸不能成功时，可行超声引导穿刺置管引流，以取得较好的治疗效果。

对于包裹性胸腔积液、中量或大量血胸、脓胸及癌性胸腔积液等需要多次重复抽液或注药治疗者可行超声引导胸腔置管引流。但当血胸胸腔内出现血凝块或脓胸脓液异常稠厚时需依靠外科手段胸腔闭式引流。

（二）禁忌证

超声观察积液不明显或穿刺路径有重要结构难以避开时应视为相对禁忌证，有严重出血倾向及凝血机制障碍者应视为禁忌证。

（三）术前准备

1.器具准备

彩色多普勒超声仪和穿刺架。18G PTC针。5mL注射器。0.032'~0.035'导丝。6~8F、长10~15cm的扩张器。引流导管。引流袋。无菌探头套和穿刺消毒包。

2.患者准备

术前常规检查血常规、凝血常规、流行病学检查、心电图检查，符合基本条件。

对患者做好术前解释工作，让患者充分了解穿刺相关的获益和风险，并签署知情同意书。

对特别紧张的患者，可给予适量镇定药物，配合治疗顺利进行。

（四）心包积液超声半定量判断

1.少量心包积液

积液量<200mL。无回声区仅出现在左心室后壁之后或右心室前壁之前较小范围的心包腔内，左心室后壁后方无回声区舒张期宽度<1.0cm。

2.中量心包积液

积液量200~500mL。无回声区出现在左心室后方并且连续地分布于外侧、心尖部和前方，左心室后壁后方无回声区舒张期宽度1.0~2.0cm。

3.大量心包积液

积液量>500mL。更宽的无回声区连续地分布于心室后方、外侧、心尖部和前方，左心室后壁之后无回声区舒张期宽度>2.0cm，可出现心脏摆动现象。

(五)操作方法(图10-3-1和图10-3-2,视频10-3-1至视频10-3-4)

1. 基本操作方法

确定心包或胸腔积液的范围、流动性和包裹情况。

胸腔积液穿刺可采用坐位,腹侧朝椅背并双臂置于颌下。从后背肋间隙穿刺进针。年老病重者可采用半卧位或侧卧位,从腋后线或腋中线水平肋间进针。心包积液穿刺可采用坐位或半卧位。

胸腔积液穿刺点宜选择在积液区的下部或液层最厚处,测量进针深度,穿刺前应用彩超避开肋间大血管,心包穿刺点常规选择剑突下穿刺点,剑突下与左肋缘相交的夹角处,也可选择心前区穿刺点,位于左侧第5~6肋间隙。

常规消毒、铺巾,穿刺点局部用2%利多卡因注射液浸润麻醉。

穿刺针进达胸腔或心包腔时,嘱患者屏气避免咳嗽及急促呼吸。密切注视针尖位置,防止进针过深。

少量液体抽吸不置管引流时可边抽吸边缓慢向外退针,以免胸腔积液减少后穿刺针损伤复张的肺组织。

2. 导丝法

中到大量积液时胸腔穿刺可采用导丝法进行。

首先在超声引导下将穿刺针刺入胸腔或心包腔液性区中,回抽见积液后拔出针芯(部分引流套装无需拔出针芯可直接下导丝),将引流管导丝经穿刺针鞘插入体内。

退出穿刺针鞘,将导丝一端留在胸腔或心包腔内,再沿导丝插入扩张管扩张胸壁通道,最后将引流管顺导丝置入胸腔或心包腔内。

拔出导丝后接水封瓶或引流袋引流,为维持置管引流通畅,引流管应置于胸腔积液的低水平位。

3. 一步法

某些特殊情况如胸壁过于肥厚或二步法失败时也可采用一步法(套管法)完成。

在穿刺点局麻之后,用刀尖切小口,在超声实时引

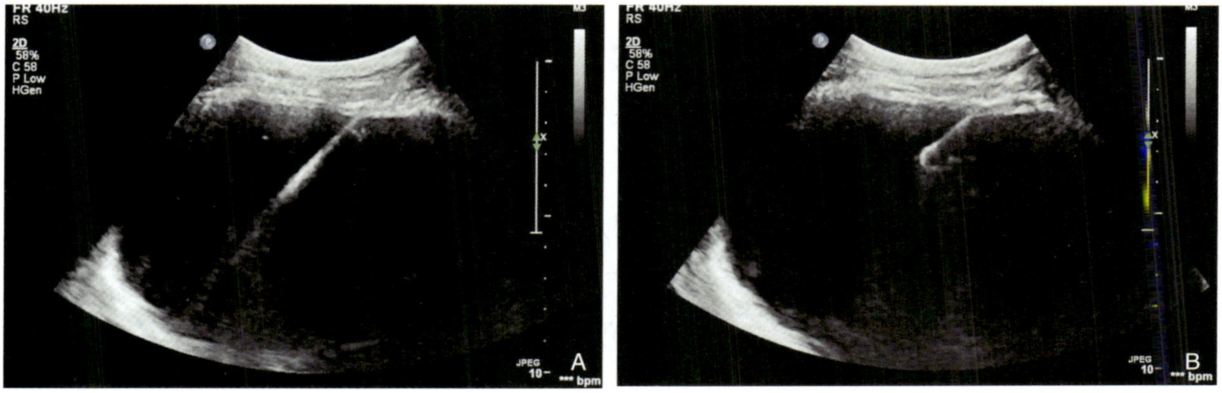

图10-3-1 胸腔积液穿刺引流。(A)穿刺针置入;(B)导丝置入。

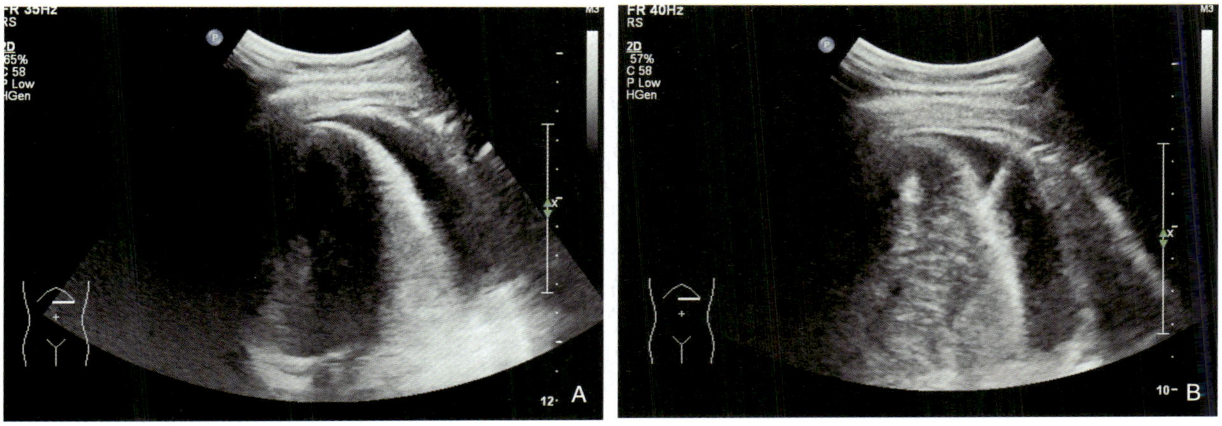

图10-3-2 (A)胸腔积液穿刺引流前;(B)胸腔积液穿刺引流。

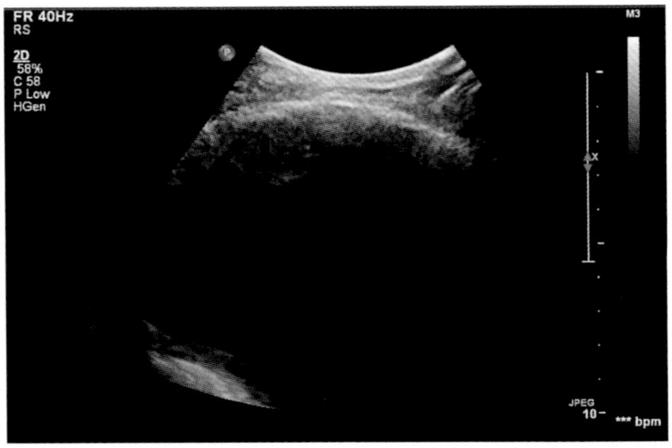

扫码观看高清视频

视频 10-3-1 胸腔积液置管引流。超声引导下将穿刺针经皮穿刺入胸腔液性区中。

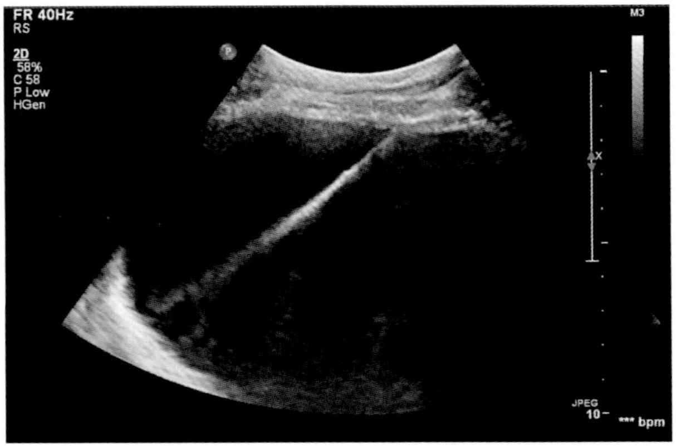

扫码观看高清视频

视频 10-3-2 胸腔积液置管引流。将 0.032′导丝经穿刺针鞘插入胸腔液性区内。

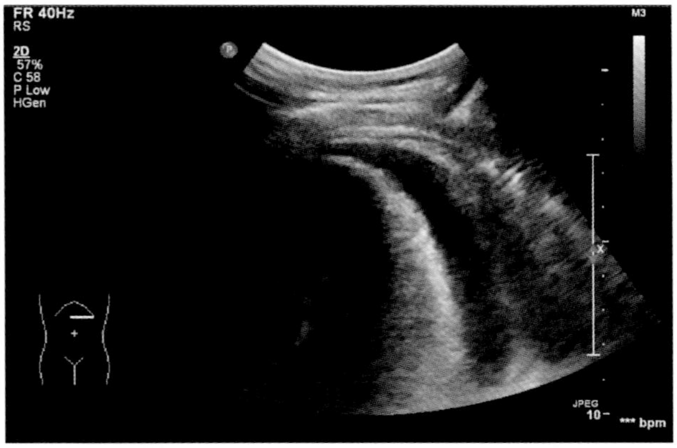

扫码观看高清视频

视频 10-3-3 心包积液置管引流。超声引导下将穿刺针刺入心包腔液性区中。

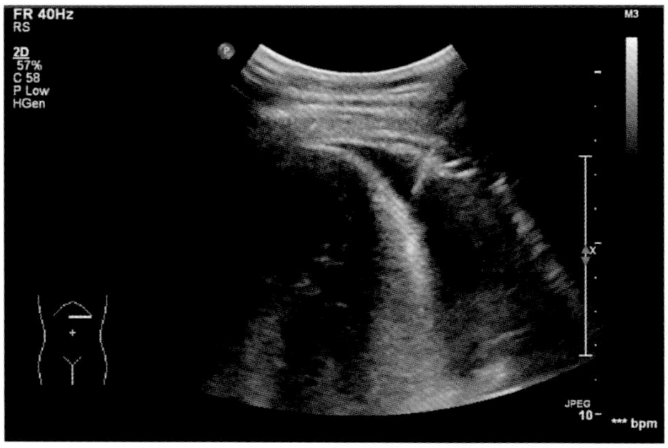

扫码观看高清视频

视频 10-3-4 心包积液置管引流。将 16G 引流管沿 0.032′导丝置入心包腔液性区中。

导下将6~8F引流导管、穿刺针鞘、针芯三者一并经胸壁刺入胸腔或心包腔内液性区内。

拔出针芯用注射器从针鞘抽吸到液体即可逐步向外退出针鞘，同时将针鞘外的引流管向内推送。

最后引流管头端卷曲于胸腔或心包腔，完成置管引流。

在病情紧急需要尽快引流液体减轻时，一步法简化了置管流程，尤其适用于胸壁较厚穿刺途径较长，包裹性积液伴胸膜增厚者或急诊患者。

(六)技术要点

注意进针方向，尤其积液量少时防止误伤肝、脾、肾、横膈。

穿刺应在患者屏气状态下进行，穿刺中出现剧烈咳嗽时应立即拔针，防止并发症，待平静呼吸后行再次穿刺。

从后背穿刺时进针点选择从肋骨上缘进针，进针前用彩色多普勒超声检查穿刺路径有无肋间动静脉。

胸腔积液穿刺抽液时，在进出针及更换注射器时，应封堵针管，以防止气体进入胸腔。穿刺针鞘头端为尖头时应实时观察针尖在胸腔积液内的位置，当液体减少时逐步退针，避免损伤肺表面造成气胸。

大量胸腔积液抽液或引流时，首次不超过500~800mL，观察无不良反应下可继续引流，每日不超过1000mL。

左侧胸腔积液与心包积液的鉴别诊断：当左侧胸腔中到大量积液时，胸腔液体包裹整个心脏，而心脏超声探头声束较窄，整体观差，易将胸腔大量积液误诊为左心室后壁之后的心包积液，需要注意区别。

(七)并发症及处理

心包及胸腔穿刺的常见并发症主要为气胸、咯血、血胸、肋间血管损伤、误伤其他脏器等。

1. 少量气胸

肺压缩在20%以下可严密观察并给予吸氧等保守治疗，一般会自行吸收。

2. 较大气胸量

患者呼吸困难，则需要穿刺胸腔抽气或闭式引流。

3. 穿刺后出现各种原因导致的出血征象

应严密观察出血量及出血部位，以内科保守治疗为主，活动性出血无缓解时，再采取外科手段止血。

4. 胸膜反应

出汗、心率和心律变化，穿刺过程中应密切观察患者的生命体征，如发生迷走性低血压反应，应立即停止穿刺，将患者平卧，并给予吸氧及补充10%葡萄糖500mL。必要时皮下注射1:1000肾上腺素0.3~0.5mL，防止休克等。

三、腹腔内脓肿治疗

肝脓肿是腹腔内较常见的脓肿，是肝脏严重感染性病变，其中细菌性肝脓肿常为多种细菌所致的混合感染，占肝脓肿的80%以上；阿米巴性肝脓肿和真菌性肝脓肿都低于10%。肝脓肿在糖尿病患者、老年体弱者中多发，以发热、肝区胀痛、白细胞升高为主要临床表现。若不积极治疗，死亡率较高。传统治疗包括内科药物治疗及外科手术。前者治疗时间较长、治愈率较低；后者创伤较大、有较高的手术并发症发生率和病死率。随着超声介入技术的不断发展，超声引导下经皮穿刺和置管引流已成为治疗肝脓肿的首选技术，因其具有操作简便、治愈率高、创伤小、并发症少等优点，在临床广泛应用，尤其对年老体弱、不能耐受手术的肝脓肿患者尤为适用。

(一)适应证与禁忌证

1. 适应证

直径>3cm的含液肝脓肿。

2. 禁忌证

凝血功能异常，有出血倾向。患者一般情况差、不能耐受或无法配合。病灶未完全液化。

(二)术前准备

1. 器具准备

彩色多普勒超声仪和穿刺架。18G PTC针。5mL注射器。0.032′~0.035′导丝。6~8F、长10~15cm的扩张器。引流导管。引流袋。无菌探头套和穿刺消毒包。

2. 患者准备

术前常规检查血常规、凝血常规、流行病学检查、心电图检查，符合基本条件。

对患者做好术前解释工作，让患者充分了解穿刺相关的获益和风险，并签署知情同意书。

对特别紧张的患者，可给予适量镇定药物，配合治疗顺利进行。

(三)操作方法(图10-3-3，视频10-3-5和视频10-3-6)

根据病灶位置选择相应的体位，超声扫查选择安全的穿刺点和穿刺路径。在可能的情况下尽量选择肝裸区穿刺。常规消毒，局部麻醉。手术刀于皮肤进针处切2mm小口。

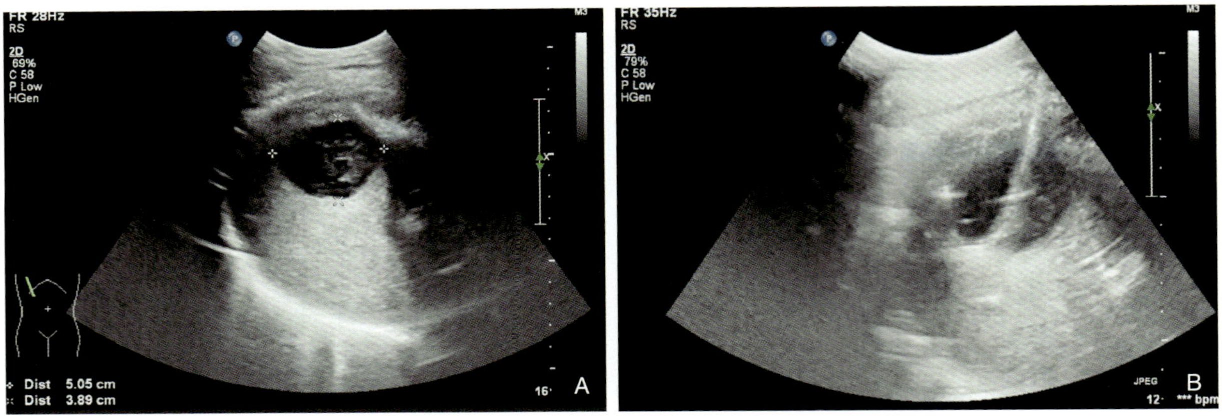

图 10-3-3 (A)腹腔内脓肿声像图；(B)腹腔内脓肿穿刺。

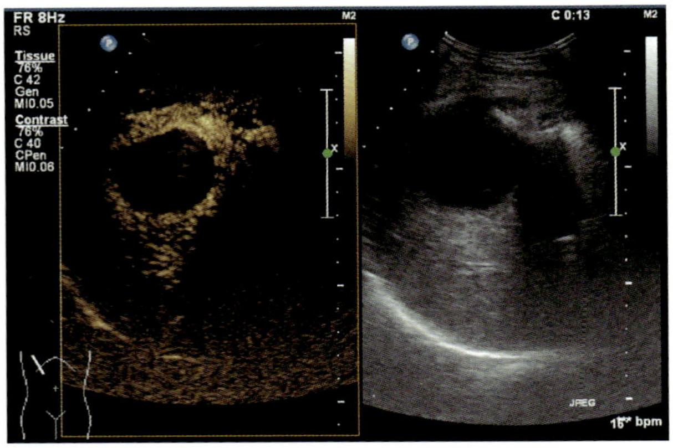

扫码观看高清视频

视频 10-3-5 肝脓肿置管引流。超声造影显示肝脓肿内无造影剂进入，无明显分隔及实性增强区域。

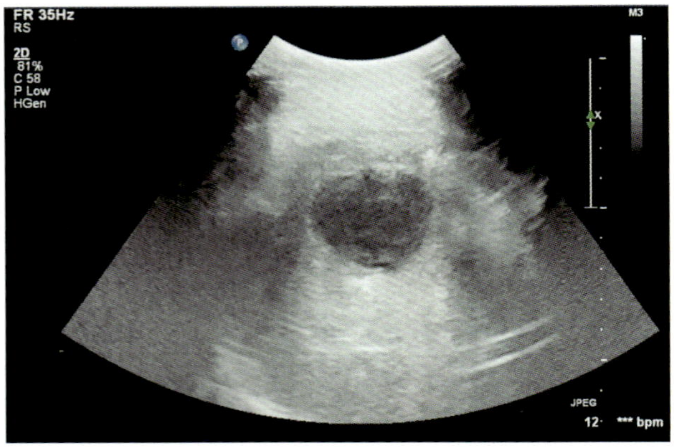

扫码观看高清视频

视频 10-3-6 肝脓肿置管引流。将 8F 引流管顺沿 0.032′导丝置入肝脓肿内。

实时超声引导下穿刺。进针时嘱患者屏住呼吸，避开彩色多普勒血流处，将 18G PTC 引导针快速刺入脓腔，并保持针尖在脓肿中部，抽出脓液后置入导丝，退出引导针，扩张管扩张针道，置入引流管，退出导丝，拉紧引流导管固定线使前端不易脱出。

接注射器抽吸，若抽吸通畅，则直接接引流袋固定；若抽吸不通畅，则调整引流导管位置至抽吸通畅后再接引流袋固定。

如脓液较稠难以引流出，可用少量甲硝唑溶液反复冲洗。也可注入适量的糜蛋白酶促进液化，隔日再冲洗。

每天用甲硝唑氯化钠注射液反复冲洗脓腔 2~3 次，且于脓腔内留置一定量甲硝唑氯化钠注射液。并根据细菌培养的结果，辅以敏感的抗生素治疗。

(四)注意事项

选择穿刺引流路径时必须避开血管和胆管。

对张力较大的脓肿，进针后应迅速抽吸减压，以免脓液流入腹腔。

冲洗时注入的液体量不可多于抽吸出的脓液量以免脓肿破裂。

(五)并发症

超声引导穿刺置管引流的并发症较少。可能的并发症有：

1. 感染

扩散脓液进入腹腔或胸腔造成腹膜炎或胸膜炎。也可能在冲洗时出现静脉反流引起菌血症。

2. 出血

肝脏撕裂或患者凝血功能异常，可引起大量出血。穿刺时禁忌患者咳嗽或深呼吸。

3. 胆漏

当脓肿距较大的胆管或胆囊时，穿刺可能误伤。

(六)临床评价

超声引导下经皮穿刺置管引流治疗肝脓肿使肝脓肿患者的预后有了明显的改善，以往文献报道直径<5.0cm的肝脓肿首选超声引导下穿刺抽吸治疗术。直径>5.0cm的肝脓肿则采用超声引导下经皮穿刺置管引流术。但也有学者主张能置管者尽量置管，以减少多次穿刺抽吸带来的风险，减少并发症的发生。超声引导下经皮穿刺置管引流治疗肝脓肿具有操作简便、临床疗效可靠、创伤小、并发症少、复发率低等优点，是一种安全便捷、经济有效的肝脓肿治疗方法，值得推广。

四、经皮肾盂穿刺造瘘术

超声引导经皮肾盂穿刺造瘘术(PCN)是指在超声引导下应用穿刺针经皮穿刺肾集合系统，并置入导管引流，使梗阻或损伤以上尿路得以减压或改道的一种治疗方法。

(一)适应证

急性上尿路梗阻。

肾盂积脓进行减压、引流、冲洗和药物治疗。

外伤、手术所致输尿管损伤，尿外渗或尿瘘形成。

恶性肿瘤、腹膜后纤维化等压迫上尿路导致梗阻。

移植肾出现的血肿、输尿管狭窄、肾盂积水或积脓。

为经皮肾镜等进一步的检查和治疗开辟通道。

向集合系统内注药溶石或肿瘤化疗。

出血性膀胱炎尿流改道。

(二)禁忌证

1. 绝对禁忌证

难以纠正的严重凝血功能障碍。

严重心脏疾病和肺功能不全，无法耐受治疗或不能配合者。

无安全穿刺路径。

2. 相对禁忌证

多发肾盏结石。

难以控制的高血压和糖尿病。

极度肥胖，腰部皮肾距离过大，建立皮肾通道困难。

服用阿司匹林、华法林等药物者，需停药1周。

如患者合并严重的代谢失调、高钾血症、代谢性酸中毒应予纠正，以免治疗中出现心律失常或心脏停搏等。

(三)操作前准备

1. 患者准备

常规检查血常规、凝血功能、流行病学检查、肝肾功能、电解质及血型等。

尿路影像学检查(包括超声、X线尿路造影、CT、MRI等)明确病肾和上尿路的一般状态(位置、外形、大小、肾盂和输尿管有无积水、梗阻部位及程度等)，预估可能发生的严重并发症，准备相应的急救药物，必要时备血。

年龄大于50岁或有明确心脏病病史者需检查心电图。

高血压、糖尿病患者术前控制血压、血糖水平。

术前常规应用止血药及抗生素。

2. 医生准备

术前对积水肾进行全面超声检查，了解肾积水程度、肾实质厚度及血供情况、毗邻组织结构等，选择皮肾距离最短、能避开大血管及周围脏器且利于器械到达肾盂目标区域的进针路线。

告知患者及家属手术风险及术后可能产生的并发症，并签署手术知情同意书，尤其是年龄大于50岁的患者应考虑可能诱发心脑血管意外，危及生命。

3. 仪器设备和器械

彩色多普勒超声仪和穿刺架。18G PTC针。5mL注射器。0.032″~0.035″导丝。6~8F、长10~15cm的扩张器。8~10F猪尾引流导管。引流袋。无菌探头套和穿刺消毒包。

(四)操作方法(图10-3-4，视频10-3-7和视频10-3-8)

1. 操作路径与体位选择

穿刺点及路径选择超声引导下根据显示的集合系统扩张程度、肾实质厚度，选择在肾外侧后方中、下肾

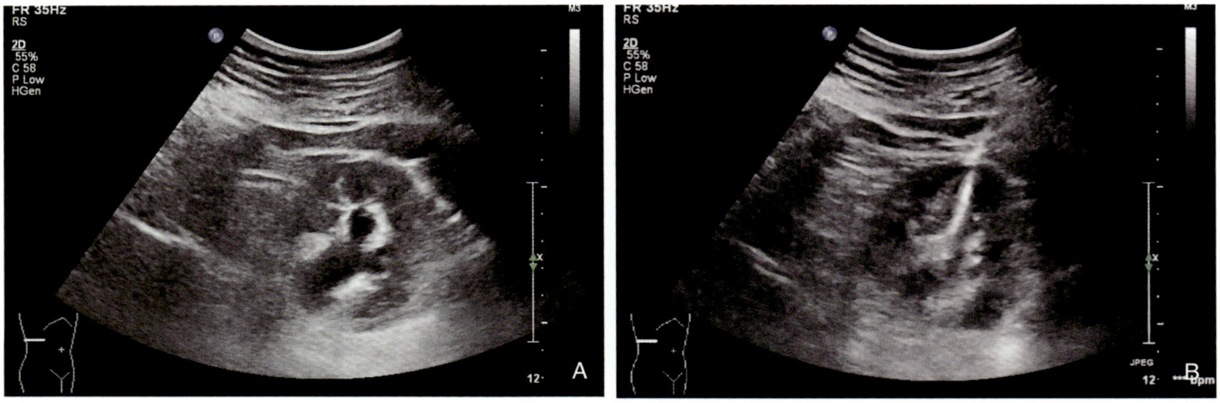

图10-3-4 (A)肾盂积液声像图;(B)经皮肾盂穿刺造瘘术。

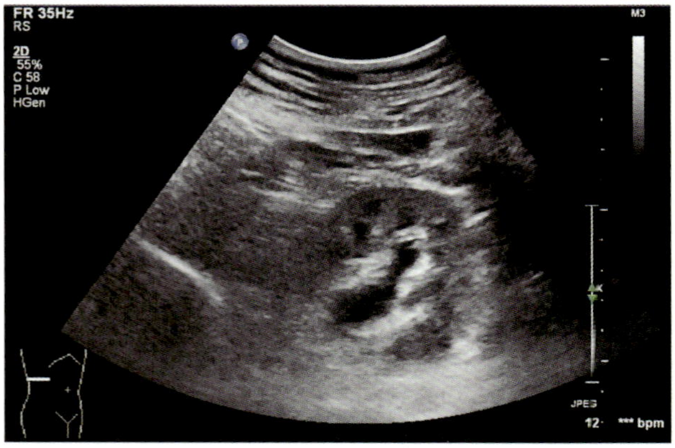

扫码观看高清视频

视频10-3-7 肾盂造瘘。超声引导下18GPTC穿刺针经皮穿刺入扩张的中下肾盏。

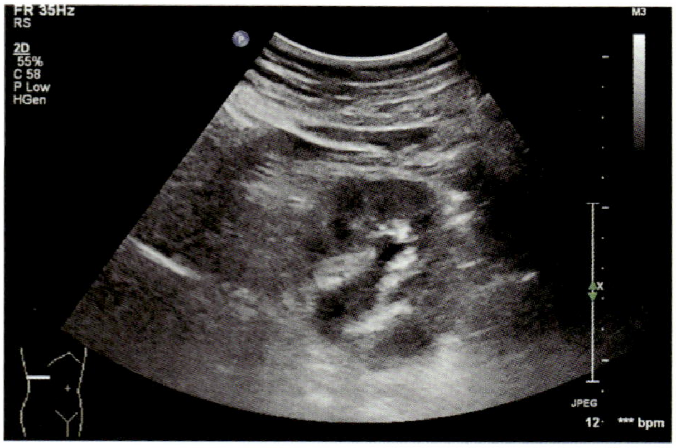

扫码观看高清视频

视频10-3-8 肾盂造瘘。沿穿刺针鞘将0.032′导丝置入肾盂。

盏区域,穿刺针通过肾盏或肾盂与漏斗部交界处穿刺。穿刺路径必须注意避开肝、脾、结肠及胸膜腔。

体位选择患者取侧卧位或俯卧位,用软枕垫高对侧腹部。

2.操作流程

(1)局部消毒和麻醉。常规消毒铺无菌巾,超声扫查再次定位,2%利多卡因对穿刺点进行局部浸润麻醉,尖刀片做2~3mm皮肤切口。对于特殊患者可选用连续硬膜外麻醉或全身麻醉,例如婴幼儿。

(2)置管方法

- 导丝法(二步法):超声引导18G PTC穿刺针经皮刺入扩张的中下盏,拔出针芯,见尿液流出后沿针鞘置入导丝,置入导丝后拔出针鞘,用扩张器扩张针道,沿导丝插入引流管后拔出导丝,确定引流管位置满意且通畅后缝合固定引流管,接引流袋。
- 套管针法(一步法):超声引导将套管针直接插入扩张的肾盂,拔出针芯,见尿液溢出,向前推送套管,放入适当位置后将穿刺针拔出,确定引流管位置满意且通畅后缝合固定引流。

(五)技术要点及注意事项

1.技术要点

应用彩色多普勒可有效避免肾实质血管损伤。

进针点选择位于肾外侧偏后的Brodel无血管区肾脏节段动脉之间无侧支循环，在肾脏的凸缘侧后1cm处即前后层肾叶的分界线属于相对无血管区，称为Brodel线，俯卧位时Brodel线的位置与冠状切面夹角为50°~70°。

避免直接穿刺肾盂，通过肾盏进入肾盂可显著减少血管损伤、尿外渗、引流管脱落。

进针点宜选择位于第12肋下方，对少数需经12肋以上肋间进针者需注意避开胸膜腔，防止气胸、血胸的发生。

对于肾盂积脓患者，应注意穿刺动作轻柔，穿刺通道建立后要及时减压，避免引起肾盂内压急剧增加使脓液反流入血，导致脓毒血症。

进针时应一次到位，尤其套管针法操作要尽量一次置管成功。

2.注意事项

导丝的选择：软质导丝具有柔软、不易损伤肾实质及血管的特点，但其导向性差；硬质导丝相对质硬，易损伤肾脏及血管，但导向性好。在临床操作中可根据实际情况选择不同材质的导丝。

双侧肾积水时的选择：一般不做双侧肾同时穿刺造瘘；双侧肾积水程度较重时，宜先穿刺积水程度相对较轻或梗阻发生较晚的肾，以挽救可能尚未完全丧失功能的肾；双侧肾积水程度较轻时，宜先穿刺积水相对较重的肾，以减轻积水对肾功能的损害。

置管过程中如果出现较多出血，要积极查找出血原因并给予相应处理，而不能贸然拔出引流管。

重度积水尿量大于1000mL时应分次引流，以免腹压骤然降低引起不适，梗阻肾的突然减压还可能出现尿量增多，注意术后及时纠正水电解质紊乱。

对需长期置管引流者，必须注意保持引流管通畅无菌，引流不畅时可用适量生理盐水冲洗。每2~3个月需更换引流管。

3.临床意义

肾积水是泌尿系统及其邻近脏器病变引起输尿管梗阻造成的，继而引起疼痛、感染、败血症及肾功能异常，严重的可导致肾衰竭。临床上常见治疗肾积水的方法是经膀胱镜逆行输尿管插管引流，该方法对尿道损伤较大且经常引流失败，此时超声引导PCN是有效方法；另外，出血性膀胱炎时需要PCN使尿流改道，移植肾有时亦需要PCN进行诊断性治疗。随着泌尿外科内镜技术的发展，PCN由解决肾盂引流发展到经皮肾造瘘碎石、取石，通过肾造瘘引流，可在体外冲击波碎石的治疗中进行造影检查，确定结石的位置，而留置的引流管可使治疗后的碎石容易排出体外，不仅避免碎石堵塞输尿管，又能进行再次经皮肾造瘘口碎石治疗，成为结石治疗中的辅助手段。超声引导PCN为泌尿系统疾病的微创治疗开辟了新的途径。

五、经皮经肝胆管穿刺置管引流

经皮经肝胆管穿刺置管引流术(PTCD)是在影像引导下穿刺进行胆管引流用于治疗胆道梗阻性疾病的方法。

(一)适应证

临床各种良恶性病变引起的梗阻性黄疸，需行外科术前胆道减压或姑息性胆道引流。

胆道梗阻合并急性胆管炎需减压引流，尤其对不能手术的高龄、高危患者。

恶性病变引起胆道梗阻，手术无法切除，需要引流减轻黄疸。

为后续介入治疗如胆道支架置入和胆道腔内治疗建立通道。

(二)禁忌证

无绝对禁忌证，相对禁忌证需与外科医生共同评估风险与获益：

- 严重出血倾向，经治疗凝血功能得不到纠正。
- 大量腹水。
- 穿刺路径上有明确的肝肿瘤或血管畸形。
- 伴有严重心肺疾病或多器官功能衰竭的患者。
- 患者无法制动或控制呼吸配合穿刺。

(三)操作前准备

1.患者准备

术前常规检查血常规、凝血功能、流行病学检查、肝功能、心电图等。

纠正凝血功能异常。

术前禁食4~8小时。

急性化脓性胆管炎通常伴有高热、脱水症状，术前应快速静脉滴注加有抗生素和肾上腺皮质激素的液体，如有低血压应予以纠正。

2.医生准备

了解影像学检查结果，包括彩超、CT、MRI，全面了解肝脏系统情况。

超声全面扫查肝脏，选择相应穿刺部位及进针路径。

向患者说明治疗的必要性、方法、适应证和禁忌证，可能出现的并发症和不良反应及处理措施，取得患者及其家属的知情和同意，消除患者紧张情绪。

3. 设备及仪器

彩色多普勒超声仪和穿刺架。18G PTC针。5mL注射器。0.032″~0.035″导丝。6~8F、长10~15cm的扩张器。8~10F猪尾引流导管。引流袋。无菌探头套和穿刺消毒包。

(四)靶胆管与体位的选择

1. 靶胆管的选择

超声扫查了解肝内外胆管扩张程度及其走向，选择有一定长度且内径大于4mm的胆管作为靶胆管。

穿刺路径应视具体情况而定，通常首选左肝外下支胆管，其次是左外上支或右后(前)下支肝内胆管。

双侧肝内胆管扩张且相通时行一侧引流，双侧肝内胆管扩张但互不相通时，左右肝内胆管分别穿刺引流。

2. 体位选择

穿刺左肝内胆管或右前叶肝内胆管时采取仰卧位，穿刺右后叶肝内胆管时采取右前斜位。

(五)操作方法

1. 局部消毒和麻醉

常规消毒铺无菌巾，消毒范围超过整个体表投影区，超声扫查再次定位，2%利多卡因对穿刺点进行局部浸润麻醉至肝被膜，尖刀片做2~3mm皮肤切口。

2. 置管方法

(1)Seldinger法(二步法)超声引导。18G PTC穿刺针经皮经肝穿刺进入靶胆管，拔出针芯，见胆汁流出后沿针鞘置入导丝，若未见胆汁流出可用5mL注射器抽吸，抽出胆汁证明穿刺针位于胆管内，置入导丝后拔出针鞘，用扩张器扩张针道，沿导丝插入引流管后拔出导丝，确定引流管位置满意且通畅后缝合固定引流管，接引流袋(图10-3-5，视频10-3-9和视频10-3-10)。

(2)套管针法(一步法)超声引导将套管。针直接刺入靶胆管，见胆汁后，向前推送套管，放入适当位置后将穿刺针拔出，确定引流管位置满意且通畅后缝合固定引流管，接引流袋(图10-3-6，视频10-3-11)。

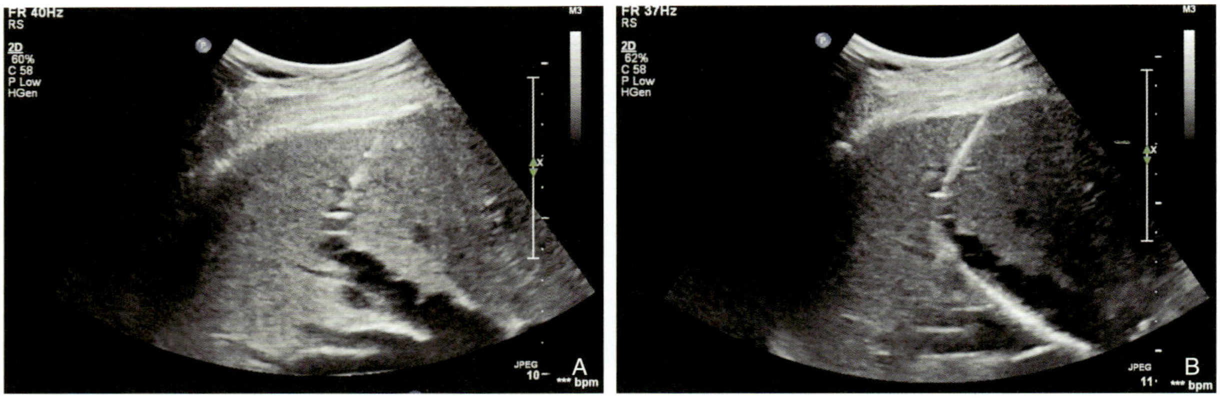

图10-3-5　二步法经皮经肝胆管穿刺置管引流。(A)穿刺置入；(B)导丝置入。

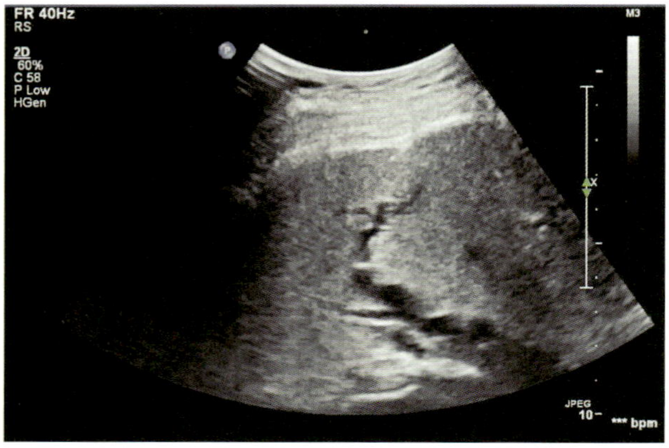

扫码观看高清视频

视频10-3-9　PTCD(二步法)。超声引导下18G PTC穿刺针经皮经肝穿刺进入靶胆管。

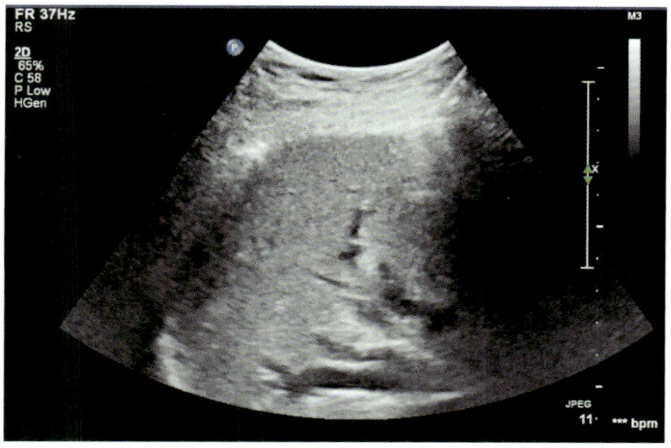

扫码观看高清视频

视频 10-3-10 PTCD(二步法)。将8F引流管沿0.032′导丝置入胆管内。

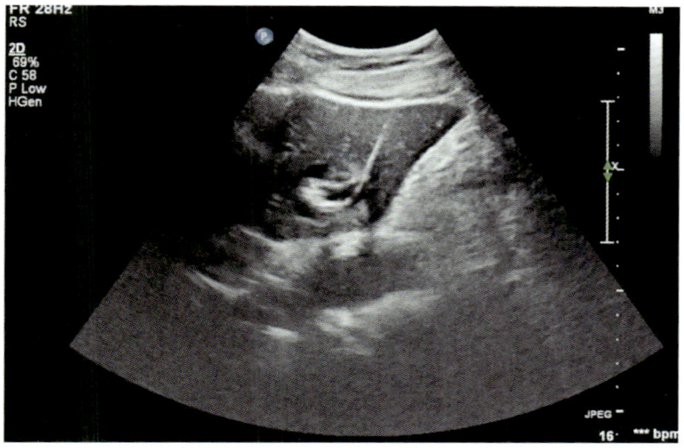

图 10-3-6 一步法经皮经肝胆管穿刺置管引流。

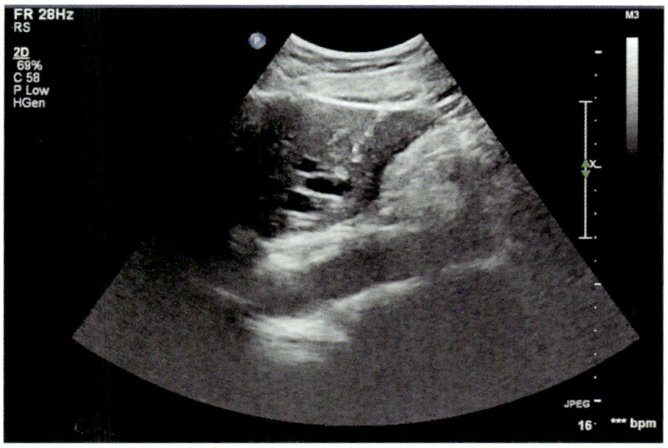

扫码观看高清视频

视频 10-3-11 PTCD(一步法)。超声引导下将套管针(含6F钛合金引流管)刺入靶胆管内。

(六)技术要点及注意事项

1.技术要点

选择适合的靶胆管。

二级以上分支胆管,容易显示且距离皮肤较近。

穿刺路径无大血管和肿瘤。

二步法选择靶胆管内径大于4mm,一步针法选择靶胆管内径大于8mm。

穿刺针与胆管长轴的夹角要适当,一般在60°~70°为宜,针尖斜面朝向肝门。进针角度过大容易穿透胆管对侧壁,也不利导丝的置入。

局部麻醉应达肝被膜,局麻的方向应与穿刺进针方向一致,麻醉要充分,避免穿刺时患者因疼痛无法配合。

穿刺过程中偶有超声显示穿刺针尖已进入胆管而回抽未见胆汁情况,出现此现象的原因是容积效应,针尖并未真正进入胆管,改变探头方向可辨别。解决方法是显示靶胆管后轻轻侧动探头,在靶胆管显示最清晰时调整进针方向再行操作,同时应仔细体会穿刺针进入胆管时的突破感。

尽可能减少进针次数,避免误伤大血管,重新穿刺时针尖不必退出肝包膜。

导丝法放置引流管时要求患者平静呼吸，保持导丝平直，以免深呼吸时皮肤与肝之间产生错动移位并使导丝打折，导致置管失败。

2. 注意事项（图 10-3-7，视频 10-3-12）

完备术前检查，包括影像学检查和实验室检查，凝血酶原时间延长超过正常对照的1/2，血小板低于50×10^9/L，有严重出血倾向者应暂停穿刺。急性化脓性胆管炎时除外，是否紧急穿刺引流需要与外科医生共同评估决定。

严禁穿刺肝外胆管，尽量不穿刺左右肝管，因为从声像图上看似左右肝管在肝内，但实际上很可能位于肝实质外，穿刺后极易发生胆漏。

右肝引流通常不选择右前（后）上支胆管，除非有把握穿刺路径能避开胸膜腔。

引流管尽可能在胆管内保留一定的长度（至少应大于5cm）。

穿刺左外下支胆管时，通常左外下支门静脉位于胆管前方，尤其在胆管扩张不明显时，穿刺针要避开门静脉，以免出现胆道出血及胆管门静脉瘘。

靶胆管扩张不足8mm或距离皮肤较远时，使用二步法置管把握性更大。

治疗后卧床休息24小时，密切观察患者症状和生命体征。

引流管猪尾部分的适度固定与引流管的皮肤固定同样重要。增加腹带的保护可避免引流管被外力牵出。

带管期间避免剧烈咳嗽，因膈肌和肝脏的大幅度运动，可能会将引流管自肝内胆管逐步牵出，最终导致引流管脱出至肝外腹腔内。

每日详细观察和记录引流胆汁的量、胆汁性状及是否混有血液，引流量突然减少应警惕引流管堵塞或脱出，需进行胆管造影了解引流管通畅情况，必要时插入导丝通管或更换导管。

（七）并发症及其预防与处理

超声引导PTCD能实时监测穿刺和置管的整个过程，彩超可清晰地分辨出胆管和血管，其穿刺安全性较X线引导的PTCD显著提高。

1. 常见并发症

（1）出血。主要包括腹腔内出血和胆道内出血。腹腔内出血较少见，一个重要的原因为穿刺损伤肝内血管后而置管失败，血液经肝脏的穿刺路径不断流入腹腔。如果仅仅是18G PTC针造成的出血通常不需处理；如果是8~10F引流管置管失败造成的出血，需要给予止血药物并密切观察，必要时采取肝动脉栓塞等处理方法。胆道内出血主要是穿刺过程中损伤血管，血管内的压力较大，血液沿穿刺路径流入胆道，在声像图上表现为原透声好的胆管内突然出现雾状高回声。处理方法为重新选择另一根靶胆管引流，出血通常能够自行停止。

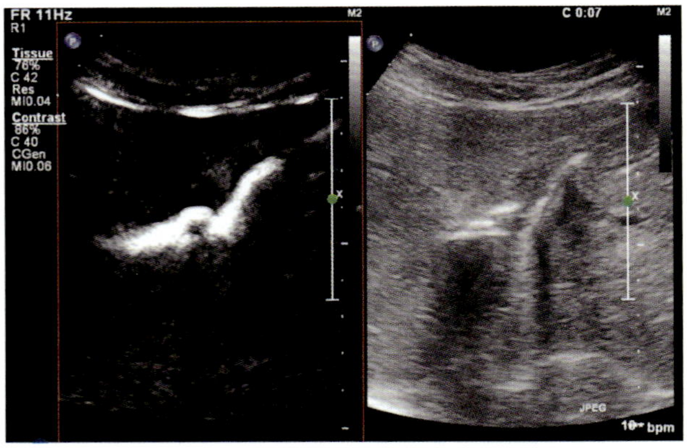

图 10-3-7 经皮经肝经胆管注入声诺维。

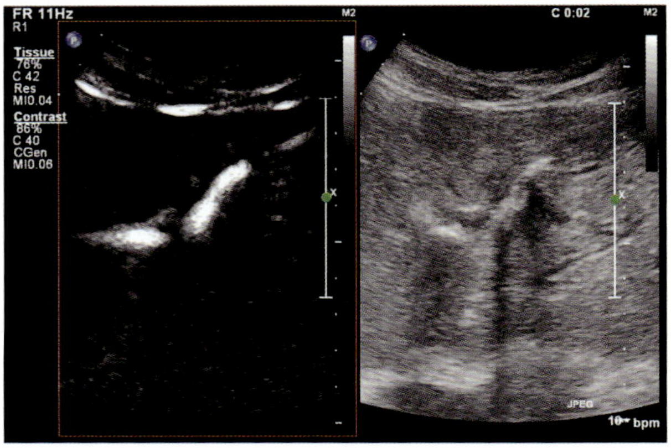

扫码观看高清视频

视频 10-3-12 PTCD（一步法）。引流管内注入超声造影剂显示胆管内可见造影剂填充，明确引流管位于胆管内。

(2)胆漏、胆汁性腹膜炎。胆漏多由置管失败引起,胆汁经穿刺路径漏入腹腔引起胆汁性腹膜炎,除有明显的腹痛外还可引起腹腔感染甚至腹腔脓肿。随着穿刺技巧的提高和经验的积累,治疗过程中出现胆汁漏的概率已很小,主要是由于治疗后短期内引流管脱落造成。由于胆道梗阻,胆道内压升高,如果不重新成功引流,胆漏往往不会停止,有可能引起致命的腹腔感染。

(3)感染。PTCD治疗后胆道感染主要为急性胆管炎的表现,感染严重时可导致败血症,甚至感染性休克。感染的主要原因为菌血症,这是由于胆管阻塞后胆汁淤积,极易引起感染,在PTCD过程中采集的胆汁标本大约有60%的患者发现有细菌生长。当治疗过程中损伤与胆管并行的血管时,细菌就可能进入血液引起菌血症,甚至脓毒血症;同时,若伴有胆道内出血更易引起感染,一方面是因为血液是细菌生长很好的培养基,另一方面凝血块很容易堵塞胆管和引流管,引发胆管炎。

(4)胆管-门静脉瘘。胆管和门静脉并行紧贴,穿刺胆管时很容易损伤门静脉以致胆管门静脉相通,胆汁可经瘘口进入门静脉,出现菌血症和黄疸加重,此时重新置入导丝,更换较粗引流管可起到压迫瘘口的作用。

(5)其他。包括血性胆汁、上腹部不适、疼痛、恶心、大汗等,经积极对症治疗均可缓解。

2.预防及处理措施

为了预防菌血症和败血症的发生,应做到以下几点:

- 治疗时尽量避免血管的损伤。
- 治疗后保持引流通畅。
- 加强营养支持治疗,提高机体抵抗力。
- 治疗前后给予抗生素。

避免治疗后短期内引流管的脱落是有效预防胆漏的措施,对于合并剧烈咳嗽、恶心呕吐等可引起肝脏大幅度活动的疾病应给予及时治疗,对于年老、缺乏配合的患者治疗后应加强护理。若为引流管脱落后引起胆汁漏,如果窦道形成条件允许即沿原窦道重新置入引流管,否则应再次行PTBD引流,使胆道减压,减少胆汁的外漏,同时给予抗感染、对症治疗。若存在腹腔积液或已形成脓肿则在超声引导下置管引流。

预防出血最好的方法就是避免血管的损伤,彩色多普勒可清晰地鉴别血管和胆管,显著降低了血管损伤的概率;对凝血功能欠佳的患者治疗前应改善凝血功能。大部分腹腔内出血患者经全身补液、止血等积极的保守治疗可达到止血目的,当保守治疗无效时还可选择血管栓塞,必要时行开腹手术止血。胆道出血除给予全身补液、止血治疗外,可在DSA引导下调整引流管位置或更换较粗引流管,以达到压迫止血的目的。

(八)临床意义及评价

恶性梗阻性黄疸患者常因重度黄疸、不能耐受手术或肿瘤广泛转移而失去手术机会;急性梗阻性化脓性胆管炎患者常因年老体弱或休克等原因实施外科手术的风险极高。对于恶性梗阻性黄疸患者临床常采取PTBD进行胆道引流以减轻黄疸、改善肝功能,为手术创造条件或改善无法手术患者的生存质量,为进一步支架置入和胆道腔内介入治疗创造条件;对于急性梗阻性化脓性胆管炎患者PTBD可及时对胆道进行引流减压,控制感染,降低死亡率。传统的PTBD是在X线引导下穿刺,不能显示肝内胆管的确切位置,属半盲目性穿刺,其穿刺难度大、副作用机会多、成功率低,而且X线引导操作过程复杂,操作时间较长,医患双方均受放射性损伤。超声引导的PTBD操作简便、手术时间短、创伤小、并发症少、避免X线的辐射,可在床旁对危重症患者进行治疗。超声和X线引导具有各自的优缺点,两者有机地结合才能获得更理想的效果,这一点在靶胆管扩张不明显(直径小于4mm)但必须穿刺引流时体现得淋漓尽致,在超声引导下穿刺,在X线引导下置管,提高成功率,防止并发症发生,已有文献证实了两者联合的优越性,即使不扩张的胆管也能完成操作。

六、经皮经肝胆囊穿刺引流

超声引导经皮经肝胆囊穿刺置管引流术(PTGD)是一种简便的胆囊穿刺造瘘技术。PTGD主要用于治疗不宜手术切除的危重急性胆囊炎患者。对于合并胆囊结石的患者,PTGD可使这些患者度过危险期等待择期胆囊切除;对于无结石的急性胆囊炎患者,PTGD可能使其获得治愈;对于胆总管远端梗阻、急性化脓性胆管炎及胆源性胰腺炎的患者,也可作为一种辅助的治疗手段。

(一)适应证

病情危重的急性胆囊炎或年老体衰或合并严重心、肝、肾等脏器疾病不能耐受外科手术。

胆囊颈管通畅时可作为胆总管远端梗阻、胆管炎、胰腺炎胆道引流减压的手段。

为后续治疗如取石或碎石建立通道。

妊娠期急性胆囊炎需行引流减压者。

(二)禁忌证

无绝对禁忌证,相对禁忌证需与外科医生共同评估风险与获益:

- 严重凝血功能障碍。
- 大量腹水,患者需先引流腹水。
- 胆囊充满结石或胆囊穿孔致囊腔消失。
- 声像图胆囊显示不清或无安全穿刺路径。

(三)操作前准备

1. 患者准备

常规检查血常规、凝血功能、肝肾功能、心电图等。

积极纠正严重的内科并发症。

急性化脓性胆囊炎通常伴有高热、脱水症状,术前应快速静脉滴注加有抗生素和肾上腺皮质激素的液体,如有低血压应予以纠正。

2. 医生准备

超声检查明确胆囊增大程度,囊壁特点,胆囊周围有无渗液及毗邻结构等,确定穿刺点和路径。

术前签署知情同意书。

3. 仪器设备和器械

彩色多普勒超声仪和穿刺架。18G PTC针。5mL局麻用注射器。0.032″~0.035″导丝。6~8F、长10~15cm的扩张器。8~10F猪尾引流导管。引流袋。无菌探头套和穿刺消毒包。

(四)操作方法(图10-3-8,视频10-3-13和视频10-3-14)

1. 穿刺点及路径选择

经肝脏途径经皮经肝脏胆囊床入路穿刺进入胆囊,一般可选择胆囊体部的中心或胆囊体部靠近颈部的部分作为穿刺部位。

经腹腔途径经腹壁平行胆囊长轴直接穿刺胆囊底部。

2. 体位选择

患者体位的选择应以清晰显示胆囊长轴为原则,临床多选用右前斜位或仰卧位。

3. 具体方法

局部消毒和局部麻醉常规消毒铺无菌巾,超声扫查再次定位,1%利多卡因对穿刺点进行局部浸润麻醉

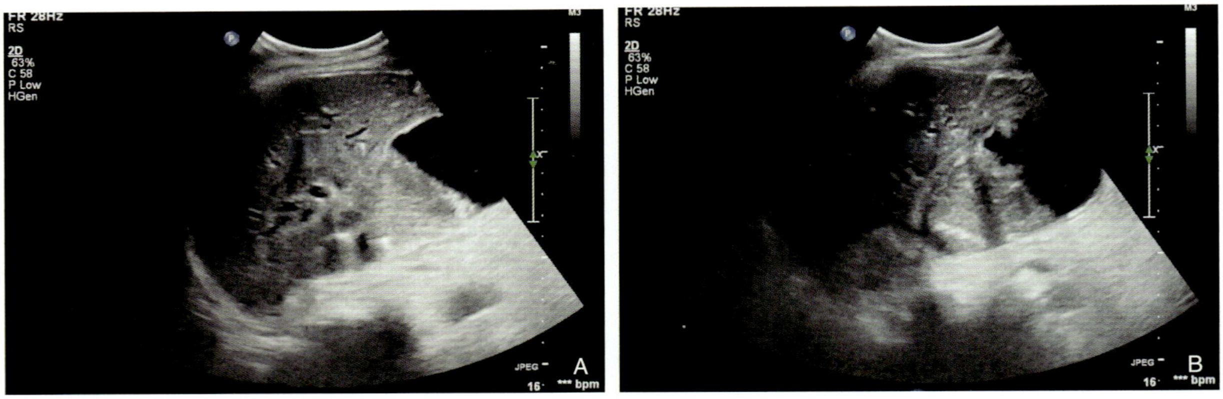

图10-3-8 (A)胆囊炎声像图;(B)经皮经肝胆囊穿刺引流。

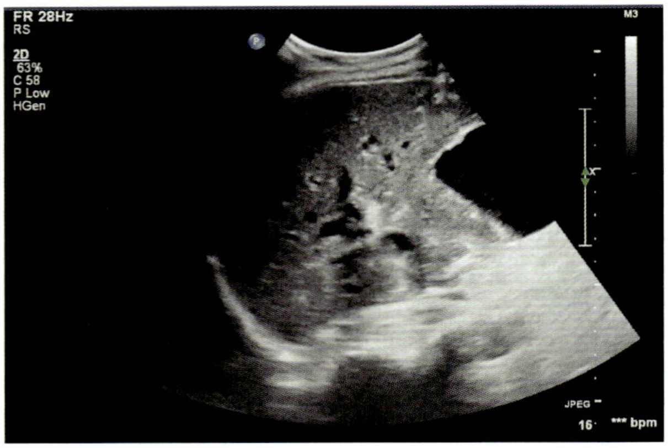

扫码观看高清视频

视频10-3-13 经皮经肝胆囊穿刺引流。超声引导下18G PTC穿刺针经皮经肝穿刺进入胆囊内。

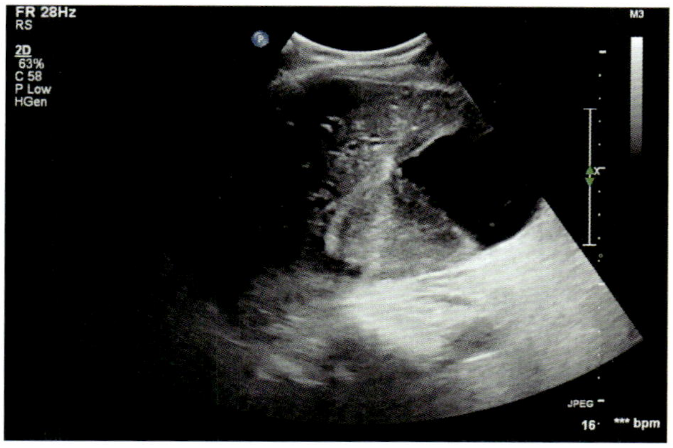

扫码观看高清视频

视频 10-3-14　经皮经肝胆囊穿刺引流。将8F引流管沿导丝置入胆囊内。

至肝被膜，尖刀片做2~3mm皮肤切口。

置管方法：

- Seldinger方法（二步法）：超声引导18G PTC穿刺针经皮经肝穿刺进入胆囊，拔出针芯，见胆汁流出后沿针鞘置入导丝，拔出针鞘，用扩张器扩张针道，沿导丝插入引流管后拔出导丝，确定引流管位置满意且通畅后缝合固定引流管，接引流袋。
- 套管针法（一步法）：超声引导将内置穿刺针的引流导管直接刺入胆囊，见胆汁流出后，向前推送套管，放入适当位置后将穿刺针拔出，确定引流管位置满意且通畅后牵拉并锁定引线使前端卷曲或环状，而后缝合固定引流管，接引流袋。套管针法便捷安全，较为常用。

（五）技术要点及注意事项

1. 技术要点

正确识别胆囊床，胆囊床通常靠近胆囊颈，大约占正常胆囊的1/3，此处胆囊位置比较固定，较容易穿刺，且不受体位影响。

进针方向与胆囊床尽可能保持垂直，二者夹角不宜过小，以免由于胆囊床韧性较大，而使穿刺针改变方向。

局部麻醉需达肝包膜，避免针尖刺入肝包膜时患者因疼痛而深呼吸，肝脏发生运动，针尖划伤肝包膜。

力求一次穿刺置管成功，尽可能减少对肝脏和胆囊损伤。

二步法放置引流管时尤其要求患者平静呼吸，保持导丝平直，避免深吸气或呼气动作使腹壁与肝之间产生较大错动移位使导丝打折，导致置管失败。呼吸急促者适当给予镇静药物。

穿刺、扩张和置管过程均应有满意的超声监视，避免用力过猛而贯穿损伤胆囊后壁。

置入的引流管在胆囊腔内应有一定的长度以免脱出。

引流的胆汁常规做细菌培养和药敏试验。

术后卧床休息24小时，密切观察患者症状及生命体征。

PTGD治疗后1周行胆囊造影，判断胆囊管通畅程度、有无胆囊管结石，观察引流管位置；治疗后2~3周试行闭管，当胆囊管通畅且胆囊造瘘窦道形成后方可拔除引流管。

长期置管引流者，应定期冲洗和更换引流管，一般3个月更换1次。

2. 注意事项

尽量选择经肝脏途径，经肝右前叶胆囊床进入胆囊腔内可减少胆漏的发生，且引流管稳定不易脱出。

对于患有严重肝病或经肝入路困难的患者，可选用经腹腔途径，以防止损伤肝实质和减少出血的可能。

经腹腔途径容易引起导管移位及胆汁漏，使用球囊引流管有利于封堵穿刺口，避免胆汁漏，同时把胆囊底部固定于腹壁，增加引流管稳定性。

经右肋间途径置管因肝脏和胸壁之间很难形成保护性窦道，拔管时可在肝脏穿刺道内进行适当封堵，如在DSA下使用吸收性明胶海绵条推入，避免拔管后出现胆汁性腹膜炎。

置管2~3周后即可形成成熟的窦道。经引流管注入造影剂后若胆道通畅，夹闭引流管，如果患者无不适，3天后即可拔管。

拔管时必须松解或剪断锁定引线，以免拔管造成严重损伤和胆漏。

（六）并发症及其预防与处理

文献报道超声引导PTGD并发症发生率为3%~13%，通常发生于治疗后即刻或数天内。

1.疼痛

使用二步法操作过程中因胆囊张力过高引起胆汁沿针道外溢，导致一过性腹痛和肌紧张，甚至影响下一步导管置入。在穿刺针进入胆囊腔时适当抽出部分胆汁减压，可有效减少此情况的发生。引流后出现持续腹痛应严格评估患者的症状和生命体征（低血压和心率加快）及化验结果（尤其是血细胞比容），如果怀疑有出血，应行腹部彩超或CT平扫检查。在引流后个别患者主诉局部疼痛，尤以呼吸运动时明显，为引流管刺激肋间神经所致，肋间神经阻滞有效，通常拔管后即可恢复。

2.胆漏和胆汁性腹膜炎

胆漏是最常见的并发症之一，可导致胆汁性腹膜炎。随着穿刺技巧的提高和经验的积累，治疗过程中出现胆汁漏的概率已很小，主要是由于治疗后短期内引流管脱落造成。由于接受PTGD者多为合并严重内科疾病的高危、高龄患者，处理不当可能危及生命。经肝胆囊床穿刺及治疗后加强护理可有效地预防胆漏发生。

3.腹腔内出血

经肝穿刺置管失败，血液经肝脏的穿刺路径不断流入腹腔是出血的一个重要原因。出血通常是短暂的，然而在极少数情况下，可能需要输血、肝动脉栓塞或手术。恶性肿瘤、胆管炎和凝血功能障碍会增加出血的风险。预防出血最好的方法就是避免血管的损伤，对凝血功能欠佳的患者治疗前应改善凝血功能。

4.其他

包括迷走神经反射、脓血症、胆道出血、气胸、肠管穿孔、继发感染等。

5.远期并发症

引流管堵塞、脱出及复发性胆囊炎。

（七）临床意义及评价

急性胆囊炎在临床十分常见，首选的治疗方法是外科手术切除，但对于高龄危重症患者急症胆囊切除术的风险极大，死亡率较高。PTGD是一种应急措施，常用于高龄、危重而不宜进行外科手术的患者，通过胆囊引流减压达到控制感染，改善肝功能和全身状况的目的，为二期胆囊切除手术创造条件。超声引导的PTGD整个操作均在超声监视下完成，成功率高、并发症少，安全有效。该治疗成为不能耐受手术的高危、高龄急性胆囊炎患者有效的抢救性治疗手段，而且通过留置在胆囊内的导管还可进行胆系造影，抽吸胆汁做细胞学或细菌学检查，以进一步明确病变的性质和病因，还可通过导管进行碎石和扩张取石。

第4节　超声引导下囊肿硬化治疗

囊肿来源于人体皮肤、皮下或脏器组织，可发生在人体的任何部位，它具有囊腔结构，囊内可以是单纯的渗出液，也可以是感染性的或者出血性的液体。囊肿可分为单纯性囊肿和复杂性囊肿，单纯性囊肿指囊内的成分单一，主要为液体，囊壁厚薄均匀，可伴有纤细分隔；复杂性囊肿指囊内成分复杂，除了液体外，还会有较厚分隔或实性组织成分。临床上通常所见的囊肿多数是单纯性囊肿，复杂性囊肿的良恶性鉴别诊断需要借助于常规超声及超声造影、CT、MRI等各种影像学检查，结合肿瘤标志物检验及临床病史综合分析，必要时可对其内实性成分进行穿刺活检以明确病理诊断。囊肿还有真性囊肿和假性囊肿之分。真性囊肿是先天性的或者后天逐渐形成的，囊壁由含有内皮细胞的组织构成；假性囊肿则是由于局部炎症、外伤或手术后渗出液、出血被周围纤维组织包裹形成，囊壁是纤维化组织，没有内皮细胞。临床常见的囊肿有肝囊肿、肾囊肿、卵巢囊肿、子宫内膜异位囊肿、甲状腺囊肿、乳腺囊肿等。

多数囊肿是在体检时发现的，如无明显不适症状，一般无须治疗，但必须定期复查，以了解囊肿的变化情况。如发现囊肿体积增大，伴有对周围组织器官的压迫症状，导致患者疼痛不适或者脏器功能改变及囊内液体感染形成脓肿，或者囊肿发生蒂扭转导致急腹症等情况，则需要及时治疗。囊肿的治疗需根据其发生的部位、大小并结合囊肿的性质，选择最适合的方法。传统的开放手术或腹腔镜下囊肿开窗术虽临床疗效显著，但手术创伤大、住院时间长、医疗费用高，患者接受程度逐渐降低。

随着介入超声治疗技术的迅速发展，经皮穿刺肝、肾囊肿，甲状腺囊性或囊实性良性结节，经皮或经阴道穿刺卵巢子宫内膜异位囊肿及卵巢囊肿硬化治疗技术已经得到广泛的临床应用，成为目前临床首选的微创治疗方法。

一、硬化剂种类

硬化剂的选择成为安全有效治疗囊肿的关键，既要达到治疗目的，又要降低或避免毒性反应。临床实践中曾经使用过的硬化剂包括聚桂醇注射液、无水乙醇、平阳霉素、冰醋酸、50%葡萄糖等，其临床应用的优缺点如下。

（一）聚桂醇注射液

聚桂醇的化学名称为聚氧乙烯月桂醇醚，是一种国产清洁型硬化剂。聚桂醇注射液的规格为10mL：100mg，其作用原理是破坏囊壁内皮细胞，使其失去分泌功能并闭合囊腔。注射聚桂醇注射液至囊腔内时无化学性刺激，不产生剧烈疼痛，除术中冲洗囊腔外，也可以保留部分药物在腔内，术后没有醉酒样反应等其他毒性反应。该硬化剂具有疗效确切、安全性好、疼痛轻微等临床优势，是目前临床应用广泛的一种硬化剂。

（二）无水乙醇

无水乙醇硬化治疗囊肿曾是临床应用广泛的一种方法，其安全性好、作用时间短、疗效确切。但术中注射时多数患者会伴有短暂性剧烈疼痛，部分呈持续性，少数患者甚至难以耐受而导致治疗失败。另外，由于无水乙醇在组织中具有较强的渗透性，进入囊腔内可渗入周围的血管和组织中，从而出现醉酒样反应。目前，由于没有专用的国药准字号无水乙醇注射液，因此，其临床应用受限。

（三）平阳霉素

平阳霉素是从平阳链球菌中提取的抗肿瘤药物，注入囊腔后，通过抑制细胞DNA的合成，在局部积聚高浓度药物致囊腔内的内皮细胞萎缩变性，达到破坏内皮细胞，使囊腔闭合的目的。平阳霉素注射的主要不良反应包括发热、胃肠道反应、肺部纤维化等。注射量过大易导致组织损伤范围过大、局部组织肿胀及感染等，最严重的并发症是过敏性休克。

（四）50%葡萄糖

50%葡萄糖主要是利用高渗透压破坏囊肿内皮细胞并闭合囊腔，但用于甲状腺囊性病变和肝、肾囊肿硬化治疗的文献报道较少，特别是囊肿直径大于8cm时，治疗有效率低。

鉴于目前聚桂醇注射液为临床应用广泛的硬化剂，为了规范其在肝、肾囊肿，甲状腺囊性或囊实性良性结节（以囊性为主），卵巢囊肿及卵巢子宫内膜异位囊肿硬化治疗中的临床实践，中华医学会超声医学分会介入超声学组多次组织国内介入超声领域相关专家，就聚桂醇注射液在多脏器囊肿硬化治疗中的适应证、禁忌证、使用剂量、操作方法、疗效评价等问题进行讨论，参考国内外相关文献资料，对肝、肾囊肿，甲状腺囊性或囊实性良性结节，卵巢囊肿及卵巢子宫内膜异位囊肿硬化治疗的基本概念、诊断和治疗操作规范等形成《多脏器囊肿硬化治疗中国专家共识（2021版）》，旨在为多脏器囊肿聚桂醇硬化治疗的临床实践提供规范化的诊疗方法和操作流程，本文主要参考了上述专家共识。

二、聚桂醇硬化治疗技术概述

（一）作用机制

聚桂醇注射入囊腔，因化学作用刺激囊壁，使囊壁内皮细胞变性、脱水、坏死，并产生无菌性炎症，纤维组织增生，从而使囊腔粘连、缩小、闭合，逐步吸收并消失。

（二）硬化治疗的目的

以微创方式治疗囊肿，使囊腔缩小、闭合，消除或显著改善囊肿引起的临床症状，恢复脏器形态与结构，同时最大限度保留脏器功能，达到不留瘢痕且美容的治疗效果。

（三）治疗原则

治疗前充分评估患者病情，严格把握治疗适应证和禁忌证，做好风险防控和并发症处置预案。

结合检查结果对囊肿病变做好定位和定性诊断及术前评估。

合理应用常规超声、超声造影、X线透视设备、CT等的引导进行治疗，确保治疗的安全性。

术前告知患者及家属治疗过程、可能的风险及预后。

（四）实验室检查

常规进行血、尿、便常规，凝血功能，流行病学检查，必要时行心、肝、肾功能，电解质检查。

（五）术前准备

了解病史。

体格检查。

心电图、胸片。

结合囊肿部位合理选择影像检查（超声、CT或MRI）。

药品准备：聚桂醇注射液，局麻药物（2%盐酸利多卡因注射液），生理盐水。

器械准备：三通阀、5~50mL注射器、延长管、穿刺针（16~21G）。

治疗前与患者及家属沟通并签署知情同意书。

(六)硬化剂使用方法

1. 原液保留法

最大直径<10cm的囊肿，抽尽囊液后，向腔内注射抽出囊液量1/10~1/4的聚桂醇原液，保留于囊腔内。单次治疗最大保留剂量<20mL。

2. 原液冲洗法

最大直径<10cm的囊肿，注射抽出囊液量的1/3~1/2聚桂醇原液进行冲洗，10~20分钟后抽尽。最大直径≥10cm的囊肿，建议术者对患者进行获益风险评估，并结合术者的操作经验，可缓慢抽尽囊液后使用聚桂醇硬化治疗，也可采取置管引流法分次硬化治疗策略。使用聚桂醇原液的冲洗量为抽取囊液量的1/10~1/4，冲洗5~10分钟后抽尽或保留聚桂醇原液<20mL或采用聚桂醇泡沫保留法处理。单次治疗最大冲洗剂量<120mL。

3. 泡沫保留法

最大直径≥10cm的囊肿，可选择使用聚桂醇原液冲洗抽尽后，使用液气比为1∶4~1∶2的聚桂醇泡沫硬化剂40~80mL进行保留。泡沫硬化剂制备材料：聚桂醇注射液、气体，配制比例为1∶4~1∶2。制备方法：以1∶4配制比例为例，三通阀连接1个装有2mL聚桂醇注射液的20mL注射器和1个装有8mL气体的20mL注射器，相互多次快速推注注射器内的药液，直至获得乳化状的泡沫硬化剂。如患者的全身状况较差，在对患者进行获益风险评估后，也可选择单次小剂量冲洗或保留的方法，多次进行硬化治疗，直至囊肿缩小或消失。

(七)并发症及处理

1. 发热

术后1周内可能出现低热，体温在38℃左右，常为坏死组织的吸收热，一般无须处理。如体温高于38.5℃，需给予干预，同时应排除感染可能。

2. 疼痛

硬化剂沿着穿刺针道溢出或误注射入囊腔外可能引起疼痛，应立即注入生理盐水冲洗、稀释并抽出。如疼痛时间延长、加剧，应排除出血、感染或其他急腹症可能，之后予以镇痛和对症处理。

3. 术中或术后脏器或囊肿出血

可酌情局部穿刺注药止血或介入栓塞止血，严重者专科处理。

(八)注意事项

严格掌握适应证、禁忌证。

患者体位摆放舒适，选择合适的穿刺针及穿刺点，保持针尖位于囊腔深部1/3处，便于囊液抽吸干净。

注入聚桂醇前应确保针尖或导管在囊腔内，不能确定时禁止注入硬化剂。可在超声影像监视下试验性注入少量生理盐水，如见囊腔逐渐充盈且注入液可顺利抽出时方可注射硬化剂。

囊液极其黏稠的患者注入α-糜蛋白酶稀释液(由10mL 0.9%氯化钠注射液和4000U α-糜蛋白酶混合，可用1~2支)或尿激酶+0.9%氯化钠注射液混合液(10 000U尿激酶+20mL 0.9%氯化钠注射液混合液)，冲洗囊腔后抽出。

注意观察囊液的颜色、液量、黏稠度，如有鲜红色的血液，高度怀疑穿刺损伤血管，应及时处理。

(九)疗效评估

结合临床症状的消失或改善程度，以术后12个月影像检查对比治疗前后的囊肿体积变化为主要评价指标。

1. 治愈

囊肿完全消失，体积缩小率>90%，临床症状消失。

2. 显效

囊肿体积缩小率51%~90%，临床症状消失。

3. 有效

囊肿体积缩小率≤50%，临床症状缓解。

4. 无效

囊肿体积无缩小甚至增大，临床症状无改善。

结节体积(mL)=长(cm)×宽(cm)×厚(cm)×π/6

结节体积缩小率(%)=(初始体积－终末体积)/初始体积×100%

三、甲状腺囊性或囊实性良性结节硬化治疗

(一)疾病概述

甲状腺囊性结节是常见的甲状腺良性疾病，可发生于任何年龄段。结节内多为液体，呈类圆形，直径多在2~5cm之间。临床症状主要是发现颈前肿物而就诊，查体肿物表面光滑，界限清楚，触诊有囊性感，嘱患者做吞咽运动，可感知肿物活动良好，病变多没有触痛。甲状腺囊实性结节是甲状腺疾病中的常见类型，多发于女性。此类结节一般由甲状腺良性结节合并出血或部分液化引起，其中囊性部分超声表现可以为无回声或伴有细密点状回声的囊性回声。甲状腺囊性结节及囊实性结节占全部甲状腺结节的15%~25%，绝大多数为良性。其中部分患者可产生压迫、疼痛、吞咽异物感甚至呼吸困难、声音改变等症状，或者由于美容需

求，需要临床治疗。外科手术是治疗甲状腺结节的传统方法，但手术会导致颈部瘢痕形成，同时可能导致甲状腺功能减退，或损伤甲状腺周围结构引起相应并发症。超声引导下甲状腺囊性或囊实性良性结节的硬化治疗具有疗效确切、操作简便、可在门诊完成、损伤小、恢复较快、可明显改善症状并达到美容效果，且更好地保留甲状腺功能等特点，特别对于囊壁薄、囊液清亮、无囊内分隔的单纯性甲状腺囊性结节治疗效果最佳，已成为此类结节首选的治疗方式。

(二)适应证及禁忌证

1.适应证

超声提示良性的囊性结节或以囊性为主的囊实性结节(囊性部分>50%)，最大直径≥2cm。

行囊液脱落细胞学和实性部分细胞学检查，或术前组织学活检病理证实为良性结节。

具有结节相关疼痛、压迫症状或(和)影响美容。

2.绝对禁忌证

聚桂醇、乙醇过敏者。

有严重心脑血管疾病、严重精神障碍、不能耐受治疗者。

抗凝治疗期间、有出血倾向、凝血功能障碍者。

近日用过头孢类药物。

3.相对禁忌证

哺乳期、妊娠期、女性月经期间。

(三)术前评估

所有患者均行超声检测甲状腺结节大小并计算其中实性部分及囊性部分大小(必要时行超声造影检查)，其容积以长(cm)×宽(cm)×厚(cm)×π/6计算(mL)，并计算囊性部分所占百分比。

所有病灶均抽取囊液行脱落细胞学检查，囊内实性成分行超声引导下细针穿刺活检或组织病理学检查，以排除恶性病变。

(四)规范化操作

1.术前检查与准备

了解病史。

体格检查。

实验室检查：血常规，凝血功能，流行病学检查，肝、肾功能，甲状腺功能[包括T3、T4、TSH、抗甲状腺过氧化物酶抗体(TPO-Ab)、甲状腺球蛋白抗体(TG-Ab)、降钙素(CT)]。

药品及器械准备：聚桂醇注射液、局麻药物(2%盐酸利多卡因注射液)、三通阀、5~50mL注射器、延长管、穿刺针(16~25G)。

患者知情同意：术前告知患者介入治疗的必要性、治疗过程及术中注意事项，可能的不良反应、并发症及处理方法并签署知情同意书。

2.规范化操作流程(图10-4-1，视频10-4-1和视频10-4-2)

术前对病灶进行多角度、多切面超声检查，明确病灶的位置及与周围组织的解剖关系。根据病灶内囊性区域的大小、位置制定治疗方案。

患者取平卧位，并适当垫高颈部，使患者颈部充分暴露。

常规消毒铺巾，2%盐酸利多卡因对皮肤、皮下组织逐层浸润麻醉，选取22~25G穿刺针对结节实性部分先行细针穿刺2~3针，或对囊性结节抽取囊液行细胞学检查。

超声引导下选择最佳穿刺点，以16~18G穿刺针刺入囊腔，拔出针芯，以延长管连接注射器进行抽液，直至图像中无回声区消失为止，手术过程中注意避免损伤周围大血管及神经。

针对囊液稀薄者用0.9%氯化钠注射液进行冲洗至清凉后抽尽；针对囊液极其黏稠的患者，可应用0.9%氯化钠注射液少量多次交替注入—抽出的方式或注入适量的0.9%氯化钠与4000Uα-糜蛋白酶混合注射液或5%碳酸氢钠注射液，反复冲洗稀释囊液20分钟后全部抽出；或者注入保留，1周后再行穿刺硬化治疗。

确定针尖位于囊腔内，注入抽出囊液量1/4~1/2的聚桂醇，反复冲洗，并留置10分钟后全部抽出，必要时再注入聚桂醇泡沫或原液硬化剂(囊液量的1/4)保留至囊腔内拔针。

无菌敷料覆盖穿刺点，局部适度加压包扎30分钟。治疗过程中观察患者的反应。术后留观1小时后，如患者无不适方可离开。

四、肝、肾囊肿的硬化治疗

(一)疾病概述

肝、肾囊肿是临床较常见的良性疾病，多数患者在体检时发现，无明显临床症状。当囊肿逐渐增大时，部分可于肾区或腹部触及包块，产生压迫症状，造成相应部位胀痛、不适，甚至导致相应器官的功能异常。以往单纯性肝、肾囊肿治疗多使用开放性或腹腔镜下囊肿开窗术，手术在全麻下进行，术后并发症相对较多。随

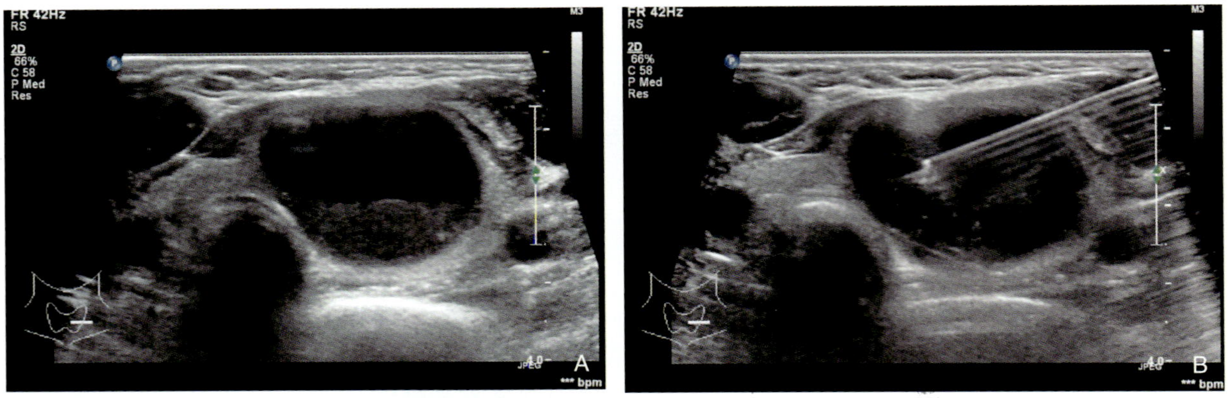

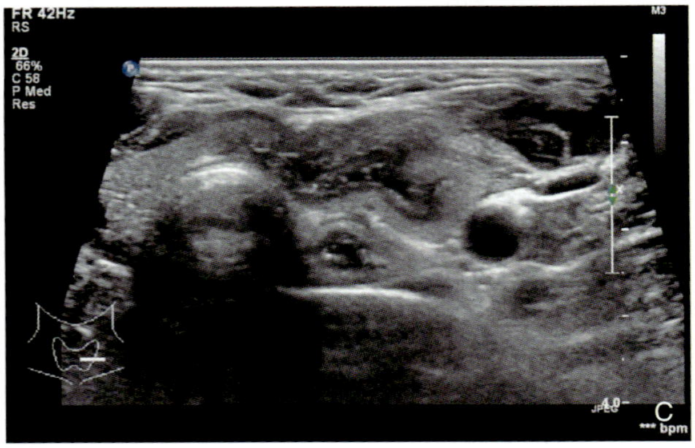

图 10-4-1 (A)甲状腺囊肿短轴切面声像图;(B)甲状腺囊肿硬化治疗;(C)甲状腺囊肿硬化治疗后短轴切面声像图。

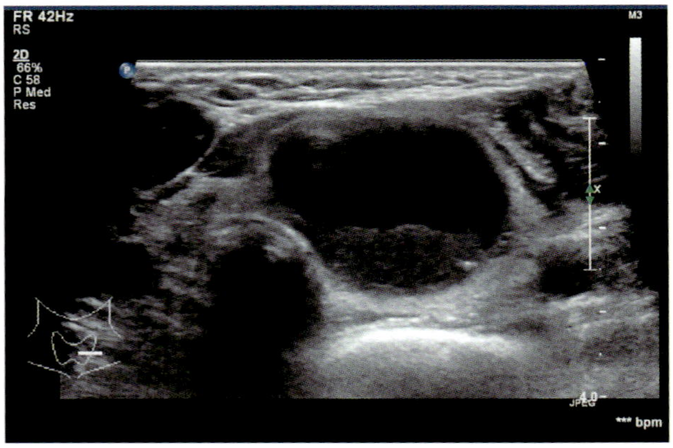

扫码观看高清视频

视频 10-4-1 甲状腺囊肿硬化治疗。超声引导下18GPTC穿刺针经皮穿刺入甲状腺囊肿囊腔内,清晰显示针尖位置,并抽尽囊液。

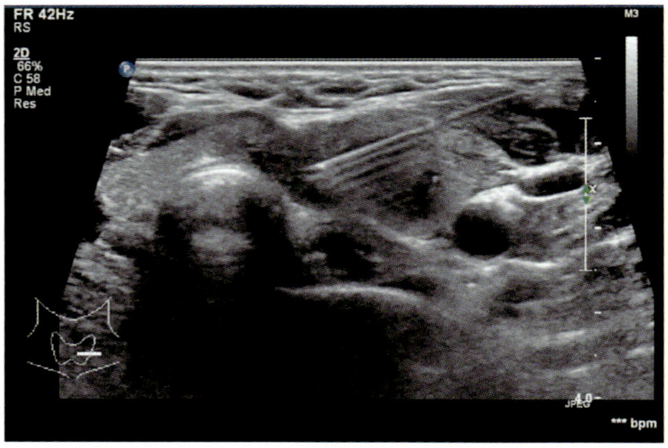

扫码观看高清视频

视频 10-4-2 甲状腺囊肿硬化治疗。对甲状腺囊肿应用0.9%氯化钠注射液进行反复冲洗至冲洗液清亮后完全抽出液体。

着介入超声的发展，超声引导下经皮肝、肾囊肿抽液聚桂醇硬化治疗已成为临床上常用的治疗手段，该技术具有实时监测、精准引导、微创简便、治疗成本低、并发症少、疗效显著等优势，尤其对年龄较大、不能耐受手术的患者是一种最佳的治疗选择。

(二)适应证及禁忌证

1. 适应证

肝、肾囊肿最大直径≥5cm。

囊肿伴有出血及(或)感染者。

囊肿伴有压迫等症状者。

既往治疗后复发，伴有压迫症状或最大直径≥5cm者。

复杂性肝囊肿，肝包虫囊肿C0、C1型。

复杂性肾囊肿，CT检查Bosniak分型Ⅰ型、Ⅱ型者。

多囊肝、多囊肾较大囊肿造成压迫症状者。

2. 绝对禁忌证

与输尿管相通的肾盂源性囊肿。

先天性肝内胆管囊状扩张症或与肝内胆管相通的肝囊肿。

聚桂醇、乙醇过敏者。

有严重心脑血管疾病、精神障碍、依从性差、不能耐受治疗者。

抗凝治疗期间、有出血倾向、凝血功能障碍者。

肝门部血管或肾动静脉瘤样扩张、假性动脉瘤、动静脉畸形等囊性病变。

没有安全穿刺路径，无法避开重要血管、胆管等重要结构者。

近期用过头孢类药物。

3. 相对禁忌证

合并严重基础疾病者。

具有发热等临床症状者。

妊娠或哺乳期女性。

肝包虫囊肿C2、C3型。

(三)规范化操作

1. 术前检查与准备

了解病史。

体格检查。

实验室检查：血、尿、便常规，凝血功能，流行病学检查，心、肝、肾功能，电解质检查。

心电图、胸片及局部影像学检查(超声、CT、X线、MRI)。

器械及药物准备：聚桂醇注射液，2%盐酸利多卡因，生理盐水；三通阀，5~50mL注射器，囊肿穿刺针为18~21G的PTC或EV针；置管引流器械：引流导管(5~7F)，导丝。

患者知情同意：术前告知患者介入治疗的必要性、治疗过程及术中注意事项，相关的不良反应、并发症及处理方法并签署知情同意书。

2. 规范化操作流程(图10-4-2，视频10-4-3和视频10-4-4)

患者取仰卧位、侧卧位或俯卧位，采用超声引导下择点定位，常规消毒铺巾，用2%盐酸利多卡因局部麻醉至近肝、肾被膜处，选择避开大血管、神经和重要结构的合适路径，用18~21G的PTC或EV针穿刺，穿刺针进入囊肿后抽吸囊液，抽液过程中密切注意针尖位置，必要时可先行囊腔超声造影排除囊肿与胆管或肾盂相通，之后尽量抽尽囊液，用冲洗法或保留法进行硬化治疗。对于直径>10cm的巨大囊肿，选择使用5~8F的引流管先行置管引流，待囊壁塌陷回缩后再行硬化治疗，治疗时间视具体情况而定，一般在1~2天内完成。

(四)注意事项

肾囊肿硬化治疗前应术中常规行蛋白定性试验。蛋白定性试验阳性方可注入硬化剂，若为阴性或不典型者需行囊内超声造影，观察是否有造影剂溢出至囊腔外进行鉴别。

治疗术中囊肿出现活动性出血时应评估其情况进行止血处理后，再对囊肿行硬化治疗或择期治疗。

肝囊性包虫病硬化治疗时术前给予氢化可的松/地塞米松注射液静滴预防过敏，术中心电监护。

多囊肝、多囊肾硬化治疗作为一种姑息性治疗方法应慎重处理，首选冲洗法硬化治疗(参照单纯性囊肿的治疗方法)。

需排除肾重复畸形之上极肾因重度肾积水所致假性囊肿。

五、卵巢囊肿及卵巢子宫内膜异位囊肿硬化治疗

(一)疾病概述

卵巢囊肿是女性生殖系统常见病，分赘生性和非赘生性两类。前者有卵巢浆液性囊肿、卵巢黏液性囊肿和卵巢皮样囊肿等；后者主要有滤泡囊肿、黄体囊肿、黄素囊肿、卵巢冠囊肿及卵巢子宫内膜异位囊肿。大部分囊肿无明显临床症状，但如果治疗不及时，囊肿较大压迫邻近脏器时，不但增加治疗难度，而且会加重女性的身心负担。部分囊肿可能会出现囊肿蒂扭转、

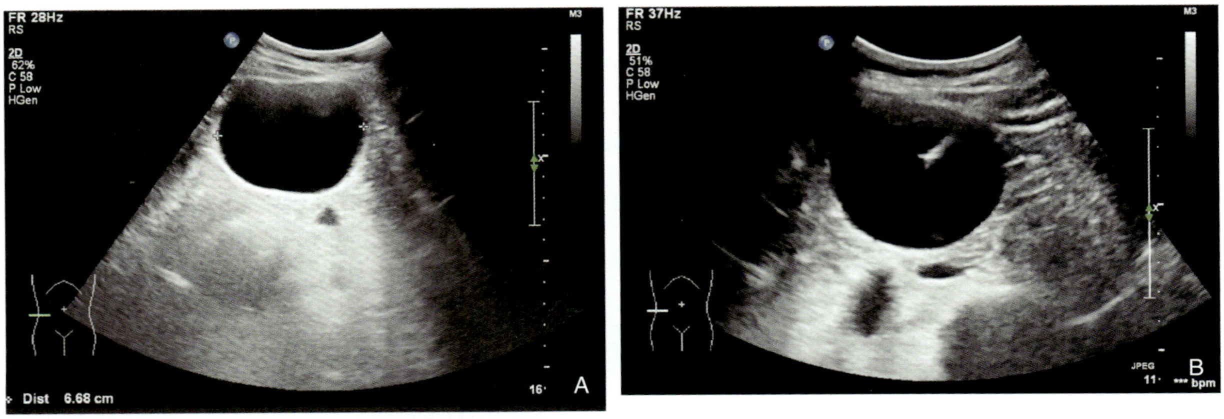

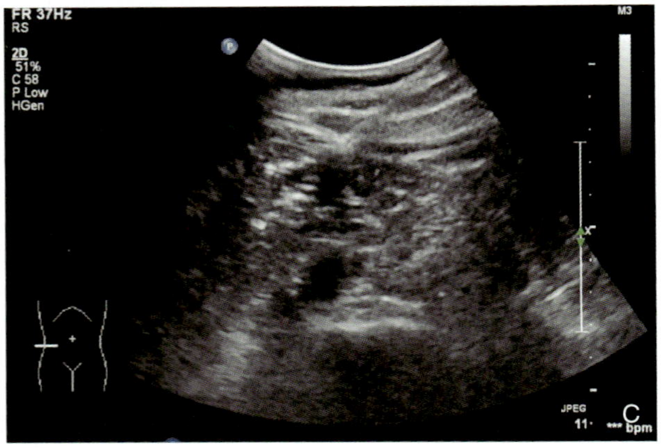

图 10-4-2 （A）肾囊肿短轴切面声像图；（B）肾囊肿硬化治疗；（C）肾囊肿硬化治疗后短轴切面声像图。

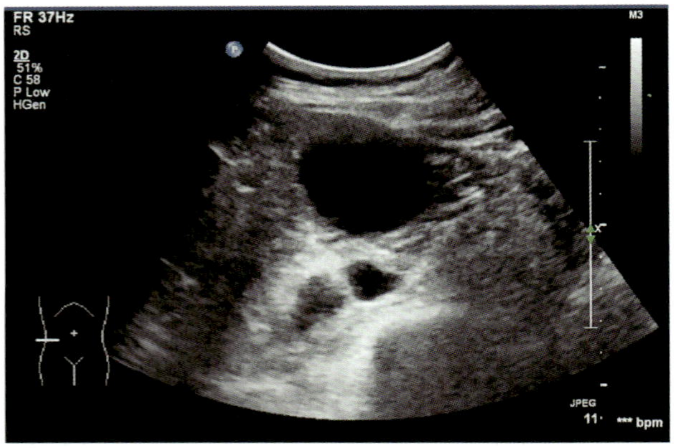

扫码观看高清视频

视频 10-4-3 肾囊肿硬化治疗。超声引导下 18GPTC 穿刺针经皮穿刺入肾囊肿囊腔内，清晰显示针尖位置。

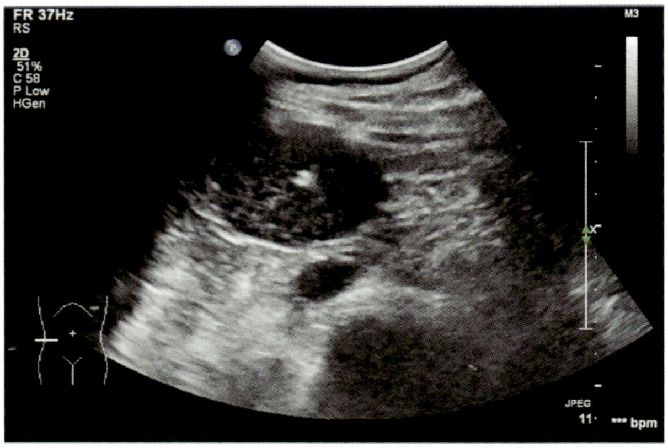

扫码观看高清视频

视频 10-4-4 肾囊肿硬化治疗。应用 0.9% 氯化钠注射液进行反复冲洗。

破裂、出血、感染等风险。

超声引导硬化治疗卵巢囊肿及卵巢子宫内膜异位囊肿可有效消除囊肿，有利于保护卵巢组织，具有创伤小、并发症少、安全性高等优势。

（二）适应证及禁忌证

1.适应证

卵巢单纯性囊肿、卵巢冠囊肿、卵巢子宫内膜异位囊肿等良性病变及盆腔包裹性积液等疾病。

2.绝对禁忌证

聚桂醇、乙醇过敏。

凝血机制障碍。

严重心肺疾病。

患者不能配合介入治疗。

穿刺没有安全进针路径。

临床诊断不明或难以排除恶性病变者。

近期用过头孢类药物。

3.相对禁忌证

合并严重基础性疾病者。

具有发热等临床症状者。

妊娠期或哺乳期女性。

（三）治疗前准备

1.患者知情同意

术前告知患者介入治疗的必要性、治疗过程及术中注意事项，相关的不良反应、并发症及处理方法并签署知情同意书。

2.术前检查与准备

了解病史。

体格检查。

实验室项目：血常规、尿常规、凝血功能、白带常规及肝、肾功能检查、肿瘤标志物、流行病学检查。建议患者在术前、术后3个月、术后6个月查性激素六项。

心电图、胸片和局部影像检查（超声、CT、X线、MRI）。

治疗时间为非月经期或月经干净后3~21天。

药品及器械准备：聚桂醇注射液，三通阀，5~50mL各种型号的注射器，16~18G套管针或16~18G PTC穿刺针，穿刺包，延长管。

（四）规范化操作流程

1.选择穿刺路径的原则

病灶显示清晰，穿刺路径短，避免损伤肠道、膀胱、卵巢组织、周围血管等，最大限度降低出血和脏器损伤风险。

2.经腹穿刺途径的手术流程

患者取仰卧位，选择穿刺点，常规碘附消毒手术术野皮肤、铺无菌手术巾，2%利多卡因局部逐层麻醉皮肤及皮下组织。用无菌探头再次检查明确囊肿位置、囊腔大小及与周围脏器如肠管、膀胱的关系。将穿刺针沿穿刺引导线进针至囊腔中心。如为多房性囊肿，选择合适的角度，争取一个进针路径完成多个囊腔的穿刺或者改变角度刺破多个分隔，避免多点穿刺。穿刺针到达囊腔内预定位置，拔出针芯，用20mL或50mL注射器抽净囊液后，再用生理盐水反复冲洗至囊液清亮，如果囊液黏稠抽液困难，选择抽液与生理盐水交替注入-抽出的方式，至囊液清亮。抽尽囊液后，按标准注入聚桂醇原液或泡沫进行治疗，治疗结束后拔出穿刺针，局部压迫止血。

3.经阴道穿刺途径的手术流程

患者排空膀胱，取截石位，用碘附常规消毒外阴及阴道。无须麻醉，将套有一次性消毒探头套的阴道探头安装穿刺架后置入阴道，探头前端紧贴穹隆部扫查，确定最短穿刺路径和最安全的进针路径，避开肠管、膀胱和血管将穿刺针经穹隆部位穿刺进入囊腔，拔出针芯，用20~50mL注射器抽尽囊液；如囊液黏稠，选择抽液与生理盐水交替注入-抽出的方式，至囊液清亮。抽尽囊液后，按标准注入聚桂醇原液或泡沫进行治疗，拔针后压迫止血（注：患者离开前应再次检查有无出血，必要时可使用止血药物）。

4.囊液常规检查项目

病理检查、细菌培养等。

（五）注意事项

卵巢子宫内膜异位囊肿硬化治疗时，如囊液较为黏稠，可采用尿激酶+0.9%氯化钠混合液（10 000U尿激酶+0.9%氯化钠注射液20mL）稀释囊液后抽尽或0.9%氯化钠注射液少量多次交替注入-抽出的方式。

术中如果发现患者出现疼痛等不良反应，及时观察生命体征并全面超声检查，重点查看腹腔有无异常积液等情况。

经阴道穿刺者告知患者术后2周内禁止盆浴及同房。

第5节　超声引导下肿瘤消融治疗

一、消融基本要求

(一)消融治疗室装备与急救物品

1. 基础要求

室内配备治疗床(配有手架)、射频治疗仪、麻醉监护仪、氧气通道、负压吸引器、治疗台、治疗车、读片灯及体位垫等。具备穿刺引导装置和造影功能的超声诊断仪。

治疗室应配备多功能监护仪。在消融过程中能进行心电、呼吸、血压、脉搏、血氧饱和度监测。有能进行心肺抢救复苏的设备和药品,有氧气通道、麻醉机、除颤器、吸引器等必要的急救设备和抢救专用的敷料、药品等,并由专人负责保管定期检查,放在固定位置。确保器械等处于有效使用状态,药品种类、数目齐全,均在有效使用期限以内。

配有"医用数控超声波清洗器",为多极针治疗后冲洗电极上污物专用。其应用方法为把装有无菌生理盐水200mL的玻璃瓶放置在清洗器内,污物针置于瓶内并打开伞针,振荡数分钟即可清洗或软化污物,再用棉签擦净便于同一患者再次布针使用。注意超声波振荡清洗器水槽内需使用蒸馏水,液面达水槽深度2/3。盐水瓶及操作均按无菌操作进行。

所在医院具备用于评估局部疗效的对比增强影像检查技术条件,如CT/MR。

2. 器械与敷料

(1)手术器械及敷料准备

- 消融治疗消毒包:弯盘1个、擦皮钳1把、无齿摄1把、舌钳1把、刀柄1把、持针器或血管钳1把、纱布8~10块、棉签5~8支、治疗巾5~6块、探头隔离套2个、40mL小量杯1个、套袖1个。
- 其他消毒用品:电线保护套1个、手术用15号小尖刀片1个、一次性注射器(5mL、10mL、20mL)、一次性无菌套(长度70~150cm)。

(2)探头及其他物品准备及处理

采用一次性无菌探头隔离套包裹探头,禁忌浸泡及高压蒸汽消毒,亦尽量不采用乙醇、碘酊及碘附等消毒液擦拭,以免损伤探头。

与消融针相匹配的超声引导穿刺架。

其他物品包括生理盐水(250~500mL)、碘附、2%利多卡因、静脉输液器、三通阀、套管针。

(3)器械清洁与无菌处理

射频消毒包内物品包布、治疗巾保持清洁无损,用后及时换洗。

敷料须松软、平滑且易于吸水,无异物,大小适宜,使用前一周内严格高压消毒灭菌。

超声引导穿刺架治疗前要消毒灭菌,金属架用高压消毒,也可与非金属架同样处理,彻底清洗、擦干后使用邻苯二甲醛溶液浸泡12小时以上。

所用物品需标注品名、数量,并注明灭菌失效日期。

消融治疗用后器械和敷料术后均应及时处理干净,金属器械(超声引导穿刺架、消毒钳等)用后进行浸泡、清洁,以免生锈损坏,检查并归还原处备用。

消融针及电极板一次性使用,应用前检查其生产有效期。

(二)从业人员基本条件

取得医师执业证书,执业范围为与应用肿瘤消融治疗技术相关的本医疗机构注册医师。从业医院具备相关诊疗项目。

有3年以上肿瘤、外科、内科等相关专业临床诊疗工作经验,取得主治医师及以上专业技术职务任职资格。

有多年超声诊断、介入超声或介入放射经验的医生,并经肿瘤消融培训的中级医生。

通过国家卫生健康委员会或省级卫生健康行政部门指定的医学机构,完成肿瘤消融治疗技术的相关系统培训及考核,具备局部肿瘤消融治疗技术临床应用的能力及资质。

(三)超声引导治疗

1. 优越性

超声引导经皮RFA治疗可在门诊治疗室或手术室进行。

无辐射、经济、操作简便、便于移动。

可灵活选择穿刺路径，引导避开异常血管、大血管、韧带等结构进针。

实时观察进针深度及与相邻脏器关系。

彩超能灵敏显示荷瘤血管及其进入肿瘤的位置，指导进行消融。

通过超声多切面扫查行立体定位，指导整体重叠消融。

可实时监控消融过程，灵敏发现出血等并发症并引导进行消融止血。

定位准确，对非荷瘤肝组织损伤小，故对肝功能损害小，机体恢复快。

对某些经介入治疗或化疗后，肝肿瘤边界二维超声显示不清晰，可采用超声造影辅助定位。

对新生灶或肝内转移灶可行反复多次治疗，从而增强患者治疗信心。

2. 不足

肿瘤位置较高或位于肝外周区域，受肺、膈或胃肠气体影响显示不满意。

肿瘤位置较深，针尖的显示不满意。

图像清晰度及穿刺准确性受患者体形肥胖及呼吸配合程度影响较大。

二维超声是断面显示，对肿瘤的立体影像判断较困难，影响初学者信心，定位确认操作时间较长。

二、甲状腺良性结节消融治疗

(一)概述

甲状腺结节是指来源于甲状腺组织、位于甲状腺实质内或突出甲状腺外呈结节性生长、具有占位效应的疾病总称。近10年来，全球范围内甲状腺结节的发病率呈快速上升趋势，一般人群中，触诊可发现的甲状腺结节为3%~7%，而高分辨率超声可检查出20%~76%的甲状腺结节，其中甲状腺癌为5%~15%。良恶性是甲状腺结节评估的要点，决定了进一步需要采取的处理方案。超声、放射性核素等影像学方法以及甲状腺功能、抗体、血清降钙素等实验室检查可协助诊断，但细针穿刺抽吸活检(FNA)或粗针穿刺活检(CNB)病理学检查是除手术活检外敏感性和特异性最高的鉴别诊断方法。目前对于良性结节，超声引导下消融治疗可作为手术一线替代治疗方式，对恶性甲状腺结节主要是采取手术治疗的方法，消融治疗的临床实践较少尚未被国内外大多数甲状腺诊疗指南推荐为首选的治疗方法，需要更多的循证医学证据证实其临床应用的远期疗效，因此本节未进行相关内容的介绍。

甲状腺结节中大部分为良性结节，包括腺瘤、结节性甲状腺肿、胶质潴留性囊肿，以及影像学上形成肿块状的桥本甲状腺炎。对于没有任何临床症状的良性甲状腺结节(BTN)患者来说，一般采取定期随访观察的方法，无须特殊治疗，仅当患者合并下述情况时可考虑进行治疗：

- 出现与结节相关的局部压迫症状。
- 合并甲状腺功能亢进，内科治疗无效。
- 结节位于胸骨后或纵隔内。
- 结节呈进行性生长，临床考虑有恶变倾向或合并甲状腺癌高危因素。
- 因美观需求或思想顾虑过重影响正常工作生活而强烈要求治疗者，可作为治疗的相对适应证。

目前，针对良性甲状腺结节的治疗方法主要包括：

- 手术治疗。
- 促甲状腺激素(TSH)抑制治疗。
- 放射性碘治疗。
- 经皮无水乙醇或聚桂醇注射(PEI)。
- 经皮消融治疗(射频、微波、激光等治疗)。经皮无水乙醇或聚桂醇注射治疗属于化学消融方法，主要用于治疗甲状腺囊肿或以囊性为主(囊性部分>80%)的结节。本节内容主要介绍经皮消融技术在治疗良性甲状腺结节方面的应用。

影像引导经皮射频、微波、激光等消融技术治疗良性甲状腺结节具有操作简便、安全有效、微创、不良反应轻微、并发症发生率低、能保留甲状腺功能等优点，已经在临床得到了较为广泛的应用。消融后6个月结节体积缩小率达44%~93.5%；患者的症状评分和美观评分均较术前明显改善；并且术后对患者甲状腺功能影响轻微，包括甲状腺部分切除术后的患者和双侧甲状腺切除的患者。本文主要介绍经皮射频消融技术在良性甲状腺结节方面的应用。

(二)适应证

1. 病理诊断证实为良性甲状腺结节(至少1次CNB或2次FNA)

当结节的超声特征高度提示为良性时(海绵状或部分囊性结节伴囊内彗星尾伪影)，单次FNA或CNB诊断为良性即充分，并具有以下表现：

- 结节最大径≥2cm。
- 结节呈进行性生长。

- 实性部分不少于结节体积的20%。

2. 有临床症状的良性甲状腺结节(如颈部胀痛、异物感、喉部不适感、言语障碍、压迫症状等)

症状评分采用患者自评的方法,在10cm可视模拟标度尺上按0~10级标记。

结节影响患者美观,美观评分采用体格检查的方法,分为4级,3~4级可纳入适应证:

- 1级:触诊未发现结节。
- 2级:触诊发现结节但不影响美观。
- 3级:仅吞咽时影响美观。
- 4级:明显影响美观。

因全身状况(高龄、体弱、儿童或孕前女性等)不能耐受手术或拒绝手术。

自主功能性结节引起甲状腺毒性症状。

患者思想顾虑过重影响正常工作生活且拒绝临床观察。

(三)禁忌证

1. 绝对禁忌证

严重凝血机制障碍且难以纠正、严重出血倾向。

心、肺等重要脏器有严重疾病不能耐受治疗。

2. 相对禁忌证

结节小于5mm。

病理提示甲状腺滤泡性肿物或可疑恶性。

结节所在部位对侧的声带功能不正常。

尽管CNB或FNA考虑良性,但超声声像图表现具有典型恶性特征者(如结节长径大于宽径、显著低回声结节、内有微小钙化、边界不清等)。

既往曾行头颈部手术或放疗。

(四)术前准备

1. 患者一般情况评估

详细了解病史,尤其与颈部及甲状腺有关的病史。常规行甲状腺体格检查,按标准完成症状评分和美观评分。术前患者需遵医嘱停用抗凝治疗或抗血小板药物(阿司匹林或氯吡格雷7~10天,华法林3~5天,肝素4~6小时)。

2. 实验室检查

血常规、血生化(包括血清钙、磷等电解质、心肌酶谱、肝肾功能、血脂等)、血清降钙素、甲状腺功能(TT4、TT3、fT3、fT4、TSH等)、甲状腺抗体(TG-Ab、TPO-Ab、TR-Ab)、血清四项、凝血四项、血糖等。

3. 影像学检查

常规行灰阶及多普勒超声检查(包括甲状腺大小、形态和血供情况;结节大小、数量、部位、内部回声、血供情况、周边毗邻血管和神经等结构;颈部有无异常淋巴结等),纤维喉镜检查评估声带功能,推荐对结节进行超声造影和弹性成像评估,必要时行胸部X线、甲状腺核素扫描、颈部CT/MRI等;合并心肺疾病者检查超声心动图及肺功能。

4. 病理检查

至少1次CNB或2次FNA,病理确诊为良性病灶,当结节的超声特征高度提示为良性时(海绵状或部分囊性结节伴囊内彗星尾伪影),单次FNA或CNB诊断为良性即充分。

5. 制定消融治疗方案

根据上述结果,评估患者是否具有消融治疗适应证,有无消融治疗的禁忌证。对具有消融治疗适应证的患者,根据拟治疗目标结节的大小、部位、血供情况及周边毗邻结构等条件制定消融治疗方案,包括拟消融的范围(结节全部或大部分),以及是否需采用液体隔离法分离目标结节及其周围大血管、神经、气管、食管等重要毗邻结构,术前患者需禁食水8小时,常规建立静脉通道。

6. 知情同意

遵循知情同意原则。治疗前向患者及其家属详细说明病情并介绍消融治疗的目的、操作方法、术中注意事项和预后,告知治疗中和治疗后可能出现的不良反应和并发症及处理措施,征得患者同意,签署手术知情同意书。

7. 消融治疗室及配置

(1)房间要求。面积>30m^2,洁净级别>万级,层流空气清新。水、电、空调系统设施齐备。安装观片灯、对讲系统、电话线路、网线、医用气体及负压吸引装置。

(2)超声仪器。彩色多普勒超声仪配有高频(6~10MHz)线阵探头,最好具有超声造影和弹性成像功能。

(3)消融设备及针具。微波、射频、激光等消融设备及相应的消融针具。

(4)急救设备。消融治疗室备有呼吸机或维持呼吸所需简易设备、心电监护、除颤仪等急救设备。

(5)药品。局麻药品2%盐酸利多卡因;急救车内备有常规止血、止痛、抗过敏、纠正心律失常、升压及降压等急救药品及喉镜等相关器械。

8. 消融治疗人员配置

一般需要5名医护及辅助人员配合完成治疗,包括副主任医师以上职称1名(主要术者)、主治或住院医师1名(第一助手)、技术员1名(操作消融设备),巡回护士1名(患者核对及器械药品准备)、记录人员1名(超声仪器调节、图像记录、出具消融治疗图文报告)。

(五)操作方法

1.确认消融仪及消融针工作正常

常规检查消融仪和消融针工作状态,如有异常及时处理。设定消融初始功率(通常微波20W、射频20W、激光2W),术中可根据治疗中声像图的变化酌情增加。

2.麻醉及监护局麻下进行操作

治疗中全程心电监护,监测患者呼吸、心率、血压等生命体征。

3.适当的患者体位和进针路径

患者的体位以超声检查时能清楚显示结节和便于医生操作为原则。一般选用平卧位,颈后部适当垫高,头后仰,充分显露颈部,探头压力适当,超声检查清楚显示甲状腺结节及其与周围结构的关系。确认进针路径上不经过较大血管等重要结构,测量进针深度并在消融针上进行标记。

4.无菌操作下消融

操作区常规皮肤消毒铺无菌巾,探头外套无菌套,观察目标结节的解剖位置,如靠近颈总动脉、迷走神经、喉上神经、喉返神经、气管、食管等重要结构采用液体隔离法辅助治疗,一般采用经峡部入路穿刺,进针前再次确认进针点,2%利多卡因局部麻醉,尖刀片在皮肤上切2mm小口或采用套管针经皮肤穿刺至甲状腺表面(微波消融时采用,射频或激光消融时可直接进针),消融针经皮肤口或套管针鞘穿刺至结节内预定部位。采用移动靶点技术或移动靶点技术结合固定消融技术进行消融治疗,按照术前拟定的治疗方案进行目标结节的治疗。

5.术中疗效评价(图10-5-1)

实时超声监测声像图上目标结节内部回声变化,观察到结节逐渐被消融过程中产生的强回声覆盖,且彩色多普勒超声检查治疗区无血流信号,作为评价结节坏死范围的参考依据;但常规超声评价坏死范围价值有限,因此推荐采用超声造影评价消融范围,以超声造影显示的无增强区作为评价坏死范围的依据。完成术前拟定的治疗方案后结束治疗,无须凝固针道即可退出消融针,一般不会发生出血和针道种植。

6.术后观察处理

退针后即刻行超声检查甲状腺周围有无异常积液及血肿形成等状况,确认无活动性出血后,对患者颈部进行乙醇消毒,局部无菌敷料覆盖并采用冰袋冷敷,在术后恢复室留观至少30分钟监测生命体征无异常后返回病房,继续观察有无声音嘶哑、饮水呛咳等神经损伤及延迟出血等表现,及时对症处理。

7.疗效评估及随访

术后第2天复查超声造影及甲状腺功能等实验室检查,评价疗效完成术前消融方案且无明确不良反应或并发症后患者可出院,之后进入随访期,术后1、3、6、12个月及以后每6~12个月复查超声及甲状腺功能等实验室检查,评估症状及美观评分,计算结节体积缩小率。在随访期内发现复发病灶可适当缩短随访间隔,如复发病灶明显增大(体积较前次检查增加50%以上),应行CNB或FNA,排除恶性可能后,择期再次进行消融治疗。

(六)注意事项(图10-5-2,视频10-5-1和视频10-5-2)

移动靶点技术由Baek教授首先提出并应用于良性甲状腺结节的消融治疗中。其操作方法是将拟治疗的目标结节分为多个概念上的消融单元,这些消融单元的大小(与消融针、治疗功率和辐射时间有关)根据其在结节内的位置和结节周边解剖结构确定;对于比较邻近重要结构的部位采用较小的消融单元,而在结节内部比较安全的部位采用较大的消融单元。据此,操作消融针尖端按照一定的顺序(声像图上由深至浅、由远及近)移动消融直至完成目标结节的消融治疗。移动靶点技术消融治疗甲状腺结节视频超声引导消融针经峡部入路穿刺进入甲状腺目标结节内,对结节内多个概念上的消融单元按顺序逐个进行消融。完成目标结节该平面的消融后,移动探头和消融针进入下一个平面,继续上述消融过程,直至完成整个结节或术前拟订方案的治疗。

液体隔离法是指在超声实时监视下将21~22G PTC针或5mL注射器精确穿刺至甲状腺周围间隙内并注入液体(生理盐水或5%葡萄糖溶液),隔离目标结节与周围重要结构,降低消融过程中对周围结构的热损伤,从而达到提高治疗安全性和减少并发症的目的。液体隔离的主要间隙包括甲状腺外侧及后间隙、前间隙、内侧间隙。根据目标结节的解剖位置进行选择。

甲状腺上极或下极(食管气管旁沟)分别靠近喉上

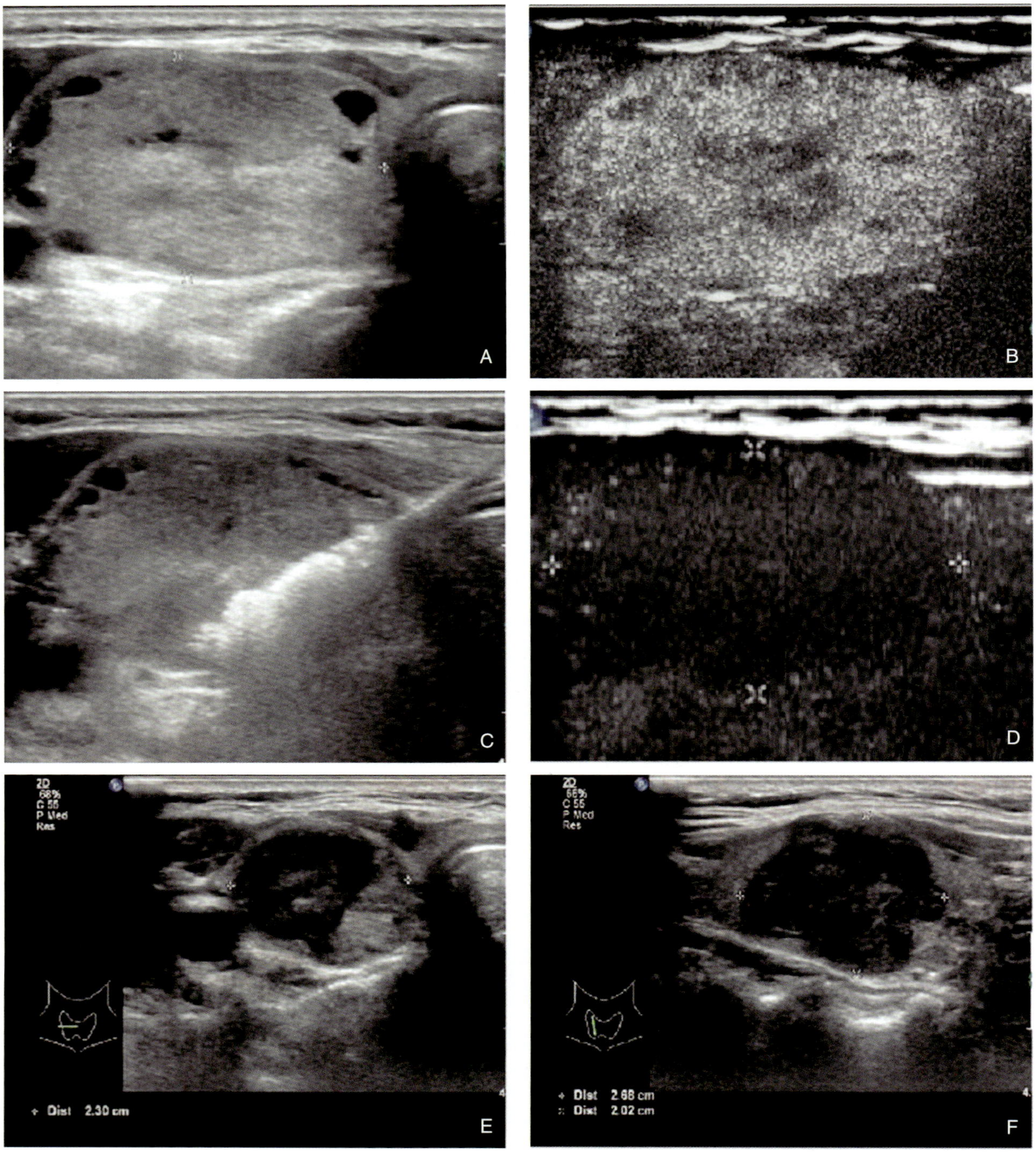

图 10-5-1 (A)二维超声提示甲状腺右叶囊实性肿物;(B)术前超声造影显示肿物呈不均匀高增强;(C)超声引导下甲状腺肿物消融;(D)甲状腺肿物消融术后造影呈无增强;(E)术后3个月复查体积缩小69%(短轴切面);(F)术后3个月复查体积缩小69%(长轴切面)。

神经和喉返神经,且超声难以显示上述神经,因此消融时需要根据解剖部位判断神经走行,避免神经的热损伤,建议采用超声引导甲状腺周围间隙液体隔离法辅助治疗。

迷走神经走行于颈总动脉鞘内,高频超声可清楚显示该段神经走行,术前应行超声检查确认迷走神经及与目标结节的毗邻关系,必要时采用液体隔离法辅助治疗。

甲状旁腺位于甲状腺后方,常规超声一般不能显示。因此当目标结节紧邻甲状腺后方时应预防甲状旁腺损伤。应于启动辐射前确认结节边界和针尖位置,保证消融针尖位于结节内再行消融治疗。

术中患者的吞咽动作可能引起消融针尖位置的变化。为保证治疗的安全性，每次启动治疗前嘱患者配合不做吞咽动作。

术中患者诉疼痛或不适时应及时暂停消融，询问患者的具体症状，分析相关原因及时对症处理。

术中需间断与患者交流，根据回答判断是否有声音嘶哑或减低等表现。如有异常改变，应停止治疗，及时处理。

术后第2天常规复查血生化，尤其注意血清钙、磷变化。

（七）并发症的表现及预防、处理

超声引导消融治疗甲状腺良性结节是一种安全微创的方法，患者术中和术后的不良反应较轻微，包括轻度疼痛、血管迷走反射、低热、咳嗽等，多数可自行缓解，不需特殊处理。另外，消融治疗中、治疗后的并发症发生率也较低，轻微并发症包括局部血肿、呕吐、皮肤灼伤等；严重并发症包括声音改变和（或）饮水呛咳、

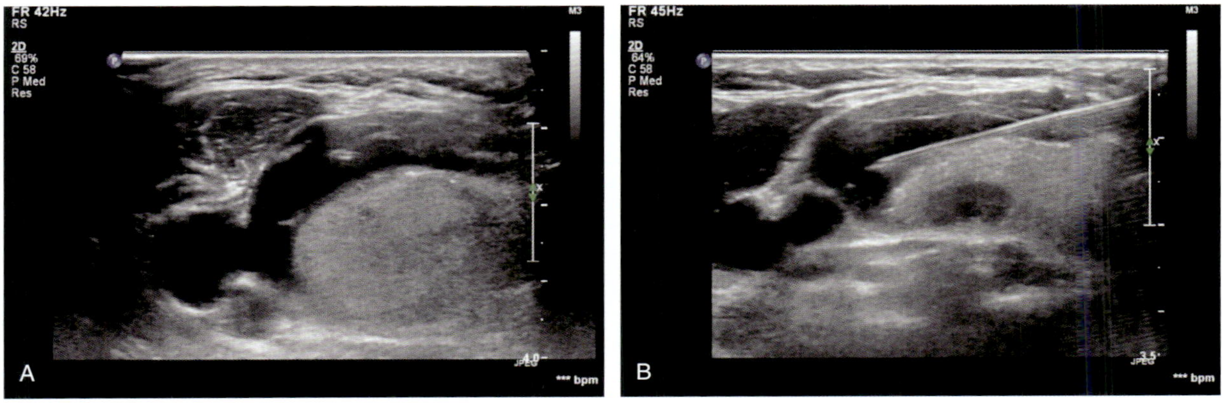

图10-5-2 甲状腺消融术液体隔离法。(A)前间隙；(B)前及外侧间隙。

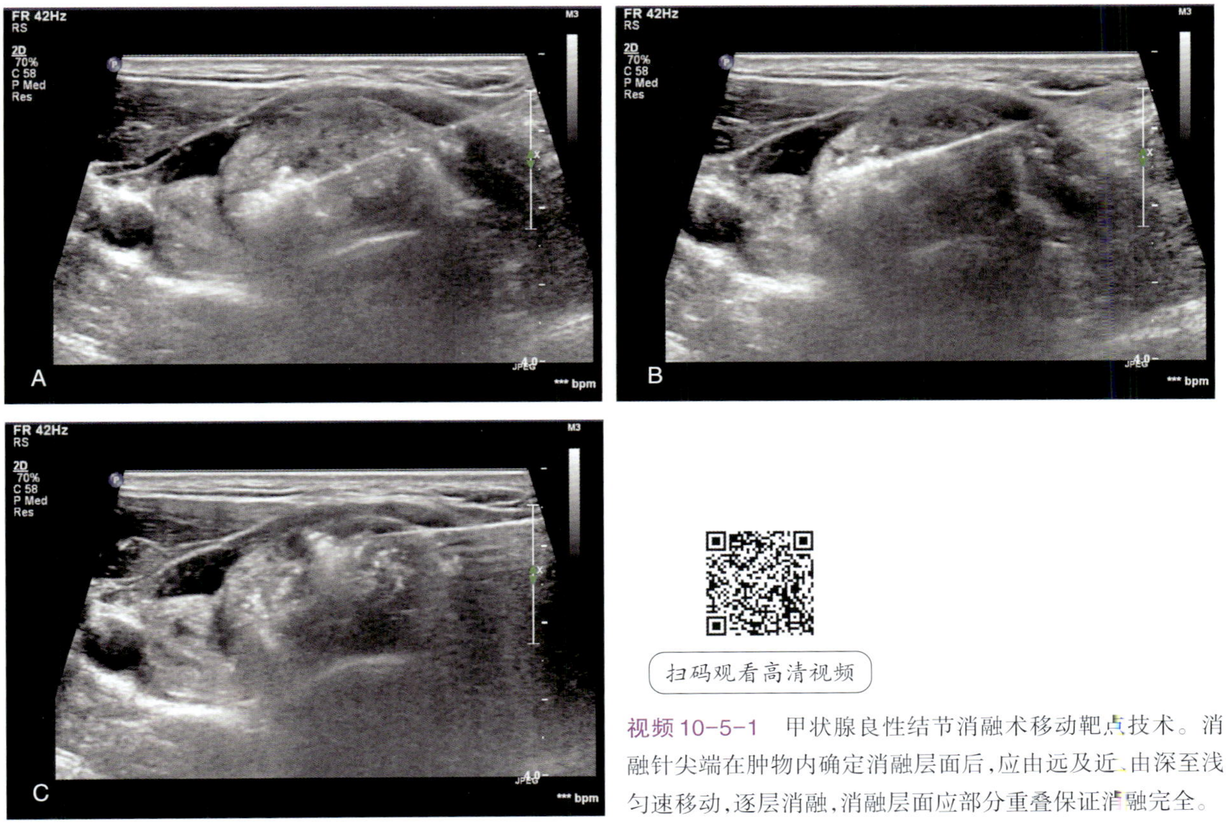

扫码观看高清视频

视频10-5-1 甲状腺良性结节消融术移动靶点技术。消融针尖端在肿物内确定消融层面后，应由远及近、由深至浅匀速移动，逐层消融，消融层面应部分重叠保证消融完全。

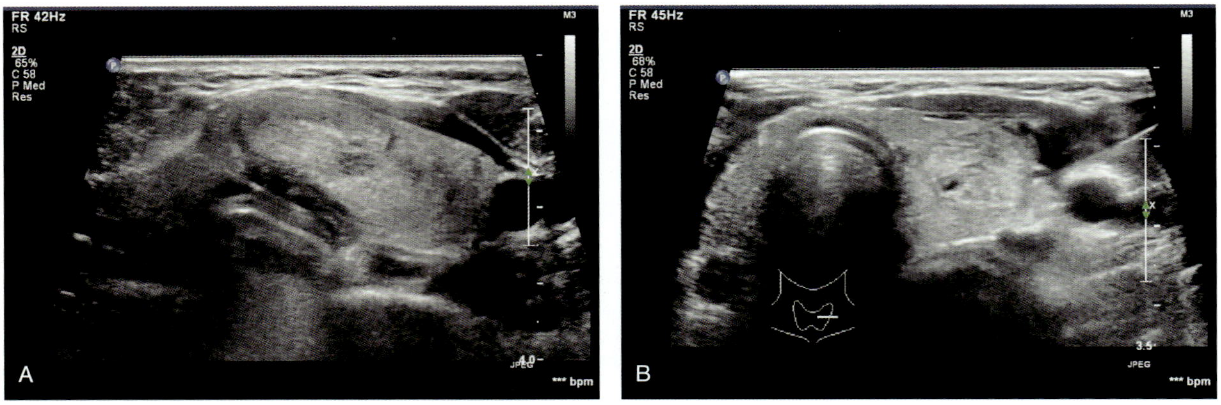

视频 10-5-2 液体隔离法。(A)针对邻近气管的隔离保护应将隔离液注射至甲状腺后方的筋膜间隙,保护气管及神经。(B)针对肿物外侧及后方邻近颈总动脉、颈内静脉、颈神经根及喉返神经等保护,应充分注射隔离液至甲状腺与颈动脉鞘之间及甲状腺后方的筋膜间隙。

扫码观看高清视频

结节破裂伴或不伴脓肿形成、甲状腺功能减退、臂丛神经损伤等,但都不属于可致命的并发症。介入超声医生应熟练掌握颈部及甲状腺周围解剖,充分认识理解上述并发症发生的原因和处理方法,在消融操作中尽量避免或降低并发症发生率。

血肿可出现于甲状腺周围、包膜下和结节内,超声表现为上述位置出现形态不规则的不均质回声区,多由于消融针穿刺损伤所致。应用止血药物,局部;适当加压或冷敷可缓解,一般于术后2周内可吸收。

呕吐于术后出现,可酌情应用止吐药物,1~2天内恢复。

皮肤灼伤表现为穿刺部位皮肤的一度烧伤。患者会出现局部皮肤颜色改变,轻度疼痛和不适,术后1周内可恢复。

声音改变和(或)饮水呛咳可于术中或术后出现,多因治疗结节靠近喉返神经和(或)喉上神经,治疗中造成的神经热损伤或局部出血渗出等压迫神经所致,多数患者的症状为一过性,可于术后1~3天自行缓解;少数症状较重的患者术后经药物,喉返神经区域注射葡萄糖溶液、物理治疗、喝水及发音训练1~3个月可好转,最长的可至6~8个月可恢复。

破裂伴或不伴脓肿形成出现于术后随访期间,一般于2个月内出现,表现为颈部突然出现的肿胀和疼痛,超声显示为甲状腺前包膜破裂和前颈部出现不均质回声的血肿形成,可继发感染形成脓肿。此类并发症多数患者可自行恢复,但少数患者仍需手术治疗。

甲状腺功能减退于术后6个月出现,表现为颈部肿胀,超声示甲状腺弥漫性肿大但未发现结节,血清甲状腺功能检查提示甲状腺功能减退。

臂丛神经损伤可表现为手部小指和环指麻木和感觉减弱,2个月后逐渐恢复。

(八)临床意义及评价

超声引导消融治疗良性甲状腺结节的临床应用具有操作简便、安全微创、术后结节缩小率高、结节相关的疼痛和美观问题改善明显、术中和术后并发症发生率低、对甲状腺功能保留好等优点,为症状性良性甲状腺结节患者提供了一种新的微创治疗选择。

射频、激光和微波3种消融技术都在良性甲状腺结节的治疗中取得了满意的临床结果,展示出良好的应用前景。不容否认的是,目前消融治疗良性甲状腺结节的文献尤其是恶性病灶报道多数仍然是单中心小样本量研究,适应证和禁忌证的选择还没有形成统一的规范,加之射频、微波和激光3种消融技术在甲状腺结节消融治疗中的各自优势和不足也尚未完全揭示,因此有必要组织进行多中心、大样本量、前瞻性的对照研究对3种消融技术的临床应用进行系统比较,推动制定统一的适应证和禁忌证,实现超声引导良性甲状腺结节消融治疗的规范化临床应用。另外,受本身成像原理的影响,超声有时不能清楚显示颈部部分神经的走行,尤其在治疗较大结节时此种影响会更明显,这可能是造成神经损伤并发症的原因之一。解决这个问题的一种有效方法是采用近年来在临床逐渐开展应用的多模态影像融合导航技术,随着导航的精度和准确性不断提高,特别是将来全自动配准功能的实现、组织形变,以及呼吸和运动补偿功能的完善之后，必定会推动超声引导消融治疗良性甲状腺结节向更为安全、微创和有效的方向发展。

三、甲状腺恶性结节消融治疗

（一）概述

没有足够的循证医学证据证明热消融对原发性甲状腺微小乳头状癌治疗的有效性，故不推荐将热消融治疗作为甲状腺微小癌治疗的常规手段。对符合以下条件的患者，在严格遵循医学伦理，尤其是患者充分知情的情况下，不反对开展前瞻性的临床探索性研究（研究性项目需通过伦理审查），但开展该项目的医生需具备副主任医师及以上职称，且从事甲状腺消融治疗工作2年以上。

（二）适应证

须同时满足以下8条：

- 非病理学高危亚型。
- 建议选择肿瘤直径≤5mm（对肿瘤四周均未紧贴包膜者可放宽至直径≤1cm），且结节距离内侧后包膜>2mm。
- 无甲状腺被膜受侵且无周围组织侵犯。
- 癌灶不位于峡部。
- 无甲状腺癌家族史。
- 无青少年或童年时期颈部放射暴露史。
- 无淋巴结或远处转移证据。
- 患者经医护人员充分告知后，仍拒绝外科手术，也拒绝密切随访的。

（三）禁忌证

符合下列任意一条即排除：

- 颈部或远处发现转移灶。
- 癌灶短期内进行性增大（6个月内增大超过3mm）。
- 病理学高危亚型（高细胞亚型、柱状细胞亚型、弥漫硬化型、实体/岛状型、嗜酸细胞亚型）。
- 对侧声带功能障碍。
- 严重凝血功能障碍。
- 重要脏器功能不全。

（四）术前准备

1. 患者一般情况评估

进行相应体格检查，询问病史，有心脑血管疾病及糖尿病者，术前应积极治疗基础疾病，调整身体状态。

2. 实验室及影像学检查

术前检查血常规、血型、凝血功能、流行病学检查、甲状腺功能8项、PTH、降钙素、生化全套、胸部X线片、心电图、肺功能、喉镜、颈部增强CT或MR、超声造影（推荐超声造影检查，不做强制要求）。

3. 术前均需病理检查

至少1次CNB或2次FNA。

4. 制定消融治疗方案

根据上述结果，评估患者是否具有消融治疗适应证，有无消融治疗的禁忌证。对具有消融治疗适应证的患者，根据拟治疗目标结节的大小、部位、血供情况及周边毗邻结构等条件制定消融治疗方案。

5. 患者术前、术后均禁食4小时以上

手术通常采用局部麻醉，根据患者的实际病情及实际疼痛耐受情况也可选择（或调整为）局部神经阻滞、静脉全身麻醉、针刺复合麻醉等，以便患者更好配合。

6. 建立静脉通路

方便静脉给药。

7. 知情同意

充分告知患者或其法定代理人患者疾病情况、治疗目的、治疗风险、当前治疗现状和替代治疗方法，并术前签署知情同意书。

8. 消融治疗室及配置

同甲状腺良性结节消融治疗。

（五）操作方法

1. 确认消融仪及消融针工作正常

常规检查消融仪和消融针工作状态，如有异常及时处理。设定消融初始功率（通常微波20W、射频20W、激光2W），术中可根据辐射中声像图的变化酌情增加。

2. 麻醉及监护局麻下进行操作

治疗中全程心电监护，监测患者呼吸、心率、血压等生命体征。

3. 适当的患者体位和进针路径

患者的体位以超声检查时能清楚显示结节和便于医生操作为原则。一般选用平卧位，颈后部适当垫高，头后仰，充分显露颈部，探头压力适当，超声检查清楚显示甲状腺结节及其与周围结构的关系。确认进针路径上不经过较大血管等重要结构，测量进针深度并在消融针上进行标记。

4. 无菌操作下消融操作区

常规皮肤消毒铺无菌巾，探头外套无菌套，观察目标结节的解剖位置，如靠近颈总动脉、迷走神经、喉上神经、喉返神经、气管、食管等重要结构采用液体隔离法辅助治疗，一般采用经峡部入路穿刺，进针前再次确认进针点，2%利多卡因局部麻醉，尖刀片在皮肤上切

2mm小口或采用套管针经皮肤穿刺至甲状腺表面（微波消融时采用，射频或激光消融时可直接进针），消融针经皮肤口或套管针鞘穿刺至结节内预定部位。对于恶性结节使用"固定消融技术"，将消融针固定于病灶中持续将其热消融，并酌情考虑多点消融，恶性者需扩大消融以达到局部根治。

5. 术中疗效评价

实时超声监测声像图上目标结节内部回声变化，观察到结节逐渐被消融过程中产生的强回声覆盖，且彩色多普勒超声检查治疗区无血流信号，作为评价结节坏死范围的参考依据。但常规超声评价坏死范围价值有限，因此推荐采用超声造影评价消融范围，以超声造影显示的无增强区作为评价坏死范围的依据。

6. 术后观察处理

退针后即刻行超声检查甲状腺周围有无异常积液及血肿形成等状况，确认无活动性出血后，对患者颈部进行酒精消毒，局部无菌敷料覆盖并采用冰袋冷敷，在术后恢复室留观至少30分钟监测生命体征无异常后返回病房，继续观察有无声音嘶哑、饮水呛咳等神经损伤以及延迟出血等表现，及时对症处理。

7. 疗效评估及随访（图10-5-3，视频10-5-3）

术后第2天复查超声造影及甲状腺功能等实验室检查评价疗效完成术前消融方案且无明确不良反应或并发症后患者可出院，之后进入随访期；热消融治疗后3、6、12个月随访行影像学检查观察治疗病灶坏死情况和病灶大小，计算体积及结节缩小率；记录症状改善情况、相关并发症及其治疗、恢复情况；有条件的医疗单位可考虑术后（一般在术后1~3个月以后的复查过程中）通过穿刺病理检查判断疗效的确切性。

（六）注意事项

如患者在热消融过程中不能忍受疼痛或有明显不适，应减小消融功率或暂停消融；或改变麻醉方式。

术中需监护并密切观察患者的心率、心电、血压、血氧饱和度等生命体征。

液体隔离的主要间隙包括甲状腺外侧及后间隙、前间隙、内侧间隙。根据目标结节的解剖位置进行选择。

甲状腺上极或下极（食管气管旁沟）分别靠近喉上神经和喉返神经，且超声难以显示上述神经，因此消融时需要根据解剖部位判断神经走行，避免神经的热损伤，建议采用超声引导甲状腺周围间隙液体隔离法辅助治疗。

迷走神经走行于颈动脉鞘内，高频超声可清楚显示该段神经走行，术前应行超声检查确认迷走神经及与目标结节的毗邻关系，必要时采用液体隔离法辅助治疗。

甲状旁腺位于甲状腺后方，常规超声一般不能显示。因此当目标结节紧邻甲状腺后方时应预防甲状旁腺损伤。应于启动辐射前确认结节边界和针尖位置，保证消融针尖位于结节内再行消融治疗。

术中患者的吞咽动作可能引起消融针尖位置的变化。为保证治疗的安全性，每次启动治疗前嘱患者配合不做吞咽动作。

术中需间断与患者交流，根据回答判断是否有声音嘶哑或减低等表现。如有异常改变，应停止治疗，及时处理。

术后第2天常规复查血生化，尤其注意血清钙、磷变化。

术前与患者及其家属或其法定代理人做好充分沟通，规范告知，使其充分知情，并术前签署知情同意书。

（七）并发症的表现及预防、处理

超声引导消融治疗甲状腺恶性结节是一种安全微创的方法，患者术中和术后的不良反应较轻微，包括轻度疼痛、血管迷走反射、低热、咳嗽等，多数可自行缓解，不需特殊处理。另外，消融治疗中、治疗后的并发症发生率也较低，轻微并发症包括局部血肿、呕吐、皮肤灼伤等；严重并发症包括声音改变和（或）饮水呛咳、结节破裂伴或不伴脓肿形成、甲状腺功能减退、臂丛神经损伤等，但都不属于可致命的并发症。

血肿可出现于甲状腺周围、包膜下和结节内，超声表现为上述位置出现形态不规则的不均质回声区，多由于消融针穿刺损伤所致。应用止血药物局部适当加压或冷敷可缓解，一般于术后2周内可吸收。

呕吐于术后出现，可酌情应用止吐药物，1~2天内恢复。

皮肤灼伤表现为穿刺部位皮肤的一度烧伤。患者会出现局部皮肤颜色改变、轻度疼痛和不适，术后1周内可恢复。

声音改变和（或）饮水呛咳可于术中或术后出现，多因治疗结节靠近喉返神经和（或）喉上神经，治疗中造成神经的热损伤或局部出血渗出等压迫神经所致，多数患者的症状为一过性，可于术后1~3天自行缓解；少数症状较重的患者术后经药物，喉返神经区域注射葡萄糖溶液、物理治疗、喝水及发音训练1~3个月可好转，最长的可至6~8个月可恢复。

破裂伴或不伴脓肿形成出现于术后随访期间，一般于2个月内出现，表现为颈部突然出现的肿胀和疼痛，超声显示为甲状腺前包膜破裂和前颈部出现不均质回声的血肿形成，可继发感染形成脓肿。此类并发症多数患者可自行恢复，但少数患者需手术治疗。

甲状腺功能减退于术后6个月出现，表现为颈部肿胀，超声示甲状腺弥漫性肿大但未发现结节，血清甲状腺功能检查提示甲状腺功能减退。

臂丛神经损伤可表现为手部小指和环指麻木和感觉减弱，2个月后逐渐恢复。

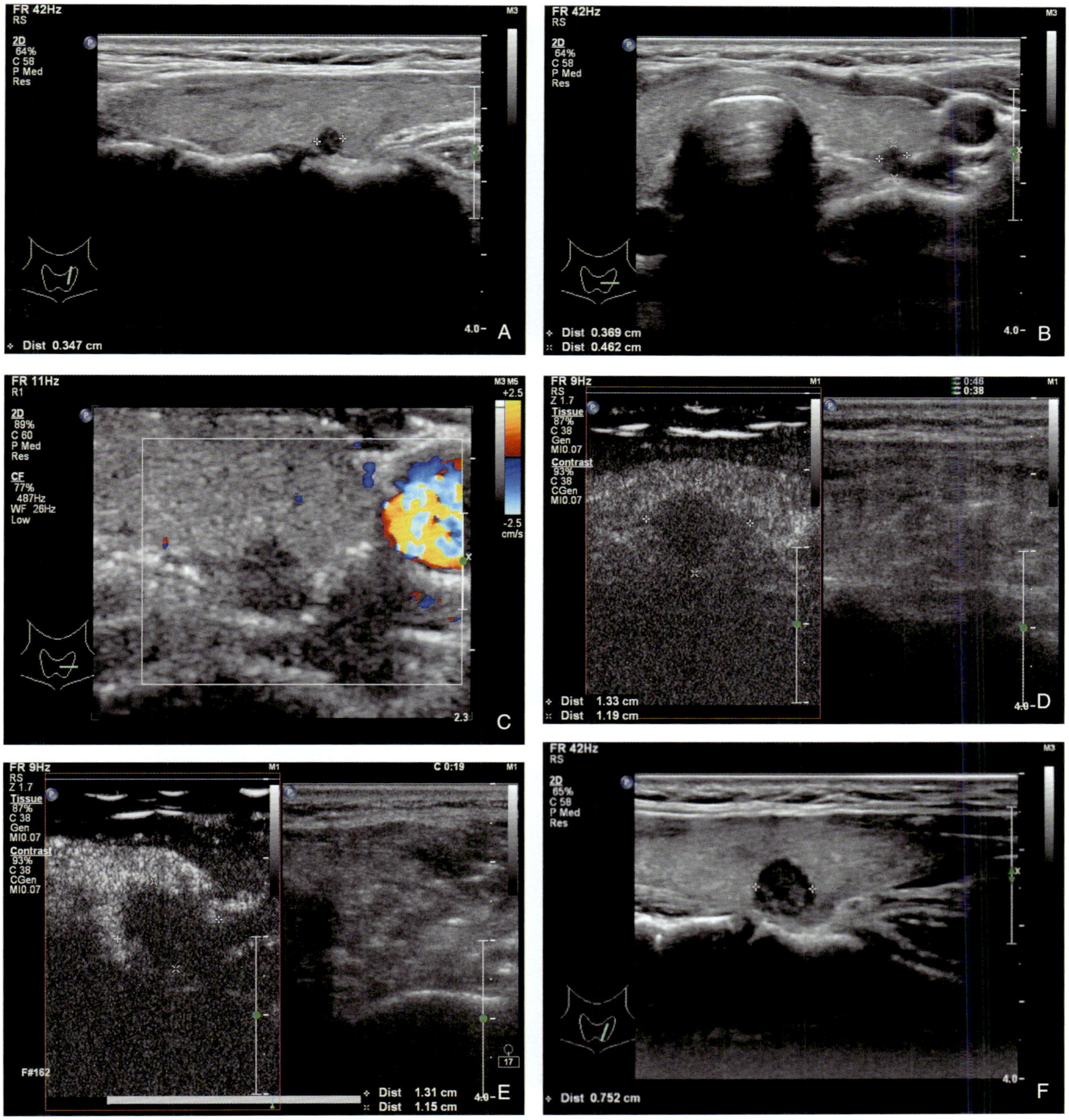

图10-5-3 甲状腺左叶结节。(A)长轴切面声像图；(B)短轴横切面声像图；(C)CDFI表现；(D)消融术后超声造影(长轴切面)；(E)消融术后超声造影(短轴切面)；(F)术后1个月复查长轴切面声像图；(G)术后1个月复查短轴切面声像图；(H)术后3个月复查长轴切面声像图；(I)术后3个月复查短轴切面声像图；(J)术后6个月复查长轴切面声像图；(K)6个月复查短轴切面声像图。(待续)

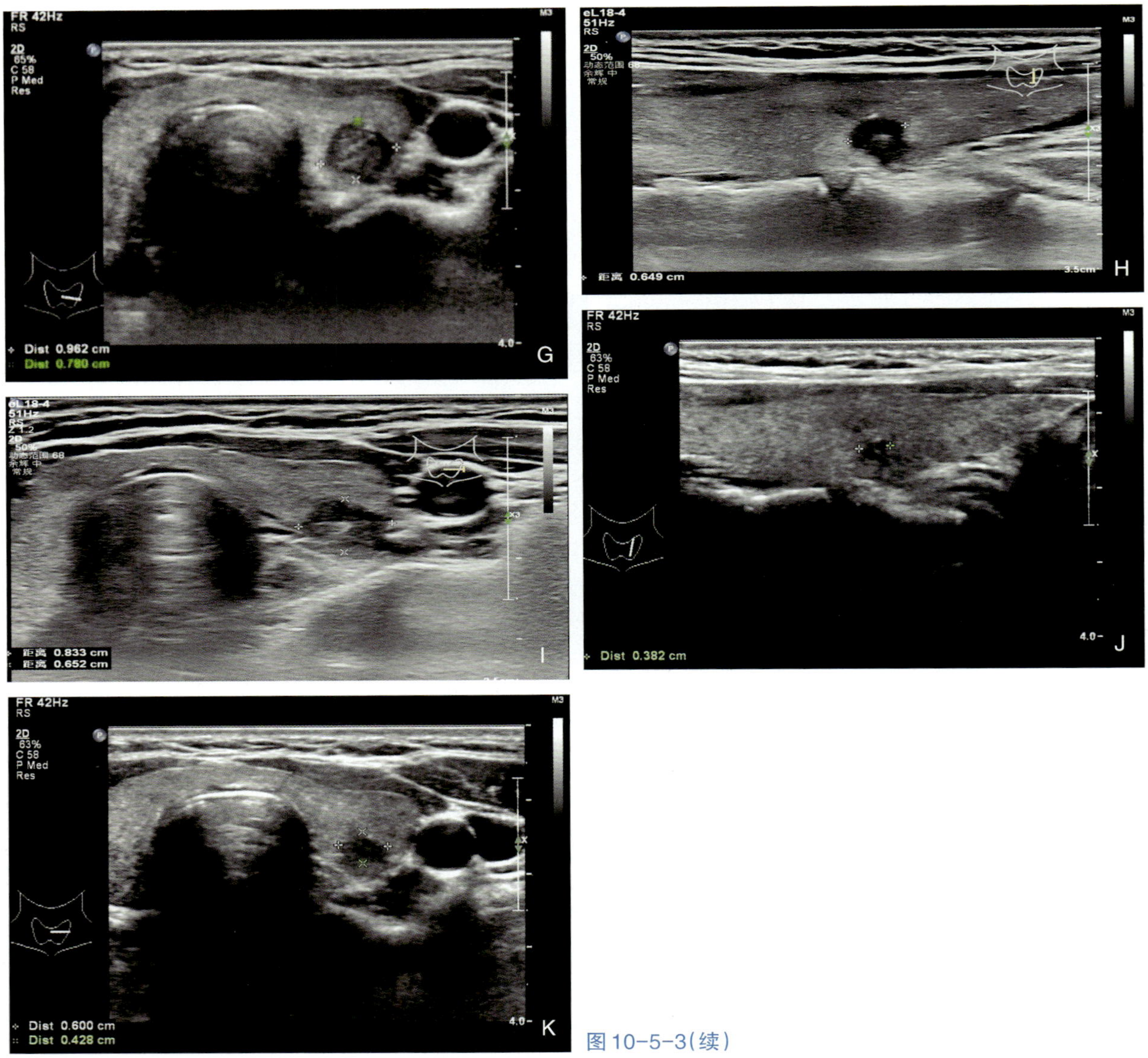

图 10-5-3(续)

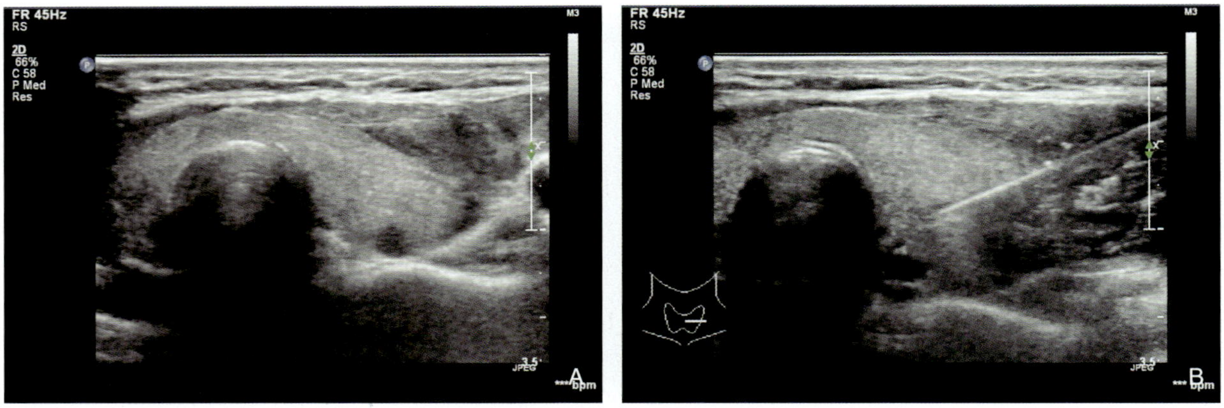

视频 10-5-3　(A)甲状腺恶性结节消融液体隔离。与良性结节相同，消融前对目标区域甲状腺周围组织进行液体隔离进行保护，减少并发症的出现。(B)甲状腺左叶恶性结节消融。消融针达到目标病灶区域后，固定于病灶内持续进行消融，并即时评估消融区域对病灶覆盖情况，考虑是否需要多点消融。

扫码观看高清视频

四、肝脏肿瘤消融治疗

(一)概述

中国肝癌发病率高,因就诊时大肿瘤多,中晚期多,多数合并肝硬化,肝功能差等原因,约70%患者失去手术切除机会。近10年来,影像指导下局部消融技术在肝癌治疗中发挥着重要的作用,成为与手术切除、肝移植同等重要的三大根治手段。目前肝肿瘤治疗中应用最广泛的热消融技术为射频消融及微波消融,均需直接将治疗电极或天线置入肿瘤内部:前者通过在电极与体表电极板之间形成高频电流回路,导致肿瘤组织内离子振荡并产生热能,以达到灭活肿瘤细胞的目的;后者则利用高频电磁能源使肿瘤组织中极性水分子高速旋转产生热能,最终使局部肿瘤高温凝固性坏死,达到治疗目的。其中,以射频消融(RFA)为代表的局部消融治疗因创伤小、易操作、疗效显著等优点,可有效局部凝固灭活肿瘤,使肝癌治疗效果取得了突破性进展。RFA已在临床被广泛应用,引导治疗方法为经皮、开腹手术、经腹腔镜,其中经皮消融多在超声引导下进行,其次为CT/MR引导。

消融治疗是原发性肝癌(肝细胞肝癌、胆管细胞肝癌等)和转移性肝癌患者可选择的重要治疗手段,包括肿瘤不能手术切除、手术或TACE后肿瘤残留复发、肝移植等待期控制肿瘤进展、肝移植后复发肿瘤。对肝转移癌的治疗,尤对来源于胆管癌、胰腺癌、胃癌、乳腺癌和不宜手术治疗的结直肠癌患者,RFA也提供了一种安全有效的治疗选择。临床大量病例的应用证实RFA对多数适应证病例可获得根治性治疗或姑息减瘤效果。本文在介绍肝脏肿瘤消融治疗时主要以介绍射频消融为主。

(二)适应证及禁忌证

1.原发性肝肿瘤

(1)适应证。指可能获得局部根治性疗效者:

- 癌灶数目≤3个,其中最大直径≤3cm。
- 单发乏血供肝癌,直径≤5cm。
- 手术切除1年后复发癌,肿瘤大小特征同上。
- 上述肿瘤有包膜或边界清晰,肿瘤外周有足够灭瘤安全范围者。
- 上述肿瘤肝功能Child-Pugh A级或部分B级,无肝外转移的患者。

(2)相对适应证(图10-5-4,视频10-5-4)。通过采用辅助技术治疗策略,可能获得较好疗效或姑息减瘤效果的肿瘤。

- 肿瘤大小形态及患者肝功能等条件符合适应证,但肿瘤位置进行RFA有一定难度及风险,如邻近心膈、胃肠、右肾上腺、胆囊、肝门、大血管,结合温度监测、无水乙醇注射及人工液胸、人工液腹技术。
- 非手术适应证,多次TACE效果不佳血供仍较丰富的5~6cm肿瘤。
- 对较大的肿瘤或多发肿瘤联合手术切除治疗,也可择期行分次治疗。
- 肝癌行肝移植待肝期间的术前治疗。
- 手术切除后1年内短期复发不适宜再次手术者。
- 肿瘤合并末梢支门静脉小癌栓。
- 部分Child-Pugh C级患者经保肝治疗肝功有明显改善,肝功能及血象基本达标;腹水明显减少,肿瘤数目<3个,病灶最大径<3.0cm者。

(3)相对禁忌证。指肿瘤消融可行姑息性治疗,获得近期疗效,但易发生并发症而影响长期疗效者。

- 曾有多次食管胃底静脉曲张破裂出血史者,经有效治疗,近期无出血史。
- 装有心脏起搏器者及严重的大动脉瘤患者需慎重,必要时在专科医生监护下进行。
- 近期(1个月内)做过肝叶段切除手术者,尤其要重视患者全身状况。
- 位于尾状叶较大肿瘤,与周围大血管、胃肠关系密切者。
- 位于肝脏表面的>4cm肿瘤,并且1/3以上瘤体突出肝外。

(4)禁忌证。指不能获得近期疗效,易发生严重并发症者。

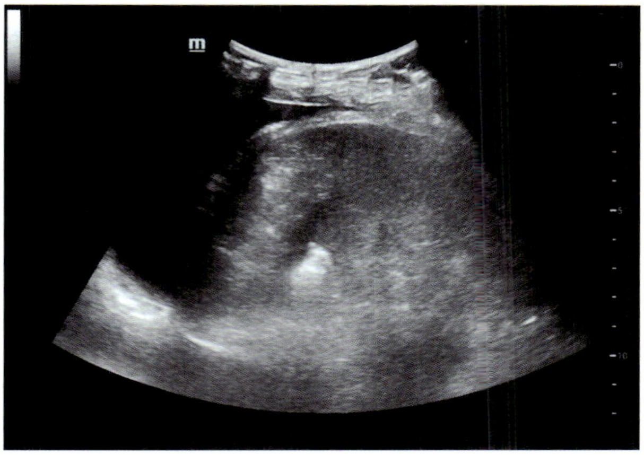

图10-5-4　肝脏肿瘤消融治疗术前。

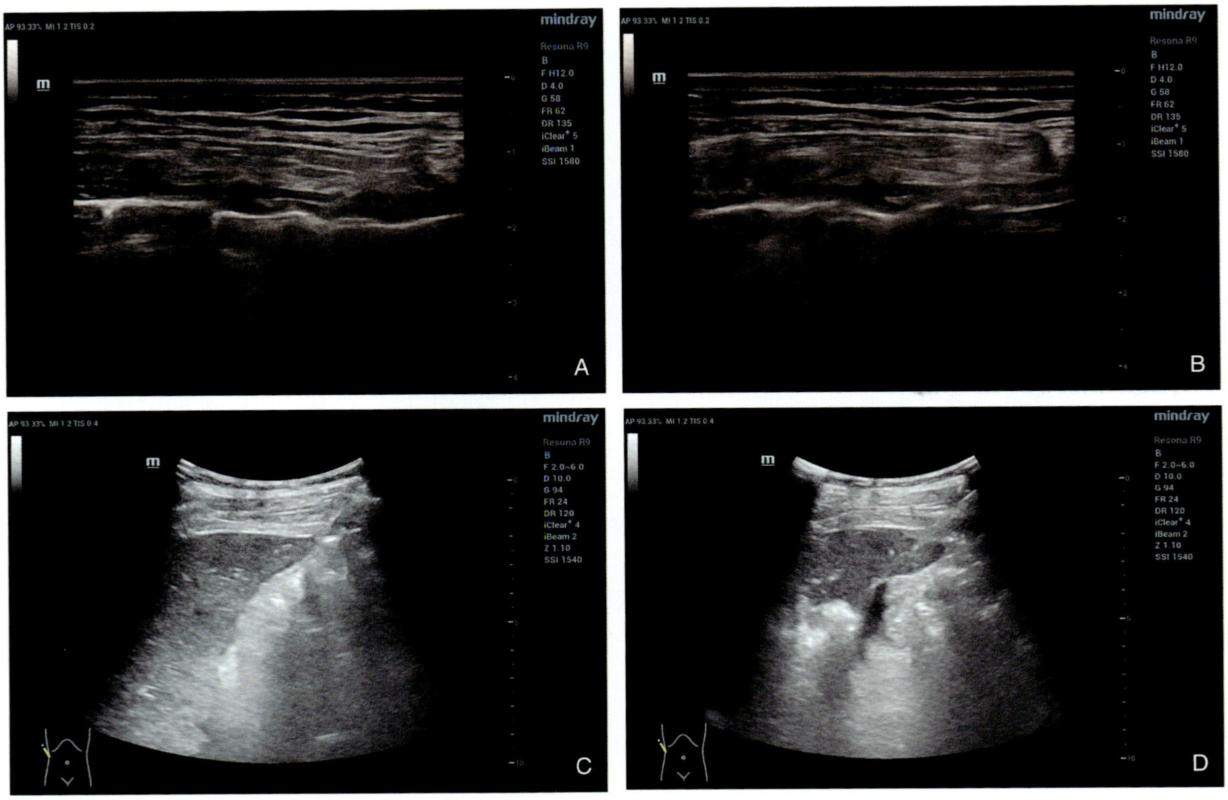

视频 10-5-4 （A，B）肝前人工腹水。肝脏肿物消融前在肝前位置置入引流管建立人工腹水，保护腹膜腹壁。（C）肝肾间人工腹水。肝肿物消融前在肝肾间隙注水，保护肝周组织，包括肾脏、结肠等。（D）肝肿物消融。布针并确认位置准确后开始消融，过程中实时观察消融范围及周围组织结构情况

扫码观看高清视频

•肿瘤范围>5cm、呈多结节浸润状并侵及大血管。

•有门静脉主干、一级分支或肝静脉癌栓，广泛肝外转移。

•保肝治疗后无改善的Child-Pugh C级（顽固性大量腹水、黄疸等）患者。

•明显的重要脏器功能衰竭或不可逆出凝血障碍者。

•活动性感染，尤其胆系合并感染者。

2. 转移性肝癌

文献报道结直肠肝转移癌适宜接受RFA治疗者具有以下条件：原发肿瘤控制，肝转移局限，不能手术切除或患者体弱、合并其他疾病不能承受手术治疗，患者要求局部治疗等。

（1）适应证

化疗疗效不佳的局限性病灶。

局限于肝内单发转移癌<5.0cm者。

肝内多发转移癌，经化疗后局限于肝脏，肿瘤数目≤3个，最大病灶直径≤3.0cm。

多发转移灶数目4~8个、最大病灶直径<4.0cm者可酌情分期减瘤治疗。每次治疗原则上不超过3个。

先治疗危险部位瘤灶（邻近大血管、肝外重要结构等），或较大孤立转移灶。

肝转移肿瘤手术切除及局部治疗后复发残留可再治疗。

（2）相对禁忌证

多发病灶不能一并消融灭活，相距范围<1cm者，或者一个肝段范围内超过3个癌灶，不宜单纯RFA治疗或行姑息性治疗。

因手术病史，病灶与膈肌或肠管粘连不宜行RFA；强烈要求治疗者可行近肝段减瘤治疗。

（3）禁忌证

胰腺癌肝转移灶位于表面无正常肝组织的肝外周缘。

无法控制的广泛转移。

肿瘤负荷≥全肝的70%，并且不能控制原发肿瘤。

其他禁忌证同原发性肝癌。

3. 良性肿瘤

RFA治疗主要针对具有恶性潜能、引起症状或患者心理焦虑的良性占位病变，患者不能耐受手术或不愿意接受手术者，如局灶性结节增生（FNH）、腺瘤、部分大血管瘤等。

（三）治疗前准备

消融治疗是一种有效治疗肝肿瘤的微创手段，并发症发生率较低。多数选择热消融的原发性肝癌，治疗前肝功能差而影响疗效。充分的治疗前准备不仅包括积极的保肝治疗，提高肝脏储备功能及对消融的耐受力；还包括与患者及其家属充分的沟通、详细介绍消融的益处和可能发生的风险等。

1. 明确诊断

经多种影像及临床诊断为肝癌或肝脏其他恶性肿瘤。

首次治疗者建议行穿刺活检，确诊病理组织类型及分化程度。

无乙肝、丙肝、酒精性肝病等病史，AFP<200ng/mL者，治疗前须行穿刺活检确诊病理性质。

有其他原发癌，但影像学检查不能确定目前肝脏占位为原发还是继发者，或同时伴有乙肝、丙肝病史者，仍提议穿刺活检以确定病理性质。

原手术切除有病理诊断，目前肝脏占位依据影像学及临床资料可明确定性者无须穿刺活检。

2. 治疗前病情评估

（1）评估TNM分期。TNM分期是以肿瘤的临床病理特征为基础建立的，是预测患者生存的重要指标，同时TNM分期也决定了热消融的治疗方式（根治或姑息），需结合近2周内增强CT/MR/CEUS检查结果，综合评价分期诊断。

（2）评估肿瘤状况

根据常规超声、超声造影、增强CT或MRI检查，判断肿瘤大小、部位及生物学特征（肿瘤浸润程度、有无卫星灶等），制定治疗方案，了解患者肝脏背景及大小、肝脏储备功能，充分估计肿瘤消融范围与残留肝脏的比例，预测RFA可行性及可能获得的效果。

消融后肝脏的储备功能是决定患者肝功能代偿状态的关键因素之一。外科手术切除肝肿瘤时，对于肝实质正常的患者来说，剩余肝脏占自身全部肝实质体积30%的肝切除范围是安全的。对于肝功能代偿良好、不伴门静脉高压、Child-Pugh A级的肝硬化患者，剩余肝脏体积不小于全部肝实质体积50%的肝切除范围也是安全的。若肿瘤太大或多发而肝脏明显缩小，肝功能代偿差时，RFA扩大范围治疗可能会发生肝衰竭，此项应尤为重视。

充分了解患者全身其他疾病状况及手术史、化疗史、放疗史等，以便治疗中预防并发症，妥善处理意外的发生。

酌情行择期分次治疗、姑息性治疗或其他联合治疗，并配合积极的保肝措施。

（3）评估Child-Pugh分级及患者基本条件（表10-5-1）。TNM分期是影响肿瘤预后的因素，而对于患者肝功能的评估目前大多依据Child-Pugh评分。Child-Pugh评分是判断肝硬化患者预后较为可靠的半定量方法。Child-Pugh A级代表肝脏功能代偿，其1年内发生肝衰竭相关病死率<5%；Child-Pugh B级代表肝功能失代偿，其1年内发生肝衰竭相关病死率为20%；Child-Pugh C级代表了肝脏功能严重失代偿，其1年内发生肝衰竭相关病死率为55%。需近2周内的肝功能及血细胞分析、凝血功能、是否有肝性脑病、腹水等因素，评估Child-Pugh分级。

1）Child-Pugh A级及部分B级可以行消融：

- 总胆红素（T-BIL）≤50μmol/L，白蛋白（ALB）≥30g/L。
- 丙氨酸氨基转换酶（ALT）≤3倍正常值、门冬氨酸氨基转换酶（AST）≤3倍正常值。
- 葡萄糖（GLU）≤8.0mmol/L。

表10-5-1 Child-Pugh分级

临床生化指标	1分	2分	3分
肝性脑病（级）	无	1~2	3~4
腹水	无	轻度	中重度
总胆红素（μmol/L）	<34	34~51	>51
白蛋白（g/L）	<35	28~35	<28
凝血酶原时间延长（秒）	<4	4~6	>6

•肌酐(CREA)≤300μmol/L。

2)Child-Pugh A级及部分B级≤3cm的肝癌，ALT介于3~5倍时也可行消融，但治疗后须加强保肝治疗。

3)患者血常规及凝血试验检查要满足下列条件：

•白细胞总数(WBC)≥3×10⁹/L。

•血红蛋白(Hb)≥80g/L。

•凝血酶原时间(PT)延长不超过对照3秒，如正常对照11~15秒，不能>18秒。

•凝血酶原活动度(PT%)≥50%。

•国际标准化比值(INR)≤1.6。

•血小板总数(PLT)≥50×10⁹/L。

(四)全身其他检查

60岁以上高龄者或既往有心脏病者应行心电图检查，必要时行超声心电图检查及阿托品试验。

肌酐明显升高或肿瘤较大者，行肾功能检查。

高危人群应于射频治疗前请麻醉科会诊评估治疗中麻醉的可行性。

(五)肝脏基础疾病治疗

消融治疗前后均需针对患者肝脏基础疾病进行治疗，如补充白蛋白或血浆及口服利尿剂等减轻或消除腹水。对肝功能Child-Pugh A级或者B级者，首选β-受体阻滞剂和(或)内镜治疗防治门静脉高压引起食管胃底静脉曲张破裂出血。为了提升白细胞和血小板，应根据脾功能亢进的程度和患者的一般情况采取皮下注射粒细胞集落刺激因子或静脉输入血小板、脾切除或脾栓塞等个体化的治疗方案。

(六)全身情况监测与处理

高血压患者需将收缩压控制在170mmHg以下，舒张压100mmHg以下；糖尿病患者应将血糖调节至8.0mmol/L以下；半年内有急性心肌梗死史者，建议推迟治疗。

多数研究认为消融面积较大是导致肾衰竭的可能原因。因此，如患者肾功能不全，尤其肿瘤较大、计划进行较大范围消融者，需采取血液透析等方法控制肾功能，待病情稳定后再行较小肿瘤的消融治疗，并密切监测肾功能。

活动性感染(包括肺结核活动期)经抗感染治疗缓解后方可考虑消融治疗。

合并贫血、呼吸系统疾病、颅脑疾病等慢性病时，需将病情控制在稳定状态后再行消融治疗。

(七)治疗前准备

详细了解患者病史，有无出血史、手术史、感染史、糖尿病、心脏病等，行相应对症治疗。服抗凝药物的患者必要时，在临床医生指导下停止使用抗凝药7~10天。

治疗前禁食至少6小时，消融治疗前一晚进半流食。

填写麻醉通知单，进行麻醉术前谈话。

向患者及其家属介绍射频治疗原理及过程，告知通过治疗能达到预期目标，并说明可能会发生的并发症风险。使患者及家属知情、理解、同意治疗，并签署知情同意书。

消融治疗中因病情变化改变治疗方案需征求患者及家属意见，尤其在治疗中新发现小病灶时，改变治疗方案必须征求家属的意见，特别对风险较大可能导致不良预后的治疗，如消融治疗区域邻近肾上腺会导致血压急剧升高，胆心综合征会致心律失常等，应补充谈话并重新签字。

(八)麻醉

超声引导热消融治疗一般在门诊治疗室中进行，要求患者在每次布针时能进行呼吸配合，结束后即刻清醒，恢复生理反射，短时间内能够离开治疗室。因此，麻醉应当选择起效迅速、效果确切、苏醒期短的方法。不进行气管插管和使用肌松剂的静脉麻醉基本上能满足治疗的需要。

1.麻醉前准备

治疗前禁食水6小时，详细询问病史。

同外科手术一样，治疗前务必向患者及其家属详细交代患者存在的问题，麻醉中的风险(可能出现的不良后果和难以避免的并发症，甚至死亡)及可采取的抢救措施等，征得患者及家属的理解，签订麻醉同意书。

开放静脉，输入500~1000mL乳酸钠林格液，治疗开始前即静注恩丹西酮8mg，持续心电、血压、呼吸、脉搏及血氧饱和度监测，鼻导管或面罩吸氧。

联合1%利多卡因布针点局部麻醉。

2.麻醉方法

给患者消毒皮肤时，即静脉注射芬太尼1~2μg/kg+咪达唑仑0.03~0.04mg/kg，使镇静深度达到Ⅱ~Ⅲ级，保证进针布针时患者能按医生指令做吸气或呼气动作，协助准确定位。要达到清醒安静又无痛，需选择正确的麻醉药物，掌握剂量，防止不足和过量。消融邻近胆囊的肿瘤时，易发生胆心综合征，应严密监视心率变化，同时，静脉注射丙泊酚加强镇静深度，消除患者的不适感,心率下降明显应及时静推阿托品0.5~1mg。

芬太尼具有起效快、作用时间短、镇痛效果强等优点。咪达唑仑的优点是镇静遗忘作用强,是消除患者术中记忆的理想药物。丙泊酚的显著特点是超短效,停药后几分钟就可以完全清醒,容易控制麻醉深度。上述3种药物联合使用能满足RFA治疗的要求,同时还应考虑患者个体差异不同、肿瘤大小及部位不同,用药剂量上必须坚持"个体化原则"。

填写麻醉记录单。须认真填写治疗中血压、脉搏、血氧饱和度和呼吸变化。详细记录治疗中应用的药物、药量、用药时间,治疗中发生的异常情况及处理措施、效果等。

术毕休息1小时左右,患者完全清醒,呼吸循环稳定,可送回病房。

(九)规范化治疗及方法

1. 治疗原则

足够安全范围。对有包膜、形态规整的肿瘤行覆盖消融,一般安全范围超出瘤周0.5cm,即3cm直径肿瘤需消融4cm范围。对边界不清晰、不规则肿瘤消融范围至少≥瘤周1cm,即3cm肿瘤消融5cm范围。对突破肿瘤包膜呈多结节融合状或瘤周有卫星灶生物学行为差的肿瘤,应更扩大瘤周消融范围。

消融治疗前充分阅读CT、MR及超声、超声造影检查结果,测量肿瘤大小、浸润范围,了解肿瘤生物学行为、与大血管及相邻组织关系、肿瘤血供丰富程度等信息。

消融布针及治疗过程经超声引导并实时监控下进行。消融过程中局部组织产生的热蒸气微泡强回声,影响超声对消融范围的准确判断,并使针尖及深部组织显示困难。故治疗顺序应先治疗肿瘤深部再治疗浅部,先治肝膈面再治肝浅表区域或脏面。

肿瘤血供丰富者先行肝动脉化疗栓塞(TACE)1~2次,控制肿瘤血供后再消融肿瘤。

肿瘤邻近膈肌、胃肠、胆囊、肾脏等外周区域,先消融与其他脏器相邻部位肿瘤,并以注水制造人工腹水分离后消融肿瘤(图10-5-5)。

邻近大血管的肿瘤以及残留复发癌消融治疗,选择单针消融更安全、有效。

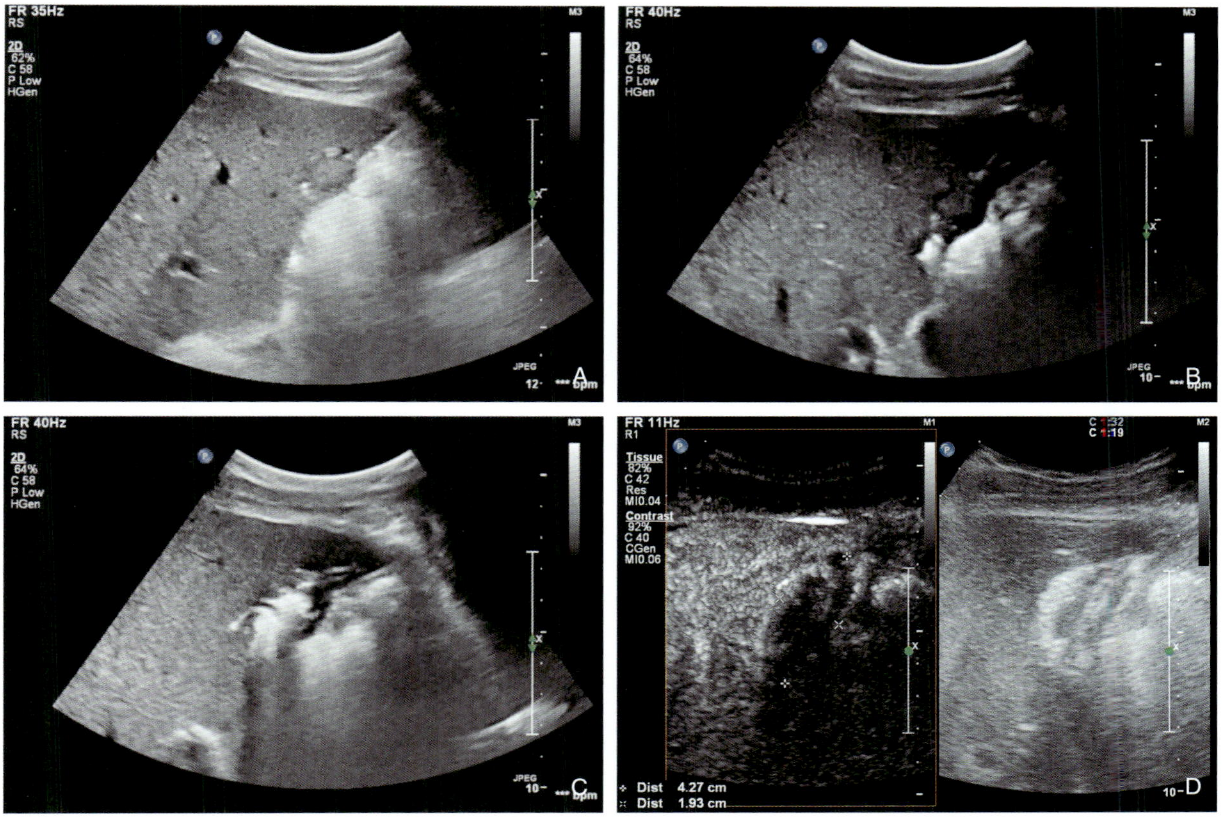

图10-5-5 (A)肝脏肿瘤消融治疗前(病灶邻近胃肠);(B)肝脏肿瘤消融治疗人工腹水分离;(C)肝脏肿瘤消融治疗中;(D)肝脏肿瘤消融治疗后超声造影评估。

2. 穿刺途径选择

超声多切面扫查并参考CT检查结果，根据肿瘤位置选择穿刺途径，可在彩超引导下，选择避开血管、韧带途径，经正常肝组织或最短途径入路。在途经大血管时，可采用常规超声和彩超能同时显示的双幅图像进行引导。

与大血管相邻的肿瘤，穿刺途径应尽可能不选择血管壁显示不清晰的路径，避免直接刺伤大血管。

以患者深吸气—呼气—平静呼吸状态调控呼吸程度，配合体位改变，调整扫查切面，获得安全穿刺路径，继而在屏气状态下穿刺进针。

进针前再次向患者介绍穿刺布针中呼吸配合的重要性。

3. 体位选择

体位选择对协助引导消融者尤其重要，经皮治疗主要参考体位有以下几种：

- 选择患者平静呼吸能清晰显示肿瘤的体位。
- 位于左叶的肿瘤一般采用仰卧位，邻近膈或S3肝外侧缘肿瘤也可选择右侧卧位或左前斜位（右侧45°）。
- 右叶肿瘤一般采用右前斜位、平卧位或左侧卧位，在腰背垫小枕予以固定。
- 右叶膈顶一般采用平卧位或抬高右侧20°~30°。
- 左内叶（S4）肋弓后方肿瘤常显示不充分，可根据此段肝脏大小采用右侧卧位从胸骨右旁肋间进针，或采用左侧卧位从右肋弓下、剑突右旁进针。

4. 操作步骤

消毒铺巾。肝右叶肿瘤自右侧肋间穿刺者消毒范围为右腋后线至正中线，上达乳头、下达平脐水平；肝左叶肿瘤消毒范围自右腋前线达左腋前线，上下消毒范围同上。较大的消毒范围便于治疗中多角度扫查选择最佳进针入路，同时满足行多点穿刺或消融的需要。用数块消毒手术巾搭出一个操作平台放置器具、针筒，增加治疗区域的可操作性并防止污染。

超声扫查定位后1%利多卡因局麻，每个点约注射5mL，从皮肤至肝被膜充分麻醉，较大肿瘤应行多点局麻。多灶消融局麻药可增至30~40mL。

根据CT/MR及超声造影检查结果，从多方向、多切面扫查，立体思维制定适宜的布针治疗方案。

穿刺进针分2个步骤，首先针刺达皮下至腹壁内0.5~1cm深度，嘱患者控制呼吸，再次确认穿刺路径，确定后进针。

布针后首先确认针尖位置，确认电极针在计划的准确位置，单针针尖以达肿瘤底部或超越肿瘤为宜。

启动电源，按预先设定治疗方案消融，实时观察治疗过程。

完成消融后，左右捻转电极针，设置针道温度达80℃左右即可缓慢拔出针。

（十）技术要点及注意事项

1. 操作技术要点

立体定位的概念。通过多切面扫查或三维扫查确定方案的布针位置，纠正单切面引导造成的局限。

布针后常规确定针尖位置，其方法为一手持探头朝向针尖扫查，另一手持针做小幅度上下提拉改善显示，仍显示不清晰时可开启电源消融2~3秒，针尖强回声点易被显示确认。有些针可注射含气水改善针尖显示，微调探头角度动态观察。

对位于膈或肝门结构高危部位的针尖显示不明确时，宁可拔针至肝前重新进针，切忌在看不见针尖的情况下盲目消融治疗。

对邻近肝表面的大肿瘤，避免在一个点多次进出针，采取从不同方向进针，不仅可减少消融盲区，而且能防止中心进针点过度消融。

2. 大肿瘤消融方案

目前应用消融范围达4~5cm的消融凝固针，治疗4~5cm大小肿瘤需行多灶重叠消融，方能覆盖肿瘤及形成安全范围。

根据不同大小设定布针方案。如5cm肿瘤拟按正五棱柱法消融7个灶，首先对肿瘤行横切面扫查，在肿瘤中心最大径切面设5个定位点。继而纵切面扫查，在肿瘤头尾两侧设第6、7个定位点，以获得整体覆盖灭活大肿瘤的效果。

新型仪器消融范围增大，5~6cm的肿瘤用3针联合消融1~2个灶，即可快速整体灭活5~6cm肿瘤。

大肿瘤多灶消融程序一般从肿瘤深部开始，达到治疗功率后向上拔针1~2cm再消融，行1次穿刺消融2个灶的效果。

3. 附加治疗策略

肝肿瘤经皮消融治疗病例约半数有难度。这些难治疗病例包括了位于肝外周区域肿瘤及富血供肿瘤、大血管旁肿瘤等，需采用以下附加方法策略行个体化治疗。

（1）注水分离技术。本技术是在经皮消融肝外周肿瘤治疗中最常用的技术。

1)技术要点

•在肿瘤区域注水分离肝肿瘤与相邻脏器组织。

•注入无菌生理盐水或5%葡萄糖液体。

•布针穿刺前注水要防止注入气体。

•已穿刺布针后注水切防注水针尖刺破电极针外绝缘尼龙膜,否则可引起热能外漏灼伤周围组织。

•注水针通常与消融针至少相距1~2cm,穿刺角度平行于消融针,并用超声监控针尖位置。

•注水时穿刺针不要刺入肿瘤组织,以免发生针道种植转移。

2)肝前注水。采用注射麻药的针在肝表面注水30~100mL,保护腹膜腹壁。

3)膈与肝脏间注水

•位于前膈下的肿瘤采用右肋间肝前注水,注入肝前的水易流向肝下缘,可在注水后改变体位为平卧或右侧位10°~15°,便于水流入右膈下。

•直接注入肝上缘膈上下或采用17~18G,10~15cm长的套管针通过肋膈角注入膈上胸腔肺底部,可获得膈上下缘“双腔”积水的效果。

•后膈肿瘤也可选用21~22G细长针,通过肝组织直接刺达肿瘤上方的膈上下间注水80~200mL分离肝膈及肺膈。

4)胃肠与肝脏间注水

•采用18~21G穿刺针通过肝肠间和肝胃间注射或置管注水100~200mL。

•在肝缘与肠管之间(或肝肾之间)穿刺或置入引流管,行持续或间断注水100~800mL。

(2)大血管旁肿瘤布针策略

消融大血管旁肿瘤选用单针更简便易行。

进针方向平行于血管可减少对大血管损伤,切忌垂直于血管进针。

采用2~3支双电极针平行进针易获得立体凝固大血管之间肿瘤的安全效果。

在大血管两侧分别进针消融,避免刺破血管。

(3)富血供肿瘤消融策略(图10-5-6)。对不宜行TACE或TACE效果不满意、射频前肿瘤血供仍较丰富者,首先采用经皮消融凝固肿瘤供血动脉入口区域,阻断肿瘤供血动脉,其后再行常规RFA治疗,这是一种简便易行的阻断肿瘤血供方法。操作方法如下:

•首先彩超检查(CDFI)显示肿瘤供血动脉数量与分布情况,确定主供血动脉入口位置,并测量其流速。肿瘤较大供血动脉不明确者则参考超声造影检查显示。

•选择肿瘤边缘主荷瘤动脉分叉部为穿刺消融点,彩超引导穿刺肿瘤供血动脉入瘤区,但尽量不要刺中动脉。

•立即采用高功率消融局部区域,并小角度改变方向行2~3个多灶累加重叠消融,根据血管粗细每个消融灶大小为2~3cm,若用2~3支针消融,一次性即可获得阻断血供效果。

•由于消融血管处血流丰富,烧灼针道退针时应较常规方法更加缓慢。

•阻断供血动脉后行CDFI或即刻CEUS确认肿瘤血流阻断和瘤灶血供状况,指导肿瘤整体消融。“PAA联合即刻RFA法”治疗肝癌,可使肿瘤在一过性缺血状态下得以优化消融,提高难治性富血供肿瘤的灭活效果。

4.注意事项

治疗过程中需实时监控电极针深度。防止电极针随呼吸被牵拉过深而造成深部结构过度消融,或被自动回弹造成肿瘤消融不足。

穿刺进针点不能避开以往手术瘢痕区域时,由于消融针散热不佳可致针的隔热保护膜溶解、引起漏电而致针道组织及穿刺点皮肤灼伤。因此,进针点须尽可能避开大瘢痕区,不能避开则消融治疗中要留心观察,若发生针点周围局部皮肤颜色异常发白应及时出针,换针并变换穿刺进针点或改用经腹腔镜、开腹下RFA治疗。

较大肿瘤及肠管旁肿瘤射频后即刻超声造影检查可及时评价疗效,如有残留进行补充射频治疗,也可24小时内进行增强CT或MR检查评价疗效及有无并发症。

下列情况不宜勉强行经皮消融治疗。

•肿瘤较广泛范围与膈相邻,建议开腹治疗。

•尾状叶较大肿瘤,周围解剖结构复杂,宜腹腔镜下消融治疗。

•有腹腔手术病史,肿瘤邻近肝下缘与肠腔相邻者建议采用开腹或腹腔镜下消融治疗。

5.并发症及处理

消融介入治疗的并发症主要有介入性操作引起的机械性损伤以及热消融治疗导致的热损伤两大类,与消融的部位有关,也与术者的操作技术有关。熟练的操作和严格质量控制的消融技术并发症发生率很低。

(1)不良反应。不良反应包括局部疼痛、发热、恶

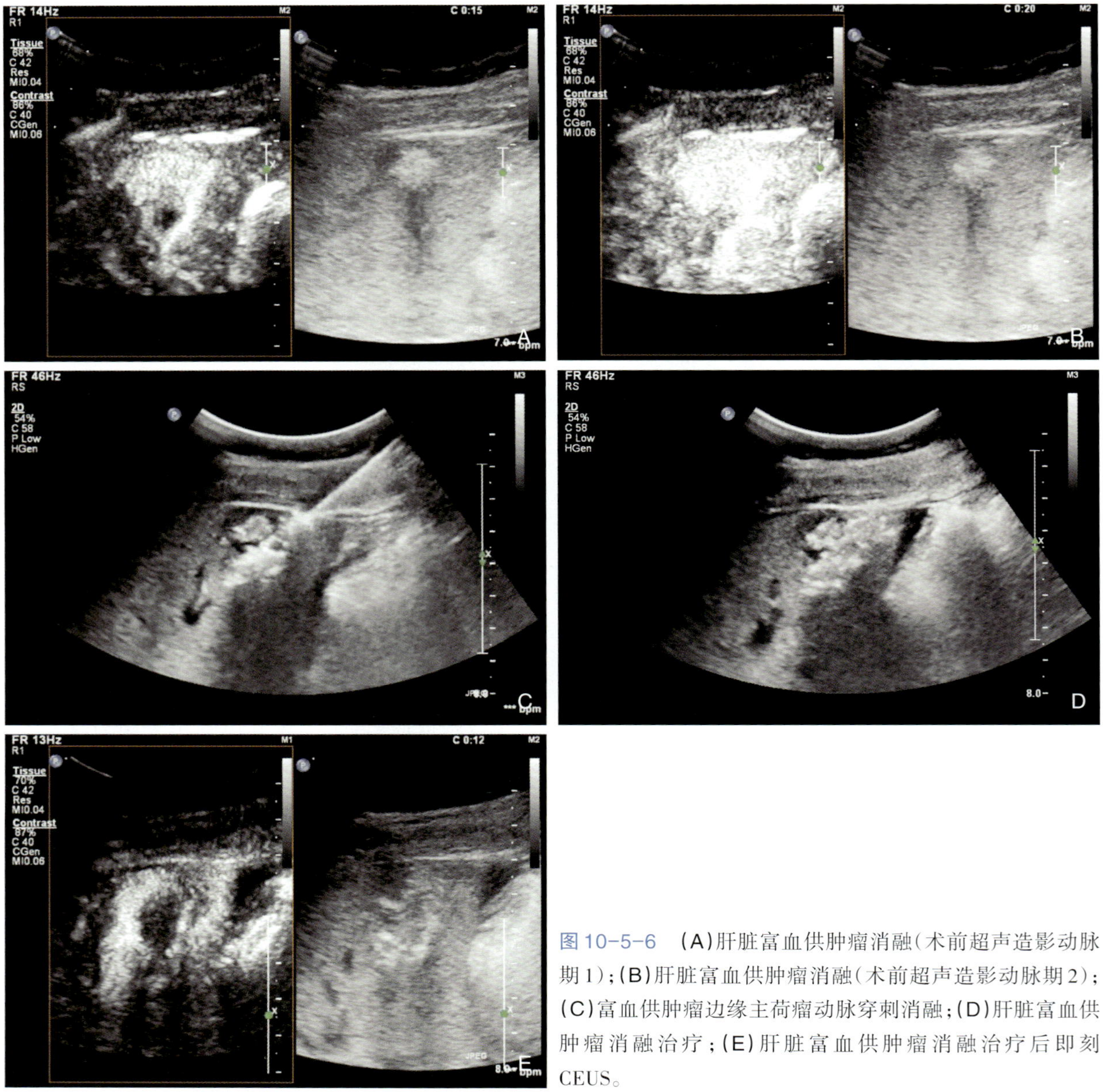

图 10-5-6 （A）肝脏富血供肿瘤消融（术前超声造影动脉期1）；（B）肝脏富血供肿瘤消融（术前超声造影动脉期2）；（C）富血供肿瘤边缘主荷瘤动脉穿刺消融；（D）肝脏富血供肿瘤消融治疗；（E）肝脏富血供肿瘤消融治疗后即刻CEUS。

心等，轻度不良反应的发生率为50%~80%。疼痛多发生在外周肿瘤，数天内逐渐减轻。发热多为肿瘤坏死所致，持续3天至1周，37~38℃，一般可自愈，必要时对症处理。

（2）主要并发症。包括出血、胆管狭窄、胆管血肿、胆汁瘤、胆囊炎、胆心综合征、肠穿孔、感染、肝脓肿、腹壁脓肿、血性胸腔积液、脓胸、气胸、膈肌损伤、针道转移、皮肤烫伤等。

• 出血。通常由于热消融电极对血管的直接机械损伤造成，发生率为0.1%~1.6%，其中死亡率为0.015%~0.09%。

• 胆心综合征。对邻近胆囊肿瘤消融中易出现胆心反射，致心率过缓甚至造成心室颤动，血压下降。

• 肠穿孔。文献报道胃肠穿孔发生率可达0.3%，死亡率较高，是经皮RFA治疗中最严重的并发症之一。多发生于肿瘤邻近胃肠的患者，其中以结肠穿孔最常见。

• 胆系并发症。主要由于机械性损伤或热损伤及继发感染所致，包括胆管狭窄、胆道感染、胆道出血、胆囊炎、胆汁瘤、胆漏、胆汁性腹膜炎等。发生率较低为0.1%~1.0%。

• 感染至肝脓肿。是热消融治疗后较常见的严重并发症，发生率为0.14%~2.8%，可引起败血症、感染性休克、多器官衰竭，甚至死亡。腹腔内感染和腹壁感染较少见。

•胸膈并发症。包括气胸、胸腔积液、血胸、脓胸、膈肌损伤、肺栓塞等，多发生于肿瘤位置邻近膈肌的患者。血胸多因肋间血管或膈肌血管被电极穿刺针损伤所致；胸腔积液多由膈肌损伤所致，膈肌受损严重者可导致膈疝或膈肌穿孔，膈肌穿孔可造成脓胸甚至胆汁漏。

•针道种植转移。多数研究报道发生率为0.14%~2.8%。随着治疗技术的娴熟，发生率正在下降。多见于在一个进针点反复穿刺，退针速度过快或设置温度不够，以及肿瘤位于肝浅表部位。

•皮肤烫伤。多发生于电极板周围及单针针道，糖尿病患者尤易发生。重视电极板的干燥及平整粘贴；浅表肿瘤消融重视注水保护胸腹壁；拔针后局部立即注射冷盐水2mL左右，并覆盖酒精纱布能起到较好的降温作用，减少局部烫伤的发生及程度。

(3)预防及处理

邻近大血管病灶应用直针消融时，需注意平行于血管壁进针。对怀疑出血者进行积极的超声或CT检查，小的出血保守治疗多可自愈，严重持续出血可考虑局部消融治疗、局部注水压迫治疗，必要时行介入栓塞治疗，少数行开腹手术止血。

完成覆盖肿瘤及安全范围的整体消融后，观察20~40分钟，离开治疗室前常规行超声扫查，观察肝周及腹腔内有无积液、积血或腹水增多，以便早期发现出血并发症。

近胆囊、肝门肿瘤消融治疗过程中若出现胆心综合征，首先应关闭消融仪器，注射阿托品0.5mg，待心率改善后再开机，并密切监控心率、血压；也可提前用药预防。

消融前注入液体隔离肠管是重要的预防措施，不能分离者应终止经皮消融。邻近胃肠的肿瘤消融后须延长进食时间、严密观察局部肠管声像图表现，后者有助于早期发现胃肠并发症。

对肠穿孔的处理措施包括密切观察症状及体征；局部包裹性穿孔可行保守治疗，择期手术修复治疗；对游离性穿孔应采取积极的外科治疗，可避免发生中毒性休克等严重后果。尤应强调上腹部手术史造成的肝肠粘连者可行腹腔镜下或开腹RFA；开展RFA初期阶段不宜行经皮治疗。

损伤或感染引起的胆系并发症一般需及时处理，黄疸严重者可行胆汁引流，部分患者待消融区肿胀消退，胆管扩张也可相应恢复。热消融范围较大，特别是邻近较粗大胆管分支时胆管损伤可形成胆汁瘤，易继发感染，发生率约7.0%。应及时置管引流及抗感染治疗。有报道通过对胆管内滴注盐水降温或在胆管内预防性置入支架，可防止胆管受损伤后发生狭窄，但均为创伤性预防措施。

感染的预防处理措施包括对伴有胆道系统异常、高龄、合并糖尿病的高危因素患者应进行预防性抗生素治疗；肝脓肿穿刺引流及抗生素治疗，大多数患者可以治愈。

胸膈并发症的处理包括建立人工胸腹水，特别是人工腹水可有效减少膈肌的损伤。治疗后出现少量或中量胸腔积液可自行吸收。胸腔积液的处理以患者无呼吸困难等症状为处理的参考指标，胸腔积液量较大时可行胸腔穿刺抽液或置管引流。

针道种植转移的预防处理措施包括要重视按规范退针操作，设退针温度；采取减慢出针速度，尤其重视经腹膜、腹壁部位针道温度至少达60℃以上，该温度可有效灭活可能黏附于电极针上的活性肿瘤细胞，从而减少针道转移的发生并减少出肝表面所致出血。

对近期接受多次化疗或手术切除以及肿瘤较大者，RFA治疗后3~5天内行肝功能、肾功能、血常规检查，以早期发现并纠正机体损伤。对合并多发病灶者可行分期治疗，防止过度治疗以减轻肝肾功能负担。

大多数射频产生的并发症经严密观察保守治疗后可以好转及痊愈，但是个别严重并发症，如邻近空腔脏器的损伤（肠道及胆囊的坏死、穿孔）及肝脓肿需要外科会诊及严密监测，必要时进行急诊手术，可能采取的术式包括引流、切除、造瘘等。

（十一）临床效果及评价

超声引导消融治疗肝癌及肝转移癌，易操作、无放射性、成本低、康复快，可有效延长患者的生存期，并使患者保持良好的生命体征和生活质量。消融治疗可反复多次进行，增加了患者的信心。近年来，对难治性肝癌行消融规范化治疗，建立联合治疗模式，已越来越受到重视。治疗后进行规范的肝内科、中医科保肝护肝治疗等，有望提高肝癌的整体治疗水平，并建立符合我国国情的肝癌治疗模式。随着消融治疗技术的发展，接受该项治疗的患者必将增加，应用前景更为广阔。

五、肾脏肿瘤射频消融

肾癌发病率位居恶性肿瘤中男性第6位、女性第9

位，约90%为肾细胞癌（RCC）。由于影像技术进展，肾癌的检出率逐年升高。临床多种治疗方法已被应用于肾癌，包括开腹和腔镜下肾切除术、保留肾单位肾部分切除术，以及开腹、腔镜下和经皮局部消融治疗。自1998年Zegel等首次临床应用冷冻消融治疗肾癌以来，肾癌的消融治疗成为继腹腔镜手术后微创治疗的又一进展，包括射频、冷冻、微波、激光、超声聚焦刀及不可逆电穿孔技术均已在临床成功应用，具有疗效肯定、可保留较多正常肾单位、操作简便、患者易耐受、住院时间短、恢复快、并发症少等优点，其中以影像引导射频、冷冻和微波经皮消融应用最为成熟。消融治疗已被中国临床肿瘤学会（CSCO）肾癌管理指南、美国国立综合癌症网络（NCCN）指南、美国泌尿学会（AUA）指南、欧洲泌尿学会（EAU）指南、欧洲肿瘤内科学会（ESMO）指南等国际权威指南推荐用于临床T1a期肾癌治疗。目前针对肾癌的消融指南，仅欧洲心血管和介入放射学会于2016年发布了小肾癌（T1a期）经皮消融指南，消融发展至今，技术和临床应用均取得了显著突破和发展，包含T1a及其以上分期肾癌的消融规范指导需要更新和建立。

射频消融技术已成功应用于肝癌的治疗，并积累了丰富的经验。但该技术在肾脏上的应用起步晚于肝脏。射频消融在肾脏上的应用最早可追溯到20世纪90年代，1997年Zlotta等使用钩状电极针治疗了2例3个肾脏肿瘤，在随后的肾切除中发现这些病灶均达到广泛凝固性坏死，这是国外首次报道的人类肾肿瘤射频消融治疗。随后国内外相继开展了一系列临床的探索性应用，研究表明射频消融技术治疗肾肿瘤是一种可行、安全、有效的治疗新方法。肾脏是射频消融治疗极好的靶器官，它通过Gerota筋膜与周围组织分离开来，肾周脂肪可防止热的扩散，在增加消融效果的同时，也可把结肠与肿瘤分离开来，形成天然的绝缘保护体。相对于其他部位肿瘤，肾恶性肿瘤一般都是单发局限的病灶，这使得肾肿瘤在各方面来说都比较适宜采取射频消融进行治疗。

（一）适应证

经病理证实的肾细胞癌，肿瘤最大径≤4cm（T1a期），肿瘤数目≤3个，无肾静脉癌栓及肾外转移，可实现完全消融。

肿瘤最大径>4cm（包括T1b和部分T2a期），或肿瘤数目>3个，无肾静脉癌栓及肾外转移，在多学科联合会诊同意后可行分次减瘤消融。

行一侧肾肿瘤根治性切除或部分肾切除术后，肾癌复发患者。

单肾合并肾癌患者，例如孤立肾肾癌。

双侧肾癌者，如具有家族遗传趋势的Von Hippel-Lindau综合征疾病及遗传性乳头状肾癌。

拒绝外科手术者。

年老体弱，伴有严重心肺肾疾病等无法承受全身麻醉、手术创伤的肾癌患者。

（二）禁忌证

难以纠正的凝血功能障碍（热消融血小板<40×10^9/L，冷冻消融血小板<80×10^9/L，或凝血酶原时间>25秒或凝血酶原活动度<40%）。

严重心肺肝功能不全者。

严重感染或糖尿病未得到有效控制者。

部分肾血管畸形（如动脉瘤）。

肿瘤负荷过大，预期生存期<6个月，功能状态评分（PS）评分>2分者。

肿瘤紧邻肾盂、肠管为相对禁忌证，技术成熟单位可开展。

（三）操作前准备

1. 患者准备

术前常规检查（血常规、尿常规、凝血常规、流行病学检查、空腹血糖、肝肾功能、心电图、X线胸片、血压）未发现手术禁忌证。

服用抗凝药物（如阿司匹林）的患者，应停药1周再行治疗。

术前有糖尿病及高血压的患者应控制血糖、血压到正常范围。

术前6小时禁食禁水。

术前30分钟，肌注苯巴比妥0.1g+阿托品0.5mg。

签署患者知情同意书。

2. 医生准备

详细了解其临床症状，复习影像学检查资料（超声、增强超声、CT、MR、骨扫描等），了解有无肾外转移情况及已采取的治疗手段等。

治疗前应再行超声检查，了解患者肾及病灶情况，重点注意观察病灶与肾窦关系，同时进行彩色多普勒超声、超声造影检查了解肿瘤血供及周边有无大血管，以便更好地制定射频治疗方案。

麻醉医生应实行术前访视，了解患者既往用药，实验室检查结果及心电图情况，选择合适的麻醉方法及麻醉用药。

3. 仪器设备和器械

超声成像仪(最好带造影功能)和穿刺架。

射频仪及配套电极。

心电监护仪。

静脉麻醉所需配套装置(麻醉科负责)。

无菌探头套、无菌罩(遮盖超声仪操作面板)和手术消毒包。

(四)操作方法

1. 制定术前治疗计划

术前治疗计划是保证消融成功的关键环节,主要包括:

- 确定肿瘤病变区域,指影像学能界定的病变区域,即确定病灶的位置、大小、形态、与邻近器官的关系。
- 选择合适体位及体表穿刺点定位。
- 选择穿刺路径,从穿刺点到达病灶的穿刺通道遵守最短且路径安全无障碍原则,规划进针路线、角度及深度。
- 初步制定消融参数,包括功率、针距、布针数目、布针位置等。麻醉方式的选择需要根据患者的状况、肿瘤的位置及特性综合确定,以全身麻醉为首选。

2. 穿刺消融

穿刺进针层面尽量与术前计划的层面一致,选择合理的穿刺路径。影像引导下将消融针穿刺至预定的肿瘤部位,穿刺到位后固定消融针,并记录消融针的角度、深度,避免因患者术中疼痛自主运动导致消融针移位。根据病灶大小、位置及与邻近脏器的关系,设定消融时间、功率,使消融范围能够彻底覆盖病灶,肾肿瘤消融范围以适形为原则。所使用的消融参数(温度、功率、时间、循环等)根据不同的设备进行不同选择。

微波消融推荐频率为2450MHz,肿瘤体积较大时可使用频率915MHz;消融针型号为针尖长度5mm和11mm两种;常用功率50~60W,若病灶紧邻肾门,可降低功率至40~50W;一般单点消融时间5~10分钟。肿瘤直径<2cm推荐使用一根消融针,≥2cm需要两针或多针组合消融,针距<2.5cm,较大肿瘤可逐步退针或多平面布针多点消融;如微波消融设备具有测温针,根据需要放置。治疗性测温,应将测温针置于设定的肿瘤灭活的边界外缘;保护性测温可将测温针置于邻近肾盂、肠管等需要保护的部位,可根据温度的变化适当调控辐射能量。

冷冻探针具有多种型号,常用直径有1.47mm、1.70mm、2.00mm,不同型号探针用于冷冻消融所形成的冰球形状及范围不同。病灶较小(最大径≤3cm)时采用2~3根冷冻探针分布于病灶边缘进行夹击冷冻,病灶较大(最大径3~5cm)时采用4~6根冷冻探针按照2.0cm间距适形排列,使消融范围尽量涵盖全部肿瘤。标准压力下氩气(≥21.37MPa)快速冷冻10~15分钟,氦气快速复温2~5分钟,采用二次循环冷冻方式,根据影像学显示"冰球"大小情况决定是否增加冷冻时间。

常用的医用射频消融频率为200~750kHz,消融针分为单电极、双电极和多电极消融针。单电极消融针需要在患者体表贴负极板才可以工作,而双电极消融针则不需要。射频消融针根据针尖处工作长度不同又可分为不同型号,常用的针尖工作长度为20mm、30mm、40mm。肿瘤直径<1.5cm推荐使用一根消融针,≥1.5cm需要两针或多针组合消融,针距<2.0cm,使得消融范围尽量覆盖全部肿瘤。

3. 术中观察

治疗中麻醉医生通过监护仪连续监测患者的血压、脉搏、呼吸和血氧饱和度,及时调整麻醉药量。超声影像可实时监测治疗后回声的改变,同时观察肾脏周围及腹腔内有无异常积液。根据术前规划所设定的消融能量及术中影像监视判定肿瘤局部消融满意(如病灶整体被超声强回声完全覆盖或CT值降低),消融完毕后拔出消融针时,行针道消融,观察针道有无出血,必要时行压迫或针道消融止血。回病房后继续监测患者生命体征变化情况,尤其是血压的监测,必要时给予降压、止血、止痛等对症处理。

4. 术后观察

术后患者需卧床休息6小时,随着镇痛药效果的减弱,部分患者疼痛可加重,必要时可予口服镇痛药。术后2小时及24小时常规超声复查,重点观察肾周有无积液等。术后常规给予止血药3天,如无特殊情况,门诊治疗患者留院观察6小时后可出院,对于住院患者,一般治疗后3天可出院。

5. 辅助技术(图10-5-7,视频10-5-5)

对于邻近肠管、肾盂的肿瘤,各种消融技术均可采取辅助技术,以提高肿瘤完全灭活率并降低并发症。包括在肿瘤与肠管之间穿刺置管(建议使用软外套长套管针或引流管)进行水灌注隔离保护肠管,通过膀胱镜置入输尿管支架管和(或)经皮肾盂细针穿刺或置管(建议使用5~6F引流管),注入冷生理盐水/葡萄糖注射液预防输尿管肾盂热损伤粘连梗阻。分期为T1a以

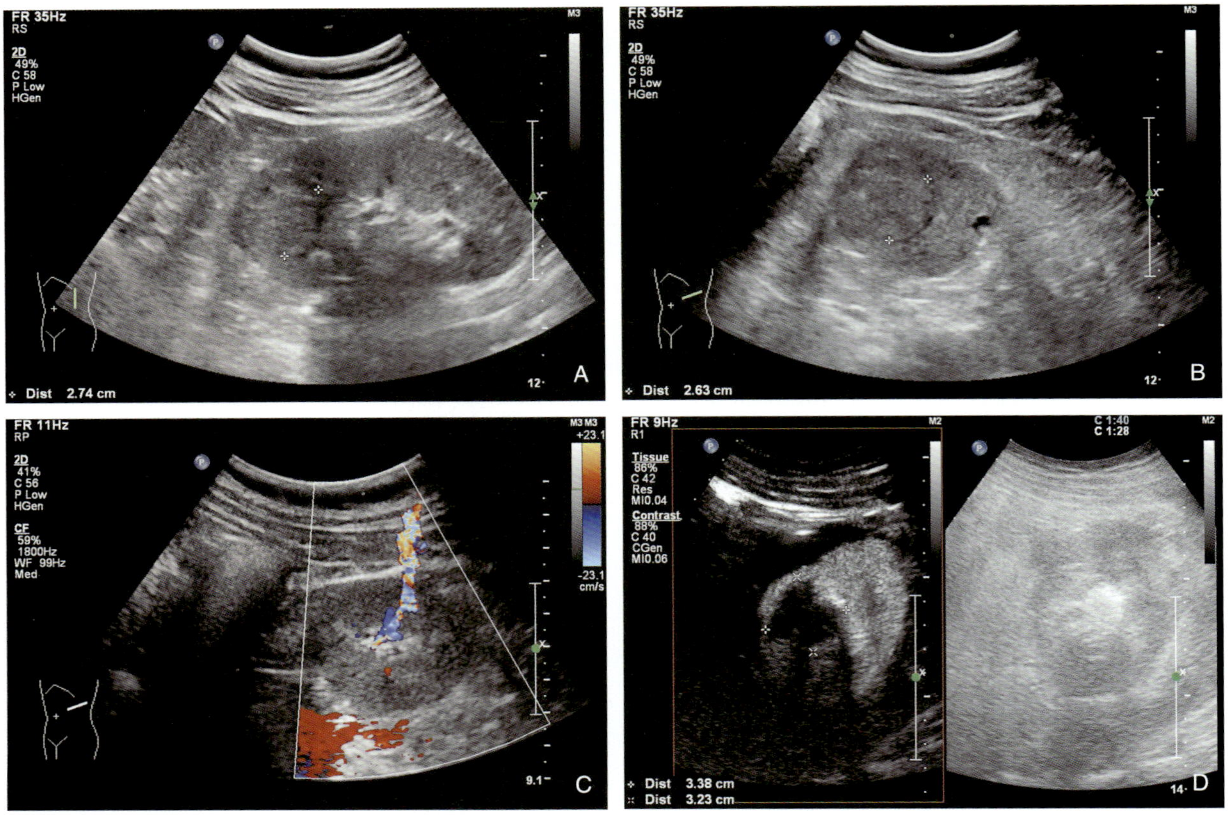

图 10-5-7 （A）肾脏肿瘤射频消融前长轴切面；（B）肾脏肿瘤射频消融前短轴切面；（C）肾脏肿瘤射频消融前 CDFI 表现；（D）肾脏肿瘤射频消融后行CEUS评估消融情况。

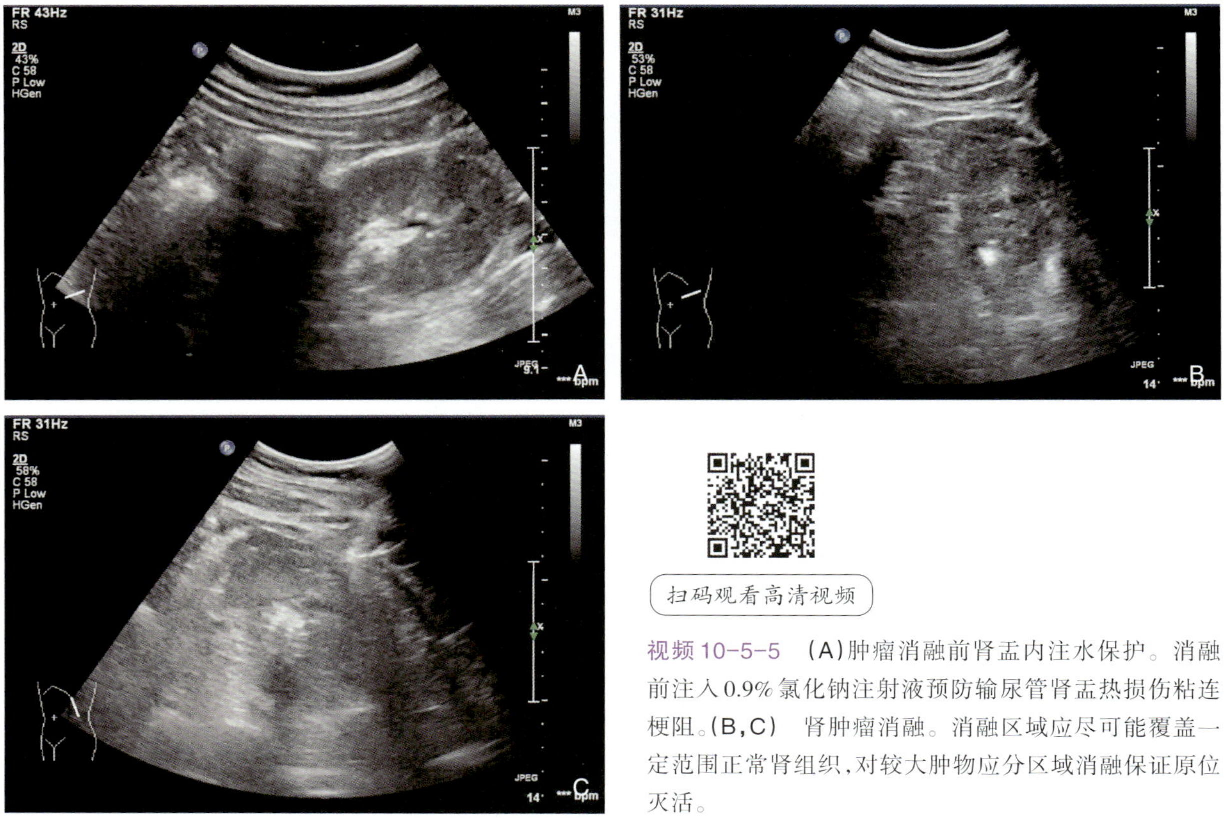

扫码观看高清视频

视频 10-5-5 （A）肿瘤消融前肾盂内注水保护。消融前注入0.9%氯化钠注射液预防输尿管肾盂热损伤粘连梗阻。（B，C） 肾肿瘤消融。消融区域应尽可能覆盖一定范围正常肾组织，对较大肿物应分区域消融保证原位灭活。

上或复杂位置、单一影像显示不清的T1a期肾癌，消融前可用三维可视化软件系统规划消融路径和热场参数，并进行导航消融。

(五)技术要点及注意事项(图10-5-8)

肾肿瘤消融的治疗目的是最大限度原位灭活肿瘤，并尽可能保证周边重要组织不受热损伤。消融区域尽可能覆盖一定范围正常肾组织，对于部分外生型肿瘤，消融不可能像肝脏肿瘤使消融灶至少超过病灶边缘1cm，但原位灭活仍然是肾肿瘤射频消融的最终目的。由于肾脏结构的关系(有坚韧的Gerota筋膜和周围组织分离开来，同时肾周脂肪是天然的绝缘保护体，可以防止热的扩散，增加消融效果)，在肾肿瘤的治疗中，存在明显的熔炉效应，使得肾肿瘤的治疗效果明显好于肝肿瘤，因此在危险部位的肾肿瘤治疗中，消融区域仅覆盖肿瘤也会取得较好的疗效。

目前商品化的射频消融电极，单次消融可形成的射频消融灶根据其型号不同大小也不同。消融范围有直径1cm、2cm、3cm可选。同时通过双针或三针模式消融范围可扩大到直径4~5cm。

1.技术要点

可根据肿瘤大小不同选择相应的电极进行治疗。若肿瘤形态不规则或巨大，也可采用多次进针或调整电极针方向，使每次形成的射频消融灶部分重叠融合形成安全范围足够的凝固坏死灶，达到灭活较大肿瘤的目的。

如需多个消融灶重叠融合形成一大消融灶时，应从肿瘤深部开始消融，再治疗浅部，这样可以避免浅部肿瘤消融后形成的强回声影响深部肿瘤的观察及布针。

部分血供丰富的肿瘤可先消融血供丰富区域，有利于后续治疗。

消融时间根据肿瘤的大小，预设消融区域大小而定。

治疗完成后需采用针道烧灼模式进行退针，以防止肿瘤针道种植并可起到止血的目的。

2.注意事项

术前详细制定射频消融方案是治疗成败的关键。

超声造影应作为常规观察手段，同时参考CT等其他影像学图像进一步明确肿瘤大小、血供情况及周围毗邻关系，尤其是肿块与肠道的关系，必要时可采用融合导航方式制定消融方案。

按肾肿瘤的生长部位将其分为3型，其中外生型超声引导较为容易；肾实质型肿块引导穿刺布针时需注意控制消融范围，避免损伤肾盂；而中央型由于贴近肾门(邻近肾动脉、肾静脉主干及肾盂)，有时很难找到合适的进针径路，穿刺布针时须谨慎。

巨大肿瘤或位于邻近肾盂、输尿管的肿瘤，不要片面追求一次消融灭活率，可采用分次消融的方法提高疗效、规避风险。

(六)并发症及其预防与处理

经皮射频消融治疗肾肿瘤是一种安全可行的治疗新技术，并发症发生率低。

1.常见并发症

出血、血尿(镜下及肉眼)和肾周血肿是最常见的并发症。但一般来说这种出血都是自限性的，不需要任何治疗。中央型肿瘤有更高的风险发生出血。出血可破入集合系统，若血块持续阻塞集合系统，引起尿路梗阻，就需要置放输尿管支架或膀胱导管，前腹壁感觉异常和腹壁肌肉薄弱也有相关文献报道。这些并发症均是短期存在，并具有自愈性。在手术中遇到一例射频后局部出血较严重的病例，射频结束后，肿块消融区周围就出现无回声区，随即进行超声造影，发现局部出血部位，在超声造影引导下对出血部位进行凝血酶的直接注射，出血很快停止。术后观察，患者出现了肾周血肿，环绕一侧2/3肾脏，在严格卧床、巴曲酶(巴曲酶)2U q8h肌注×3天等内科保守治疗后，血肿未见扩大。患者出院后回家静养，2个月后复查时，血肿已消失。

肠道损伤，少见，一旦发生相对凶险。

输尿管狭窄和肾盂输尿管连接部狭窄，较少见。

皮肤针道转移。

吸入性肺炎。

其他少见损伤尚有皮肤热损伤和神经肌肉损伤。

2.预防及处理措施

术后即刻评价很重要，除了观察治疗效果，也应观察有无出血等严重并发症存在。

如发生出血，一般让患者严格卧床，加强止血等内科保守治疗均可治愈。但应严密观察，如果出血不止，可采用DSA下肾动脉栓塞术。

手术中应结合CT检查，了解病灶与肠管的关系，进针时避开肠道，同时整个消融过程应控制热量播散范围，以避免肠道损伤。如果发现存在肠道损伤可能，术后应禁食，全量补液，观察患者有无发热、呕吐、腹痛、血便等症状。如果仅是热量播散导致肠麻痹而不存

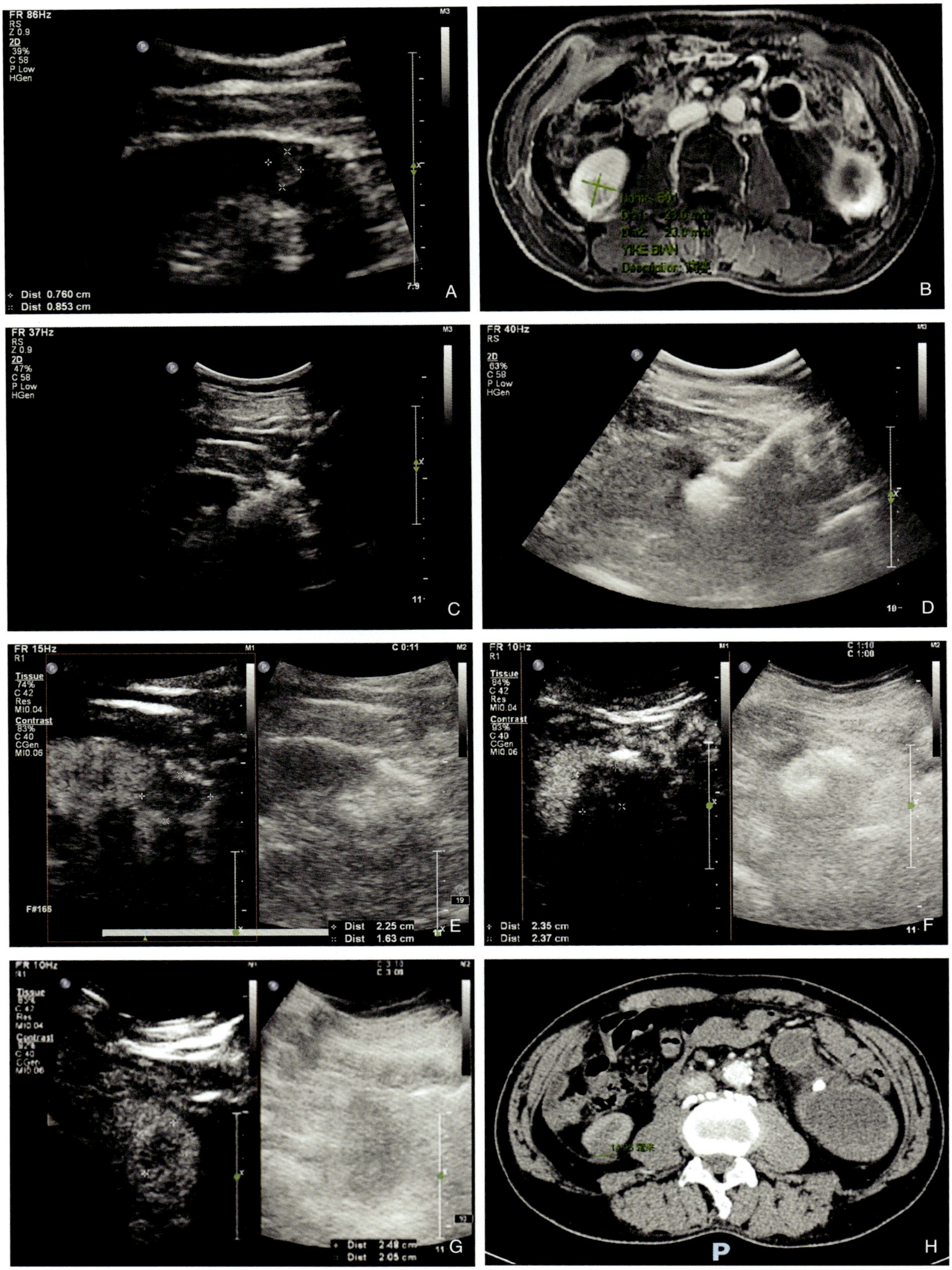

图 10-5-8 （A）肾肿瘤消融前二维声像图；（B）术前增强CT检查；（C）肾肿瘤射频消融过程1；（D）肾肿瘤射频消融过程2；（E）消融后即刻超声造影（动脉期）；（F）消融后即刻行超声造影（静脉期）评估；（G）术后1个月超声造影评估；（H）术后1个月CT评估。

在肠道穿孔，在禁食6小时后可望好转。一旦发现患者出现腹膜刺激征，应及时查腹部立卧位平片乃至腹部CT，明确肠道损伤部位及严重程度，请外科及时手术。

(七)临床意义及评价

近年来，文献报道显示肾癌射频消融疗效令人满意。对文献回顾后得出结论，对于直径小于3cm的肾癌，射频消融术因其治疗成功率高、住院时间短、并发症少、肾功能损伤小等，已成为肾部分切除术的有效替代治疗，特别是对于基础疾病严重，或情况特殊(如多灶肾癌、孤立肾、移植肾)的患者。微波治疗肾肿瘤尚处于初步研究阶段，主要用于治疗小肾癌。多数研究认为该技术治疗小肾癌能完全灭活肿瘤，取得良好的局部肿瘤控制效果，完全消融率达94.4%~100%，3年总体生存率为97.8%，没有出现严重并发症。多因素分析显示肿瘤的数目、生长方式和消融时间是独立的预后危险因素。超声引导下经皮肾肿瘤消融是一个很有效的治疗方法，对部分患者(尤其是小肾癌患者)有望成为取代传统手术治疗肾肿瘤的手段之一。

六、子宫肌瘤及子宫腺肌病射频消融

子宫肌瘤和子宫腺肌病是妇科常见疾病。子宫肌瘤是育龄女性发病率最高的良性肿瘤，发病率高达20%~40%。子宫腺肌病是一种子宫内膜腺体和间质侵入子宫肌层形成的病变，分局限型(又称腺肌瘤)和弥漫型两种。随着女性婚育年龄的推迟，未婚育女性妇科肿瘤发病率也在增高，症状性子宫良性病变传统子宫切除的治疗方法已不再是唯一有效的方法。更多的患者希望在保留子宫的基础上得到有效的微创治疗。现代精准医学的发展和患者的需求促进了无创及微创介入治疗(精准治疗)技术的快速发展。超声引导下经腹热消融治疗子宫良性病变是近年来发展起来的新技术，射频消融由于方便、创伤小、疗效可靠，治疗后患者临床症状可有效减轻或消除，得到临床和患者认同，临床应用范围不断扩大并逐渐普及。

(一)适应证

1.子宫肌瘤

经腹或经阴道超声检查确认患有子宫肌瘤，超声能清楚显示子宫肌瘤位置、大小，并且有安全进针路线。

患者无围绝经期征象或绝经后肌瘤动态观察增大。

子宫肌瘤分级符合国际妇产学会(FIGO)分级标准0~6级。

一般肌瘤大小2~8cm，黏膜下子宫肌瘤直径>2cm，宽蒂的浆膜下子宫肌瘤蒂部宽>3cm，血供丰富者。

患者具有明显临床症状，包括月经量过多、贫血、腹痛等，且由于思想压力强烈要求保留器官并治疗子宫肌瘤。

子宫多发性肌瘤，患者要求控制病灶生长及症状，并保留器官。

患者依从性好，可以随访。

自愿接受治疗并签署知情同意书。

2.子宫腺肌病

经腹或经阴道超声检查结合临床表现确认患有子宫腺肌病，超声能够清楚显示子宫腺肌病病灶位置及范围，并有安全进针路线。

患者无围绝经期征象。

局限性子宫腺肌病患者具有明显临床症状，包括月经量过多、贫血、腹痛等。

患者没有生育需求。

子宫弥漫性腺肌病，患者要求控制症状，并强烈要求保留器官者。

患者依从性好，可以随访。

自愿接受治疗并签署知情同意书。

(二)禁忌证

1.绝对禁忌证

子宫肌瘤位于黏膜下，患者有生育要求。

子宫恶性肿瘤。

患者伴有出凝血功能障碍或严重心脑血管及全身疾病。

患者处于月经期、妊娠期或哺乳期。

患有急性盆腔炎。

FIGO分级为7级的浆膜下子宫肌瘤。

子宫颈CIN3级以上。

2.相对禁忌证

子宫多发性肌瘤或弥漫性腺肌病，且患者强烈要求保留器官或控制临床症状。

伴有功能性失血、子宫内膜增生过长等疾病。

(三)操作前准备

了解病史，包括有无出血史、盆腔手术史、感染史、糖尿病、高血压、服用抗凝药物、心脏起搏器植入、患恶性肿瘤等，重点询问相关的病史，如月经量、血块、痛经等。向患者详细告知经皮射频消融治疗方法、优势与不足，预期疗效、潜在的并发症及副作用。同时与患者交流，进一步征求患者意见，取得患者理解与配合。

术前超声检查，进一步确认子宫肌瘤/腺肌病病灶的位置及大小，进针路线及布针方案；彩色多普勒超声判断病灶内血流情况；超声造影成像评估病灶内微循环灌注。

完善治疗前常规检查，包括血常规、流行病学检查、肝肾功能、凝血功能、血清CA125及CA199检查，以及心电图、X线胸片等。需与其他疾病进一步鉴别时建议进行盆腔MRI、宫腔镜等检查。

必要时取出宫内节育器，如宫内节育器影响穿刺进针路线或影响治疗者需取出，并消炎止血后择期方可进行治疗。

避开月经期，患者一般于月经期后3~5天入院进行治疗。

由患者本人或授权人签署知情同意书、消融治疗同意书、超声造影同意书、授权同意书及组织活检知情同意书。

填写症状及与健康相关生活质量问卷调查表及痛经评分表。

术前禁食水6~8小时、有严重便秘者可服缓泻剂导泻以减少肠气干扰。

术前常规插导尿管（夹闭），可实时调节膀胱充盈度。

对于后位子宫或子宫肌瘤/腺肌病病灶位置偏后下或肌瘤游离于盆腔的患者，于术前或术中随时经阴道放入阴道超声探头以便固定或调整子宫的位置。阴道探头退出后，需观察阴道有无出血。

（四）操作方法

1. 子宫肌瘤经腹射频消融

患者仰卧位，导尿，备皮，局部皮肤消毒。

给予全身插管静脉麻醉及盐酸利多卡因注射液5mL局部组织麻醉。

打开无菌包，铺洞巾，显露术野、超声探头套无菌保护套，可安装引导架。

按预设的布针方案，依据肌瘤大小决定植入的消融针数量及长度：2~3cm肌瘤植入1根刀头2cm射频电极（针）；4~6cm子宫肌瘤植入2根2cm刀头的射频电极（针）或1根3cm刀头射频电极（针），可采用单针移动式消融方法，即改变进针方向进行多次消融。

超声成像显示病灶，再次确认肌瘤位置、大小及范围。打开屏幕引导线，调整进针角度，将射频电极针经引导架沿引导线刺入肌瘤病灶的预定部位。反复确认针尖位置，确保针尖在病灶内，启动射频仪器，开始消融，一个病灶周期为10~12分钟，必要时退针调整方向，进入另一个病灶或病灶的不同区域再进行消融，直至覆盖整个病灶。

设置输出能量，射频80~120W（依据子宫肌瘤大小、部位及病灶血供状况而定）进行消融。

子宫肌瘤单发者，一般采取一次性消融；多发性子宫肌瘤可采取分次消融。

治疗过程中二维灰阶超声实时观察消融汽化区大小及其与周围脏器的关系。

治疗结束，确认设备停止发射功率后，拔出电极针。观察患者生命体征平稳后送回病房。

术后即刻可行超声造影检查明确消融范围。如有残留病灶，可再次进行消融。

术后1、3、6、12个月，可行超声造影或磁共振成像进行随访复查。

2. 子宫肌瘤经阴道射频消融

患者截石位，导尿，备皮，会阴部消毒。

需用扩阴器消毒阴道、后穹隆及子宫颈部。

给予静脉麻醉，局部麻醉可采用21G PTC针抽取1%盐酸利多卡因5mL沿进针路线的后穹隆和子宫颈局部注射少量盐酸利多卡因进行麻醉，也可不用局部麻醉。

打开无菌包，铺洞巾，显露术野，腔内超声探头被覆无菌保护套并安装引导架备用，其余操作方法同经腹射频消融治疗流程。

（五）技术要点及注意事项（图10-5-9）

通过超声检查，反复确认进针路径上没有肠管及

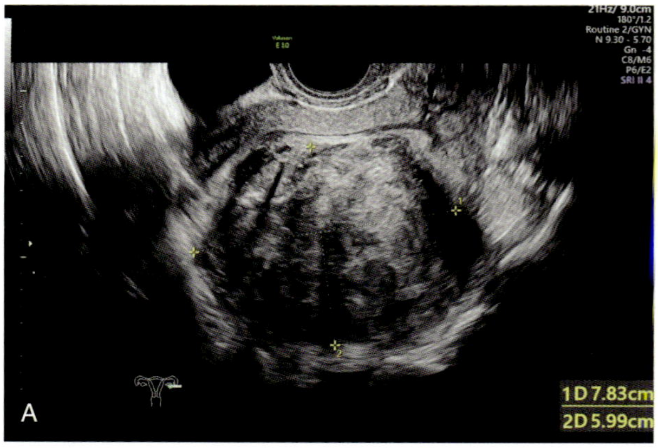

图10-5-9 （A）术前阴超；（B）术前MRI；（C）术前CE-MRI；（D）子宫肌瘤消融治疗术前经腹超声；（E）子宫肌瘤消融治疗过程1；（F）子宫肌瘤消融治疗过程2；（G）子宫肌瘤消融治疗过程3；（H）子宫肌瘤消融治疗经腹超声。（待续）

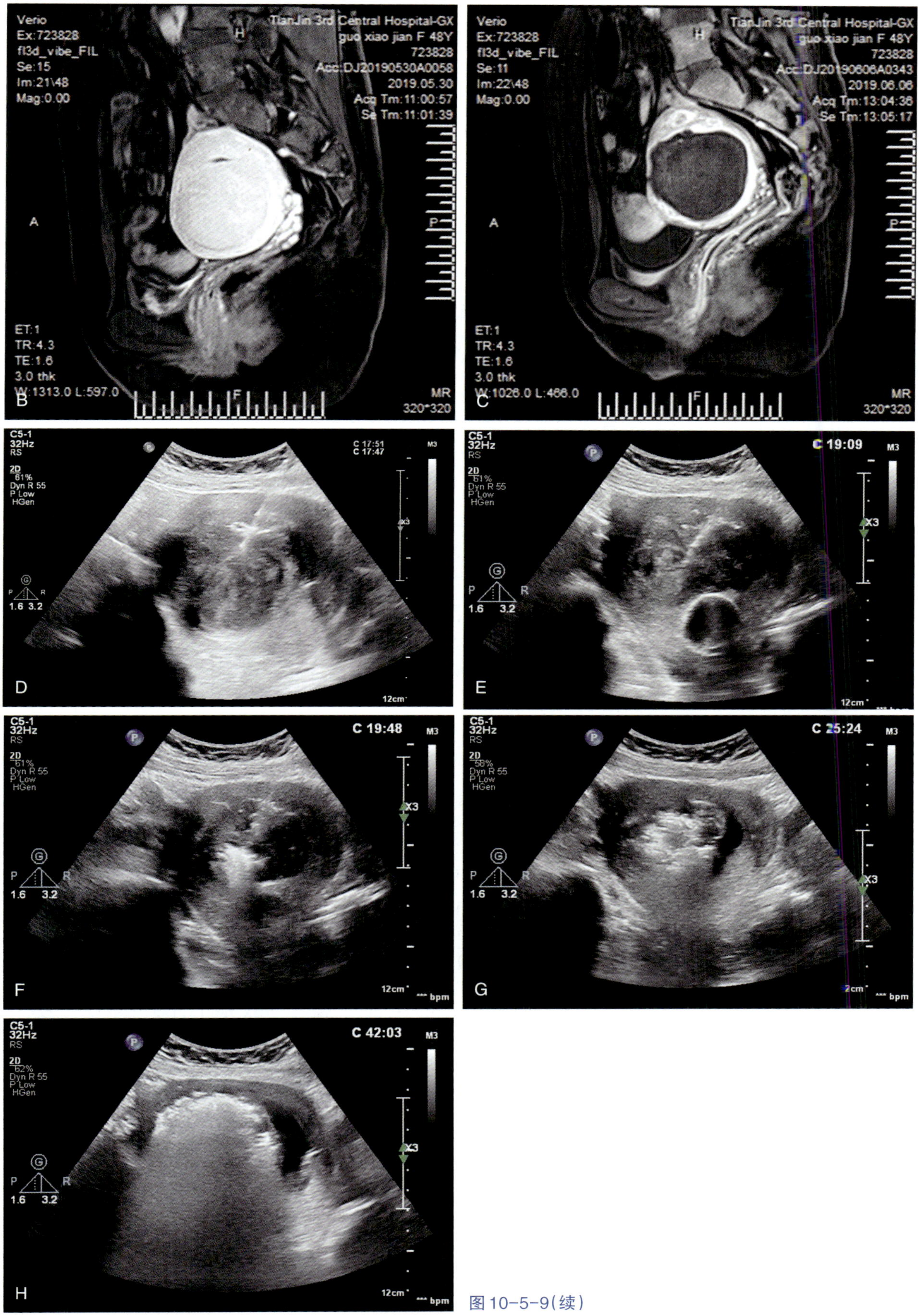
Verio
Ex:723828
fl3d_vibe_FIL
Se:15
Im:21\48
Mag:0.00
TianJin 3rd Central Hospital-GX
guo xiao jian F 48Y
723828
Acc:DJ20190530A0058
2019.05.30
Acq Tm:11:00:57
Se Tm:11:01:39
ET:1
TR:4.3
TE:1.6
3.0 thk
W:1313.0 L:597.0
MR
320*320
B
Verio
Ex:723828
fl3d_vibe_FIL
Se:11
Im:22\48
Mag:0.00
Acc:DJ20190606A0343
2019.06.06
Acq Tm:13:04:36
Se Tm:13:05:17
W:1026.0 L:466.0
C
D
C 19:09
E
C 19:48
F
G
C 42:03
H

图10-5-9(续)

膀胱等重要脏器,以防损伤重要脏器。

膀胱置导尿管可实时控制膀胱充盈程度,调整至膀胱壁显示清晰且不影响进针路线即可。

对于后位子宫或病灶活动度较大时,可利用经阴道超声探头从子宫颈后方向前轻轻推顶,以相对固定或调整子宫的位置。

术后6个月内避免妊娠,以防止异位妊娠或流产。

术后随访过程中,如发现新病灶,可再次进行消融。

(六)并发症及其预防与处理

术后可因内膜损伤出现阴道排出血性液体,保持清洁、休息、观察即可。

术后下腹部疼痛:子宫肌瘤消融后一般无腹痛或轻微腹痛,而腺肌病消融后都会在麻醉药物作用结束后出现腹痛,甚至较剧烈。经腹部超声检查确认无周围脏器损伤,而单纯由于子宫消融后自主收缩引起,可给予止痛药物。腺肌病热消融后一般常规准备止痛药物。

膀胱、肠管损伤:轻者禁食观察,出现尿液外渗、腹水、严重腹膜炎症状或怀疑肠管穿孔者应立即请相关外科会诊,必要时行手术治疗。

出血:腹部超声可显示盆腔积液,少量可进行动态观察;如积液量增大,可进行诊断性穿刺,确认为出血后,静脉给予止血、补液措施;如出血量持续增大,需进行剖腹探查,确认出血部位、止血。

(七)临床意义及评价

子宫肌瘤传统治疗方法以手术切除子宫或剜除肌瘤为主。子宫腺肌病可引发痛经及月经失调,但目前尚无十分有效的保留器官的治疗方法。与以往认识不同,近来有报道认为子宫也参与了部分内分泌调节功能。并且由于社会环境的改变,愿意保留子宫的患者越来越多。因此,对于既能保留子宫又能治疗或控制子宫肌瘤或腺肌病的局部治疗新方法,目前已有大量研究和探索。随着微创技术的发展、经皮子宫动脉栓塞及经皮热消融等微创治疗方法在子宫肌瘤和腺肌病方面的应用日益受到关注。

超声引导下射频消融技术通过引起组织内正负离子摩擦产热,能有效地使组织局部温度升高至60℃以上,造成凝固坏死,达到治疗效果。经射频消融后的子宫肌瘤或腺肌病病灶内血管凝固闭塞、组织细胞坏死,病灶在原位固化。失去血液供应和活性的子宫病灶将不再生长,部分较大者可能出现明显的体积缩小,治疗效果明显。这种方法能控制子宫肌瘤生长或腺肌病症状,使患者在绝经前获得有效的治疗效果,并保留器官,提高生活质量。超声引导下射频消融技术由于微创和相对安全、可重复进行操作,对于后期子宫内出现新的病灶可重复治疗,直至患者绝经。

在实际操作过程中,因子宫位于盆腔,周围空腔脏器较多,因此操作要谨慎,术前经腹超声多切面进行评估进针路线,避免进针路线上出现肠管或膀胱等。可通过经腹超声探头加压或经阴道超声探头推顶等方法推开肠管,通过适当充盈膀胱来使膀胱壁与子宫界限显示清楚,避免膀胱损伤。

参考文献

[1]Ha E, Baek J, Che Y, et al. Radiofrequency ablation of benign thyroid nodules: recommendations from the Asian Conference on Tumor Ablation Task Force[J]. 2021,40(1):75-82.

[2]Papini E, Monpeyssen H, Frasoldati A, et al. 2020 European Thyroid Association Clinical Practice Guideline for the Use of Image-Guided Ablation in Benign Thyroid Nodules[J]. 2020,9(4):172-185.

[3]Park H, Baek J, Park A, et al. Thyroid Radiofrequency Ablation: Updates on Innovative Devices and Techniques[J]. 2017,18(4):615-623.

[4]Ha E, Baek J, Lee JJKjor. Ultrasonography-Based Thyroidal and Perithyroidal Anatomy and Its Clinical Significance[J]. 2015, 16(4):749-766.

[5]Zhou Y, Yang Y, Zhou B, et al. Challenges Facing Percutaneous Ablation in the Treatment of Hepatocellular Carcinoma: Extension of Ablation Criteria[J]. 2021,8:625-644.

[6]JKjor. 2022 KLCA-NCC Korea Practice Guidelines for the Management of Hepatocellular Carcinoma[J]. 2022, 23(12): 1126-1240.

[7]JJoh. EASL Clinical Practice Guidelines: Management of hepatocellular carcinoma[J]. 2018,69(1):182-236.

[8]Heimbach J, Kulik L, Finn R, et al. AASLD guidelines for the treatment of hepatocellular carcinoma[J]. 2018,67(1):358-380.

[9]Renuka I, Saila Bala G, Aparna C, et al. The bethesda system for reporting thyroid cytopathology: interpretation and guidelines in surgical treatment[J]. 2012,64(4):305-311.

[10]Xue J, Geng XJPjops. Curative effect of lauromacrogol and absolute ethyl alcohol injection guided by ultrasound on simplex hepatic cyst[J]. 2015,28:697-700.

[11]El-Kader O, Mohyelden K, Metwally A, et al. Ethanolamine oleate vs. absolute ethanol as sclerosing agents for treating symp-

tomatic simple renal cysts[J]. 2014, 12(4): 294-298.
[12]陈敏华，梁萍，王金锐，等．中华介入超声学[M]. 北京：人民卫生出版社.2016.
[13]超声引导下甲状腺结节细针穿刺细胞学检查实践指南(2019版)[J]. 中华超声影像学杂志，2020，29(5)：369-383.
[14]葛明华，徐栋，杨安奎，等．甲状腺良性结节、微小癌及颈部转移性淋巴结热消融治疗专家共识(2018版)[J]. 中国肿瘤，2018，27(10)：768-773.
[15]中华医学会超声医学分会介入诊疗学组．超声引导经皮经肝胆管穿刺置管引流术中国专家共识(2023版)[J]. 中华超声影像学杂志，2023，32(5)：369-376.
[16]中国抗癌协会肿瘤介入学专业委员会．梗阻性黄疸经皮肝穿刺胆道引流及支架植入术专家共识(2018)[J]. 临床肝胆病杂志，2019，35(3)：504-508.
[17]中华医学会超声医学分会介入超声学组，中国研究型医院学会肿瘤介入专业委员会．多脏器囊肿硬化治疗中国专家共识(2021版)[J]. 中华超声影像学杂志，2021，30(8)：645-654.
[18]超声引导经皮热消融治疗子宫肌瘤全国多中心研究协作组．超声引导经皮微波(射频)消融治疗子宫肌瘤临床应用指南(2017)[J/CD]. 中华医学超声杂志(电子版)，2018，15(2)：90-94.
[19]中华人民共和国国家卫生健康委员会医政医管局．原发性肝癌诊疗指南(2022年版)[J]. 中华肝脏病杂志，2022，30(4)：367-388.

第 11 章

肿瘤超声人工智能应用

第1节　人工智能应用于医学

人工智能(AI)是指任何执行通常需要人类智能的任务的非生命实体。医学将从人工智能的兴起中受益匪浅,特别是在肿瘤诊断领域,人工智能有可能提高诊断准确率和改进工作流程。医学图像是肿瘤诊断的支柱,也是可挖掘像素数据的存储库,自然有助于基于机器的分类。计算机视觉应用程序已利用这一特性对肿瘤进行强有力的诊断解释。虽然组织病理学仍然是许多肿瘤诊断的金标准,但影像学研究中组织的宏观特征可增强组织学发现。通过从医学图像上观察到的肿瘤内部结构异质性推断诊断,人工智能可利用计算机视觉支持组织学发现。此外,鉴于肿瘤管理中医学影像的建议被执行的频率很高,计算机视觉应用程序可使用纵向医学成像数据档案更好地描述疾病特征,预测疾病的进展和预后,并监测治疗反应。人工智能驱动的图像分析与影像组学数据和临床专业知识的相关性也可用于实现综合护理。研究表明,将基因组学或病理学(图像特征从病理学研究中提取)数据与医学成像的放射组学(图像特征从放射学研究中提取)数据进行映射,可阐明人类生理学不同层面的保守趋势,并对诊断和预后产生影响。此外,机器智能的进步有可能实现非侵入性肿瘤诊断,从而排除或限制有创性生物技术的使用。展望未来,如果要实现这些技术的优势最大化,临床医生和放射科医生都必须对人工智能的实用性和局限性有一个全面的了解。

人工智能包括各种连接自然科学、应用科学和社会科学的方法。医学中可利用人工智能的任务包括图像解读、疾病预测、基因组、自然语言处理和治疗发现等。在本节中,我们将更详细地回顾机器学习和深度学习中的关键概念,这两个概念都属于人工智能的大范畴。

一、机器学习

机器学习(ML)算法与传统统计模型的区别在于其无须显示预编程即可进行学习。因此,机器学习有可能减少研究人员的编码工作。此外,可使用从数据中的示例而不是从预先编写的代码中收集的规则来提高任务性能。这种数据驱动的过程在适应性方面也为机器学习带来了优势,因此可将算法配置为实时更新,以不断反映新数据。机器学习算法通常用于帮助诊断医学成像,它是大容量多维数据的极好来源。值得注意的是,医学图像像素数据包含人眼看不到的特征,可使用放射组学方法提取这些特征。机器学习与放射医学领域的直观耦合已被用于提高诊断性能和自动化工作流程。传统的影像组学工作流程以逐步的方式从图像采集到分割、特征提取和特征分析,最终生成影像组学。图像采集开始工作流程,先进行图像捕获,然后进行文件转换,以实现数字工作流程对后续数据处理的兼容性。接下来,执行分割以描绘感兴趣的肿瘤区域(ROI),然后使用特征提取来获取定量像素特征。在这一步骤之后,将使用特征分析来确定最稳健和最具概括性的特征,已包含在最终模型中。此选择过程可防止过度拟合,当模型与训练数据中的特征映射得太近时,会出现这种现象,从而导致泛化性差。这些步骤可以手动执行;然而,机器学习算法的好处是,它们可用于半自动化或完全自动化此过程，以提高效率和细节。机器学习算法的一些示例包括支持向量机、随机森林和k-近邻法。接下来，我们将介绍机器智能中3种重要的训练方法：监督、无监督和强化学习。

（一）监督学习

监督学习使用带标签的输入，并要求算法识别数据集中的相关特征如何映射到各个标签。例如，假设我们正在尝试使用从超声研究中提取的代表结节纹理的定量像素特征来区分甲状腺结节的良恶性。这里的标签是"良性"和"恶性"，输入的信息是纹理表示，如像素相关性或熵。在模型训练期间，机器学习算法研究良恶性图像的纹理特征，以发展和完善其决策过程。从概念上讲，监督技术的目标是将未标记的数据正确分类到模型训练期间使用的预定义类别中。在这个假设的例子中，我们从未标记的扫描中输入算法特征数据，并希望它告诉我们成像结果是良性还是恶性。该模型在某种意义上是有监督的，即其程序员展示了正确的算法示例，以指导学习过程。

（二）无监督学习

与监督学习相比，无监督技术使用未标记的输入，并让模型将数据分组判定。回顾我们之前的甲状腺结节示例，我们可以建立一个模型，其中来自未确诊或边界诊断患者扫描的纹理特征像素数据被用作未标记输入。在过于简化的情况下，我们可以想象模型根据共同特征"绘制"成像数据。这样做使算法能识别数据中的聚类，这可能会也可能不会转化为实质性解释。关键的是，算法决定了绘制数据时什么是重要的。在监督学习的例子中，我们试图将甲状腺结节分为良性或恶性。在这种无监督的情况下，数据可以以任何方式聚集。例如，数据可能按预期对不同类型的结节进行"坐标"或分组，也可能按背景噪声分组。通过这种方式，无监督学习模型可潜在地阐明研究人员最初没有打算发现的趋势，可以说是这种技术最大的优势和劣势。还可利用无监督技术来增强未标记数据注释和预处理中的成像工作流。同样，监督学习和无监督学习在概念上的一个关键区别是，前者的输出通常是一个定义的标签或值，而后者将是一个集群或关联。

（三）强化学习

强化学习是一个框架，模型通过与价值回报相关的行动与环境交互。为了与甲状腺结节示例保持一致，可以构建一个模型，该模型由患者未标记扫描的像素数据提供。该模型的任务是识别恶性和良性靶点模式。该模型将根据所遇到的数据采取行动，然后使用其环境中的奖励信息来找到随着时间推移使奖励最大化的路径。我们可把这种技术看作是通过反复试验来学习。

二、深度学习

深度学习（DL）是机器学习的一个子集，它使用的算法架构受人类神经处理的启发，使用抽象数据表示层进行分类或预测。深度学习模型通常执行顺序操作，这些操作会扭曲每个连续层中的数据，这一系列转换使模型能逐步推断与指定任务相关的信息。回顾假设的甲状腺结节示例，深度学习模型的第一层可能会评估不同方向的图像像素组，以识别边缘信息。然后，第二层可以编译来自第一层的边，以检测边的模式。下一层可能会组合不同的边缘基序来检测扫描的高回声或低回声区域。最后，后续层可能会转换前一层的输入，以识别复杂的图像特征，如微钙化、囊肿和坏死。

重要的是，深层神经网络可通过其多个"隐藏"层与浅层神经网络进行区分，这些层包含复杂的非线性连接，人类很难对其进行解释。尽管这些隐藏层在增强模型可识别特征的复杂性方面表现突出，但深度学习算法需要大量数据，以避免拾取特定于训练数据集的噪声。深度学习的一个关键优势是，与经典的机器学习模型相比，该技术对特征工程的依赖性较小。深度学习模型还可利用上述有监督、无监督和强化学习技术。

深度学习模型可用于放射组学工作流程中的特定任务，如分割或特征提取，与传统的机器学习方法（如单层"浅层"神经网络）相比，其性能通常有所提高。在特征提取过程中，通常采用混合技术，其中使用深度学习算法挖掘的"深度特征"被合并到第二个分类器算法中，可单独使用，也可与其他手动提取或统计衍生的特征组合使用。然而，深度学习也可用于端到端处理，有效避免了人类参与放射组学工作流程的分割、特征提取和特征选择步骤的需要。

第2节 人工智能在浅表肿瘤超声中的应用

一、甲状腺及淋巴结的超声AI应用

甲状腺疾病的发病率在世界范围内不断增加超声检查是诊断中的主要成像方式,可提供良好的结节可视化,并指导潜在的活检采集。然而,甲状腺肿瘤的检测主要依赖于超声医生的诊断经验。人工智能(AI)技术的出现显著提高了对图像的识别能力。人工智能是一种强有力的工具,可有助于了解甲状腺病理学,用于描述甲状腺结节的特征。迄今为止的研究主要探讨甲状腺结节诊断的自动分割和分类方面。这些模型的主要用途在于,它们有可能为是否进行监测或细针穿刺活检提供决策依据。

(一)AI在甲状腺结节检测中的应用

在甲状腺结节检测方面,应用深度神经网络,对静态图片进行结节检测的准确率达97.5%。为更进一步贴合临床的操作流程,用Faster RCNN模型能实现对结节静态图像的实时检测,速度达每秒16帧,精确率达92.7%,可用于实时检测。实时检测的使用减少人工留图产生的主观性影响,降低人为因素对AI结果的影响。

(二)AI在甲状腺结节良恶性分类中的应用(图11-2-1)

AI辅助诊断甲状腺结节的方式有很多。较常见的输出结果有结节的良/恶性概率、良/恶性二分类结果、TI-RADS类别、TI-RADS指标,如边缘、边界、生长方式等。AI直接输出良、恶性概率或良、恶性二分类诊断是最常见和直接的方式。Li等用ResNet和DarkNet联合建模,并开展多中心研究,收集4万多病例,10万张以上的超声检查图像作为训练集,设置1个内部测试集和2个外部测试集,是目前数据量最大的多中心研究。该研究的模型在内部和外部测试集上的受试者操作特征(ROC)曲线下面积(AUC)均>0.9,诊断准确率≥超声医生。大量的数据说明AI对甲状腺结节的诊断并不是简单的过拟合,而是具备跨中心使用的可能。关注到合并弥漫性背景会提升甲状腺结节的诊断难度,部分研究针对弥漫性背景设计了AI模型,不但学习结节内部的特征,也学习结节周边的甲状腺背景特征。经训练后的模型在弥漫性背景下,对结节的诊断能力高于低年资医生,与高年资医生相当。说明AI能克服各种混杂因素,具备准确诊断结节的能力。AI还可通过学习超声图像区分Bethesda Ⅲ类结节与Ⅳ、Ⅴ、Ⅵ类结节,准确率可达87.15%,给病理医生提供诊断参考。

(三)AI在TI-RADS风险分层中的应用

AI可自动输出风险分层,并自动识别甲状腺影像报告和数据系统(TI-RADS)提出的甲状腺结节的各项超声特征。目前已商业化推广的三星S-Detect系统,可输出回声水平、边缘边界、点状强回声等TI-RADS指标,最后计算出TI-RADS级别。许多学者对该系统进行外部验证:在含102个结节的测试集上取得敏感性88.4%、特异性74.6%的诊断效果。其中敏感性与医生相当,而特异性低于医生。在含218个结节的测试集上的研究结果显示,诊断敏感性和特异性分别达80.2%、82.6%。魏玺团队开发的深度学习模型模仿人类专家的诊断思路,通过对甲状腺结节的各个恶性特征分别进行分类的方式进行ACR-TIRADS风险分层。该模型的准确性、敏感性和特异性分别为88.0%,98.1%和79.1%,与超声医学专家组的诊断效能相似。上述研究表明,AI风险分层可在一定程度上达到与医生相当的水平。同时AI输出的结果每次都一致,因此可在效果相似的基础上提升风险分层的一致性和标准化。AI风险分层除了建立在现有的TI-RADS指标上,还有许多不同的建模思路。有学者提出以基因突变为金标准,对结节的基因突变进行风险分层。该团队收集121例、共134个结节,涵盖BRAF、TERT、TSHR等23种与甲状腺癌有关的基因。AI通过学习超声图像和基因突变的关系,最终输出结节基因突变的风险,模型的敏感性、特异性分别为45%、97%。

AI可修正医生的TI-RADS分类。可解释性低一直是深度学习应用于临床的最大障碍,因此不少学者尝试将AI与医生的经验相结合。目前已有不少学者验证两者结合对诊断效果的提升,发现AI修正ACR

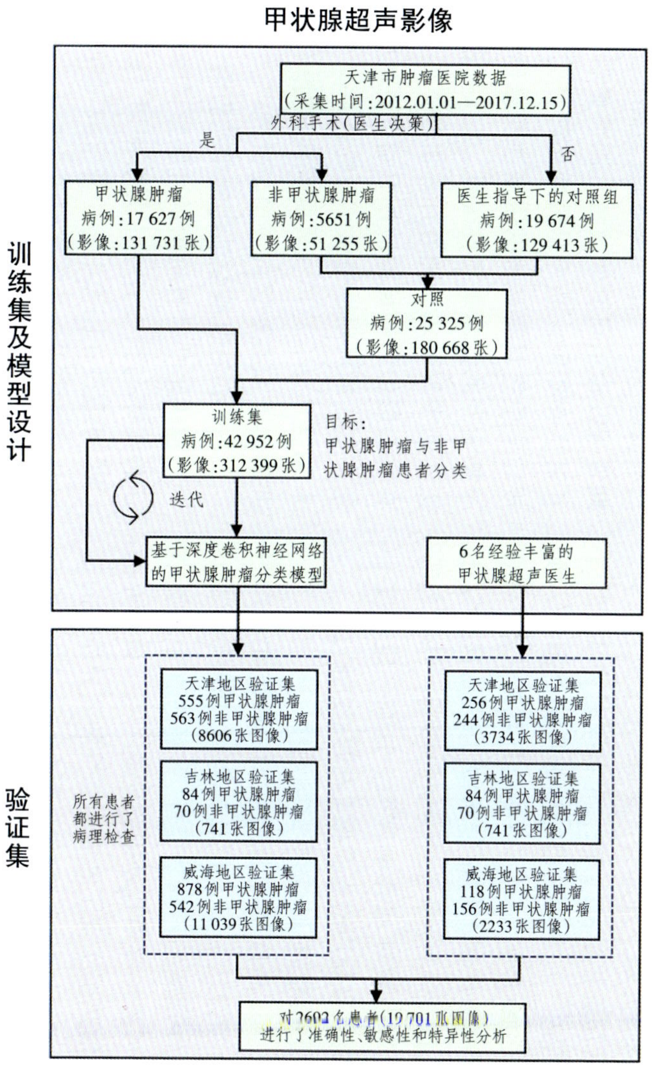

	天津队列(n=1118)	吉林队列(n=154)	威海队列(n=1420)
准确性(95%CI)	0.889(0.869~0.907)	0.857(0.792~0.908)	0.863(0.844~0.880)
敏感性(95%CI)	0.922(0.897~0.943)	0.843(0.736~0.919)	0.849(0.816~0.878)
特异性(95%CI)	0.856(0.824~0.884)	0.869(0.778~0.933)	0.871(0.847~0.893)
阳性预测值	0.866	0.843	0.803
阴性预测值	0.915	0.869	0.903
Kappa*	0.778	0.712	0.712
F_1+	0.893	0.843	0.825

*衡量深度卷积神经网络的预测值与病理报告的一致性。
+衡量深度卷积神经网络的预测值基于病理报告的准确性。

表:在验证集上评估的DCNN集合模型性能指标

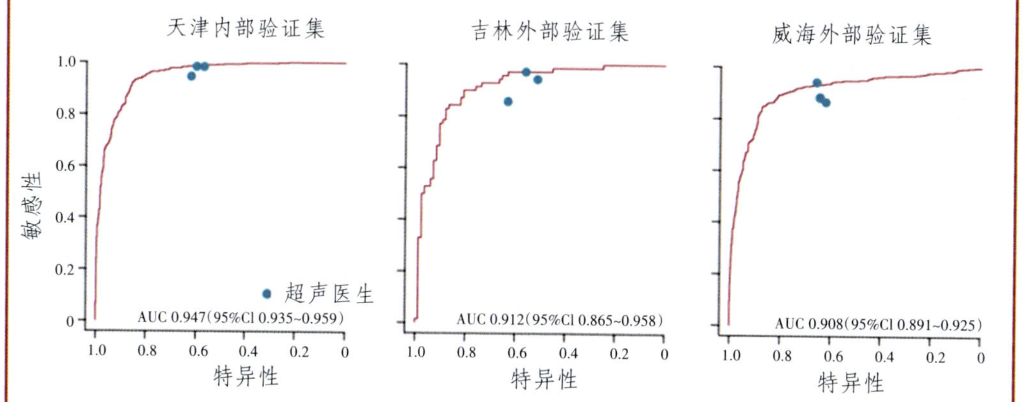

图2 集成DCNN模型和超声医生在3个数据集上诊断甲状腺癌的表现

图1 甲状腺癌自动诊断深度学习模型的开发和评估流程图

图11-2-1 全球首篇人工智能应用于甲状腺超声分类的大数据研究。

TI-RADS后平均特异性从65.2%±6.4%提升至83.3%±7.2%,差异有统计学意义。对比计算机辅助检测(CAD)与不同年资医生的诊断效能的研究发现,单用CAD的敏感性和特异性分别为71.5%和86.0%,CAD联合低年资医生的诊断敏感性有显著提升,从75.3%提升至88.2%(P<0.001),而对高年资医生的诊断敏感性也略有提升,从95.2%上升至97.8%。国内研究用S-Detect系统输出的AI风险分层联合C-TI-RADS进行诊断,结果发现AI联合C-TIRADS的效果显著好于医生单独使用C-TIRADS。同时,部分研究提出用寻找相似病例的方法辅助医生诊断,纳入482个结节的图像和病理检查结果作为资料库,用AI寻找与目标结节最相似的图像,并将图像和病理检查信息输出给医生参考。但最终风险分层的级别仍由医生决定。该方法的模型并不复杂,但其优点是与人类的思维过程相近,且输出图像更直观、更易理解。该研究也给了一个启示,即甲状腺超声检查AI的发展除追求更高级的模型、更大的数据量、更高的诊断指标之外,也可另辟蹊径,提供更贴近医生思维方式的结果。

(四)AI预测甲状腺癌颈部淋巴结转移

甲状腺癌淋巴结转移的诊断影响着手术方式,而术前超声检查对转移性淋巴结的诊断敏感性较低。因此,有学者提出使用CAD提升术前超声检查对转移性淋巴结的检出率。早在2018年,Lee等开展深度学习诊断淋巴结转移的初步研究。共入组800多例,模型的准确率、敏感性、特异性分别为83.0%、79.5%、87.5%。但该研究缺少外部验证集,因此说服力较弱。随后,有学者用迁移学习的方法,先对深度学习模型进行预训练,再进一步学习淋巴结的超声检查图像。该研究共入组2000多例,其中513例为外部测试集,AUC在内部和外部测试集上均超过0.90。此外,该研究还探讨不同机器、不同操作者对模型的影响。结果表明机型和操作者因素对AI影响甚微。这在一定程度上说明,AI或能克服超声检查图像非标准化的特点。

(五)人工智能可视化指导穿刺活检

有学者通过高度精确的AI-CADx系统在超声图像上生成的类激活图(CAM)及其变体可提供结节区域对肿瘤恶性预测的不同重要性,并通过在甲状腺结节的不同区域添加噪声扰动来验证这一点。该研究提出的恶性肿瘤热图实现了肿瘤内恶性肿瘤异质性的定量可视化,突出显示的区域比未激活的区域与恶性肿瘤风险的相关性更好。与术后病理良好的空间对应关系使得临床有兴趣进一步研究这种基于人工智能的恶性异质性可视化技术是否可为针穿刺肿瘤活检提供有针对性的指导,以提高采样准确性并减少可能与手术相关的并发症。

(六)困境和展望

目前尚不清楚机器智能系统在提高诊断准确性方面的优势最终将如何转化为临床环境。总体而言,文献表明,这些系统的性能不低于有经验的超声医生(经验不同,通常为5~20年)。这些算法往往比经验较少的超声医生表现更好,因此可能会起到宝贵的支持作用,尤其是在资源较少的环境中,在这些环境中,专家的访问可能会受到限制。与临床环境中正在积极使用的部分模型相比,超声医生似乎在个体研究的不同绩效指标方面略胜一筹,尽管汇总的总体指标具有可比性。集中库存以积极跟踪临床使用中的这些诊断算法将改进性能审计和算法管理。展望未来,我们发现该领域已经朝着甲状腺超声的三维检测和重建方向发展,这可能为更稳健的分析提供动力。未来的另一个挑战是通过提高检测率来降低过度干预甲状腺癌的风险,因为许多进展缓慢或早期癌症仍处于亚临床状态。这里可能的解决方案包括将成像算法与病理学参考标准,以及纵向结果数据联系起来,以改善风险分层。

三、乳腺及淋巴结的超声AI应用

2020年全球癌症统计数据报告指出,女性乳腺癌已经超过肺癌成为最常见的癌症,乳腺癌病死率位列所有女性肿瘤中的第1位,且呈逐年上升的趋势。早期发现及诊治可有效改善乳腺癌患者的生存预后,延长其生存年限。超声是乳腺癌筛查的主要手段,但常规超声检查具有显著的主观性及操作者依赖性,且对早期病变的诊断敏感性欠佳,难以符合新时代下精准医学的发展要求。随着计算机技术的发展,人工智能在乳腺影像学领域的应用日益广泛,为解决传统乳腺超声存在的局限性提供了新的思路。本文将综述近年来AI技术结合超声在乳腺疾病诊疗中的应用新进展,并聚焦于AI在影像的应用与挑战。

(一)AI在乳腺结节检测中的应用

超声是非常有价值的乳腺影像学检查方法,但由于检出率与扫查者手法关系密切,故容易出现漏诊。CAD可通过在图像中定位异常或可疑区域,能提高病灶区域的检出率并降低假阴性率。

CAD在乳腺癌筛检中非常依赖细节,而既往关于乳腺超声的CAD也多是基于二维灰阶的半自动方式。在使用CAD时，操作者手动定位框在超声图像上定位感兴趣区，但常缩小采样区域以过度集中图像细节或者为了减少计算成本只关注感兴趣区，而这些不合理的使用将影响CAD的应用性能。为实现真正意义上的全自动检测，很多学者都把AI技术的焦点重点集中于自动乳腺容积超声（AUBS）上。ABUS可提供一键式标准化操作流程和图像读取功能，能快速对整个乳房进行自动扫描并产生多种视图以便医生阅读，但该技术存在检查耗时长、后期处理工作量大等缺点。ABUS-CAD是具有全自动定位、检测和分析诊断乳腺肿物等多层次功能设备，能显著改善ABUS在检测和诊断上的不足，在缩短筛查时间、降低漏诊率等方面都占据优势。Qview Medical开发了第1款被FDA批准的ABUS-CAD，该系统能够自动定位检测最小直径约5mm的病灶，并具有导航功能，能为潜在的恶性病变做CAD标记。有研究发现，通过使用ABUS-CAD，观察者的敏感性均得到改善，但约2/3观察者的特异性降低。这表明ABUS-CAD具有提高筛查乳腺癌的潜力，但保留部分病例的假阳性。基于深度学习算法开发的ABUS-CAD能有效减少乳腺癌误检率，敏感性高达95.3%，可减少56.8%的假阳性病例。然而，ABUS-CAD的使用也存在一些缺陷。首先，虽然它可提高内部呈低回声的浸润性癌的检出率，但易忽略体积较小的肿瘤或内部呈高或等回声的肿瘤。其次，ABUS-CAD通过3个维度视图获取多种描述乳腺癌特征信息的同时可发生过度拟合现象，因特征增多，导致算法复杂、计算难度加大等问题的出现。

CAD通过精细的分割技术来获取描述乳腺癌最有价值的定量信息，这对早期发现乳腺癌有重要意义。然而，受乳腺灰阶图像斑点高、边界模糊、信噪比低、对比度低和强度不均匀等因素的影响，乳腺肿瘤分割过程困难。因此，定位技术在乳腺超声图像上的开发依旧难度大，这也将是未来需要攻克的关键。

（二）AI在乳腺肿瘤良恶性分类中的应用

由于良恶性乳腺肿瘤特征的共性、差异性及交叉特性，仅通过超声医生的肉眼和经验鉴别这两者易发生误诊。基于乳腺癌图像特征与病理类型存在相关性，将CAD应用于乳腺超声图像，通过量化肿瘤特征，可获得定性解释，有助于分类诊断。

1.基于定义图像特征的CAD分类

基于定义图像特征的CAD是指通过人工提取专家限定特征并特征向量化后进行机器学习的技术。该技术因使用简便、具有降低运算复杂度的优势，已被应用于乳腺良恶性肿瘤的分类诊断，而常用的特征有纹理、形态与特征描述等。三阴性乳腺癌是一种侵袭性恶性乳腺肿瘤，但在临床上常误诊为乳腺纤维腺瘤。有研究表明，基于纹理特征的CAD能有效提高在超声图像中鉴别三阴性乳腺癌和良性纤维腺瘤的能力。形态特征可导致方向性和纹理更加复杂。将纹理特征合并形态学信息能提高分类诊断的鉴别能力。基于以上理论支撑，国外学者分别在超声及X线图像上各获取乳腺肿瘤的39个形态特征的空间信息，利用CAD获得诊断乳腺癌的独特组合。与X线相比，基于超声的CAD更具分辨乳腺癌的能力，准确性为88%，敏感性为81%，特异性高达91%。此外，由乳腺特征描述符构建的BI-RADS词典是经过验证的定性生物标志物。目前，结合AI的BI-RADS评估已作为国际上乳腺成像研究中衡量恶性肿瘤的标准。应用BI-RADS评估作为诊断的量化指标可改善AI对分析结果的解析性能。乳腺影像学的异质性可产生不一致的影像报告，可引发临床决策的不确定性。有学者通过AI细分BI-RADS为4类的结节的良恶性，促进基于BI-RADS的结构化报告的使用，可改善罹患乳腺疾病的患者分类管理。然而，基于定义图像特征的CAD靠专家手工编程，则特征提取过程存在工作量大且人力成本高、主观偏倚及深层潜在特征不易被机器主动发现等缺陷。

2.基于深度学习的CAD分类

深度学习（DL）不依赖人工提取特征，可直接从原始图像中生成高级特征表示。在算力、数据、算法的驱动下，DL在近年AI领域发展最为迅猛。基于DL的乳腺超声CAD能提高诊断乳腺癌的准确性，可与人工读片相媲美，并可在超声检查期间进行实时分析，也能有效改善观察者的诊断效能。卷积神经网络（CNN）作为DL重要算法的一种，在检测肿瘤方面具有良好的应用前景。国内外学者相继构建基于CNN的乳腺超声CAD。虽然他们开发的模型都显示出优越的诊断效能（敏感性、特异性和准确性均>90%）但仍需要大数据、更广泛的多中心研究进行验证。各种乳腺病变的组织学分类难以在超声图像上被准确地区分开来。国外学者开发了基于CNN的CAD来分类浸润性癌、非浸润性癌、囊肿和纤维腺瘤等4种乳腺病变，实现了首次基于CAD进行乳腺病变组织学分类，其准确性范围为

83.9%~87.6%，该研究模型将有助于乳腺病变的鉴别诊断，有望作为诊断的主要辅助手段。DL技术可提供可喜的分析结果，但其透明度、是否具有可解释性等问题仍限制其进一步发展。为构建更为强大的AI系统，了解DL的决策机制，仍需各方专家寻求更好的解决办法。

(三)AI在BI-RADS分类中的应用

乳腺影像报告和数据系统(BI-RADS)建议对4a类及以上的肿物予以病理学检查，但活检恶性率偏低，提升BI-RADS的特异性和提高不同医生BI-RADS分类一致性是亟待解决的问题。研究显示AI模型辅助超声医生进行BI-RADS-US分类可有效提高医生之间分类的一致性且不降低诊断效能；AI模型通过调整结节BI-RADS分类，在减少部分良性结节不必要的穿刺、提高部分恶性结节诊断准确性等方面具有临床应用价值。有学者研究结果显示人工智能系统S-Detect有助于BI-RADS分类正确升降级；不同观察者在S-Detect辅助下对肿物降级的准确性高达89%~100%；在S-Detect辅助下对46.15%的BI-RADS 4类肿物进行降级，显著降低了活检率及假阳性率，且漏诊率无明显增加；采用S-Detect分析43个BI-RADS 4a类乳腺肿物，发现当2个最大垂直切面的诊断结果均为良性时可将肿物降至3类，且未出现漏诊。由于相关研究样本量偏低，仍需大样本或多中心的试验证实上述论点。为进一步提升诊断效能，AI辅助多种超声成像模式联合诊断已开始受到关注，相信随着技术的进步，AI在优化乳腺肿物活检适应证方面将会体现出自身价值。

(四)AI预测乳腺癌腋窝淋巴结转移

乳腺癌腋窝淋巴结转移是重要的预后因素，能否准确评估腋窝淋巴结转移情况影响临床诊疗决策。超声是临床上评估乳腺癌患者腋窝淋巴结状态的重要手段之一，人工智能技术的发展为超声对乳腺癌患者腋窝淋巴结评估提供了更多参考。Liu等进行了一项多中心回顾性队列研究，基于393例人类表皮生长因子受体-2(HER-2)阳性乳腺癌患者纵向超声图像构建了多任务网络对新辅助化疗治疗反应进行早期预测，可指导临床医生调整治疗方案，以提高病理完全缓解率，并避免HER-2阳性乳腺癌患者的毒性反应。

(五)AI评估乳腺癌化疗效果(图11-2-2)

既往研究表明，采用超声背向散射统计参数可提高对新辅助化疗(NAC)的监测效果，有利于临床制定个体化NAC方案。定量超声信息可更好地描述肿瘤病理反应，并能于早期治疗阶段、肿瘤缩小前有效评估疗效。国外学者回顾性分析100例接受NAC的局部晚期乳腺癌(LABC)患者的超声及术后病理资料，基于肿瘤区RF资料计算定量超声参数，并提取超声纹理特征，结果表明建立基于定量超声和纹理特征的联合

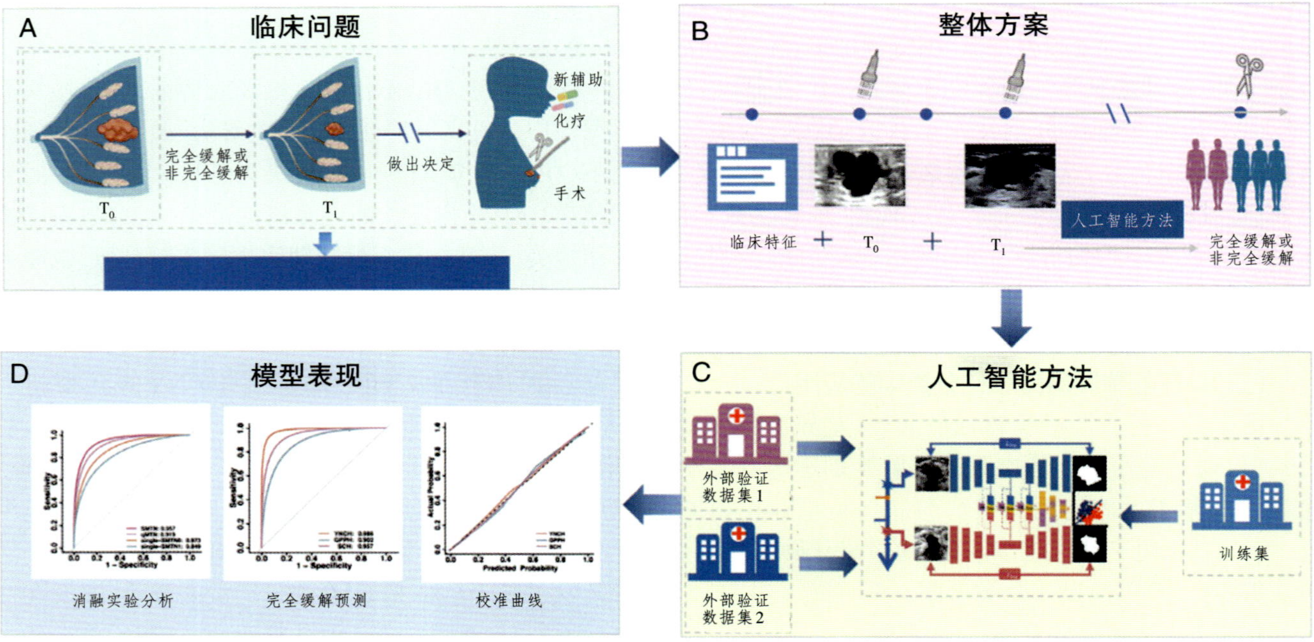

图11-2-2 基于超声图像的人工智能预测乳腺癌患者新辅助化疗。

CAD系统预测早期治疗反应模型可为难治性LABC提供有效的治疗方案。

(六)困境和展望

随着医疗技术的发展，AI技术突破传统超声的技术壁垒，为临床提供高效、精确、可重复性诊断乳腺肿瘤的有效手段。目前，AI技术在医学领域中的应用展现出巨大潜力，推动了乳腺影像技术和诊断理念的转变。这一交叉学科的发展促进并加深了基因与分子影像学在乳腺癌发生、发展和转归的探索，有望在乳腺癌筛查、诊断及治疗中发挥更大作用，进而加快推动个体化、精细化、精准化医疗发展。然而，仍存在不少不利因素阻碍AI的发展步伐。

1. 标准化数据与规范、统一的基础技术框架的缺乏

构建AI系统需要大量数据，但很多数据不易获得，且数据标记不正确或达不到质量要求、数据采集不标准和各种成像机制的差异都可产生有差别的数据集。将噪声和伪影造成的有损坏数据、错误录入、重复记录、缺失、不完整记录等不确定数据纳入数据处理，可干扰使用者或计算机的决策分析结果。不了解AI在各实践领域的功能，在开发、培训、测试和验证等流程上缺乏统一、规范及标准的基础技术。

2. 可解析性的探讨

因缺乏透明度与可解析的分析结果，AI技术将难以广泛推广到不同的成像设备、扫描方式和患者群体中。因此，AI系统应包含可解释的AI元素，以增强AI决策的解释性能。如何使得AI更透明、更易懂、更可信是未来的热门研究课题。

3. 安全监察与道德法规的疑惑、挑战

医生将AI用于临床实践前是否应对操作医生进行培训，以及是否将AI教育纳入放射科医生培训仍未有明确结论。AI的出现引发了有关专家应用AI在医学诊断中所处角色定位的疑问。AI决策及其采用的算法是否应在法规和标准化审核中得到认可。为了测试AI的性能和安全性，是否需要建立一个通用测试系统检测AI在不同成像设备上的性能。为了在医疗领域应用AI，以支持保护人权，用户安全和算法透明的法规，是否需要制定道德标准。AI的错误分析将涉及算法偏差和错误问责制的伦理挑战。如何建立保障措施防范AI的潜在陷阱等。迄今为止，虽然AI在医学影像的应用仍不能作为一个独立的临床程序用于检测和诊断乳腺癌。在未来，为了使有效的AI算法在乳腺影像的临床实践中得到广泛而严格的验证，将需建立大规模、匿名、高质量、可共享和可解析的公共数据库。

第3节 人工智能在消化系统肿瘤超声中的应用

一、肝脏肿瘤的超声AI应用

(一)人工智能检测肝脏局灶性病变

肝局灶性病变在临床常见，不同病理类型的病变对应的超声图像具有不同的影像学特征。临床处理良性病变倾向于定期复查，而恶性病变需要尽早进行干预处理。早期区分超声图像中肝局灶性病变性质的计算机辅助诊断主要基于灰度纹理，即对病灶内部和周边对比提取有意义的纹理特征进行分析。

(二)AI鉴别良恶性肝脏肿瘤

目前基于二维超声图像及超声造影的多种深度学习模型对肝占位性病变良恶性二分类预测的效能良好。有学者使用了50层残差神经网络的深度学习算法，对367张肝局灶性病变的图像进行良恶性分类，平均AUC值约0.935，区分病变的AUC值约0.916。同样，有学者基于596例超声数据建立的残差网络模型，该病变模型的综合测试精度为0.84，与两名超声医生判定结果相当。一项多中心研究基于2143例患者的24343张二维超声图像数据，建立了用于肝局灶性病变良恶性预测的深度卷积网络模型，其AUC值可达0.924，模型诊断准确性与超声造影和增强CT相当，稍逊于增强MRI。

(三)AI用于不同病理类型肝脏肿瘤分类诊断

AI在肝脏超声领域不仅能进行良恶性二分类，而且能实现多种病理类型的多分类。有学者提出基于支持向量机的小波纹理描述符用以区分正常肝、肝硬化及HCC图像，其检测正常肝和肝硬化的总分类准确性为88.8%，检测HCC病变的敏感性为86.6%。此外，原

发性肝细胞肝癌和肝转移癌的二分类输出模型,囊肿、血管瘤和恶性肿瘤的三分类输出模型,以及囊肿、血管瘤、肝细胞肝癌、转移性癌和正常肝组织的五分类输出模型,均有尝试。

(四)AI预测肝癌治疗效果及预后

肝细胞癌(HCC)是全球第六常见的恶性肿瘤,据统计每年新发肝癌病例约90万,病死率约88%,已成为全球第三位恶性肿瘤致死原因,严重影响人们的身体健康。外科手术如肝移植仍然是治疗早期肝癌的最有效方法,中晚期肝癌一般采取经肝动脉化疗栓塞术(TACE)、射频消融术(RFA)、靶向治疗、免疫治疗。如何评估治疗效果,提高预测预后水平,改善患者生活质量,延长患者生命周期是亟待解决的重大问题。有研究表明,基于深度学习的超声造影检查方法能准确预测HCC患者经TACE后的治疗效果,并且可重复性高。

(五)AI预测消融治疗范围及疗效

有研究针对超声引导下微波消融肝损伤范围界定问题,利用猪肝消融区域的1640个反向散射射频信号建立卷积神经网络,提出的两种模型在监测热损伤方面的AUC均高于0.85,优于单纯二维超声图像,且模型评估的消融区域与大体病理图像有很好的相关性。

(六)AI及虚拟导航技术(图11-3-1)

手术导航系统是指将现代影像学技术、立体定向技术、电子计算机技术和AI技术同医生有机结合起来,充分利用信息使患者获得安全、精确、微创的手术治疗。与传统外科手术不同,手术导航系统可把患者术前超声影像资料与术中病灶具体部位通过高性能计算机建立联系,从而能准确地显示病灶的空间位置和三维形态以及病灶毗邻的重要组织器官。医生在术前便可结合重建结果,选择最佳手术入路,制定最佳手术方案。另外,手术导航系统还可术中跟踪器械位置,同步显示手术器械位置,医生根据实时投影在手术过程中避开重要组织结构,直达靶标,有效避免对病灶周围正常组织器官的损伤。目前已有学者进行人工智能及虚拟导航技术联合应用于超声引导下危险部位肝癌微波消融的研究,结果显示人工智能及虚拟导航技术在超声引导下危险部位肝癌微波消融中的联合应用可优化微波前寻找肿瘤及步针时间,提高一次完全消融率,减少严重并发症,具有较高的临床应用价值。

(七)困境与展望

大部分肝病已纳入AI辅助诊断领域,为临床诊断工作提供了便利。但超声与人工智能融合发展仍存在一些问题。①超声是应用高频率声波作为信息载体,提供图像灰度信息供操作者进行疾病诊断参考的影像学手段。因其物理学特点,超声图像时有各种伪像存在,包括高斑点噪声、低对比度、模糊边界、低信噪比、强度不均匀等,限制了图像质量。②与具有标准化切面及扫描间隔的CT/MRI等成像方式相比,超声图像获取高度依赖于操作者,不同操作者间一致性稍差,不同机器、不同调节模式(如二维增益、机械指数、时间补偿增益等)的成像结果差异,对于高度依赖输入图像质量的人工智能模型来说具有较高挑战性。③目前大多研究均基于单中心数据样本进行建模分析,其模型应用的普适性有待进一步提高。

目前,人工智能辅助超声病变图像识别及分类尚处于起步阶段,其效能还有待验证。临床信息、病史数据的输入有望与单纯图像信息相互补充,提高模型预测诊断准确率。总之,人工智能与超声诊断相互融合,对于减轻临床医生繁杂工作量、促进规范化的临床诊疗、提高观察者一致性具有十分重要的意义。

二、胆囊肿瘤的超声AI应用

胆囊癌早期诊断困难、恶性程度高、预后差,因此准确鉴别胆囊病变对早期发现胆囊癌具有重要的意义。超声检查是胆囊息肉样病变首选的影像学检查方法,但仅根据常规超声对病变回声、形态、血流的检测结果来区分真假性息肉是不可靠的,难以满足快速准确的术前鉴别需求。基于计算机辅助分析超声图像,可获取客观的影像学特征,以鉴别胆囊良恶性息肉,为医生的临床决策提供精确、可靠的诊断建议。

目前,人工智能主要应用于胆囊息肉样病变鉴别诊断方面。基于计算机辅助分析,余其徽等对经病理证实的胆囊腺瘤真性息肉31例31个病灶和胆囊胆固醇假性息肉37例38个病灶进行研究。从术前超声图像中提取病灶的空域和形态特征,接着对特征进行统计分析并用于支持向量机分类,以鉴别胆囊腺瘤及胆囊胆固醇性息肉。结果表明,胆囊腺瘤组的均一度显著高于胆固醇息肉组,胆囊腺瘤组的像素分布较胆固醇息肉更均匀。相较于空域或形态特征对应的分类模型,所有特征对应的集成模型性能提升。分类准确性、敏感性、特异性分别达到90.5%、91.0%、90.0%,曲线下面积为0.927。因此,计算机辅助分析超声图像有助于提高胆囊真性和假性息肉的诊断准确性。陈涛等开发了一种新型的基于超声图像分割算法和机器学习模型

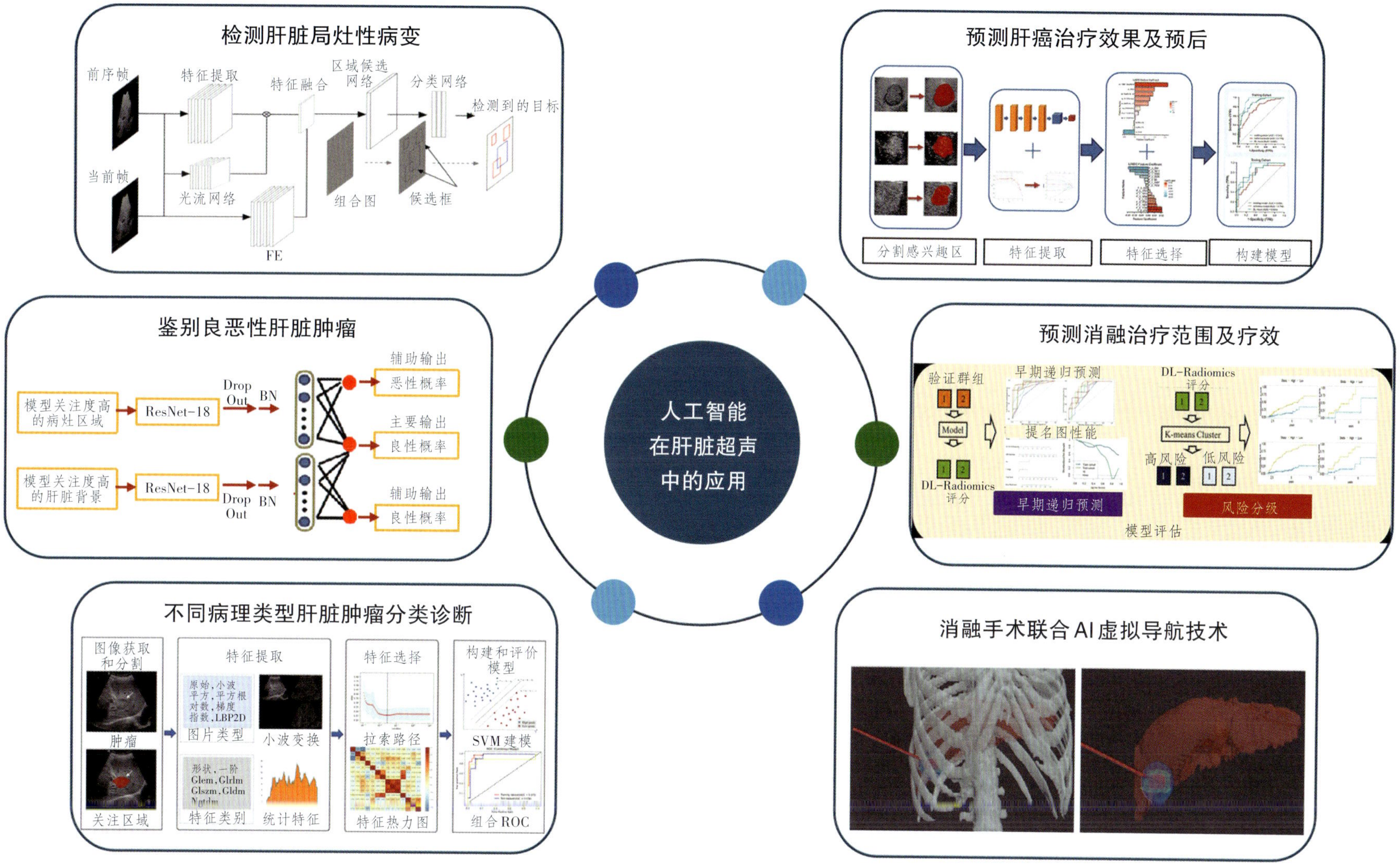

图11-3-1 人工智能及虚拟导航技术联合应用于超声引导下危险部位肝癌微波消融的研究。

的计算机辅助诊断系统，并结合主成分分析（PCA）和Ada Boost算法。结果显示，超声图像分割算法在勾勒胆囊区域时达到了95%的高精度。基于高分辨率超声图像的计算机辅助诊断系统的准确性、敏感性、特异性分别为87.54%、85.62%、89.40%，而基于原始图像的计算机辅助诊断系统准确性，敏感性和特异性分别为73.06%、56.16%和89.40%。诊断结果也略高于超声医生的肉眼（4位超声医生的平均水平为86.22%、85.19%和89.18%），而且诊断速度更快（0.05秒比3秒）。

三、胰腺肿瘤的超声AI应用

人工智能联合超声内镜（EUS）诊断胰腺肿瘤。超声在胰腺的诊断评估中主要起到识别胰腺正常组织、辅助诊断胰腺炎及胰腺占位的作用。胰腺的解剖位置位于腹膜后较深处，前方有胃、横结肠和大网膜等组织器官覆盖，故常规经腹部超声检查胰腺容易受邻近组织或胃肠气体遮挡显示不清，且在胰腺病变早期时，腹壁体征往往不明显，从而增加诊断的困难性。随着内镜技术的发展，超声内镜为胰腺病变的探查提供了更为直观、清晰的手段。EUS的探头可紧贴胃壁或十二指肠壁对胰腺进行观察，避开肠气的遮挡，清晰显示全程胰腺组织。有研究采用CAD技术，从胰腺EUS图像中提取9个类别共105个纹理特征，并使用不同算法将这些特征进行整合，建立辅助胰腺癌诊断的模型，结果显示该模型可有效提高胰腺疾病鉴别的准确性，平均准确率为94%。此外，在提高胰腺病灶鉴别诊断方面，还需结合组织本身图像特征及临床特征，如有所犹在利用CAD方法构建胰腺癌超声图像早期识别模型时，对年龄因素进行分组对照研究，发现该系统在不同年龄人群中的诊断效能存在差异，这可能与胰腺的外形和内部结构随年龄变化而改变有关。此外，人工智能技术可结合弹性超声及疾病临床特点辅助超声鉴别胰腺良恶性病灶，超声弹性成像的原理与组织硬度及病变组织的病理组成密切相关。该技术可对接收到的组织硬度及组织特化信息进行编码以不同的颜色投放在显示屏上，实现组织硬度信息的可视化。图像分析技术也可应用于编码后的弹性成像图像，通过对大量灰度级超声弹性成像纹理参数的分析，证实所构建的模型具有较好的鉴别诊断效能及良好的泛化能力。人工智能联合超声造影在胰腺肿瘤中的应用。Tong等应用558例胰腺病变患者的超声造影图像构建深度学习放射组学模型，以辅助诊断胰腺导管腺癌和慢性胰腺炎，在训练、内部验证和外部验证队列1和2中，模型的曲线下面积（AUC）分别为0.986、0.978、0.967和0.953。模型的敏感性和特异性高于可与3个验证队列中的5名放射科医生的诊断相媲美。此外，Huang等纳入104例胰腺神经内分泌肿瘤患者的研究中，开发了基于深度学习、对比增强超声（CEUS）和临床因素的联合诺模图模型，AUC为0.85（95%CI：0.69~1.00），能实现术前准确预测胰腺神经内分泌肿瘤（PNEN）的侵袭性。

肿瘤诊治策略需要整合影像学及多种临床数据。尽管医学检测技术及治疗手段有较大进步，由于胰腺肿瘤的多样性、患者间个体差异及对治疗的反应不同，对胰腺肿瘤的诊断、表征和监测仍存在巨大挑战。影像学是临床上肿瘤评估最常用手段，其主要依赖于医生对医学影像图像的视觉判断，而影像图像的解释又可通过计算机分析来加强。人工智能技术在消化系统的应用将为患者的病情和转归提供更系统全面、更准确的判断。有利于推动精准医疗在消化系统疾病中的应用。未来AI有望在胰腺肿瘤定性解释方面取得突破，包括监测肿瘤随时间的进展，判断肿瘤病理、基因和生物学行为，预测临床预后等。AI也可改变影像检查及分析的工作流程，提高工作效率。

第4节　人工智能在妇科肿瘤超声中的应用

一、卵巢肿瘤的超声AI应用

超声检查因实时动态、全方位、多角度、无辐射等优势成为卵巢肿瘤术前诊断评估的首选影像学检查方法。研究表明，超声在卵巢癌诊断中的敏感性高达80%~100%；在卵巢癌筛查研究中，超声检查的特异性为94%~99%。但超声检查对操作者经验依赖性强，其结果容易受操作者的经验和主观判断的影响。超声联合血清CA125等血清学检查，虽然增加了诊断的敏感性和特异性，但早期诊断卵巢癌仍比较困难。因此，术前对卵巢良恶性肿块的准确区分对确定合适的治疗策略和提高术后生活质量至关重要。

（一）AI用于卵巢肿物良恶性鉴别诊断

目前临床中应于卵巢肿瘤定性诊断模型主要有两种。一种是国际卵巢肿瘤分析组织（IOTA）于2008年开发的简单法则（SR）。它采用5个良性超声特征及5个恶性超声特征来区分肿瘤的良恶性。目前已有多个中心验证了其诊断效能。来自22个诊断中心的研究对4848例患者进行有关SR的验证性研究，结果显示基于SR对卵巢肿块进行恶性风险预测呈现出较好的诊断效能。为了提高超声卵巢肿块良恶性的鉴别能力，并尝试进一步对恶性肿瘤亚分类进行术前预测，IOTA在2014年联合临床及血清学CA125检测构建的ADNEX模型，并在多个肿瘤研究中心验证其诊断效能。但普遍研究结果显示，ADNEX的模型对卵巢交界性肿瘤和Ⅰ期卵巢癌、Ⅰ～Ⅳ期卵巢癌与转移性肿瘤术前诊断存在一定困难。通过AI技术对卵巢肿物内囊肿结构的准确评估可有助于克服卵巢癌预后不良的缺点。Zhang等提出了一种用于分类的图像诊断系统利用微调CNN提取的高水平深度特征和低水平旋转不变的均匀局部二值模式特征在CDFI图像中检测卵巢囊肿。CNN模型在鉴别卵巢肿瘤的良性或恶性分类方面，诊断性能与专家相当。

另一种诊断卵巢及附件肿瘤的超声模型为2020年美国放射学会（ACR）发布的卵巢-附件影像报告和数据系统（O-RADS）超声风险分层与管理的共识指南。O-RADS提供了卵巢及附件肿瘤的风险分层和管理标准，但同样依赖于超声医生的经验和主观判断，不同经验的医生分类存在一定的差异。Chen等构建了一种使用特征融合在灰度和CDFI图像上对良性和恶性卵巢肿瘤进行分类的深度学习模型，实现了与临床专家评估类似的性能，模型、O-RADS和专家评估对恶性肿瘤的敏感性分别为92%、92%和96%，特异性分别为85%、89%和87%。

（二）AI辅助智能治疗

AI技术通过摄取图片中微细纹理特征预测有无微血管及神经侵犯、淋巴结转移等，鉴别子宫附件占位的良恶性，诊断罕见妇科肿瘤，制定个体化治疗方案。

AI目前在妇科肿瘤手术中应用广泛，可创建虚拟手术图像、进行图像分析与深度处理、手术步骤模拟、术中导航配合，甚至实施手术等基本操作。目前所使用的方法主要是血清学、影像学及多模态超声检查，尽管超声造影对肿瘤微血管的显示能有利于评估肿瘤化疗后的早期反应，但仍不能满足临床需求，未来结合AI构建有效、普遍认可的超声评价模式是未来的研究方向。

（三）局限性

虽然各类学习模型在卵巢癌诊断及预后研究中的表现明显优于传统统计模型，但同样存在局限性，包括：第一，样本量有限，需要大样本、多中心的数据进行优化和验证；第二，卵巢癌分型复杂，每种亚型的发病机制、分子变化、临床行为、化疗敏感性及预后均不同，因此针对单一模型的预测模型不具有推广性等。总体来说，AI在卵巢癌诊断及预后方面预测性能良好，但推广至临床尚有差距，未来需要大规模的前瞻性数据对各类模型的结果进行测试和验证。

二、子宫肿瘤的超声AI应用

（一）子宫肌瘤AI图像分割

子宫肌瘤是女性生殖系统最常见的良性肿瘤，主要由平滑肌和纤维组织构成，较大肌瘤可导致腹痛、月经不规律等临床症状。以往对子宫肌瘤的治疗大多采用手术方式，近年来，高强度聚焦超声（HIFU）作为一种无创治疗技术，逐渐为临床所广泛应用。然而，若消融治疗定位不准确，不仅治疗效果不佳，还有可能导致肠穿孔等严重并发症。因此，HIFU治疗的精准定位具有重要意义。在HIFU设备中，通常利用超声设备实时监控和引导治疗区，并对治疗效果进行实时评估。因此，超声图像处理算法的水平将直接影响整套HIFU设备的性能及其治疗效果。在早期HIFU术前治疗规划中，超声图像的分割与目标区域定位由医生手动完成，但手工操作受限于图像质量及医生的经验水平，其准确性变异度大。此外，手工分割耗时长、效率低、临床工作强度大。因此，计算机辅助HIFU治疗中超声引导图像的分割具有应用价值，其可提高治疗效率，降低人为分割主观性。由于引导探头通常在不接触患者身体的情况下获取图像，HIFU引导图像的质量比诊断超声图像更差，患者呼吸和肢体动作也会对分割效果产生影响，所以常规算法分割效能有限。为此，研究者们针对如何提高计算机对HIFU治疗中超声引导图像的分割精确性开展了研究工作。

在子宫肌瘤HIFU治疗定位中，有研究采用改良后的新型迭代多区域生长算法，首先将图像分割成均匀超像素区域（其特点在于超像素区域内提取的特征比在传统像素邻域内提取的特征更加稳定)，再采用聚类算法将肿瘤内部的超像素聚类到同一区域，将肿瘤外部的超像素聚类到不同区域，从而实现对肿瘤区域的优化分割。除了对原始图像区域进行“二次分制”外，也有研究采用训练集特征分析对感兴趣区(ROI)先验形状进行预估，即根据待测ROI形状自动选择出合适的形状(初始轮廓)，再通过“半径-时间”新参数的设计建立径向轮廓特征模型，进一步细化分割结果，从而提高分割精确度。

在同一患者的多个肌瘤分治方面，磁共振引导聚焦超声(MRgFUS)相关研究采用多个种子自适应区域生长方式，以适用于不同像素的多个肌瘤分割，结果表明这分割方法敏感性为84.05%，特异性为92.84%。此外，在MRgFUS消融治疗后部评估中，通过对治疗后的影像图像进行病灶区域自动分割，并使用基于面积和距离的指标获得病灶无灌注区域定量评价指标-非灌注体积，可实现对切除的肌瘤区域边界和体积的自动评估，从而对病程进行良好随访及跟踪。

(二)子宫内膜性病变AI良恶性鉴别

常见的子宫内膜病变包括子宫内膜息肉、子宫内膜增生及子宫内膜恶性病变。后两者预后不同，鉴别诊断具有重要意义。从临床表现而言，绝经后出血是子宫内膜癌最常见的症状。然而数据表明，有此症状的患者中仅10%~15%为子宫内膜癌。经阴道超声检查是诊断子宫内膜疾病的良好方法，但通过两者超声图像表现有时难以鉴别，尤其是对于早期及不典型病变，需要进一步结合患者病史及病理进行明确诊断。

1.图像预处理

子宫内膜病变超声声像图的良恶性鉴别主要依赖于对内膜厚度、内膜回声、内膜形态及肌层组织浸润情况的评估。然而，由于不同超声医生的图像采集手法及经验不同，收集图像的质量存在差异性，而图像预处理的方法普遍适用于超声图像的优化，从而可获得更清晰的图像，保证了图像分析的质量。因此，在获取图像特征前，往往需要进行相应的超声图像预处理，如采用人工智能子宫内膜超声图像分割、图像对比度增强等技术，可有效提高子宫内膜的边界识别清晰度，提高子宫内膜图像诊断准确性。

2.分类诊断

图像质量得到提升后，研究者们会构建机器学习诊断模型，以期为子宫内膜病变的良恶性鉴别提供更客观的形态学特征评估方法，如一项研究共收集了65例围绝经期及绝经后女性的术前超声图像(15例为恶性，50例为良性)，首先对图像进行优化，利用一阶和二阶统计纹理分析算法提取直方图、灰度共生矩阵等共32个纹理特征，并应用Logistic回归进行特征筛选，采用具有较强关联性的优势特征进行分类诊断模型构建，为子宫内膜良恶性疾病超声鉴别诊断提供了精准、可解释的方法。此外，可针对不同的样本集构建不同模型(如回归、人工神经网络或随机森林等)并通过模型间效能比较获得最优的预测效果。该方法的优势在于通过多指标(如除阴道出血外，还纳入糖尿病、吸烟、血脂异常等因素)对疾病进行综合评估，更具系统性、全面性，可对子宫内膜癌进行诊断及预测。尽管目前研究较为全面，但人工智能技术应用于子宫内膜癌的诊断评估仍缺乏多中心、大样本研究数据及结果支持。

3.宫颈癌诊断及评估

宫颈癌是女性常见的恶性肿瘤，早期筛查是宫颈癌防治体系中最重要的环节，早期宫颈癌常无症状，但早期诊断及治疗能显著改善疾病预后。宫颈涂片病理检查是筛查的主要方法，但其应用受限于监测设备、筛查质量及诊断水平的差异。近年来，针对宫颈癌诊疗方面存在的临床问题，人工智能技术在该疾病的辅助检测和诊断方面发挥了重要作用。在超声方面的应用方向主要包括肿瘤筛查及早期诊断和放疗规划制定。

二维超声对于早期、非实性宫颈癌的诊断检出较困难、易漏诊，而宫颈癌涂片筛查较之更为精准及普及，因此，超声结合人工智能技术在宫颈癌诊疗中的研究相对较少。一方面，有研究基于已知特征(如宫颈相对大小、强度矩阵、核定位半径等)，采用改良后的自动分类方法对宫颈超声图像进行分类，以协助宫颈癌的超声诊断，但其图像获取的规范性及研究的临床意义仍有待考究。另一方面，在宫颈癌放疗规划制定中，也有研究尝试采用针对性算法以提高放疗前子宫三维超声半自动分割的准确性，实现三维可视化，以期提高宫颈癌体外照射放疗的准确性，降低由子宫位置移动导致的放疗位置偏差。

第5节　人工智能在其他肿瘤超声中的应用

一、前列腺肿瘤的超声AI应用

目前，前列腺肿瘤主要诊断方法为血清前列腺特异性抗原测定、组织穿刺活检、影像学检查、经直肠超声等。超声和MRI是临床上前列腺肿瘤使用最多的影像学检查。计算机辅助诊断系统可于经直肠超声(TRUS)前列腺图像中检出肉眼无法观察到的信息，包括病变区域的纹理及边缘等；通过分割前列腺图像中的病灶与其他区域，可提取病变特征，并判断其良恶性，有助于诊断前列腺癌，提高医生阅片的准确性。

(一)AI应用于前列腺超声图像分割

在前列腺疾病诊疗中，往往首先需要确定前列腺病变的位置及边界，图像分割算法的应用对前列腺体积测量、肿瘤边缘预测及实时目标图像引导穿刺有重要的临床意义，且一定程度上降低了肉眼观察所造成的主观性。目前，前列腺图像分割主要包括手动分割、半自动分割及全自动分割。早期研究多采用手动分割或半自动边缘分割方法(如主动轮廓模型)，但此类算法存在初始轮廓依赖于标注水平、操作复杂、主观性较强的局限性。随着技术的发展，前列腺自动分割方法已逐渐为人们所了解。尽管传统观点认为超声图像严重的斑点噪声和低信噪比不利于自动分割，但Wu等基于斑点的大小和方向的观察，按照统计先验规则变化的散斑方向提取旋转不变的纹理特征，实现了经直肠超声检查图像的前列腺分割。对于如何精确前列腺图像分割技术这一开放性问题，未来需要更加完善和系统的研究策略，实现更精准的分割效果，以更好地满足临床工作需求。

(二)AI应用于前列腺癌诊断

1990年起，德国基尔大学教授Tillmann Loch和浙江大学教授谢立平在前列腺癌早期诊断研究中，首次将人工神经网络技术用到经直肠超声检查，人工神经网络能提高前列腺癌经直肠超声图像的辨识度，通过分析，发现肉眼不能辨识的前列腺肿瘤，具有重要研究价值。2013年，谢立平将人工神经网络技术引进中国，并进行优化和发展之后在全国推广，2015年将此技术命名为人工智能超声CT(AI-US-CT)。国内学者研究显示，对284例患者进行直肠前列腺穿刺活检，人工智能超声CT组前列腺癌穿刺阳性率为46.9%，平均只需要穿刺12.7针就可以诊断1例前列腺癌。由此可知，人工智能超声CT通过指导前列腺靶向穿刺，能以比较少的穿刺针数检测出较高的前列腺穿刺阳性率，并且能发现以前穿刺结果为阴性或低级别的前列腺癌，对前列腺癌的进展起到监测作用，具有重要的临床应用价值。人工智能通过对海量的磁共振形成的图像数据进行深度学习，能更快更准确地对前列腺肿瘤进行诊断，超声对前列腺穿刺进行引导，加上磁共振的3D影像重建的配合，可以更加精确地对前列腺病灶进行穿刺。有研究对磁共振融合穿刺、超声引导下穿刺及两者联合应用穿刺阳性率进行了研究对比，发现磁共振融合穿刺阳性率为76.19%，超声引导下穿刺阳性率为80.95%。由此可知，在人工智能的帮助下，将超声和磁共振联合使用，更有助于寻找前列腺穿刺靶点，提高前列腺穿刺活检的阳性率。

(三)AI应用于前列腺癌风险预测

有学者分析了6种TRUS预测模型，其中5种属于机器学习模型，即人工神经网络(ANN)，另1种是Logistic回归模型，其预测TRUS前列腺穿刺活检病理结果的效能相近，且随着更复杂变量的引入，人工神经网络ANN可作为主要模型预测前列腺癌，避免不必要的穿刺。此外，另有研究以年龄、PSA(TPSA、FPSA/TPSA、PSAD)、前列腺体积、DRE、TRUS和MRI结果作为输入指标，以病理结果作为输出指标，采用反向传播方式建立ANN模型，其预测PCa的特异性可达80%，敏感性达93.3%。

(四)AI应用于前列腺癌Gleason分级

Gleason评分系统是一种量化前列腺癌侵袭性的可靠方法，为临床评估治疗策略提供了重要参考价值。Xu等提出了一种基于深度学习的前列腺癌自动区域Gleason分级(ARGG)网络。ARGG包括两个阶段：①设计区域标记目标检测(RLOD)网络来标记前列腺癌病变区域；②提出一种用于前列腺超声图像病理分级的Gleason分级网络（GNet）。并且该网络引入了一种关注机制，有利于癌症分级的预测。在医院收集的前列腺超声图像数据集上的实验性能表明，所提出的Gleason分级模型优于医生手动诊断，准确率为0.830。

（五）AI应用于前列腺癌介入治疗

应用多模态融合成像技术实现前列腺病变的临床治疗精准化，亦是近年来的研究热点。适用于前列腺介入评估及治疗的常见影像模态为经直肠二维或三维超声、MRI及CT等。在精准分割的基础上，多模态融合成像的关键是有高的图像配准精度，从而真正实现"优势互补"、CT/AMRI图像可作为实时经直肠超声图像分割的先验知识，提高分割的准确性。而从应用角度来看，前列腺超声多模态成像主要应用于前列腺穿刺活检及前列腺放射性粒子植入——前者为明确诊断，后者为近距离放疗，均对靶点定位的准确性有较高的要求。有研究运用基于MRI-TRUS可变形图像配准算法指导前列腺放射性粒子植入，结果表明此类算法可有效识别需行放疗的前列腺病变区域，有效提高放疗的准确性，降低额外的放射剂量。

高精度多模态图像配准中，关键在于如何确定定位标签，即多模态图像应以哪种标记为基础进行配准，得到更高精度的融合图像，常见的解剖标签包括脏器、血管、导管及结构边界。然而，评估前列腺图像配准的准确性是非常困难的，因为前列腺几乎没有可识别的标志。经直肠超声图像和MRI图像配准的平均误差约为3.86mm，该结果使用了深度神经网络学习进行相似性度量，并实现了完全自动化配准。此外，已有多个品牌的超声仪器推出了融合成像技术区相关软件（如百胜 Mylab Twice仪器上配置的Navigation内定标法融合成像技术）。可以预见，多模态融合成像技术将持续为前列腺疾病的临床诊疗提供更加高效、准确的诊疗策略。

（六）小结与展望

AI可分析前列腺超声声像图，提取患者临床信息和前列腺肿瘤标志物，提高超声诊断PCa的准确度，并能有监测PCa进展。AI助超声技术可改善诊断PCa流程和治疗模式，但目前尚无相关多中心研究结果，并缺乏统一数据标准与规范，且涉及数据共享和患者隐私问题等，临床需结合病情进行综合分析。AI用于辅助TRUS诊断PCa具有广阔前景，但需更多中心、大样本数据的支持。此外，基于超声图像的人工智能手术导航系统，建立可视化三维虚拟图像，能辅助医生制定更加精准的前列腺癌手术方案，尚待进一步研发。

二、皮肤肿瘤的超声AI应用

皮肤超声技术从20世纪80年代萌芽，早期由于空间分辨力的限制，在皮肤疾病的诊断体系中长期处在边缘地位。在临床庞大患者群、巨大需求的牵引及超高频超声技术突破的推动下，皮肤超声自2012年起迎来了快速的发展。超声在皮肤肿瘤方面不仅应用于皮肤肿瘤良恶性鉴别，而且越来越多地应用到皮肤肿瘤的管理之中。

目前在皮肤病学领域，AI的研究和应用集中于临床图像、皮肤镜图像、皮肤病理图像等视觉来源模态，针对皮肤超声模态的AI相关研究尚为数不多。Czajkowska等首次将卷积神经网络应用于高频超声皮肤图像分类，主要侧重于高频超声图像中的正常状态皮肤和病理状态皮肤（包括皮肤炎症性病变和肿瘤性病变）的鉴别，结果显示出良好的准确性（大于0.93）。另有学者用经组织学证实的235个皮肤良恶性病变超声图像训练的EfficientNet B4构架对病变良恶性进行分类，其敏感性和特异性分别为80%和86%，诊断准确性达77.1%，与在皮肤超声方面有5年以上经验的医生（74.1%）比较，差异无统计学意义。此外，有研究引入了一个全自动化的级联深度学习框架，该框架具有模糊连通性支持，可用于快速、强健、准确地分割表皮质。研究结果认为深度学习框架对炎症性和肿瘤性皮肤病变都能达到较好的诊断效果。另有研究认为使用机器学习工具箱Matlab分析超声图像可无创、快速地区分良恶性皮肤疾病，如黑色素瘤和非典型黑素细胞痣。

三、肾脏肿瘤的超声AI应用

肾脏是维持人体平衡最重要的器官之一，其作用是不可替代的。然而，肾脏疾病及其并发症是人类的医学问题，严重威胁着人类健康。由于肾脏疾病的早期无症状性、隐蔽性和许多易感因素，早期筛查对肾脏疾病的诊断非常重要，超声成像已广泛应用于肾脏疾病的筛查。人工智能在肾脏肿瘤超声方面的应用主要体现在肾脏超声图像分割和指导介入治疗。

（一）AI应用于肾脏超声图像分割

分割是医学图像分析中常用的一种方法，通过分割有用的目标或区域，有助于组织的特征化，提高诊断水平。特别是肾脏超声图像的分割不仅可以评价肾脏的参数、形态和功能，而且可促进决策过程。Geeta等构建模型的性能与最先进的模型进行比较分析，以及放射学专家对结果的验证，证明了其的可靠性、优越性。这一分割阶段可证明仅从感兴趣区域提取特征的有用性，并能提高诊断准确性。

（二）AI超声引导下肾脏介入治疗

超声成像常用于介入手术中，为解剖和器械提供便携、可访问和实时成像。这对于微创经皮介入技术的指导尤其有利，与开放性手术相比，它提供了更短的恢复时间和并发症。Derek等提出的方法可从二维超声图像中的多个解剖位置和各种临床介入程序中精确分割工具，提供了在广泛的诊断和治疗肿瘤干预过程中改进图像指导的潜力。

参考文献

[1]Li X, Zhang S, Zhang Q, et al. Diagnosis of thyroid cancer using deep convolutional neural network models applied to sonographic images: a retrospective, multicohort, diagnostic study[J]. Lancet Oncol, 2019, 20(2): 193-201.

[2]Zhu J, Zhang S, Yu R, et al. An efficient deep convolutional neural network model for visual localization and automatic diagnosis of thyroid nodules on ultrasound images[J]. Quant Imaging Med Surg, 2021, 11(4): 1368-1380.

[3]Wildman-Tobriner B, Buda M, Hoang JK, et al. Using Artificial Intelligence to Revise ACR TI-RADS Risk Stratification of Thyroid Nodules: Diagnostic Accuracy and Utility[J]. Radiology, 2019, 292(1): 112-119.

[4]Chen Y, Gao Z, He Y, et al . An Artificial Intelligence Model Based on ACR TI-RADS Characteristics for US Diagnosis of Thyroid Nodules[J]. Radiology, 2022, 303(3): 613-619.

[5]Bai Z, Chang L, Yu R, et al. Thyroid nodules risk stratification through deep learning based on ultrasound images[J]. Med Phys, 2020, 47(12): 6355-6365.

[6]Lee JH, Baek JH, Kim JH, et al. Deep Learning-Based Computer-Aided Diagnosis System for Localization and Diagnosis of Metastatic Lymph Nodes on Ultrasound: A Pilot Study[J]. Thyroid, 2018, 28(10): 1332-1338.

[7]Wei X, Gao M, Yu R, et al. Ensemble Deep Learning Model for Multicenter Classification of Thyroid Nodules on Ultrasound Images[J]. Med Sci Monit, 2020, 18(26): e926096.

[8]Wang L, Wang Y, Lu W, et al. Differential regional importance mapping for thyroid nodule malignancy prediction with potential to improve needle aspiration biopsy sampling reliability[J]. Front Oncol, 2023, 28(13): 1136922.

[9]Liu Y, Wang Y, Wang Y, et al. Early prediction of treatment response to neo adjuvant chemotherapy based on longitudinal ultrasound images of HER2-positive breast cancer patients by Siamese multi-task network: A multicentre, retrospective cohort study[J]. E Clinical Medicine, 2022, 30(52): 101562.

[10]Karako K, Mihara Y, Arita J, et al. Automated liver tumor detection in abdominal ultrasonography with a modified faster region-based convolutional neural networks (Faster R-CNN) architecture [J]. Hepatobiliary Surg Nutr, 2022, 11(5): 675-683.

[11]Zhang H, Huo F. Prediction of early recurrence of HCC after hepatectomy by contrast-enhanced ultrasound-based deep learning radiomics[J]. Front Oncol, 2022, 28(12): 930458.

[12]Yang Q, Wei J, Hao X, et al. Improving B-mode ultrasound diagnostic performance for focal liver lesions using deep learning: A multicentre study[J]. E Bio Medicine, 2020, 56: 102777.

[13]Ren S, Li Q, Liu S, et al. Clinical Value of Machine Learning-Based Ultrasomics in Preoperative Differentiation Between Hepatocellular Carcinoma and Intrahepatic Cholangiocarcinoma: A Multicenter Study[J]. Front Oncol, 2021, 5(11): 749137.

[14]Zhao QX, He XL, Wang K, et al. Deep learning model based on contrast-enhanced ultrasound for predicting early recurrence after thermal ablation of colorectal cancer liver metastasis[J]. Eur Radiol, 2023, 33(3): 1895-1905.

[15]管海涛，蔡卫华，吴建军，等. 人工智能及虚拟导航技术联合应用于超声引导下危险部位肝癌微波消融的初步价值[J]. 海南医学，2020，31(24)：3195-3197.

[16]Tong T, Gu J, Xu D, et al. Deep learning radiomics based on contrast-enhanced ultrasound images for assisted diagnosis of pancreatic ductal adenocarcinoma and chronic pancreatitis[J]. BMC Med, 2022, 20(1): 74.

[17]Huang J, Xie X, Wu H, et al. Development and validation of a combined nomogram model based on deep learning contrast-enhanced ultrasound and clinical factors to predict preoperative aggressiveness in pancreatic neuroendocrine neoplasms[J]. Eur Radiol, 2022, 7.

[18]Chen H, Yang BW, Qian L, et al. Deep Learning Prediction of Ovarian Malignancy at US Compared with O-RADS and Expert Assessment[J]. Radiology, 2022, 304(1): 106-113.

[19]郑祥义，颜华卿，何柳佳，等. 前列腺穿刺活检与根治手术后病理分级相符性研究及预测模型的建立[J]. 中华泌尿外科杂志，2019，40(9)：668-672.

[20]Lu X, Zhang S, Liu Z, et al. Ultrasonographic pathological grading of prostate cancer using automatic region-based Gleason grading network[J]. Comput Med Imaging Graph, 2022, 102: 102125.

[21]Czajkowska J, Badura P, Korzekwa S, et al. Automated segmen-

tation of epidermis in high-frequency ultrasound of pathological skin using a cascade of DeepLab v3+ networks and fuzzy connectedness[J]. Comput Med Imaging Graph, 2022, 95: 102023.

索 引

K

L

N

P

Q

R

S

W

X

Y

Z